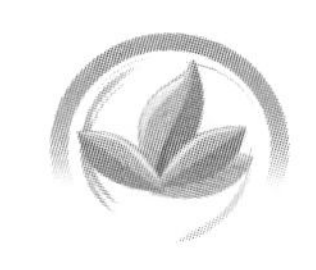

全国高职高专医药院校工学结合“十二五”规划教材

临床疾病概要

供高职高专康复治疗技术、药学、检验等相关医学专业使用

Linchuang Jibing Gaiyao

主　编　刘　洋　刘铁英　陈惠军

副主编　吴秋桃　胡曼丽　季晓琳
　　　　　李军利　马宜龙

编　委　（以姓氏笔画为序）

马宜龙　雅安职业技术学院
马　梅　铁岭卫生职业学院
王　娟　重庆城市管理职业学院
田迎霞　湖北职业技术学院
刘亚莉　辽宁卫生职业技术学院
刘　洋　长春医学高等专科学校
刘铁英　长春医学高等专科学校
孙晓琪　长春医学高等专科学校
吴秋桃　重庆城市管理职业学院
张丽锋　福建卫生职业技术学院
李军利　宝鸡职业技术学院
陈惠军　邢台医学高等专科学校
季晓琳　福建卫生职业技术学院
尚占斌　吉林省劳改中心医院
林　浩　福建卫生职业技术学院
范春雄　福建省级机关医院
胡曼丽　长春医学高等专科学校
舒　华　长沙民政职业技术学院

華中科技大學出版社
http://www.hustp.com
中国·武汉

内 容 简 介

《临床疾病概要》内容包括常见内科疾病、神经科疾病、外科疾病、儿科疾病和传染病，详细介绍了与康复治疗技术等相关医学专业密切相关的临床常见疾病的病因、发病机制、临床表现、实验室及其他检查、诊断与鉴别诊断、治疗、预防及预后等。本书强调临床实用性，文字通俗易懂，且注重与全国卫生专业技术资格考试专家委员会编写的考试大纲衔接。本书适用于康复治疗学及康复治疗技术专业的医学生，也可供药学、检验等相关医学专业学生选择使用。

图书在版编目(CIP)数据

临床疾病概要/刘洋，刘铁英，陈惠军主编. — 武汉 ：华中科技大学出版社，2014.4（2024.9 重印）
ISBN 978-7-5609-9979-1

Ⅰ.①临… Ⅱ.①刘… ②刘… ③陈… Ⅲ.①疾病-诊疗-高等学校-教材 Ⅳ.①R4

中国版本图书馆 CIP 数据核字(2014)第 070695 号

临床疾病概要 刘 洋 刘铁英 陈惠军 主编

策划编辑：车 巍
责任编辑：熊 彦 程 芳
封面设计：范翠璇
责任校对：何 欢
责任监印：周治超
出版发行：华中科技大学出版社（中国·武汉） 电话：(027)81321913
武汉市东湖新技术开发区华工科技园 邮编：430223
录 排：龙文装帧
印 刷：武汉开心印印刷有限公司
开 本：880 mm×1230 mm 1/16
印 张：31.75
字 数：1048 千字
版 次：2024 年 9月第 1 版第 9 次印刷
定 价：68.00 元

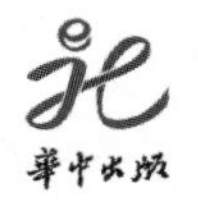

目录 CONTENTS

第一章 绪论

LINCHUANGJIBINGGAIYAO

第一节 临床疾病概要的范畴

医学是研究人类健康与疾病的科学，包括基础医学、预防医学和临床医学。临床医学主要是诊断、治疗和预防各种疾病的学科群。临床医学在现代医学中居重要地位，它内容丰富、涉及面广，由诸多学科组成。

临床疾病概要顾名思义是对临床医学各科常见病、多发病的临床表现、诊断及治疗方法进行概要性描述的专业课程。它涵盖了诊断学基础、内科、外科、妇产科、儿科、急诊科、肿瘤科、传染科、心理卫生及精神科等常见疾病以及计划生育等内容。临床疾病概要是非临床医学专业，如药学类专业、医学检验专业、医学影像专业、护理专业、卫生事业管理专业等学生学习临床医学知识和技能的必修课程之一。通过学习，使学生从中找到与自己所学专业的结合点，为学好本专业打下基础。

第二节 临床医学发展简史

一、“西医”医学起源

医学是在人类与疾病的斗争中产生与发展起来的。古代文化中心埃及、巴比伦、印度和中国是古代医学的发源地。公元前600－200年，古希腊人汲取埃及和亚洲文化产生古希腊医学，后来罗马以及欧洲在古希腊医学的基础上发展，成为今天世界的主流医学即西方医学，简称“西医”。

二、古代医学发展历程

古希腊(公元前6－4世纪)　医生认识疾病产生的原因是体内体液平衡失调，即黄胆汁、黑胆汁、血和痰在人体内过多或部位不当。这种“体液论”推翻了之前疾病是神灵的惩罚或者是妖魔鬼怪附身的认识。这是医学史上一个非常重要的进步，将认识建立在观察客观事实的基础之上了。医学之父的希波克拉底(公元前460－370年)记录的《希波克拉底誓言》是当时每个医生都要遵守的医德信条，直到今天，仍然有很多国家医生就业时还必须按此誓言宣誓。

古罗马(公元前1世纪－公元4世纪)　当时的医学创新并不多，但是编撰医书者不少。古罗马赛尔萨斯，编写的一套百科全书中有一部是关于医学的，对古希腊医学的传播也起了重要作用。公元2世纪，古罗马医生盖仑对古希腊医学和希波克拉底非常崇拜，他把古希腊医学的精髓，加上自己的经验，编写成著作。古希腊医学多半是通过他的著作流传下来的。

中世纪(公元5－15世纪)　这是漫长的时代，欧洲进入封建社会，受宗教统治的文化陷入黑暗时期。医学完全受教会控制，人们的思想受到极大的禁锢。这时期盖仑的书籍被奉为“圣经”，成为一切对错的衡量标准。盖仑的很多错误认识也得不到纠正与发展。西方医学的发展因此处于停滞不前的状态。

文艺复兴(公元16—17世纪)　此期冲破了中世纪的黑暗,医学开始复兴。16世纪,瑞士医生帕拉塞尔萨斯强调医生要通过观察患者来学习医学。比利时解剖学家维萨里通过对大量的尸体解剖,发表了《人体结构》著作。17世纪,英国医生哈维发现血液循环是由心脏的收缩运动所推动的,这一发现使研究人体功能的科学——生理学被确立为一门独立的学科。

18世纪是现代临床医学基本方法的形成时期。这个世纪最伟大的医生是荷兰人哈弗,他强调医生守在病床边的重要性。他带领学生做尸体解剖,分析疾病的病理变化与症状之间的关系。他的这套方法影响整个欧洲和美国,也是目前西医的基本临床方法。意大利解剖学家莫尔加尼所著的《疾病的位置和病因》出版,为以后的病理解剖学建立了基础。

三、现代医学及进展

19世纪,科学的思想和探索的精神促成了近代医学的丰硕成果。

1816年拉埃奈克发明了听诊器,使诊断学的方法更加丰富。1846年,在美国应用乙醚麻醉解决了手术疼痛问题。19世纪60年代,利用石炭酸(苯酚)消毒防菌流行于世界。19世纪后半叶,显微镜使人们建立了组织学、细胞病理学和提出了感染的概念,显微镜使血液、尿液等成分被确定。1895年,德国物理学家伦琴发现了X射线,很快就被用于疾病的诊断。

1929年青霉素在英国被发现,1935年德国提倡应用百浪多息(磺胺类药),开辟了一个抗感染治疗的新时代。20世纪40年代,卡介苗和链霉素的应用,使结核病得到了有效控制。20世纪50年代,杀灭细菌的新药物、对缺乏性疾病的控制、抗精神病有效药物的问世以及预防脊髓灰质炎疫苗的成功等使之成为"第一次药物学革命"。免疫抑制剂的发展,解决了一些排异问题,为移植外科开拓了新领域。

20世纪后半叶,显微外科技术、内镜技术、介入技术等的出现,降低了手术的创伤,使外科学经历了深刻的变革。从20世纪60年代开始的器官移植和人造器官的应用,挽救了大量绝症患者的生命。电镜、内镜、超声诊断仪、核素扫描、X射线计算机体层成像(CT)、正电子发射断层扫描(PET)、磁共振显像(MRI)、激光、示踪仪等的逐步应用,使人们对身体内部的结构和功能更加清楚。

当今,现代医学进一步突飞猛进地发展。微观方面,研究工作由细胞水平向亚细胞水平、分子水平深入,基因诊断、基因治疗和基因工程显示出良好和广阔的前景。宏观方面,人们放弃了长期以来把健康片面理解为"不生病"的健康标准,并认为健康不仅仅是医生和卫生部门的事情,也是包括个人、社会在内的共同责任。1990年WHO提出"身体健康、心理健康、社会适应良好、道德健康"4个健康标准,使健康概念超出了疾病的范围。随着人类疾病谱的改变和对疾病与健康认识不断深化,医学模式由传统的生物医学模式过渡到了"生物—心理—社会"医学模式。新的医学模式强调了卫生服务的整体观,即把患者称为患有疾病的、有心理活动的、处于现实社会的活生生的人来对待,并指引学科不断分化,专业化程度不断提高。在医学专业不断分化的同时,各学科间又相互渗透与交叉。人文与社会科学与医学的渗透和交叉,产生了诸如社会医学、心理学、医学伦理学、卫生经济学等新学科。近年来,在临床医学领域引入循证医学的新概念,推动了医学思维方法的转变和更新。毫无疑问,21世纪的临床医学将会发生巨大的和多方面的改变。

第三节　学习临床疾病概要的目的、要求和方法

一、目的

学习临床疾病概要的目的是以就业为导向,运用临床医学的基本理论知识、基本操作技能,培养正确的临床思维方法,树立良好的服务理念。通过本教材学习,找到与自己所学专业的结合点,为后续课程的学习打下坚实的理论和技能基础,以利于使学生成为高级实用型医药类人才,为我国医药事业贡献力量。

二、要求

通过本书的学习，学生应对医学临床中检体诊断、病史询问、常见症状有一个概要的认识，应掌握临床各科常见病、多发病的诊断要点、治疗方法。作为药品经营与管理和药学等专业的学生，还要掌握常见药物的应用机制，学习本专业渗透于医学中的各种信息及相关知识。要培养认真、负责的态度，学会尊重患者，除了关心疾病本身的诊断和治疗外，还应考虑诊疗过程给患者带来的身体、心理、经济和权力等方面的影响，树立“以人为本”的服务理念。

三、方法

(1)首先应注意每章的学习目标，它阐述了学习该章节的学习目的、知识要求和能力要求。明确学习该章节应掌握的知识点和技术、方法，以及这些理论和技术在后续章节、课程的学习中和它们所对应的未来岗位发展中(技能鉴定)的重要性。

(2)应通过书中的病例分析，加深对疾病的临床表现、诊断和治疗知识的掌握和运用，来提高实际应用能力。学会根据临床疾病收集的资料来进行疾病的初步诊断、诊断依据，还需要做哪些检查和治疗原则的临床疾病分析思路。

(3)学习中应通过知识链接和知识拓展模块，来了解本学科的相关常识、理论和技术的发展前沿，更加全面地了解临床医学的全貌，拓宽自己的知识面，为日后更好地服务社会，打下坚实的基础。

(4)课堂上应积极加入互动教学，增强运用所学的知识来分析问题、解决问题的能力。要学会理论联系实际，包括生活实际、岗位实际和社会实际，培养和激发学习兴趣，提高学习的自觉性和主动性。

(刘　洋)

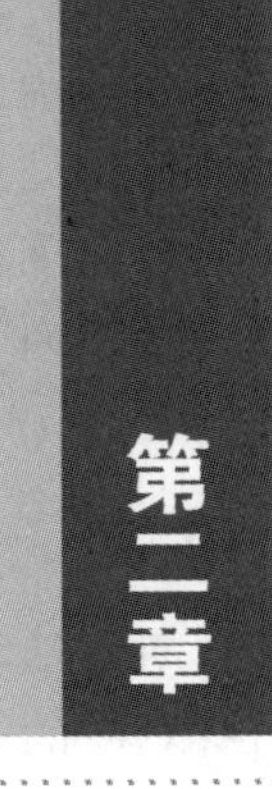

第二章 外科学概述

L I N C H U A N G J I B I N G G A I Y A O

第一节 无菌术和手术基本操作

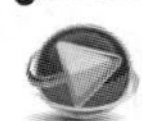

学习目标

识记：

1. 能够准确说出手术进行中的无菌原则。
2. 能简要描述常用的灭菌法和消毒法。

理解：

1. 能够用自己的语言描述常用消毒药水的用途。
2. 明确不同情况选择不同的灭菌法或消毒法。
3. 明确灭菌法与消毒法的区别。

应用：

1. 能够自觉将无菌观念贯穿于疾病诊疗的全过程。
2. 能将所学知识与技能应用于日常康复诊疗。

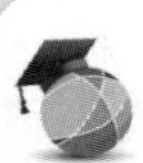

任务引领

康复科室现有多种用物需要进行无菌处理。

请完成以下任务：

(1)房间的消毒应如何进行？

(2)患者所用的床单、被套和枕套等布类物品如何进行无菌处理？

(3)用于针灸的针，用于拔火罐的罐子应如何进行无菌处理？

一、无菌术

无菌术(asepsis)是临床医学的一个基本操作规范。无菌术就是针对微生物及感染途径所采取的一系列预防措施。无菌术的内容包括灭菌、消毒、操作规则及管理制度。从理论上讲，所谓灭菌，是指杀灭一切活的微生物。而消毒则是指杀灭病原微生物和其他有害微生物，并不要求清除或杀灭所有的微生物(如芽孢等)。从临床角度上,既要掌握灭菌和消毒在概念上的区别,更需关注其目的和效果。灭菌和消毒都必须能杀灭所有病原微生物和其他有害微生物,达到无菌术的要求。预先用物理方法(高温等)能把应用于手术区或伤口的物品上所附带的微生物彻底消灭掉。有些化学品如甲醛、环氧乙烷及戊二醛等也可以杀灭一切微生物。化学方法可以用于某些手术器械的消毒、手术人员的手和臂的消毒、患者的皮肤消毒以及手术室的空气消毒等。无菌术中的操作规则和管理制度则是防止已经灭菌和消毒的物品、已行无菌准备的手术人员或手术区不再被污染所采取的措施。

应用于灭菌的物理方法有高温、紫外线和电离辐射等,其中在医院内以高温的应用最为普遍。手术器械和应用物品如手术衣、手术巾、纱布、盆罐以及各种常用的手术器械等都可用高温来灭菌。电离辐射主要用于药物如抗生素、激素、维生素等的制备过程,还包括一次性的医用敷料、手术衣和手术巾、容器、注射器及缝线等的灭菌。紫外线可以杀灭悬浮在空气中和附着于物体表面的细菌、真菌、支原体和病毒等,常用于室内空气的灭菌。某些药液的蒸气(如甲醛)可渗入纸张、衣料和被服等而发挥灭菌作用。大多数用于消毒的药物虽能杀灭细菌、芽孢、真菌等一切能引起感染的微生物,但常对人体正常组织有较大损害。只有几种毒性很小的消毒药液才适用于手术人员及患者皮肤的消毒。

(一)手术器械、物品、敷料的灭菌、消毒法

1.高压蒸气灭菌法　应用最普遍,效果可靠。高压蒸气灭菌器可分为下排气式和预真空式两类。下排气式高压蒸气灭菌器是普遍应用的灭菌设备,当压力达到104.0～137.3 kPa时,温度可达121～126 ℃,维持30 min,即能杀灭包括具有顽强抵抗力的细菌芽孢在内的一切微生物。预真空式高压蒸气灭菌器的灭菌条件:蒸气压力170 kPa,消毒室内温度133 ℃,维持4～6 min,可达灭菌效果,整个过程需20～30 min。

使用高压蒸气灭菌器的注意事项:①需灭菌的各种包裹不宜过大、过紧,体积上限为40 cm(长)×30 cm(宽)×30 cm(高);②灭菌器内的包裹不宜排得过密,以免妨碍蒸气透入,影响灭菌效果;③预置专用的包内及包外灭菌指示带,在压力及温度达到灭菌标准条件并维持15 min时,指示带即出现黑色条纹,表示已达到灭菌的要求;④易燃和易爆物品如碘仿、苯类等,禁用高压蒸气灭菌;⑤瓶装液体灭菌时,只能用纱布包扎瓶口,如果要用橡皮塞时,应插入针头以排气;⑥已灭菌的物品应注明有效日期,并需与未灭菌的物品分开放置;⑦高压灭菌器应由专人负责。

高压蒸气灭菌法多用于一般能耐受高温的物品,如金属器械、玻璃、搪瓷、敷料、橡胶制品等,各种物品的灭菌所需时间有些不同。

2.煮沸灭菌法　常用的有煮沸灭菌器。但一般铝锅或不锈钢锅洗去油脂后,常也用做煮沸灭菌。本法适用于金属器械、玻璃制品及橡胶类等物品灭菌。在水中煮沸至100 ℃并持续15～20 min,一般细菌即可被杀灭,但带芽孢的细菌至少需要煮沸1 h才能被杀灭。高原地区气压低、沸点低,故海拔高度每增高300 m,需延长煮沸灭菌时间2 min,可应用压力锅做煮沸灭菌。压力锅的蒸汽压力一般为127.5 kPa,压力锅内最高温度可达124 ℃左右,10 min即可灭菌。

注意事项:①为了达到灭菌目的,物品必须完全浸没在沸水中;②缝线和橡胶类的灭菌应于水煮沸后放入,持续煮沸10 min即可取出,煮沸过久会影响物品质量;③玻璃类物品需用纱布包裹,放入冷水中煮沸,以免其遇骤热而破裂;玻璃注射器应将内芯拔出,分别用纱布包好;④煮沸器的锅盖应盖好,以保持沸水的温度;⑤灭菌时间应从水煮沸后计算,若中途放入其他物品,则灭菌时间应重新计算。

3.火烧法　金属器械的灭菌可用此法。将器械置于搪瓷或金属盆中,倒入95%酒精少许,点火直接燃烧,也可达到灭菌目的。但此法常使锐利器械变钝,又能使器械失去原有光泽,因此仅用于急需的特殊情况。

4.药液浸泡法　锐利器械、内镜和腹腔镜等不适于热力灭菌的器械,可用化学药液浸泡消毒。常用的化学灭菌剂和消毒剂有下列几种。

(1)2%中性戊二醛溶液　浸泡时间为30 min。常用于刀片、剪刀、缝针及显微器械的消毒。灭菌时间为10 h。药液宜每周更换一次。

(2)10%甲醛溶液　浸泡时间为20～30 min。适用于输尿管、导管等树脂类、塑料类以及有机玻璃制品的消毒。

(3)70%酒精　浸泡30 min。用途与戊二醛溶液相同。目前较多用于已消毒过的物品的浸泡,以维持其消毒状态。酒精应每周过滤，并核对浓度一次。

(4)1∶1000苯扎溴铵(新洁尔灭)溶液　浸泡时间为30 min。虽亦用于刀片、剪刀及缝针的消毒，但因其消毒效果不及戊二醛溶液，故目前常用于已消毒的持物钳的浸泡。

(5)1∶1000氯己定(洗必泰)溶液　浸泡时间为30 min。抗菌作用比苯扎溴铵强。

注意事项：①浸泡前，器械应予去污、擦净油脂；②拟予消毒的物品应全部浸入溶液内；③剪刀等有轴节的器械，消毒时应把轴节张开；④管、瓶类物品的内表面亦应浸泡在消毒液中；⑤使用前，需用灭菌盐水将药液冲洗干净，因该类药液对机体组织均有损害作用。

5.甲醛蒸气熏蒸法　用有蒸格的容器，在蒸格下放一量杯，按容器体积加入高锰酸钾及40%甲醛(福尔马林)溶液(用量以每0.01 m^3 加入高锰酸钾10 g及40%甲醛溶液4 mL计算)。物品置蒸格上部，容器盖紧，熏蒸1 h即可达消毒目的，但灭菌需6～12 h。

清洁、保管和处理：一切器械、敷料和用具在使用后，都必须经过一定的处理，才能重新进行消毒，供下次手术使用。其处理方法随物品种类、污染性质和程度不同而不同。凡金属器械、玻璃、搪瓷等物品，在使用后都需用清水洗净，特别需注意沟、槽、轴节等处的去污；各种导管需注意冲洗内腔。凡属铜绿假单胞菌(绿脓杆菌)感染、破伤风或气性坏疽伤口，或乙型肝炎病毒表面抗原(HBsAg)阳性患者，所用布类、敷料、注射器及导管应尽量选用一次性用品，用后即焚烧处理，以免交叉感染。金属物品冲洗干净后置于20%碘伏原液(0.1%有效碘)内浸泡1 h。

(二)手术人员和患者手术区域的准备

1.手术人员的术前准备

(1)一般准备手术人员进手术室后，先要换穿手术室准备的清洁鞋和衣、裤，戴好帽子和口罩。帽子要盖住全部头发，口罩要盖住鼻孔。剪短指甲，并去除甲缘下的积垢。手或臂部皮肤有破损或有化脓性感染时，不能参加手术。

(2)在皮肤皱纹内和皮肤深层如毛囊、皮脂腺等处都藏有细菌。手臂消毒法仅能清除皮肤表面的细菌，并不能消灭藏在皮肤深处的细菌。在手术过程中，这些深藏的细菌可逐渐移到皮肤表面。所以，在手臂消毒后，还要戴上消毒橡胶手套和穿无菌手术衣，以防止这些细菌污染手术伤口。

手臂的消毒包括清洁和消毒两个步骤：先是用蘸有肥皂液的消毒刷对手及手臂做刷洗，清除皮肤上的各种污渍，然后用消毒剂做皮肤消毒。最经典的皮肤消毒剂是70%酒精，手臂在溶液中浸泡5 min后能达到消毒目的。现很多医院改用了新型消毒剂，消毒过程大为简化，同样有效。各种消毒剂的使用要求会有些不同，但都强调消毒前的皮肤清洁步骤，不能忽视。

如果无菌手术完毕，手套未破，再需连续施行另一手术时，可不用重新刷手，仅需用消毒液再涂擦手和前臂，穿上无菌手术衣和戴手套即可。若前一次手术为污染手术，则接连施行手术前应重新洗手。

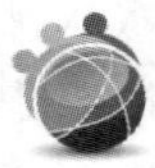

课堂互动

实习医师小田来到手术室实习，跟随带教丁老师上台手术，洗手、消毒手臂后，丁老师示范并指导小田穿无菌手术衣和戴无菌手套。请问：

(1)穿无菌手术衣的主要步骤有哪些？

(2)怎样戴无菌手套？

(3)穿无菌手术衣和戴手套。

2.患者手术区的准备　目的是消灭拟作切口处及其周围皮肤上的细菌。如皮肤上有较多油脂或胶布粘贴的残迹，可先用汽油或松节油拭去。然后用2.5%～3%碘酊涂擦皮肤，待碘酊干后，以70%酒精涂擦两遍，将碘酊擦净。另一种消毒方法是用0.5%碘尔康溶液或1∶1000苯扎溴铵溶液涂擦两遍。对婴儿、面部皮肤、口腔、肛门、外生殖器等部位，可选用刺激性小、作用较持久的0.75%吡咯烷酮碘消毒。在植皮时，供皮区的消毒可用70%酒精涂擦2～3次。

注意事项:①涂擦上述药液时,应由手术区中心部向四周涂擦。如为感染伤口,或为肛门区手术,则应自手术区外周涂向感染伤口或会阴、肛门处。已经接触污染部位的药液纱布,不应再返擦清洁处;②手术区皮肤消毒范围要包括手术切口周围 15 cm 的区域。如手术有延长切口的可能,则应事先相应扩大皮肤消毒范围。

手术区消毒后,铺无菌布单。其目的是除显露手术切口所必需的最小皮肤区以外,其他部位均需予以遮盖,以避免和尽量减少手术中的污染。在手术区的皮肤上粘贴无菌塑料薄膜的方法也很常用,皮肤切开后薄膜仍黏附在伤口边缘,可防止皮肤上尚存的细菌在术中进入伤口。小手术仅盖一块孔巾即可,对于较大的手术,须铺盖无菌巾和其他必要的布单。原则是除手术野外,至少要有两层无菌布单遮盖。一般的铺巾方法如下:用四块无菌巾,每块的一边双折少许,在切口每侧铺盖一块无菌巾,盖住手术切口周围。通常先铺操作者的对面,或铺相对不洁区(如下腹部、会阴部等),最后铺靠近操作者的一侧,并用布巾钳将交角处夹住,以防止移动。无菌巾铺下后,不可随便移动,如果位置不准确,只能由手术区向外移,而不应向内移动。然后,根据手术部位的具体情况,再铺中单布或大单布。大单布的头端应盖过麻醉架,两侧和足端部应垂下超过手术台边 30 cm。上、下肢手术,在皮肤消毒后应先在肢体下铺双层无菌中单布。肢体近端手术常用双层无菌巾将手(足)部包裹。手(足)部手术需在其肢体近端用无菌巾包绕。

(三)手术进行中的无菌原则

无菌操作规则如下。

(1)手术人员穿无菌手术衣和戴无菌手套后,背部、腰部以下和肩部以上都应认为是有菌地带,不能接触;同样,手术台边缘以下的布单,也不要接触。

(2)不可在手术人员的背后传递器械及手术用品。坠落到无菌巾或手术台边以外的器械、物品,不准拾回再用。

(3)手术中如手套破损或接触到有菌地方,应另换无菌手套。前臂或肘部碰触有菌地方,应更换无菌手术衣或加套无菌袖套。无菌巾、布单等物,如已被湿透,其无菌隔离作用不再完整,应加盖干的无菌单。

(4)在手术过程中,同侧手术人员如需调换位置时,应先退后一步,转过身,背对背地转到另一位置,以防止污染。

(5)手术开始前要清点器械、敷料,手术结束时,检查胸腔、腹腔等体腔,核对器械、敷料数无误后,才能关闭切口,以免异物遗留在腔内,产生严重后果。

(6)切口边缘应以无菌大纱布垫或手术巾遮盖,并用巾钳或缝线固定,仅显露手术切口。

(7)做皮肤切口以及缝合皮肤之前,需用70%酒精或0.1%新洁尔灭溶液,再涂擦消毒皮肤一次。

(8)切开空腔脏器前,要先用纱布垫保护周围组织,以防止或减少污染。

(9)参观手术人员不可太靠近手术人员或站得太高,也不可经常在室内走动,以减少污染的机会。

(10)手术进行时不应开窗通风或用电扇,室内空调机风口也不能吹向手术台,以免扬起尘埃,污染手术室内空气。

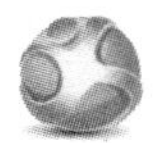

知识拓展

李斯特(Joseph Lister, 1827—1912)英国著名外科医师,发明了外科消毒法。曾在伦敦求学,在爱丁堡从医,历任格拉斯哥、爱丁堡、伦敦各大学教授。他从巴斯德关于发酵、腐败和化脓理论中得到启发,认为伤口中的腐败和分解过程是由微生物所引起,1865年首创石炭酸(喷洒)消毒法,进行复杂骨折手术获得成功,大大减少了创伤化脓和手术后的死亡率。他是外科消毒技术的奠基人,被尊称为防腐之父。

(四)手术室的管理

手术室需要有良好的管理制度,以保证手术室的洁净环境。当一个手术室需连续做数个手术时,应先做无菌手术,后做污染手术或感染手术。每次手术完毕后和每天工作结束时,都应彻底擦拭地面,清洁污液、敷料和杂物等。每周应彻底大扫除一次。手术室内应定期进行空气消毒。通常采用乳酸消毒法。在一般清洁工作完成之后，打开窗户通风 1 h。100 m^2 空间可用 80%乳酸 12 mL，倒入锅内（或再加等量的水），置于三脚架上，架下点以酒精灯，待蒸发完后将火熄灭，紧闭门窗 30 min 后再打开通风。也可用中药苍术的酒精浸剂（每立方米空间用苍术 1 g 及酒精 2 mL，浸 24 h 后用）替代乳酸，同上法烟熏，封闭 4 h。此法在熏蒸时呈清香味，且对物品几乎没有腐蚀作用。在铜绿假单胞菌感染手术后，则先用乳酸进行空气消毒，1～2 h 后进行扫除，用 1：1000 苯扎溴铵溶液擦拭室内物品后，开窗通风 1 h。在破伤风、气性坏疽手术后，可用 40%甲醛溶液消毒手术室。按每立方米空间用甲醛溶液 2 mL 和高锰酸钾 1 g，即能产生蒸气，12 h后打开窗户通风。在 HBsAg 阳性，尤其是 HBeAg 阳性的患者手术后，地面和手术台等可洒布 0.1%次氯酸钠溶液，30 min 后清扫和清拭，或可用 5%碘伏清拭。也有采用紫外线消毒手术室空气的方法。通常以每平方米地面面积使用紫外线电功率 1～2 W 计算，照射 2 h，照射距离不超过 2 m。

患有急性感染性疾病，尤其是上呼吸道感染者不得进入手术室。凡进入手术室的人员，必须换上手术室的清洁鞋、帽、衣、裤和口罩。参观手术的人员不宜超过 2 人。

二、手术基本操作

手术基本操作主要包括切开、分离、止血、打结和缝合等。

（一）切开

理想的切口：①接近病变部位，显露充分，有利于手术操作，便于延长切口。②减少组织创伤，尽可能避开重要的神经、血管，有利于组织愈合。③适合局部解剖和生理特点。手术刀的执法：①执弓式；②抓持式；③执笔式；④反挑式。切开皮肤前固定皮肤，刀腹与皮肤垂直，用力均匀地一次性切开皮肤及皮下组织。

（二）分离

锐性分离：用刀或剪对组织进行切开、剪开，使用较致密的组织，必须在直视下进行。钝性分离：利用血管钳、刀柄、剥离纱球甚至是手术者手指在组织间隙和疏松组织间进行分离，忌粗暴。

（三）止血

手术中常用的止血方法有压迫止血、结扎止血、电凝止血和应用止血物止血等。

（四）打结

手术中常使用到结的种类有方结、三重结、多重结及外科结。

（五）缝合

缝合的基本原则：①要保证缝合创面或伤口的良好对合；②注意缝合处的张力；③缝合线和缝合针的选择要适宜。常见缝合方法如下。

1. 单纯缝合法

（1）单纯间断缝合：操作简单，应用最多，每缝一针单独打结，多用在皮肤、皮下组织、肌肉、腱膜的缝合，尤其适用于有感染的创口缝合。

（2）连续缝合法：在第一针缝合后打结，继而用该缝线缝合整个创口，结束前的一针，将重线尾拉出留在对侧，形成双线与重线尾打结。

（3）连续锁边缝合法：操作省时，止血效果好，缝合过程中每次将线交错，多用于胃肠道断端的关闭，皮肤移植时的缝合。

（4）8 字缝合：由两个间断缝合组成，缝扎牢固省时，如筋膜的缝合。

2. 内翻缝合法　使创缘部分组织内翻，外面保持平滑。如胃肠道吻合和膀胱的缝合。①间断垂直褥式内翻缝合法：又称伦孛特（Lembert）缝合法，常用于胃肠道吻合时缝合浆肌层。②间断水平褥式内翻缝合法：又称何尔斯得（Halsted）缝合法，多用于胃肠道浆肌层缝合。③连续水平褥式浆肌层内翻缝合法：又称库欣（Cushing）缝合法，如胃肠道浆肌层缝合。④荷包缝合法：在组织表面以环形连续缝合一周，结扎时将中心内翻包埋，表面光滑，有利于愈合。常用于胃肠道小切口或针眼的关闭、阑尾残端的包埋、造瘘管在器官的固定等。

3. 外翻缝合法　使创缘外翻，被缝合或吻合的空腔之内面保持光滑，如血管的缝合或吻合。①间断垂直褥式外翻缝合法：如松弛皮肤的缝合。②间断水平褥式外翻缝合法：如皮肤缝合。③连续水平褥式外翻缝合法：多用于血管壁吻合。

第二节　外科患者的体液失衡

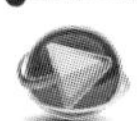

学习目标

识记：

1. 掌握各型脱水的病因、临床表现、诊断和治疗要点。
2. 掌握低钾血症的病因、临床表现、诊断和治疗要点。

理解：

1. 理解高钾血症的病因、临床表现、诊断和治疗要点。
2. 理解代谢性酸中毒的病因、临床表现、诊断和治疗要点。
3. 理解呼吸性酸中毒、碱中毒的病因、临床表现、诊断和治疗要点。

应用：

1. 能够初步判断低钙血症与低镁血症。
2. 能用所学知识对体液平衡失调患者进行初步诊疗。

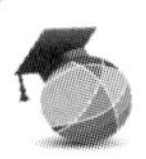

任务引领

患者，女，50 kg，因肠梗阻频繁呕吐 1 天入院。

查体：T 38.8 ℃，P 134 次/分，R 20 次/分，BP 95/65 mmHg，患者疲乏无力，皮肤弹性差，眼眶凹陷，唇干。实验室检查：Na^+ 140 mmol/L，K^+ 3.2 mmol/L。入院后留置胃管，当天引流胃液 500 mL。

请完成以下任务：

(1)该患者的临床诊断是什么？

(2)如何对该患者进行补液治疗？

一、水、电解质平衡紊乱

体液平衡失调可以有三种表现：容量失调、浓度失调和成分失调。容量失调是指体液量的等渗性减少或增加，仅引起细胞外液量的改变，而细胞内液量无明显变化。浓度失调是指细胞外液中的水分有增加或减少，以致渗透微粒的浓度发生改变，也即渗透压发生改变。由于钠离子构成细胞外液渗透微粒的 90%，此时发生的浓度失调就表现为低钠血症或高钠血症。细胞外液中其他离子的浓度改变虽能产生各自的病理生理影响，但因量少而不致明显改变细胞外液的渗透压，故仅造成成分失调，如低钾血症或高钾血症，低钙血症或高钙血症，以及酸中毒或碱中毒等。

(一)水和钠的代谢紊乱

1. 等渗性缺水　又称急性缺水或混合性缺水。外科患者最易发生这种缺水。水和钠成比例地丧失，血清钠仍在正常范围，细胞外液的渗透压也保持正常。

1)病因　常见病因如下：①消化液的急性丧失，如肠外瘘、大量呕吐等；②体液丧失在感染区或软组织内，如腹腔内或腹膜后感染、肠梗阻、烧伤等。其丧失的液体成分与细胞外液基本相同。

2)临床表现　患者有恶心、厌食、乏力、尿少等，但不口渴。舌干燥，眼窝凹陷，皮肤干燥、松弛。短期内体液的丧失达到体重的5%，即丧失细胞外液的25%时，患者会出现脉搏细速、肢端湿冷、血压不稳定或下降等血容量不足的症状。当体液继续丧失达到体重的6%～7%时（相当于丧失细胞外液的30%～35%），则有严重的休克表现。

3）诊断　依靠病史和临床表现常可得出诊断。实验室检查可发现红细胞计数、血红蛋白量和血细胞比容均明显增高，表示有血液浓缩。血清 Na^+ 和 Cl^- 等一般无明显降低。尿比重增高。必要时做血气分析可判断是否有酸（碱）中毒存在。

4）治疗　尽可能同时处理引起等渗性缺水的原因，以减少水和钠的丧失。针对细胞外液量的减少，用平衡盐溶液或等渗盐水尽快补充血容量。脉搏细速和血压下降等症状常表示细胞外液的丧失量已达体重的5%，可先从静脉给患者快速滴注上述溶液约300 mL（按体重60 kg计算），以恢复血容量。如无血量不足的表现时，则可给予患者上述用量的1/2～2/3，即1500～2000 mL，补充缺水、缺钠量。此外，每天还应补给水2000 mL和钠4.5 g。

平衡盐溶液的电解质含量和血浆内含量相仿，用来治疗等渗性缺水比较理想。目前，常用的平衡盐溶液有乳酸钠和复方氯化钠溶液（1.86%乳酸钠溶液和复方氯化钠溶液体积之比为1∶2）与碳酸氢钠和等渗盐水溶液（1.25%碳酸氢钠溶液和等渗盐水体积之比为1∶2）两种。在纠正缺水后，钾的排泄有所增加，血清 K^+ 浓度也会因细胞外液量增加而被稀释降低，故应注意低钾血症的发生。一般应在尿量达40 mL/h后，补钾再开始。

2.低渗性缺水　又称慢性缺水或继发性缺水。水和钠同时缺失，但缺水少于失钠，故血清钠低于正常范围，细胞外液呈低渗状态。

1）病因　主要病因如下：①胃肠道消化液持续性丧失，如反复呕吐、长期胃肠减压引流或慢性肠梗阻，以致大量钠随消化液排出；②大创面的慢性渗液；③应用排钠利尿剂如氯噻酮、依他尼酸（利尿酸）等时，未注意补给适量的钠盐，以致体内缺钠相对地多于缺水；④等渗性缺水治疗时补充水分过多。

2）临床表现　随缺钠程度而不同。一般均无口渴感，常见症状有恶心、呕吐、头晕、视觉模糊、软弱无力、起立时容易晕倒等。当循环血量明显下降时，肾的滤过量相应减少，以致体内代谢产物潴留，可出现神志淡漠、肌痉挛性疼痛、肌腱反射减弱和昏迷等。

3）诊断　根据患者有上述特点的体液丧失病史和临床表现，可初步做出低渗性缺水的诊断。进一步可做如下检查：①尿液检查，尿比重常在1.010以下，尿 Na^+、Cl^- 常明显减少；②血清钠测定，血清钠低于135 mmol/L，表明有低钠血症；③红细胞计数、血红蛋白量、血细胞比容及血尿素氮值均有增高。

4）治疗　积极处理致病原因。针对细胞外液缺钠多于缺水和血容量不足的情况，采用含盐溶液或高渗盐水静脉输注，以纠正细胞外液的低渗状态和补充血容量。

3.高渗性缺水　又称原发性缺水。水和钠虽同时缺失，但缺水多于缺钠，故血清钠高于正常范围，细胞外液呈高渗状态。

1）病因　主要病因如下：①摄入水分不够，如食管癌的吞咽困难，危重患者的给水不足，鼻饲高浓度的要素饮食或静脉注射大量高渗盐水溶液；②水分丧失过多，如高热大量出汗（汗中含氯化钠0.25%）、大面积烧伤暴露疗法、糖尿病未控制致大量尿液排出等。

2）临床表现　随缺水程度而有不同。一般将高渗性缺水分为三度。①轻度缺水：除口渴外，无其他症状。缺水量为体重的2%～4%。②中度缺水：极度口渴。乏力、尿少和尿比重增高。唇舌干燥，皮肤弹性差，眼窝凹陷。常出现烦躁。缺水量为体重的4%～6%。③重度缺水：除上述症状外，出现躁狂、幻觉、谵妄，甚至昏迷等脑功能障碍的症状。缺水量超过体重的6%。

3）诊断　病史和临床表现有助于高渗性缺水的诊断。实验室检查的异常包括：①尿比重增高；②红细胞计数、血红蛋白量、血细胞比容轻度增高；③血清钠在150 mmol/L以上。

4）治疗　①尽早去除病因；②补充水分，不能经口补充者，可以经静脉滴注5%葡萄糖溶液或0.45%氯化钠溶液；③因血液浓缩，体内总钠量仍有减少，故补水的同时应适当补充钠盐；④尿量达40 mL/h后应补充钾盐；⑤经补液后若仍存在酸中毒，可酌情补给碳酸氢钠溶液。

4.水过多　又称水中毒或稀释性低血钠。水过多是指机体入水总量超过排水量，以致水在体内潴留，引起血液渗透压下降和循环血量增多。水过多较少发生。仅在抗利尿激素分泌过多或肾功能不全的情况下，机体摄入水分过多或接收过多的静脉输液，才造成水在体内蓄积，导致水中毒。此时，细胞外液量增大，血清钠浓度降低，渗透压下降。因细胞内液的渗透压相对较高，水移向细胞内，结果是细胞内、外液的渗透压均降低，细胞内液量增大。此外，增大的细胞外液量能抑制醛固酮的分泌，使肾远曲小管减少对 Na^+ 的重吸收，Na^+ 从尿内排出增多，因而血清钠浓度更加降低。

（二）钾的异常

1. 低钾血症　血清钾低于 3.5 mmol/L 表示有低钾血症。

1）病因　常见原因如下：①长期进食不足。②应用呋塞米（速尿）、利尿酸等利尿剂，肾小管性酸中毒急性肾功能衰竭的多尿期，以及盐皮质激素（醛固酮）过多，使钾从肾排出过多。③补液患者长期接受不含钾盐的液体，或静脉营养液中钾盐补充不足。④呕吐、持续胃肠减压、肠瘘等，钾从肾外途径丧失。⑤钾向组织内转移，见于大量输注葡萄糖和胰岛素，或代谢性、呼吸性碱中毒时。

2）临床表现　肌无力为最早表现，一般先出现四肢肌软弱无力，以后延及躯干和呼吸肌。有时可有吞咽困难，以致发生食物或饮水呛入呼吸道，还可有软瘫、腱反射减退或消失。患者有厌食、恶心、呕吐和腹胀、肠蠕动消失等肠麻痹表现。心脏受累主要表现为传导阻滞和节律异常。典型的心电图改变为早期出现 T 波降低、变平或倒置，随后出现 ST 段降低、QT 间期延长和 U 波。但低钾血症患者不一定出现心电图改变，故不能单纯依赖心电图改变来判定有无低钾血症的存在。

3）诊断　主要根据病史和临床表现。血清钾测定血 K^+ 低于 3.5 mmol/L 有诊断意义。心电图检查可作为辅助性诊断手段。

4）治疗　对造成低钾血症的病因做积极处理，可使低钾血症易于纠正。外科的低钾血症者常无法口服钾剂，都需要经静脉补给。静脉补钾注意点如下。①尿量必须在 40 mL/h 以上时，方考虑补钾，否则可引起血钾过高。②总量限制：一般禁饮食患者而无其他额外失钾者，每天可补生理需要量氯化钾 2～3 g；对一般性缺钾患者（临床症状较轻，血钾常在 3～3.5 mmol/L），每天补氯化钾总量 4～5 g；严重缺钾者（血钾多在 3 mmol/L 以下），每天补氯化钾总量不宜超过 8 g，但严重腹泻、急性肾功能衰竭多尿期等特殊情况例外。③浓度不高：静脉滴注的液体中，钾盐浓度不可超过 0.3%，如 5% 葡萄糖溶液 1000 mL 中最多只能加入 10% 氯化钾溶液 30 mL。④滴速勿快：成人静脉滴注速度不要超过每分钟 60 滴。禁止直接静脉注射氯化钾溶液。

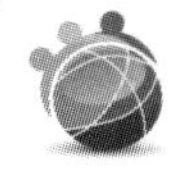

课堂互动

高钾血症与低钾血症均能引起心律失常、心搏骤停和心电图的异常改变。它们有何区别？

2. 高钾血症　血清钾超过 5.5 mmol/L 时，即称为高钾血症。

1）病因　常见原因如下：①进入体内（或血液内）的钾增多，如口服或静脉输入氯化钾，服用含钾药物，组织损伤，以及大量输入保存期较久的库血等。②肾排泄功能减退，如急性肾功能衰竭、应用保钾利尿剂（如安体舒通、氨苯蝶啶）以及盐皮质激素不足等。③细胞内钾的移出，如溶血、组织损伤（如挤压综合征）以及酸中毒等。

2）临床表现　一般无特异性临床表现。可有轻度神志模糊、感觉异常和四肢软弱无力等。严重高钾血症有微循环障碍的表现，如皮肤苍白、发冷、青紫、低血压等。常出现心动过缓或心律不齐。最危险的是高钾血症可致心搏骤停。高钾血症，特别是血钾超过 7 mmol/L，都会有心电图的异常改变，早期改变为 T 波高而尖，P 波波幅下降，随后出现 QRS 增宽。

3）诊断　有引起高钾血症原因的患者，当出现无法用原发病解释的临床表现时，应考虑有高钾血症之可能。应立即做血钾浓度测定，血钾超过 5.5 mmol/L 即可确诊。心电图有辅助诊断价值。

4）治疗　高钾血症有导致心搏骤停的危险，因此一经诊断，应予积极治疗。应立即停用一切含钾的药物或溶液。为降低血钾浓度，可采取下列几项措施。①促使 K^+ 转入细胞内：先静脉注射 5% 碳酸氢钠溶液 60～100 mL，再继续静脉滴注 5% 碳酸氢钠溶液 100～200 mL；25% 葡萄糖溶液 200 mL＋胰岛素 10 U

静脉滴注(每 5 g 糖加入胰岛素 1 U),可以每 3～4 h 重复用药;对于肾功能不全,不能输液过多者,可用 10%葡萄糖酸钙 100 mL、11.2%乳酸钠溶液 50 mL、25%葡萄糖溶液 400 mL,加入胰岛素 20 U,做24 h缓慢静脉滴入。②口服阳离子交换树脂,每次 15 g,每天 4 次。为防止便秘、粪块堵塞,可口服山梨醇或甘露醇以导泻。③透析疗法:有腹膜透析和血液透析两种。用于上述方法仍无法降低血钾浓度时。④发生心律失常时,用 10%葡萄糖酸钙 20 mL 缓慢静脉注射,Ca^{2+} 与 K^{+} 有对抗作用,能缓解 K^{+} 对心肌的毒性作用。此法可重复使用。

(三)体内钙、镁的异常

1.体内钙的异常　血钙浓度为 2.25～2.75 mmol/L,相当恒定。不少外科患者可发生不同程度的钙代谢紊乱,特别是发生低钙血症。①低钙血症:可发生急性胰腺炎、坏死性筋膜炎、肾功能衰竭、消化道瘘和甲状旁腺受损害的患者。临床表现主要由神经肌肉的兴奋性增强所引起,有口周和指(趾)尖麻木及针刺感、手足抽搐、腱反射亢进,以及 Chvostek 征阳性。血钙浓度低于 2 mmol/L 有诊断价值。应治疗原发疾病。为缓解症状,可用 10%葡萄糖酸钙溶液 10～20 mL 或 5%氯化钙溶液 10 mL 静脉注射,必要时 8～12 h 后再重复注射。长期治疗患者,可逐渐以口服钙剂及维生素 D 替代。②高钙血症:主要发生于甲状旁腺功能亢进症,其次是骨转移性癌,特别是在接受雌激素治疗的骨转移性癌。早期症状无特异性,血清钙浓度进一步增高时,可出现严重头痛、背部和四肢疼痛等。甲状旁腺功能亢进症者应接受手术治疗,可彻底痊愈。对于骨转移性癌患者,可给予低钙饮食,补充水分以利于钙的排泄。

2.体内镁的异常　血清镁浓度的正常值为 0.70～1.10 mmol/L。虽有血清镁浓度降低,肾排镁并不停止。在许多疾病中,常可出现镁代谢的异常。①镁缺乏:长时期的胃肠道消化液丧失(如肠瘘),以及长期静脉输液中不含镁等是导致镁缺乏的主要原因。②镁过多:主要发生在肾功能不足时,以及见于应用硫酸镁治疗子痫的过程中。早期烧伤、大面积损伤或外科应激反应、严重细胞外液不足和严重酸中毒也可引起血清镁增高。

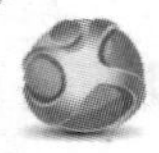

知识拓展

补液治疗的现代观点:提倡口服补液——口服补液盐(ORS);尽快以口服补液纠正部分累积丢失量,全部继续丢失量和生理需要量;能防止补液量不足或过多引起的心肺功能紊乱和医源性低钾血症;静脉补液起辅助作用。

口服补液盐(ORS)配方:葡萄糖 20 g,氯化钠 3.5 g,碳酸氢钠 2.5 g,氯化钾 1.5 g,溶于 1000 mL 可饮用水内。

二、酸碱平衡的失调

原发性酸碱平衡失调有代谢性酸中毒、代谢性碱中毒、呼吸性酸中毒和呼吸性碱中毒四种。有时可同时存在两种以上的原发性酸碱平衡失调,此即为混合型酸碱平衡失调。

(一)代谢性酸中毒

1)病因　代谢性酸中毒最为常见,由于酸性物质的聚集或产生过多,或体内 HCO_3^- 丢失过多,即可引起代谢性酸中毒。

2)临床表现　轻度代谢性酸中毒可无明显症状。重症患者可出现疲乏、眩晕、嗜睡,可有感觉迟钝或烦躁。最明显的表现是呼吸加深加快(Kussmaul 呼吸),有时呼气带有烂苹果气味。患者面部潮红,口唇樱红色,但休克时,皮肤黏膜因缺氧而发绀。常出现心率增快、心律失常、心音低弱、血压下降。可出现腱反射减弱或消失、神志不清或昏迷。患者常伴有脱水症状。患者容易发生心律不齐、急性肾功能不全和休克。一旦发生则很难纠正。

3)诊断　根据患者有严重腹泻、肠瘘或休克等病史,又有深而快的呼吸,即应怀疑有代谢性酸中毒。做血气分析可以明确诊断,并可了解代偿情况和酸中毒的严重程度。

4)治疗 病因治疗应放在首位。对于 HCO_3^- 低于 15 mmol/L 的酸中毒患者,应在输液的同时用酌量碱剂做治疗,一般多用碳酸氢钠溶液。

5%碳酸氢钠溶液每 100 mL 含有 Na^+ 和 HCO_3^- 各 60 mmol。临床上根据酸中毒严重程度,首先补给 5%碳酸氢钠溶液的剂量为 100~250 mL,在用后 2~4 h 复查动脉血血气分析及血浆电解质浓度,根据测定结果再决定是否需继续输给碳酸氢钠溶液。边治疗边观察,逐步纠正酸中毒,是治疗的原则。纠正酸中毒时要注意防止发生低钙血症、低钾血症。

(二)代谢性碱中毒

体内 H^+ 丢失或 HCO_3^- 增多可引起代谢性碱中毒。

1)病因 主要病因如下:①酸性胃液丧失过多,如严重呕吐,长期胃肠减压等,是外科患者中发生代谢性碱中毒的最常见的原因;②碱性物质摄入过多,如长期服用碱性药物和大量输注库存血(抗凝剂入血后可转化成 HCO_3^-);③缺钾,如低钾血症;④利尿药的作用,如速尿和利尿酸。

2)诊断 根据病史可做出初步诊断。一般无明显症状,有时可有呼吸变浅变慢,或精神神经方面的异常,如嗜睡、精神错乱或谵妄等,也可以有低钾血症和缺水的临床表现。严重时可因脑和其他器官的代谢障碍而发生昏迷。血气分析可明确诊断及其严重程度。失代偿时,血液 pH 值和 HCO_3^- 明显增高,$PaCO_2$ 正常。代偿期血液 pH 值可基本正常,但 HCO_3^- 和 BE(剩余碱)均有一定程度的增高。可伴有低氯血症和低钾血症。

3)治疗 着重于原发疾病的积极治疗。对丧失胃液所致的代谢性碱中毒,可输注等渗盐水或葡萄糖盐水,恢复细胞外液量和补充 Cl^-,纠正低氯性碱中毒,使 pH 值恢复正常。碱中毒时几乎都伴发低钾血症,故须考虑同时补给 KCl。治疗严重碱中毒时(血浆 HCO_3^- 45~50 mmol/L、pH 值>7.65),可应用盐酸的稀释溶液来迅速排除过多的 HCO_3^-。纠正碱中毒不宜过迅速,一般也不要求完全纠正。

(三)呼吸性酸中毒

呼吸性酸中毒是指肺泡通气功能减弱,不能充分排出体内生成的 CO_2,以致血液的 $PaCO_2$ 增高,引起高碳酸血症。常见原因有全身麻醉过深、镇静剂过量、心搏骤停、气胸、急性肺水肿、支气管痉挛、喉痉挛和呼吸机使用不当等,显著地影响呼吸,使通气不足,引起急性、暂时性的高碳酸血症。另一类原因是一些能引起 $PaCO_2$ 持久性增高的疾病,如肺组织广泛纤维化、重度肺气肿等慢性阻塞性肺部疾病。这些疾病有换气功能障碍或肺泡通气-灌流比例失调,故能引起 CO_2 在体内潴留,导致高碳酸血症。

(四)呼吸性碱中毒

呼吸性碱中毒是指肺泡通气过度,体内生成的 CO_2 排出过多,以致血的 $PaCO_2$ 降低,引起低碳酸血症。引起通气过度的原因较多,有癔症、精神过度紧张、发热、创伤、感染、中枢神经系统疾病、轻度肺水肿、低氧血症、肝功能衰竭和使用呼吸机不当等。慢性呼吸性碱中毒在外科患者中比较少见。

第三节 输血

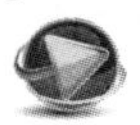

学习目标

识记:

1. 掌握输血的适应证。
2. 掌握输血并发症防治。

理解:

1. 自体输血的方法。
2. 血液制品和血浆增量剂的用途。

应用：

1. 能够辨别输血患者在输血过程中出现的并发症。
2. 能用所学知识指导需要输血的患者进行输血。

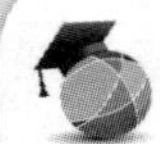

任务引领

患者，男，63岁，汉族，在全身麻醉下行全髋置换术。术前一般情况尚可，血尿常规、血生化、心电图均无异常。当手术进行到3 h时，由于出血较多，已输入O型血800 mL和羟乙基淀粉500 mL，HR由80次/分增至170次/分，BP由17.3/9.3 kPa降至8.3/7.6 kPa，当时考虑是血容量不足，故加快输血速度，并使用麻黄碱、葡萄糖酸钙、立止血，血压回升不明显。此时出现酱油色尿，误以为是低血压引起的肾损害。立即给予地塞米松20 mg、多巴胺、碳酸氢钠静脉滴注。当时观察双侧瞳孔等大等圆，对光反射灵敏。

请问：(1)输血后出现什么情况？

(2)输血前后有哪些注意事项？

一、输血适应证

1. 大出血　出血是输血的主要适应证，特别是严重创伤和手术中出血。

2. 贫血，低蛋白血症　手术前如有贫血或血浆蛋白过低，应予以纠正。

3. 严重感染　全身严重感染、脓毒血症、化疗致骨髓抑制引起难治性感染。

4. 凝血异常(凝血因子、血小板)　对凝血功能障碍的患者，手术前应输给有关的血液成分，如血友病应输抗血友病球蛋白，纤维蛋白原缺乏症应输冷沉淀或纤维蛋白原制剂。如无上述制品时，可输给新鲜血或血浆。

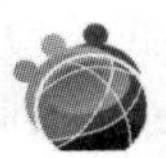

课堂互动

临床输血需要更新的几个观念：

新鲜血比保存血好的观念

急性失血需要补全血的观念

输血对患者好处少害处多的观念

二、输血途径和注意事项

输血的主要途径有两条，即静脉输血和动脉输血。①静脉输血：最简便易行和常规的输血途径，通常用来输液的浅表静脉均可用做输血。②动脉输血：可直接恢复心肌和中枢神经系统的供血，兴奋血管分叉部受体，升压效果明显，但进一步研究表明，中心静脉快速输血，可以收到同样的效果。因此，目前已很少采用。

输血的注意事项如下。

(1)输血前，三查十对，即查血液有效期、查输血装置是否完好和查血液质量；核对受血者姓名、性别、床号、住院号、血型和交叉配合试验结果、供血者姓名、编号、输血申请单、核对采血日期和有效期。

(2)输血中，严密观察，注意输血速度，患者反应，不能随意加药。

(3)输血后，继续观察患者反应，保留标本及血袋 2 h，以便必要时化验检查。

三、自体输血

自体输血(autologous blood transfusion)是收集患者的自身血液进行回输，主要优点是既可节约库存血，又可减少输血反应和疾病传播，且不需检测血型和交叉配合试验。目前外科自体输血常用三种方法：回收式自体输血、预存式自体输血、稀释式自体输血。

自体输血适应证：①腹腔或胸腔钝性损伤；②异位妊娠；③估计有大量出血的手术；④体外循环。

自体输血禁忌证：①血液受胃肠道污染者；②血液可能受癌细胞污染者；③合并心功能不全和心力衰竭等紧急情况；④肝、肾功能不全的患者；⑤已有严重贫血的患者，不宜在术前采血或用血液稀释法做自体输血；⑥脓毒血症和菌血症者；⑦胸腹开放性损伤超过 4 h 或血液在体腔中存留过久者。

四、输血的并发症

输血一般是安全的，但仍有 3%～10%的患者发生不同程度的并发症，临床上应及时发现并予以积极治疗。输血不良反应和并发症是指在输血过程中或输血后出现的新的症状和体征，并且不能归因于接受输血者原有的疾病。

1. 非溶血性发热性输血反应

(1)定义　输血期间或输血后 1～2 h 内患者体温升高 1 ℃以上，并排除其他可导致体温升高的原因时，可判断为非溶血性发热性输血反应。

(2)临床表现　寒战、发热、恶心、呕吐、出汗、皮肤潮红等，一般血压不降低。

(3)治疗　使用退热镇痛药可缓解症状。

2. 溶血性输血反应

(1)定义　由于输血的供、受者之间免疫性不配合，导致接受输血者体内红细胞溶解破坏而出现的输血反应。通常是由于输入的红细胞具有患者体内已有抗体相应的抗原，抗原抗体反应导致输入的红细胞溶血破坏。根据发生时间可分为即发反应和迟发反应。前者主要表现为血管内溶血，后者多表现为血管外溶血。

(2)临床表现

①即发性溶血性输血反应的症状和体征有发热、发冷、恶心、呕吐、贫血、呼吸困难、低血压、心动过速、血红蛋白尿等，严重者最后发生急性肾功能衰竭，DIC，抢救不及时可导致死亡。

②延迟性溶血输血反应，主要表现为输血后血红蛋白不升高甚至下降，多无症状或症状轻微，一般无血红蛋白尿，严重者可出现发冷、发热、黄疸、胸背痛、呼吸困难和血红蛋白尿以及肾功能衰竭，DIC 少见。

(3)治疗　应立即停止输血，并保持静脉输液通畅。对迟发性反应由于症状不明显，如输血后 Hb 不升高甚至下降而原因不明时，应慎重考虑是否是迟发性溶血性输血反应引起，一旦确诊，再输血应严格交叉配血。溶血性反应抢救治疗的关键是早期诊断，积极治疗，包括抗休克治疗、改善肾血流、减轻肾缺血和利尿治疗以防治肾功能衰竭和 DIC，必要时可考虑换血治疗以消除患者血液循环系统中的血型不配的红细胞、抗原抗体复合物和红细胞破坏后的有毒物质。

(4)预防　①加强输血过程中的查核工作。②严格按照输血的规程操作，不输有缺陷的红细胞，严格把握血液预热的温度。③尽量行同型输血。

3. 过敏反应

(1)概述　输入血液、血液成分制品、血浆蛋白制品可以引起过敏反应，轻度反应发生率为 1%～3%，严重过敏反应少见。

(2)临床表现　轻度过敏反应主要表现为荨麻疹，严重时可出现出汗、皮肤潮红、胸骨后痛、血压下降、血管神经性水肿甚至休克。有的可出现发冷、发热。

(3)发生机制　多为血浆蛋白和接受输血者体内已存在的相应的 IgE 抗体反应所致。可引起过敏反应的主要的血浆蛋白为 IgA。当 IgA 缺乏者(或 IgA 亚型缺乏)输入含 IgA 的血液和血液制品时会导致致敏产生相应抗体，再次输入含 IgA 的血液和血液制品时就会发生过敏反应。其他可引起过敏反应的蛋白质包括免疫球蛋白多聚体和外源性特应性变应原(如花粉、牛奶、鸡蛋等)。当输入含这些过敏原的血液时少数受血者会发生过敏反应。

(4)治疗　应停止输血或输注血制品。需要时使用抗组胺药、肾上腺素,发生血管神经性水肿时应使用氢化可的松,必要时气管插管、气管切开以保持呼吸道通畅。

(5)预防　对 IgA 或其亚型缺乏者需输血时,应输注从 IgA 缺乏者采集的血液,亦可输注经专门处理去除 IgA 的血液制品,如洗涤红细胞,去除 IgA 的血浆蛋白制品。对既往有输血过敏史的患者,可在输血前给予抗组胺药物以预防和减轻过敏反应。

4. 细菌污染反应

(1)概述　细菌污染反应是由于污染细菌的血液输入患者体内引起的输血反应。近年来,必须在体外保存于室温的血小板制品的输注越来越多,由于在室温条件下细菌较容易生长,因此细菌污染反应的报告有所增加,血液细菌污染的问题受到人们越来越多的关注。污染血液的细菌主要有两个来源:一是采血穿刺时皮肤消毒后仍残留细菌的皮肤碎片随血流进入血袋;另一个来源是献血时献血者处于菌血状态,血液中本来就带有少量细菌。带细菌的血液在体外保存期间当条件适宜时血液中细菌大量繁殖导致细菌性输血反应。

(2)临床表现　细菌污染反应大部分发生在输血期间,但血小板制品引起的反应有相当部分发生在输血后 1～3 h 内,少数可为延迟反应。临床症状和体征为畏寒、发热、恶心、呕吐、呼吸困难、腹泻、低血压、休克、DIC,可导致患者死亡。

(3)治疗　用抗生素抗感染,可合并使用糖皮质激素、抗休克治疗及其他对症治疗。

(4)预防　挑选献血者时应注意排除可能处于菌血状态的人献血。采血时应严格按规定进行皮肤消毒,采血和血液成分分离时应严格实施无菌操作。应加强血库管理,保持适当的库存量。在发血和输注前应注意检查血制品外观,观察有无显示细菌污染的变化。

5. 循环超负荷

(1)定义　当快速或大量输血时,特别是接受输血者为老年心、肺功能不全者、婴幼儿或慢性贫血患者时,可能因血容量迅速或显著增大而导致心肺功能障碍,此类输血反应为循环超负荷。严重者可导致充血性心力衰竭、肺水肿。

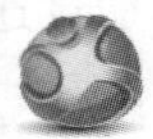

知识拓展

1997 年 10 月 1 日生效的《刑法》,对血液领域的犯罪做出了处罚规定:

第 333 条:非法组织他人出卖血液的,处五年以下有期徒刑,并处罚金;以暴力、威胁方法强迫他人出卖血液的,处五年以上十年以下有期徒刑,并处罚金。对他人造成伤害的,依照第 334 条处罚。

第 334 条:非法采集、供应血液或者制作、供应血液制品,不符合国家规定,足以危害人体健康的,处五年以下有期徒刑或者拘役,并处罚金;对人体健康造成严重危害的,处五年以上十年以下有期徒刑,并处罚金;造成特别严重后果的,处十年以上有期徒刑或者无期徒刑,并处罚金或者没收财产。

(2)临床表现　呼吸困难、胸闷、头痛、咳嗽、咳血性泡沫痰等,中心静脉压明显升高,肺内可闻及大量湿啰音,下肢水肿。严重者出现充血性心力衰竭、肺水肿而致患者死亡。

(3)防治　对于慢性贫血、婴幼儿、老年心肺功能不全者,应严格控制输血量和输血速度,一般应输红细胞,不应输全血以防止血容量进一步增大。一旦发生循环超负荷应立即停止输血和输液,让患者取半坐位,给氧,利尿,强心,必要时可放血以迅速降低血容量。

第四节 外科休克

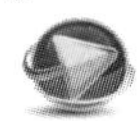

学习目标

识记：

1. 掌握休克的诊断和治疗原则。
2. 掌握休克的概念和外科休克患者的监测。

理解：

1. 休克的诊断方法。
2. 休克的相关辅助检查。
3. 休克的病因分类与发病机制。

应用：

1. 能够对休克患者进行诊疗。
2. 能用所学知识对休克患者进行监测。

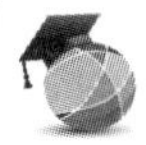

任务引领

患者，黄某，男性，19岁，外出务工，不慎从高处坠落，事发后由他人救起，体检：面色苍白、脉搏细弱，四肢冷、出汗，左耻骨联合及大腿根部大片淤斑、血肿。BP 65/50 mmHg，HR 125次/分，T 36.8℃。伤后送医院，途中患者渐转入昏迷，皮肤淤斑，最终死亡。

请问：

(1)该患者送医院前考虑的诊断是什么？

(2)该患者的休克类型是什么？

(3)该患者的可能死因是什么？

休克是多种致病因素引起有效循环血容量减少、组织灌注不足、细胞代谢紊乱和内脏器官功能受损的一种综合征。有效循环血容量是指单位时间内在心血管系统中运行的血液量。维持有效循环血容量有赖于充足的血容量、有效的心搏出量和适宜的周围血管张力。现代的观点将休克视为一个从组织灌注不足向多器官功能障碍综合征发展的连续过程。

休克的分类方法很多，常按病因分为低血容量性休克、感染性休克、心源性休克、过敏性休克和神经源性休克5种类型。创伤和失血引起的休克均划入低血容量性休克，而低血容量性休克和感染性休克在外科最为常见。

一、病理生理

有效循环血容量锐减、组织灌注不足及产生炎症介质是各类休克共同的病理生理基础。

1. 微循环的变化　根据微循环障碍的不同阶段，可分为三期。

(1)微循环收缩期：由于有效循环血容量显著减少，机体通过一系列代偿机制调节和矫正所发生的病理变化。包括：①交感-肾上腺轴兴奋导致大量儿茶酚胺释放及肾素-血管紧张素分泌增加等，引起心跳加快、心排血量增加，以维持循环相对稳定；②选择性收缩外周(皮肤、骨骼肌)和内脏(如肝、脾等)的小血管使循环血量重新分布，以及动静脉短路开放，增加了回心血量，保证心、脑等重要器官的有效血流灌注；③毛

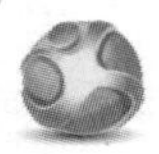

知识拓展

休克概念的演变

1737年法国外科医生Le Dran为描述创伤对人体构成严重的“打击”，引入“oboc”一词。

1743年英国医生译音为“shock”。中国音译为“休克”。

第一次世界大战期间：生理学家与临床医师对战地伤员的研究结果证实创伤引起血容量减少，造成休克。当年学者认识到大量失血是引起低血容量的原因，但不能解释为什么创伤而无失血亦能发生休克。战后动物实验才发现创伤使血管内体液大量向组织间隙转移，造成低血容量，从而推翻了“创面毒素”的错误假设。

第二次世界大战期间：心输出量监测技术问世，证实休克时心输出量减少。动物模型显示持久的低心输出量可以造成“不可逆性休克”，并使有效的、积极的输液成为创伤与休克的标准复苏治疗。

19世纪Warren描述休克具有5P特征：Pallor面色苍白；Perspiration四肢湿冷；Prostration虚脱；Pulselessness脉搏细弱；Pyspnea呼吸困难。

细血管前括约肌收缩和后括约肌相对开放，使循环血量得到部分补偿，但微循环内“只出不进”，血流量减少，组织处于低灌注、缺氧状态，因而又称为缺血缺氧期。此期属于休克代偿期，若能及时去除病因，积极抢救，休克相对较容易纠正。

（2）微循环扩张期：若休克继续进展，循环血量继续减少，组织因严重缺氧处于无氧代谢状态，大量酸性代谢产物蓄积和舒张血管的介质如组胺、缓激肽等释放，引起毛细血管前括约肌舒张，而后括约肌因对其有敏感性仍处于收缩状态，结果微循环内“只进不出”，因而又称为淤血缺氧期。血液滞留、毛细血管内静水压升高、通透性增加致血浆外渗、血液浓缩，进一步降低回心血量，导致心排血量明显下降，休克进入抑制期。

（3）微循环衰竭期：若病情继续发展，便进入不可逆性休克。淤滞在微循环内的黏稠血液在酸性环境中处于高凝状态，红细胞和血小板容易发生聚集并在血管内形成微血栓，甚至出现弥散性血管内凝血（DIC）。因而又称为弥散性血管内凝血期。由于组织缺少血液灌注，细胞严重缺氧，可引起多个器官功能受损。

2. 代谢改变

（1）无氧代谢引起代谢性酸中毒。当氧的释放不能满足细胞对氧的需要时，将发生无氧糖酵解。随着细胞氧供的减少，乳酸生成增多，导致代谢性酸中毒。

（2）机体在应激状态下，蛋白质和脂肪分解代谢增强；糖异生导致血糖水平升高。

（3）细胞膜上离子泵功能障碍，导致血钠降低、血钾升高；溶酶体膜破坏释放许多细胞自溶和组织损伤的水解酶，可加重休克。

（4）炎性介质释放和缺血再灌注损伤可导致：①血管通透性改变，细胞聚集及血管内凝血，引发微循环障碍；②抑制心肌收缩性，影响心肌功能；③代谢效应，如加强分解代谢、引起发热等；④细胞毒性作用，如对细胞壁、蛋白质、核酸等有直接破坏作用。

3. 内脏器官的继发性损害

（1）肺：①缺氧使肺毛细血管内皮细胞和肺泡上皮受损，表面活性物质减少，肺顺应性降低，肺泡萎陷和肺不张；②内皮细胞损伤可导致血管壁通透性增加而造成肺间质水肿；③休克患者出现氧弥散障碍，通气与血流比例失调，出现进行性呼吸困难，导致急性呼吸窘迫综合征（ARDS）。

（2）肾：由于血压下降、儿茶酚胺增加导致有效循环容量减少和肾血管痉挛，肾滤过率明显降低而发生少尿。此时，肾内的血流重新分布，主要转向髓质，导致皮质区的血流锐减，肾小管上皮细胞大量坏死，可引起急性肾功能衰竭。

(3)脑:因脑灌注压和血流量下降导致脑缺氧。缺血和酸中毒会引起血管通透性增高、脑细胞肿胀而导致颅内压增高。

(4)心:由于代偿,心率加快、舒张期缩短,冠状动脉血流减少,心肌缺血和酸中毒,可引起心肌损伤,一旦心肌微循环内血栓形成,可引起心肌的局灶性坏死;心肌受缺血再灌注损伤,电解质异常,可导致心力衰竭。

(5)胃肠道:缺血、缺氧可使胃肠黏膜上皮细胞的屏障功能受损,并发消化道应激性溃疡和肠源性感染。而肠源性感染是导致休克继续发展和形成多器官功能障碍综合征的重要原因。

(6)肝:肝缺血、缺氧性损伤,导致肝解毒及代谢功能减弱,并加重代谢功能紊乱及酸中毒,严重时可导致肝功能衰竭。

二、临床表现

1. 休克代偿期　由于机体的代偿作用,患者中枢神经系统兴奋性提高,交感-肾上腺轴兴奋。表现如下:①神志清楚,精神紧张伴有兴奋或烦躁不安;②面色苍白,四肢湿冷;③脉搏快,舒张压增高,脉压小;④呼吸增快,尿量减少。如处理及时,休克可较快得到纠正,否则,病情发展进入抑制期。

2. 休克抑制期　表现如下:①神情淡漠、反应迟钝,甚至出现意识模糊或昏迷;②口唇、肢端发绀,四肢厥冷;③脉搏细速或摸不清,血压进行性下降或测不到;④尿量减少甚至无尿。若皮肤、黏膜出现淤斑或消化道出血,提示病情已发展至弥散性血管内凝血阶段。若出现进行性呼吸困难、脉速、烦躁、发绀,一般吸氧后不能改善呼吸状态,应考虑并发急性呼吸窘迫综合征。

三、诊断与治疗

(一)诊断

诊断的关键是早期及时发现休克,及早监测和急救。凡遇到严重损伤、大量出血、重度感染、过敏患者及有心脏病史者,应想到并发休克的可能。临床观察中,对有兴奋、脉搏增快、脉压小或尿量减少的患者应疑有休克。若患者出现神志淡漠、反应迟钝、呼吸浅快,收缩压下降至 90 mmHg 以下及少尿,则标志着患者已进入休克抑制期。

(二)监测

1. 一般监测

(1)精神状态:反映脑部血液灌流和全身循环状况。患者神志清楚,对外界的刺激能正常反应,表示循环血量已基本恢复。患者表情淡漠、不安、谵妄或嗜睡、昏迷,提示脑血液循环不良,病情加重。

(2)皮肤温度、色泽:体表灌流情况的标志。患者四肢温暖,皮肤干燥,轻压指甲或口唇时,局部暂时缺血而苍白,松压后迅速转为正常,表明末梢循环已恢复、休克好转;反之,则提示休克情况仍存在。

(3)血压:通常认为收缩压＜90 mmHg、脉压＞20 mmHg 是休克存在的表现;血压回升、脉压增大则提示休克好转。

(4)脉率:脉率的变化多出现在血压变化之前。如果血压低,脉率已恢复且肢体温暖,常表示休克趋向好转。常用脉率/收缩压(mmHg)计算休克指数,对判定休克的有无及轻重有一定参考价值。指数为 0.5～1.0表示无休克;1.0～1.5 提示有休克;＞2.0 为严重休克。

(5)尿量:反映肾血液灌注的重要指标。当尿量维持在 30 mL/h 以上时,则休克已纠正。血压正常但尿量仍少且比重偏低者,提示有急性肾功能衰竭的可能。

2. 特殊监测

(1)小心静脉压(CVP):代表了右心房或胸腔段腔静脉内压力的变化,反映全身血容量与右心功能之间的关系。正常值为 0.49～0.98 kPa(5～10 cmH_2O);＜0.49 kPa(5 cmH_2O)时,提示血容量不足;＞1.47 kPa(15 cmH_2O)时,则表示心功能不全、静脉血管床过度收缩或肺循环阻力增高;若＞1.96 kPa(20 cmH_2O)则表示有充血性心力衰竭。

(2)肺毛细血管楔压(PCWP):可反映肺静脉、左心房和左心室的功能状态。正常值为 0.8～2.0 kPa

(6～15 mmHg)，PCWP低于正常值反映血容量不足(较CVP敏感)；PCWP增高可反映左心房压力增高。

(3)心排血量和心脏指数(CO)：成人心排血量的正常值为4～6 L/min；CO正常值为2.5～3.5 L/(min·m^2)。休克时CO可降低，但某些感染性休克时可有增高。

(4)动脉血气分析：有助于了解有无酸碱失衡。休克时可因肺换气不足，二氧化碳分压($PaCO_2$)较低；若$PaCO_2$为6.0～6.7 kPa(45～50 mmHg)或以上时，提示肺泡通气功能障碍；氧分压＜8.0 kPa(60 mmHg)，吸入纯氧仍无改善者应考虑有ARDS。

(5)动脉血乳酸盐测定：有助于估计休克及复苏的变化趋势，正常值为1.0～1.5 mmol/L，动脉血乳酸盐浓度越高，提示病情严重预后不良。

(6)DIC的检测：当血小板计数小于80×10^9/L、凝血酶原时间比对照组延长3 s以上、血浆纤维蛋白原＜1.5 g/L或呈进行性降低、3 P(血浆鱼精蛋白副凝)试验阳性和血涂片中破碎红细胞大于2%时，应考虑DIC的发生。

(三)治疗

治疗休克的重点是恢复组织灌注、对组织提供足够的氧。近年强调氧供应和氧消耗超常值的复苏概念，最终目的是防止多器官功能障碍综合征(MODS)。

1.一般治疗　积极处理出血或创伤性休克，采取平卧位或头和躯干抬高20°～30°、下肢抬高15°～20°的中凹卧位，维持呼吸道通畅、吸氧和保暖。

2.补充血容量　这是纠正休克引起的组织低灌注和缺氧的关键。首先采用晶体溶液和胶体溶液复苏，必要时进行成分输血。近年发现，3%～7.5%高渗盐溶液也有扩容和减轻组织细胞肿胀的作用。快速输液最好在中心静脉压监测下进行，并参考血压、尿量调整补液量和补液速度(表2-1)。

表2-1　中心静脉压、血压与补液的关系

中心静脉压	血　　压	原　　因	处理原则
低	低	血容量严重不足	充分补液
低	正常	血容量不足	适当补液
高	低	心功能不全或血容量相对过多	给予强心药物，纠正酸中毒，舒张血管
高	正常	容量血管过度收缩	舒张血管
正常	低	心功能不全或血容量不足	补液试验*

注：取等渗盐水250 mL，于5～10 min内静脉注入，如血压升高而中心静脉压不变，提示血容量不足；如血压不变而中心静脉压升高0.29～0.49 kPa(3～5 cmH_2O)，则提示心功能不全。

3.积极处理原发病　引起休克的外科疾病，多存在需手术处理的原发病，因而应在尽快恢复有效循环血量后，及时手术处理原发病变，必要时在抗休克的同时进行手术。如失血性休克应及时、有效地控制活动性出血，根据病情可先抗休克再止血治疗，或抗休克与手术止血同时进行。

4.纠正酸碱失衡　休克早期，由于过度换气，引起呼吸性碱中毒，故早期不主张使用碱性药物。代谢性酸中毒时，根本治疗措施是改善组织灌注和适时、适量给予碱性药物。常用碱性药物为5%碳酸氢钠。

5.血管活性药物的应用　血管活性药物需在补充有效循环血容量的前提下应用，以维持脏器血流灌注。血管活性药物按其作用分为血管收缩剂和血管扩张剂。常用的血管收缩剂有多巴胺、多巴酚丁胺、去甲肾上腺素、异丙肾上腺素，常用的血管扩张剂有酚妥拉明、酚苄明、山莨菪碱。应用血管活性药物的过程中，应监测血压的变化，根据血压调整输液速度，使用时从低浓度、慢速度开始，每分钟测一次血压。

6.治疗DIC改善微循环　对诊断明确的DIC，可用肝素抗凝、抗纤溶药(如氨甲苯酸、氨基己酸等)、抗血小板黏附和聚集药物(如阿司匹林、潘生丁、小分子右旋糖酐等)。

7.糖皮质激素(皮质类固醇)和其他药物的应用　糖皮质激素可用于感染性休克和其他较严重的休克。目前多主张早期、短程、大剂量，静脉滴注，一次滴完。其他类药物包括钙通道阻滞剂、吗啡类阻滞剂纳洛酮、氧自由基清除剂等，可改善组织血液灌流和防止细胞功能失常。

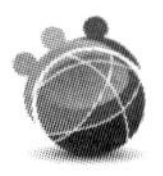

课堂互动

休克患者血压下降需要升压药，常用收缩血管药；同时休克患者周围脏器缺血缺氧需要扩张血管，常用扩张血管药。在临床上，如何解决这个矛盾？

第五节 麻醉

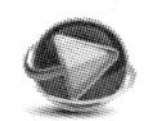

学习目标

识记：

1. 掌握麻醉前准备和麻醉前用药的目的。
2. 掌握椎管内麻醉的并发症。
3. 掌握全身麻醉的并发症。

理解：

1. 麻醉的基本概念和主要麻醉方法。
2. 麻醉的操作和用药。

应用：

1. 能够正确地进行麻醉前准备和用药。
2. 能用所学知识与技能发现麻醉患者出现的并发症并进行处理。

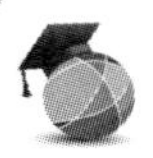

任务引领

患者，李某，男，23 岁，因急性阑尾炎入住普外科，既往无手术史。经过完善各种检查后拟急诊行阑尾切除术。

(1)请问对该患者选用哪种麻醉方式合适？

(2)麻醉前应做好哪些准备？

(3)麻醉可能出现哪些意外？如何处理？

麻醉(anesthesia)是指用药物或非药物，使患者整个机体或机体的一部分暂时失去知觉，以达到无痛的目的。多用于手术或某些疼痛的治疗。麻醉的基本任务是消除手术所致的疼痛问题。根据麻醉作用部位和所用药物的不同，其临床麻醉方法分为全身麻醉、局部麻醉、椎管内阻滞、复合麻醉、基础麻醉等。

一、麻醉前准备

1. 麻醉前病情评估　麻醉前必须视诊患者，熟悉病史，了解手术史与麻醉史，烟酒嗜好，有无特殊药物使用史，如降压药、洋地黄等，以及药物过敏史。详细了解化验结果及各项有关检查，了解心、肺、肾、脑等重要器官的功能。美国麻醉医师协会(ASA)将麻醉前病情分为 5 级，对病情的判断有重要的参考价值。Ⅰ级：体格健康，发育营养良好，各器官功能正常(手术麻醉耐受良好、风险小)。Ⅱ级：除外科疾病外有轻度并存病，功能代偿健全(手术麻醉耐受良好、风险小)。Ⅲ级：并存病较严重，体力活动受限，但尚能应付日常工作(耐受减弱、风险大)。Ⅳ级:并存病严重,丧失日常工作能力,常面临生命威胁(风险大、死亡率高)。Ⅴ级:无论手术与否,生命难以维持 24 h 的濒死患者(麻醉和手术都异常危险,不宜施行手术)。急诊注明"急"或"E",表示风险较择期增加。

2. 患者体格和精神方面的准备

(1)纠正和改善病理生理状态:麻醉前应尽力改善患者的营养状态,纠正紊乱的生理功能,治疗潜在的内科疾病,使患者各器官功能处于最佳状态,增强患者对麻醉和手术的耐受力。

(2)胃肠道准备:成人择期手术前禁食 12 h,禁饮 4 h。小儿术前禁食(奶)4～8 h,禁水 2～3 h。急诊饱胃者:术前放置胃管,清醒患者进行气管插管。

(3)精神方面的准备:消除顾虑和焦虑,关心鼓励患者,取得信任合作,过度紧张难自控者,采用药物配合治疗。

3. 麻醉设备、用具及药品的准备　为使麻醉过程顺利,防止意外事件的发生,麻醉前必须依选择的方法对麻醉用具和药品进行检查。此外,需全面估计麻醉过程中可能发生的变化,准备好各种抢救器械和药品。

4. 麻醉前用药

1)目的

(1)使患者情绪安定而合作,缓和忧虑和恐惧。

(2)减少分泌物,降低术后恶心、呕吐。

(3)减少一些麻醉药物的副作用。

(4)清除一些不利反射特别是迷走神经引起的反射和限制交感-肾上腺系统的反应。

(5)缓解术前疼痛,使麻醉过程平稳。

2)常用药

(1)安定镇静药:主要有地西泮、咪达唑仑等,有镇静、催眠、抗焦虑、抗惊厥等作用。

(2)催眠药:主要有苯巴比妥,有镇静、催眠、抗惊厥作用,并能预防局部麻醉药毒性反应。

(3)镇痛药:主要有吗啡(morphine)、杜冷丁(哌替啶,pethidine),起镇痛、镇静作用,与全身麻醉药协同,减少麻醉药的用量。

(4)抗胆碱药:主要有阿托品和东莨菪碱,起抑制多种腺体分泌、解除平滑肌痉挛和使迷走神经兴奋的作用,故常用于椎管内麻醉。

3)麻醉前的特殊用药　根据不同病情而定。通常为全身麻醉患者以镇静药和抗胆碱药为主,蛛网膜下腔阻滞麻醉患者以镇静药为主,硬脊膜外腔阻滞麻醉患者给予镇痛药,除有禁忌外,上述麻醉前同时给予阿托品。麻醉前用药一般在麻醉前 30～60 min 肌内注射。

二、局部麻醉

局部麻醉是用局部麻醉药暂时阻断身体某一区域痛觉传导的方法,患者神志清醒,因效果确切,较易掌握,常单独或配合其他麻醉药广泛用于临床。

(1)表面麻醉是将穿透力强的局部麻醉药施用于黏膜表面以透过黏膜阻滞黏膜下的神经末梢,使黏膜产生麻醉现象的方法。

(2)局部浸润麻醉是将局部麻醉药注射于手术区的组织内,阻滞神经末梢而达到麻醉作用的方法,临床上应用最为广泛。常用 0.5%～1%普鲁卡因(成人一次用量不超过 1000 mg)和 0.25%利多卡因(成人一次用量不超过 500 mg)。

(3)区域阻滞麻醉是在手术区四周和底部注射局部麻醉药,阻滞其神经冲动传导,使受它支配的区域产生麻醉作用的方法。

(4)神经阻滞麻醉是在神经干、丛、节的周围注射局部麻醉药,阻滞其冲动传导,使受它支配的区域产生麻醉作用的方法。

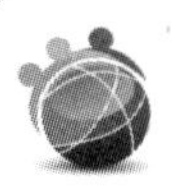

课堂互动

从皮肤到脊髓各层解剖结构是什么？
蛛网膜下腔阻滞麻醉和硬脊膜外腔阻滞麻醉均将麻醉药注入椎管内，具体有何区别？

三、椎管内麻醉

椎管内麻醉是将局部麻醉药注入椎管内，暂时阻断一部分脊神经的传导，使其支配区域无痛感的麻醉方法。根据麻醉药注入的部位不同分为蛛网膜下腔阻滞麻醉和硬脊膜外腔阻滞麻醉两种。

（一）蛛网膜下腔阻滞麻醉

一般选 T_3～T_4 或 T_4～T_5 间隙作为穿刺点。

并发症及处理方法如下。

(1)血压下降：适当加快静脉输液，如无效，静脉注射麻黄碱 15 mg(加 50%葡萄糖 60 mL)。

(2)呼吸困难：一经发现，立即吸氧，并适当加快输液。

(3)恶心、呕吐：恶心、呕吐剧烈者，静脉注射氟哌啶 2～5 mg。

(4)术后头痛：术后去枕平卧。

(5)尿潴留：必要时导尿。

（二）硬脊膜外腔阻滞麻醉

如将全部药液误注入蛛网膜下腔，必将产生全脊椎麻醉的严重后果。并发症及其处理方法如下。

(1)全脊椎麻醉：最严重的并发症，应立即进行人工呼吸。

(2)血压下降：酌情加快输液，静脉注射麻黄碱 15 mg。

(3)呼吸抑制：应立即给予吸氧，必要时进行人工呼吸。

(4)硬膜外腔血肿：应及早做出诊断争取在血肿形成后 8 h 内行椎板减压术，如超过 24 h 一般很难恢复。

四、全身麻醉

麻醉药经呼吸道吸入或经静脉、肌内注射进入人体内，产生中枢神经系统抑制，临床表现为神志消失、全身的痛觉丧失、遗忘、反射抑制和一定程度的肌肉松弛，这种方法称为全身麻醉。按药物进入人体的途径，全身麻醉分为吸入麻醉、静脉麻醉和肌肉麻醉三类。复合全身麻醉是指两种或两种以上的全麻药或(和)方法复合应用，彼此取长补短，以达到最佳麻醉效果。

全身麻醉意外或并发症如下。

1. 呼吸系统的意外或并发症　呼吸抑制，气道梗阻，误吸，急性肺水肿。

2. 循环系统意外或并发症　血压下降，心律不齐，心搏骤停(心肌缺血、低血容量、高钾血症或低钾血症、CO_2 蓄积、体温过低等情况较易发生，是最严重的意外)。

3. 中枢神经系统意外或并发症　①高热抽搐：多见于小儿麻醉，因婴幼儿体温调节中枢发育尚不完善，在全身麻醉中如高热处理不及时，可致抽搐。②苏醒延迟或不醒：主要原因是在麻醉和手术中曾发生严重缺氧，已造成一定的脑损伤。

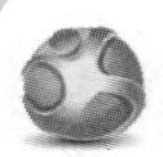

知识拓展

术后认知功能障碍(POCD)是指麻醉和手术后出现的记忆力下降、注意力不能集中等认知功能改变。严重者还会出现人格和社会行为能力下降。POCD会增加患者在ICU的停留时间，延长住院时间，增加住院费用，严重影响术后康复和远期生存质量，给患者及其家庭带来巨大痛苦。虽然已有大量的临床及实验室研究，但其影响因素及发病机制仍不清楚。

第六节　围手术期处理

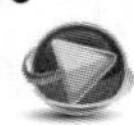

学习目标

识记：

1. 掌握手术前一般准备的内容。
2. 掌握手术后患者的处理方法。

理解：

1. 手术前特殊准备的工作。
2. 手术后常见并发症的预防和处理。

应用：

1. 能够正确指导手术患者进行术前准备，并能做好术后常规处理。
2. 能用所学知识与技能对手术后患者出现的并发症进行处理。

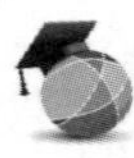

任务引领

一位肠梗阻手术后患者，术后第3天有肛门排气，体温正常。

请问：

(1)该患者术后第3天有哪些处理措施？

(2)术后患者可能常出现哪些并发症，如何预防？

(3)如果该患者术后第5天体温升高达39.8 ℃，应考虑术后出现什么并发症？应与哪些并发症相鉴别？

手术是治疗外科疾病重要的措施，而围手术期处理，包括充分的术前准备、完善的术中管理、严密的术后监测及并发症防治等，事关手术的成败和患者安危。

一、术前准备

自患者入院到开始施行手术称为手术前期。术前准备与疾病的轻重缓急、手术范围的大小有密切关系。手术前，不仅要注意外科疾病本身，而且要对患者的全身情况有足够的了解，查出可能影响整个病程的各种潜在因素，估计患者对手术的耐受力，以便发现问题，在术前予以纠正，术中和术后加以防治。

1. 患者心理准备　手术前，患者难免有恐惧、紧张、焦虑等情绪，或者对手术及预后有顾虑。因此，医务人员应从关怀、鼓励出发，对病情、施行手术的必要性、可能取得的效果、手术的危险性、可能发生的并发症、术后恢复过程和预后，以及术后不适等，以恰当的言语和安慰的口气，对患者做适当的解释，取得患者的信任和配合，使患者以积极的心态接受手术和术后治疗。同时，向患者家属如实做详细介绍和解释，以取得患者家属的信任和同意，协助做好患者的心理准备，配合治疗，使整个治疗过程顺利进行。

2. 一般术前准备　主要是针对患者的生理状态的准备，使患者能在较好的状态下，安全度过手术和术后的治疗过程。

(1)适应性训练：如练习床上大小便，教会正确的咳嗽和咳痰方法，有吸烟习惯者，术前1～2周停止吸烟。

(2)改善全身情况：尽可能纠正水、电解质与酸碱平衡紊乱；营养不良者，提供高热量、高维生素饮食或通过静脉补给，必要时输血，力争在术前达到血红蛋白90 g/L、血浆总蛋白50 g/L、白蛋白30 g/L以上。

(3)胃肠道准备：行全身麻醉或硬脊膜外腔阻滞麻醉以及腹内手术患者，从术前12 h开始禁食，术前4 h开始禁饮。

(4)其他：术前1天，常规做青霉素、链霉素及普鲁卡因皮试；预计术中、术后需输血者，术前应验血型，做交叉配血，并备足用血；手术前夜应认真检查确定的各项准备工作，当晚给予镇静剂，保证患者充分休息，如发现患者有与疾病无关的体温升高或妇女月经来潮等，应推迟手术日期；进手术室前排尽尿液，估计手术时间较长或盆腔手术时应留置导尿管；根据疾病原因或手术需要，放置胃管；患者如有活动性义齿，应取下。

3. 特殊准备　对手术耐受力不良的患者，除要做好上述一般准备外，还需针对患者的具体情况做好特殊准备。

(1)高血压：患者血压在160/100 mmHg(21.3/13.3 kPa)以下时，可不做特殊准备。血压过高者，术前应选用合适的降压药物，使血压稳定在一定水平，但并不要求降至正常后才做手术。

(2)心脏病：伴有心脏疾病者，将明显增加手术的风险。故应注意：①纠正水、电解质失调；②纠正贫血，术前应少量多次输血；③对心律失常，如为偶发的室性期前收缩，一般不需特殊处理，如有心房颤动伴心室率增快者，或冠心病出现心动过缓者，应尽可能使心率控制在正常范围内；④急性心肌梗死发病后6个月内，不宜施行择期手术；⑤6个月以上无心绞痛发作者，可在监护条件下施行手术；⑥心力衰竭患者，最好在控制3～4周后再施行手术。

(3)呼吸功能障碍：哮喘和肺气肿是最常见的慢性阻塞性肺功能不全疾病，凡有呼吸功能不全者，术前都应做血气分析和肺功能检查。同时需注意：①停止吸烟2周，指导和鼓励患者练习深呼吸和咳嗽。②应用麻黄碱、氨茶碱或地塞米松等药物做雾化吸入，以扩张支气管，减轻黏膜水肿。痰液稠厚者做蒸气吸入，经常咳脓痰者，术前3～5天使用抗生素。③麻醉前用药量要适当，以免抑制呼吸，使用阿托品等减少呼吸道分泌的药物要适量，以免增加痰液黏稠度。④重度肺功能不全及并发感染者，需改善肺功能，感染控制后方能施行手术。⑤急性呼吸系统感染者，需在治愈后1～2周施行手术，如系急症手术，需用抗生素并避免吸入麻醉。

(4)肝脏疾病：最常见的是肝炎和肝硬化，由于部分肝病患者可无明显临床表现，故术前都应做肝功能检查。对多数肝功能有损害的患者，经内科治疗都能得到明显改变。一般来说，肝功能轻度损害，不影响手术耐受力；肝功能损害较严重或濒于失代偿者，需经较长时间准备方可施行手术；肝功能如严重损害，有明显营养不良、腹腔积液、黄疸者，或急性肝炎患者，除抢救外，多不宜施行手术。

(5)肾疾病：麻醉和手术都会加重肾的负担，肾功能损害分轻度、中度和重度三类，术前应最大限度地改善肾功能。对轻、中度肾功能损害，经适当内科治疗能较好地耐受手术，重度损害者，需在透析疗法处理有效后方能实施手术。

(6)糖尿病：血糖以控制在轻度升高状态(5.6～11.2 mmol/L)较为适宜，此时尿糖为(＋)～(＋＋)。术后每4～6 h测定尿糖，根据结果确定胰岛素用量。

二、术后处理

术后处理是围手术期处理的一个重要阶段，是连接术前准备、手术与术后康复之间的桥梁。术后处理得当,能使术后应激减轻到最低程度。

(一)常规处理

1. 严密观察病情　保持病室安静,15～30 min 观察、记录生命体征 1 次。接好各种管道,保证通畅,准确记录排出量及其性质。必要时监测 CVP、肺动脉压、颅内压、神志、末梢循环、每小时尿量。

2. 卧位　根据麻醉方式、患者全身状况、术式等性质来选择卧位,以达到既使患者舒适,又便于患者活动。

3. 饮食和输液　禁食期间应给予输液,肛门排气后,开始从少到多逐渐进流质饮食。

4. 活动　原则上应该早期床上活动,争取在短期内下床活动。早期活动有利于增加肺通气量,减少肺部并发症;促进血液循环,防止形成静脉血栓;促进肠蠕动及早恢复,减轻腹胀或便秘;促进膀胱功能恢复,解除尿潴留。

5. 拆线　头、面、颈部在 4～5 天后拆线,下腹、会阴部 6～7 天,胸部、上腹部、背部、臀部 7～9 天,四肢 10～12 天,关节附近和减张缝线 14 天。

手术切口分三类:①清洁切口,以Ⅰ表示,如乳腺纤维瘤切除术;②可能污染切口,以Ⅱ表示,如胃大部切除术;③污染切口,以Ⅲ表示,如阑尾切除术。

切口愈合分三级:①甲级愈合,指愈合优秀,无不良反应;②乙级愈合,指切口处有炎症反应但未化脓;③丙级愈合,指切口化脓经开放引流后愈合。

6. 引流管处理　对引流管既要检查有无阻塞、扭曲,观察记录引流量和颜色变化,又要妥善固定,以防落入体内或脱出,在引流量减少后即可拔除。乳胶片一般引流 1～2 天,烟卷式大多在 4～7 天后拔除,胃肠减压管在肛门排气后拔除。

(二)术后不适的处理

1. 切口疼痛　术后 24 h 疼痛最剧烈,2～3 天后缓解。切口疼痛持续或加重时,应警惕切口感染。

2. 恶心、呕吐　麻醉反应是最常见的原因。其次是吗啡敏感、糖尿病酸中毒、缺氧、颅内高压、尿毒症、低钾血症、低钠血症、急性胃扩张、肠梗阻。

3. 术后腹胀　胃肠功能抑制,肠腔积气是主要原因。其次是麻痹性肠梗阻、机械性肠梗阻及低钾血症。有效的处理措施包括持续而有效的胃肠减压、肛管排气及高渗性低压灌肠。

4. 术后呃逆　多为暂时性,大多数患者可自行停止。

5. 尿潴留　肛管、直肠、盆腔手术后,切口疼痛反射性引起膀胱括约肌痉挛。全身麻醉或椎管内麻醉后排尿反射被抑制。患者不习惯于卧床排尿。术后 6～8 h,下腹膨胀有排尿感。应给予安慰,解除顾虑,协助排尿。如听流水声,用温水冲洗外阴,按摩下腹部,热敷,帮助患者坐于床沿或站立位排尿。镇静止痛或氨甲酰胆碱刺激膀胱逼尿肌收缩。若无效,则无菌导尿,但一次导尿量不可超过 1000 mL,以防止膀胱血管过度充血造成膀胱出血。凡导尿时尿液量超过 500 mL 者,给予留置导尿管 1～2 天。如骶前神经损伤、前列腺肥大也应留置导尿管。

三、手术后并发症的防治

(一)手术后出血

1. 病因与病理　术后 24 h 内出血称为原发性出血,术后 7～10 天出血称为继发性出血。术中止血不彻底、不完善,如结扎血管的缝线松脱;小血管断端的痉挛及血凝块的覆盖,是原发性出血。由于后期手术野的感染和消化液外渗等因素,使部分血管壁发生坏死、破裂,可导致术后的继发性出血。

2. 临床表现　表浅手术后的原发性出血,表现为血肿,不引起严重后果,如疝修补术后的阴囊血肿。但甲状腺术后颈部血肿,可引起呼吸困难,甚至窒息。体腔内的原发性出血,引流管可流出大量鲜血;或术后短期内出现休克。术后 1～2 周内,化脓伤口出现血块或有鲜血涌出,或大量呕血、黑便、尿血和咯血,这是继发性出血。

3. 防治措施　手术止血要彻底,术毕用盐水冲洗,再仔细结扎每个出血点,较大的血管出血应缝扎或双重结扎止血。术后积极预防感染,减少继发性出血。术后出血,应立即输血,并做好再次手术止血准备。再次止血后仍应严密观察,防止再度出血。

(二)肺不张与肺炎

1.病因与病理 常发生在胸、腹部大手术后，特别是老年人，长期吸烟和患有急、慢性呼吸道感染。术中止痛药和镇静剂抑制了呼吸道的排痰功能。切口疼痛、术后胃肠胀气和长期卧床。术后伤口疼痛使呼吸活动受到限制致使分泌物积聚在肺底部、肺泡和支气管内，堵塞支气管，导致肺不张，造成缺氧和感染。

2.临床表现 术后2～3天开始烦躁不安，呼吸急促，心率增快。严重者伴有发绀、缺氧，甚至血压下降。患者常有咳嗽，但黏稠痰液不易咳出。合并感染时，出现体温升高，白细胞总数增加等。患侧肺叩诊呈实音，呼吸音消失，有时呈管状呼吸音。胸部透视或拍片，可确诊。

3.防治措施 术前2周禁烟，练习深呼吸，治疗原发感染；全身麻醉拔管前吸痰、胸腹带松紧适宜，保暖防上感；有效胃肠减压，减少胃肠胀气影响呼吸。清除黏痰是关键，可进行翻身拍背以及体位排痰、祛痰。指压气管、手压伤口两侧咳嗽排痰，雾化排痰。支气管镜吸痰、气管切开吸痰。保证液体入量，合并肺炎，适当应用抗生素。

(三)切口感染

1.病因与病理 由于组织破坏、局部渗液以及血肿吸收后出现的反应，称为外科热。2～3天恢复正常，不需特殊处理。术后3～4天，切口疼痛未减轻，甚至加重，或减轻后又重新加重，并伴有体温升高。外源性感染、手术粗暴、组织损伤多、止血不彻底以及伤口有血肿、死腔、异物遗留均可导致切口感染。近年来，肠道内脆弱类杆菌受到临床重视。

2.临床表现 手术后3～4天，已正常的体温重新上升。切口胀痛和跳痛。切口局部肿胀、发红、发热、疼痛，甚至有脓性分泌物由缝合针眼溢出。少数患者可伴有全身症状。

3.防治措施 严格无菌操作技术；预防性应用广谱抗生素；严重污染切口采用延期缝合；增强患者抵抗力等。感染早期，勤换敷料，物理治疗，促进炎症吸收。脓肿形成应切开引流，并剪去已经坏死的皮下组织、肌膜和腱膜。脓液应进行需氧菌和厌氧菌培养及药敏试验。为缩短治疗时间，肉芽新鲜的创面行二期缝合。

(四)切口裂开

1.病因与病理 腹部手术后1～2周，年老体弱，营养不良，慢性贫血等，切口愈合不佳，切口局部张力过大，切口血肿和化脓感染，缝线过细，缝扎不紧，缝合时腹膜撕破，突然咳嗽、用力排便和呕吐，术后胃肠胀气。

2.临床表现 患者用力后切口疼痛并有渗血，听到崩裂响声。内脏脱出，如大网膜和小肠袢，可发生休克。检查时可见腹部切口有不同程度裂开，可分为两大类：完全性裂开是指腹壁各层组织均已裂开，伴内脏脱出；部分性裂开是指皮肤缝合完好，皮下各层裂开，无内脏外露。

3.防治措施 年老体弱者，术前加强营养，必要时输血。良好麻醉肌松下缝合切口。手术后加强伤口包扎，采用减张缝合，延长拆线时间，拆线后继续腹带包扎数日。处理腹内压增高。如已发生切口裂开，先安慰患者，稳定情绪。嘱患者平卧屈膝，并立即用无菌盐水纱布覆盖伤口，用腹带包扎，送手术室分层缝合。切不可将脱出肠袢回纳。

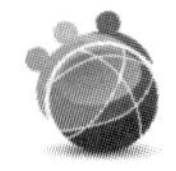

课堂互动 >>

手术后哪些患者会出现体温升高？各有何特点？

(五)泌尿系统感染

1.病因与病理 常继发于尿潴留。以膀胱炎最为常见。膀胱感染逆行向上，引起肾盂肾炎。

2.临床表现 尿频、尿急和尿痛，有时伴有排尿困难。如出现畏冷、发热和肾区疼痛，则表示已有肾盂感染。

3.防治措施 正确预防和治疗尿潴留是减少泌尿系统感染的关键。若已感染则应碱化尿液，多饮水。局部理疗、热敷和口服解痉药物，同时可全身应用抗生素。残余尿500 mL以上应留置导尿管，并严格无菌操作。

(六)下肢深静脉血栓形成

1. 病因与病理　术后长期卧床,静脉药液刺激;手术创伤和组织破坏后,大量凝血物质入血;盆腔及下腹部手术,静脉壁损伤,有利于血栓形成;严重的脱水,血液浓缩,血流缓慢。若血栓脱落,可引起肺动脉栓塞。

2. 临床表现　自觉小腿、腹股沟区疼痛、压痛。下肢凹陷性水肿、腓肠肌挤压或足背屈试验阳性。髂股静脉内形成血栓,整个下肢严肿水肿,皮肤发白或发绀,局部有压痛,浅静脉代偿性扩张。血管造影可确定病变部位。

3. 防治措施　术后应早期下床活动。卧床主动、被动活动。高危患者,用弹力绷带或弹力袜。避免久坐、跷脚,卧床膝下垫枕。血液高凝用阿司匹林、复方丹参、肝素、低分子右旋糖酐预防。若已发生下肢深静脉血栓,应卧床休息,患肢抬高制动,全身应用抗生素。3 天内先用尿激酶溶栓、再抗凝;先用肝素 3 天以上,再用华法林。局部理疗、热敷,禁止按摩、禁止患肢静脉输液。

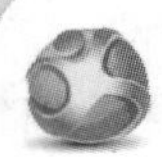

知识拓展

有研究表明:对创伤性脑出血患者术后进行早期康复训练,促进患者瘫痪肢体的功能恢复,可大大减少并发症的发生。因此得出结论:早期运动治疗对脑出血患者的肢体功能恢复效果明显,治疗时机应在患者生命体征平稳,神经系统损伤不呈进行性发展的趋势时开始,并不要求患者完全清醒和具备完好的交流能力,但患者应对不适和疼痛有反应,有一定的沟通能力。

第七节　外科患者的营养支持

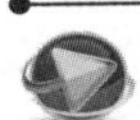

学习目标

识记:

1. 掌握补给营养的途径和选择原则。
2. 掌握胃肠内、外营养的一般适应证。

理解:

1. 肠道营养剂的特点、一般适应证及使用方法。
2. 胃肠内、外营养的并发症与防治原则。

应用:

1. 能够正确选择补给营养的途径。
2. 能用所学知识与技能对需要营养支持治疗的患者选择合适的营养制剂进行营养支持治疗。

一、外科患者的营养物质代谢

机体的正常代谢及良好的营养状态,是维护生命活动的重要保证。营养状态与罹病率及死亡率密切相关。对机体代谢的认识、有效输入途径的建立、符合生理的营养制剂的研发,使近代临床营养支持获得了显著的效果。营养支持疗法成为 20 世纪临床医学的重大发展之一。目前营养支持方式,可分为肠内营养及肠外营养两种。机体代谢所涉及的面很广。从营养治疗角度,最重要的是蛋白质代谢和能量代谢两个方面。

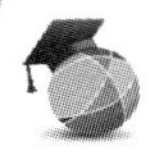

任务引领

患者，男性，46岁，持续性上腹痛3天，伴呕吐1天，进食后加重。患者精神萎靡，消瘦，身高1.75 m，体重50 kg。T 38.2 ℃，P 85次/分，R 18次/分，BP 90/60 mmHg。皮肤无黄染和淤点、淤斑，中上腹及左上腹肌紧张，压痛、反跳痛明显。血淀粉酶550 U/dL，尿淀粉酶800 U/dL。入院诊断为急性胰腺炎。拟给肠外营养。

(1)患者能量需要量为多少？

(2)选择何种肠外营养制剂？

(3)输注途径是什么？

(4)常见并发症有哪些？

(5)需要做哪些监测？

(一)蛋白质及氨基酸代谢

氨基酸是蛋白质的基本单位，可分为必需氨基酸(EAA)、非必需氨基酸(NEAA)两类。从临床营养角度，两者同样重要。谷氨酰胺(Gln)为合成代谢提供底物，促进细胞增殖。支链氨基酸(BCAA)属EAA。

蛋白质的合成受多种因素的影响，如氨基酸、胰岛素、生长激素等。正常机体的蛋白质需要量为0.8～1.0 g/(kg·d)，相当于氮量0.15 g/(kg·d)。

(二)能量储备及需要

机体的能量储备包括糖原、蛋白质及脂肪。体脂是体内最大的能源仓库，储量约15 kg。

机体的能量需要，可按Harris-Benedict公式计算出基础能量消耗(basal energy expenditure，BEE)：

Male $$BEE = 66.47 + 13.75W + 5H - 6.75A$$

Female $$BEE = 65.51 + 9.56W + 1.85H - 4.68A$$

式中：W代表weight体重(kg)；H代表height身高(cm)；A代表age年龄(years)。

患者实际静息能量消耗(resting energy expenditure，REE)比用Harris-Benedict公式计算的BEE值低10%。所以患者实际的REE值是Harris-Benedict公式计算所得的BEE值扣去10%。机体每天需热量为7531～8368 kJ。能量的15%来自氨基酸，85%来自糖类及脂肪。

二、患者营养状态评定

对患者营养状态的评定，即可判断其营养不良程度，又是营养支持治疗效果的客观指标。

1.人体测量　体重变化可反映营养状态，但应排除脱水或水肿等影响因素。体重低于标准体重15%，提示存在营养不良。三头肌皮褶厚度是测量体脂储备的指标，上臂周径测定反映了全身肌肉及脂肪状况。上述测定值若低于标准值的10%，则提示存在营养不良。

2.内脏蛋白测定　包括白蛋白、转铁蛋白及前白蛋白浓度的测定，是营养评定的重要指标。前白蛋白的半衰期最短，为2天，常能反映短期内营养状态变化。

3.淋巴细胞计数　周围血淋巴细胞计数可反映机体免疫状态，周围血淋巴细胞计数$<1.5\times10^9$/L常提示营养不良。

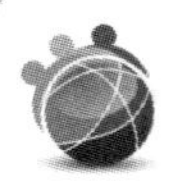

课堂互动

请对自己的营养状态进行评定。你本人的标准体重是多少？

4.氮平衡试验　测定24 h尿中尿素氮含量，加常数2～3 g，即为出氮量。入氮量则是静脉输入氨基酸液的含氮量(6.25 g氨基酸相当于1 g氮)。由此，可测得患者处于正氮或负氮平衡状态，指导营养支持治疗。

三、肠外营养

肠外营养(PN)，又称“静脉营养”，是指用脂肪乳剂、多种氨基酸、葡萄糖、维生素、矿物质与微量元素等营养物质通过静脉的方式为患者提供所需的全部或部分营养素的营养支持方法，一般通过中心静脉或周围静脉输注。肠外营养(PN)的适应证：凡不能或不宜经口摄食超过5～7天的患者。

(一)肠外营养制剂

1.葡萄糖　葡萄糖是肠外营养的主要能源物质。机体所有器官、组织都能利用葡萄糖供给能量，补充葡萄糖100 g/24 h，就有显著的节省蛋白质的作用。来源丰富、价格低廉是其优点。但葡萄糖的应用也有不少缺点，主要表现：高浓度葡萄糖对血管壁有刺激作用，不可能经外周静脉输注；机体对葡萄糖的利用率有限(5 mg/(kg·min))，可出现高糖性非酮性昏迷；脂肪肝等。因此，PN时基本不用单一葡萄糖能源。

2.脂肪乳剂　脂肪乳剂是PN的另一种重要能源。以大豆油或红花油为原料，磷脂为乳化剂，制成的乳剂有良好的理化稳定性，微粒直径与天然乳糜微粒相仿。脂肪乳剂的最大用量为2 g/(kg·d)。脂肪乳剂按其碳链的长短分为长链脂肪酸(LCT)和中链脂肪酸(MCT)。LCT包含人体必需脂肪酸，临床上应用很普遍。

3.复方氨基酸溶液　复方氨基酸溶液是肠外营养的常见氨基酸制剂，是按合理模式配制的结晶、左旋氨基酸溶液，其配方符合人体合成代谢的需要，是肠外营养的唯一氮源。有平衡型和特殊型两类。平衡型氨基酸含EAA 8种，含NEAA 12种，适用于大多数患者。特殊型氨基酸：根据各种病变代谢改变所需，调整某一或某些氨基酸含量。例如，用于肝病的制剂中含BCAA较多，含芳香族氨基酸较少。用于肾病的制剂主要是含8种必需氨基酸，仅含少数非必需氨基酸(精氨酸、组氨酸等)。

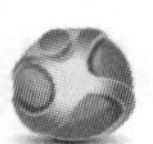

知识拓展

MCT/LCT对免疫的影响：MCT代谢生成酮体，保护肠黏膜屏障和维持机体免疫功能；MCT代谢后不产生花生四烯酸，没有免疫抑制；MCT/LCT减轻吞噬系统LCT负荷，不在RES中沉积，不对网状内皮系统和免疫功能造成影响。

MCT/LCT临床适用范围：感染和应激等危重患者；肺功能障碍患者；肝功能不全患者。

4.水、电解质　水的入量以每天2000 mL为基础，尿量以每天1000～1500 mL为基础。肠外营养时需补充钾、钠、氯、钙、镁和磷。其中不少是临床常用制剂，例如10%氯化钾、10%氯化钠、10%葡萄糖酸钙及25%硫酸镁等。

5.维生素　用于肠外营养的维生素制剂有水溶性及脂溶性两种。水溶性维生素体内并无储备，凡PN者均应常规加入。脂溶性维生素在机体有一定量的储备，短期禁食行PN者可不必补充。

6.微量元素　每支复方注射液含有每天需要量的锌、铜、锰、铁、铬、碘等微量元素。

(二)全合一营养混合液

全合一(all-in-one)营养混合液是将各种营养素全部混合于一个容器内(3 L每袋)，然后进行静脉输注，最合理，对合成代谢有利。

(三)肠外营养途径的选择

肠外营养途径有经周围静脉(适用于用量小，时间<2周时)输注，经周围静脉中心静脉插管(PICC)输注。

四、肠内营养

肠内营养(EN)是指经胃肠道用口服或管饲来提供代谢需要的营养基质及其他各种营养素。凡是肠道功能正常，或存在部分功能者，营养支持时应首选肠内营养。肠内营养制剂的成分包括糖类、蛋白质、脂肪或其分解产物、电解质、维生素和微量元素。

(一)肠内营养制剂

肠内营养制剂大致分成两类：以整蛋白为主的制剂和以蛋白水解产物(或氨基酸)为主的制剂。

1.以整蛋白为主的制剂　蛋白质源为酪蛋白或大豆蛋白；糖源为麦芽糖、糊精；脂肪源为玉米油或大豆油。不含乳糖。渗透压较低(320 mmol/L)。适应于胃肠道功能正常者。

2.以蛋白水解产物(或氨基酸)为主的制剂　蛋白质源为乳清蛋白水解产物、肽类或结晶氨基酸；糖源为低聚糖、糊精；脂肪源为大豆油及中链甘油三酯。不含乳糖。渗透压 470～850 mmol/L。适用于胃肠消化、吸收功能不良者。

有些制剂中还含有谷氨酰胺、膳食纤维等，具有调整肠动力，刺激肠黏膜增生的作用。

(二)肠内营养的实施

患者常不能或不愿口服，或者口服量达不到治疗剂量，因此，肠内营养的实施基本上均需经导管输入。管饲途径：鼻胃管最常用，也有鼻十二指肠管、胃造瘘口及空肠造瘘口等。

营养液的输入应缓慢、匀速，常需要输液泵来控制输液速度。为使肠道适应，初用时可稀释成12%浓度，以 50 mL/h 速度输入，逐渐加速。营养液宜加温至接近体温。

五、肠外营养支持的并发症及其防治

充分认识肠外营养的各种并发症，采取措施予以预防及积极治疗，是实行肠外营养的重要环节。并发症可分为技术性、代谢性、感染性并发症三类。

1.技术性并发症　与放置或留置导管有关(如气胸、血管损伤、神经损伤、空气栓塞等)。

2.代谢性并发症　有三个方面：补充不足、糖代谢异常、肠外营养本身所致。

(1)补充不足所致：①血清电解质紊乱；②微量元素缺乏；③必需脂肪酸缺乏(EFDA)。

(2)糖代谢异常所致：①低血糖及高血糖；②肝功能损害(最主要的原因是葡萄糖的超负荷引起的肝脂肪变性)。

(3)肠外营养本身所致：①胆囊内胆泥和结石形成；②胆汁淤积及肝酶谱升高；③肠屏障功能减退(谷氨酰胺缺乏)。

3.感染性并发症　主要是导管性脓毒症。发病与置管技术、导管使用及导管护理有密切关系。

六、肠外营养的监测

1.全身情况　有无脱水、水肿，有无发热、黄疸等。

2.血清电解质、血糖及血气分析　每天测定，3 天后，视稳定情况每周测定 1～2 次。

3.肝肾功能测定　每 1～2 周测定 1 次。

4.营养指标　包括体重、淋巴细胞计数、血清白蛋白、转铁蛋白、前白蛋白测定，每 1～2 周测定 1 次。有条件时测氮平衡。

（林　浩）

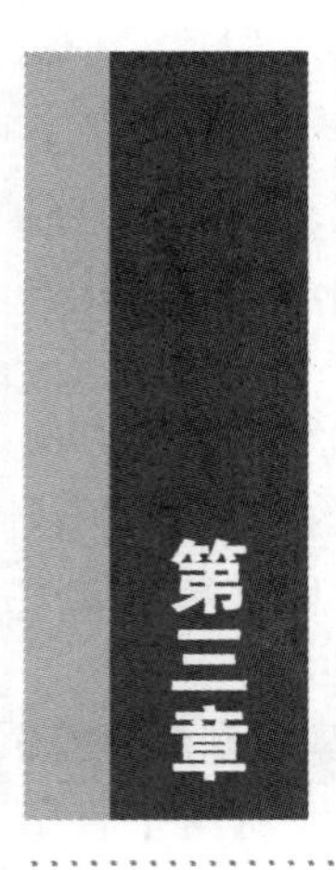

第三章 外科感染性疾病

LINCHUANG JIBING GAIYAO

第一节 概述

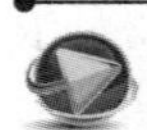

学习目标 >>

识记：

外科感染性疾病的临床表现、治疗原则。

理解：

外科感染性疾病的病因、病理变化。

应用：

通过学习能够对外科感染性疾病的分类、病因、病理及治疗等知识有初步了解。

一、定义

外科感染(surgical infection)是指需要手术治疗的感染，包括创伤、手术、烧伤、介入性操作等器械检查并发的感染，在外科领域中最常见，占所有外科疾病的1/3～1/2。

外科感染一般具有以下特点。

(1)大部分为多种细菌的混合感染，一部分即使开始时是由单种细菌引起，但在病程中常发展为几种需氧菌与厌氧菌的混合感染。

(2)多数有明显的局部症状和体征。

(3)病变常比较集中在某个局部，发展后常引起器质性病变，如组织变性、坏死，愈合后易形成瘢痕，并影响功能。

(4)多数需要手术治疗。

二、分类

外科感染可按不同的角度给予分类。

(一)按致病菌种类和病变性质分类

分为非特特异性感染和特异性感染两大类。

1.非特异性感染(nonspecific infection)　亦称化脓性感染或一般感染，占外科感染的多数。常见的有疖、痈、丹毒、急性乳腺炎、急性阑尾炎、急性淋巴结炎、急性腹膜炎等。常见致病菌有葡萄球菌、链球菌、大肠杆菌等。其特点如下：①同一种致病菌可以引起几种不同的化脓性感染，如金黄色葡萄球菌能引起疖、痈、脓肿、伤口感染等；②不同的致病菌又可引起同一种疾病，如金黄色葡萄球菌、链球菌和大肠杆菌都能引起急性蜂窝织炎、软组织脓肿、伤口感染等；③有化脓性炎症的共同特征，即红、肿、热、痛和功能障碍；④防治原则上具有共同性。

2.特异性感染(specific infection) 特异性感染在致病菌、病程演变及治疗处置等方面与一般感染有所不同。如结核杆菌、破伤风梭菌、产气荚膜梭菌、炭疽杆菌、白色念珠菌等致病菌引起的结核病、破伤风、气性坏疽、炭疽、念珠菌病等均属特异性感染。其特点是同一种病由相同的致病菌引起。

(二)按感染的病程分类

可分为急性、亚急性和慢性三种。病程在3周以内者称为急性感染，多数非特异性感染属于急性感染。病程超过2个月或更久的感染为慢性感染，部分急性感染迁延日久可转为慢性感染。病程介于两者之间者称为亚急性感染。亚急性感染可由急性感染迁延而成，也可因致病菌的毒力虽弱但有相当的耐药性，或是与宿主抵抗力较弱等引起，如变形杆菌的泌尿系统感染、白色念珠菌病等。

(三)按感染的发生情况分类

可分为原发感染、继发感染、内源性感染和外源性感染等。

1.原发感染 伤口直接污染造成的感染。

2.继发感染 在伤口愈合过程中出现的病菌感染。

3.内源性感染 由原存体内的病原体，经空腔脏器如肠道、胆道、肺或阑尾造成的感染。

4.外源性感染 病原体由体表或外环境侵入体内造成的感染。

感染也可按照发生条件分为条件性感染、二重感染和医院内感染等。条件性感染亦称机会性感染，是指平时为非致病菌或致病力低的病菌，由于数量增多，致使其毒性增大，或人体免疫力下降，趁机侵入人体而引起的感染；二重感染(菌群交替症)是指在广谱抗生素的治疗过程中，多数敏感细菌被抑制，耐药菌大量生长繁殖，致使机体菌群失调而产生的新感染；医院内感染主要由条件性致病菌引起。通常是指在医院内发生的创伤和烧伤感染，呼吸系统和泌尿系统的感染。

三、病因和病理生理

(一)病因

外科感染可由病原微生物和寄生虫引起，微生物中以细菌最常见，其次是病毒和真菌等。导致外源性感染的致病菌来自周围环境，具有较强的致病力，如金黄色葡萄球菌、溶血性链球菌、结核杆菌等；内源性感染的致病菌来自体内的条件致病菌，一般情况下微生物、宿主、环境三者保持平衡状态而不引发疾病，当平衡失调时，如微生物的数量增多、毒力变强或者机体免疫力低下时可引发感染。此外，由于大量广谱抗生素的广泛应用，外科感染的主要致病菌已发生变迁：20世纪60年代以金黄色葡萄球菌和溶血性链球菌等革兰染色阳性菌为主。20世纪70年代以革兰染色阴性菌为主，如大肠杆菌、肺炎杆菌、铜绿假单胞菌等。20世纪80年代以后以混合感染的条件致病菌为主要致病菌，如需氧菌、厌氧菌和真菌等。20世纪90年代，革兰染色阳性球菌和真菌感染有逐渐增多的趋势。真菌感染已成为一种重要的、继发于大量抗生素治疗后的严重感染。

接受复杂的大手术、器械检查和插管、抗癌疗法、放射疗法、免疫抑制剂等的患者，由于接触细菌的机会增多或抵抗力的削弱，也往往容易发生感染。也有一些医务人员过分依赖抗生素，忽视无菌操作或违反外科原则，也可引起一些本可避免的外科感染。

(二)影响因素

外科感染的发生与致病微生物的数量、毒力以及机体本身的免疫防御能力密切相关。

1.致病菌的毒力 所谓毒力是指病原体形成毒素或胞外酶的能力以及入侵、穿透和繁殖的能力。因致病菌的种类、菌株、数量、繁殖速度和毒素的性质而定。

2.局部抵抗力 与局部组织结构、血液循环和局部受伤情况有关。头颈部血液循环丰富，感染易控制，而臀部、腿部大块肌群损伤，则容易发生气性坏疽。一般说来，伤口的大小、深浅、有无异物、死腔、血肿和坏死组织等，都与局部抵抗力有密切关系。

3.全身抵抗力 与年龄、营养、身体一般状况有关。患有慢性消耗性疾病、贫血、血浆蛋白减少、维生素C严重缺乏等疾病，都能削弱全身抵抗力。

4. 治疗措施　及时和正确的治疗对控制感染的发展可起到重要的作用。

(三)病理生理

存在于人体皮肤、黏膜表面和消化道内的微生物一般并不致病。但当人体局部和全身防御功能有损坏或不足，或致病菌数量、毒力过大时，才会发生感染。所以，人体组织接触致病菌，仅属污染，并不都发生感染。相关研究表明，每 1 g 组织内的致病菌数一般需超过 10^6 个才发生感染。但局部有坏死组织、血肿或异物等时，抗感染的能力即大为削弱，每 1 g 组织内有 100 个致病菌即能发生感染。

局部组织的损害，甚至肉眼不能察觉到的微小伤口，均可构成致病菌入侵的门户。随着致病菌的侵入，人体即产生防御反应，在局部出现充血、水肿、坏死等炎症病理变化，全身则出现体温升高、白细胞计数增加等反应。而致病菌的毒素、细胞和血浆蛋白释放出来的炎性介质和激肽类、血管活性胺类、前列腺素，可使毛细血管和微静脉内血流缓慢、压力增加，并发生扩张，血管通透性和血浆蛋白渗出增加；白细胞黏附在受损的血管内皮细胞上，并从内皮细胞连接处游出至血管外，在渗出的血浆蛋白中有抗体、补体等，抗体和细菌表面的抗原相结合形成抗原抗体复合物，使补体激活，引起一系列酶反应，从而释放趋化因子，改变细菌的表面性质，使之容易被中性粒细胞、大单核细胞和网状内皮系统所吞噬。吞噬作用是人体最重要的防御功能，如果吞噬作用能很快将入侵的细菌消灭，则炎症停止发展，组织逐渐修复，可无明显的临床感染症状出现。反之，如果入侵的致病菌量大，毒性强，则炎症反应剧烈，出现红、肿、热、痛等临床感染症状。

此外，如果感染组织灌流减少或炎症反应的发生受到阻止，则吞噬细胞和调理素的释放均会不足，使人体抗感染能力降低，容易受感染。

四、临床表现

1. 局部症状　红、肿、热、痛和功能障碍是化脓性感染的五个典型症状。但这些症状出现与否及程度与病变范围和位置深浅有关。病变范围大或位置表浅的，局部症状明显；反之，病变范围小或位置较深的，局部症状则不明显。这些症状的病理基础就是充血、渗出和坏死三个基本变化。

2. 器官-系统功能障碍　感染侵及某一器官时，该器官或系统可出现功能异常，如：泌尿系统感染时有尿频、尿急；肝脓肿时可有腹痛、黄疸；腹内脏器发生急性感染时常有恶心、呕吐等。

3. 全身症状　轻重不一。感染轻的可无全身症状。感染较重的常有发热、头痛、全身不适、乏力、食欲减退等，一般均有白细胞计数增加和核左移。病程较长时，因营养消耗可出现消瘦、营养不良、贫血、水肿。部分全身性感染严重的患者易引起水、电解质和酸碱平衡紊乱，可发生感染性休克。

4. 特殊表现　某些感染可有特殊的临床表现，如破伤风有肌强直性痉挛；气性坏疽和其他产气菌蜂窝织炎可出现皮下捻发音(气泡)；皮肤炭疽有发痒性黑色脓疱等。

五、诊断

临床检查首先应认真询问病史和做体格检查，外科感染一般可以根据临床表现做出正确诊断。波动感是诊断脓肿的主要依据，但应注意与血肿、动脉瘤或动静脉瘘相区别。浅部脓肿波动感明显。深部脓肿波动感不明显，但表面组织常有水肿，局部有压痛，可有发热与白细胞计数增加，穿刺有助于诊断。

实验室检查白细胞计数及分类是常用检测，总数大于 $12\times10^9/L$ 或小于 $4\times10^9/L$ 或发现未成熟的白细胞，提示重症感染。其他化验项目如血常规、血浆蛋白、肝功能等，可根据初诊结果选择。泌尿系统感染者需做尿常规与肾功能检查；疑有免疫功能缺陷者需检查淋巴细胞、免疫球蛋白等。

必要时，还可进行一些辅助影像学检查，如超声检查、X 射线检查、CT 和 MRI 等。超声检查可用于探测肝、胆、肾等的病变，还可发现胸腹腔、关节腔的积液。X 射线检查可以为骨关节病变提供诊断依据；胸部病变可用 X 射线透视或摄片；还可用于确定有无膈下游离气体以及肠管内气液积存的情况。CT、MRI 等可用于发现体内脓肿、炎症等多种病变，诊断率较高。

六、治疗

治疗外科感染的原则是消除感染病因和毒性物质(脓液、坏死组织等)，制止病菌生长，增强人体的抗感染及组织修复能力。应从局部治疗和全身治疗两方面着手。对于较轻或范围较小的浅部感染，有时仅需局部治疗。

(一)局部疗法

1. 患部制动、休息　有减轻疼痛、避免受压、利于炎症局限化和消肿的作用。感染的肢体,可抬高患肢,必要时可用夹板或石膏绷带固定。

2. 外用药　有改善局部血液循环、散淤消肿、局限成脓及促进肉芽生长等作用。浅部的急性病变,组织肿胀明显者用50%硫酸镁溶液湿敷,未成脓阶段可用鱼石脂软膏、金黄膏敷贴。感染伤口的创面则需要换药处理。

3. 物理疗法　可用热敷或湿热敷、红外线、超短波理疗,有改善局部血液循环,增加局部抵抗力,促进吸收或局限化的作用。

4. 手术治疗　包括脓肿的切开引流、清除坏死组织或切除坏死的脏器(如肠管、阑尾等)、清除结核病病灶。局部炎症剧烈,扩展迅速,或全身中毒症状明显者,可切开减压,引流渗出物,以减轻局部和全身症状,阻止感染继续扩散。

(二)全身疗法

全身疗法主要用于感染较重,特别是全身性感染的患者,包括支持疗法和应用抗生素等。

1. 支持疗法　目的是改善患者全身情况和增加抵抗力。

(1)保证患者有充分的休息和睡眠,维持良好的精神状态,必要时用镇静、止痛药物。

(2)加强营养支持,提供高热量、高维生素、高蛋白的易消化的饮食。

(3)高热患者,宜用物理降温法(冷敷、冰袋、酒精擦浴)或针刺曲池穴或解热镇痛药降温;体温过低则需保暖。

(4)不能进食和高分解代谢的患者,应经静脉输液弥补体内的能量不足和蛋白质的过多消耗,并可纠正水、电解质代谢和酸碱平衡失调。

(5)如有贫血、白细胞减少或低蛋白血症,则需适当予以成分输血。特别是败血症时,多次适量输入鲜血,可补充抗体、补体和白细胞等,对增强抵抗力、恢复体质有很大帮助。

(6)对严重感染,可考虑短程应用糖皮质激素,以改善患者的一般情况,减轻中毒症状。亦可给予胎盘球蛋白、丙种球蛋白或康复期血清肌内注射,以增加免疫力。

2. 应用抗生素　对较轻或较局限的感染,一般可不用或口服抗生素。对较重、范围较大或有扩展趋势的感染,需全身用药。需要根据细菌培养与药敏试验选用有效药物,在细菌培养与药物敏感试验无明确结果时,可根据感染部位、临床表现、脓液性状、感染来源等,对致病菌种类做出初步判断,从而选择药物,待细菌培养与药物敏感试验有明确结果后根据情况予以调整。

(三)中药治疗

以清热解毒药为主,如蒲公英、紫花地丁、野菊花、金银花等煎剂,常与活血化淤药、益气药等合用。

第二节　软组织的急性化脓性感染

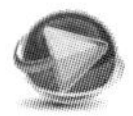

学习目标

识记:

外科常见软组织急性化脓性感染疾病的临床表现、治疗原则。

理解:

常见软组织急性化脓性感染疾病的病因、病理变化。

应用:

通过学习能够对临床常见软组织急性化脓性感染疾病进行初步的鉴别、诊断及治疗。

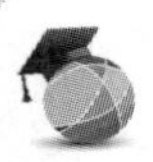

任务引领

患者，男性，63岁，右背部皮肤有肿块伴畏寒、发热5天。患者于5天前感觉右背部疼痛不适，触及约3 cm直径皮肤硬块，未予处理，逐渐增大，疼痛加重，伴有畏寒、发热、食欲减退和全身不适。2天前家人发现肿块表面有小脓点，曾间断服用“消炎药”，无明显效果。患糖尿病10余年，服药治疗，但已半年未就医检查，否认药物过敏史。

查体：T 39 ℃，P 84次/分，R 20次/分，BP 160/90 mmHg。发育营养中等，全身皮肤黏膜无黄染。双肺叩清，双肺呼吸音清，未闻及干、湿啰音。心界不大，律齐，未闻及病理性杂音。腹软，无压痛和反跳痛，未扪及异常包块。

外科检查：右背上方，肩胛骨内侧可见约6 cm×5 cm椭圆形皮肤隆起肿块，色暗红，表面有数个脓点，个别脓头破溃，有浅黄色脓液流出。右腋可扪及淋巴结数枚，最大者约2 cm×1.5 cm，轻度触痛。

辅助检查：血白细胞21.0×10^9/L，中性粒细胞86%。

通过对上述病例的分析，请问：

(1)初步诊断及诊断依据是什么？

(2)需要与之进行的鉴别诊断有哪些？

(3)还需要进一步检查哪些项目？

(4)该患者应该如何进行治疗？治疗原则是什么？

一、疖

【病因和病理】

疖是单个毛囊及其周围组织的急性化脓性感染。致病菌以金黄色葡萄球菌为主，少数为表皮葡萄球菌或其他病菌。疖常发生于毛囊和皮脂腺丰富的部位，如颈、头、面部、背部等，与皮肤不洁、擦伤、高温环境或机体抗感染能力下降有关。

因金黄色葡萄球菌的毒素含有凝固酶，易形成脓栓，因而脓栓的形成是其感染的一个特征。

【临床表现】

最初，局部皮肤出现红、肿、痛的小结节，范围仅2 cm左右。数日后，结节中央因组织坏死而液化成脓，红、肿、痛范围扩大，中心顶端出现黄白色小脓栓。再数日后，脓栓脱落，排出脓液，炎症逐渐消退而愈。有的疖无脓栓，自溃稍迟，需设法促使脓液排出。

疖一般无明显的全身症状。但若发生在血液丰富的部位及全身抵抗力减弱时，可引起全身不适、畏寒、发热、头痛和厌食等毒血症状。面疖，特别是所谓“危险三角区”的上唇周围和鼻部疖，如被挤压或挑刺，病菌容易沿内眦静脉和眼静脉进入颅内的海绵状静脉窦，引起化脓性海绵状静脉窦炎，出现累及眼部及其周围组织的进行性红肿和硬结，可有寒战、高热、头痛、呕吐甚至昏迷等，病情十分严重，死亡率很高。

不同部位同时发生几处疖，或者一段时间内反复发生疖，称为疖病。常见于糖尿病患者或经常皮肤不洁且常有皮肤擦伤的患者。

【诊断与鉴别诊断】

依据临床表现，本病易于诊断。如有发热等全身反应，应做白细胞计数或血常规检查；疖病患者还应检查血糖和尿糖，做脓液细菌培养及药敏试验。

需与疖病做鉴别诊断的如下：皮脂囊肿(俗称粉瘤)并发感染；痤疮伴有轻度感染以及痈等。痤疮病变小并且顶端有点状凝脂；痈病变范围大，可有数个脓栓，除有红肿疼痛外，全身症状也较重。

【预防】

保持皮肤清洁，要勤洗澡、勤洗头、勤理发、勤换内衣、勤剪指甲，婴幼儿应注意保护皮肤避免表皮受伤。在盛夏，可用金银花、野菊花煎汤代茶喝。疖周围皮肤应保持清洁，可用70%酒精涂抹，以防止感染扩散到附近的毛囊。

【治疗】

红肿阶段可用热敷或物理疗法（红外线或超短波等），亦可外敷鱼石脂软膏、红膏药或金黄膏等。已有脓头或有波动感时，用石炭酸点涂脓点或用消过毒的针头、刀尖将脓栓剔出。出脓后外敷呋喃西林、利凡诺湿纱条或化腐生肌的中药膏。禁忌挤压，以免引起感染扩散。

面部疖，有全身症状的疖和疖病，应给予磺胺类药或抗生素，注意卧床休息，高营养饮食。

二、痈

【病因和病理】

痈是多个相邻的毛囊及其所属皮脂腺或汗腺的急性化脓性感染，或由多个疖融合而成。致病菌为金黄色葡萄球菌。中医称为疽。颈部痈俗称“对口疮”，背部痈从底部开始。由于皮肤厚，感染只能沿阻力较弱的皮下脂肪柱蔓延至皮下组织，沿着深筋膜向四周扩散，侵及附近的许多脂肪术，再向上传入毛囊群而形成具有多个“脓头”的痈（图3-1）。糖尿病患者较易患痈，因为他们的白细胞功能不良，游动迟缓。

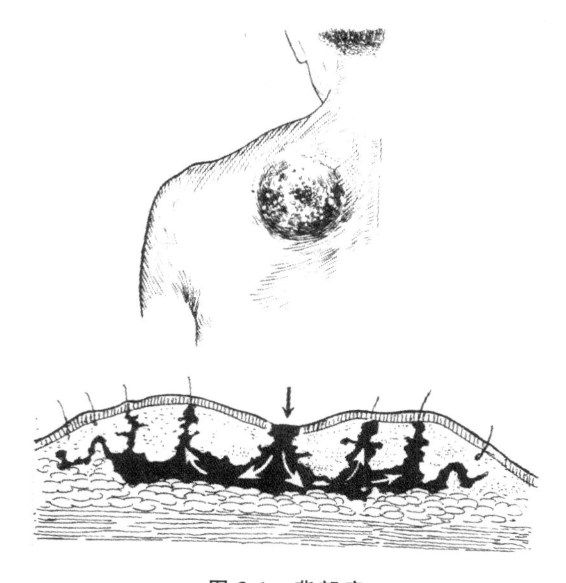

图3-1　背部痈

（1）背部痈；（2）痈的切面（黑色代表浓液）

【临床表现】

患者年龄一般在中年以上，老年居多；部分患者原有糖尿病。痈呈一片稍隆起的紫红色浸润区，质地坚韧，界限不清，在中央部的表面有多个脓栓，破溃后呈蜂窝状。随后，中央部逐渐坏死、溶解、塌陷，像“火山口”，其内含有脓液和大量坏死组织。痈易向四周和深部发展，周围呈浸润性水肿，局部淋巴结有肿大和疼痛。除有局部剧痛外，患者多有明显的全身症状，如畏寒、发热、食欲不佳、白细胞计数增加等。痈不仅局部病变比疖重，且易并发全身性化脓性感染。唇痈容易引起颅内的海绵静脉窦炎，危险性更大。

【诊断】

依据临床表现，本病诊断不难。血常规检查白细胞计数明显增加；可做脓液细菌培养与药敏试验，为选择抗生素提供依据。注意患者有无糖尿病、低蛋白血症、心脑血管疾病等全身性病症。

【预防】

注意个人卫生，保持皮肤清洁，及时治疗疖，以防止感染扩散。

【治疗】

1. 全身治疗　患者应适当休息和加强营养。必要时用镇痛剂。可选用磺胺甲氧嘧啶或青霉素、红霉素等抗生素。如有糖尿病，应根据病情同时给予胰岛素及控制饮食等治疗。

2. 局部处理　初期红肿阶段，可用 50%硫酸镁或 70%酒精湿敷，鱼石脂软膏、金黄散等敷贴，也可以碘伏原液稀释 10 倍后每天涂布 3 次。同时静脉给予抗生素，争取病变范围缩小。已有破溃者，可用八二丹掺入伤口中，外敷太乙膏。如红肿范围大，中央部坏死组织多，或全身症状严重，应进行手术治疗，但唇痈不宜采用。一般用"＋"字或"＋＋"字形切口，有时亦可做"|||"形切口。切口的长度要超出炎症范围少许，深达筋膜，尽量剪去所有坏死组织，伤口内用纱布或碘仿纱布填塞止血(图 3-2)。以后每天换药，并注意将纱布条填入伤口内每个角落，掀起边缘的皮瓣，以利引流。伤口内用生肌散，可促进肉芽组织生长。如分创面过大，待肉芽组织健康时，可考虑植皮。亦有直接做痈切除术，待肉芽组织长出后即植皮，可缩短疗程。

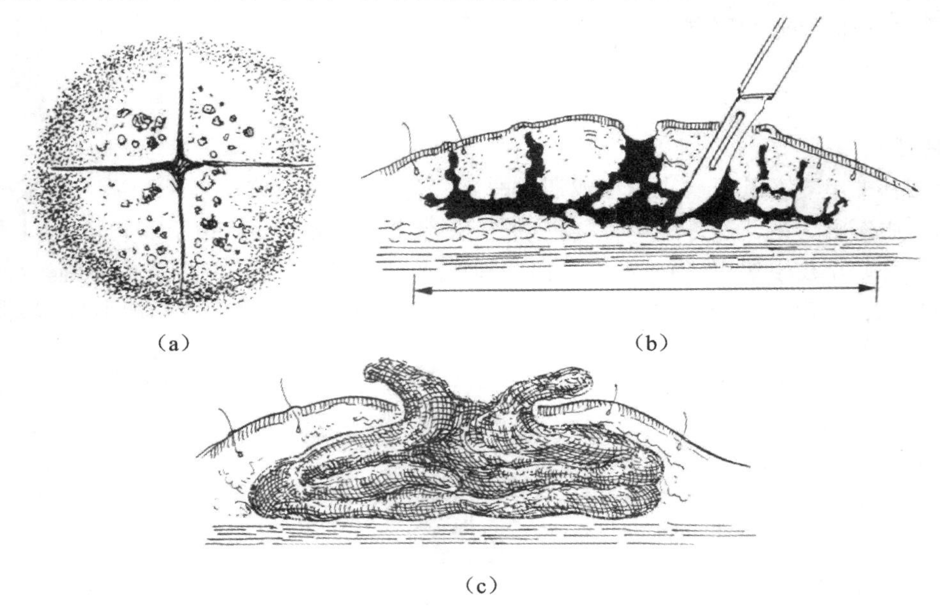

图 3-2　痈的切开引流

(a)十字切口；(b)切口长度要超过炎症范围少许，深达筋膜；(c)切口内填塞纱布条

三、急性蜂窝织炎

【病因和病理】

急性蜂窝织炎是指发生在皮下、筋膜下、肌间隙或深部蜂窝组织等疏松结缔组织的急性感染。其特点是病变不易局限，扩散迅速，与正常组织无明显界限。致病菌主要是溶血性链球菌，其次为金黄色葡萄球菌，亦可为大肠杆菌或其他型链球菌等。炎症可由皮肤或软组织损伤后感染引起，亦可由局部化脓性感染灶直接扩散经淋巴、血流传播而发生。溶血性链球菌引起的急性蜂窝织炎，由于链激酶和透明质酸酶的作用，病变扩展迅速，有时能引起败血症。由葡萄球菌引起的蜂窝织炎，比较容易局限为脓肿。

【临床表现】

常因致病菌的种类、毒性和发病的部位、深浅不同。

1. 表浅急性蜂窝织炎　局部明显红肿、剧痛，并向四周迅速扩大，病变区与正常皮肤无明显分界。病变中央部位常因缺血发生坏死。如果病变部位组织松弛，如面部、腹壁等处，则疼痛较轻。

2. 深部急性蜂窝织炎　局部红肿多不明显，常只有局部水肿和深部压痛，但病情严重，全身症状剧烈，有高热、寒战、头痛、全身无力、白细胞计数增加等。口底、颌下和颈部的急性蜂窝织炎，可发生喉头水肿和压迫气管，引起呼吸困难，甚至窒息；严重者炎症有时还可蔓延至纵隔。

3. 捻发音性蜂窝织炎　由厌氧性链球菌、拟杆菌和多种肠道杆菌所引起的蜂窝织炎，在被肠道或泌尿道内容物所污染的会阴部、腹部伤口等处多发。局部可检出捻发音，蜂窝组织和筋膜有坏死，且伴有进行性皮肤坏死，脓液恶臭，全身症状严重。

【治疗】

患部休息，局部用热敷、中药外敷或理疗，加强营养，必要时给予止痛、退热药物。应用磺胺类药或抗生素。如经上述处理仍不能控制其扩散者,应做广泛的多处切开引流。口底及颌下的急性蜂窝织炎,经短期积极的抗感染治疗无效时,应及早行切开减压处理,以防喉头水肿,压迫气管而窒息;手术中要提高警惕以防发生喉头痉挛。对捻发音性蜂窝织炎应及早做广泛的切开引流,切除坏死组织,伤口用3%过氧化氢溶液冲洗和湿敷。

四、丹毒

【病因和病理】

丹毒是皮肤及其网状淋巴管的急性炎症,由乙型溶血性链球菌从皮肤、黏膜的细小伤口入侵所致。丹毒蔓延迅速,很少有组织坏死或化脓。

【临床表现】

丹毒的好发部位为下肢和面部。起病急,患者常有头痛、畏寒、发热。病变局部表现为片状皮肤红疹、颜色鲜红、中间较淡,形不规则,边界清楚,并略隆起。手指轻压可使红色消退,但在压力除去后,红色即很快恢复。在红肿向四周蔓延时,中央的红色消退、脱屑,颜色转为棕黄色。红肿区有时可发生水疱。局部有烧灼样痛。附近淋巴结常肿大。足癣或血丝虫感染者可引起下肢丹毒的反复发作,有时可导致淋巴管阻塞水肿,甚至发展为象皮肿。

【治疗】

休息,抬高患处。局部用50%硫酸镁湿热敷,或用青敷膏外敷。全身大剂量应用磺胺类药或青霉素,并在全身和局部症状消失后仍继续应用3～5天,以免丹毒复发。对下肢丹毒,若同时患有足癣,应将足癣治好,以避免丹毒复发。丹毒一般不化脓,无需切开引流。

五、急性淋巴管炎和急性淋巴结炎

【病因和病理】

致病菌从损伤破裂的皮肤或黏膜侵入,或从其他感染性病灶,发疖、足癣等处侵入,经组织的淋巴间隙进入淋巴管内,引起淋巴管及其周围的急性炎症,称为急性淋巴管炎。淋巴管腔内有细菌、凝固的淋巴液和脱落的细胞。如急性淋巴管炎继续扩散到局部淋巴结,或化脓性病灶经淋巴管蔓延到所属区域的淋巴结,就可引起急性淋巴结炎。如上肢、乳腺、胸壁、背部和脐以上腹壁的感染引起腋部淋巴结炎;下肢、脐以下腹壁、会阴和臀部的感染,可以发生腹股沟部淋巴结炎;头、面、口腔、颈部和肩部感染,可引起颌下及颈部的淋巴结炎。急性淋巴管炎和急性淋巴结炎的致病菌常为金黄色葡萄球菌和溶血性链球菌。

【临床表现】

急性淋巴管分为网状淋巴管炎和管状淋巴管炎。丹毒即为网状淋巴管炎。管状淋巴管炎常见于四肢,尤以下肢为多,因为它常并发于足癣感染。

管状淋巴管炎可分为深、浅两种。浅层淋巴管炎,在伤口或病灶的近侧皮肤出现一条或多条“红线”,硬而有压痛。深层淋巴管炎不出现红线,但患肢出现肿胀,有压痛。两种淋巴管炎都可以引起全身不适、畏寒、发热、头痛、食欲不振等症状。

急性淋巴结炎,轻者仅有局部淋巴结肿大和略有压痛,并常能自愈。较重者,局部有红、肿、痛、热,并伴有全身症状。通过及时治疗,红肿即能消退,但有时由于瘢痕和组织增生,可遗留一小硬结;炎症扩展至淋巴结周围,几个淋巴结可粘连成团,也可以发展成脓肿。此时,疼痛加剧,局部皮肤变暗红、水肿,压痛明显。

【治疗】

急性淋巴结炎未形成脓肿时,主要是对原发病灶的处理,淋巴结炎暂不做局部处理。若已形成脓肿,除应用抗生素外,还需切开引流。

六、甲沟炎

【病因和病理】

指甲的近侧(甲根)与皮肤紧密相连,皮肤沿指甲两侧向远端伸延,形成甲沟。甲沟及其周围组织的感染即形成甲沟炎。甲沟炎多因微小刺伤、挫伤、倒刺(逆剥)或剪指甲过深等损伤而引起,致病菌多为金黄色葡萄球菌。

【临床表现】

甲沟炎常先发生在一侧甲沟皮下,指甲一侧的皮下组织发生红、肿、痛,有的可自行消退,有的却迅速化脓。有的感染可自甲沟一侧蔓延到甲根和对侧甲沟,甚至甲下,形成指甲周围炎、半环形脓肿或指甲下积脓。局部红肿明显,疼痛剧烈。在指甲下可见到黄白色脓液,指甲与甲床分离。指甲下脓肿亦可因异物直接刺伤指甲或指甲下的外伤性血肿感染引起。如不及时处理,可成为慢性甲沟炎或慢性指骨骨髓炎。慢性甲沟炎时,甲沟旁有一小脓窦口,有肉芽组织向外突出,可继发真菌感染。

【预防】

剪指甲不宜过短,倒刺不可撕脱。手指有微小伤口应及时处理,可涂碘酊后用无菌纱布包扎保护,以免发生感染。

【治疗】

早期可用非手术治疗,局部热敷、理疗、外敷鱼石脂软膏或三黄散等,应用磺胺类药或抗生素。

已有脓液的,可在甲沟处做纵向切开引流。感染已累及指甲基部皮下周围时,可在两侧甲沟各做纵向切口,将甲根上皮瓣翻起,切除指甲根部,置一小片凡士林纱布条或乳胶片引流(图 3-3,图 3-4)。

如甲床下已积脓,应将指甲拔去,或将脓腔上的指甲剪去,以利于脓液引流。拔甲时,应注意避免损伤甲床,以免日后新生指甲发生畸形。

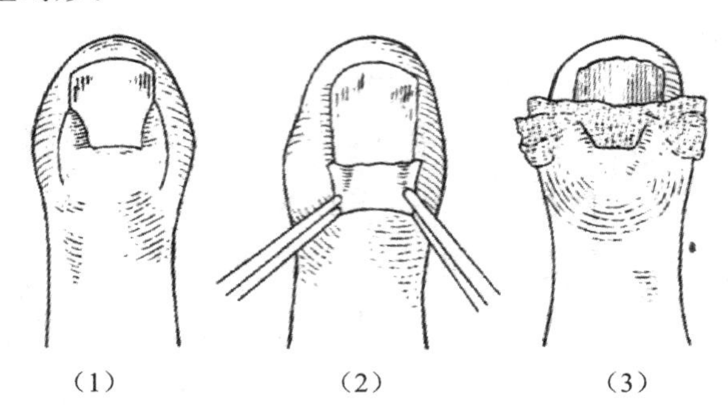

图 3-3　甲沟炎的手术

(1)沿甲沟做纵向切口;(2)将甲根部皮瓣掀起;(3)凡士林纱布条引流

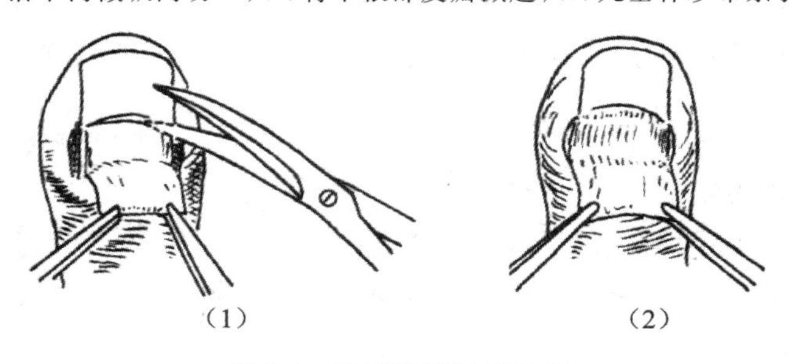

图 3-4　甲下脓肿切开引流

第三节　急性乳腺炎

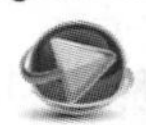

学习目标

识记:

1. 初产妇易患产后急性乳腺炎的病因。
2. 急性乳腺炎的临床表现及其治疗措施。

理解：

1. 能够用自己的语言描述典型急性乳腺炎的临床表现。
2. 明确典型病例的临床特点，并可通过分析对其进行初步诊断。

应用：

1. 能够自觉将医疗规范与康复健康理念贯穿于疾病治疗的全过程。
2. 能用所学知识与技能协助主治医生对患者的疾病康复进行指导。

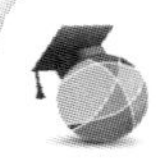

任务引领

患者，女性，28岁，产后6周。左乳房疼痛，乏力3天。测体温39.5 ℃，查体发现左乳房外上象限红肿，皮温高，有压痛。血 WBC 13×10^{9}/L，N 80%。

(1)通过学习，请做出初步的临床诊断。

(2)该疾病需要与哪些疾病进行鉴别？

(3)该疾病的治疗原则及主要治疗措施有哪些？请设计简单的医嘱。

急性乳腺炎(acute mastitis)是乳腺的急性化脓性感染，常见于哺乳妇女，尤以初产妇更为多见，哺乳期的任何时间均可发生，尤其以产后3～4周好发。

一、病因

急性乳腺炎的发病，有以下两方面原因。

1. 乳汁淤积　乳头过小或内陷，妨碍哺乳；乳汁过多，排空不完全；各种原因导致的乳管不通等都会致使乳汁淤积，淤积的乳汁将有利于入侵细菌的生长繁殖。

2. 细菌侵入　乳头内陷时婴儿吸乳困难等原因导致乳头破损或皲裂，是细菌沿淋巴管入侵造成感染的主要途径。细菌也可由婴儿口腔内炎症直接侵入乳管，上行至腺小叶而致感染。其致病菌以金黄色葡萄球菌常见。多数发生于初产妇，缺乏哺乳的经验。

二、临床表现

患者感觉乳房胀痛、局部红肿、发热。随着炎症发展，患者可有寒战、高热、头痛、无力、脉搏加快等全身症状。此时，可出现患侧腋下淋巴结肿大、压痛以及白细胞计数明显增高等。

局部表现可有个体差异，应用抗生素治疗的患者，局部症状可被掩盖。一般起初呈蜂窝织炎样表现，如治疗措施不当或病情进一步加重，数天后可形成脓肿(图3-5)，脓肿可以是单房或多房性。脓肿可向外破溃，深部脓肿还可穿至乳房与胸肌间的疏松组织中，形成乳房后脓肿。感染严重者可并发脓毒症。

三、诊断与鉴别诊断

依据患者查体及临床表现可做出初步诊断，局部穿刺抽到脓液即可确诊。本病应注意与炎性乳腺癌相鉴别：急性乳腺炎初起多发生在乳腺某一区段，而炎性乳腺癌细胞广泛浸润皮肤网状淋巴管，所以病变累及大部分乳房，且皮肤呈橘皮样外观；炎性乳腺癌乳房内可触及巨大肿块，皮肤红肿范围甚广，但局部压痛及全身中毒症状均较轻，利用穿刺细胞学检查可找到癌细胞，确定诊断。

四、治疗

治疗原则是消除感染、排空乳汁。

炎症早期呈蜂窝织炎表现未形成脓肿时不宜手术治疗，但脓肿形成后仍仅以抗生素治疗，可致更多乳

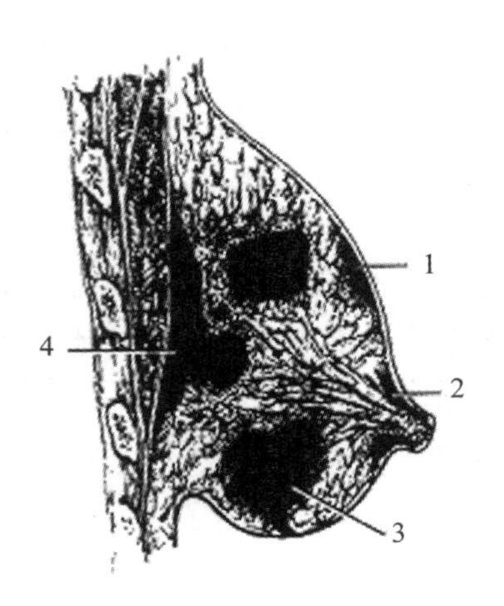

图 3-5 乳房脓肿的不同部位

1. 表浅脓肿；2. 乳晕下脓肿；3. 深部脓肿；4. 乳房后脓肿

腺组织受损。因此，应在压痛最明显的炎症区进行穿刺，抽到脓汁表示脓肿已形成，脓汁应做细菌培养及药敏试验。

因主要病原菌为金黄色葡萄球菌，未形成脓肿时可不必等待细菌培养的结果，直接应用抗生素即可获得良好的结果。抗生素可应用青霉素，或耐青霉素酶的新青霉素Ⅱ，每次 1 g，每天 4 次，肌内注射或静脉滴注。若患者对青霉素过敏，则应用红霉素。如治疗后病情无明显改善，则应重复穿刺以证明有无脓肿形成，以后可根据细菌培养结果指导选用抗生素。抗生素可被分泌至乳汁，因此如四环素、氨基糖苷类、磺胺类药和甲硝唑等药物因其能影响婴儿应避免使用。中药治疗可用蒲公英、野菊花等清热解毒药物。

脓肿形成后，主要治疗措施是及时进行脓肿切开引流。手术时要有良好的麻醉，为避免损伤乳管而形成乳瘘，应做放射状切开，乳晕下脓肿应沿乳晕边缘做弧形切口（图 3-6）。深部脓肿或乳房后脓肿可沿乳房下缘做弧形切口，经乳房后间隙引流之。切开后以手指轻轻分离脓肿的多房间隔，以利于引流。脓腔较大时，可在脓腔的最低部位另加切口做对口引流（图 3-7）。

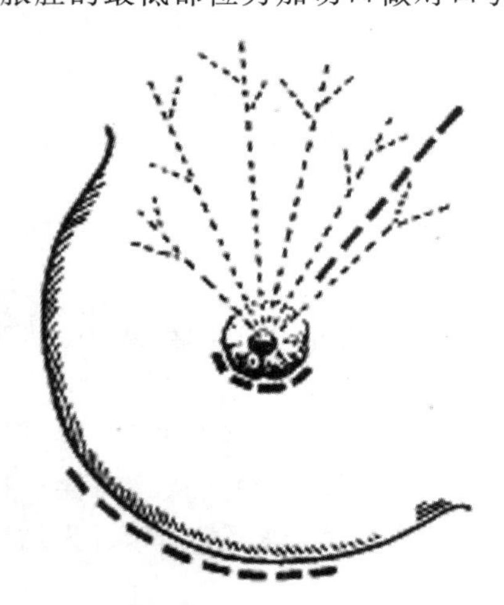

图 3-6 乳房脓肿的切口

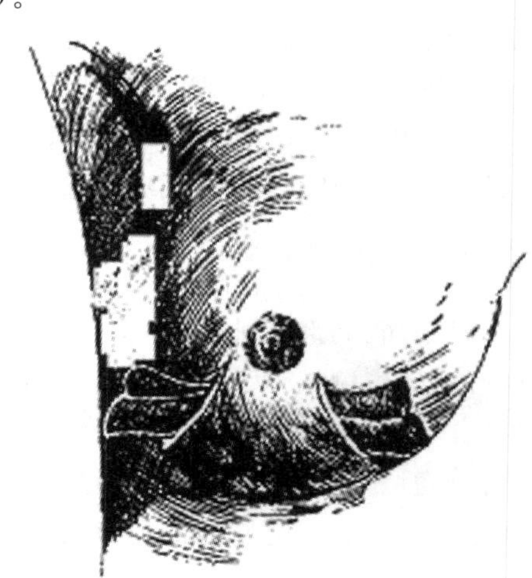

图 3-7 乳房脓肿对口引流

为避免影响婴儿的健康，急性乳腺炎患者一般不停止哺乳。仅患侧乳房暂停哺乳，并以吸乳器等促使乳汁通畅排出，局部热敷以利于早期炎症的消散。若感染严重或脓肿引流后并发乳瘘，应停止哺乳。可口服溴隐亭 1.25 mg，每天 2 次，服用 7～14 天，或己烯雌酚 1～2 mg，每天 3 次，共 2～3 天，或肌内注射苯甲酸雌二醇，每次 2 mg，每天 1 次，至乳汁停止分泌为止。

五、健康指导

预防急性乳腺炎的关键在于避免乳汁淤积，防止乳头损伤，并保持其清洁。因此，应加强孕期卫生宣教，指导产妇经常用温水、肥皂洗净两侧乳头。如有乳头内陷，可经常挤捏、提拉以矫正。要养成定时哺乳、婴儿不含乳头而睡等良好习惯。每次哺乳应将乳汁吸空，如有淤积，可按摩或用吸乳器排尽乳汁。哺乳后应清洗乳头。乳头有破损或皲裂要及时治疗。注意婴儿口腔卫生。

第四节　急性阑尾炎

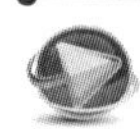

学习目标

识记：

1. 急性阑尾炎的病因及病理分型。
2. 急性阑尾炎的临床表现及其治疗措施。

理解：

1. 能够用自己的语言描述典型急性阑尾炎的临床表现。
2. 明确典型病例的临床特点，并可通过分析对其进行初步诊断。

应用：

1. 能够自觉将医疗规范与康复健康理念贯穿于疾病治疗的全过程。
2. 能用所学知识与技能协助主治医生对患者的疾病康复进行指导。

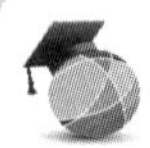

任务引领

患者，男性，33岁，转移性右下腹疼痛8 h。

患者8 h前进食后突然发生上腹部阵发性隐痛，伴恶心、呕吐，自服消炎药物后症状无明显缓解，约2 h前腹痛转移至右下腹部，伴发热、腹胀，排便有里急后重感。

查体：T 39 ℃，P 98次/分，R 20次/分，BP 110/70 mmHg，下腹部有压痛、反跳痛及肌紧张，尤以右下腹为重。移动性浊音阴性，肠鸣音减弱。

腹腔穿刺抽出少量脓性液体。血白细胞16.0×10^{9}/L，中性粒细胞90%。腹部X线透视可见中腹部有2个小气液平面。

请通过本节课的学习，回答以下问题：

(1)请为患者做出初步临床诊断，并说明诊断依据。

(2)该疾病需要与哪些疾病相鉴别？

(3)主要治疗措施有哪些？

急性阑尾炎为外科常见病，发病率高，居外科急腹症的首位。可发生于任何年龄，尤以青壮年多见。1886年Fitz首先正确地描述了本病的病史、临床表现及病理表现等，1889年McBurney提出手术治疗以来，死亡率明显降低。典型阑尾炎较易诊断，但特殊类型阑尾炎临床变化大，有时不易诊断，如延误诊断或处理不当，可引起严重并发症，甚至危及生命。

一、阑尾的解剖及生理

（一）阑尾的解剖

阑尾位于右髂窝部，外形呈蚯蚓状，长5～10 cm，直径0.5～0.7 cm。因管腔细长，粪块、蛔虫等如进入阑尾腔内不易排出，而易造成梗阻继发感染。阑尾起于盲肠根部，附着于盲肠后内侧壁，三条结肠带的会合点。因此，沿盲肠的三条结肠带向顶端追寻可找到阑尾根部。其体表投影约在脐与右髂前上棘连线中外1/3交界处，称为麦氏(McBurney)点，是选择阑尾手术切口的标记点。

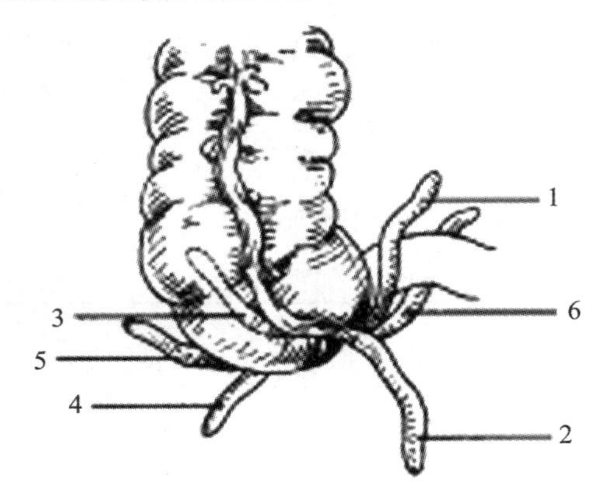

图 3-8　阑尾的解剖位置

1. 回肠前位；2. 盆位；3. 盲肠后位；
4. 盲肠下位；5. 盲肠外侧位；6. 回肠后位

阑尾系膜较短，阑尾动脉是回结肠动脉的终末支，无侧支循环，一旦扭曲，易发生血液循环障碍继而坏疽甚至穿孔。阑尾盲肠端固定而尖端游离，可指向任何方向。根据尖端指向部位的不同，可分为盲肠后位、盆位、回肠位等(图 3-8)。阑尾的神经属内脏神经，对疼痛不敏感，定位较差，故阑尾发炎早期表现为上腹或脐周痛。当炎症穿透浆膜波及周围神经支配的壁腹膜时才表现为右下腹痛。

(二)阑尾的生理

阑尾黏膜由结肠上皮构成。黏膜上皮细胞能分泌少量黏液。阑尾是一个淋巴器官，黏膜和黏膜下层含有丰富的淋巴组织。参与 B 淋巴细胞的产生和成熟。阑尾的淋巴组织在出生后就开始出现，12～20 岁时达高峰期，有 200 多个淋巴滤泡。以后逐渐减少，30 岁后滤泡明显减少，60 岁后完全消失。所以，切除成人的阑尾，无损于机体的免疫功能。

二、病因及病理分型

(一)病因

1. 阑尾管腔阻塞　阑尾管腔阻塞是阑尾炎最常见的病因。约 60％的患者是由于淋巴滤泡的增生引起，多见于年轻人。约 35％的患者是由于粪石阻塞引起。另外较少数是由于异物、炎性狭窄、食物残渣、蛔虫、结肠肿瘤等引起。阑尾腔细，开口狭小，系膜短致使阑尾卷曲都使阑尾腔易于阻塞。阑尾管腔阻塞后阑尾黏膜继续分泌黏液，腔内压力上升，血运发生障碍，使阑尾炎症加剧。

2. 细菌入侵　阑尾腔因与盲肠相通，因此具有与盲肠腔内相同的以大肠杆菌和厌氧菌为主的菌种和数量。当阑尾黏膜缺血受损时，细菌侵入管壁，引起不同程度的感染。少数患者发生于上呼吸道感染后，因此也被认为感染可由血运传至阑尾。还有一部分感染起于邻近器官的化脓性感染，侵入阑尾。

(二)病理分型

根据病变的临床过程和病理解剖学变化，可分为四种病理类型。

1. 急性单纯性阑尾炎　阑尾轻度肿胀，浆膜表面充血，失去正常光泽并有少量纤维素性渗出物，各层组织均有充血、水肿和中性多核粒细胞浸润，以黏膜和黏膜下层最为显著，黏膜上尚可出现小的溃疡，腔内可有少量炎性渗出液。

2. 急性化脓性阑尾炎　又称蜂窝织炎性阑尾炎，阑尾明显肿胀，浆膜高度充血，并有脓性或纤维素性渗出物附着。各层组织除充血、水肿和大量中性粒细胞浸润外，常有壁间小脓肿，黏膜面可有溃疡和坏死，腔内常有积脓。腹腔内有少量混浊渗液。

3. 坏疽性及穿孔性阑尾炎　这是一种重型阑尾炎。阑尾管壁已全层或部分坏死，外观呈暗紫色或黑色，阑尾腔内积脓。穿孔多位于阑尾根部和尖端。穿孔如未被包裹，感染可通过坏死区或穿孔进入腹腔，引起急性弥漫性腹膜炎。

4. 阑尾周围脓肿　急性阑尾炎化脓、坏疽或穿孔，如果此过程进展较慢，大网膜可移至右下腹部，将阑尾包裹并形成粘连，称为阑尾周围脓肿。

三、临床表现

(一)症状

1. 腹痛　多起于上腹部或脐周，为持续性钝痛，可有阵发性加剧；数小时(6～8 h)后，腹痛转移并固定在右下腹，70％～80％急性阑尾炎具有这种典型的转移性腹痛的特点。

不同位置及不同部位的阑尾炎其腹痛也有差异，如盲肠后位疼痛在右侧腰部，盆腔位阑尾炎疼痛在耻骨上区，高位阑尾炎疼痛在右上腹部；单纯性阑尾炎表现为轻度腹痛或隐痛；化脓性阑尾炎呈阵发性胀痛和剧痛；坏疽性阑尾炎呈持续性剧烈腹痛；穿孔性阑尾炎因阑尾腔压力骤降，腹痛可暂时减轻，但不久腹痛又会加重。

2. 胃肠道症状　恶心、呕吐常很早发生，但程度较轻；盆腔位阑尾炎时炎症刺激直肠和膀胱，可引起里急后重和排尿疼痛症状；弥漫性腹膜炎时可致麻痹性肠梗阻表现。

3. 全身症状　早期乏力。炎症加重时可有出汗、口渴、脉速、发热等全身感染中毒症状。坏疽及穿孔性阑尾炎时体温可高达 39～40 ℃。腹膜炎时可出现畏寒、高热。如发生门静脉炎可出现寒战、高热和轻度黄疸。

(二)体征

1. 右下腹压痛　右下腹压痛是急性阑尾炎最常见的重要体征。压痛点一般在麦氏点，可随阑尾位置的变化而改变，但压痛点固定。阑尾炎症渗出时，压痛的范围扩大。阑尾穿孔时，腹痛和压痛的范围可波及全腹，但仍以麦氏点压痛最明显。

2. 腹膜刺激征　壁腹膜受炎症刺激时出现防卫性反应，表现为反跳痛，腹肌紧张，肠鸣音减弱或消失等。提示阑尾炎症加重，出现化脓、坏疽或穿孔等病理改变。但是在小儿、老人、孕妇、肥胖、虚弱或盲肠后位阑尾炎时，腹膜刺激征可不明显。

3. 右下腹包块　如体检发现右下腹饱满，可扪及一压痛性包块，边界不清，固定，应考虑阑尾周围脓肿。

4. 其他可辅助诊断的体征

(1)结肠充气试验(Rovsing 征)：患者取仰卧位时，用右手压迫左下腹，再用左手挤压近侧结肠，结肠内气体可传至盲肠和阑尾，引起右下腹疼痛者为阳性。

(2)腰大肌试验(Psoas 征)：患者取左侧卧位，使右大腿后伸，引起右下腹疼痛者为阳性。说明阑尾位于腰大肌前方，盲肠后位或腹膜后位。

(3)闭孔内肌试验(Obturator 征)：患者取仰卧位，使右髋和右大腿屈曲，然后被动向内旋转，引起右下腹疼痛者为阳性，提示阑尾靠近闭孔内肌。

四、实验室检查

急性阑尾炎患者白细胞计数增多，约占患者的 90%，是临床诊断的重要依据。一般在$(10\sim15)\times10^9/L$。随着炎症加重，白细胞数随之增加，甚至可超过 $20\times10^9/L$。但年老体弱或免疫功能受抑制的患者，白细胞数不一定增多。在白细胞数增多的同时，中性粒细胞数也有增高，两者往往同时出现。当病情正在发展，症状恶化，已经增多的白细胞数突然降低，往往是脓毒血症的表现，属于危象，应予重视。

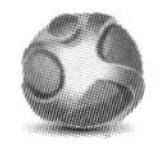

知识拓展

特殊类型阑尾炎

1. 老年性急性阑尾炎　症状较轻，病变重则易发生穿孔。老年人反应迟钝，就诊较晚，多发生并发症，如处理不及时可危及生命，应尽早手术。

2. 小儿阑尾炎　病史不清，全身症状重，如高热、呕吐、腹泻、脱水、酸中毒等，易误诊为急性胃肠炎。病变发展较快，阑尾管壁薄而易穿孔。大网膜短，不容易包裹局限，而最易发生弥漫性腹膜炎。

3. 妊娠期阑尾炎　妊娠时因盲肠被子宫推压上移，故压痛点偏向上外侧；因腹肌被伸直而使压痛和肌紧张等体征不够明显；因子宫增大，腹膜炎不易局限而在上腹部扩散；炎症发展后易导致流产和早产。

4. 异位阑尾炎　症状体征不典型，但不管尖端指向何方，阑尾根部在右下腹，因而右下腹有压痛。

五、诊断

根据以下三点即可对典型的急性阑尾炎进行诊断。

(1)转移性右下腹痛。

(2)固定的右下腹压痛点(区)。

(3)实验室检查中白细胞计数和中性粒细胞比例增高。

六、治疗

1. 非手术治疗　当急性阑尾炎处在早期单纯性炎症阶段时，一旦炎症吸收消退，阑尾能恢复正常，也不再反复，因此阑尾不必切除，可采用非手术治疗，促使阑尾炎症及早消失。当急性阑尾炎诊断明确，有手术指征，但因患者周身情况或客观条件不允许，也可先采取非手术治疗，延缓手术。若急性阑尾炎已合并局限性腹膜炎，形成炎性肿块，也应采用非手术治疗，使炎性肿块吸收，再考虑择期阑尾切除。

非手术治疗中除卧床休息、禁食，给予水、电解质和热量的静脉输入等一般治疗外，主要治疗措施为抗生素的应用。阑尾炎绝大多数属混合感染，以往采用青霉素、链霉素联合应用，效果满意，以后发现耐药菌株增多且厌氧菌感染率增高，随即改用“金三联”，即氨苄西林(氨苄青霉素)、庆大霉素与甲硝唑联合，其抗菌谱覆盖面大，价格也不贵，甚受推崇。

2. 手术治疗　绝大多数急性阑尾炎一旦确诊，应早期施行阑尾切除术(appendectomy)(图 3-9)。早期手术系指阑尾炎症还处于管腔阻塞或仅有充血性水肿时就行手术切除，此时手术操作较简易，术后并发症少。如化脓、坏疽或穿孔后再手术，不但操作困难且术后并发症会明显增加。术前即应用抗生素，有助于防止术后感染的发生。

不同临床类型急性阑尾炎的手术方法选择亦不相同。

(1)急性单纯性阑尾炎：行阑尾切除术，切口一期缝合。有条件的单位，也可采用经腹腔镜阑尾切除术。

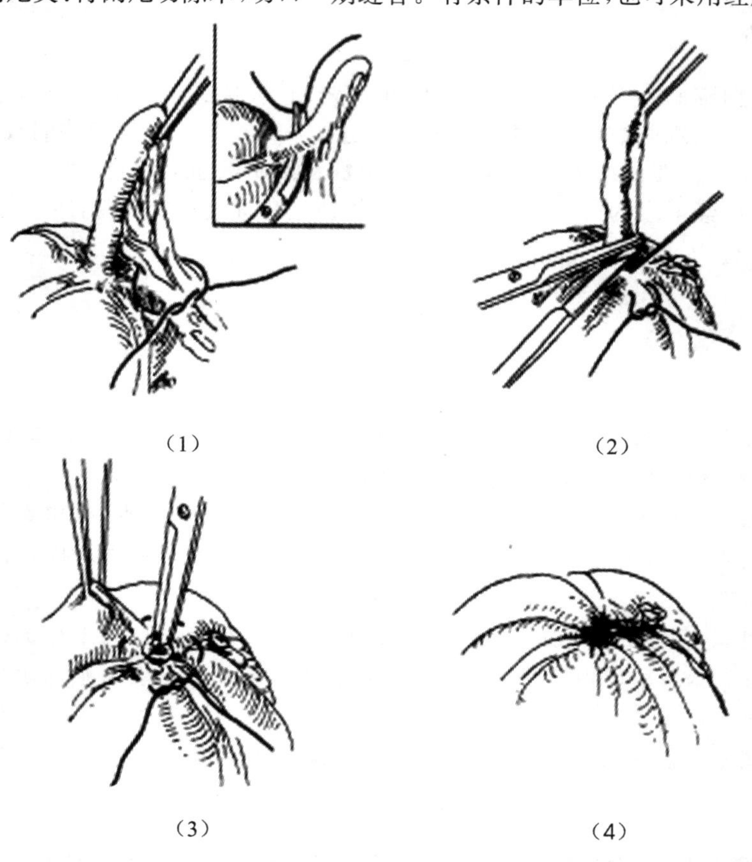

图 3-9　阑尾切除术示意图

(1)阑尾系膜结扎；(2)切断系膜，做荷包缝合；(3)阑尾切除，残端内翻；(4)收紧荷包线结扎

(2)急性化脓性或坏疽性阑尾炎:行阑尾切除术。腹腔如有脓液,应仔细清除,用湿纱布蘸净脓液后关腹。注意保护切口,一期缝合。

(3)穿孔性阑尾炎:宜采用右下腹经腹直肌切口,以利于术中探查和确诊,切除阑尾,清除腹腔脓液或冲洗腹腔,根据情况放置腹腔引流。术中注意保护切口,冲洗切口,一期缝合。术后注意观察切口,有感染时及时引流。

(4)阑尾周围脓肿:阑尾脓肿尚未破溃穿孔时应按急性化脓性阑尾炎处理。如阑尾穿孔已被包裹形成阑尾周围脓肿,病情较稳定,宜应用抗生素治疗或同时联合中药治疗促进脓肿吸收消退,也可在超声引导下穿刺抽脓或置管引流。如脓肿扩大,无局限趋势,宜先行B超检查,确定切口部位后行手术切开引流。切开引流以引流为主。如阑尾显露方便,也应切除阑尾,阑尾根部完整者可行单纯结扎。如阑尾根部坏疽穿孔,可行U形缝合关闭阑尾开口的盲肠壁。术后加强支持治疗,合理使用抗生素。

七、健康指导

饭后切忌暴急奔走,盛夏酷暑切忌贪凉过度,尤其不宜过饮冰啤酒,以及其他冷饮。平时注意避免过食刺激性食物。积极参加体育锻炼,增强体质,提高免疫能力。如果有慢性阑尾炎病史,更应注意避免复发,平时要保持大便通畅。做到以下几点。

(1)增强体质,讲究卫生。

(2)注意不要受凉和饮食不节。

(3)及时治疗便秘及肠道寄生虫。

(尚占斌)

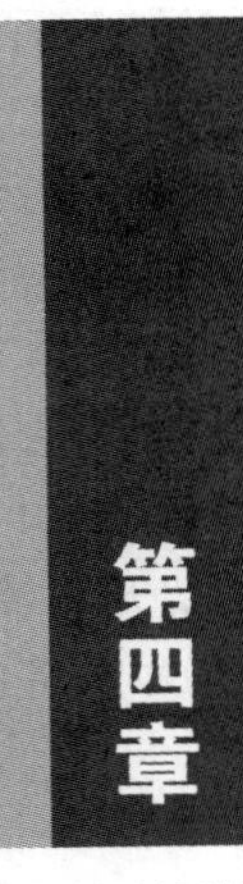

第四章 急诊医学

L I N C H U A N G J I B I N G G A I Y A O

第一节 常见急症的临床特点

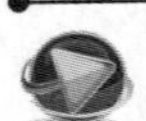

学习目标

识记：

1. 能够准确说出昏迷、休克和呼吸衰竭的临床表现特点。
2. 能准确说出昏迷、休克和呼吸衰竭的急救治疗措施。
3. 能简要描述昏迷、休克和呼吸衰竭的常见病因。

理解：

1. 能够用自己的语言描述昏迷、休克的临床表现。
2. 能够早期识别休克并给予合理治疗。
3. 能理解呼吸衰竭的发生机制。

应用：

1. 能够自觉将医疗规范与康复健康理念贯穿于疾病治疗的全过程。
2. 能用所学知识与技能对患者的疾病进行诊断和治疗。

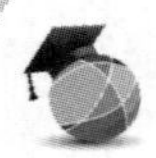

任务引领

周某，女性，49岁。呕血、排黑便3天。患者3天前呕吐鲜红色血，1～2次/天，每次30～50 mL，无血块，排黑色稀便及暗红色血便，1～2次/天，100～150 mL/天，伴头晕、乏力、上腹轻度闷痛不适，未治疗。入院前4 h，再发呕吐鲜红色血数次，总量约1000 mL，伴头晕、乏力、心悸、出冷汗，拨打“120”急送入院。2年前外院诊断“肝硬化”(具体不详)。体格检查：T 38.9 ℃，P 116次/分，R 22次/分，BP 40/20 mmHg，昏迷状态，被动体位，全身皮肤黏膜苍白、黄染，皮肤湿冷。双肺呼吸音清，无干、湿啰音。心率116次/分，律齐，无杂音，脉细弱。腹平软，上腹腹壁静脉曲张，腹部压痛、反跳痛等无法判断，肝脾肋下未扪及，移动性浊音(±)，肠鸣音约9次/分。肌力、肌张力正常。

任务1：患者的初步诊断及诊断依据是什么？

任务2：根据该病例，总结其早期诊断要点。

任务3：给患者制订合理的治疗方案。

昏　迷

一、病因

昏迷是最严重的意识障碍，是脑功能发生高度抑制的病理状态，其随意运动消失，对外界刺激不起任何反应或出现病态的反射活动。

1. 颅脑疾病　如脑出血、脑栓塞、脑肿瘤、癫痫等。
2. 重症急性感染　如伤寒、大叶性肺炎、中毒性细菌性痢疾、脑炎等。
3. 内分泌与代谢性疾病　如甲亢危象、尿毒症、肝性脑病、糖尿病酮症酸中毒等。
4. 心血管疾病　如阵发性室上性心动过速、房室传导阻滞、病态窦房结综合征等引起的阿-斯综合征。
5. 中毒　如安眠药、酒精、有机磷杀虫药、一氧化碳等中毒。

二、临床表现特点

昏迷按其程度分为浅昏迷、中度昏迷和深昏迷。浅昏迷时意识大部分丧失，无自主运动，但对疼痛刺激有躲避反应或痛苦表情。吞咽反射、瞳孔对光反射等均存在。中度昏迷时对周围事物及各种刺激均无反应，对剧烈刺激尚可出现防御反射。角膜反射减弱，瞳孔对光反射迟钝，眼球无转动。深昏迷时意识全部丧失，强刺激也不能引起反应，肢体常呈迟缓状态，浅、深生理反射均消失，机体仅能维持呼吸与血液循环功能。

三、辅助检查

为明确病因，应视患者的情况及可能条件给予必要的检查，包括血常规、尿常规、血糖、肝肾功能等检查。有明确指征者可行颅骨平片、CT、脑血管造影等。

四、诊断

对昏迷的患者必须进行全面的体格检查及有关的实验室检查，进行综合分析后，不难做出正确的诊断。

五、抢救与治疗措施

1. 昏迷患者　应尽快查明住院原因，对症治疗。
2. 暂时不能入院者　可在门诊先行对症治疗。

(1)保持呼吸道通畅，吸氧，呼吸兴奋剂应用，必要时气管切开或插管行人工辅助通气。
(2)维持有效血液循环，给予强心、升压药物，纠正休克。
(3)颅内压高者给予降颅内压药物如20%甘露醇、速尿等，必要时进行侧脑室穿刺引流等。
(4)预防或抗感染治疗。
(5)控制高血压及过高体温。
(6)控制抽搐可选用安定、鲁米那等。
(7)纠正水、电解质紊乱，补充营养。
(8)给予脑代谢促进剂，如ATP、辅酶A、胞二磷胆碱、脑活素等。
(9)给予促醒药物，如醒脑静、安宫牛黄丸等。
(10)注意口腔、呼吸道、泌尿道及皮肤护理。

休　克

一、概念

休克是指机体受到致病因子的强烈侵袭导致有效循环血量急剧减少，全身组织、器官微循环灌注不良，引起以组织代谢紊乱和细胞受损为特征的急性循环功能不全综合征。

二、病因和分类

（一）按病因分类

1.失血性休克　休克的发生取决于失血量和失血速度。如果快速失血超过总血量的20%左右，即可引起休克。

2.感染性休克　严重感染可引起，在革兰阴性菌引起的休克中，细菌内毒素起重要作用。

3.过敏性休克　此类休克为Ⅰ型变态反应。发病时IgE和抗原在肥大细胞表面结合，引起组胺和缓激肽大量释放入血，导致血管舒张，血管床容积增大，毛细血管通透性增加。

4.心源性休克　各种心脏疾病（大面积心肌梗死、严重心律失常等）可引起心输出量急剧减少，有效循环血量和灌流量显著下降。

5.神经源性休克　常见于剧烈疼痛、高位脊髓麻醉等。血管舒张，外周阻力降低，回心血量减少，血压下降。

（二）按休克发生的起始环节分类

所有休克共同的环节是血容量减少、血管床容积增大、心输出量急剧降低，从而导致有效循环血量锐减，组织灌注量减少。

1.低血容量性休克　见于失血、失液、烧伤等。机制是大量体液丧失使血容量急剧减少，静脉回流不足、心输出量减少和血压下降，引起交感神经兴奋，外周血管收缩，组织灌流量减少。

2.血管源性休克　见于感染性、过敏性和神经源性休克。机制是不同病因导致血管活性物质增加，致使小血管特别是腹腔内脏的小血管舒张，血管床容积扩大导致血液分布异常，大量血液淤滞在舒张的小血管内，使有效循环血量减少。

3.心源性休克　常由于心脏泵血功能衰竭，心输出量急剧减少，有效循环血量下降所致。

三、临床表现特点

1.休克早期　面色苍白、四肢湿冷、脉搏细速、尿量减少，神志尚清、脉压明显减小（比血压下降更具早期诊断意义）。

2.休克中期　血压进行性下降，心、脑血管失去自身调节或血液重新分布中的优先保证，冠状动脉和脑血管灌流不足，出现心脑功能障碍、心搏无力、心音低钝，患者表情淡漠甚至昏迷，少尿甚至无尿，皮肤发凉加重，发绀，可出现花斑。

3.休克晚期

（1）循环衰竭：血压进行性下降，给予升压药难以恢复；脉搏细弱而频速，静脉塌陷，出现循环衰竭。

（2）毛细血管无复流现象：大量输血补液，血压回升，但是有时仍不能恢复毛细血管血流。原因：白细胞黏着和嵌塞；毛细血管内皮细胞肿胀；并发DIC后微血栓堵塞管腔。

（3）重要器官功能障碍或衰竭。

四、诊断

1.诊断条件

（1）发生休克的病因。

（2）意识异常。

（3）脉搏细速，大于100次/分或不能触及。

（4）四肢湿冷，胸骨部位皮肤指压阳性，皮肤发绀，黏膜苍白或发绀，尿量小于17 mL/h或无尿。

（5）收缩压小于80 mmHg。

（6）脉压小于20 mmHg。

（7）原有高血压者收缩压较原有水平至少下降30%。

判断方法：凡符合上述第（1）项，或（2）、（3）、（4）项中的两项，和（5）、（6）、（7）中的一项者可诊断为休克。

2. 诊断思路

(1)一看：看意识、肤色、甲床、颈静脉、呼吸。

(2)二摸：摸肢体温度、湿度和脉搏。

(3)三测：测血压和脉压。

(4)四量：测量尿量。

五、抢救与治疗措施

1. 一般性处理　包括体位(平卧位，下肢略抬高)、保持呼吸道通畅及注意保暖。

2. 补充血容量　无论何种类型的休克，都存在着相对或绝对的血容量不足，因此，补充血容量是抗休克的根本措施。一般需建立2～3条静脉通道同时输液，补充液体的种类可根据休克类型和具体病情灵活选择，常用液体有生理盐水、葡萄糖注射液、低分子右旋糖酐、羟乙基淀粉等。输液原则为需多少，补多少，休克越深，时间越长，所需扩容液体量越大，因此必须正确估计补液的总量，有条件的可用PAWP和CVP来做监测指标。

3. 积极处理原发病　病因治疗是各种类型休克治疗的关键措施，是抗休克的先决条件，应根据不同的病因，采取不同的处理方式。

4. 纠正酸碱平衡失调　休克发生时可伴代谢性酸中毒，一般而言，当机体血容量补足后，酸中毒可缓解，所以不必早期给予碱性药物，如休克重、时间长，且 $pH<7.25$ 时，可考虑给予碱性药物。

5. 血管活性药物的应用　常用药物包括α-受体激动剂、β-受体激动剂、α-受体阻滞剂等，目的在于纠正休克导致的血流分布异常和微循环障碍。

呼吸衰竭

一、概念

呼吸衰竭是由各种原因导致严重呼吸功能障碍引起动脉血氧分压(PaO_2)降低，伴有或不伴有动脉血二氧化碳分压($PaCO_2$)增高而出现一系列病理生理紊乱的临床综合征。按其发生发展可分为急性呼吸衰竭和慢性呼吸衰竭。

二、病因

呼吸衰竭的病因多式多样，任何能减弱呼吸功能的因素都可导致。

1. 中枢神经系统疾病　颅脑外伤、脑血管意外、脑部肿瘤、颅脑手术等。

2. 周围神经传导系统及呼吸肌疾病　脊髓灰质炎、多发性神经炎、重症肌无力等。

3. 胸廓疾病　外伤、手术创伤、大量胸腔积液等。

4. 肺及气道疾病　肺血管栓塞、血栓、肺毛细血管瘤等。

三、临床表现特点

1. 呼吸困难　呼吸困难往往是临床最早出现的症状，并随呼吸功能减退而加重。主要表现为节律和频率的改变，辅助呼吸肌多参与活动，表现为点头或提肩呼吸。

2. 发绀　当毛细血管和动脉血氧饱和度明显降低时容易发绀，常见于口唇及四肢末梢。

3. 精神神经症状　可出现精神错乱、烦躁、昏迷、抽搐等症状。

4. 血液循环系统的症状　可出现心率增快、心搏出量增加、血压上升，严重时可出现心律不齐、心室颤动及心搏骤停。

5. 其他系统症状　呼吸衰竭对肝、肾、血液系统等均有影响，严重时可发生肝细胞坏死、转氨酶升高、蛋白尿、DIC等。

四、诊断

呼吸衰竭的诊断主要根据血气分析。在海平面大气压下，于静息条件下呼吸室内空气，并排除心内解剖分流和原发于心排血量降低等情况后，动脉血氧分压(PaO_2)低于 8 kPa(60 mmHg)，或伴有二氧化碳分压($PaCO_2$)高于 6.67 kPa(50 mmHg)。根据是否伴有 $PaCO_2$ 的升高可将呼吸衰竭分为Ⅰ型呼吸衰竭和Ⅱ型呼吸衰竭。当仅有 PaO_2 低于 8 kPa(60 mmHg)，$PaCO_2$ 正常时，为Ⅰ型呼吸衰竭。当 PaO_2 低于 8 kPa(60 mmHg)，同时 $PaCO_2$ 高于 6.67 kPa(50 mmHg)时，为Ⅱ型呼吸衰竭。

五、抢救与治疗措施

呼吸衰竭的治疗原则是保持气道通畅的前提下，积极控制感染，改善通气，纠正缺氧和二氧化碳潴留。

1. 建立和保证气道通畅　维持呼吸道通畅是保障呼吸衰竭充分通气与供氧的最基本和最重要的治疗措施。可立即、迅速、准确地完成气管内插管，并定时吸痰、气道湿化，若气道痉挛明显者，可适当选用氨茶碱等气管扩张剂。

2. 控制感染　肺、支气管感染是引起呼吸衰竭的主要原因，因此迅速有效地控制感染是抢救呼吸衰竭的最重要措施，可根据患者既往用药情况和药敏试验结果选用抗生素。

3. 氧疗　缺氧是引起呼吸衰竭的直接原因，因此纠正缺氧是治疗的中心环节。Ⅰ型呼吸衰竭可按需给氧，氧浓度可以提高到 50%，Ⅱ型呼吸衰竭主张持续低流量低浓度(<30%)给氧。可选用鼻塞法、鼻导管法、面罩法等给氧。

4. 呼吸兴奋剂的使用　呼吸衰竭经常规治疗无效，缺氧状态持续恶化，可考虑给予呼吸兴奋剂。代表药物有尼可刹米、纳洛酮、阿米三嗪。

5. 纠正水、酸碱平衡失调和电解质紊乱　呼吸衰竭时可出现呼吸性酸中毒、代谢性酸中毒及呼吸性碱中毒等，应根据情况及时纠正和调节。

第二节　中毒

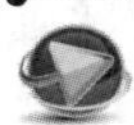

学习目标

识记：

1. 能够准确说出常见中毒的临床表现特点。
2. 能准确说出常见中毒的急救治疗措施。
3. 能简要描述常见中毒的病因和发生机制。

理解：

1. 能够用自己的语言描述常见中毒的临床表现。
2. 能够对各种中毒进行鉴别并给予合理的治疗。

应用：

1. 能够自觉地将医疗规范与康复健康理念贯穿于疾病治疗的全过程。
2. 能用所学知识与技能对患者的疾病进行诊断和治疗。

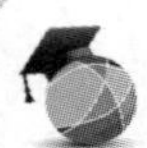

任务引领

患者，女性，35 岁，1 h 前因与家人不和，自服药水 1 小瓶，把药瓶打碎扔掉，5 min后患者出现腹痛、恶心，并呕吐一次，吐出物有大蒜味，逐渐神志不清，家人发现后急送来诊，病后大、小便失禁，出汗多。既往体健。

任务 1：确定对该患者的诊断思路。

任务 2：确定对该患者的抢救程序。

有机磷杀虫药中毒

一、概述

有机磷杀虫药中毒是指机体无保护措施或非正常接触有机磷杀虫药致使乙酰胆碱酯酶活性受到抑制引起体内乙酰胆碱蓄积，胆碱能神经持续冲动而产生的一系列人体器官功能紊乱。中毒严重者可因昏迷或呼吸衰竭而死亡。

有机磷杀虫药属有机磷酸酯或硫化磷酸酯类化合物，多呈黄色或棕色油状脂溶性液体，少数为结晶固体，易挥发，遇碱易分解，有蒜臭。目前使用的种类很多，有以下几类：①剧毒类，如甲拌磷(3911)、内吸磷(1059、E1059)、对硫磷(1605、E605)；②高毒类，如甲基对硫磷、甲胺磷、敌敌畏(DDV)、氧乐果；③中毒类，如乐果、敌百虫等；④低毒类，如马拉硫磷等。

二、病因和发病机制

有机磷杀虫药对人、畜均有毒性，可经皮肤、黏膜、呼吸道、消化道侵入人体，因管理不当、使用不慎、防护不好，或因自杀、他杀而引起中毒。毒物进入人体分布在肝、肾、肺、脾、肌肉、脑等，主要在肝脏氧化分解，大部分由肾脏排出。有机磷酸酯进入机体后，其磷酸根与胆碱酯酶活性部分紧密结合，形成磷酰化胆碱酯酶，使其丧失水解乙酰胆碱的能力，导致乙酰胆碱蓄积，产生一系列中毒症状。

三、临床表现特点

临床主要表现为胆碱能神经活动紊乱所致的受其支配的器官功能障碍，可分为以下几种情况。

1. 毒蕈碱样症状　这是有机磷杀虫药中毒出现最早的一组症状，主要表现为副交感神经末梢兴奋引起平滑肌痉挛和腺体分泌亢进。可表现为瞳孔缩小、视物模糊、流泪、流涕、流涎、大汗；咳嗽、气短、胸闷、呼吸困难、发绀、心跳减慢；恶心、呕吐、腹痛、腹泻、尿频、大小便失禁。在此组症状中临床上出现最早的为消化系统症状。

2. 烟碱样症状　这组症状主要是乙酰胆碱在横纹肌的神经肌肉接头处过度蓄积所引起，主要特征表现为肌纤维颤动，常自小肌群开始，有眼睑、颜面、舌肌颤动、渐及全身，如牙关紧闭、腓肠肌痉挛，全身肌肉抽搐，严重时有肌力减退，甚至瘫痪。

3. 中枢神经系统症状　由于中枢神经系统受乙酰胆碱刺激所引起。临床表现为头痛、头晕、烦躁不安或抑郁、言语不清或谵妄，重者可出现共济失调、阵发性抽搐、惊厥甚至昏迷。特别严重者可因呼吸中枢受抑制而发生呼吸停止。

4. 其他　口服乐果或马拉硫磷中毒者，经抢救或治疗临床症状好转后，可在数天至一周后再次突然昏迷，甚至发生急性肺水肿或者突然性死亡。而在急性中毒症状缓解 24～96 h 内突然发生的死亡，亦称之为中间综合征，这类患者在死亡前可先出现颈部、上肢肌肉及呼吸肌麻痹。急性中毒经治疗后，一般不留后遗症，个别患者在急性中毒症状消失 2～3 周出现肢体末梢神经炎、下肢瘫痪、四肢肌肉萎缩等神经系统症状，临床称为迟发性神经病。

四、诊断与鉴别诊断

(1)有机磷杀虫药接触史。

(2)患者衣物、呼吸、皮肤、呕吐物有特殊蒜臭味，可作为有机磷杀虫药中毒的初步诊断。

(3)特殊的临床表现：特别是瞳孔缩小、流涎、多汗、肌肉颤动等。

(4)血液胆碱酯酶活力测定：轻度中毒者，血液胆碱酯酶活力降至 70%～50%；中度中毒者，血液胆碱酯酶活力降至 50%～30%；重度中毒者，血液胆碱酯酶活力降至 30%以下。

五、急救措施

急性有机磷杀虫药中毒病情危重者来势凶猛，病情变化多，发展快，应予准确、及时地抢救与治疗，同时要严密观察病情，施以恰当护理，防止并发症，方能使患者转危为安。

1.迅速清除毒物　立即离开现场，脱去被污染的衣物，彻底清洗污染的头发、皮肤等。除敌百虫中毒外，均可用冷肥皂水或2%碳酸氢钠溶液，彻底清洗污染之皮肤，敌百虫中毒可用清水清洗，防止残余毒物继续被吸收。口服中毒时应立即洗胃，而且要求尽早、反复多次、务求彻底。意识清醒者，令患者饮温水后，刺激咽部催吐，不合作者立即插胃管用2%碳酸氢钠溶液或温水洗胃，敌百虫中毒忌用碳酸氢钠洗胃，因敌百虫遇碱性溶液可迅速转化为毒性更强的敌敌畏，故选用温水洗胃。对于轻、中度中毒者，洗胃液总量需10000～30000 mL，重度中毒者需30000～40000 mL洗胃液。要达到洗出液无农药蒜臭味为止。洗胃后灌入50%硫酸镁或硫酸钠40～50 mL导泻。如因贲门痉挛插管失败者，可行胃造瘘洗胃，及时清除胃内毒物。

2.解毒药物的应用　应尽早使用抗胆碱药和胆碱酯酶复能剂。

1)胆碱酯酶复能剂　此类药物的作用是使被抑制的胆碱酯酶恢复活性，迅速解除烟碱样症状，对毒蕈碱样症状作用效果不佳。此类药物属肟类化合物，为有机磷杀虫药中毒的特效解毒剂，但只对形成不久的磷酰化胆碱酯酶有作用，数天后，磷酰化胆碱酯酶"老化"，其酶的活性即难以恢复。故此类药物中毒早期使用效果较好，最好在24～48 h内给药，对急性中毒已超过72 h或慢性中毒者无效。代表性药物为氯解磷定，药量根据中毒情况而定，该类药物必须与阿托品合用，可提高疗效。

2)抗胆碱药　此类药物是有机磷杀虫药中毒最常使用的药物，此类药物通过阻断乙酰胆碱的M样作用，减轻或消除毒物所致的毒蕈碱样症状及对呼吸中枢的抑制。

(1)使用原则：早期、足量、反复给药，直至毒蕈碱样症状明显好转或达到阿托品化。

(2)代表药物：阿托品、东莨菪碱、苯甲托品。

(3)使用方法：抢救时多主张静脉给药，病情恢复维持治疗时可皮下注射或肌内注射。

(4)阿托品化的指标：所谓阿托品化是指抢救过程中所用药物的剂量已达到能较好对抗毒蕈碱样症状时的剂量，即已达到良好的治疗目的，又不至于引起阿托品中毒。其表现为瞳孔较前逐渐扩大、不再缩小，但对光反射存在；流涎、流涕停止或明显减少；面颊潮红，皮肤干燥；心率加快而有力，肺部啰音明显减少或消失。阿托品化后，注意逐渐减少药量或延长用药间隔时间，防止阿托品中毒或病情反复。阿托品中毒表现：烦躁不安、甚至出现幻觉、狂躁等精神症状，瞳孔明显散大，对光反射迟钝或消失，无汗性高热可达40 ℃以上，心动过速，160次/分，尿潴留。严重阿托品过量患者，可转为抑制状态，出现昏迷、呼吸中枢衰竭。遇有阿托品中毒可选用拟胆碱药、毛果芸香碱、毒扁豆碱、新斯的明等阻滞剂，并增加输液量，促使排泄。

3)对症治疗　急性有机磷杀虫药中毒的主要死亡原因为呼吸衰竭、休克、急性肺水肿，心搏骤停也是常见的死因，因此对症治疗也是抢救的重要措施。对症治疗应以保持呼吸道通畅、维持呼吸功能为重点，必要时给予吸氧及人工呼吸机辅助呼吸，并应根据病情选用升压药、脱水剂、利尿剂及糖皮质激素等。危重患者可给予输血或换血疗法。

急性一氧化碳中毒

一、概述

急性一氧化碳中毒是指机体在短时间内吸入较高浓度的一氧化碳(CO)，导致组织缺氧，临床上主要表现为意识障碍，严重者可引起死亡。急性一氧化碳中毒在冬季是急诊常见的危重病之一。

二、病因和发病机制

一氧化碳是一种无色、无味，几乎不溶于水的气体，是最常见的窒息性气体。在生产和生活中，含碳元素的物质燃烧不完全时，都可产生CO，导致CO中毒的原因有工业生产性中毒和生活性中毒。CO经呼吸道吸入后，通过肺泡进入血液循环，立即与血红蛋白结合，形成碳氧血红蛋白，使血红蛋白失去携带氧气的能力。一氧化碳与血红蛋白的亲和力比氧与血红蛋白的亲和力大约300倍，而碳氧血红蛋白又比氧合血红蛋白的解离慢得多，而且碳氧血红蛋白的存在还抑制氧合血红蛋白的解离，阻抑氧的释放和传递，造成机体急性缺氧血症。高浓度的一氧化碳还能与细胞色素氧化酶中的二价铁相结合，直接抑制细胞内呼吸。

中枢神经系统对缺氧最为敏感，一氧化碳中毒后首先受累及。尤其是大脑皮质的白质和苍白球等最为严重。在病理上表现为脑血管先痉挛后扩张，通透性增加，出现脑水肿和不同程度的局灶性软化坏死，临床出现颅内压增高甚至脑疝，危及生命。脑缺血和脑水肿可继发脑循环障碍，引起血栓形成或缺血性软化，或广泛的脱髓鞘病变，造成“急性一氧化碳中毒神经系统后遗症”，出现肢体瘫痪、震颤麻痹、周围神经炎、自主神经功能紊乱、发作性头痛、精神障碍，甚至癫痫等。重度中毒者，其神经系统损害发病率几乎为100%。

三、临床表现

1. 急性中毒　急性CO中毒的症状与血液中COHb浓度密切相关，同时也与患者中毒前的健康情况，如有无心血管疾病和脑血管疾病，以及中毒时体力活动等情况有关。按中毒程度可分为三级。

（1）轻度中毒　血液COHb浓度在10%～30%。患者有剧烈的头痛、头晕、四肢无力、恶心、呕吐、嗜睡、意识模糊。原有冠心病的患者可出现心绞痛。若能及时脱离中毒现场，呼吸新鲜空气后症状可迅速好转。

（2）中度中毒　血液COHb浓度在30%～50%。患者表现为昏睡或浅昏迷状态，对疼痛刺激可有反应，瞳孔对光反射和角膜反射迟钝，腱反射减弱，面色潮红，口唇呈樱桃红色，呼吸、血压和脉搏可有改变。经治疗可恢复且无明显并发症。

（3）重度中毒　血液COHb浓度高于50%。患者呈深昏迷状态，各种反射消失。患者可呈去大脑皮质状态：患者可以睁眼，但无意识，不语，不动。不主动进食或大小便，呼之不应，推之不动，并有肌张力增强。常有脑水肿而伴有抽搐、呼吸抑制。可有休克和严重的心肌损害，出现心律失常，偶可发生心肌梗死。有时并发肺水肿、上消化道出血、脑局灶性损害，出现锥体系或锥体外系损害体征。皮肤可出现大水疱和红肿，多见于昏迷时肢体受压迫的部位。该部位肌肉血液供给受压可导致压迫性肌肉坏死。坏死肌肉释放的肌球蛋白可引起急性肾小管坏死和肾功能衰竭。

2. 急性CO中毒迟发性脑病　急性一氧化碳中毒患者在意识障碍恢复后，经过2～60天的“假愈期”，可出现下列临床表现之一。

（1）精神意识障碍：呈现痴呆状态、谵妄状态或去大脑皮质状态。

（2）锥体外系神经障碍：出现震颤麻痹综合征。

（3）锥体系神经损害：如偏瘫、病理反射阳性或小便失禁等。

（4）大脑皮质局灶性功能障碍：如失语、失明等，或出现继发性癫痫。

四、诊断与鉴别诊断

根据吸入较高浓度CO的接触史，急性发生的中枢神经损害的症状和体征，结合血液COHb及时测定的结果，按照国家诊断标准，可做出急性CO中毒诊断。职业性CO中毒多为意外事故，接触史比较明确。疑有生活性中毒者，应询问发病时的环境情况，如炉火烟囱有无通风不良或外漏现象及同室其他人有无同样的症状。

急性CO中毒应与脑血管意外、脑震荡、脑膜炎、糖尿病酮症酸中毒以及其他中毒引起的昏迷相鉴别。了解既往史、体检、实验室检查有助于鉴别诊断。血液COHb测定是有价值的诊断指标，但采取血标本要早，因为脱离现场数小时后COHb即逐渐消失。

五、治疗要点

应迅速将患者转移到空气新鲜的地方，卧床休息，保暖，保持呼吸道通畅。

1. 纠正缺氧　迅速纠正缺氧状态。吸入氧气可加速COHb解离。增加CO的排出。吸入新鲜空气时，CO由COHb释放出半量约需4 h；吸入纯氧时可缩短至30～40 min，吸入3个大气压的纯氧可缩短至20 min。高压氧舱治疗能增加血液中溶解氧，提高动脉血氧分压，使毛细血管内的氧容易向细胞内弥散，可迅速纠正组织缺氧。呼吸停止时，应及早进行人工呼吸，或用呼吸机维持呼吸。危重患者可考虑血浆置换。

2. 防治脑水肿　严重中毒后，脑水肿可在24～48 h发展到高峰。脱水疗法很重要。目前最常用的是20%甘露醇，静脉快速滴注。待2～3天后颅内压增高现象好转，可减量。也可注射呋塞米脱水。三磷酸腺苷、糖皮质激素如地塞米松也有助于缓解脑水肿。如有频繁抽搐，目前首选药是地西泮，10～20 mg静脉注射，抽搐停止后再静脉滴注苯妥英钠0.5～1 g，该剂量可在4～6 h内重复应用。

3. 治疗感染和控制高热　应做咽拭子、血、尿培养，选择广谱抗生素。高热能影响脑功能，可采用物理降温方法，如头部用冰帽，体表用冰袋，使体温保持在32 ℃左右。如降温过程中出现寒战或体温下降困难时，可用冬眠药物。

4. 促进脑细胞代谢　应用能量合剂，常用药物有三磷酸腺苷、辅酶A、细胞色素C和大量维生素C等。

5. 防治并发症和后遗症　昏迷期间护理工作非常重要。保持呼吸道通畅，必要时行气管切开。定时翻身以防发生压疮和肺炎。注意营养，必要时鼻饲。急性CO中毒患者从昏迷中苏醒后，应尽可能休息观察2周，以防神经系统和心脏后遗症的发生。如有后遗症，给予相应治疗。

镇静催眠药中毒

一、概述

急性镇静催眠药中毒是指一次或短时间内使用大剂量具有镇静、催眠作用的药物引起中枢神经系统抑制状态，严重者可抑制延髓中枢，导致呼吸、循环衰竭而死亡。本病是目前最常见的急性中毒疾病。

二、中毒机制及分类

目前镇静催眠药分为以下几类。

1. 巴比妥类　巴比妥类是常用的催眠、抗惊厥药物。分为以下几类。

(1)长效类　巴比妥、苯巴比妥。

(2)中效类　戊巴比妥、异戊巴比妥、异丁巴比妥。

(3)短效类　司可巴比妥、硫喷妥钠。

2. 苯二氮䓬类　苯二氮䓬类是临床常用的抗焦虑、镇静、催眠及抗惊厥药物。分为以下几类。

(1)长效类　半衰期>30 h，如安定、利眠宁。

(2)中效类　半衰期6～30 h，如舒乐安定、阿普唑仑等。

(3)短效类　半衰期<6 h，如三唑仑。

3. 非巴比妥非苯二氮䓬类　此类药物包括水合氯醛、格鲁米特、安眠酮等。

巴比妥类对中枢神经系统的抑制有剂量-效应关系，随着剂量的增加，由镇静、催眠到麻醉，再到延髓的呼吸中枢麻痹，导致呼吸衰竭，血管运动中枢麻痹，阻断α-肾上腺素能受体，血压下降导致休克，并可并发肝肾损害。苯巴比妥的致死剂量为5 g，阿米妥的致死剂量为3 g。苯二氮䓬类的中枢神经抑制作用与增强γ-氨基丁酸(GABA)能神经的功能有关。苯二氮䓬类与苯二氮䓬受体结合后，可加强GABA与GABA受体结合的亲和力，从而增强GABA对突触后的抑制功能。巴比妥类对GABA能神经有与苯二氮䓬类大致相似的作用机理，但由于两者在中枢神经系统的分布有所不同，其作用又各有特点。苯二氮䓬类主要选择性作用于边缘系统和间脑，影响情绪和记忆力。巴比妥类的分布较广泛，但主要作用于网状结构上行激活系统使整个大脑皮质产生弥漫性的抑制，中毒量引起意识障碍。非巴比妥非苯二氮䓬类的中毒的机理与巴比妥类相似。

三、临床表现

1. 巴比妥类中毒　一次服用大剂量巴比妥类，引起中枢神经系统抑制症状与剂量有关。

(1)轻度中毒　嗜睡、情绪不稳定、注意力不集中、记忆力减退、共济失调、发音含糊不清、步态不稳、眼球震颤。

(2)重度中毒　进行性中枢神经系统受抑制，由嗜睡到深昏迷。呼吸抑制由呼吸浅而慢到呼吸停止。心血管功能由低血压到休克。体温下降常见。肌张力松弛，腱反射消失。胃肠蠕动减慢。皮肤可起大疱。长期昏迷患者可并发炎症、肺水肿、脑水肿、肾功能衰竭而威胁生命。

2.苯二氮䓬类中毒　中枢神经系统抑制较轻，主要症状是嗜睡、头晕、言语含糊不清、意识模糊、共济失调。很少出现严重的症状如长时间深度昏迷和呼吸抑制等。如果出现，应考虑同时服用了其他镇静催眠药或酒等。

3.非巴比妥非苯二氮䓬类中毒　症状与巴比妥类中毒相似，但也各自有些特点。

(1)水合氯醛中毒　可有心律失常、肝肾功能损害。

(2)格鲁米特中毒　意识障碍有周期性波动。有抗胆碱能神经症状，如瞳孔散大等。

(3)甲喹酮中毒　可有明显的呼吸抑制，出现锥体束征如肌张力增强、腱反射亢进、抽搐等。

(4)甲丙氨酯中毒　常有血压下降。

4.戒断综合征　长期服用大剂量镇静催眠药的患者，突然停药或迅速减少药量时，可发生戒断综合征。主要表现为植物神经兴奋性增高和神经精神症状。

(1)轻症　最后一次服药后1天内或数天内出现焦虑、易激动、失眠、头痛、厌食、无力、震颤。2～3天后达到高峰，恶心、呕吐、肌肉痉挛。

(2)重症　突然停药后1～2天，有的药物停用7～8天后出现癫痫样发作，有时出现以幻觉、妄想、定向力丧失、高热为特征的谵妄。数天至3周内恢复。患者用药多在治疗量5倍以上，时间超过1个月。用药量大、时间长而骤然停药者症状严重。滥用巴比妥类者停药后发病较多、较早，且症状较重，出现癫痫发作及轻躁狂状态者较多。滥用苯二氮䓬类药物者停药后发病较晚，原因可能与中间代谢产物排出较慢有关。症状较轻，以焦虑、失眠为主。

四、诊断与鉴别诊断

1.诊断　明确药物接触史，结合意识障碍、呼吸抑制等临床症状可诊断，必要时行血药浓度测定。

2.鉴别诊断　与能引起昏迷的疾病鉴别，如糖尿病昏迷、肝昏迷、尿毒症脑病、肺性脑病等，以上疾病除意识障碍外，均伴有原发的临床表现，通过详细询问病史，认真体格检查，进一步做相关辅助检查，常不难鉴别。

五、治疗要点

治疗原则为处理多个受抑制的器官，使其维持正常功能，直到机体将药物代谢和排出。

(一)维持昏迷患者的生命功能

1.保持气道通畅　深昏迷患者气管插管。保证吸入足够的氧和排出二氧化碳。

2.维持血压　急性中毒出现低血压多由于血管扩张，应输液补充血容量，如无效，给予多巴胺。

3.心电监护　如出现心律失常，给予抗心律失常药。

4.促进意识恢复　给予葡萄糖、维生素B_1、纳洛酮。

(二)清除毒物

1.洗胃　应及时洗胃。

2.活性炭　对吸附各种镇静催眠药有效。

3.强化碱性化利尿　用呋塞米和碱性药液，只对长效类苯巴比妥有效。

4.血液透析、血液灌流　对苯巴比妥有效，危重患者可考虑应用；对苯二氮䓬类无效。

(三)特效解毒疗法

巴比妥类中毒无特效解毒药。氟马西尼是苯二氮䓬类药物的特效阻滞剂，能通过竞争抑制苯二氮䓬受体而阻断苯二氮䓬类药物的中枢神经系统作用。

(四)治疗并发症

1.肺炎　昏迷患者可发生肺炎，应常翻身，拍背，定期吸痰。针对病原菌给予抗生素治疗。

2.皮肤大疱　防止肢体压迫，清洁皮肤，保护创面。

3.急性肾功能衰竭　多由休克所致，应及时纠正休克。如已进入无尿期，应注意水、电解质平衡。

蛇　毒

一、概述

蛇毒又称为毒蛇咬伤。毒蛇是指能够分泌毒液的蛇。毒蛇一般体形不大，头呈三角形，有毒牙。毒蛇的毒液一般储藏在毒牙中，在捕捉猎物或者自卫的时候通过毒牙喷出毒液，或者是咬住攻击对象之后再把毒液通过毒牙注射到攻击对象的体内。当毒液进入人体血管之后，毒液会通过血液循环流遍全身，从而使局部乃至全身分别产生不同的中毒症状，若不及时处理甚至可能会丧命。

二、病因和发病机制

毒蛇有数百种，我国至少有数十种，常见的毒蛇主要属于眼镜蛇科、蛙蛇科、海蛇科以及蝮蛇科。咬伤部位以手、臂、足、腿为常见。

蛇毒是一种复杂的蛋白质混合物。蛇毒的主要成分有神经毒、血循毒和酶，各种成分的多少或有无因蛇种而异。

1.神经系统毒性　主要是阻断神经肌肉的接头引起弛缓性麻痹，终致周围性呼吸衰竭，引起缺氧性脑病、肺部感染和循环衰竭。若不及时抢救则导致死亡。

2.血液循环系统毒性　主要是对心血管和血液系统产生多方面的毒性作用。

(1)心脏毒素毒性极强，可损害心肌细胞的结构和功能。高浓度心脏毒素能引起离体蛙心收缩期停跳，低浓度时易兴奋。此毒素对哺乳动物心脏有极强的毒性作用，发生短暂兴奋后转入抑制，心搏障碍，心室纤颤，心肌坏死，最后死于心力衰竭。

(2)出血毒素是一种血管毒，使血管通透性增加，而形态仍然完整，没有损害细胞的作用，如尖吻蝮蛇、蝰蛇等含有出血毒素，可以引起广泛性血液外渗，导致显著的全身性出血，甚至肺、肾、心、肝脏实质出血而死亡。

(3)溶血毒素含有直接或间接溶血因子，间接溶血因子为磷脂酶A，能使卵磷脂分解出脂肪酸而形成溶血卵磷脂。在眼镜蛇、蝰蛇的蛇毒中的直接溶血因子能直接溶解红细胞。直接溶血因子与间接溶血因子有协同作用。近年来研究证明，直接溶血因子与心脏毒素是同一种物质。

3.酶　蛇毒含有多种酶，使蛇毒的致病机理更为复杂，主要有以下几种。

(1)蛋白质水解酶：多种蛇毒都含有此种酶，它能溶解肌肉组织和损害血管壁，引起蛇伤局部组织的坏死、出血，甚至深部组织溃烂。

(2)磷脂酶A：主要是间接溶血作用，它使卵磷脂分解成溶血卵磷脂，导致溶血，使毛细血管通透性增加而引起出血，使组织释放组胺、5-羟色胺、肾上腺素、缓动素等，间接影响心血管及神经系统的功能。

(3)透明质酸酶：可以破坏结缔组织的完整性，促使蛇毒从咬伤部位向其周围迅速扩散、吸收。

(4)三磷酸腺苷酶：可以破坏三磷酸腺苷而减少体内能量供给，影响体内神经递质、蛋白质的合成，导致各系统生理功能障碍。

三、临床表现

被毒蛇咬伤后，患者出现症状的快慢及轻重与毒蛇种类、蛇毒的剂量与性质有明显的关系。当然咬伤的部位、伤口的深浅及患者的抵抗力也有一定的影响。毒蛇在饥饿状态下主动伤人时，排毒量大，后果严重。

(一)神经系统毒性表现

被神经毒性毒蛇咬伤后，伤口局部出现麻木，知觉丧失，或仅有轻微痒感。伤口红肿不明显，出血不多，在伤后1～6 h出现全身中毒症状。常先感全身不适、四肢无力、头晕、眼花，继而胸闷、呼吸困难和晕厥。接着症状迅速加剧，重者出现吞咽困难、声嘶、失语、眼睑下垂及复视。最后可出现呼吸困难、血压下降及休克，致使患者缺氧、发绀、全身瘫痪。如抢救不及时则最后出现呼吸及循环衰竭，患者可迅速死亡。神经毒吸收快，危险性大，又因局部症状轻，常被忽略。伤合的第1～2天为危险期，一旦度过此期，症状就能很快好转，而且治愈后不留任何后遗症。

(二)循环系统毒性及凝血功能障碍表现

被血循毒类毒蛇咬伤后，症状大多在半小时至3 h出现。局部迅速肿胀，并不断向近侧发展，伤口剧痛，流血不止。伤口周围的皮肤常伴有水疱或血疱，皮下淤斑，组织坏死。严重时全身广泛性出血，如结膜下淤血、鼻衄、呕血、咯血及尿血等。个别患者还会出现胸腔、腹腔出血及颅内出血，最后导致出血性休克。患者可伴头晕、恶心、呕吐及腹泻，关节疼痛及高热。由于症状出现较早，一般救治较为及时，故死亡率可低于神经毒致伤的患者。但由于发病急，病程较持久，所以危险期也较长，治疗过晚则后果严重。治愈后常留有局部及内脏的后遗症。

(三)混合毒性表现

兼有神经毒及血循毒的症状。从局部伤口看类似血液毒致伤，如局部红肿、淤斑、血疱、组织坏死及淋巴结炎等。从全身来看，又类似神经毒致伤。此类伤员死亡原因仍以神经毒为主。

四、诊断与鉴别诊断

(一)是否为蛇咬伤

首先必须明确排除蛇咬伤的可能性，其他动物也能使人致伤，如蜈蚣咬伤、黄蜂蜇伤，但后者致伤的局部均无典型的蛇伤牙痕，且留有各自的特点，如蜈蚣咬伤后局部有横行排列的两个点状牙痕，伤口部位有强烈疼痛感。一般情况下，蜈蚣等致伤后，伤口较小，且无明显的全身症状。黄蜂或蝎子等毒虫蜇伤后局部为单个散在的伤痕，如蜂蜇伤会起小包。

(二)是否为毒蛇咬伤

主要靠特殊的、局部伤情及全身表现来区别。毒蛇咬伤后，伤口局部常留有1对或3～4对毒牙痕迹。且伤口周围明显肿胀及疼痛或麻木感，局部有淤斑、水疱或血疱，全身症状也较明显。无毒蛇咬伤后，局部可留两排锯齿形牙痕，或有血流出。

(三)是哪种毒蛇咬伤

准确判断何种毒蛇致伤比较困难，从局部伤口的特点，可初步将神经毒的蛇伤和血液毒的蛇伤区别开来。再根据特有的临床表现和参考牙距及牙痕形态，进一步判断毒蛇的种类。如眼镜蛇咬伤患者，瞳孔常常缩小，蝰蛇咬伤后半小时内可出现血尿，蝮蛇咬伤后可出现复视。毒蛇头部略呈三角形，身上有色彩鲜明的花纹，上颌长有成对的毒牙，可与无毒蛇相区别。毒牙呈沟状或管状与毒腺相通，当包在腺体外的肌肉收缩时，将蛇毒经导管排于毒牙，注入被咬伤的人和动物体内。

五、治疗要点

(一)局部治疗

(1)结扎咬伤的肢体近端，被咬伤后立即停止肢体活动，以免加速蛇毒吸收，并迅速用止血带、手帕或绳索等，在伤口近心端5～10 cm处结扎，以阻断淋巴及静脉回流，减少毒素的扩散，但不应阻断动脉血的供应。每15 min放松1次，每次2～3 min，以免局部组织坏死。

(2)可将伤口用小刀挑开，有毒牙时将其剔出，用手从伤口四周向伤口挤压，把血液和毒汁排出。亦可用吸乳器或拔火罐将毒液拔出。

(3)以肥皂水、5%高锰酸钾或冷水反复冲洗伤口。

(4)用0.25%普鲁卡因在伤口周围做环形封闭，同时加用醋酸氢化可的松25 mg，可减轻局部疼痛及组织坏死。

(5)伤口发生溃疡，应防止细菌继发感染。

(二)抗蛇毒治疗

(1)中成药有季德胜蛇药，每次内服2～4片，每天3次。

(2)多价抗毒蛇血清，先做皮试，后肌内注射。

(3)中草药半边莲,6～9 g 加水 200 mL,煎至 100 mL,分 3 次内服。

(三)对症处理

(1)给氧。

(2)彻底清理呼吸道,必要时插管或气管切开。

(3)应用人工呼吸机。

(4)应用抗生素及破伤风抗毒素。

(5)注意循环情况和肾功能,进行对症处理。

第三节　理化因素损伤

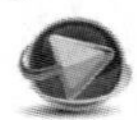

学习目标

识记:

1. 能够准确说出中暑、烧伤的临床表现特点。
2. 能准确说出中暑、烧伤的急救治疗原则。
3. 能简要描述中暑、烧伤的病因和病理生理。

理解:

1. 能够用自己的语言描述中暑的临床表现。
2. 能够对烧伤进行面积和深度的确定及早期补液量的计算。

应用:

1. 能够自觉将医疗规范与康复健康理念贯穿于疾病治疗的全过程。
2. 能用所学知识与技能对患者的疾病进行诊断和治疗。

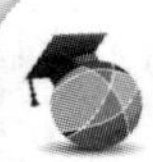

任务引领

患者,女性,28 岁,体重 60 kg,因烧伤入院,烧伤面积 60%,可见创面呈焦黑色,创面无水疱,蜡白,感觉消失,皮温低,并有严重呼吸道烧伤,入院时神志清楚,但表情淡漠,呼吸困难,血压 95/60 mmHg,血红蛋白尿,实验检查:血 pH 值为 7.312。

任务 1:该患者目前医疗诊断是什么?

任务 2:该患者的早期液体治疗方案是什么?

任务 3:该患者的整体治疗方案如何?

中　　暑

一、概述

中暑(heat stroke)是指在高温和热辐射的长时间作用下,机体体温调节障碍,水、电解质代谢紊乱及神经系统功能损害的症状的总称。多发生在夏季持续高温气候环境及无防护条件下的高温作业环境中,由于中暑程度的不同,其临床表现也不同,特别是北方地区,由于其发病率低,常常不易引起临床医师的重视。

二、病因和发病机制

中暑的原因很多，在高温作业的车间工作，如果再加上通风差，则极易发生中暑；露天作业时，受阳光直接暴晒，再加上大气温度升高，使人的脑膜充血，大脑皮质缺血而引起中暑，空气中湿度的增强易诱发中暑；在公共场所，人群拥挤集中，产热集中，散热困难。除了高温、烈日暴晒外，精神过度紧张、人员过于密集、工作强度过大、时间过长、睡眠不足、过度疲劳等均为常见的诱因。

正常人体在下丘脑体温调节中枢的控制下，产热和散热处于动态平衡，维持体温在 37 ℃左右。当人在运动时，机体代谢加速，产热增加，人体借助于皮肤血管扩张、血流加速、汗腺分泌增加以及呼吸加快等，将体内产生的热量送达体表，通过辐射、传导、对流及蒸发等方式散热，以保持体温在正常范围内。当气温超过皮肤温度（一般为 32～35 ℃），或环境中有热辐射源（如电炉、明火），或空气中湿度过高通风又不良时，机体内的热难以通过辐射、传导、蒸发、对流等方式散发，甚至还会从外界环境中吸收热，造成体内热量蓄积从而引起中暑。

三、临床表现

（一）先兆中暑

主要表现为全身疲乏、四肢无力、麻木、头昏、眼花、口渴、大汗、胸闷、心悸、恶心、注意力不集中、体温正常或略高。在脱离高温环境，稍事休息，补充水及盐分后，短时间内即可恢复。

（二）轻症中暑

在上述表现基础上，伴有下列表现之一，并同时不能继续劳动者为轻症中暑。

(1)体温在 38℃以上。

(2)面色潮红、皮肤灼热、胸闷等表现。

(3)有早期周围循环衰竭的表现，如面色苍白、恶心、呕吐、皮肤湿冷、血压下降、脉细而快、大量出汗。如及时处理，于 4 h 内可恢复正常。

（三）重症中暑

除上述表现外，伴有昏厥、昏迷、痉挛或高热，一天内不能恢复者为重症中暑，临床又可分为以下三种类型。

1. 热痉挛　常发生在高温强体力劳动后。患者常先大量出汗后突然出现阵发性四肢及腹壁肌肉甚至肠平滑肌痉挛和疼痛。有低钠血症、低氯血症和肌酸尿症。

2. 热衰竭　常发生在未适应高温作业的新工人和体弱者。常无高热。患者先有头痛、头晕、恶心，继而出现口渴、胸闷、脸色苍白、冷汗淋漓、脉搏细弱、血压偏低。可有晕厥、抽搐。重者出现循环衰竭。可有低钠血症、低钾血症。

3. 热射病　典型表现为高热、无汗、昏迷。常在高温环境中工作数小时或老年体弱者在连续数天高温后发生中暑。先驱症状有全身软弱、乏力、头昏、头痛、恶心、出汗减少。继而体温迅速上升，出现嗜睡、谵妄或昏迷。皮肤干燥、灼热、无汗，呈潮红或苍白；周围循环衰竭时发绀。脉搏快，脉压增宽，血压偏低，可有心律失常。呼吸快而浅，后期呈陈-施氏呼吸。四肢和全身肌肉可有抽搐。瞳孔缩小，后期扩大，对光反射迟钝或消失。严重患者出现休克、心力衰竭、肺水肿、脑水肿、肝肾功能衰竭、弥散性血管内凝血。

四、诊断与鉴别诊断

对典型的热衰竭、热痉挛，诊断不难；但当热痉挛有阵发性腹痛时，需要与急腹症相识别。在田间劳动发生中暑时，需要与有机磷农药中毒相鉴别。高温季节从事重体力劳动后突然发生高热、昏迷、皮肤干燥无汗，应首先考虑热射病；但在临床上热射病、热痉挛和热衰竭可同时并存，有时不能截然区分。在鉴别诊断上必须与中毒性细菌性痢疾、脑血管意外等相区别。

五、治疗要点

(一)先兆中暑与轻症中暑的治疗要点

(1)立即将患者移到通风、阴凉、干燥的地方,如走廊、树阴下。

(2)让患者仰卧,解开衣扣,脱去或松开衣服。如衣服被汗水湿透,应更换干衣服,同时开电扇或开空调,以尽快散热。

(3)尽快冷却,使体温降至 38 ℃以下。具体做法有用凉湿毛巾冷敷头部、腋下以及腹股沟等处;用温水或酒精擦拭全身;冷水浸浴 15～30 min。

(4)意识清醒的患者或经过降温清醒的患者可饮绿豆汤、淡盐水等解暑。

(5)还可服用人丹和藿香正气水。另外,对于重症中暑患者,要立即拨打 120 电话,请求医务人员急救。

(二)热痉挛和热衰竭的治疗要点

(1)应迅速转移到阴凉通风处休息或静卧。口服凉盐水、清凉含盐饮料。

(2)有周围循环衰竭者应静脉补给生理盐水、葡萄糖溶液和氯化钾。一般患者经治疗后 30 min 到数小时内即可恢复。

(三)热射病的治疗要点

1. 物理降温　为了使患者高温迅速降低,可将患者浸浴在 4 ℃的水中,并按摩四肢皮肤,使皮肤血管扩张和血液循环加速,以促进散热。在物理降温过程中必须随时观察和记录肛温,待肛温降至 38.5 ℃时,应立即停止降温,将患者转移到室温在 25 ℃以下的环境中继续密切观察。

2. 药物降温　氯丙嗪的药理作用有调节体温中枢功能、扩张血管、松弛肌肉和降低氧消耗,是协助物理降温的常用药物。剂量 25～50 mg 加入 500 mL 补液中静脉滴注 1～2 h。用药过程中要观察血压,血压下降时应减慢滴速或停药,低血压时应肌内注射重酒石酸间羟胺(阿拉明)、盐酸去氧肾上腺素(新福林)或其他 α-受体兴奋剂。

3. 对症治疗　应保持患者呼吸道通畅,并给予吸氧。纠正水、电解质紊乱和酸中毒。休克用升压药,心力衰竭用快速起效的洋地黄制剂。疑有脑水肿患者应给予甘露醇脱水,有急性肾功能衰竭的患者可进行血液透析。发生弥散性血管内凝血时应用肝素,需要时加用抗纤维蛋白溶解药物。

烧　　伤

一、概述

烧伤泛指由热力、电流、化学物质、激光、放射线等所致的组织损害。热烧伤是指热液(水、汤、油等)、蒸气、高温气体、火焰、炽热金属液体或固体所引起的组织损害。通常所称的或狭义的烧伤,一般指热力所造成的烧伤,临床上也有将热液、蒸气所致的烧伤称之为烫伤,其他因子所致的烧伤则冠以病因称之,如电烧伤、化学烧伤等。烧伤是常见病之一,平时年发病率为总人口的5‰～10‰,其中 10%的患者需住院治疗。现代战争中,由于武器的发展,特别是燃烧武器的应用,烧伤发病率显著高于平时。如果发生核战争,烧伤将成为战伤的主要部分。第二次世界大战期间,日本广岛被原子弹轰炸后,受伤人员中烧伤发病率高达 75%以上。烧伤作为外伤和创伤,以往多归属于外科或皮肤科。一直到第二次世界大战后期,由于烧伤伤员骤增,才受到人们的重视,并被作为独立的学科进行研究。我国在 1958 年以后,才开展了正规的烧伤防治工作。

二、病理生理分期与临床表现

根据烧伤的病理生理特点,一般将烧伤临床发展过程分为四期,各期之间相互交错,烧伤越重,其关系越密切。

(一)体液渗出期

除损伤的一般反应外,无论烧伤深浅或面积大小,伤后迅速发生的变化均为体液渗出。体液渗出的速度，一般以伤后 6～12 h 内最快，持续 24～36 h，严重烧伤可延长至 48 h 以上。在较小面积的浅度烧伤，体液渗出主要表现为局部的组织水肿，一般对有效循环血量无明显影响。当烧伤面积较大(一般指Ⅱ、Ⅲ度烧伤面积成人在 15%，小儿在 5%以上者)，尤其是抢救不及时或不当，人体不足以代偿迅速发生的体液丧失时，则循环血量明显下降，导致血流动力与流变学改变，进而发生休克，此期又称为休克期。

(二)急性感染期

感染是对烧伤患者的另一严重威胁，其继发于休克或在休克的同时发生。

严重烧伤易发生全身性感染的原因主要如下。

(1)皮肤、黏膜屏障功能受损，为细菌入侵打开了门户。

(2)机体免疫功能受抑：烧伤后，尤其是早期，体内与抗感染有关的免疫系统各组分均受不同程度损害，免疫球蛋白和补体丢失或被消耗。

(3)机体抵抗力降低：烧伤后 3～10 天，正值水肿回吸收期，患者在遭受休克打击后，各系统器官功能尚未恢复，人体抵抗力处于低潮。

(4)易感性增加：早期缺血缺氧损害是机体易发生全身性感染的重要因素。防治感染是此期的关键。

(三)创面修复期

创面修复过程在伤后不久即开始。创面修复所需时间与烧伤深度等多种因素有关，无严重感染的浅Ⅱ度和部分深Ⅱ度烧伤，可自愈。但Ⅲ度和发生严重感染的深Ⅱ度烧伤，由于上皮被毁，创面只能由创缘的上皮扩展覆盖。如果创面较大，不经植皮多难自愈或需时较长，或愈合后瘢痕较多，易发生挛缩，影响功能和外观。Ⅲ度烧伤和发生严重感染的深Ⅱ度烧伤溶痂时，大量坏死组织液化，适于细菌繁殖，感染机会增多。且脱痂后大片创面裸露，成为开放门户，不仅利于细菌入侵，而且体液和营养物质大量丧失，使机体抵抗力和创面修复能力显著降低，成为发生全身性感染的又一高峰时机。此期的关键是加强营养，提高机体修复功能，增加机体抵抗力，积极消灭创面和防治感染。

(四)康复期

深度创面愈合后，可形成瘢痕，严重者影响外观和功能，需要锻炼、工疗-体疗和整形以期恢复；某些器官功能损害及心理异常也需要一恢复过程；深Ⅱ度和Ⅲ度创面愈合后，常有瘙痒或疼痛、反复出现水疱，甚至破溃，并发感染，形成“残余创面”，这种现象的终止往往需要较长时间；严重大面积深度烧伤愈合后，由于大部分汗腺被毁，机体调节体温的能力下降，在盛暑季节，这类伤员多感全身不适，常需 2～3 年调整适应。

三、诊断

(一)烧伤面积的计算

一般采用 9 分法，将体表面积划分为 11 个 9%的等份，另加 1%，构成 100%的体表面积，即头颈部＝1×9%；躯干＝3×9%；两上肢＝2×9%；双下肢＝5×9%＋1%，共为 11×9%＋1%。另外，无论性别、年龄，患者并指的掌面约占体表面积的 1%，如医生手掌与患者大小相近，可直接用医生手掌估算，适用于小面积烧伤的简单估算。

(二)烧伤深度的识别

一般采用三度四分法，即分为Ⅰ度、浅Ⅱ度、深Ⅲ度、Ⅲ度。前两者成为浅部烧伤，后两者则称为深度烧伤。

Ⅰ度烧伤：损害仅在表皮浅层，生发层完好，再生能力强。表面呈红斑状、干燥，伴烧灼感，一般 3～7 天脱屑痊愈，短期内可有色素沉着。

浅Ⅱ度烧伤：损害伤及表皮的生发层及真皮乳头层。局部红肿明显，大小不一的水疱形成，内含淡黄色澄清液体，创面红润、潮湿、疼痛明显。如不感染，1～2 周内愈合，一般不留瘢痕，多数有色素沉着。

深Ⅱ度烧伤：损害累及皮肤的真皮层，深浅不尽一致，可伴水疱，去疱皮后，创面微湿，红白相间，痛觉较迟钝。如不感染，可依赖真皮层内残存的上皮细胞增殖融合修复，需时 3～4 周，但常伴瘢痕增生。

Ⅲ度烧伤：全皮层烧伤甚至达到皮下肌肉或骨骼，创面无水疱，呈蜡白色或焦黄色甚至炭化，痛觉消失，皮层坏死后形成焦痂，因皮肤已全部烧毁，无上皮再生的来源，必须靠植皮愈合。

(三)烧伤严重性分级

按照烧伤的面积及深度，一般将烧伤分为以下几种类型。

轻度烧伤：Ⅱ度烧伤面积9%以下。

中度烧伤：Ⅱ度烧伤面积10%～29%，或Ⅲ度烧伤面积不足10%。

重度烧伤：烧伤总面积30%～49%；或Ⅲ度烧伤面积10%～19%；或Ⅱ度、Ⅲ度烧伤面积虽不到上述比例，但已发生休克、呼吸道烧伤等并发症或较严重复合伤。

特重烧伤：烧伤总面积达50%以上；或Ⅲ度烧伤20%以上；或已并发严重的并发症。

四、治疗

(一)现场急救、转送与初期处理

现场抢救的目的是尽快消除致伤原因，脱离现场，同时进行必要的生命支持治疗。

1. 迅速脱离热源　尽快通过冷水冲淋、就地翻滚等方法熄灭火焰，脱去烧伤衣物。

2. 保护受伤部位　可用干净敷料或布类替代物尽可能保护创面不受污染及损伤。

3. 维持呼吸道通畅　烧伤常常伴有呼吸道灼热伤，应特别注意保持呼吸道的畅通，必要时行气管切开，给予吸氧。

4. 其他　包括抗休克、镇痛等对症治疗及安慰和鼓励等心理疗法。

(二)入院后的治疗

1. 创面处理　应剃净创周毛发，清洁健康皮肤，估算烧伤面积、深度。Ⅰ度烧伤无需其他特殊处理，可自行消退。浅Ⅱ度水疱皮应予保留，水疱过大者，可用消毒空针抽去多余液体。深度烧伤应将水疱清除，应特别注意Ⅲ度烧伤有无环形焦痂的压迫，必要时可切痂或削痂，并立即移植皮肤。

2. 生命支持治疗　尤其是中重度烧伤患者，需记录血压、脉搏、呼吸，立即建立2条及以上静脉输液通道开始输液，留置导尿管，认真记录每小时尿量。维持水、电解质平衡，补充营养，维护脏器功能。

3. 休克的防治　液体疗法是防治烧伤休克的主要措施，应根据烧伤面积进行早期补液方案的确立，伤后第一个24 h，每1%烧伤面积每千克体重应补胶体和电解质溶液共1.5 mL，其中胶体溶液与晶体溶液的配比为0.5∶1，另加5%葡萄糖溶液补充水分2000 mL。第二个24 h，胶体和电解质溶液为第一个24 h的一半，水分补充仍为2000 mL。

4. 抗感染　导致烧伤全身性感染的主要原因是休克造成体表防御功能下降及创面污染，因此及时有效地纠正休克、正确处理创面是防治感染的重要措施，同时可针对致病菌选择敏感抗生素，应及早用药，可联合用药。

第四节　心肺复苏

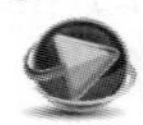

学习目标

识记：

1. 能够准确说出心肺复苏的抢救步骤。
2. 能准确说出心搏骤停的判定方法。
3. 能简要描述心搏骤停的常见原因。

理解：

1. 能够用自己的语言描述心肺复苏的抢救流程。
2. 能够对心肺复苏是否成功做出判断。

应用：

1. 能够自觉将医疗规范与康复健康理念贯穿于疾病治疗的全过程。
2. 能用所学知识与技能对患者的疾病进行诊断和治疗。

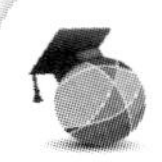

任务引领

女性,66 岁,路边行走时突发意识不清、呼吸微弱 10 min。既往有冠心病史。
任务 1:请在 3 min 之内判定患者是否发生心搏骤停?
任务 2:若发现患者颈动脉搏动消失及双侧瞳孔散大,应如何施救?

一、概述

心肺复苏(cardiopulmonary resuscitation,CPR)是对心搏骤停患者采取的以恢复其循环、呼吸功能为目的的抢救措施,是每一名医护人员必须掌握的常规操作技术。心搏骤停(cardiac arrest)是指心脏有效的机械活动突然停止。一旦发生,将立刻导致脑和其他器官血流中断,并由此引起意识丧失、呼吸停止等严重后果,甚至猝死。但从生物学角度来看,此时机体并未真正死亡,这是因为机体组织的代谢还没有完全停止,人体活动的基本单位——细胞仍维持着微弱的生命活动,若能得到及时有效的救治,则可能免于死亡。因此,无论何种原因所致的心搏骤停,处理原则基本相同。首要任务就是尽快建立有效通气与有效循环,保证重要脏器及早恢复血供与氧供。

(一)心搏骤停的常见病因

绝大多数心搏骤停为致命性心律失常所致(90%),其中 80%为心室颤动,20%为心室停搏。引发致命性心律失常的基础病变最常见的是冠状动脉粥样硬化性心脏病(约占 75%)。其他病变还有心脏瓣膜病、心肌病变、心脏电生理异常(如心脏传导系统纤维化、先天性长 Q-T 间期综合征)、大失血和严重休克、药物中毒以及电解质平衡失调(如低钾血症、低镁血症)等。

(二)心搏骤停的诊断

主要根据临床表现迅速做出判断,心电图则有助于进一步确定心搏骤停的临床类型并指导治疗。

1. 临床表现

(1)意识突然丧失,伴有或不伴有抽搐。

(2)心搏及大动脉搏动消失。

(3)呼吸呈叹息样或停止。

(4)瞳孔散大,对光反射消失。

(5)皮肤苍白或发绀。

2. 心电图表现　心搏骤停时,心脏泵血功能丧失,但心电活动并非完全停止,根据常见心电图表现可分为三种类型。

(1)心室颤动:心室肌呈不规则蠕动,心排血量几乎为零。此型最为常见。

(2)心室停搏:心室完全丧失了电活动能力。心电图示直线或仅有心房波,室上性激动不能达到心室。

(3)心电-机械分离:心脏已无有效的机械功能,但仍保留节律性的心电活动。心电图上表现为宽而慢且有畸形的 QRS 波形。

(三)心肺脑复苏的分期

一般医院外或无现代化医疗设备的现场急救可按目前国际通用的 A(开放呼吸道)、B(人工呼吸)、C(建立人工循环)方案进行,以尽可能恢复心跳和呼吸为主要目的,尽快呼叫急救医护人员到场协助抢救。如在医院内抢救,特别是在急救设备完善的情况下,应按复苏程序给予正规化处理,即分为以下几步:①初期心肺复苏,又称为基本生命支持;②中期心肺复苏,又称为进一步生命支持;③后期心肺复苏,又称为脑复苏。

二、初期心肺复苏

初期心肺复苏，是心搏骤停现场急救的最初抢救形式和最基本的常规操作技术。BLS的目的是尽快对被抢救者的重要器官供血、供氧，延长机体耐受死亡的时间，争取创造进一步生命支持的机会。基本生命支持进行得是否及时、操作是否准确、有效常常关系到整体复苏的成败。基本生命支持操作技能与相关问题是心搏骤停抢救的关键环节。

(一)初期心肺复苏的程序与操作要点

无论在医院内或医院外，当发现患者已发生心搏骤停应立即呼救，以取得他人或同事的帮助。特别是在医院外及无抢救条件的基层诊所，应尽快呼叫急救医护人员到场协助救治(国内统一电话:120)。同时，无论患者当时处于何种姿态或体位，都应迅速摆放为头、颈与躯干在同一个轴面的仰卧位，双臂自然置于躯干两侧以符合复苏操作的基本需要。对位于软垫床上的患者应在背部衬垫硬木平板，其他情况下则应使其仰卧于平坦的地面上。对头、颈部发生创伤或怀疑有损伤的患者在摆放体位时，应将头、肩、躯干作为整体同步翻转，切莫任意转动患者。

无论何种原因所致的心搏骤停，最初的急救措施基本相同。它包含了ABCD四个步骤：即开放气道、人工通气、人工循环和药物使用。

1. 开放气道(A，airway)　意识丧失的患者常因舌根后坠而阻塞气道。此外，呼吸道分泌物、呕吐物、异物等也常造成气道阻塞。开放气道是心肺复苏的先决条件。

解除舌后坠应用仰头-抬颏法效果最佳，术者一手置于患者前额，向后加压使头后仰，另一手的示、中指置于患者颏部，将颏上抬，抬高程度以患者唇齿未完全闭合为限。其余还有托颌法、仰头-抬颈法和舌-颌上举法。在解除舌后坠的基础上应迅速清除患者口中的异物或呕吐物，发现义齿应立即取下。

2. 人工通气(B，breathing)　在呼吸道畅通后，立即通过“耳听、眼看、面感觉”来判断有无呼吸。方法：救助者将患者维持开放气道位置，用耳贴近患者口鼻，头部侧向患者胸部：听有无气流通过患者呼吸道的声音；感觉患者有无呼出的气流；看患者胸腹部有无起伏。若确定无自主呼吸，应立即进行人工通气。

在心搏骤停现场，若因条件限制不能立即对患者行气管内插管机械通气，应迅速采用口对口或口对鼻人工呼吸等措施，以免延误抢救时机。口对口人工呼吸的主要原理是抢救者将呼出气吹入患者肺内而使肺扩张，利用肺及胸廓自身弹性回缩力使患者将气体呼出。

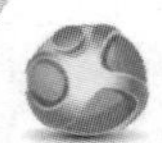

知识拓展

《2010年国际心肺复苏指南》对于心肺复苏的优先顺序给予调整，由原来的A—B—C调整为C—A—B。它更加强调胸外心脏按压的重要性，认为如果旁观者没有经过心肺复苏训练，可以提供只有胸外按压的CPR，即“用力按，快速按”，CPR中不再有“眼看耳听面感觉”而是在30次按压之后，开放气道，人工吹气2次。

口对口人工通气的操作要点：在确认呼吸道通畅后，术者用置于患者前额之手的拇、示指捏住双侧鼻孔，另一手托起被抢救者下颌，自行深吸气后，用口唇严密包盖被抢救者口部，再用适当的力量缓慢吹气；每次吹气应持续2 s以上，以可见被抢救者胸廓出现抬举动作为准(800～1000 mL气体)。吹气完毕后应立即与患者口部脱离并放松捏住鼻孔的手，让患者自然呼气。无论实施单人或双人CPR按压、通气之比应为30∶2；如抢救者只是实施人工呼吸而不行CPR，通气频率应为10～12次/分。

判定人工通气的有效标志：①随被动人工呼吸运动可见胸廓规律有效起伏；②听到或感知被抢救者气道有气流呼出；③人为吹入气体时可感到被抢救者气道阻力规律性升高；④发绀状态缓解。

3. 人工循环(C，circulation)　人工循环是指用人工的方法促使经人工呼吸后的氧合血液从肺部流向心脏，再经动脉供应全身组织器官。心搏骤停后建立人工循环的重要方法是徒手胸外心脏按压术，它既适合医院内又适合医院外，是心脏复苏抢救的基本方法。

胸外心脏按压术的操作要点：急救者双手手指交叉（或伸直）重叠，以一手掌根置于被抢救者胸骨中下1/3处，确保手掌根部长轴与胸骨长轴一致，两肘关节伸直，上肢呈一直线，借助肩部及上半身力量垂直向下按压；要保证手掌根部的全部力量压在胸骨上，每次按压的方向必须与胸骨垂直。为达到有效的按压，可根据患者体形大小增加或减少按压幅度，胸骨下陷至少5 cm，每次按压结束手掌根部不离开胸壁，双手位置保持固定。按压频率至少为100次/分，按压与放松间隔时间各占50%。

胸外心脏按压的主要并发症：肋骨、胸骨及脊柱骨折、连枷胸、脏器撕裂（如肺、肝、心脏等）、肺或脑脂肪栓塞、气胸、血胸。

心脏按压有效的指标：①能触及大动脉搏动或收缩压＞60 mmHg。②口唇、指甲床及皮肤颜色由发绀转为红润。③扩大的瞳孔逐渐回缩或出现睫毛反射。④呼吸状态改善或出现自主呼吸。⑤昏迷逐渐变浅或出现挣扎。

（二）终止心肺复苏操作的指标

（1）被抢救者自主呼吸及心搏已经恢复。

（2）复苏操作已达30 min而患者仍呈深度昏迷，且自主呼吸、心跳一直未能恢复。

（3）心电图示波一直呈现直线。

三、中期心肺复苏

中期心肺复苏即进一步生命支持，是指在初步CPR基本生命支持基础上，迅速采用必要的辅助设备及特殊技术来巩固、维持有效通气和血液循环的救治过程。应与基础生命支持同步进行。

（一）气管插管

气管插管是建立人工气道的可靠方法，插入附有套囊的气管导管后，迅速使用呼吸机进行机械通气，不仅有益于充分供氧，而且还便于清除呼吸道分泌物及防止呕吐物误吸。在有条件的情况下，尽量选择气管内插管机械通气代替口对口人工呼吸。

（二）电除颤

电除颤是治疗心室颤动最有效的方法，及早采用对存活率影响很大。电除颤可使所有心肌纤维在瞬间同步除极，造成短暂的心搏骤停，使窦房结和房室结得以发放和下传激动，从而恢复窦性心律或有效的心室收缩活动。

成人胸外电除颤时应将已涂好导电膏或用盐水浸湿纱布包裹的电极板一端放在患者右胸侧锁骨下方，另一端放在左胸侧乳头内侧。电极板应与胸壁紧密接触，放电时术者及辅助人员应使身体离开病床。电除颤的理想能量尚无定论，但有一点是肯定的，能量越小对心肌的损伤越小。首次能量一般为200 J，若未成功第2次除颤能量可增至300 J，仍未成功时应立即进行第3次除颤，电量最大不超过360 J。必要时可辅助用药，提高电除颤成功率。

目前专家已对在心搏骤停后及早除颤的重要性达成共识，当院外心搏骤停事件被目击或者发生院内心搏骤停事件时，假如在现场可以立刻获得除颤器的话，急救人员应当立刻进行CPR（胸外按压和人工呼吸）和尽早使用除颤器；当院外心搏骤停事件发生时未被目击，尤其是快速反应时间超过5 min者，推荐先给予CPR然后给予电击除颤。

（三）药物治疗

心搏骤停时应及早建立静脉通道，以供输液和给予急救药品，一般宜选择直接通入中心静脉的大静脉（肘静脉、锁骨下静脉等），以便药物尽快起效。必要时也可选择气管内注入、心内注射等方法给药。

药物的选择与治疗目标密切相关，改善器官灌注、恢复自主循环可选肾上腺素、血管加压素等；降低除颤阈可选利多卡因、普鲁卡因胺等；增强窦房结组织的兴奋性可选用阿托品、异丙肾上腺素；纠正酸中毒可选用碳酸氢钠等碱性药物。

四、后期心肺复苏

后期心肺复苏又称为长程生命支持阶段(脑复苏),是指自主循环和呼吸恢复后继续采取一系列措施,确保脑功能的恢复,同时继续维护其他器官的功能。脑复苏的重要性日益受到临床和社会的高度重视,特别是目前临床已将神志是否清醒视为脑复苏的重要标志,脑功能是否能恢复也成为复苏的最为重要的关键环节。

脑复苏的救治措施主要包括:通过维持有效的平均动脉压及控制颅内压以保护脑组织有效灌注(冬眠疗法、脱水疗法等);脑再灌注损伤的药物防治(巴比妥类、钙通道阻滞剂、自由基清除剂);促进细胞代谢的药物(三磷酸腺苷、辅酶A、B族维生素等)。

(孙晓琪)

第五章 传染病

L I N C H U A N G J I B I N G G A I Y A O

第一节　概述

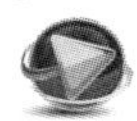

学习目标

识记：

能够准确说出传染病的流行过程及其影响因素。

理解：

1. 能够用自己的语言描述传染病的特征。
2. 明确传染病流行过程的基本环节。
3. 能够准确识别传染病的特征，掌握传染病的预防措施。

应用：

1. 能够自觉将医疗规范与康复健康理念贯穿于疾病治疗的全过程。
2. 能用所学知识与技能协助主治医生对患者的疾病康复进行指导。

传染病(infectious diseases)是由各种病原体引起的能在人与人、动物与动物或人与动物之间相互传播的一类疾病。

传染病是感染过程中的表现形式之一，不是唯一形式。研究传染病在机体发生、发展和转归的原因和规律，研究其诊断治疗措施，促进患者恢复健康，并消除其传染性以防止疾病传播的科学为传染病学。我国在传染病的防治方面取得了卓越的成就，已建成较完整的预防保健工作体系，传染病在死因顺位中从首位下降到10位。

一、传染与免疫

免疫是机体的一种保护性反应，通过识别和排除病原体和抗原性异物，达到维护机体的生理平衡和内环境的稳定。传染过程中，人体的免疫反应分为非特异性免疫和特异性免疫两种。

1. 非特异性免疫　先天就有的，并非针对某一特定抗原物质的免疫反应应答。有种的差异，具有稳定性，可遗传给子代。

2. 特异性免疫　又称获得性免疫，具有特异性，可抵抗同一种微生物的重复感染，不能遗传。分为细胞免疫与体液免疫两类。

3. 变态反应　指抗原与抗体在体内的相互作用中，转变为对人体不利的因素的表现，出现异常免疫反应，即过敏反应。

二、传染病流行过程及其影响因素

传染病在人群中的发生、传播和终止的过程，称为传染病的流行过程。

(一)流行过程的基本环节

传染病的流行必须具备三个基本环节就是传染源、传播途径和易感人群。三个环节必须同时存在，方能构成传染病流行，缺少其中的任何一个环节，新的传染不会发生，不可能形成流行。

1. 传染源　是指体内带有病原体，并不断向体外排出病原体的人和动物。包括患者和病原携带者。

2. 传播途径　病原体从传染源排出体外，经过一定的传播方式，到达与侵入新的易感者的过程，谓之传播途径。

3. 易感人群　是指人群对某种传染病病原体的易感程度或免疫水平。

(二)影响流行过程的因素

1. 自然因素　包括地理因素与气候因素。大部分虫媒传染病和某些自然疫源性传染病，有较严格的地区和季节性。

2. 社会因素　主要是人民的生活水平，与社会卫生保健事业的发展，预防疾病、普及卫生保健知识密切相关。

三、传染病特征

(一)基本特征

1. 有病原体　每种传染病都有其特异的病原体，包括病毒、立克次体、细菌、真菌、螺旋体、原虫等。

2. 有传染性　病原体从宿主排出体外，通过一定的方式，到达新的易感染者体内，呈现出一定的传染性，其传染强度与病原体的种类、数量、毒力、易感者的免疫状态等有关。

3. 有流行性、地方性、季节性

(1)流行性　按传染病流行过程的强度和广度分为以下几种。散发：是指传染病在人群中散在发生。流行：是指某一地区或某一单位，在某一时期内，某种传染病的发病率，超过了历年同期的发病水平。大流行：指某种传染病在一个短时期内迅速传播、蔓延，超过了一般的流行强度。暴发：指某一局部地区或单位，在短期内突然出现众多的同一种疾病的患者。

(2)地方性　指某些传染病或寄生虫病，其中间宿主受地理条件、气温条件变化的影响，常局限于在一定的地理范围内发生。如虫媒传染病、自然疫源性传染病。

(3)季节性　指传染病的发病率，在年度内有季节性升高。此与温度、湿度的改变有关。

4. 有免疫性　传染病痊愈后，人体对同一种传染病病原体产生不感受性，称为免疫。

(二)临床特征

按传染病的发生、发展及转归可分为四期。

(1)潜伏期　即指从病原体侵入人体起，至首发症状的时间。不同传染病其潜伏期长短各异，短至数小时，长至数月乃至数年，如狂犬病等。

(2)前驱期　潜伏期末至发病期前，出现某些临床表现的一短暂时间，一般为1～2天，呈现乏力、头痛、微热、皮疹等表现。多数传染病看不到前驱期。

(3)发病期(症状明显期)　各种传染病特有的症状和体征，随病情发展陆续出现的时期。症状由轻而重，由少而多，逐渐或迅速达高峰。随机体免疫力的产生与提高趋向恢复。

(4)恢复期　病原体完全或基本消灭，免疫力提高，病变修复，临床症状陆续消失的时段。多数痊愈，少数疾病可留有后遗症。

四、传染病诊断和治疗原则

(一)诊断

1. 临床特点　包括详细询问病史及体格检查的发现，加以综合分析。依其潜伏期长短，起病的缓急，发热特点、皮疹特点、中毒症状、特殊症状及体征可做出初步诊断。

2.流行病学资料　包括发病地区、发病季节、既往传染病情况、接触史、预防接种史;还包括年龄、籍贯、职业、流行地区旅居史等,结合临床资料的归纳分析,有助于临床诊断。

3.实验室检查　包括三大常规检查、病原体检查、免疫学检查、分子生物学检测及其他检查等。

(二)治疗原则

1.治疗与预防相结合　一经确诊就应早期彻底治疗,有利于防止转为慢性,有助于消灭病原体,控制传染病的流行。治疗本身也是控制传染源的重要预防措施之一。在治疗患者的同时,必须做好隔离、消毒、疫情报告、接触者的检疫与流行病学的调查。

2.病原治疗与支持、对症治疗相结合　消灭病原体、中和毒素是最根本的有效治疗措施。支持与对症治疗是增强病原治疗,提高治愈率,促使患者早日康复的重要措施,也是实施病原治疗的基础。两者不可偏废其一。

五、传染病预防

针对传染病流行的三个基本环节,以综合性防疫措施为基础,认真贯彻预防的方针。其主要预防措施如下。

(一)管理传染源

对患者和病原体携带者实施管理,要求早发现、早诊断、早隔离,积极治疗患者及加强对感染动物的管理与处理。

(二)切断传播途径

根据传染病的不同传播途径,采取不同的防疫措施。

(三)保护易感人群

提高人群抵抗力,有重点、有计划地预防接种,提高人群特异性免疫力。

第二节　病毒性肝炎

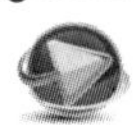

学习目标

识记:

1.能够准确说出病毒性肝炎的主要临床表现。

2.能简要描述病毒性肝炎的常规辅助检查。

3.能准确说出病毒性肝炎的治疗方案。

理解:

1.能够用自己的语言描述典型病毒性肝炎的临床表现。

2.明确典型病例的临床特点,并可分析其异常改变的原因。

应用:

1.能够自觉将医疗规范与康复健康理念贯穿于疾病治疗的全过程。

2.能用所学知识与技能协助主治医生对患者的疾病康复进行指导。

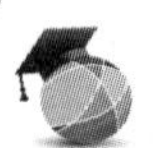

任务引领

患者,男性,25岁,因发热、恶心、食欲减退2周,皮肤黄染1周来诊。患者于2周前无明显诱因发热达38 ℃,无发冷和寒战,不咳嗽,但感全身不适、乏力、食欲减退、恶心、右上腹不适,偶尔呕吐,曾按上感和胃病治疗无好转。1周前皮肤黄染,尿色较黄,无皮肤瘙痒,大便正常,睡眠较差,体重无明显变化。既往体健,无肝炎和胆石症史,无药物过敏史,无输血史,无疫区接触史。

查体：T 37.6 ℃，P 80 次/分，R 20 次/分，BP 120/76 mmHg，皮肤略黄，无出血点，浅表淋巴结未触及，巩膜黄染，咽无充血，扁桃体不大，心肺无异常，腹软，肝肋下 2 cm，质软，轻压痛和叩击痛，脾不大，移动性浊音（一），双肾区无叩击痛，双下肢不肿。

化验：血 Hb 126 g/L，WBC 7.7×10^9/L，N 65%，L 30%，PLT 200×10^9/L，尿蛋白（一），尿胆红素（＋），尿胆原（＋），大便颜色加深，大便潜血试验（一）。

请完成以下任务：

（1）通过学习，请归纳与总结急性黄疸性肝炎的主要临床表现。

（2）你知道急性黄疸性肝炎的辅助检查项目吗？请简单描述常规检查项目。

（3）假如你是该患者的主治医生，请设计简单的医嘱。

病毒性肝炎（viral hepatitis）是由多种不同肝炎病毒引起的一组以肝脏损害为主的传染病，包括甲型肝炎（hepatitis A）、乙型肝炎（hepatitis B）、丙型肝炎（hepatitis C）、丁型肝炎（hepatitis D）及戊型肝炎（hepatitis E）。临床表现主要是食欲减退、疲乏无力，肝脏肿大及肝功能损伤，部分病例出现发热及黄疸；但多数为无症状感染者。其中，尤其以乙型、丙型肝炎易发展为慢性，少数患者可发展为肝硬化，极少数患者可呈重型肝炎的临床过程。慢性乙型肝炎病毒（HBV）感染及慢性丙型肝炎病毒（HCV）感染均与原发性肝细胞癌发生有密切关系。

一、病因和发病机制

（一）病原学

1. 甲型肝炎病毒（HAV） HAV 是一种 RNA 病毒，属微小核糖核酸病毒科，是直径约 27 nm 的球形颗粒，由 32 个壳微粒组成对称 20 面体核衣壳，内含线形单股 RNA。HAV 具有 4 个主要多肽，即 VP_1、VP_2、VP_3、VP_4。HAV 在体外抵抗力较强，在－20 ℃条件下可保存数年，其传染性不变，能耐受 56 ℃的温度 30 min 及 pH3 的酸度；加热煮沸（100 ℃）5 min 或干热 160 ℃ 20 min，紫外线照射 1 h，氯 1 mg/L 30 min或甲醛（1∶4000）37 ℃72 h 均可使之灭活。

2. 乙型肝炎病毒（HBV） HBV 是一种 DNA 病毒，属嗜肝 DNA 病毒科，是直径42 nm的球形颗粒。HBV 又名 Dane 颗粒，有外壳和核心两部分。外壳厚 7～8 nm，有表面抗原（HBsAg），核心直径 27 nm，含有部分双链、部分单链的环状 DNA、DNA 聚合酶、核心抗原及 e 抗原。

HBV 在体外抵抗力很强，紫外线照射，加热 60 ℃4 h 及一般浓度的化学消毒剂（如苯酚、硫柳汞等）均不能使之灭活，在干燥或冰冻环境下能生存数月到数年，加热 60 ℃持续 10 h，煮沸（100 ℃）20 min，高压蒸汽 122 ℃10 min 或过氧乙酸（0.5%）7.5 min 以上则可以灭活。

3. 丙型肝炎病毒（HCV） HCV 是一种具有脂质外壳的 RNA 病毒，直径 50～60 nm，其基因组为 10 kb单链 RNA 分子。HCV 的基因编码区可分为结构区与非结构区两部分，其非结构区易发生变异。HCV 与 HBV 及 HDV 无同源性，可能是黄病毒属中分化出来的一种新病毒。本病毒经加热 100 ℃ 10 min 或60 ℃10 h 或 1∶1000 甲醛 37 ℃96 h 可灭活。

4. 丁型肝炎病毒（HDV） HDV 是一种缺陷的嗜肝单链 RNA 病毒，需要 HBV 的辅助才能进行复制，因此 HDV 可以在存在 HBV 感染的基础上出现重叠感染。HDV 有高度的传染性及很强的致病力。

5. 戊型肝炎病毒（HEV） HEV 为直径 27～34 nm 的小 RNA 病毒。HEV 对氯仿敏感，在 4 ℃或－20 ℃下易被破坏，在镁离子或锰离子存在下可保持其完整性，在碱性环境中较稳定。HEV 存在于潜伏末期及发病初期的患者粪便中。

（二）发病机制

病毒性肝炎的发病机制目前未能充分阐明。

甲型肝炎病毒在肝细胞内复制的过程中仅引起肝细胞轻微损害，在机体出现一系列免疫应答（包括细

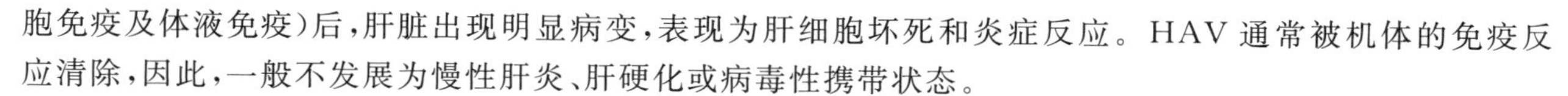

胞免疫及体液免疫)后,肝脏出现明显病变,表现为肝细胞坏死和炎症反应。HAV 通常被机体的免疫反应清除,因此,一般不发展为慢性肝炎、肝硬化或病毒性携带状态。

乙型肝炎病毒感染肝细胞并在其中复制,一般认为并不直接引起肝细胞病变,但 HBV 基因整合于宿主的肝细胞染色体中,可能产生远期后果。乙型肝炎的肝细胞损伤主要是通过机体一系列免疫应答所造成,其中以细胞免疫为主。

机体免疫反应的强弱及免疫调节机能是否正常与乙型肝炎的临床类型及转归有密切关系。若机体免疫功能(主要是清除功能)低下,病毒未得到彻底清除,肝细胞不断受到轻度损害,则表现为慢性迁延型肝炎、慢性活动型肝炎。

对丙型及戊型肝炎的发病机制目前了解很少。一些研究提示,丙型和戊型肝炎的发病机制有免疫系统的参与,肝细胞损伤主要是由免疫介导的。

对丁型肝炎的动物实验研究表明,HDV 与 HBV 重叠感染导致 HDV 大量复制,明显多于 HDV 与 HBV 联合感染者。HDV 对肝细胞具有直接致病性,乙型肝炎伴有 HDV 感染,尤其以两者重叠感染者肝细胞损伤明显加重。

各型病毒性肝炎之间无交叉免疫。HDV 与 HBV 联合感染或重叠感染可加重病情,易发展为慢性肝炎及重型肝炎,尤其是 HDV 重叠感染于慢性乙型肝炎者。HAV 或 HBV 重叠感染也使病情加重,甚至可发展为重型肝炎。

(三)病理改变

各型肝炎的肝脏病理改变基本相似。各种临床类型的病理改变如下。

1. 急性肝炎　肝脏肿大,表面光滑。镜下可见:肝细胞变性和坏死,以气球样变最常见。电镜下可见内质网显著扩大,核糖体脱落,线粒体减少,嵴断裂,糖原减少或消失。

2. 慢性肝炎

(1)慢性迁延型肝炎　肝脏大多较正常为大,质较软。镜下改变有以下 3 类。①慢性小叶性肝炎:以肝细胞变性、坏死及小叶内炎性细胞浸润为主。汇管区改变不明显。②慢性间隔性肝炎:有轻度的肝细胞变性及坏死,伴以小叶内炎性细胞浸润。汇管区纤维组织伸展入小叶内,形成间隔,间隔内炎性细胞很少,无假小叶形成。③慢性门脉性肝炎:肝细胞变性较轻,有少数点状坏死,偶见嗜酸性小体。汇管区有多数炎性细胞浸润,致使汇管区增大。但无界板破坏或碎屑状坏死。

(2)慢性活动型肝炎　肝脏体积增大或不大,质中等硬度。镜下改变可分为中、重两型。①中型慢性活动型肝炎:小叶周边有广泛的碎屑状坏死和主动纤维间隔形成。小叶内肝细胞变性及坏死均较严重,可见融合性坏死或桥形坏死以及被动性间隔形成。小叶结构大部分保存。②重型慢性活动型肝炎:桥形坏死范围更广泛,可累及多数小叶并破坏小叶完整性。

3. 重型肝炎

(1)急性重型肝炎:肝脏体积明显缩小,边缘变薄,质软、包膜皱缩。镜下见到广泛的肝细胞坏死消失,遗留细胞网支架,肝窦充血。有中性粒细胞、单核细胞、淋巴细胞及大量吞噬细胞浸润。

(2)亚急性重型肝炎:肝脏体积缩小或不缩小,质稍硬,肝脏表面和切面均有大小不等的再生结节。镜下可见新旧不等的大片坏死和桥形坏死,网织支架塌陷,有明显的汇管区集中现象。残存的肝细胞增生成团,呈假小叶样结构。

(3)慢性重型肝炎:在慢性活动型肝炎或肝硬化病变的基础上,有新鲜的大块或亚大块坏死。

4. 淤胆型肝炎　有轻度急性肝炎的组织学改变,伴以明显的肝内淤胆现象。

二、流行病学

(一)传染源

甲型肝炎的主要传染源是急性患者和隐性患者。病毒主要通过粪便排出体外,唾液、胆汁及十二指肠液也均有传染性。

乙型肝炎的传染源是急、慢性患者的病毒携带者。病毒存在于患者的血液及各种体液(汗、唾液、泪液、乳汁、羊水、阴道分泌物、精液等)中。

丙型肝炎的传染源是急、慢性患者和无症状病毒携带者。病毒存在于患者的血液及体液中。

丁型肝炎的传染源是急、慢性患者和病毒携带者。

HBsAg 携带者是 HDV 的保毒宿主和主要传染源。

戊型肝炎的传染源是急性及亚临床型患者。以潜伏末期和发病初期粪便的传染性最高。

(二)传播途径

甲型肝炎主要经粪、口途径传播。

乙型肝炎的传播途径包括:①输血及血制品以及使用污染的注射器或针刺等;②母婴垂直传播(主要通过分娩时吸入羊水、产道血液、哺乳及密切接触传染,通过胎盘感染者约 5%);③生活上的密切接触;④性接触传播。此外,尚有经吸血昆虫(蚊、臭虫、虱等)叮咬传播的可能性。

丙型肝炎的传播途径与乙型肝炎相同而以输血及血制品传播为主,且母婴传播不如乙型肝炎多见。

丁型肝炎的传播途径与乙型肝炎相同。

戊型肝炎通过粪-口途径传播,水源或食物被污染可引起暴发流行;也可经日常生活接触传播。

(三)人群易感性

人类对各型肝炎普遍易感,各种年龄均可发病。甲型肝炎感染后机体可产生较稳固的免疫力。乙型肝炎在高发地区新感染者及急性发病者主要为儿童,成年患者则多为慢性迁延型及慢性活动型肝炎。丙型肝炎的发病以成人多见,常与输血及血制品、药瘾注射、血液透析等有关。丁型肝炎的易感者为 HBsAg 阳性的急、慢性肝炎及或无症状携带者。戊型肝炎各年龄普遍易感,感染后具有一定的免疫力。各型肝炎之间无交叉免疫,可重叠感染或先后感染。

三、临床表现

各型肝炎的潜伏期长短不一。甲型肝炎为 2～6 周(平均 1 个月);乙型肝炎为 6 周～6 个月(一般约 3 个月);丙型肝炎为 5～12 周(平均约 8 周)。

(一)急性肝炎

1.急性黄疸型肝炎　病程可分为 3 个阶段。

(1)黄疸前期:多以发热起病,伴以全身乏力,食欲不振,厌油,恶心,甚或呕吐,常有上腹部不适、腹胀、便秘或腹泻;少数病例可出现上呼吸道症状,或皮疹、关节痛等症状。尿色逐渐加深,至本期末尿色呈红茶样。肝脏可轻度肿大,伴有触痛及叩击痛。化验:尿胆红素及尿胆原阳性,血清丙氨酸转氨酶明显升高。本期一般持续 5(3～7)天。

(2)黄疸期:尿色加深,巩膜及皮肤出现黄染,且逐日加深,多于数日至 2 周内达高峰,然后逐渐下降。在黄疸出现后发热很快消退,而胃肠道症状及全身乏力则见增重,但在黄疸即将减轻前迅速改善。肝功能改变明显。本期持续 2～6 周。

(3)恢复期:黄疸消退,精神及食欲好转。肿大的肝脏逐渐回缩,触痛及叩击痛消失。肝功能恢复正常。本期持续 1～2 个月。

2.急性无黄疸型肝炎　起病大多徐缓,临床症状较轻,仅有乏力、食欲不振、恶心、肝区痛和腹胀、溏便等症状,多无发热,也不出现黄疸。肝常肿大伴触痛及叩击痛;少数有脾肿大。肝功能改变主要是 ALT 升高。多于 3 个月内逐渐恢复。部分乙型及丙型肝炎患者可发展为慢性肝炎。

(二)慢性肝炎

1.慢性迁延型肝炎　急性肝炎病程达半年以上,仍有轻度乏力、食欲不振、腹胀、肝区痛等症状,多无黄疸。肝肿大伴有轻度触痛及叩击痛。肝功能检查主要是 ALT 单项增高。病情延迁不愈或反复波动可达 1 年至数年,但病情一般较轻。

2.慢性活动型肝炎　既往有肝炎史,目前有较明显的肝炎症状,如倦怠无力、食欲差、腹胀、溏便、肝区痛等面色常晦暗,一般健康状况较差,劳动力减退。肝肿大、质较硬,伴有触痛及叩击痛,脾多肿大。可出现黄疸、蜘蛛痣、肝掌及明显痤疮。肝功能长期明显异常,ALT 持续升高或反复波动,白蛋白降低,球蛋白升高,丙种球蛋白及 IgG 增高,凝血酶原时间延长,自身抗体及类风湿因子可出现阳性反应,循环免疫复合物可增多而补体 C_3、C_4 可降低。

(三)重型肝炎

1. 急性重型肝炎 亦称暴发型肝炎。特点:起病急,病情发展迅猛,病程短(一般不超过10天)。患者常有高热,消化道症状严重(厌食、恶心、频繁呕吐、鼓肠等)、极度乏力。在起病数日内出现神经、精神症状(如性格改变、行为反常、嗜睡、烦躁不安等)。体检有扑翼样震颤、肝臭等,可急骤发展为肝昏迷。黄疸出现后,迅速加深。出血倾向明显(鼻衄、淤斑、呕血、便血等),肝脏迅速缩小,亦出现水肿。腹腔积液及肾功能不全。实验室检查:外周血白细胞计数及中性粒细胞增高,血小板减少;凝血酶原时间延长,凝血酶原活动度下降,纤维蛋白原减少。血糖下降;血氨升高;血清胆红素上升,ALT升高,但肝细胞广泛坏死后ALT可迅速下降,形成"酶胆分离"现象。尿常规可查见蛋白及管型,尿胆红素呈强阳性。

2. 亚急性重型肝炎 起病初期类似于一般急性黄疸型肝炎,但病情进行性加重,出现高度乏力、厌食、频繁呕吐、黄疸迅速加深,血清胆红素升高(>171.0 μmol/L(10 mg/dL)),常有肝臭,顽固性腹胀及腹腔积液(易并发腹膜炎),出血倾向明显,常有神经、精神症状,晚期可出现肝肾综合征,死前多发生消化道出血、肝性昏迷等并发症。肝脏缩小或无明显缩小。病程可达数周至数月,经救治存活者大多发展为坏死后肝硬化。实验室检查:肝功能严重损害,血清胆红素升高,ALT明显升高,或ALT下降与胆红素升高呈"酶肝分离";血清白蛋白降低,球蛋白升高,白蛋白、球蛋白比例倒置,丙种球蛋白增高;凝血酶原时间明显延长,凝血酶原活动度下降;胆固醇酯明显降低。

3. 慢性重型肝炎 在慢性活动型肝炎或肝硬化的病程中病情恶化出现亚急性重型肝炎的临床表现。预后极差。

(四)淤胆型肝炎

淤胆型肝炎亦称毛细胆管型肝炎或胆汁淤积型肝炎。起病及临床表现类似急性黄疸型肝炎,但乏力及食欲减退等症状较轻而黄疸重且持久,有皮肤瘙痒等梗阻性黄疸的表现。肝脏肿大。大便色浅,转肽酶、碱性磷酸酶以及5-核苷酸酶等梗阻指标升高。ALT多为中度升高。尿中胆红素呈强阳性而尿胆原呈阴性。

四、实验室及其他检查

(一)病原学诊断

1. 甲型肝炎 ①急性期血清抗-HAV IgM阳性。②急性期及恢复期双份血清抗-HAV总抗体滴度呈4倍以上升高。③急性早期的粪便免疫电镜查到HAV颗粒。④急性早期粪便中查到HAAg。具有以上任何一项阳性即可确诊为HAV近期感染。⑤血清或粪便中检出HAV RNA。

2. 乙型肝炎

(1)现症HBV感染:具有以下任何一项即可做出诊断。①血清HBsAg阳性。②血清HBV DNA阳性或HBV DNA聚合酶阳性。③血清抗-HBc-IgM阳性。④肝内HVcAg阳性及(或)HBsAg阳性,或HBV DNA阳性。

(2)急性乙型肝炎:具有以下动态指标中一项者即可诊断。①HBsAg滴度由高到低,消失后抗-HBs阳转。②急性期血清抗-HBc-IgM呈高滴度,而抗-HBcIgG(—)呈低滴度。

(3)慢性乙型肝炎:临床符合慢性肝炎,且有现症HBV感染的一种以上阳性指标。

(4)慢性HBsAg携带者:无任何临床症状或体征,肝功能正常,血清HBsAg检查持续阳性达6个月以上者。

3. 丙型肝炎

(1)排除诊断法:凡不符合甲型、乙型、戊型病毒性肝炎诊断标准,并排除EB病毒、巨细胞病毒急性感染(特异性IgM抗体阴性)及其他已知原因的肝炎,如药物性肝炎、酒精性肝炎等,流行病学提示为非经口感染者,可诊断为丙型肝炎。

(2)特异性诊断:血清抗-HCV或HCV RNA阳性者。

4. 丁型肝炎 与HBV同时或重叠感染。

(1)血清中抗-HD-IgM阳性,或抗-HD阳性,或HDAg阳性。

(2)血清中HDV RNA阳性。

(3)肝组织内 HDAg 阳性。

5.戊型肝炎

(1)排除诊断法:凡不符合甲型、乙型、丙型、丁型、巨细胞病毒、EBV 急性感染及其他已知原因的肝炎,流行病学证明经口感染者,可诊断为戊型肝炎。

(2)特异性诊断:急性期血清抗-HEV-IgM 阳性,或急性期粪便免疫电镜找到 HEV 颗粒,或急性期抗-HEV 阴性而恢复期转为阳性者。

(二)其他

1.肝功能检查　肝功能异常程度取决于慢性病毒性肝炎的病情。

2.肝穿刺活体组织学检测　对经血清病毒学检测尚不能明确诊断者进行肝组织的肝炎病毒基因分析常有助于明确病原学诊断,而且还可对炎症活动度以及纤维化程度进行评价。

五、诊断要点

(一)诊断

1.急性肝炎

(1)急性无黄疸型肝炎:症状及肝功能损害均较轻,必须对流行病学资料、症状、体征及化检检查进行综合分析。其诊断依据如下。

①流行病学资料:半年内是否有与确诊的病毒性肝炎患者密切接触史,尤其是家族中有无肝炎患者有重要参考价值。半年内有无接受输血或血制品史,或消毒不严格的注射史或针刺史。有无水源、食物污染史等。

②症状:近期内出现的持续数日以上的、无其他原因可解释的乏力、食欲减退、厌油、腹胀、溏便和肝区痛等。

③体征:近期内肝脏肿大且有触痛、叩击痛。可伴脾脏轻度肿大。

④化验:主要为 ALT 活力增高。病原学检查阳性(详见病原学诊断)。

凡化验阳性,且其他 3 项中有 2 项阳性,或化验与症状或化验与体征明显阳性,且能排除其他疾病者,可诊断为急性无黄疸型肝炎。

凡单项 ALT 增高,或仅有症状、体征或仅有流行病学资料及其他 3 项中之一项均为疑似患者。疑似患者若病原学诊断阳性且排除其他疾病,可以确诊。

(2)急性黄疸型肝炎:根据急性发病具有急性肝炎的症状,体征化验异常,且血清胆红素在 17 μmol/L 以上,尿胆红素阳性,并排除其他原因引起的黄疸,可做出诊断。

2.慢性肝炎

(1)慢性迁延型肝炎:有确诊或可疑急性肝炎的病史,病程超过半年仍有轻度症状,伴有血清 ALT 升高或伴有其他肝功能轻度损害。或肝活体组织检查符合迁延型肝炎之诊断。

(2)慢性活动型肝炎:既往有肝炎史,或急性肝炎病程迁延,超过半年,而目前有较明显的肝炎症状;肝肿大,质中等硬度以上可伴有蜘蛛痣,面色晦暗、肝掌及脾肿大;血清 ALT 活力持续增高或反复波动,血清胆红素长期或反复增高,伴有白蛋白减少,球蛋白增多,白蛋白、球蛋白比例异常,或丙种球蛋白增高;可出现自身抗体或肝外损害。或肝活体组织检查符合慢性肝炎的组织学改变。

3.重型肝炎　凡急性、慢性肝炎或肝硬化患者出现高热、极度乏力、严重的消化道症状,黄疸进行性加深,有出血倾向、神经精神症状,肝脏进行性缩小,肝细胞明显损害,凝血酶原时间明显延长者,均应考虑为重型肝炎。

4.淤胆型肝炎　起病急,有持续 3 周以上的肝内梗阻性黄疸的症状及体征,肝炎症状较轻,肝脏肿大较明显;肝功能化验主要表现为梗阻性黄疸的化验结果;并可排除其他肝内、外梗阻性黄疸者,可诊断为急性淤胆型肝炎。在慢性肝炎基础上出现上述表现者,可诊断为慢性淤胆型肝炎。

(二)鉴别诊断

1.急性黄疸型肝炎　黄疸前期:应与上呼吸道感染、传染性单核细胞增多症、风湿热及胃肠炎等相鉴别。黄疸期:应与其他可引起黄疸的疾病相鉴别,如药物性肝炎、钩端螺旋体病、传染性单核细胞增多症、胆囊炎、胆石症等。

2. 无黄疸型肝炎及慢性肝炎　应与可引起肝(脾)肿大及肝功能损害的其他疾病相鉴别,如慢性血吸虫病、华支睾吸虫病、药物性或中毒性肝炎、脂肪肝等。

3. 慢性肝炎黄疸持续较久者　须与肝癌、胆管癌、胰头癌等相鉴别。

4. 重型肝炎　应与其他原因引起的严重肝损害,如药物中毒、暴发性脂肪肝等进行鉴别。此外,在急性重型肝炎临床黄疸尚不明显时,应注意与其他原因引起的消化道大出血、昏迷、神经精神症状相鉴别。

六、治疗原则和药物治疗要点

一般采用综合疗法,以适当休息和合理营养为主,根据不同病情给予适当的药物辅助治疗,同时避免饮酒、使用肝毒性药物及其他对肝脏不利的因素。

(一)急性肝炎

多为自限性疾病。若能在早期得到及时休息、合理营养及一般支持疗法,大多数患者能在3～6个月内临床治愈。

1. 休息　发病早期必须卧床休息,至症状明显减轻、黄疸消退、肝功能明显好转后,可逐渐增加活动量,以不引起疲劳及肝功能波动为度。在症状消失,肝功能正常后,再经1～3个月的休息观察,可逐步恢复工作。但仍应定期复查1～2年。

2. 营养　发病早期宜给予易消化、适合患者口味的清淡饮食,但应注意含有适量的热量、蛋白质和维生素,并补充维生素C和B族维生素等。若患者食欲不振,进食过少,可由静脉补充葡萄糖溶液及维生素C。食欲好转后,应能给予含有足够蛋白质、碳水化合物及适量脂肪的饮食,不强调高糖低脂饮食,不宜摄食过多。

3. 中药治疗　可因地制宜,采用中草药治疗或中药方剂辨证治疗。急性肝炎的治疗应清热利湿、芳香化浊、调气活血。热偏重者可用茵陈蒿汤、栀子柏皮汤加减,或龙胆草、板蓝根、金钱草、金银花等煎服;湿偏重者可用茵陈四苓散、三仁汤加减。淤胆型肝炎多与湿热淤胆、肝胆失泄有关,在清热、解毒、利湿的基础上,重用消淤利胆药,如赤芍、黛矾散、硝矾散等。

(二)慢性肝炎

应采用中西医结合的方法治疗。

1. 休息　在病情活动期应适当卧床休息;病情好转后应注意动静结合;至静止期可从事轻体力工作;症状消失,肝功能恢复正常达3个月以上者,可恢复正常工作,但应避免过度劳累,且须定期复查。

2. 营养　应摄入高蛋白饮食;热量摄入不宜过高,以避免发生脂肪肝;也不宜食过量的糖,以免导致糖尿病。

3. 抗病毒药物治疗　此类药物有α-干扰素、聚肌苷酸、阿糖腺苷及单磷酸阿糖腺苷、无环鸟苷等。α-干扰素能阻止病毒在宿主肝细胞内复制,且具有免疫调节作用。治疗剂量每天不应低于100万U,皮下或肌内注射每天1次,亦有隔日注射1次者。疗程3～6个月。

4. 中医中药治疗　中医辨证论治,治疗原则为祛邪、补虚及调理阴阳气血。湿热未尽者可参照急性肝炎治疗;肝郁脾虚者宜舒肝健脾,用逍遥散加减;肝肾阴虚者宜滋补肝肾,用一贯煎加减;脾肾阳虚者宜补脾肾,用四君子汤合金匮肾气丸等;气阴两虚者宜气阴两补,用人参养荣汤加减;气滞血淤者宜调气养血,活血化淤,用鳖甲煎丸加减。

5. 免疫调节疗法　特异性免疫核糖核酸、非特异性免疫增强剂有胸腺素(肽)、香菇多糖、猪苓多糖等,可用于细胞免疫功能低下者。免疫抑制剂有泼尼松龙、地塞米松、硫唑嘌呤等,用于自身免疫指标阳性或有肝外系统表现,而HBsAg阴性,且经其他治疗无效的慢性活动型肝炎。

(三)重型肝炎

重型肝炎的治疗应及早采取合理的综合措施,加强护理,密切观察病情变化,及时纠正各种严重紊乱,防止病情进一步恶化。

1. 支持疗法

(1)严格卧床休息、精心护理,密切观察病情,防止继发感染。

(2)每天摄入热量维持在67～134 kJ/kg。饮食中的蛋白质含量应严格限制(低于20 g/d),昏迷者禁食蛋白质。给予足量的维生素(E、C、B族、K)并予以高渗葡萄糖溶液静脉滴注,其中可加能量合剂和胰岛素。有条件者可输入新鲜血浆、白蛋白或新鲜血。

(3)维持电解质和酸碱平衡　根据临床和血液化验结果确定电解质的补充量。低钾者每天应补钾3 g以上,低钠者可酌情给予生理盐水,不宜用高渗盐水纠正,使用利尿剂时注意防止发生低钾血症及碱中毒。

2.阻止肝细胞坏死,促使肝细胞再生　胰高糖素-胰岛素疗法有防止肝细胞坏死,促进肝细胞新生的作用;肝细胞再生因子具有促进肝细胞DNA合成和肝细胞再生的作用。

3.改善微循环　莨菪类药物有改善微循环障碍的作用,可采用东莨菪碱或山莨菪碱加于葡萄糖溶液内静脉滴注。丹参、低分子右旋糖酐也有改善微循环的作用。

4.对症治疗　肝细胞合成凝血因子减少所致的出血,可以适量应用一些止血药物,输入新鲜血、新鲜血浆、冻干血浆和凝血酶原复合物;如果发生肝性脑病,主要寻找和去除可能引起肝性脑病的诱因,防止氨中毒的发生,限制饮食中蛋白质的含量,维持氨基酸平衡;注意避免和消除引起肾功能不全的诱因,必要时可以用利尿剂;加强隔离,严格无菌操作,防止继发感染。

(四)淤胆型肝炎的治疗

酌情选用氢化可的松每天40～60 mg口服或氟美松每天10～15 mg溶于葡萄糖溶液内静脉滴注。瘙痒明显者可口服异丁嗪5 mg每天2次,或消胆胺每天2～3 g。

七、健康指导

1.保持良好的心情　培养乐观、开朗、宽容、放松的健康行为模式和品性。

2.适当休息　在肝炎症状明显期,应以卧床休息为主,特别是有黄疸的患者更应注意。卧床时间一般要持续到症状和黄疸明显消退,方可起床活动。

3.适度活动　起初可在室内散步等,以后可随症状和肝功能的改善及体力的恢复,逐渐增加活动范围和时间。如散步、打太极拳或做气功等。但应注意,以不感到疲劳为标准,切忌肝功能刚刚恢复正常就从事较重的体力劳动以及踢足球等剧烈活动。

4.增加蛋白质饮食供给　蛋白质一般应占总热能的15%,特别应保证一定数量的优质蛋白,如动物性蛋白质、豆制品等的供给。

5.脂肪摄入一般可不加限制　因肝炎患者多有厌油及食欲不振等症状,通常情况下,不会出现脂肪摄入过多的问题。

6.保证维生素供给　维生素B_1、维生素B_2、尼克酸等B族维生素以及维生素C,对于改善症状有重要作用。除了选择富含这些维生素的食物外,也可口服多种维生素制剂。

第三节　肺结核

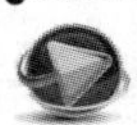

学习目标

识记:

1.能够准确说出肺结核的主要临床表现。

2.能简要描述肺结核的常规辅助检查。

3.能准确说出肺结核的治疗方案。

理解:

1.能够用自己的语言描述典型肺结核的临床表现。

2.明确典型病例的临床特点,并可分析其异常改变的原因。

3.能够准确区别肺结核、肺癌、慢性支气管炎。

应用:

1.能够自觉将医疗规范与康复健康理念贯穿于疾病治疗的全过程。

2.能用所学知识与技能协助主治医生对患者的疾病康复进行指导。

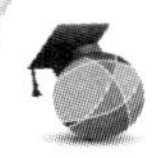

任务引领

患者，女性，59岁，间断咳嗽、咳痰5年，加重伴咯血2个月。患者5年前受凉后低热、咳嗽、咳白色黏痰，给予抗生素及祛痰治疗，1个月后症状不见好转，体重逐渐减轻，后拍胸片诊断为“浸润型肺结核”，肌内注射链霉素1个月，口服利福平、雷米封3个月，症状逐渐减轻，遂自行停药，此后一直咳嗽，咳少量白痰，未再复查胸片。2个月前劳累后咳嗽加重，少量咯血伴低热、盗汗、胸闷、乏力又来诊。发病以来进食少，大小便正常，睡眠差。既往体健，无药物过敏。

查体：T 37.6 ℃，P 90次/分，R 22次/分，BP 130/80 mmHg，无皮疹，浅表淋巴结未触及，巩膜无黄染，气管居中，两上肺呼吸音稍减低，并闻及少量湿啰音，心界不大，心率90次/分，律齐，无杂音，腹软，肝脾不大，双下肢不肿。

化验：血Hb 110 g/L，WBC 4.7×10^9/L，N 53%，L 47%，PLT 210×10^9/L，ESR 35 mm/h，大小便常规(—)。

请完成以下任务：

(1)通过学习，请归纳与总结肺结核的主要临床表现。

(2)肺结核的辅助检查项目有哪些？请简单描述常规检查项目。

(3)假如你是该患者的主治医生，请设计简单的医嘱。

结核病是由结核杆菌引起的慢性传染病，以肺结核最多见。流行严重地区的大量移民、人类免疫缺陷病毒(HIV)感染和耐多药性结核病导致国际结核病流行出现了第三次回升，当前结核病防治的形势十分严峻。

一、病因和发病机制

结核杆菌是引起结核病的病原菌，属于分枝杆菌属，对外界抵抗力较强。结核杆菌主要通过呼吸道传播，其次是消化道。

对结核杆菌的易感性取决于许多因素，自然抵抗力降低是易感的重要因素。感染结核杆菌后机体产生两种形式的免疫反应，即免疫反应和变态反应。当入侵结核杆菌的数量大、毒力强，人体免疫力处于劣势时，结核病容易发生和发展，反之感染后不易发病，即使发病也较轻微且易痊愈。

二、流行病学

结核病被列为我国重大传染病之一，是严重危害人民群众健康的呼吸道传染病。根据世界卫生组织的统计，我国是全球22个结核病流行严重的国家之一，同时也是全球27个耐多药结核病流行严重的国家之一。目前我国结核病年发病患者数约为130万，占全球发病数的14.3%，位居全球第2位。

三、临床表现

肺结核的临床表现可分为全身和呼吸系统两方面。这两方面表现均无特异性。

1.全身表现　全身表现主要为毒性症状。起病缓慢，病程较长，有低热、食欲不振、盗汗等。多数患者无明显症状，经X线检查可被发现。

2.呼吸系统表现

(1)咳嗽、咳痰　为慢性咳嗽，早期痰少呈黏液样，晚期或并发感染时痰量增多。

(2)咯血　1/3～1/2患者有不同程度的咯血。

(3)胸痛　胸膜受累时可出现固定针刺样疼痛，随呼吸和咳嗽加重。

(4)呼吸困难　高热、慢性重症肺结核呼吸功能下降、并发气胸或大量胸腔积液时可出现明显的胸闷和呼吸困难甚至发绀。

(5)体征　病变范围小或位于肺组织深部可无异常体征。若病变范围大，可出现相应部位体征。继发性肺结核好发于上叶尖后段或下叶背段，故锁骨上下、肩胛间区叩诊略浊，咳嗽后闻及湿啰音，较有诊断意义。

3. 并发症　可导致自发性气胸、脓气胸、肺源性心脏病、支气管扩张及并发脑膜炎、泌尿生殖道炎和骨结核等。

四、实验室及其他检查

1. 结核杆菌检查　痰中找到结核杆菌是确诊肺结核的主要依据。痰菌检查有以下几种方法：①直接涂片；②集菌法；③痰结核杆菌培养。

2. 影像学检查　胸部X线检查是肺结核诊断的必要手段，可以早期发现肺结核，还可以对病灶的范围、性质、发展情况和治疗效果做出判断，对选择治疗方案很有意义。常用的为X线摄片、点片、特殊体位(如前弓位)摄片及胸部CT检查。

3. 结核菌素(简称结素)试验　临床上常用结核菌素的纯蛋白衍生物(PPD)。结核菌素试验常用皮内注射法，一般以5 U为标准剂量。结果判断以72 h皮肤硬结平均直径大小为依据，≤4 mm为阴性，5～9 mm为弱阳性反应(＋)，10～19 mm为阳性反应(＋＋)，≥20 mm或未超过此直径但有水疱、坏死者为强阳性反应(＋＋＋)。若无反应，可在1周后再用5 U皮试，短期重复试验可引起复强效应。

结核菌素试验阳性反应仅表示结核杆菌感染，并不一定患病。结核菌素试验阴性可见于下列情况：①排除结核杆菌感染，尤其是复强试验阴性者；②结核杆菌感染变态反应前期；③应用了免疫抑制药物；④严重结核病和各种危重病患者；⑤营养不良、高龄患者；⑥淋巴细胞免疫系统缺陷病，如淋巴瘤、白血病等。

4. 其他

(1)血常规　一般无异常，严重病例可继发贫血。

(2)血沉　活动性肺结核血沉常增快，但无特异性。

(3)纤维支气管镜检查　对支气管内膜结核或肺内病灶可以提供病理学诊断，同时可以收集分泌物或冲洗液标本进行相关检查，且可与肿瘤等进行鉴别。

(4)基因诊断和免疫学诊断　略。

五、诊断要点

1. 诊断　肺结核的临床表现常缺乏特异性，痰结核杆菌检查不但是诊断肺结核的主要依据，也是考核疗效、随访病情的重要指标。X线检查是及时发现肺结核的主要方法。其他如结核菌素试验、血沉、纤维支气管镜等检查对诊断具有参考意义。当临床上高度怀疑结核病而又未能取得客观证据时，可施行试验性抗结核病治疗，但观察期限不宜超过2个月。

2. 结核病分类法　我国于1998年对原来肺结核分类方法(1978年)进行了修改。结核病可分为以下几种。

(1)原发型肺结核(Ⅰ型)　包括原发复合征及胸内淋巴结结核。

(2)血行播散型肺结核(Ⅱ型)　可由原发型肺结核的早期菌血症演变而来，也可由于肺或其他脏器活动性结核病灶侵蚀邻近淋巴、血管而引起。可分为急性、亚急性和慢性。

(3)继发型肺结核(Ⅲ型)　由于初染后体内潜伏病灶中的结核杆菌重新活动而发病，极少数可以是外源性重复感染，是成人肺结核的最常见类型。继发型肺结核包括渗出性肺结核、增生性肺结核、干酪性肺结核、结核球、慢性纤维空洞性肺结核等。好发于两肺上叶尖后段和下叶背段，病灶趋于局限，但易出现干酪样坏死和形成空洞，排菌较多，在流行病学上更具重要性。

(4)结核性胸膜炎(Ⅳ型)　有结核性干性胸膜炎、结核性渗出性胸膜炎、结核性脓胸。

(5)其他肺外结核(Ⅴ型)　如骨结核、结核性脑膜炎、肠结核等。

3. 记录程序　①按病变范围及部位、分类类型、痰菌情况、化疗史程序书写。如右中原发性肺结核

(十),(初)复治(初治是指凡既往未用过抗结核病药物治疗或用药时间少于1个月的新发病例;复治是指凡既往应用抗结核病药物1个月以上的新发病例、复发病例、初治治疗失败病例等)。②可在类型后加括弧说明,如继发型肺结核可注明空洞或干酪性肺炎。

4. 鉴别诊断 肺结核需与下列疾病鉴别。

(1)肺癌

(2)肺炎 肺炎起病急骤常有高热、寒战,咳铁锈色痰,用有效抗菌药物治疗后,肺部炎症一般在3周左右完全消失。

(3)肺脓肿 肺脓肿起病较急,常高热、咳大量脓臭痰,外周血白细胞总数及中性粒细胞增高,抗生素治疗有效。

(4)其他 尚需与慢性支气管炎、支气管扩张症及某些长期发热的疾病相鉴别。

六、治疗原则和药物治疗要点

1. 抗结核病化学药物治疗(简称化疗) 当前治疗结核病的主要手段。

(1)化疗原则 对活动性结核病坚持早期、联用、适量、规律和全程使用抗感染药物的原则。

(2)化疗药物 杀菌剂和抑菌剂:血液中(包括巨噬细胞内)常规剂量下药物浓度达到试管内最低抑菌浓度(MIC)的10倍以上才能起到杀菌作用,否则为抑菌作用。

常用抗结核病药物成人剂量、作用机制及主要副反应如表5-1所示。

表5-1 常用抗结核病药物成人剂量、作用机制及主要副反应

药名	缩写	每天剂量	间隔疗法/(g/d)	作用	主要副作用
异烟肼	H,INH	0.3	0.6～0.8	杀菌剂	周围神经炎,偶有肝功能损害
利福平	R,RFP	0.45～0.6	0.6～0.9	杀菌剂	肝功能损害,过敏反应
吡嗪酰胺	Z,PZA	1.5～2.0	2.0～3.0	半杀菌剂	胃肠道不适,肝功能损害等
链霉素	S,SM	0.75～1.0	0.75～1.0	半杀菌剂	听力障碍,眩晕,肾功能损害
乙胺丁醇	E,EMB	0.75～1.0	1.5～2.0	抑菌剂	视神经炎
对氨基水杨酸钠	P,PAS-Na	8～12	10～12	抑菌剂	胃肠道不适,过敏反应

(3)化疗方法 常规化疗与短程化疗;两阶段用药和间歇用药;督导用药。

(4)化疗方案 视病情轻重、痰菌有无和细菌耐药情况选择。

2. 对症治疗

(1)毒性症状 常在有效抗结核病治疗后1～2周消退,不需特殊处理。症状严重,或结核性胸膜炎大量胸腔积液不易很快吸收,可在使用有效抗结核病药物的同时加用糖皮质激素。常用泼尼松15～20 mg/d,分3～4次口服,6～8周停药。

(2)咯血 小量咯血时嘱患者安静休息、镇静,必要时可用小量镇静剂、止咳剂。大量咯血时应采取患侧卧位,轻轻将气管内存留的积血咳出。可选用垂体后叶素5 U加入50%葡萄糖40 mL中缓慢静脉推注;也可将10 U加入葡萄糖500 mL静脉滴注。冠心病、高血压患者及孕妇禁用。大量咯血不止者,可试用血管扩张药物。药物治疗效果不好者,可经纤支镜确定出血部位,局部应用止血措施。抢救大咯血时应特别注意保持呼吸道通畅。发生窒息时,应立即取头低脚高体位,轻拍背部,并尽快挖出或吸出口咽、喉、鼻部血块。必要时做气管插管或气管切开。

3. 外科治疗 部分患者内科治疗效果不好,或不易与肿瘤相鉴别时,可手术治疗。

七、健康指导

(1)食物热能需要超过正常人,一般要求达到每千克体重供给126 kJ,全天总摄入量为8360 kJ左右。轻体力劳动者每千克体重168 kJ,全天10032 kJ左右。

(2)饮食宜清淡,少食多餐,而忌过于甘肥油腻。诸如鱼类、蛋类、乳品、瘦肉、鸡肉、蜂蜜、花生、莲子、

百合、大枣、栗子、梨、柿子、芝麻、橘子、青菜、冬瓜、藕、西红柿、胡萝卜、白萝卜、豆类、豆制品等都可选食。

(3)补充蛋白质和钙质，有助于结核部位的组织修补，每天应喝2～3杯牛奶；优质的动物性蛋白食物占进食蛋白量的50%，如鸡、鱼、瘦肉、蛋、奶、豆制品等。合理的饮食既能保证肺结核患者康复的需要，又可避免因营养物质的过量摄入，增加肝脏负担。

(4)多吃维生素A、维生素C含量丰富的蔬菜和水果，如胡萝卜、柑橘、草莓等。肺结核患者不宜多吃菠菜，原因是菠菜富含草酸。据测定，每100 g菠菜中含360 mg的草酸。而草酸进入人体后，极易与钙结合生成不溶性草酸钙，不能被吸收，造成人体缺钙，从而延缓痊愈。

(5)有咯血症状时，应补充铁质，可多吃葡萄干、木耳、大枣、豆类、动物肝脏等。

第四节　艾滋病

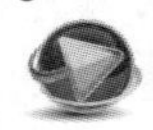

学习目标

识记：

1. 能够准确说出艾滋病的主要临床表现。
2. 能简要描述艾滋病的常规辅助检查。
3. 能准确说出艾滋病的治疗方案。

理解：

1. 能够用自己的语言描述典型艾滋病的临床表现。
2. 明确典型病例的临床特点，并可分析其异常改变的原因。

应用：

1. 能够自觉将医疗规范与康复健康理念贯穿于疾病治疗的全过程。
2. 能用所学知识与技能协助主治医生对患者的疾病康复进行指导。

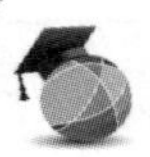

任务引领

患者，男性，31岁，发热、乏力、消瘦半年。半年前无明显诱因发热，多呈低热，一般不超过38 ℃，伴乏力、全身不适和厌食，大便每天2～3次，正常稀便，无脓血，无腹痛和恶心、呕吐，逐渐消瘦，不咳嗽。病初曾到医院看过，拍胸片及化验血、尿、粪便常规未见异常，遂服中药治疗，症状无好转来诊。发病体重下降约8 kg，睡眠尚可。既往5年前因急性阑尾炎手术并输过血，无肝肾疾病和结核病史，无药物过敏，吸烟每天1盒，不饮酒。有冶游史。

查体：T 37.6 ℃，P 85次/分，R 18次/分，BP 120/80 mmHg，消瘦，无皮疹和出血点，右颈部和左腋窝各触及1个2 cm×2 cm大小淋巴结，活动无压痛，巩膜无黄染，咽无充血，甲状腺不大，心肺无异常，腹软，肝肋下2 cm，脾侧位肋下刚触及，移动性浊音(－)，双肾区无叩击痛，双下肢不肿。

化验：血Hb 120 g/L，WBC 3.7×10^9/L，N 70%，L 30%，PLT 78×10^9/L，血液HIV(＋)。

请完成以下任务：

(1)通过学习，请归纳与总结艾滋病的主要临床表现。

(2)你知道艾滋病的辅助检查项目吗？请简单描述常规检查项目。

(3)假如你是该患者的主治医生，请设计简单的医嘱。

艾滋病(AIDS)是获得性免疫缺陷综合征(acquired immunodeficiency syndrome，AIDS)的简称，是由

人类免疫缺陷病毒(human immunodeficiency virus,HIV)引起的一种严重传染病。艾滋病通过性接触及输血或血制品等方式侵入人体,特异性地破坏辅助性 T 淋巴细胞,造成机体细胞免疫功能严重受损。临床上由无症状病毒携带者发展为持续性全身淋巴结肿大综合征和艾滋病相关综合征,最后并发严重机会性感染和恶性肿瘤。本病目前尚无有效的防治方法,病死率极高,已成为当今世界最为关注的公共卫生问题。

一、病因和发病机制

(一)病原学

本病的病原体称为人类免疫缺陷病毒(HIV),为一种逆转录病毒(retrovirus)。HIV 对外界抵抗力较弱,加热 56 ℃30 min 和一般消毒剂如 0.5%次氯酸钠、5%甲醛、70%酒精、2%戊二醛等均可灭活,但对紫外线不敏感。

(二)发病机制

HIV 侵入人体后,通过其外膜糖蛋白 GP120 特异性地作用于细胞表面含有 CD4 糖蛋白分子的 T 淋巴细胞(主要为 T 辅助/诱导淋巴细胞及某些单核-巨噬细胞),因此 $CD4^+$ 的辅助 T 淋巴细胞是 HIV 的主要靶细胞,CD4 分子是 HIV 作用的受体。病毒侵入细胞后,通过逆转录酶的作用合成 DNA,并与宿主基因整合,进行复制增殖。病毒大量释放入血,引起病毒血症,可广泛侵犯淋巴系统及 T 淋巴细胞。由于 $CD4^+$ T 淋巴细胞具有重要的免疫调节功能,$CD4^+$ T 淋巴细胞被破坏,导致免疫调节障碍,最终引起全面的免疫功能受损。单核-巨噬细胞也可受到 HIV 的侵袭,成为病毒储存场所,并可携带病毒进入中枢神经系统,引起神经系统病变。HIV 感染除可直接导致细胞病变外,还可诱导抗淋巴细胞抗体的产生,也可引起针对宿主的主要组织相容性复合体(MHC)Ⅱ类抗原的免疫病理反应,从而导致免疫调节紊乱和功能的异常。由于患者免疫功能缺陷,因而易发生各种机会性感染以及多种恶性肿瘤,如卡氏肉瘤等。

二、流行病学

(一)传染源

艾滋病患者和无症状携带者。病毒存在于血液及各种体液(如精液、子宫阴道分泌物、唾液、泪水、乳汁和尿液)中,均具有传染性。

(二)传播途径

1.性接触　这是本病的主要传播途径。

2.通过血液传播　药瘾者感染发病的占艾滋病总数 17%左右,系通过共用污染少量血液的针头及针筒而传播。输血和血液制品如第Ⅷ因子等也为重要的传播途径。

3.母婴传播　也为本病的重要传播途径。感染本病的孕妇可在妊娠期间(经胎盘)、分娩过程中及产后哺乳中传染给婴儿。

4.其他途径　医护人员护理艾滋病患者时,被含血针头刺伤或污染破损皮肤传染,但仅占 1%。病毒携带者的器官移植或人工授精亦可传染。密切的生活接触亦有传播的可能。

(三)易感人群

人群普遍易感。同性恋和杂乱性交者、药瘾者、血友病患者以及 HIV 感染者的婴儿为本病的高危人群。此外,遗传因素可能与发病也有关系。

三、临床表现

本病潜伏期较长,感染病毒后需 2~10 年才可发生以机会性感染及肿瘤为特征的艾滋病。

(一)急性感染

部分患者感染后 2~6 周,可出现一过性类似传染性单核细胞增多症的症状,持续 3~14 天后进入无症状期,少数患者可持续发展。起病多急骤,有发热、出汗、不适、厌食、恶心、头痛、咽痛及关节肌肉痛等症状,同时可有红斑样皮疹和淋巴结肿大,血小板可减少,CD4 与 CD8 比值下降或倒置。

(二)无症状感染

持续1～10年，平均5年，无自觉症状，仅血清抗HIV抗体阳性。

(三)艾滋病相关综合征

主要表现为持续性淋巴结肿大。全身包括腹股沟有两处以上淋巴结肿大，持续3个月以上，且无其他原因可以解释。肿大的淋巴结多对称发生，直径1 cm以上，质地韧，可移动，无压痛。部分病例4个月至5年后，可发展为艾滋病。常伴有间歇性发热、乏力、盗汗、消瘦和腹泻，肝脾肿大，亦可出现原因不明的神经系统症状。

(四)典型艾滋病(真性艾滋病、艾滋病全盛期)

主要表现为由于免疫功能缺陷所导致的继发性机会性感染或恶性肿瘤的症状。

1. 机会性感染　机会性感染是艾滋病患者最常见的且往往最初的临床表现。主要病原体有卡氏肺囊虫、弓形虫、隐孢子虫、念珠菌、组织胞浆菌，鸟分枝杆菌、巨细胞病毒、疱疹病毒等。其中卡氏肺囊虫性肺炎最为常见，起病缓慢，以发热乏力、干咳和进行性呼吸困难为主要症状，而肺部体征不明显。

2. 恶性肿瘤

(1)卡氏肉瘤　最为常见，多见于青壮年，起病隐袭，肉瘤呈多灶性，不痛不痒，除皮肤广泛损害外，常累及口腔、肠道、淋巴等。

(2)其他恶性肿瘤　包括原发性脑淋巴瘤、何杰金氏病、非何杰金氏淋巴瘤和淋巴网状恶性肿瘤等。

(3)其他　如自身免疫性血小板减少性紫癜、儿童慢性淋巴细胞性间质性肺炎等。

HIV感染者在5年内有20%～50%发展为艾滋病相关综合征，10%～30%发展为典型艾滋病。一旦发生并发有机会性感染及恶性肿瘤的典型艾滋病，则预后极差。发病后1年病死率50%以上，4～5年近乎100%。

四、实验室及其他检查

1. 血常规　多有红细胞、血红蛋白降低，白细胞多下降至4×10^9/L以下，中性粒细胞增加，淋巴细胞明显减少，多低于1×10^9/L。少数患者血小板可减少。

2. 免疫学检查　迟发型皮肤超敏反应减弱或缺失；丝裂原诱导的淋巴细胞转化反应减弱，T淋巴细胞减少，CD4细胞明显下降，CD4：CD8<1(正常1.5～2)；免疫球蛋白升高；血清α-干扰素、免疫复合物等增加。

3. 特异性诊断检查

(1)抗HIV抗体测定　方法有酶联免疫吸附试验(ELISA)、放射免疫试验(RIA)、免疫转印(immunoblotting，IB)及固相放射免疫沉淀试验(SRIP)等。常用ELISA或RIA做初筛，再用IB或SRIP确诊，如仍为阳性有诊断意义。说明被检查者已感染HIV，并具有传染性。

(2)抗原检查　多用ELISA法。可用于早期特异性诊断。

(3)病毒分离　从外周血淋巴细胞、精液、宫颈分泌物、脑脊液可分离到HIV，但难以作为常规。

(4)核酸杂交　用聚合酶链式反应检测HIV RNA。

五、诊断要点

(一)诊断

1. 流行病学资料　有性乱交、静脉药瘾、输血制品等。

2. 临床表现　急性感染期，可有高危因素及类似血清病的表现；慢性感染期则结合流行病学史，属高危人群、伴严重机会性感染或机会性肿瘤以及CD4与CD8比例倒置等，应考虑本病可能，并进一步做HIV抗体或抗原检测。高危人群存在下列情况两项或两项以上者，应考虑艾滋病可能。①体重减轻10%以上。②慢性咳嗽或腹泻1个月以上。③间歇或持续发热1个月以上。④全身淋巴结肿大。⑤反复出现带状疱疹或慢性播散性单纯疱疹感染。⑥口咽念珠菌感染。对可疑者应进一步做实验室检查确诊。

3. 实验室检查　①HIV抗体检查：主要检查p24抗体和gp120抗体。一般ELISA连续两次阳性，再做免疫印记法和固相放射免疫沉淀试验等来确诊。因为ELISA虽然敏感性高，但特异性并不高。②抗原检查：ELISA 法测定 p24 抗原。③应用 Northern blotting 或 RT-PCR 法检测 HIV RNA。

(二)鉴别诊断

本病需与原发性免疫缺陷综合征和多种原因如感染、恶性肿瘤、长期接受放疗或化疗等所引起的继发性免疫缺陷相鉴别。

六、治疗原则和药物治疗要点

目前尚无特效疗法。可试用以下方法。

(一)抗病毒治疗

目前国外唯一获准使用的为叠氮脱氧胸苷(AZT)，本药为逆转录酶抑制剂，可口服和静脉滴注，有延长寿命的效果，副作用较少。

(二)重建或增强免疫功能

可用骨髓移植、同系淋巴细胞输注、胸腺植入等免疫重建疗法。亦可用白细胞介素-2、胸腺素、异丙肌苷等提高免疫功能。

(三)并发症治疗

卡氏肺孢子虫肺炎可采用戊烷脒或复方新诺明，或两药联合应用；隐孢子虫可用螺旋霉素；弓形虫病可用乙胺嘧啶和磺胺类；卡氏肉瘤可用阿霉素、长春新碱、博莱霉素等，亦可同时应用干扰素治疗。

(四)中医中药

中医中药辨证论治及针灸治疗，可使病情有所好转，值得进一步研究。

七、健康指导

(1)艾滋病病毒感染者和患者在进行药物治疗的同时，还应积极进行营养支持。患者和感染者的饮食应以高蛋白质及较高热量的食物为主，并遵循“多样、少量、均衡”的饮食原则。

(2)有益的高蛋白质食物有：鱼虾类，如海水鱼、虾、墨鱼、贝、蟹等；家禽类，如鸡肉、鸽肉、兔肉等；牛奶及乳制品，如优质奶酪等；蛋类，如鸡蛋、鸭蛋等；豆类，如豆腐、豆浆或其他豆制品；其他肉类。

(3)注意补充维生素和矿物质，应多吃新鲜的水果和蔬菜，特别是富含胡萝卜素(如菠菜、芥蓝、番薯、南瓜、胡萝卜)、维生素 C(如青椒、橘子、西兰花、菠菜)、维生素 E(如榛子、松子、开心果、大杏仁)及含锌(如牡蛎、贝类、谷类)的食物。应尽量少吃高脂肪的食物，少吃甜食。

(4)注意饮食卫生，由于艾滋病病毒感染者和患者的免疫功能较差，平时应格外注意饮食卫生。一旦发生腹泻，应该多喝饮料，如水和不含柠檬酸的果汁，以补充水分，不要饮用含咖啡因的饮料(如咖啡、可乐)和奶制品的饮料。在腹泻痊愈之前，千万不要进食油炸食品和新鲜的水果。

第五节　其他常见传染病

细菌性痢疾

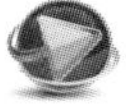

学习目标

识记：

1. 能够准确说出细菌性痢疾的主要临床表现。
2. 能简要描述细菌性痢疾的常规辅助检查。
3. 能准确说出细菌性痢疾的治疗方案。

理解：

1. 能够用自己的语言描述典型细菌性痢疾的临床表现。
2. 明确典型病例的临床特点，并可分析其异常改变的原因。

3. 能够准确识别细菌性痢疾、阿米巴痢疾的区别。

应用：

1. 能够自觉将医疗规范与康复健康理念贯穿于疾病治疗的全过程。
2. 能用所学知识与技能协助主治医生对患者的疾病康复进行指导。

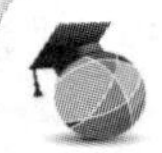

任务引领

患者，女性，20岁，发热伴腹泻一天。一天前因进食不洁食物后出现腹泻，20～30 min一次大便，量少，呈黄色黏液状，伴有发热，腹痛、呕吐一次胃内容物。自服泻立停无好转。发病以来精神食欲欠佳，乏力，既往体健，无青霉素过敏史，个人、家族史无特殊。

查体：T 39 ℃，P 100次/分，R 20次/分，BP 100/70 mmHg，无皮疹，浅表淋巴结未触及，巩膜无黄染，扁桃体不大，心肺无异常，腹软，肝脾不大，肠鸣音活跃。

化验：血Hb 140g /L，WBC 11.7×10^9/L，中性粒细胞80%，淋巴细胞20%，Hb 110 g/L。大便常规：黄色黏液便，WBC 15～20个/HP，RBC 3～8个/HP。

请完成以下任务：

(1)通过学习，请归纳与总结细菌性痢疾的主要临床表现。

(2)你知道细菌性痢疾的辅助检查项目吗？请简单描述常规检查项目。

(3)假如你是该患者的主治医生，请设计简单的医嘱。

细菌性痢疾(bacillary dysentery)，简称菌痢，是由痢疾杆菌引起的常见肠道传染病。临床上以发热、腹痛、腹泻、里急后重感及黏液脓血便为特征。其基本病理变化为结肠黏膜的充血、水肿、出血等渗出性炎症改变。因各型痢疾杆菌毒力不同，临床表现轻重各异。

一、病因和发病机制

(一)病原学

细菌性痢疾的病原菌痢疾杆菌(*dysentery bacilli*)为肠杆菌科志贺菌属(shigella)，革兰阴性杆菌，无鞭毛及荚膜，不形成芽孢，有菌毛。依据抗原结构不同，分为A、B、C、D四群，即志贺痢疾杆菌、福氏痢疾杆菌、鲍氏痢疾杆菌及宋内痢疾杆菌，以及42个血清型(含亚型)。国外自20世纪60年代后期逐渐以D群占优势，我国目前仍以B群为主(占62.8%～77.3%)，D群次之，近年来局部地区A群有增多趋势。

痢疾杆菌对外界环境有一定抵抗力，其中以D群最强，B群次之，A群最弱。日光照射30 min、加热至60 ℃10 min或100 ℃1 min即可杀灭。对酸及一般消毒剂均很敏感。在蔬菜、瓜果及被污染物品上可存活1～2周，但在阴暗、潮湿、冰冻条件下能生长数周，在粪便中存活时间的长短与气温、粪便中杂菌等有关。

(二)发病机制

痢疾杆菌进入胃，易被胃酸杀灭，未被杀灭的细菌到达肠道，正常人肠道菌群对外来菌有拮抗作用；肠黏膜表面可分泌特异性IgA，阻止细菌吸附侵袭。当机体抵抗力下降，或病原菌数量增多时，痢疾杆菌借助于菌毛黏附并侵入结肠黏膜上皮细胞，在细胞内繁殖，随之侵入邻近上皮细胞，然后通过基底膜进入固有层内继续增殖、裂解、释放内毒素、外毒素，从而引起局部炎症反应和全身毒血症。大部分细菌在固有层被单核-巨噬细胞吞噬杀灭，少量可达肠系膜淋巴结，也很快被网状内皮系统消灭，因此痢疾杆菌菌血症实属少见。当肠黏膜固有层下小血管发生循环障碍，出现水肿、渗出、上皮细胞变性和坏死，形成浅表性溃疡等炎性病变时，刺激肠壁神经丛使肠蠕动增加，临床上表现为腹痛、腹泻、里急后重、黏液脓血便等。感染

A 群菌可释放外毒素，由于外毒素的特性，故肠黏膜细胞坏死，如水样腹泻及神经系统症状明显。

中毒型细菌性痢疾是机体对大量病原菌毒素产生的异常强烈反应。表现为急性微循环障碍和细胞代谢功能紊乱。病程中出现感染性休克、DIC、脑水肿及中枢性呼吸衰竭，甚至多脏器功能衰竭（MOF）。慢性细菌性痢疾发生机制尚不明了，可能与急性期治疗不及时、不彻底，或者机体抵抗力下降，尤其是胃肠道的原有疾病或营养不良等因素有关。

（三）病理变化

1. 急性细菌性痢疾　急性病变可累及整个结肠，尤其以乙状结肠与直肠最为显著，呈弥漫性纤维蛋白渗出性炎症症状，即充血、水肿、有出血点。外露或黏膜下斑片状出血，肠腔充满黏液脓血性渗出液，黏膜坏死脱落形成表浅溃疡，重症病例可见溃疡修复过程中呈干涸的烂泥坑样改变。

2. 慢性细菌性痢疾　可有轻度充血和水肿，黏膜苍白、有增厚感或呈颗粒状，血管纹理不清，溃疡修复过程中呈凹陷性瘢痕，周围黏膜呈息肉状，但肠壁因瘢痕组织收缩呈肠腔狭窄者属少见。

二、流行病学

（一）传染源

传染源包括患者和带菌者。以急性或非急性典型细菌性痢疾患者与慢性隐匿型细菌性痢疾患者为重要传染源。

（二）传播途径

痢疾杆菌随患者或带菌者的粪便排出，通过污染的手、食品、水源或生活接触，或苍蝇、蟑螂等间接方式传播，最终均经口入消化道使易感者被传染。

（三）人群易感性

人群对痢疾杆菌普遍易感，学龄前儿童患病多，与不良卫生习惯、成年患者同机体抵抗力降低、接触感染机会多有关，加之患同型细菌性痢疾后无巩固免疫力，不同菌群间以及不同血清型痢疾杆菌之间无交叉免疫，故造成重复感染或再感染而反复多次发病。

（四）流行病学特征

细菌性痢疾呈全年散发，以夏、秋两季多见，主要原因一是气温条件适合痢疾杆菌生长繁殖，20～30 ℃时痢疾杆菌在主食及肉类食品中 4 h 可增殖 100～800 倍，12 h 超过 50000 倍，在瓜果蔬菜中 8～24 h可增殖 20～800 倍。二是苍蝇多，传播媒介多。三是天热易感者喜冷饮及生食瓜果蔬菜等食品。四是胃肠道防御功能降低，如大量饮水后胃酸等消化液被稀释，抵御痢疾杆菌能力下降。部队因流动性大，卫生条件及设施差时易致流行。

三、临床表现

潜伏期一般为 1～3 天（数小时至 7 天）。病前多有不洁饮食史。临床上依据其病程及病情可将此病分为急性与慢性两期以及六种临床类型。

（一）急性细菌性痢疾

可分为三种类型。

1. 急性典型型　起病急，畏寒、发热，多为 38～39 ℃甚至以上，伴头昏、头痛、恶心等全身中毒症状及腹痛、腹泻，粪便开始呈稀泥糊状或稀水样，最多，继而呈黏液或黏液脓血便，量不多，每天排便十次至数十次不等，伴里急后重。左下腹压痛明显，可触及痉挛的肠管。

2. 急性非典型型　一般不发热或有低热，腹痛轻，腹泻次数少，每天 3～5 次，黏液多，一般无肉眼脓血便，无里急后重。病程一般为 4～5 天。

3. 急性中毒型　此型多见于 2～7 岁健壮儿童，起病急骤，进展迅速，病情危重，病死率高。突然高热起病，肠道症状不明显，依其临床表现分为三种临床类型。

1）休克型（周围循环衰竭型）　以感染性休克为主要表现：①面色苍白，口唇或指甲发绀；上肢湿冷，皮肤呈花纹状，皮肤指压阳性（压迫皮肤后再充盈时间＞2 s）。②血压下降，通常＜10.7 kPa（80 mmHg），脉压变小，＜2.7 kPa（20 mmHg）。③脉搏细速，心率快（＞100 次/分），小儿多达 150～160 次/分，心音弱。

④尿少(<30 mL/h)或无尿。⑤出现意识障碍。以上五项亦为判断病情是否好转的指标。全身性中毒症状及痢疾症状均严重,腹泻频繁,多为血水便,甚至大便失禁。由于失水和酸中毒,常于短期内发生休克。

2)脑型(呼吸衰竭型)　一种严重的临床类型。早期可有剧烈头痛、频繁呕吐,典型呈喷射状呕吐;面色苍白、口唇发灰;血压可略升高,呼吸与脉搏可略减慢;伴嗜睡或烦躁等不同程度意识障碍,为颅内压增高、脑水肿早期临床表现。晚期表现为反复惊厥、血压下降、脉搏细速、呼吸节律不齐、深浅不均等中枢性呼吸衰竭;瞳孔不等大,也可不等圆,或忽大忽小,对光反射迟钝或消失;肌张力增高,腱反射亢进,可出现病理反射;意识障碍明显加深,直至昏迷。进入昏迷后一切反射消失。

3)混合型　以上两型同时或先后存在,是最为严重的一种临床类型,病死率极高(90%以上)。该型实质上包括循环系统、呼吸系统及中枢神经系统等多脏器功能损害与衰竭。

(二)慢性细菌性痢疾

病情迁延不愈超过2个月者称为慢性细菌性痢疾,多与急性期治疗不及时或不彻底、细菌耐药或机体抵抗力下降有关,也常由饮食不当、受凉、过劳或精神因素等诱发。依据临床表现分为以下三型。

1)急性发作型　此型约占5%,其主要临床表现同急性典型细菌性痢疾,但程度轻,恢复不完全,一般是半年内有痢疾病史或复发史,而排除同群痢疾杆菌再感染、异群痢疾杆菌或其他致腹泻细菌的感染。

2)迁延型　发生率约占10%,常有腹部不适或隐痛,腹胀、腹泻、黏液脓血便等消化道症状时轻时重,迁延不愈,亦可腹泻与便秘交替出现,病程久之可有失眠、多梦、健忘等神经衰弱症状,以及乏力、消瘦、食欲下降、贫血等表现。左下腹压痛,可扪及乙状结肠,呈条索状。

3)隐匿型　此型发生率为2%~3%,一年内有细菌性痢疾史,临床症状消失2个月以上,但粪培养可检出痢疾杆菌,乙状结肠镜检查可见肠黏膜病变。此型在流行病学上具有重要意义。

四、实验室与其他检查

1.外周血象　急性细菌性痢疾白细胞总数和中性粒细胞多增加,中毒型细菌性痢疾可达(15~30)×10^9/L甚至以上,有时可见核左移。慢性细菌性痢疾常有轻度贫血象。

2.粪便

(1)镜检:可见较多白细胞或成堆脓细胞,少量红细胞和巨噬细胞。血水便者红细胞可满视野。

(2)培养:检出痢疾杆菌即可确诊。应取早期、新鲜、勿与尿液混合、含黏液脓血的粪便或肠拭子,多次送检,可提高检出阳性率。

3.快速病原学检查　近年来开展荧光抗体染色法、荧光菌球法、增菌乳胶凝集法、玻片固相抗体吸附免疫荧光技术等方法,比较简便、快速,敏感性亦较好,有利于早期诊断。

4.乙状结肠镜检查　急性期可见肠黏膜明显充血、高度水肿、点片状出血、糜烂、溃疡,大量黏液脓性分泌物附着以及肠管痉挛等改变。慢性期的肠黏膜多呈颗粒状,血管纹理不清,呈苍白肥厚状,有时可见息肉或瘢痕等改变。

五、诊断要点

(一)诊断

1.流行病学资料　细菌性痢疾多发生于夏秋季节。多见于学龄前儿童,病前一周内有不洁饮食或与患者接触史。

2.主要临床表现

(1)急性典型细菌性痢疾　发热伴腹痛、腹泻、黏液脓血便、里急后重、左下腹压痛等,临床诊断有困难。

(2)急性非典型细菌性痢疾　急性发作性腹泻,每天便次超过3次或腹泻连续2天以上,仅有稀水样或稀黏液便者,应注意:①病前一周内有细菌性痢疾接触史;②伴有"里急后重"感;③左下腹明显压痛;④粪便镜检10个高倍视野(HP),平均每个HP白细胞多于10个或连续2次镜检,白细胞总数每个HP超过5个(不含灌肠液或肠拭子);⑤粪便培养检出痢疾杆菌。具有上述前3项中之一和后2项中之一者即可诊断。

(3)急性中毒型细菌性痢疾　该型病情进展迅猛、高热、惊厥，于起病数小时内发生意识障碍或伴循环、呼吸系统衰竭的临床表现先后或同时出现。

3. 实验室检查　急性细菌性痢疾白细胞总数和中性粒细胞多增加，慢性细菌性痢疾常有轻度贫血象。大便细菌培养呈阳性是确诊依据。

(二)鉴别诊断

急性细菌性痢疾应同其他病因所致的急性腹泻相鉴别。

1. 阿米巴痢疾(又称肠阿米巴病)　阿米巴痢疾是溶组织阿米巴侵入结肠壁后引起的以痢疾症状为主的肠道传染病，病变主要在盲肠与升结肠。临床表现以腹痛、腹泻、排暗红色果酱样大便为特征。大便呈果酱样，有腐臭，此病易变为慢性病，有复发的倾向，并易发生肝脓肿、肠出血、肠穿孔和阑尾炎等并发症。

2. 沙门菌肠炎　鼠伤寒杆菌、肠炎杆菌等常为其病原，其胃肠型主要临床症状同急性非典型型细菌性痢疾相似，但粪便多样化，一般抗菌药物疗效差，粪便培养可分离出沙门菌，或从该病的败血症型患者血中培养出致病菌。

六、治疗原则和药物治疗要点

(一)急性细菌性痢疾的治疗

1. 一般治疗　卧床休息、消化道隔离。给予易消化、高热量、高维生素饮食。对于高热、腹痛、失水者给予退热、止痉、口服含盐米汤或给予口服补液盐，如因高热、严重吐泻引起脱水、酸中毒及电解质紊乱者，需静脉输入葡萄糖溶液、生理盐水及补充电解质。

2. 病原治疗　由于耐药菌株增加，最好应用不少于 2 种的抗菌药物，应参考药物敏感情况选择药物。

(1)磺胺类：磺胺甲基异恶唑(SMZ)加甲氧苄胺嘧啶(TMP)，即复方新诺明(SMZco)1.0 g，2 次/天，首次加倍，儿童 50 mg/(kg · d)，连用 5～7 天。

(2)喹诺酮类：人工合成的广谱抗菌药物，作用于细菌 DNA 旋转酶，阻止 DNA 合成，有杀菌效果。此外组织渗透性强，少有耐药产生。①吡哌酸(PPA)0.5 g，3 次/天或 1.0 g，2 次/天，连用 5～7 天。②氟哌酸(NFLX)0.4 g，2～3 次/天。③氟啶酸(ENX)0.1 g，3 次/天，小儿酌减。

3. 中医中药治疗　①辨证论治：表未解里热已盛者应表里双解，用葛根黄连汤加减；湿重于热者应利湿清热，用胃苓汤加减；热重于湿者应清热利湿，用白头翁汤加减；湿热互滞者用芍药汤加减。②黄连素 0.4 g，每天 3 次，儿童 30 mg/(kg · d)，连用 5～7 天。生大蒜口服。③亦可选用马齿苋、地榆、苦参、地锦草等单方草药煎汤口服，早晚各一次。

4. 针刺　取天枢、气海、关元、足三里或止痢穴(左下腹相当于麦氏压痛点部位)。配止泻、曲地、阳陵泉等强刺激，不留针。

(二)中毒性细菌性痢疾的治疗

1. 一般治疗　同急性细菌性痢疾，由于病情发展迅速，故应密切观察病情变化，如意识状态、体温、脉搏、血压、呼吸及瞳孔变化，及时采取有效措施，阻止病情进一步恶化。

2. 抗感染　选择敏感抗菌药物，联合用药，静脉给药，待病情好转后改口服。具体抗菌药物同上。

3. 控制高热与惊厥　退热可用物理降温，加 1%温盐水 1000 mL 流动灌肠，或酌情增加退热剂。躁动不安或反复惊厥者，采用冬眠疗法，氯丙嗪和异丙嗪 1～2 mg/kg，肌内注射，2～4 h 可重复一次，共 2～3 次。必要时加苯巴比妥钠盐，5 mg/kg 肌内注射，或水合氯醛，40～60 mg/kg 次，灌肠，或安定 0.3 mg/(kg · 次)，肌内注射或缓慢静脉推注。

4. 休克型的治疗　积极抗休克治疗，治疗原则为补充血容量、纠正酸中毒、血管活性药物应用以及维持重要脏器功能。

(三)慢性细菌性痢疾的治疗

(1)寻找诱因，对症处置。避免过度劳累，勿使腹部受凉，勿食生冷饮食。体质虚弱者应及时使用免疫增强剂。当出现肠道菌群失衡时，切忌滥用抗菌药物，立即停止耐药抗菌药物使用。改用乳酶生片或乳酸杆菌，以利于肠道厌氧菌生长。加用 B 族维生素、维生素 C、叶酸等，或者口服左旋咪唑，或肌内注射转移因子等免疫调节剂，以加强疗效。

（2）对于肠道黏膜病变经久未愈者，同时采用保留灌肠疗法，可用1～5000呋喃西林溶液150 mL，或加氢化可的松100 mg，或5%～10%大蒜溶液150 mL加泼尼松20 mg及0.25%普鲁卡因10 mL，保留灌肠，每晚一次，10～14天为一个疗程。

七、健康指导

（1）卧床休息，消化道隔离。早期发现患者和带菌者，早期隔离，直至粪便培养隔日一次，连续2～3次阴性方可解除隔离。对于慢性细菌性痢疾带菌者，应调离工作岗位，彻底治愈后方可恢复原工作。

（2）切断传播途径。认真贯彻执行“三管一灭”（即管好水源、食物、粪便和消灭苍蝇），注意个人卫生，养成饭前便后洗手的良好卫生习惯。

（3）易消化，高热量、高维生素饮食。

（4）忌肉类浓汁及动物内脏。因其含有大量的含氮浸出物，如氨基酸等。含氮浸出物具有刺激胃液分泌的作用，汁越浓作用越强，加重了消化道负担。而且细菌性痢疾患者肠道有病变，有恶心、呕吐等症状，消化吸收更差。

（5）忌粗纤维、胀气食物。如芥菜、芹菜、韭菜等粗纤维较多的食物，不易消化，可导致局部充血、水肿，炎症不易愈合。而牛奶和糖、豆制品也易引起肠道蠕动增加，导致胀气。

（6）忌刺激类食物。如煎、炸及腌、熏的大块鱼肉，对肠壁有直接刺激，使肠壁损伤加剧；这些食物又难以消化，胀气发热，停留的时间长，会加重消化道负担。

【预防】

（一）管理好传染源

早期发现患者和带菌者，早期隔离，直至粪便培养隔天一次，连续2～3次阴性方可解除隔离。早治疗，彻底治疗。对于托幼、饮食行业、供水等单位人员，定期进行查体、做粪便培养等，以便及时发现带菌者。对于慢性细菌性痢疾带菌者，应调离工作岗位，彻底治愈后方可恢复原工作。

（二）切断传播途径

对于细菌性痢疾等消化道传染病来说，切断传播途径是最重要的环节。认真贯彻执行“三管一灭”（即管好水源、食物、粪便和消灭苍蝇），注意个人卫生，养成饭前便后洗手的良好卫生习惯。严格贯彻、执行各种卫生制度。

（三）保护易感人群

痢疾杆菌菌苗疗效一般不够肯定。近年来主要采用口服活菌苗。有人创用志贺菌依链株减毒活菌苗口服，可产生IgA，以防止痢疾杆菌菌毛黏附于肠上皮细胞，从而防止其侵袭和肠毒素的致泻作用。保护作用仅6个月。国内有的采用X线照射及氯霉素诱变等不同方式获得减毒变异株，用于主动免疫，已获初步效果。

流行性脑脊髓膜炎

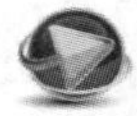

学习目标

识记：

1. 能够准确说出流行性脑脊髓膜炎的主要临床表现。
2. 能简要描述流行性脑脊髓膜炎的常规辅助检查。
3. 能准确说出流行性脑脊髓膜炎的治疗方案。

理解：

1. 能够用自己的语言描述典型流行性脑脊髓膜炎的临床表现。
2. 明确典型病例的临床特点，并可分析其异常改变的原因。
3. 能够准确识别流行性脑脊髓膜炎、结核性脑脊髓膜炎的区别。

应用：

1. 能够自觉将医疗规范与康复健康理念贯穿于疾病治疗的全过程。

2. 能用所学知识与技能协助主治医生对患者的疾病康复进行指导。

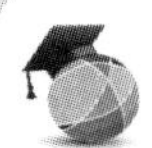

任务引领

患者，男性，16 岁，高热、头痛、呕吐 3 天。3 天前突然高热达 39 ℃，伴发冷和寒战，同时出现剧烈头痛，频繁呕吐，呈喷射状，吐出食物和胆汁，无上腹部不适，进食少，二便正常。既往体健无胃病和结合病史，无药物过敏史，所在学校有类似患者出现。

查体：T 39.1 ℃，P 110 次/分，R 22 次/分，BP 120/80 mmHg，急性热病容，皮肤散在少量出血点，浅淋巴结未触及，巩膜无黄染，咽红，扁桃体不大，颈有抵抗感，双肺无异常，心界叩诊不大，心率 110 次/分，律齐，腹平软，肝脾不大，双下肢不肿，Brudzinski 征(＋)，Kerning 征(＋)，Babinski 征(－)。

化验：血 Hb 124 g/L，WBC 14.7×10^9/L，N 84%，L 16%，PLT 210×10^9/L，尿常规(－)，大便常规(－)。

请完成以下任务：

(1)通过学习，请归纳与总结流行性脑脊髓膜炎的主要临床表现。

(2)你知道流行性脑脊髓膜炎的辅助检查项目吗？请简单描述常规检查项目。

(3)假如你是该患者的主治医生，请设计简单的医嘱。

流行性脑脊髓膜炎(epidemic cerebrospinal meningitis)简称流脑，是由脑膜炎双球菌引起的化脓性脑膜炎。临床表现为发热、头痛、呕吐、皮肤黏膜淤点、淤斑及颈项强直等脑膜刺激征。

一、病因和发病机制

(一)病原学

脑膜炎双球菌属奈瑟氏菌属，革兰染色阴性，肾形，多成对排列，或四个相连。该菌营养要求较高，用血液琼脂或巧克力培养基，在 37 ℃、含 5%～10%CO_2、pH7.4 环境中易生长。传代 16～18 h 细菌生长旺盛，抗原性最强。本菌含自溶酶，如不及时接种易溶解死亡。对寒冷、干燥较敏感，低于 35 ℃、加温至 50 ℃或一般的消毒剂处理者极易使其死亡。

(二)发病机制

脑膜炎双球菌自鼻咽部侵入人体后，其发展过程取决于人体病原菌之间的相互作用。如果人体健康且免疫力正常，则可迅速将病菌消灭或成为带菌者。如果机体缺乏特异性杀菌抗体，或者细菌的毒力强，病菌则从鼻咽部侵入血流形成菌血症或败血症。再侵入脑脊髓膜形成化脓性脑脊髓膜炎。

(三)病理改变

脑膜炎期的病变以软脑膜为主。早期充血、少量浆液性渗出及局灶性小出血点。后期则有大量纤维蛋白、中性粒细胞及血浆外渗。病变主要在大脑两半球表面和颅底。由于颅底脓液黏稠及化脓性病变的直接侵袭，可引起脑膜粘连、加重视神经、外展神经及动眼神经、面神经、听神经等颅神经损害。由于内毒素的损伤使脑神经组织表层发生退行性病变。此外，炎症亦可沿着血管壁侵入脑组织，引起充血、水肿、局灶性中性粒细胞浸润及出血。

除脑脊髓膜外，其他脏器亦可有迁徙性化脓性病灶，包括心内膜炎、心包炎、化脓性关节炎、肺炎、眼球炎等。

二、流行病学

(一)传染源

主要是带菌者和患者。患者从潜伏期末开始至发病 10 天内具有传染性。病原菌存在于患者或带菌者的鼻咽分泌物中，借飞沫传播。在流行期间，一家有两人以上发病者占2%～4%，但人群中鼻咽部带菌率常显著增高，有时高达50%以上，人群带菌率超过20%时提示有发生流行的可能，所以带菌者作为传染源的意义更大。

（二）传播途径

病原菌借咳嗽、打喷嚏、说话等由飞沫直接在空气中传播，因其在体外生存力极弱，故通过日常用品间接传播的机会极少。密切接触如同睡、怀抱、喂乳、接吻等对2岁以下婴儿传播本病有重要意义。

（三）人群易感性

任何年龄均可发病，从2～3个月开始，6个月至2岁发病率最高，以后随年龄增长逐渐下降。新生儿有来自母体的杀菌抗体故发病少见。带菌者及患者在感染后血液中的杀菌抗体IgG、IgM、IgA升高，该抗体除对同群病原菌有杀菌作用外，对异群脑膜炎双球菌也有杀菌效力，这是由于各群细菌的外膜存在共同的蛋白质抗原。通过隐性感染获得的群特异性抗体效价较低，只能保护机体免于发病，不能防止再感染。

（四）流行特征

发病从前1年11月份开始，次年3、4月份达高峰，5月份开始下降。其他季节有少数散发病例发生。由于人群免疫力下降、易感者的积累，以往通常每3～5年出现一次小流行，8～10年出现一次大流行。流行因素与室内活动多、空气不流通、阳光缺少、居住拥挤、患上呼吸道病毒感染等有关。

中小城市以2～4岁或5～9岁发病率最高，男、女发病率大致相等。大城市发病分散。偏僻山区一旦传染源介入，常引起点状暴发流行，15岁以上发病者占总发病率的一半以上。一户2人或2人以上发病者亦多见。

显性感染与隐性感染的比例为1∶(1000～5000)。

三、临床表现

潜伏期1～7天，一般2～3天。

其病情复杂多变，轻重不一，一般可表现为三个临床类型即普通型、暴发型和慢性败血症型。

（一）普通型

占90%左右。病程可分为上呼吸道感染期、败血症期和脑膜炎期，但由于起病急、进展快、临床常难以划分。

1.上呼吸道感染期　大多数患者并不产生任何症状。部分患者有咽喉疼痛，鼻咽黏膜充血及分泌物增多。鼻咽拭子培养常可发现病原菌，但很难确诊。

2.败血症期　患者常无前驱症状，突起畏寒、高热、头痛、呕吐、全身乏力。肌肉酸痛、食欲不振及神志淡漠等毒血症症状。幼儿则有哭啼吵闹、烦躁不安、皮肤过敏及惊厥等。少数患者有关节痛或关节炎，脾肿大常见。70%左右的患者皮肤黏膜可见淤点或淤斑。病情严重者淤点、淤斑可迅速扩大，且因血栓形成发生大片坏死。约10%的患者常在病初几日于唇周及其他部位出现单纯疱疹。

3.脑膜炎期　大多数败血症患者于24 h左右出现脑膜刺激征，此期持续高热，头痛剧烈、呕吐频繁，皮肤过敏、怕光、狂躁及惊厥、昏迷。血压可增高而脉搏减慢。脑膜的炎症刺激，表现为颈后疼痛，颈项强直，角弓反张，克氏征及布氏征阳性。

婴儿发作多不典型，除高热、拒乳、烦躁及哭啼不安外，惊厥、腹泻及咳嗽较成人多见，脑膜刺激征可缺如。前囟突出，有助于诊断。但有时因呕吐频繁、失水仅见前囟下陷，造成诊断困难。

（二）暴发型

少数患者起病急骤，病情凶险，如不及时抢救，常于24 h内甚至6 h之内危及生命，此型病死率达50%，婴幼儿可达80%。

1.暴发型败血症(休克型)　本型多见于儿童。突起高热、头痛、呕吐，精神极度萎靡。常在短期内全身出现广泛淤点、淤斑，且迅速融合成大片，皮下出血，或继以大片坏死。面色苍灰，唇周及指端发绀，四肢厥冷，皮肤呈花纹，脉搏细速，血压下降，甚至不可测出。脑膜刺激征缺如。脑脊液大多清亮，细胞数正常或轻度增加，血培养常为阳性。

2.暴发型脑膜脑炎　亦多见于儿童。除具有严重的中毒症状外，患者频繁惊厥迅速陷入昏迷。

3. 混合型 本病最严重的一种类型，病死率常高达 80%，兼有两种暴发型的临床表现，常同时或先后出现。

(三)慢性败血症型

本型不多见。多发生于成人，病程迁延数周或数月。反复出现寒战、高热、皮肤淤点及淤斑。关节疼痛亦多见，发热时关节疼痛加重呈游走状。也可发生脑膜炎、全心炎或肾炎。

四、实验室检查

1. 血象 白细胞总数明显增加，一般在$(10\sim30)\times10^9$/L 甚至以上。中性粒细胞数在 80%～90%甚至以上。有 DIC 者，血小板减少。

2. 脑脊液检查 脑脊液在病程初期仅可见颅内压升高、外观仍清亮，稍后则混浊似米汤样。细胞数常达 1×10^9/L，以中性粒细胞为主。蛋白数显著增高，糖含量常低于 400 mg/L，有时甚或为零。暴发型败血症者脊液往往清亮，细胞数、蛋白数、糖量亦无改变。对颅内压高的患者，腰椎穿刺要慎重，以免引起脑疝。

3. 细菌学检查

(1)涂片检查 包括皮肤淤点和脑脊液沉淀涂片检查。

(2)细菌培养：①血培养脑膜炎双球菌的阳性率较低，但对慢性脑膜炎双球菌败血症的诊断非常重要。②脑脊液培养。

4. 血清学检查 近年来开展的流脑快速诊断方法。

五、诊断要点

(一)诊断

1. 流行病学资料 本病在冬、春季节流行，多见于儿童，大流行时成人亦不少见。

2. 临床表现 突起高热、头痛、呕吐、皮肤黏膜淤点及淤斑(在病程中增多并迅速扩大)，脑膜刺激征。

3. 实验室检查 血象检查白细胞总数明显增加，一般在$(10\sim30)\times10^9$/L 甚至以上。中性粒细胞数在 80%～90%甚至以上。有 DIC 者，血小板减少。脑脊液检查脑脊液细胞数常达 1×10^9/L，以中性粒细胞为主，蛋白数显著增高，糖含量常低于 400 mg/L。

(二)鉴别诊断

1. 其他化脓性脑膜炎 肺炎链球菌脑膜炎、流感杆菌脑膜炎、葡萄球菌脑膜炎等大多体内有感染灶存在。如肺炎链球菌脑膜炎大多发生在肺炎、中耳炎的基础上；葡萄球菌脑膜炎大多发生在葡萄球菌败血症病程中。确切的诊断需要依脑脊液、血液细菌学和免疫学检查。

2. 结核性脑膜炎 多有结核病史。起病缓慢，伴有低热、盗汗、消瘦等症状，无淤点和疱疹。脑脊液的细胞数为数十个至数百个，以淋巴细胞为主。脑脊液在试管内放置 12～24 h 有薄膜形成，薄膜和脑脊液沉淀涂片抗酸染色可检出结核杆菌。

3. 流行性乙型脑炎 发病多在 7～9 月，有蚊虫叮咬史，起病后脑实质损害严重，惊厥、昏迷较多见，皮肤一般无淤点。脑脊液早期清亮，晚期微浑，细胞数多在$(0.1\sim0.5)\times10^9$/L，很少超过 1×10^9/L、蛋白数稍增加，糖含量正常或略高，氧化物正常。确诊有赖双份血清补体结合试验、血凝抑制试验等。

六、治疗原则和药物治疗要点

(一)普通型流脑的治疗

1. 一般治疗 卧床休息，保持病室安静、空气流通。给予流质饮食，昏迷者宜鼻饲，并输入适量液体，使每天尿量在 1000 mL 以上。密切观察病情。保持口腔、皮肤清洁，防止角膜溃疡形成。经常变换体位以防压疮发生。防止呕吐物吸入。必要时给氧。

2. 对症治疗 高热时可用酒精擦浴，头痛剧烈者可予以镇痛药或高渗葡萄糖、用脱水剂脱水。惊厥时可用 10%水合氯醛灌肠，成人每次 20 mg，儿童每次 60～80 mg/kg。或用冬眠灵、安定等镇静剂。

3. 病原治疗　①磺胺：在脑脊液中的浓度可达血液浓度的50%～80%，常为首选药物。磺胺嘧啶(SD)成人每天总量6～8 g，首剂量为全天量的1/3～1/2，以后每6～8 h给药一次，同时给予等量碳酸氢钠。对于呕吐严重、昏迷者可用20%磺胺嘧啶钠适当稀释后静脉注射或静脉滴注，病情好转后改为口服。②青霉素：青霉素在脑脊液中的浓度为血液浓度的10%～30%，大剂量注射使脑脊液达到有效杀菌浓度。青霉素剂量：儿童每天为(15万～20万)U/kg，成人每天(1000万～1200万)U，分次静脉滴注或肌内注射，疗程5～7天。③氯霉素：脑膜炎双球菌对氯霉素很敏感，且其在脑脊液中的浓度为血液浓度的30%～50%，剂量成人每天50 mg/kg，儿童每天50～75 mg/kg，分次口服、肌内注射或静脉滴注。疗程3～5天。使用氯霉素应密切注意其副作用，尤其对骨髓的抑制，新生儿、老人慎用。④氨苄青霉素：对脑膜炎双球菌、流感杆菌和肺炎链球菌均有较强的抗菌作用，故适用于病原菌尚未明确的5岁以下患儿。剂量为每天200 mg/kg，分4次口服、肌内注射或静脉推注。

(二)暴发型败血症的治疗

1. 抗菌治疗　大剂量青霉素钠盐静脉滴注，剂量为每天(20万～40万)U/kg，用法同前。借以迅速控制败血症。亦可应用氯霉素，但不宜应用磺胺。

2. 抗休克治疗

(1)扩充血容量。

(2)纠正酸中毒：成年患者可首先补充5%碳酸氢钠200～250 mL，小儿每次5 mL/kg，然后根据血气分析结果再酌情补充。

(3)血管活性药物的应用。舒张血管药物：①山莨菪碱；②东莨菪碱；③阿托品。以上药物有抗交感神经兴奋、直接舒张血管、稳定神经细胞膜、解除支气管痉挛、减少支气管分泌物等作用，极少能引起中枢兴奋症状。

(4)强心药物。心功能不全亦是休克的原因之一，加上大量快速静脉补液，更加重了心脏的负荷，可给予快速洋地黄类强心剂，如毛花强心苷丙(西地兰)或毒毛旋花苷K等。

(5)糖皮质激素：激素可增强心肌收缩力，减轻血管外周阻力，稳定细胞内溶酶体膜，以大剂量应用为好。氢化可的松成人每天300～500 mg，儿童5～8 mg/kg，分次静脉滴注。休克纠正后迅速减量停药。用药不得超过3天。早期应用效果更好。

3. 抗凝治疗　鉴于本病的休克及出血与血栓形成有关，凡疑有DIC，不必等待实验室检查结果，可用肝素治疗。

(三)暴发型脑膜炎的治疗

抗生素的应用同暴发型休克的治疗。此外，应以减轻脑水肿，防止脑疝和呼吸衰竭为重点。

1. 脱水剂的应用　20%甘露醇、50%葡萄糖、30%尿素应交替或反复应用，用脱水剂后适当补液，使患者维持轻度脱水状态。糖皮质激素亦可同时应用，以减轻毒血症，降低颅内压。

2. 亚冬眠疗法　主要用于高热、频繁惊厥及有明显脑水肿者，以降低脑含水量和耗氧量，保护中枢神经系统。氯丙嗪和异丙嗪各1～2 mg/kg，肌内注射或静脉推注，安静后置冰袋于枕后、颈部、腋下或腹股沟，使体温下降至36 ℃左右。

3. 呼吸衰竭的处理　应以预防脑水肿为主。如已发生呼吸衰竭，除脱水外则应给予洛贝林、可拉明、回苏灵等中枢神经兴奋剂。

(四)慢性败血症的治疗

抗生素的应用同普通型。

七、健康指导

(1)保持充足营养，戒烟忌酒，避免过度与强烈的精神创伤。

(2)吃番木瓜和菠萝。番木瓜有助于消化，菠萝可减轻炎症。

(3)避免食用促进黏液分泌的食物，例如：动物蛋白质及其副产品，咖啡因、乳制品(酸奶除外)，加工食品、盐、糖和面粉制品。

(4)一旦疾病进入恢复期，应均衡饮食，可食用新鲜水果、蔬菜、谷物、植物籽、酸奶和其他酸性食物。

(5)在光线微弱的室内休息，应喝大量的水。

【预防】

(1)早期发现患者就地进行呼吸道隔离和治疗，做好疫情报告工作。患者必须隔离至症状消失后3天，但不少于发病后7天。加强对疫情单位和地区的疫情监控，接触者医学观察7天；对上呼吸道感染、鼻咽炎、皮肤黏膜出现淤点的疑似患者均应给予足量的磺胺嘧啶治疗，疗程5天。

(2)菌苗预防。我国普遍采用A群荚膜多糖菌苗预防接种，保护率达90%以上，副作用少。流行前皮下注射1次，剂量为25～50 μg，接种后5～7天出现抗体，2周后达到高峰。国外制备A群、C群或A～C群双价高相对分子质量的多糖菌苗，一次皮下注射50 μg后可获得杀菌抗体，使发病率减少90%。但B群菌苗迄今尚未研制成功。

(3)药物预防。国内仍采取磺胺药做预防。对于某些有本病流行的机构团体或与患者密切接触者，成人每天2 g，儿童每天75～100 mg/kg，分2次，与等量碳酸氢钠同服，共3天。有人主张在耐磺胺药地区口服利福平，成人每天0.6 g，儿童每天10 mg/kg，连服2天。利福平预防作用好，但易产生耐药性。也有主张利福平与二甲胺四环素合用，可使带菌率降至零。其次可用2%～3%黄连素、0.3%呋喃西林溶液，1：3000杜米芬，0.25%氯霉素溶液滴鼻或喷喉。每天2次，连用3天。亦有人主张对A群流脑密切接触者，可采用头孢噻肟三嗪一次肌内注射。方法简便，效果优于利福平。

(4)流行期间做好卫生宣传工作，搞好个人及环境卫生，减少大型集会和大的集体活动，居室开窗通风，个人应勤晒衣服、多晒太阳，避免到拥挤的公共场所。

流行性乙型脑膜炎

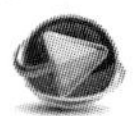

学习目标

识记：

1. 能够准确说出流行性乙型脑膜炎的主要临床表现。
2. 能简要描述流行性乙型脑膜炎的常规辅助检查。
3. 能准确说出流行性乙型脑膜炎的治疗方案。

理解：

1. 能够用自己的语言描述典型流行性乙型脑膜炎的临床表现。
2. 明确典型病例的临床特点，并可分析其异常改变的原因。
3. 能够准确识别流行性乙型脑膜炎、结核性脑膜炎、中毒性细菌性痢疾的区别。

应用：

1. 能够自觉将医疗规范与康复健康理念贯穿于疾病治疗的全过程。
2. 能用所学知识与技能协助主治医生对患者的疾病康复进行指导。

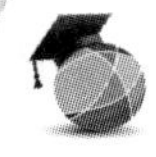

任务引领

患者，男性，5岁，头痛、高热半天。家长代述半天前无明显诱因出现高热，体温40℃，头痛、嗜睡，伴呕吐。发病以来精神食欲差，嗜睡。既往体健，无药物过敏史，曾有蚊虫叮咬史，家族史无特殊。

查体：T 40 ℃，P 120 次/分，R 22 次/分，BP 90/55 mmHg，面色苍白、无光泽，神志不清，浅淋巴结未触及，巩膜无黄染，咽无充血，扁桃体不大，颈有抵抗感，呼吸深浅不均，节律不齐，听诊双肺有湿啰音，心界叩诊不大，心率120次/分，律齐，腹平软，肝脾不大，双下肢不肿，Brudzinski征(＋)，Kerning征(＋)，Babinski征(－)。

化验：血 Hb 140 g/L，WBC 7.7×10^9/L，PLT 210×10^9/L，抽取脑脊液呈微浊状，压力增高，白细胞总数增多。中性粒细胞略有增高。肉眼可见脑组织膨隆，血管充血。镜下可见血管扩张充血，其周围有大量的淋巴细胞浸润，神经细胞部分出现变性和坏死，并可见部分区域有软化灶形成。

请完成以下任务：

(1)通过学习，请归纳与总结流行性乙型脑膜炎的主要临床表现。

(2)你知道流行性乙型脑膜炎的辅助检查项目吗？请简单描述常规检查项目。

(3)假如你是该患者的主治医生，请设计简单的医嘱。

流行性乙型脑膜炎(epidemic encephalitistype B)简称乙脑，是由嗜神经的乙脑病毒所致的中枢神经系统性传染病。经蚊虫等吸血昆虫传播，流行于夏、秋季，多发生于儿童，临床上以高热、意识障碍、惊厥、呼吸衰竭及脑膜刺激征为特征。部分患者留有严重后遗症，重症患者病死率较高。

一、病因和发病机制

(一)病原学

乙脑病毒属披膜病毒科黄病毒属，呈球形，直径 20～30 nm，核心含单股 RNA，有衣壳。在脂蛋白囊膜表面有血凝素刺突，能凝集鸡、鹅、羊等动物红细胞。抗原性稳定，但近年来有报告以具有中和作用的单克隆抗体(McAb)检测 15 株国内的乙脑病毒时，可将其分为 4 个抗原组。人和动物感染本病毒后，均产生补体结合抗体、中和抗体和血凝抑制抗体。

本病毒在外界环境中抵抗力不强，56 ℃ 30 min 或 100 ℃ 2 min 即可灭活。但对低温和干燥的抵抗力很强，用冰冻干燥法在 4 ℃冰箱中可保存数年。

(二)发病机制

当人体被带病毒的蚊虫叮咬后，病毒即进入血液循环。发病与否，一方面取决于病毒的毒力与数量，另一方面取决于机体的反应性及防御机能。当人体抗体能力强时，病毒即被消灭。如人体抵抗力降低，而感染病毒量大、毒力强时，病毒经血液循环可突破血脑屏障侵入中枢神经系统，并在神经细胞内复制增殖，导致中枢神经系统广泛病变。不同的神经细胞对病毒感受不同，以及脑组织在高度炎症时引起的缺氧、缺血、营养障碍等，造成中枢病变部位不平衡，如脑膜病变较轻，脑实质病变较重；间脑、中脑病变重，脊髓病变轻。注射百日咳菌苗或患脑囊虫病者乙脑发病率明显高，可能系血脑屏障被破坏之故。

(三)病理改变

病变广泛存在于大脑及脊髓，但主要位于脑部，且一般以间脑、中脑等处病变为主。肉眼观察可见软脑膜大小血管高度扩张与充血，脑的切面上可见灰质与白质中的血管高度充血、水肿，有时见粟粒或米粒大小的软化坏死灶。显微镜下可见：脑内血管扩张、充血、小血管内皮细胞肿胀、坏死、脱落。血管周围环状出血，重者有小动脉血栓形成及纤维蛋白沉着。血管周围有淋巴细胞和单核细胞浸润，可形成“血管套”。神经细胞变性、肿胀与坏死。脑实质肿胀。软化灶形成后可发生钙化或形成空洞。胶质细胞增生。

二、流行病学

(一)传染源及储存宿主

主要传染者是家畜、家禽。人被感染后仅发生短期病毒血症且血中病毒数量较少，故患者及隐性感染者作为传染源的意义不大。

(二)传播途径

本病系经过蚊虫叮咬而传播。能传播本病的蚊虫很多。现已被证实的为库蚊、伊蚊、按蚊的某些种。

国内的主要传播媒介为三带喙库蚊。

（三）易感人群

人群对乙脑病毒普遍易感，但感染后出现典型乙脑症状的只占少数，多数人通过临床上难以辨别的轻型感染获得免疫力。成人多因隐性感染而免疫。通常流行区以10岁以下的儿童发病较多，但因儿童计划免疫的实施，近年来报道发病年龄有增高趋势。病后免疫力强而持久，罕有二次发病者。

（四）流行特征

乙脑仅分布在亚洲。在我国疫区分布在兰州一长春连线以南的广大地区内，仅东北北部、青海、新疆及西藏等地未见本病报告。本病有严格的季节性，80%～90%的病例都集中在7、8、9三个月内。但随地理环境的不同，流行季节略有不同，华南地区的流行高峰在6—7月，华北地区为7—8月，而东北地区则为8—9月，均与蚊虫密度曲线相一致。气温和雨量与本病的流行也有密切关系。

乙脑呈高度散发性，同一家庭同时有两个患者罕见。

三、临床表现

潜伏期4～21天，一般为10～14天。病毒初在单核-巨噬细胞内繁殖，再释放入血，多数人在感染后并不出现症状，但血液中抗体可升高，称为隐性感染。部分人出现轻度的呼吸道症状；极少数患者，病毒通过血脑屏障造成中枢神经系统病变，出现脑炎症状。典型患者的病程可分为四个阶段。

（一）初热期

病程第1～3天，体温在1～2天内升高到38～39 ℃，伴头痛、神情倦怠和嗜睡、恶心、呕吐。小儿可有呼吸道症状或腹泻。

（二）极期

病程第4～10天，进入极期后，突出表现为全身毒血症状及脑部损害症状。

1.高热　乙脑必有的表现。体温高达39～40 ℃甚至以上。轻者持续3～5天，一般7～10天，重者可达数周。热度越高，热程越长，则病情越重。

2.意识障碍　大多数人在起病后1～3天出现不同程度的意识障碍，如嗜睡、昏迷。嗜睡常为乙脑早期特异性的表现。一般在7～10天恢复正常，重者持续1个月以上。

3.惊厥或抽搐　乙脑严重症状之一。由于脑部病变部位与程度不同，可表现为轻度的手、足、面部抽搐或惊厥，也可为全身性阵发性抽搐或全身强直性痉挛，持续数分钟至数十分钟不等。

4.呼吸衰竭　既是乙脑最为严重的症状，也是重要的死亡原因。主要是中枢性的呼吸衰竭，可由呼吸中枢损害、脑水肿、脑疝、低钠性脑病等原因引起。表现为呼吸表浅、节律不整、双吸气、叹息样呼吸、呼吸暂停、潮式呼吸以致呼吸停止。

高热、抽搐及呼吸衰竭是乙脑急性期的三联症，常互为因果，相互影响，加重病情。

5.脑膜刺激征　较大儿童及成人均有不同程度的脑膜刺激征。婴儿多无此表现，但常有前囟隆起。

6.其他神经系统症状和体征　若锥体束受损，常出现肢体痉挛性瘫痪、肌张力增强，巴宾斯基征阳性。少数人可呈软瘫。小脑及动眼神经受累时，可发生眼球震颤、瞳孔扩大或缩小，不等大，对光反射迟钝等；植物神经受损常有尿潴留、大小便失禁；浅反射减弱或消失，深反射亢进或消失。

7.其他　部分乙脑患者可发生循环衰竭，表现为血压下降，脉搏细速。偶有消化道出血。

多数患者在本期末体温下降，病情改善，进入恢复期。少数患者因严重并发症或脑部损伤严重而死于本期。

（三）恢复期

极期过后体温在2～5天降至正常，昏迷转为清醒，有的患者有一短期精神“呆滞阶段”，以后言语、表情、运动及神经反射逐渐恢复正常。部分患者恢复较慢，需1～3个月甚至以上。个别重症患者表现为低热、多汗、失语、瘫痪等。但经积极治疗，常可在6个月内恢复。

（四）后遗症期

虽经积极治疗，部分患者在发病6个月后仍留有神经、精神症状，称为后遗症。发生率为5%～20%。以失语、瘫痪及精神失常最为多见。如继续积极治疗，仍可望有一定程度的恢复。

根据病情轻重，乙脑可分为4型。

1.轻型　患者神志始终清晰，有不同程度嗜睡，一般无抽搐，脑膜刺激征不明显。体温通常在38～39 ℃，多在一周内恢复，无恢复期症状。

2.中型　有意识障碍如昏睡或浅昏迷。腹壁反射和提睾反射消失。偶有抽搐。体温常在40 ℃左右，病程约为10天，多无恢复期症状。

3.重型　神志昏迷，体温在40 ℃以上，有反射或持续性抽搐。深反射先消失后亢进，浅反射消失，病理反射强阳性，常有定位病变。可出现呼吸衰竭。病程多在2周以上，恢复期常有不同程度的精神异常及瘫痪表现，部分患者可有后遗症。

4.暴发型　少见。起病急骤，有高热或超高热，1～2天后迅速出现深昏迷并有反复强烈抽搐。如不积极抢救，可在短期内因中枢性呼吸衰竭而死亡。幸存者也常有严重后遗症。

乙脑临床症状以轻型和普通型居多，约占总患者数的2/3。流行初期重型多见，流行后期轻型多见。

四、实验室及其他检查

1.血象　白细胞计数一般在(10～30)×10^9/L，中性粒细胞增至80%以上，核左移，嗜酸性粒细胞可减少。

2.脑脊液检查　外观澄清或微混，白细胞计数增加，多数在(0.05～0.5)×10^9/L，个别患者可达1×10^9/L以上，或始终正常；在病初以中性粒细胞占多数，以后逐渐以淋巴细胞为多。蛋白量稍增加，糖定量正常或偏高，氯化物正常。

3.血清学检查

(1)血凝抑制试验　可测定IgM抗体及IgG抗体，敏感性高，方法简便、快速。

(2)二巯基乙醇(2ME)耐性试验　检测IgM抗体。

4.病毒分离　病初可取血清或脑脊液接种乳鼠以分离病毒，但阳性率较低。

五、诊断要点

(一)诊断

1.流行病学资料　乙脑有明显的季节性，主要在7—9月三个月内。起病前1～3周内，在流行地区有蚊虫叮咬史。患者多为儿童及青少年。大多数近期内无乙脑疫苗接种史。

2.临床特点　突然发热、头痛、呕吐、意识障碍，且在2～3天内逐渐加重；早期常无明显体征，2～3天后常见脑膜刺激征，幼儿出现前囟膨隆；查体腹壁反射、提睾反射消失；病理反射巴宾斯基征阳性；四肢肌张力增高等。重症患者可迅速出现昏迷、抽搐、吞咽困难及呼吸衰竭等表现；小儿常见凝视与惊厥。

3.实验室检查　血象检查白细胞计数升高，中性粒细胞增至80%以上，核左移，嗜酸性粒细胞可减少。脑脊液检查外观澄清或微混，白细胞计数增加，蛋白量稍增加，糖定量正常或偏高，氯化物正常。

(二)鉴别诊断

1.中毒型细菌性痢疾　本病亦多见于夏秋季，儿童多发，病初胃肠症状出现前即可有高热及神经症状(昏迷、惊厥)，故易与乙脑混淆。但本病早期即有休克，一般无脑膜刺激征，脑脊液无改变，大便或灌肠液可查见红细胞、脓细胞及吞噬细胞，培养有痢疾杆菌生长，可与乙脑相区别。

2.化脓性脑膜炎　症状类似乙脑，但冬、春季节多见，病情发展较迅速，重者病后1～2天内即可进入昏迷。流脑早期即可见淤点。肺炎双球菌脑膜炎、链球菌脑膜炎以及其他化脓性脑膜炎多见于幼儿，常先有或同时伴有肺炎、中耳炎、乳突炎、鼻窦炎或皮肤化脓病灶，而乙脑则无原发病灶。必要时可与脑脊液鉴别。

3.结核性脑膜炎　少数结核性脑膜炎患者发病急，早期脑脊液含量可不低，在乙脑流行季节易误诊，但结核性脑膜炎病程长，有结核病灶或结核病接触史，结核菌素试验大多阳性。结核性脑膜炎脑脊液外观呈毛玻璃样，白细胞分类以淋巴细胞为主，糖及氯化物含量降低，蛋白量可增加；放置后脑脊液出现薄膜，涂片可找到结核杆菌。

4.流行性腮腺炎、脊髓灰质炎、柯萨奇及埃可病毒等所致中枢神经系统感染　这类患者脑脊液白细胞可在(0.05～0.5)×10^9/L，但分类以淋巴细胞为主。部分流行性腮腺炎患者可先出现脑膜脑炎的症状，以后发生腮腺肿胀，鉴别时应注意询问是否有流行性腮腺炎接触史。少数乙脑患者可有弛缓性瘫痪，易误诊为脊髓灰质炎，但后者并无意识障碍。柯萨奇病毒、埃可病毒、单纯疱疹病毒、水痘病毒等也可引起类似症状。应根据流行病学资料、临床特征及血清学检查加以区别。

六、治疗原则和药物治疗要点

乙脑病情重，变化快，高热、抽搐、呼吸衰竭是本病的三个重要症状，可互为因果，形成恶性循环，因此必须及时发现，抓住主要矛盾，尽快采用中西医结合措施，促使矛盾转化，以利于康复。

(一)一般治疗

病室应安静，对患者要尽量避免不必要的刺激。注意口腔及皮肤的清洁，防止发生压疮。注意精神状态、意识、体温、呼吸、脉搏、血压以及瞳孔的变化。给予足够的营养及维生素。

(二)对症治疗

1.降温　使室温控制在 30 ℃以下，可在室内放冰块、电风扇、空调等。

物理降温可用 30%酒精擦浴，在腹股沟、腋下、颈部放置冰袋；也可用降温床或冷褥。药物降温可用如消炎痛、牛黄清心丸、柴胡注射液等中药。必要时可采用亚冬眠疗法，肌内注射氯丙嗪及异丙嗪每次各 0.5～1 mg/kg，4～6 h 一次，同时加用物理降温，使体温降至 38 ℃左右。

2.惊厥或抽搐　应根据惊厥、抽搐原因采取针对性的措施。

①多数抽搐者，降温后即可止惊。

②呼吸道分泌物阻塞所致缺氧者，应及时吸痰、保持呼吸道通畅。

③脑水肿或脑疝者，应立即采用脱水剂治疗。一般可用 20%甘露醇 1～1.5 g/kg 静脉注射或快速静脉滴注。必要时做气管切开。

④脑实质炎症引起的抽风可用中药、新针治疗。给予镇静剂或亚冬眠疗法。频繁的抽风可同时加用氢化可的松治疗。

⑤低钙血症引起的抽搐应及时补充钙剂。

⑥由脑性低钠血症引起的抽风可用 3%盐水滴注。

3.呼吸衰竭的治疗

①保持呼吸道畅通，定时翻身拍背、吸痰、给予雾化吸入以稀释分泌物。

②给氧：一般用鼻导管低流量给氧。

③气管切开：凡有昏迷、反复抽搐、呼吸道分泌物堵塞而致发绀，肺部呼吸音减弱或消失，反复吸痰无效者，应及早行气管切开。

④应用呼吸兴奋剂：在自主呼吸未完全停止时使用效果较佳。可用洛贝林、可拉明、利他林等。

⑤应用血管扩张剂：东莨菪碱、山莨菪碱有一定效果。

⑥应用脱水剂：使用 20%甘露醇或 25%山梨醇等脱水剂。应用脱水疗法注意水与电解质平衡。

⑦必要时应用人工呼吸机。

4.糖皮质激素　多用于中、重型患者，有抗炎、减轻脑水肿、解毒、退热等作用。氢化可的松每天 5～10 mg/kg或地塞米松每天 10～20 mg，儿童酌减。

5.能量合剂　细胞色素 C、辅酶 A、三磷酸腺苷等药物有助于脑组织代谢，可酌情应用。

6.应用免疫增强剂　疗效尚不能肯定。

7.恢复期及后遗症的处理

(1)药物治疗

①28.75%谷氨酸钠注射液、谷氨酸片、烟酸等促进血管神经功能恢复。

②兴奋不安者可用安定、利眠宁或氯丙嗪。

③有震颤或肌张力高者，可用安坦、东莨菪碱或左旋多巴，亦可使用盐酸金刚烷胺。

④肌张力低者，可用新斯的明。

(2)针灸疗法

①神志不清、抽搐、躁动不安者取穴大椎、安眠、人中、合谷、足三里。

②上肢瘫痪者取穴安眠、曲池透少海，合谷透劳宫；下肢瘫痪者取穴大椎、环跳、阳陵泉透阴陵泉。

③失语取穴大椎、哑门、增音。

④震颤取穴大椎、手三里、间使、合谷、阳陵泉。

（3）超声波疗法　应用超声波机每天治疗15～20 min，双侧交替，疗程2周，休息3天，可反复数疗程，据报道亦有一定疗效。

（4）功能锻炼　略。

七、健康指导

（1）高热者注意口腔清洁和皮肤清洁，进食清淡、易消化食物，如瘦肉、稀饭、面条、青菜汤等。

（2）脑炎后遗症患者补充卵磷脂。

流行性感冒

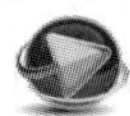

学习目标

识记：

1. 能够准确说出流行性感冒的主要临床表现。
2. 能简要描述流行性感冒的常规辅助检查。
3. 能准确说出流行性感冒的治疗方案。

理解：

1. 能够用自己的语言描述典型流行性感冒的临床表现。
2. 明确典型病例的临床特点，并可分析其异常改变的原因。

应用：

1. 能够自觉将医疗规范与康复健康理念贯穿于疾病治疗的全过程。
2. 能用所学知识与技能协助主治医生对患者的疾病康复进行指导。

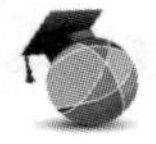

任务引领

患者，女性，24岁，发热伴咽部不适1天。1天前因受凉出现发热、咽部不适，自服感冒胶囊及氨苄西林无好转。发病以来精神可，伴头痛、全身酸痛、乏力，食欲不佳，二便正常。既往体健，无药物过敏，个人、家族史无特殊。

查体：T 38.6 ℃，P 100次/分，R 18次/分，BP 120/75 mmHg，急性热病面容，无皮疹，浅表淋巴结未触及，巩膜无黄染，咽红，扁桃体不大，双肺听诊无异常，心率100次/分，律齐，无杂音，腹软，肝脾不大，移动性浊音（－），双肾区无叩击痛，双下肢不肿。

化验：血Hb 130 g/L，WBC 6.7×10^9/L，N 60%，L 40%，PLT 200×10^9/L，尿常规（－），大便常规（－）。

请完成以下任务：

（1）通过学习，请归纳与总结流行性感冒的主要临床表现。

（2）你知道流行性感冒的辅助检查项目吗？请简单描述常规检查项目。

（3）假如你是该患者的主治医生，请设计简单的医嘱。

流行性感冒（influenza）简称流感，是由流感病毒引起的急性呼吸道传染病。临床特点为急起高热，全身酸痛、乏力，或伴轻度呼吸道症状。该病潜伏期短，传染性强，传播迅速。流感病毒分为甲、乙、丙三型，甲型流感威胁最大。

一、病因和发病机制

（一）病原学

流感病毒属正黏病毒科，呈球形或丝状，直径 80～120 nm。根据 NP 抗原性，将流感病毒分为甲、乙、丙三型。三型病毒具有相似的生化和生物学特征。病毒由三层构成，内层为病毒核衣壳，含核蛋白（NP）、P 蛋白和 RNA。NP 是可溶性抗原（S 抗原），具有特异性，抗原型稳定。

流感病毒不耐热、酸和乙醚，对甲醛、酒精与紫外线等均敏感。

（二）发病机制

流感病毒侵入呼吸道的纤毛柱状上皮细胞，并在细胞内进行复制。突出表现为局部炎症，同时引起全身中毒反应，如发热、身痛和白细胞减少等，但一般不形成病毒血症。约于第 5 病日基底细胞层开始再生，先为未分化的移行上皮，2 周后新的纤毛上皮形成而恢复。以上为单纯流感过程。其主要病变损害有呼吸道上部和中部气管。

病毒侵袭全部呼吸道，整个呼吸道发生病变，致流感病毒性肺炎。老年人，婴幼儿，患有慢性心、肺、肾等疾病或接受免疫抑制剂治疗者，易发生此病变。其病理特征为：全肺呈暗红色，气管与支气管内有血性液体，黏膜充血，纤毛上皮细胞脱落，并有上皮细胞再生现象；黏膜下有灶性出血、水肿和轻度白细胞浸润；肺泡内有纤维蛋白与水肿液，其中混有中性粒细胞；肺下叶肺泡出血，肺泡间质可增厚，肺泡与肺泡管中可有透明膜形成。如有继发感染，则病变更复杂。

二、流行病学

（一）传染源

主要是患者和隐性感染者。患者自潜伏期末到发病后 5 天内均可有病毒从鼻涕、口涎、痰液等分泌物排出，传染期约为 1 周，以病初 2～3 天传染性最强。

（二）传播途径

病毒以随咳嗽、打喷嚏、说话所致飞沫传播为主，通过病毒污染的茶具、食具、毛巾等间接传播也有可能。传播速度和广度与人口密度有关。

（三）人群易感性

人群普遍易感，感染后对同一抗原型可获得不同程度的免疫力，型与型之间无交叉免疫性。

（四）流行特征

流感分为散发、暴发、流行和大流行。突然发生，迅速蔓延，发病率高和流行过程短是流感的流行特征。流行无明显的季节性，以冬、春季节为多。大流行主要由甲型流感病毒引起，当甲型流感病毒出现新亚型时，人群普遍易感而发生大流行。一般每 10～15 年可发生一次世界性大流行，每 2～3 年可有一次小流行。乙型流感多呈局部流行或散发，亦可大流行。丙型流感一般只引起散发。

三、临床表现

潜伏期为 1～3 天，最短数小时，最长 4 天。各型流感病毒所致症状，虽轻重不同，但基本表现一致。

（一）单纯型流感

急起高热，全身症状较重，呼吸道症状较轻。多数患者有显著头痛、身痛、乏力、咽干及食欲减退等。部分患者有鼻塞、流涕、干咳等。查体可见急性热病容，面颊潮红，眼结膜及咽部充血。肺部可闻及干啰音。发热多于 1～2 天内达高峰，3～4 天内退热，其他症状随之缓解，但上呼吸道症状常持续 1～2 周后才逐渐消失，体力恢复也较慢。

部分轻症者，类似其他病毒性上呼吸道感染，1～2 天即痊愈，易被忽视。

（二）流感病毒性肺炎（肺炎型流感）

起病时与单纯流感相似，但于发病 1～2 天内病情迅速加重。高热、衰竭、烦躁、剧咳、血性痰、气急、发绀并有心力衰竭。双肺听诊呼吸音低，满布湿鸣、哮鸣，但无肺实变体征。X线胸片显示双肺弥浊性结节状阴影，近肺门处较多，周围较少。痰培养无致病菌生长，痰易分离出流感病毒。抗生素治疗无效。患者高热持续，病情日益加重，多易死于呼吸与循环衰竭(5～10天)，临床上称此为原发性流感病毒性肺炎，亦称重型流感肺炎。另有部分病例症状较轻，剧咳不伴血性痰，呼吸困难不明显，体征很少，仅在X线照片检查时发现。病程1～2周后进入恢复期。临床上称为轻型流感病毒性肺炎，或轻型节段性流感病毒性肺炎。预后较好。

(三)其他类型

较少见。流感流行期间，患者除具流感的各种症状、体征外，伴有呕吐、腹泻者称为胃肠型；伴有惊厥、意识障碍、脑膜刺激征阳性者称为脑炎型；原患心血管疾病基础上又感染流感病毒者发生心律失常或循环衰竭，心电图显示为心肌炎，称为心肌炎型；患者高热、循环功能障碍、血压下降、休克及DIC等，称为中毒型。此外，偶有报告流感病毒亦可致急性肌炎、出血性膀胱炎、肾炎和腮腺炎等。

四、实验室及其他检查

1.血常规　白细胞计数正常或减少，分类正常或相对淋巴细胞增多。如有显著白细胞增多，常说明继发细菌性感染。

2.鼻黏膜印片检查　可在上皮细胞内查见包涵体，做荧光抗体染色阳性率达90%以上。

3.血清学检查　取病后3天内和2～4周后双份血清做补体结合试验或血凝抑制试验，效价递升4倍或以上者，可以确诊。

4.X线检查　略。

五、诊断要点

(一)诊断

1.流行病学资料　冬、春季节在同一地区，1～2天内即有大量上呼吸道感染发生，或某地区有流行，均应作为依据。

2.临床表现　起病急骤，有发热、头痛、全身酸痛、乏力等全身中毒症状，而呼吸道表现较轻。结合查体进行诊断。

3.实验室检查　血常规、血清学检查及结合X线检查。

(二)鉴别诊断

1.其他病毒性呼吸道感染　可由鼻病毒、腺病毒、呼吸道合胞病毒、副流感病毒、冠状病毒等引起。可根据临床特点与流行病学资料进行初步鉴别。

2.肺炎支原体肺炎　起病较缓。咳少量黏痰或血丝痰，病情和缓，预后良好。冷凝集试验及MG型链球菌凝集试验效价升高。

3.其他　钩端螺旋体病、急性细菌性扁桃体炎、链球菌性咽炎及某些疾病的初期，如肺炎链球菌肺炎、流脑、疟疾、伤寒与麻疹等。

六、治疗原则和药物治疗要点

(一)一般治疗

按呼吸道隔离患者1周或至主要症状消失。卧床休息，多饮水，给予流食或半流质饮食，进食后以温盐水或温开水漱口，保持鼻、咽、口腔清洁卫生。

(二)对症治疗

有高热烦躁者可予以解热镇静剂，酌情选用APC、安乃近、鲁米那等。高热显著、呕吐剧烈者应予以适当补液。

(三)磺胺和抗生素的应用

应积极防治继发性细菌感染。下列情况时可考虑应用磺胺与抗生素：①继发性细菌感染；②有风湿病史者；③抵抗力差的幼儿、老人，尤其是慢性心、肺疾病患者。

(四)抗病毒治疗

1.利巴韦林(病毒唑) 对各型流感均有疗效,用药治疗 24 h 有 73%患者体温恢复正常,副作用少。以 0.5%溶液滴鼻,同时口含 2 mg 片剂,每 2 h 1 次,退热后减至每天 4 次,连续 2 天。

2.金刚烷胺和甲基金刚烷胺 只对甲型流感病毒有效。其机制是抑制病毒增殖,使患者排毒量减少,排毒期和病程缩短。早期用药疗效好。金刚烷胺口服小儿每次 4～5 mg/kg,分 2 次服用,共服 3～5 天。有口干、头晕、嗜睡、失眠和共济失调等副作用。甲基金刚烷胺较金刚烷胺疗效高,半衰期长,副作用小。治疗量为 0.1 g,每天 2 次,口服。

此外,中草药对流感的治疗方法较多,效果较好,值得很好研究。我国有学者采用 α-干扰素气雾剂治疗小儿流感,退热效果明显。

七、健康指导

(1)选择容易消化的流质饮食,如菜汤、稀粥、蛋汤、蛋羹、牛奶等。

(2)饮食宜清淡、少油腻,既满足营养的需要,又能增进食欲。可供给白米粥、小米粥、小豆粥,可配合甜酱菜、大头菜、榨菜或豆腐乳等小菜,以清淡、爽口为宜。

(3)保证水分的供给,可多喝酸性果汁如山楂汁、猕猴桃汁、红枣汁、鲜橙汁、西瓜汁等,以促进胃液分泌,增进食欲。

(4)多食含维生素 C、维生素 E 及红色的食物,如西红柿、苹果、葡萄、枣、草莓、甜菜、橘子、西瓜及牛奶、鸡蛋等,以预防感冒的发生。

(5)饮食宜少量多餐。如退热后食欲较好者,可改为半流质饮食,如面片汤、清鸡汤、龙须面、小馄饨、菜泥粥、肉松粥、肝泥粥、蛋花粥。

(舒 华)

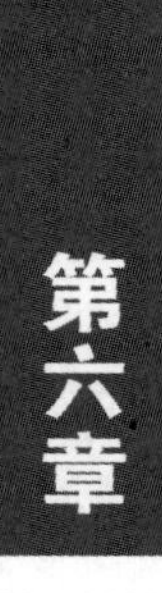

第六章 呼吸系统疾病

LINCHUANGJIBINGGAIYAO

第一节 慢性支气管炎

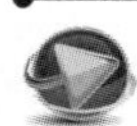

学习目标 >>

识记：

1. 准确阐述慢性支气管炎的概念。
2. 正确列举慢性支气管炎的病因。

理解：

能够归纳慢性支气管炎的病理变化。

应用：

1. 能够应用病理改变解释患者出现的临床症状，分析病变的发展方向。
2. 能给患者提供合理的健康指导。

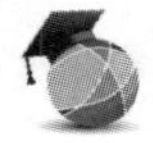

任务引领 >>

患者，男性，67岁，慢性咳嗽、咳痰20多年，活动后气急4年。患者于两天前受凉后出现发热，咳嗽加重伴脓痰。查体：双肺散在干、湿啰音，心脏检查未见异常。血WBC 15×10^9/L，胸片示双肺中下肺野纹理增强。

(1)此患者最可能的诊断是什么？

(2)为进一步确定诊断还需哪些检查？

(3)请为该患者制订治疗方案。

慢性支气管炎简称慢支，是指气管、支气管黏膜及其周围组织的慢性非特异性炎症。临床上以咳嗽、咳痰为主要症状。早期症状轻微，多在冬季发作，春暖后缓解；晚期随炎症加重，症状长年存在，不分季节。疾病进展常可并发阻塞性肺气肿、肺源性心脏病。本病好发于老年人，严重危害人类的健康和生活质量。

一、病因与发病机制

本病的病因尚不完全清楚，可能是多种因素长期相互作用的结果。

1. 有害气体和有害颗粒　如香烟、烟雾、粉尘、刺激性气体（二氧化硫、二氧化氮、氯气、臭氧等）。这些理化因素可损伤气道上皮细胞，使纤毛运动减慢，巨噬细胞吞噬能力降低，导致气道净化功能下降。同时刺激黏膜下感受器，使副交感神经功能亢进，支气管平滑肌收缩，腺体分泌亢进，杯状细胞增生，黏液分泌增加，气道阻力增加。

2. 感染因素　病毒、支原体、细菌等感染是慢性支气管炎发生、发展的重要原因之一。病毒感染以流感病毒、鼻病毒、腺病毒和呼吸道合胞病毒较为常见。细菌感染常继发于病毒感染，常见病原体为肺炎链球菌、流感嗜血杆菌、卡他莫拉菌和葡萄球菌等。这些感染因素同样造成气管、支气管黏膜的损伤和慢性炎症。

3. 其他因素　免疫、年龄和气候等因素均与慢性支气管炎有关。寒冷空气可以刺激腺体增加黏液分泌，纤毛运动减弱，黏膜血管收缩，局部血液循环障碍，有利于继发感染。老年人肾上腺皮质功能减退，细胞免疫功能下降，溶菌酶活性降低，从而容易造成呼吸道的反复感染。

二、病理

支气管上皮细胞变性、坏死、脱落，后期出现鳞状上皮化生，纤毛变短、粘连、倒伏、脱失。黏膜和黏膜下充血水肿，杯状细胞和黏液腺肥大和增生、分泌旺盛，大量黏液潴留。浆细胞、淋巴细胞浸润及轻度纤维增生。病情继续发展，炎症由支气管壁向其周围组织扩散，黏膜下层平滑肌束可断裂萎缩，黏膜下和支气管周围纤维组织增生，肺泡弹性纤维断裂，进一步发展成阻塞性肺疾病。

三、临床表现

(一)症状

缓慢起病，病程长，反复急性发作而使病情加重。主要症状为咳嗽、咳痰或伴有喘息。

1. 咳嗽　一般晨间咳嗽为主，睡眠时有阵咳或排痰。

2. 咳痰　一般为白色黏液和浆液泡沫性，偶可带血。清晨排痰较多，起床后或体位变动可刺激排痰。

3. 喘息或气急　喘息明显者常称为喘息性支气管炎，部分可能伴发支气管哮喘。若伴肺气肿时可表现为劳动或活动后气急。

4. 反复发作　慢性支气管炎病变的特点是非特异性慢性炎症、迁延不愈或反复发作。

(二)体征

早期多无异常体征。急性发作期可在背部或双肺底听到干、湿啰音，咳嗽后可减少或消失。如合并哮喘可闻及广泛哮鸣音并伴呼气期延长。

四、实验室及其他检查

1. 血液检查　细菌感染时偶可出现白细胞总数和(或)中性粒细胞增高。

2. 痰液检查　可培养出致病菌。涂片可发现革兰阳性菌或革兰阴性菌，或大量破坏的白细胞和已破坏的杯状细胞。

3. X线检查　早期可无异常。反复发作后可表现为肺纹理增粗、紊乱，呈网状或条索状、斑点状阴影，以双下肺野明显。

4. 呼吸功能　检查早期无异常。如有小气道阻塞时，最大呼气流速-容量曲线在75%和50%肺容量时，流量明显降低。

五、诊断与鉴别诊断

(一)诊断

依据咳嗽、咳痰或伴有喘息，每年发病持续3个月，连续2年或2年以上，并排除具有咳嗽、咳痰、喘息症状的其他疾病(如肺结核、肺脓肿、心脏病、心功能不全、支气管扩张、支气管哮喘等)时，可做出诊断。

(二)鉴别诊断

1. 咳嗽变异型哮喘　以刺激性咳嗽为特征，灰尘、油烟、冷空气等容易诱发咳嗽，常有家庭或个人过敏疾病史。对抗生素治疗无效，支气管激发试验阳性可鉴别。

2. 嗜酸性粒细胞性支气管炎　临床症状类似，X线检查无明显改变或肺纹理增加，支气管激发试验阴性，临床上容易误诊。诱导痰检查嗜酸性粒细胞比例增加(≥3%)可以诊断。

3. 肺结核　常有发热、乏力、盗汗及消瘦等症状。痰液找抗酸杆菌及胸部X线检查可以鉴别。

4. 支气管肺癌　多数有数年吸烟史，顽固性刺激性咳嗽或过去有咳嗽史，近期咳嗽性质发生改变，常有痰中带血。有时表现为反复同一部位的阻塞性肺炎，经抗菌药物治疗未能完全消退。痰脱落细胞学、胸部CT及纤维支气管镜等检查，可明确诊断。

5. 支气管扩张　典型者表现为反复大量咳脓痰，或反复咯血。X线胸部拍片常见肺野纹理粗乱或呈卷发状。高分辨螺旋CT检查有助于诊断。

六、治疗

1. 急性加重期的治疗

(1)控制感染：抗菌药物治疗可选用喹诺酮类、大环类酯类、β-酰胺类或磺胺类口服，病情严重时静脉给药。如左氧氟沙星0.4 g，每天1次；罗红霉素0.3 g，每天2次；阿莫西林2～4 g/d，分2～4次口服；头孢呋辛1.0 g/d，分2次口服。如果能培养出致病菌，可按药敏试验选用抗生素。

(2)祛痰镇咳：可试用复方甘草合剂10 mL，每天3次；或复方氯化铵合剂10 mL，每天3次；也可加用祛痰药溴己新8～16 mg，每天3次；盐酸氨溴索30 mg，每天3次；桃金娘油0.3 g，每天3次。干咳为主者可用镇咳药物，如右美沙芬、那可丁或其合剂等。

(3)平喘：有气喘者可加用解痉平喘药，如氨茶碱0.1 g，每天3次，或用茶碱控释剂，或长效β_2受体激动剂加糖皮质激素吸入。

2. 缓解期治疗

(1)戒烟，避免有害气体和其他有害颗粒的吸入。

(2)增强体质，预防感冒，也是防治慢性支气管炎的主要内容之一。

(3)反复呼吸道感染者，可试用免疫调节剂或中医中药，如细菌溶解产物、卡介苗多糖核酸、胸腺肽等，部分患者可见效。

七、健康指导

(1)戒烟、减少有害气体或有害颗粒的吸入，可减轻气道和肺的异常炎症反应。

(2)加强体育锻炼，增强体质，提高机体免疫力。

(3)应监测慢性支气管炎的肺功能变化，以便及时选择有效的治疗方案，控制病情的发展。

第二节　慢性阻塞性肺气肿

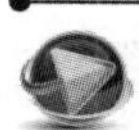

学习目标

识记：

1. 准确阐述慢性阻塞性肺气肿的概念。

2. 正确列举慢性阻塞性肺气肿的病因。

理解：

能够归纳慢性阻塞性肺气肿的病理变化。

应用：

1. 能够应用病理改变解释患者出现的临床症状，分析病变的发展方向。

2. 能给患者提供合理的健康指导。

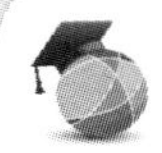

任务引领

患者，男性，65岁，吸烟40余年，慢性咳嗽、咳痰20余年。近2年来劳累时有气急。查体：两肺叩诊呈过清音，肺下界下移，呼吸音减弱，两肺底有细小湿啰音。

(1)患者最可能的诊断是什么？

(2)为延缓病程进展、延长患者寿命、提高生活质量，请你为患者制订合理的康复方案。

慢性阻塞性肺气肿是终末细支气管远端部分(包括呼吸性细支气管、肺泡管、肺泡囊和肺泡)膨胀，并伴有气腔壁的破坏、肺弹性减退以及肺容积增大的一种疾病。近年来，慢性阻塞性肺气肿的发病率显著增高，这是由于大气污染、吸烟和肺部慢性感染等诱发慢性支气管炎(简称慢支)，然后进一步演变为本病。

一、病因和发病机制

肺气肿的发病机制至今尚未完全阐明，一般认为是多种因素协同作用形成的。引起慢支的各种因素如感染、吸烟、大气污染、职业性粉尘和有害气体的长期吸入、过敏等，均可引起慢性阻塞性肺气肿。其发生机制可归纳如下：①由于支气管的慢性炎症，使管腔狭窄，形成不完全阻塞，吸气时气体容易进入肺泡，呼气时由于胸膜腔内压增加使气管闭塞，残留在肺泡中的气体增多，使肺泡充气过度；②慢性炎症破坏小支气管壁软骨，使其失去支气管正常的支架作用，吸气时支气管舒张，气体尚能进入肺泡，但呼气时支气管过度缩小、陷闭，阻碍气体排出，肺泡内积聚大量的气体，使肺泡明显膨胀和压力升高；③肺部慢性炎症使白细胞和巨噬细胞释放的蛋白分解酶增加，损害肺组织和肺泡壁，致多个肺泡融合成肺大泡或肺气肿；④肺泡壁的毛细血管受压，血液供应减少，肺组织营养障碍，也引起肺泡壁弹性减退，更易促成肺气肿发生。

二、临床表现

(一)症状

慢支并发肺气肿时，在原有咳嗽、咳痰等症状的基础上出现了逐渐加重的呼吸困难。最初仅在劳动、上楼或登山、爬坡时有气急；随着病变的发展，在平地活动时，甚至在静息时也感气急。当慢支急性发作时，支气管分泌物增多，进一步加重通气功能障碍，有胸闷、气急加剧，严重时可出现呼吸功能衰竭的症状，如发绀、头痛、嗜睡、神志恍惚等。

(二)体征

早期体征不明显。随着病情的发展，可出现桶状胸，呼吸运动减弱，触诊语颤减弱或消失；叩诊呈过清音，心浊音界缩小或不易叩出，肺下界和肝浊音界下降；听诊心音遥远，呼吸音普遍减弱，呼气延长，并发感染时肺部可有湿啰音。如剑下出现心脏搏动及其心音较心尖部位明显增强时，提示并发早期肺心病。

三、实验室及其他检查

(一)X线检查

胸廓扩张，肋间隙增宽，肋骨平行，活动减弱，膈降低且变平，两肺野的透亮度增加。有时可见局限性透亮度增高，表现为局限性肺气肿或肺大泡。肺血管纹理外带纤细、稀疏和变直；而内带的血管纹理可增粗和紊乱。心脏常呈垂直位，心影狭长。

(二)呼吸功能检查

慢支并发肺气肿时，呼吸功能既有通气功能障碍，如第一秒用力呼气量与用力肺活量的比值＜60%，最大通气量低于预计值的80%，尚有残气容积增加，残气容积占肺总量的百分比增加，超过40%说明肺过度充气，对诊断阻塞性肺气肿有重要意义。

(三)血气分析

如出现明显缺氧、二氧化碳潴留时，则动脉血氧分压(PaO_2)降低，二氧化碳分压($PaCO_2$)升高，并可出现失代偿性呼吸性酸中毒，pH 值降低。

四、诊断

阻塞性肺气肿的诊断，尤其是早期诊断较不易，应结合病史、体征、胸部 X 线检查及肺功能检查综合判断。凡有逐渐加重的气急史，肺功能检测示残气及残气/肺总量增加，第一秒用力呼气量与用力肺活量的比值减小，最大通气量降低，气体分布不匀，弥散功能降低；经支气管扩张剂治疗，肺功能无明显改善，诊断即可成立。

五、治疗

本病是病程较长的不可逆性的慢性进展性疾病，治疗目的是延缓病程进展、控制症状、减少并发症以及增加活动能力，延长患者的寿命，提高生活质量。

(一)改善患者一般状况

肺气肿患者常因呼吸道感染而症状进一步加重，肺功能也更趋减损。因此提高机体抵抗力，防止感冒和下呼吸道感染至关重要，可采取耐寒锻炼、肌内注射卡介苗多糖核酸等。

阻塞性肺气肿患者由于呼吸负荷加重，呼吸功能增加，能量消耗增高。但饮食摄入由于气急、缺氧、右心衰竭或使用药物等原因不能相应增加甚至反而降低，因此常常合并营养不良。营养不良不仅损害肺功能和呼吸肌功能，也能削弱机体免疫机制。故应重视营养素的摄入，改善营养状况。

全身运动如步行、踏车、太极拳等不仅增加肌肉活动度，而且也锻炼呼吸循环功能。

(二)呼吸训练

肺气肿患者因肺过度充气、营养不良和缺氧等因素，对呼吸肌产生不良影响。在肺部感染等情况下，呼吸负荷进一步加重，可引起呼吸肌疲劳，是呼吸衰竭的诱因之一。通过阻力呼吸或二氧化碳过度通气等锻炼，可改善呼吸肌功能。指导患者做深而慢的腹式呼吸和缩唇呼吸。

1. 腹式呼吸　肺气肿患者常呈浅速呼吸，呼吸效率低，让患者做深而慢的腹式呼吸，通过腹肌的主动舒张与收缩加强腹肌训练，可使呼吸阻力降低，肺泡通气量增加，提高呼吸效率。训练方法如下。①体位：开始训练时取半卧位，膝半屈曲最适宜。立位时上半身略向前倾，可使腹肌放松，舒缩自如，全身肌肉特别是辅助呼吸肌尽量放松，情绪稳定，平静呼吸。②呼吸训练：用鼻吸气，经口呼气，呼吸要缓慢、均匀，切勿用力呼气，吸气时腹肌放松，腹部鼓起，呼气时腹肌收缩，腹部下陷。开始训练时，患者可将一手放在腹部，另一手放在前胸，以感知胸腹起伏，呼吸时应使胸廓保持最小的活动度，呼与吸时间比例为(2～3)∶1，每分钟 10 次左右，练习数次后可稍事休息，两手交换位置后继续进行训练。每天训练 2 次，每次 10～15 min，熟练后可增加训练次数和时间，并可在各种体位时随时进行练习。

2. 缩唇呼吸　肺气肿患者因肺泡弹性回缩力降低，小气道阻力增高，呼气时小气道提早闭合致使气体滞留在肺泡内，如在呼气时将口唇缩成吹笛子状，气体经缩窄的口唇缓慢呼出称为缩唇呼吸。其作用是提高支气管内压，防止呼气时小气道过早陷闭，以利于肺泡气排出。

(三)家庭氧疗

经过抗感染、祛痰和支气管解痉剂治疗，缓解期动脉血氧分压仍在 7.33 kPa(55 mmHg)以下者应进行家庭氧疗。氧疗可以改善患者症状，提高工作效率，增加活动强度，扩大活动范围。每天坚持 15 h 吸氧效果比间断吸氧好。

六、健康指导

(1)戒烟。使患者了解吸烟的危害，改善生活环境。

(2)增强体质，防止急性呼吸道感染，进行耐寒锻炼。重视缓解期营养摄入，改善营养状况。

(3)坚持全身运动和呼吸训练，进行适宜的全身活动，指导患者制订合理的运动计划。

(4)家庭氧疗的指导。长期氧疗可以改善 COPD 患者的预后，提高其生活质量，给有此医嘱的患者提供有关家庭氧疗的咨询与帮助。

（5）坚持进行腹式呼吸及缩唇呼吸训练。

第三节　慢性肺源性心脏病

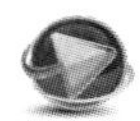

学习目标

识记：

正确说出慢性肺源性心脏病的概念。

理解：

能归纳出慢性肺源性心脏病的病因及病理变化。

应用：

1. 能够应用病理改变解释患者出现的临床症状，分析病变的发展方向。
2. 能给患者提供合理的健康指导。

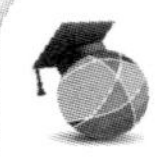

任务引领

患者，男性，58岁，反复咳嗽、咳痰15年，心悸、气急3年。体检：双肺叩诊呈过清音，呼吸音减弱，肺底部有湿啰音，剑突下心尖搏动明显，该处可闻及3/6级收缩期杂音，肺动脉瓣区第二心音亢进。

（1）该患者最可能的诊断是什么？

（2）诊断依据是什么？

慢性肺源性心脏病，简称慢性肺心病，是由肺组织、肺血管或胸廓的慢性病变引起肺组织结构和（或）功能异常，使肺血管阻力增加，肺动脉压力增高，右心室扩张或（和）肥厚，伴或不伴右心功能衰竭的心脏病。

一、病因

按原发病的不同部位，慢性肺心病可分为四类。

（一）支气管、肺疾病

以慢性阻塞性肺疾病（COPD）最为多见，占80%～90%，其次为支气管哮喘、支气管扩张、重症肺结核、肺尘埃沉着症、结节病、间质性肺炎、过敏性肺泡炎、嗜酸性肉芽肿、药物相关性肺疾病等。

（二）胸廓运动障碍性疾病

较少见，严重的脊椎后凸、侧凸、脊椎结核、类风湿性关节炎、胸膜广泛粘连及胸廓成形术后造成的严重胸廓或脊椎畸形，以及神经、肌肉疾病如脊髓灰质炎，均可引起胸廓活动受限、肺受压、支气管扭曲或变形，导致肺功能受损。气道引流不畅，肺部反复感染，并发肺气肿或纤维化。

（三）肺血管疾病

慢性血栓栓塞性肺动脉高压、肺小动脉炎、累及肺动脉的过敏性肉芽肿病以及原因不明的原发性肺动脉高压，均可使肺动脉狭窄、阻塞，从而引起肺血管阻力增加、肺动脉高压和右心室负荷加重，逐渐发展成慢性肺心病。

（四）其他

原发性肺泡通气不足及先天性口咽畸形、睡眠呼吸暂停、低通气综合征等均可产生低氧血症，引起肺血管收缩，导致肺动脉高压，发展成慢性肺心病。

二、发病机制与病理

引起右心室扩大、肥厚的因素很多。但先决条件是肺功能和结构的不可逆性改变，发生反复的气道感染和低氧血症，导致一系列体液因子和肺血管的变化，使肺血管阻力增加，肺动脉血管的结构重塑，产生肺动脉高压。

（一）肺动脉高压的形成

（1）肺血管阻力增加的功能性因素。缺氧、高碳酸血症和呼吸性酸中毒使肺血管收缩、痉挛，其中缺氧是肺动脉高压形成最重要的因素。高碳酸血症时，由于 H^+ 产生过多，使血管对缺氧的收缩敏感性增强，导致肺动脉压增高。

（2）肺血管阻力增加的解剖学因素。解剖学因素是指肺血管解剖结构的变化，形成肺循环血流动力学障碍。主要原因如下。

①长期反复发作的慢性阻塞性肺疾病及支气管周围炎，可累及邻近肺小动脉，引起血管炎，管壁增厚、管腔狭窄或纤维化，甚至完全闭塞，使肺血管阻力增加，产生肺动脉高压。

②随肺气肿的加重，肺泡内压增高，压迫肺泡毛细血管，造成毛细血管管腔狭窄或闭塞。肺泡壁破裂造成毛细血管网的毁损，肺泡毛细血管床减损超过 70%时肺循环阻力增大。

③肺血管重塑：慢性缺氧使肺血管收缩，管壁张力升高，同时缺氧时肺内产生多种生长因子（如多肽生长因子），可直接刺激管壁平滑肌细胞、内膜弹力纤维及胶原纤维增生。

④血栓形成：尸检发现，部分慢性肺心病急性发作期患者存在多发性肺微小动脉原位血栓形成，引起肺血管阻力增加，加重肺动脉高压。

（3）血液黏度增加和血容量增多。慢性缺氧产生继发性红细胞增多，血液黏度增加。缺氧可使醛固酮增加，水、钠潴留。缺氧使肾小动脉收缩，肾血流减少，也加重水、钠潴留，血容量增多。血液黏度增加和血容量增多，更使肺动脉压升高。

（二）心脏病变和心力衰竭

肺循环阻力增加时，右心发挥其代偿功能，以克服肺动脉压升高的阻力而发生右心室肥厚。肺动脉高压早期，右心室尚能代偿，舒张末期肺动脉压仍正常。随着病情的进展，特别是急性加重期，肺动脉压持续升高，超过右心室的代偿能力，右心失代偿，右心排出量下降，右心室收缩末期残留血量增加，舒张末压增高，促使右心室扩大和右心室功能衰竭。

（三）其他重要器官的损害

缺氧和高碳酸血症除影响心脏外，尚导致其他重要器官如脑、肝、肾、胃肠及内分泌系统、血液系统等发生病理改变，引起多器官的功能损害。

三、临床表现

本病发展缓慢，临床上除原有肺、胸疾病的各种症状和体征外，主要是逐步出现肺、心功能衰竭以及其他器官损害的征象。

（一）肺、心功能代偿期

1. 症状　咳嗽、咳痰、气促，活动后可有心悸、呼吸困难、乏力和劳动耐力下降。急性感染可使上述症状加重。少有胸痛或咯血。

2. 体征　可有不同程度的发绀和肺气肿体征。偶有干、湿啰音，心音遥远，$P_2>A_2$，三尖瓣区可出现收缩期杂音或剑突下心脏搏动增强，提示有右心室肥厚。部分患者因肺气肿使胸内压升高，阻碍静脉回流，可有颈静脉充盈。此期肝界下移是膈下降所致。

（二）肺、心功能失代偿期

1. 呼吸衰竭

（1）症状：呼吸困难加重，夜间为甚，常有头痛、失眠、食欲下降，但白天嗜睡，甚至出现表情淡漠、神志恍惚、谵妄等肺性脑病的表现。

（2）体征：明显发绀，球结膜充血、水肿，严重时可有视网膜血管扩张、视乳头水肿等颅内压升高的表现。腱反射减弱或消失，出现病理反射。因高碳酸血症可出现周围血管扩张的表现，如皮肤潮红、多汗。

2. 右心衰竭

(1)症状：气促更明显，心悸、食欲不振、腹胀、恶心等。

(2)体征：发绀更明显，颈静脉怒张，心率增快，可出现心律失常，剑突下可闻及收缩期杂音，甚至出现舒张期杂音。肝大且有压痛，肝颈静脉反流征阳性，下肢水肿，重者可有腹腔积液。少数患者可出现肺水肿及全心衰竭的体征。

四、实验室和其他检查

(一)X线检查

除肺、胸基础疾病及急性肺部感染的特征外，尚有肺动脉高压征，如右下肺动脉干扩张，其横径≥15 mm；其横径与气管横径比值≥1.07；肺动脉段明显突出或其高度≥3 mm；中央动脉扩张，外周血管纤细，形成“残根”征；右心室增大征，皆为诊断慢性肺心病的主要依据。个别患者心力衰竭控制后可见心影有所缩小。

(二)心电图检查

主要表现有右心室肥大改变，如电轴右偏、额面平均心电轴≥+90°、重度顺时针方向转位、RV_1+SV_5≥1.05 mV及肺型P波。也可见右束支传导阻滞及低电压图形，可作为诊断慢性肺心病的参考条件。在V_1、V_2甚至延至V_3，可出现酷似陈旧性心肌梗死图形的QS波，应注意鉴别。

(三)超声心动图检查

通过测定右心室流出道内径(≥30 mm)、右心室内径(≥20 mm)、右心室前壁的厚度、左/右心室内径比值(<2)、右肺动脉内径或肺动脉干及右心房增大等指标，可诊断慢性肺心病。

(四)血气分析

慢性肺心病肺功能失代偿期可出现低氧血症或合并高碳酸血症，当PaO_2<60 mmHg、$PaCO_2$>50 mmHg时，表示有呼吸衰竭。

(五)血液检查

红细胞及血红蛋白可升高。全血黏度及血浆黏度可增加，红细胞电泳时间常延长；合并感染时白细胞总数增高，中性粒细胞增加。部分患者血清学检查可有肾功能或肝功能改变；血清钾、钠、氯、钙、镁均可有变化。

(六)其他

肺功能检查对早期或缓解期慢性肺心病患者有意义。痰细菌学检查对急性加重期慢性肺心病可以指导抗生素的选用。

五、诊断与鉴别诊断

(一)诊断

根据患者有慢性支气管炎、肺气肿、其他胸肺疾病或肺血管病变，并已引起肺动脉高压、右心室增大或右心功能不全，如$P_2>A_2$、颈静脉怒张、肝大压痛、肝颈静脉反流征阳性、下肢水肿及体静脉压升高等，心电图、X线胸片、超声心动图有右心增大、肥厚的征象，可以做出诊断。

(二)鉴别诊断

本病须与下列疾病相鉴别。

(1)冠状动脉粥样硬化性心脏病，简称冠心病。冠心病有典型的心绞痛、心肌梗死病史或心电图表现，若有左心衰竭的发作史、原发性高血压、高脂血症、糖尿病史，则更有助于鉴别。体检、X线、心电图、超声心动图检查呈左心室肥厚为主的征象，可资鉴别。慢性肺心病合并冠心病时鉴别有较多困难，应详细询问病史，并结合体格检查和有关心、肺功能检查加以鉴别。

(2)风湿性心脏病。风湿性心脏病的三尖瓣疾病，应与慢性肺心病的相对三尖瓣关闭不全相鉴别。前者往往有风湿性关节炎和心肌炎病史，其他瓣膜如二尖瓣、主动脉瓣常有病变，X线、心电图、超声心动图有特殊表现。

(3)原发性心肌病。本病多为全心增大,无慢性呼吸道疾病史,无肺动脉高压的X线表现等。

六、治疗

(一)急性加重期

积极控制感染;通畅呼吸道,改善呼吸功能;纠正缺氧和二氧化碳潴留;控制呼吸和心力衰竭;积极处理并发症。

1.控制感染　参考痰菌培养及药敏试验结果选择抗生素。在还没有培养结果前,根据感染的环境及痰涂片革兰染色选用抗生素。社区获得性感染以革兰阳性菌占多数,医院感染则以革兰阴性菌为主。或选用两者兼顾的抗生素。常用的有青霉素类、氨基糖苷类、喹诺酮类及头孢菌素类抗感染药物,且必须注意可能继发真菌感染。

2.氧疗　通畅呼吸道,纠正缺氧和二氧化碳潴留,可用鼻导管吸氧或面罩给氧。

3.控制心力衰竭　慢性肺心病心力衰竭的治疗与其他心脏病心力衰竭的治疗有所不同,因为慢性肺心病患者一般在积极控制感染、改善呼吸功能后心力衰竭便能得到改善,患者尿量增多,水肿消退,不需加用利尿药。但对治疗无效的重症患者,可适当选用利尿药、正性肌力药或血管扩张药。

(1)利尿药:有减少血容量、减轻右心负荷、消除水肿的作用。如氢氯噻嗪25 mg,1～3次/天,一般不超过4天;尿量多时需加用10%氯化钾10 mL,3次/天,或用保钾利尿药,如氨苯蝶啶50～100 mg,1～3次/天。重度而急需行利尿药的患者可用呋塞米20 mg,肌内注射或口服。应用利尿药后可出现低钾、低氯性碱中毒,痰液黏稠不易排出和血液浓缩,应注意预防。

(2)正性肌力药:慢性肺心病患者由于慢性缺氧及感染,对洋地黄类药物的耐受性很低,疗效较差,且易发生心律失常。正性肌力药的剂量宜小,一般约为常规剂量的1/2或2/3,同时选用作用快、排泄快的洋地黄类药物,如毒毛花苷K 0.125～0.25 mg,或毛花苷丙0.2～0.4 mg加于10%葡萄糖溶液内静脉缓慢注射。用药前应注意纠正缺氧,防治低钾血症,以免发生药物毒性反应。低氧血症、感染等均可使心率增快,故不宜以心率作为衡量洋地黄类药物的应用和疗效考核指征。应用指征:①感染已被控制、呼吸功能已改善、用利尿药后有反复水肿的心力衰竭患者;②以右心衰竭为主要表现而无明显感染的患者;③合并急性左心衰竭的患者。

(3)血管扩张药:血管扩张药可减轻心脏前、后负荷,降低心肌耗氧量,增加心肌收缩力,对部分顽固性心力衰竭有一定效果,但并不像治疗其他心脏病那样效果明显。血管扩张药在扩张肺动脉的同时也扩张体循环动脉,造成体循环血压下降,反射性产生心率增快、氧分压下降、二氧化碳分压上升等不良反应,从而限制了血管扩张药在慢性肺心病的临床应用。

4.控制心律失常　一般经过治疗慢性肺心病的感染、缺氧后,心律失常可自行消失。如果持续存在可根据心律失常的类型选用药物。

5.抗凝治疗　应用普通肝素或低分子肝素防止肺微小动脉原位血栓形成。

(二)缓解期

原则上采用中西医结合综合治疗措施,目的是增强患者的免疫功能,去除诱发因素,减少或避免急性加重期的发生,希望使肺、心功能得到部分或全部恢复,如长期家庭氧疗、调整免疫功能等。慢性肺心病患者多数有营养不良,营养疗法有利于增强呼吸肌力量,改善缺氧症状。

七、健康指导

(1)及时清除痰液,改善肺泡通气。

(2)持续低流量吸氧,氧浓度一般在25%～30%,氧流量为1～2 L/min,经鼻导管持续吸入,必要时可通过面罩或呼吸机给氧,吸入的氧必须湿化。

(3)水肿的患者宜限制水、盐摄入;做好皮肤护理,避免皮肤长时间受压。

(4)改善营养状况。应摄入高蛋白质、高维生素、高热量、易消化的食物。

(5)加强锻炼。

(6)慎用镇静剂。患者烦躁不安时要警惕呼吸衰竭、电解质紊乱等,切勿随意使用安眠、镇静剂以免诱发或加重肺性脑病。

第四节 支气管哮喘

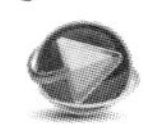

学习目标

识记:

正确说出支气管哮喘的概念。

理解:

1. 能归纳出支气管哮喘的病因及病理变化。
2. 能够与其他喘息性疾病相鉴别。

应用:

1. 能够应用病理改变解释患者出现的临床症状,分析病变发展的方向。
2. 能给患者提供合理的健康指导。

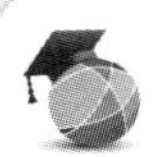

任务引领

患者,女性,25 岁,2 h 前在室内做清洁时突然出现咳嗽、胸闷、呼吸困难,追问病史近 3 年来每年秋季常有类似发作。体检:两肺满布哮鸣音,心脏无异常。X 线胸片显示心肺未见明显异常。

(1)该病例的初步诊断是什么?

(2)本病应与哪些疾病进行鉴别?

支气管哮喘(简称哮喘)是由多种细胞(如嗜酸性粒细胞、肥大细胞、T 淋巴细胞、气道上皮细胞等)和细胞组分参与的气道慢性炎症性疾病。这种慢性炎症与气道高反应性相关,通常出现广泛多变的可逆性气流受限,并引起反复发作性的喘息、气急、胸闷或咳嗽等症状,常在夜间和(或)清晨发作、加剧,多数患者可自行缓解或经治疗缓解。

一、病因和发病机制

(一)病因

哮喘的病因还不十分清楚,患者个体过敏体质及外界环境的影响是发病的危险因素。哮喘与多基因遗传有关,同时受遗传因素和环境因素的双重影响。许多资料表明,哮喘患者亲属患病率高于群体患病率,并且亲缘关系越近,患病率越高。但是,目前哮喘的相关基因尚未完全明确。环境因素中尘螨、花粉、细菌、病毒、原虫、虾、蟹、牛奶等以及药物,如普萘洛尔、阿司匹林等和气候变化、运动、妊娠等都可能是哮喘的激发因素。

(二)发病机制

哮喘的发病机制不完全清楚,可概括为免疫-炎症机制、神经机制和气道高反应性及其相互作用。

1. 免疫-炎症机制　免疫系统在功能上分为体液(抗体)介导的和细胞介导的免疫,均参与哮喘的发病。

(1)抗原通过抗原递呈细胞激活 T 淋巴细胞,活化的辅助性 T 淋巴细胞产生白细胞介素进一步激活 B 淋巴细胞,后者合成特异性 IgE,并结合于肥大细胞和嗜碱性粒细胞等细胞表面的 IgE 受体。若变应原再次进入体内，可与结合在细胞上的 IgE 交联，使该细胞合成并释放多种活性介质导致平滑肌收缩、黏液分泌增加、血管通透性增高和炎性细胞浸润等。炎性细胞在介质的作用下又可分泌多种介质，使气道病变加重，炎性浸润增加，产生哮喘的临床症状，这是一个典型的变态反应过程。

(2)活化的 Th 细胞分泌的细胞因子，可以直接激活肥大细胞、嗜酸性粒细胞及肺泡巨噬细胞等多种炎性细胞，使之在气道浸润和聚集。这些细胞相互作用可以分泌出许多种炎性介质和细胞因子，构成了一个与炎性细胞相互作用的复杂网络，使气道反应性增高，气道收缩，黏液分泌增加，血管渗出增多。

(3)各种细胞因子及环境刺激因素亦可直接作用于气道上皮细胞，后者分泌内皮素-1 及基质金属蛋白酶(MMP)并活化各种生长因子，特别是转移生长因子-β(TGF-β)。以上因子共同作用于上皮下成纤维细胞和平滑肌细胞，使之增殖而引起气道重塑。

(4)由气道上皮细胞及血管内皮细胞产生的黏附分子可介导白细胞与血管内皮细胞的黏附，白细胞由血管内转移至炎症部位，加重了气道炎症过程。

总之，哮喘的炎症反应是由多种炎性细胞、炎性介质和细胞因子共同参与且相互作用的结果，关系十分复杂，有待进一步研究。

2. 神经机制　支气管受复杂的自主神经支配。除胆碱能神经、肾上腺素能神经外，还有非肾上腺素能非胆碱能(NANC)神经系统。支气管哮喘与β-肾上腺素受体功能低下和迷走神经张力亢进有关，并可能有α-肾上腺素能神经的反应性增加。NANC 能释放舒张支气管平滑肌的神经介质如血管活性肠肽(VIP)、一氧化氮，以及收缩支气管平滑肌的介质如 P 物质、神经激肽，两者平衡失调，则可引起支气管平滑肌收缩。

3. 气道高反应性(AHR)　表现为气道对各种刺激因子出现过强或过早的收缩反应，是哮喘患者发生、发展的另一个重要因素。目前普遍认为气道炎症是导致气道高反应性的重要机制之一，当气道受到变应原或其他刺激后，由于多种炎性细胞、炎性介质和细胞因子的参与，气道上皮的损害和上皮下神经末梢的裸露等而导致气道高反应性。

二、临床表现

(一)症状

主要症状为发作性伴有哮鸣音的呼气性呼吸困难或发作性胸闷和咳嗽。严重者被迫采取坐位或呈端坐呼吸，干咳或咳大量白色泡沫样痰，甚至出现发绀等，有时咳嗽可为唯一的症状(咳嗽变异型哮喘)。哮喘症状可在数分钟内发作，经数小时至数天，用支气管舒张药或自行缓解。某些患者在缓解数小时后可再次发作。在夜间及凌晨发作和加重常是哮喘的特征之一。有些青少年，其哮喘症状表现为运动时出现胸闷、咳嗽和呼吸困难(运动性哮喘)。

(二)体征

发作时胸部呈过度充气状态，有广泛的哮鸣音，呼气音延长。但在轻度哮喘或非常严重哮喘发作时，哮鸣音可不出现。心率增快、奇脉、胸腹反常运动和发绀常出现在严重哮喘患者中。非发作期体检可无异常。

三、实验室和其他检查

1. 痰液检查　如患者无痰咳出时可通过诱导痰方法进行检查。涂片在显微镜下可见较多嗜酸性粒细胞。

2. 呼吸功能检查

(1)通气功能检测　在哮喘发作时呈阻塞性通气功能改变，呼气流速指标均显著下降，1 s 用力呼气容积(FEV_1)以及呼气峰流量均减少。肺活量减少、残气量增加、功能残气量和肺总量增加，残气占肺总量百分比增高。缓解期上述通气功能指标可逐渐恢复。

(2)支气管激发试验(BPT)　用以测定气道反应性。吸入激发剂后其通气功能下降、气道阻力增加。运动也可诱发气道痉挛，使通气功能下降。如 FEV_1 下降高于 20%，可诊断为激发试验阳性。

(3)支气管舒张试验(BDT)　用以测定气道可逆性。有效的支气管舒张药可使发作时的气道痉挛得到改善，肺功能指标好转。支气管舒张试验阳性诊断标准：①FEV_1 较用药前增加 12%或以上，且其绝对值增加 200 mL 或以上；②呼气峰流量较治疗前增加 60 L/min 或增加高于 20%。

(4)呼气峰流量(PEF)及其变异率测定 哮喘发作时 PEF 下降。此外，由于哮喘有通气功能时间节律变化的特点，常于夜间或凌晨发作或加重，使其通气功能下降。若 24 h 内 PEF 或昼夜 PEF 变异率≥20%，也符合气道可逆性改变的特点。

3.动脉血气分析 哮喘发作时由于气道阻塞且通气分布不均，通气与血流比值失衡，可致肺泡-动脉血氧分压差增大；严重发作时可有缺氧，PaO_2 降低，由于过度通气可使 $PaCO_2$ 下降，pH 值上升，表现为呼吸性碱中毒。重症哮喘，病情进一步发展，气道阻塞严重，可有缺氧及 CO_2 潴留，$PaCO_2$ 上升，表现为呼吸性酸中毒。若缺氧明显，可合并代谢性酸中毒。

4.胸部 X 线检查 早期在哮喘发作时可见两肺透亮度增加，呈过度通气状态；在缓解期多无明显异常。如并发呼吸道感染，可见肺纹理增加及炎性浸润阴影。

5.特异性变应原的检测 哮喘患者大多数伴有过敏体质，对众多的变应原和刺激物敏感。过敏性哮喘患者血清特异性 IgE 可较正常人明显增高。皮肤过敏原测试：用于指导避免过敏原接触和脱敏治疗，临床上较为常用。

四、诊断与鉴别诊断

(一)诊断标准

(1)反复发作喘息、气急、胸闷或咳嗽，多与接触变应原、冷空气、物理或化学性刺激、病毒性上呼吸道感染、运动等有关。

(2)发作时在双肺可闻及散在或弥漫性且以呼气相为主的哮鸣音，呼气相延长。

(3)上述症状可经治疗缓解或自行缓解。

(4)排除其他疾病所引起的喘息、气急、胸闷和咳嗽。

(5)临床表现不典型者(如无明显喘息或体征)应有下列三项中至少一项阳性：①支气管激发试验或运动试验阳性；②支气管舒张试验阳性；③昼夜 PEF 变异率≥20%。

符合(1)～(4)条或(4)、(5)条者，可以诊断为支气管哮喘。

(二)支气管哮喘的分期

支气管哮喘可分为急性发作期、慢性持续期和缓解期。

1.急性发作期 气促、咳嗽、胸闷等症状突然发生或症状加重，常有呼吸困难，以呼气流量降低为其特征，常因接触变应原等刺激物或治疗不当所致。

2.慢性持续期 许多哮喘患者即使没有急性发作，但在相当长的时间内仍不同频度和(或)不同程度地出现症状(喘息、咳嗽、胸闷等)，肺通气功能下降。

3.缓解期 经过治疗或未经过治疗症状、体征消失，肺功能恢复到急性发作前水平达 4 周以上。

(三)鉴别诊断

1.左心衰竭引起的喘息样呼吸困难 过去称为心源性哮喘，发作时的症状与哮喘相似，但其多有高血压、冠状动脉粥样硬化性心脏病、风湿性心脏病和二尖瓣狭窄等病史和体征。阵发性咳嗽，常咳出粉红色泡沫样痰，两肺可闻及广泛的湿啰音和哮鸣音，左心界扩大，心率增快，心尖部可闻及奔马律。病情许可做胸部 X 线检查时，可见心脏增大及肺淤血征，有助于鉴别。若一时难以鉴别，可雾化吸入 β_2 肾上腺素受体激动剂或静脉注射氨茶碱缓解症状后，进一步检查，忌用肾上腺素或吗啡，以免造成危险。

2.喘息型慢性支气管炎 多见于中老年人，有慢性咳嗽史，喘息长年存在，有加重期。患者多有长期吸烟或接触有害气体的病史。有肺气肿体征，两肺或可闻及湿啰音。

3.中央型支气管肺癌 可出现喘鸣或类似哮喘样呼吸困难，肺部可闻及哮鸣音。但根据临床病史，特别是出现吸气性呼吸困难，以及痰液细胞学或细菌学检查、胸部 X 线摄片、CT 或 MRI 检查或支气管镜检查等，常可明确诊断。

五、并发症

发作时可并发气胸、纵隔气肿、肺不张；长期反复发作和感染或并发慢支、肺气肿、支气管扩张、间质性肺炎、肺纤维化和肺源性心脏病。

六、治疗

(一)脱离变应原

部分患者能找到引起哮喘发作的变应原或其他非特异刺激因素,立即使患者脱离变应原的接触是防治哮喘最有效的方法。

(二)药物治疗

1.缓解哮喘发作　此类药物的主要作用为舒张支气管,故也称为支气管舒张药。

(1)β_2 受体激动剂:主要通过激动呼吸道的 β_2 受体,激活腺苷酸环化酶,使细胞内的环磷酸腺苷含量增加,游离 Ca^{2+} 减少,从而松弛支气管平滑肌,是控制哮喘急性发作的首选药物。常用的短效 β_2 受体激动剂有沙丁胺醇、特布他林和非诺特罗,作用时间为 4～6 h。长效 β_2 受体激动剂有福莫特罗、沙美特罗及丙卡特罗,作用时间为 10～12 h。长效 β_2 受体激动剂尚具有一定的抗气道炎症,增强黏液-纤毛运输功能的作用。用药方法可采用吸入法,包括定量气雾剂(MDI)吸入、干粉吸入、持续雾化吸入等,也可采用口服或静脉注射。首选吸入法,因药物吸入气道直接作用于呼吸道,局部浓度高且作用迅速,所用剂量较小,全身性不良反应少。

(2)抗胆碱药:吸入抗胆碱药如异丙托溴胺,为胆碱能受体(M 受体)阻滞剂,可以阻断节后迷走神经通道,降低迷走神经兴奋性而起舒张支气管的作用,并有减少痰液分泌的作用。与 β_2 受体激动剂联合吸入有协同作用,尤其适用于夜间哮喘及多痰的患者。近年来发展的选择性 M_1、M_3 受体阻滞剂(如泰乌托品)作用更强,持续时间更久、不良反应更少。

(3)茶碱类:茶碱类除能抑制磷酸二酯酶、提高平滑肌细胞内的 cAMP 浓度外,还能阻滞腺苷受体;刺激肾上腺分泌肾上腺素,增强呼吸肌的收缩;增强气道纤毛清除功能和抗炎作用,是目前治疗哮喘的有效药物。茶碱与糖皮质激素合用具有协同作用。

口服给药:包括氨茶碱和控(缓)释茶碱,后者且因其昼夜血药浓度平稳,不良反应较少,且可维持较好的治疗浓度,平喘作用可维持 12～24 h,可用于控制夜间哮喘。一般剂量为每天 6～10 mg/kg,用于轻、中度哮喘。静脉注射氨茶碱首次剂量为 4～6 mg/kg,注射速度不宜超过 0.25 mg/(kg·min),静脉滴注维持量为 0.6～0.8 mg/(kg·h)。日注射量一般不超过 1.0 g。静脉给药主要应用于重、危症哮喘。

茶碱的主要副作用为胃肠道症状(恶心、呕吐)、心血管症状(心动过速、心律失常、血压下降)及尿多,偶可兴奋呼吸中枢,严重者可引起抽搐乃至死亡。发热、妊娠、小儿或老年,患有肝、心、肾功能障碍及甲状腺功能亢进症者尤须慎用。

2.控制或预防哮喘发作　此类药物主要治疗哮喘的气道炎症,亦称为抗炎药。

(1)糖皮质激素:糖皮质激素是当前控制哮喘发作最有效的药物。主要作用机制是抑制炎性细胞的迁移和活化;抑制细胞因子的生成;抑制炎性介质的释放;增强平滑肌细胞 β_2 受体的反应性。可分为吸入、口服制剂和静脉用药。

①吸入治疗:目前推荐长期抗感染治疗哮喘的最常用方法。常用吸入药物有倍氯米松(BDP)、布地奈德、氟替卡松、莫米松等,后两者生物活性更强,作用更持久。

②口服制剂:有泼尼松(强的松)、泼尼松龙(强的松龙)。用于吸入糖皮质激素无效或需要短期加强的患者。起始剂量为 30～60 mg/d,症状缓解后逐渐减量至不超过 10 mg/d。然后停用,或改用吸入剂。

③静脉用药:重度或严重哮喘发作时应及早应用琥珀酸氢化可的松,注射后 4～6 h 起作用,常用量 100～400 mg/d,或甲基泼尼松龙(甲基强的松龙,80～160 mg/d)起效时间更短(2～4 h)。地塞米松因在体内半衰期较长、不良反应较多,宜慎用,一般 10～30 mg/d。症状缓解后逐渐减量,然后改口服和吸入制剂维持。

(2)LT 调节剂:通过调节 LT 的生物活性而发挥抗炎作用,同时具有舒张支气管平滑肌的作用。可以作为轻度哮喘的一种控制药物的选择。

(3)其他药物:酮替酚和新一代组胺 H_1 受体阻滞剂阿司咪唑、曲尼司特、氯雷他定对轻症哮喘和季节性哮喘有一定效果,也可与 β_2 受体激动剂联合用药。

（三）免疫疗法

分为特异性和非特异性两种，前者又称为脱敏疗法（或称为减敏疗法）。由于有60%的哮喘发病与特异性变应原有关，采用特异性变应原（如螨、花粉、猫毛等）做定期反复皮下注射，剂量由低至高，以产生免疫耐受性，使患者脱（减）敏。

非特异性疗法，如注射卡介苗、转移因子、疫苗等生物制品抑制变应原反应的过程，有一定辅助的疗效。

七、健康指导

（1）了解哮喘的激发因素，避免诱因的出现。
（2）熟悉哮喘发作的先兆表现及相应的处理办法。
（3）学会在家中自行监测病情变化。
（4）学会哮喘发作时进行简单的紧急自我处理方法。
（5）了解常用平喘药物的作用、正确用量、用法、不良反应。
（6）掌握正确的药物吸入技术。

第五节　肺炎链球菌肺炎

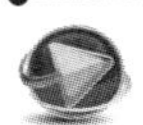

学习目标

识记：

正确说明肺炎链球菌肺炎的概念。

理解：

1. 能归纳出肺炎链球菌肺炎的病因及病理变化。
2. 能够与其他类型的肺炎相鉴别。

应用：

1. 能够应用病理改变解释患者出现的临床症状，分析病变的发展方向。
2. 能给患者提供合理的健康指导。

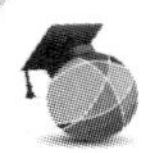

任务引领

患者，男性，30岁，因发热、右侧胸痛、咳嗽3天入院。3天来每天体温最低为39.2℃，最高39.8℃。入院后查体：T 39.5℃，右锁骨下可闻及支气管呼吸音。

（1）该患者最可能的诊断是什么？
（2）为进一步确定诊断，尚需完善哪些检查？

肺炎链球菌肺炎是由肺炎链球菌所引起的肺炎，约占社区获得性肺炎的半数。临床上以急骤起病、高热、寒战、咳嗽、咯血及胸痛为特征。近年来由于抗生素的广泛使用，起病方式、症状及X线改变均不典型。

一、病因和发病机制

肺炎链球菌为有荚膜的革兰染色阳性球菌，多成双或短链排列。一般情况下，肺炎链球菌寄居在口腔及鼻咽部，其带菌率常随年龄、季节及免疫状态的变化而有差异。当机体免疫功能受损时，有毒力的肺炎链球菌入侵人体而致病。肺炎链球菌不产生毒素，不引起原发性组织坏死或形成空洞。其致病力是由于多糖荚膜对组织的侵袭作用，首先引起肺泡壁水肿，出现白细胞与红细胞渗出，含菌的渗出液经 Cohn 孔向肺的中央部分扩展，甚至累及几个肺段或整个肺叶。因病变开始于肺的外周，故叶间分界清楚，易累及胸膜，引起渗出性胸膜炎。

二、病理

病理改变有充血期、红色肝变期、灰色肝变期及消散期。肺组织充血水肿，肺泡内浆液渗出及红、白细胞渗出，白细胞吞噬细菌，继而纤维蛋白渗出物溶解、吸收，肺泡重新充气。在肝变期病理阶段实际上并无确切分界，经早期应用抗生素治疗，此种典型的病理分期已很少见。病变消散后肺组织结构多无损坏，不留纤维瘢痕。极个别患者肺泡内纤维蛋白吸收不完全，甚至有成纤维细胞形成，形成机化性肺炎。老年人及婴幼儿感染可沿支气管分布（支气管肺炎）。

三、临床表现

1.症状　发病前常有受凉、淋雨、疲劳、醉酒、病毒感染史，多有上呼吸道感染的前驱症状。起病多急骤，高热、寒战、全身肌肉酸痛，体温通常在数小时内升至 39～40 ℃，多呈稽留热。胸膜受累时有患侧胸痛，可放射至肩部或腹部，咳嗽或深呼吸时加剧。初起时痰少，2～3 天后痰可带血或呈铁锈色，胃纳锐减，偶有恶心、呕吐、腹痛或腹泻，可被误诊为急腹症。

2.体征　患者呈急性病容，面颊绯红，鼻翼扇动，皮肤灼热、干燥，口角及鼻周有单纯疱疹；病变广泛时可出现发绀。有感染中毒症者，可出现皮肤、黏膜出血点，巩膜黄染。早期肺部体征可无明显异常，仅有胸廓呼吸运动幅度减小，轻度叩浊，呼吸音降低及胸膜摩擦音。肺实变时叩诊呈浊音、触觉语颤增强并可闻及支气管呼吸音。消散期可闻及湿啰音。心率增快，有时出现心律不齐。重症患者有肠胀气，上腹部压痛多与炎症累及膈肌有关。严重感染时可伴发休克、急性呼吸窘迫综合征及神经精神症状，表现为神志模糊、烦躁、呼吸困难、嗜睡、谵妄、昏迷等。累及脑膜时有颈抵抗及出现病理性反射。

本病自然病程为 1～2 周。发病 5～10 天后体温可自行骤降或逐渐消退；使用有效的抗菌药物后可使体温在 1～3 天内恢复正常。其他症状与体征亦随之逐渐消失。

四、并发症

肺炎链球菌肺炎的并发症近年来已很少见。严重感染中毒症患者易发生感染性休克，尤其是老年人。表现为血压降低、四肢厥冷、多汗、发绀、心动过速、心律失常等，而高热、胸痛、咳嗽等症状并不突出。其他并发症有胸膜炎、脓胸、心包炎、脑膜炎和关节炎等。

五、实验室及其他检查

1.血常规　白细胞计数 $(10\sim20)\times10^9/L$，中性粒细胞数多在 80%以上，并有核左移，细胞内可见中毒颗粒。年老体弱、酗酒、免疫功能低下者白细胞计数可不增高，但中性粒细胞的百分比仍高。

2.痰　直接涂片做革兰染色及荚膜染色镜检，如发现典型的革兰染色阳性、带荚膜的双球菌或链球菌，即可初步做出病原诊断。痰培养 24～48 h 可以确定病原体。

3.X 线检查　早期仅见肺纹理增粗或受累的肺段、肺叶稍模糊。随着病情进展，肺泡内充满炎性渗出物，表现为大片炎性浸润阴影或实变阴影，在实变阴影中可见支气管充气征，肋膈角可有少量胸腔积液。在消散期，X 线显示炎性浸润逐渐吸收，可有片状区域吸收较快，呈现假空洞征，多数患者在起病 3～4 周后才完全消散。

六、诊断与鉴别诊断

1.诊断　根据典型症状与体征，结合胸部 X 线检查，易做出初步诊断。年老体弱、继发于其他疾病或呈灶性肺炎改变者，临床表现常不典型，需认真加以鉴别。病原菌检测是确诊本病的主要依据。

2.鉴别诊断

(1)肺结核　肺结核多有全身中毒症状，如午后低热、盗汗、疲乏无力、体重减轻、失眠、心悸等。X 线胸片见病变多在肺尖或锁骨上下，密度不均，消散缓慢，且可形成空洞或肺内播散。痰中可找到结核杆菌。一般抗菌药物治疗无效。

(2)急性肺脓肿 早期临床表现与肺炎链球菌肺炎相似。但随着病程进展，咳出大量脓臭痰为肺脓肿的特征。X线片显示脓腔及气液平，易与肺炎相鉴别。

(3)肺血栓栓塞 肺血栓栓塞症多有静脉血栓的危险因素，如血栓静脉炎、心肺疾病、创伤、手术和肿瘤等病史，可发生咯血、晕厥，呼吸困难较明显，颈静脉充盈，X线胸片示区域性肺纹理减少，有时可见尖端指向肺门的楔形阴影，动脉血气分析常见低氧血症及低碳酸血症。D-二聚体、CT肺动脉造影、放射性核素肺通气/灌注扫描和MRI等检查可帮助进行鉴别。

七、治疗

1. 支持疗法 患者应卧床休息，注意补充足够的蛋白质、热量及维生素。密切监测病情变化，注意防止休克。剧烈胸痛者，可酌情用少量镇痛药，如可卡因15 mg。不用阿司匹林或其他解热药，以免过度出汗、脱水及干扰真实热型，导致临床判断错误。鼓励每天饮水1～2 L，轻症患者不需常规静脉输液，确有失水者可输液，保持尿比重在1.020以下，血清钠保持在145 mmol/L以下。中等或重症患者(PaO_2＜60 mmHg)或有发绀者，应给予输氧。若有明显麻痹性肠梗阻或胃扩张，应暂时禁食、禁饮和胃肠减压，直至肠蠕动恢复。烦躁不安、谵妄、失眠者酌情选用地西泮5 mg或水合氯醛1～1.5 g，禁用抑制呼吸的镇静药。

2. 抗菌药物治疗 一经诊断即应给予抗生素治疗，不必等待细菌培养结果。肺炎链球菌肺炎首选青霉素G，用药途径及剂量视病情轻重及有无并发症而定：对于成年轻症患者，可用240万U/d，分3次肌内注射，或用普鲁卡因青霉素每12 h肌内注射60万U。病情稍重者，宜用青霉素G(240万～480万)U/d，分次静脉滴注，每6～8 h 1次；重症及并发脑膜炎者，可增至(1000万～3000万)U/d，分4次静脉滴注。对青霉素过敏、耐青霉素或多重耐药菌株感染者，可用喹诺酮类（左氧氟沙星、加替沙星、莫西沙星）、头孢噻肟或头孢曲松等药物，多重耐药菌株感染者还可用万古霉素。抗菌药物标准疗程通常为14天，或在退热后3天停药或由静脉用药改为口服，维持数日。

3. 并发症的处理 经抗菌药物治疗后，高热常在24 h内消退，或数日内逐渐下降。若体温下降而复升或3天后仍不降者，应考虑肺炎链球菌的肺外感染，如脓胸、心包炎或关节炎等。持续发热的其他原因尚有耐青霉素的肺炎链球菌（PRSP)或混合细菌感染、药物热或并存其他疾病。肿瘤或异物阻塞支气管时，经治疗后肺炎虽可消散，但阻塞因素未除，肺炎可再次出现。10%～20%肺炎链球菌肺炎伴发胸腔积液，应酌情取胸腔积液检查以确定其性质。若治疗不当，约5%并发脓胸，应积极排脓引流。

（陈惠军）

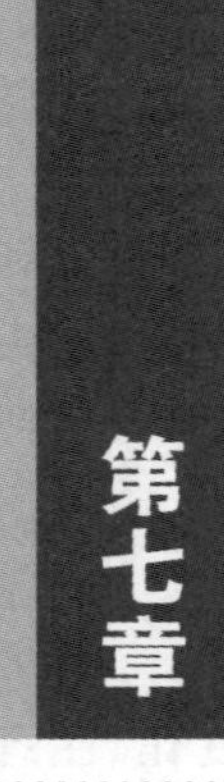

第七章 循环系统疾病

L I N C H U A N G J I B I N G G A I Y A O

第一节 心力衰竭

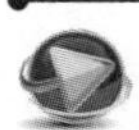

学习目标

识记：

心力衰竭的含义，熟记急、慢性心力衰竭的临床表现。

理解：

急、慢性心力衰竭的产生机制。

应用：

能对急、慢性心力衰竭做出初步诊断并写出治疗方案。

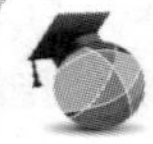

任务引领

患者，男性，63 岁，因胸闷气短，双下肢水肿，反复发作 8 年，加重伴不能平卧 6 天。入院查体：T 36.0 ℃，P 98 次/分，R 26 次/分，BP 100/80 mmHg。平卧时受限，双肺呼吸音粗，右下肺可闻及细小湿啰音。心尖搏动在左五肋间腋前线，心界明显扩大，$P_2 > A_2$，肝肋下 6 cm，剑下 8 cm，双下肢轻度可凹陷性水肿。心电图示窦性心律。心脏彩超：LA49 mm，LV83 mm，RA 42 mm，RV 40 mm，EF 32%。请思考：

(1)请给本病例做出正确诊断。

(2)拟出最佳治疗方案。

心力衰竭(心衰)是一种病理生理状态，是指各种心脏疾病引起的心脏功能减退，在有适量静脉回流的情况下，心脏不能泵出适量的血液以满足机体代谢的需要，产生以水、钠潴留和周围组织血液灌注不足为特征的临床综合征。临床上出现静脉回流受阻，器官淤血，组织血液灌注不足，又称为充血性心力衰竭。如心功能不全发生在长期代偿失调以后，为慢性充血性心力衰竭，如果心功能减退发生急骤，心脏不能充分代偿，致心排血量急剧下降，称为急性心功能不全，常表现为急性肺水肿，如伴有急性心肌梗死或严重心肌病变则出现急性心泵衰竭和心源性休克。临床上根据心力衰竭发生的部位分为左心、右心和全心衰竭。按心排血量的绝对或相对下降，可分为低排血量性心力衰竭和高排血量性心力衰竭。按心力衰竭发生的病理生理基础又分为收缩功能不全和舒张功能不全，收缩功能不全的特点是心脏增大，收缩末期心室容积增加和射血分数下降。舒张功能不全是由于心室松弛性降低、僵硬度增加使心室舒张期充盈受限，心室舒张末期压力升高和心排出量减少，心肌常显肥厚，心脏大小正常，射血分数无明显减少。

慢性心力衰竭

【病因和发病机制】

(一)原发性心肌舒缩功能障碍

1.缺血性心肌损害　冠心病心肌缺血，心肌梗死是引起心力衰竭最常见的原因，一般预后较差。

2.心肌炎和心肌病　各种类型的心肌炎和心肌病均可引起，如弥漫性心肌炎、扩张型心肌病、肥厚型心肌病及结缔组织病的心肌损害等。

3.心肌代谢障碍　以糖尿病性心肌病多见，少见有严重的维生素 B_1 缺乏、心肌淀粉样变性等。

(二)心脏负荷过重

1.压力负荷(后负荷)过重　即收缩期负荷过重，是指心脏在收缩时所承受的阻抗负荷增加。①左心室后负荷过重见于高血压、主动脉瓣狭窄等。②右心室后负荷过重见于二尖瓣狭窄、慢性阻塞性肺气肿导致的肺动脉高压、肺栓塞等。心脏为克服增高的阻力，心室肌代偿性肥厚以保证射血量，持续的负荷过重，心肌必然发生结构及功能的改变，由代偿终至失代偿。

2.容量负荷(前负荷)过重　即舒张期负荷过重，是指心脏在舒张期所承受的容量负荷过大。左心室负荷过重见于心脏瓣膜关闭不全造成血液反流，如主动脉瓣关闭不全、二尖瓣关闭不全；右心室负荷过重见于心脏及动、静脉分流性疾病，如房间隔缺损、室间隔缺损、动脉导管未闭等。此外，伴有全身血容量增多或循环血容量增多的疾病如慢性贫血、甲状腺功能亢进症等。

3.心室舒张期充盈受限(心室前负荷不足)　常见于心室舒张期顺应性降低如高血压心肌肥厚、心包缩窄或填塞、限制性心肌病等，心室充盈受限，使前负荷不足，体循环与肺循环淤血出现心力衰竭。

【诱因】

有基础心脏病的患者，多数心力衰竭的发生有明显的诱因，常见的诱因如下。

(一)感染

常见诱因。呼吸道感染最常见，是最重要的诱因，其次风湿活动、感染性心内膜炎等都可直接或间接使心肌收缩力减退而诱发心力衰竭，心力衰竭时由于肺淤血也更容易发生呼吸道感染。

(二)心律失常

特别是快速心律失常，如快速性心房颤动、房扑等以及严重的缓慢性心律失常。心动过速会增加心肌耗氧量，诱发和加重心肌缺血；严重心动过缓使心排血量下降从而诱发心力衰竭。

(三)心脏负荷过重

包括过度体力活动、暴怒、情绪激动、钠盐摄入过多及短时间内过快、过多输血及输液等。

(四)妊娠和分娩

妊娠晚期机体代谢率和血容量明显增加，分娩过程子宫收缩、精神紧张、腹内压增高使静脉回流增加，从而加重心脏负荷。

(五)不适当的药物治疗

洋地黄用量不足或过量，某些抗心律失常药物及抑制心肌收缩力的药物使用不当，利尿剂和降压药的不合理使用等。

(六)其他

出血、贫血、肺梗死、心室壁瘤、乳头肌功能失调以及环境、气候急剧变化等都可导致心力衰竭的发生。

【病理生理】

(一)心脏排血功能

心排血量主要取决于心肌收缩与舒张的特性，但也受心脏前、后负荷和心率的影响。

1.心室的收缩与舒张特性　心肌收缩强度与速度主要取决于肌节长度(正常为 2.0～2.2 μm)、钙离子运转和能量供应状况。在心脏扩大，心肌纤维伸长，肌节长度＞2.2 μm 及心肌肥厚时，肌浆网对 Ca^{2+} 摄取和释放减少，均可使心肌收缩力降低而致心搏量减少。心脏舒张较收缩时所消耗的能量更多，当能量供应不足时，如心肌缺血或室壁肥厚，心肌的舒张功能较收缩功能更早受损。

2.前负荷　舒张末期，心室所承受的容量负荷为前负荷。常用心室舒张末压表示。前负荷主要受静脉回心血量和室壁顺应性的影响。根据 Frank-Starling 定律，即在一定限度内，心肌纤维伸长，心室扩张可增加心肌收缩力，这是一种早期代偿，如舒张末压继续增加超过一定限度时，心肌纤维过度伸长，心肌收缩力反而下降，心搏量减少，出现心力衰竭或心力衰竭加重。

3.后负荷　心室收缩射血时克服增高的阻力，包括室壁张力和血管阻力。根据 Laplace 定律，室壁张力与心室内压力和心腔半径成正比，而与室壁厚度成反比。血管阻力主要取决于总外周血管阻力，但主动脉压及主动脉壁顺应性、血黏度和血容量也有一定的影响。后负荷与心排血量成负相关，后负荷增加，心排血量减少。

4.心率　在一定限度内，心率增快可增加心排血量，这是因为心排血量＝心搏量×心率，体现机体的早期代偿。但若超过一定限度，则增快的心率使心室舒张期缩短，充盈量不足，心肌耗氧量亦增加，同样影响心肌的收缩力，心排血量降低。若心率太慢，舒张期过长，心室的充盈早已接近最大限度，再增加心脏舒张时间也不能相应提高心排血量，故心排血量减少。

在正常情况下，机体通过神经内分泌调节心肌的收缩与舒张，心脏的前、后负荷以及心率，以使心搏量适应机体代谢需求的变化。

(二)心功能不全

1.血流动力学异常　当心输出量减少，心室舒张末压升高，左心室功能障碍引起组织灌注不足即出现肺毛细血管楔压(PCWP)的升高，若高于 2.4 kPa(18 mmHg)时即出现肺淤血。当右心室舒张末压和右心房压升高大于 1.6 kPa(12 mmHg)时即出现体循环淤血。

2.交感神经系统(SNS)、肾素-血管紧张素(RAS)系统的激活　心力衰竭患者血中去甲肾上腺素水平升高，作用于心肌 β_1 肾上腺受体，增加心肌收缩力并增快心率，以提高心脏排血量，但此时周围血管也收缩，增加了心脏后负荷，均使心肌耗氧量增加。这时如得不到纠正与改善，心排血量降低，肾血流量随之降低，RAS 被激活。其有利的一面是心肌收缩力增强，周围血管收缩维持血压，调节血液的再分配，保证心、脑、肾等重要脏器的血供。同时促进醛固酮分泌，使水、钠潴留，增加总体液量及心脏前负荷，对心力衰竭仍起代偿作用。近年来的研究表明，其不利的一面是，RAS 被激活后，血管紧张素Ⅱ(ATⅡ)及相应增加的醛固酮使心肌、血管平滑肌、血管内皮细胞等发生重构。在心肌上 ATⅡ通过各种途径使新的收缩蛋白合成增加，细胞外的醛固酮刺激或纤维细胞转变为胶原纤维，使胶原纤维增多，促使心肌间质纤维化。在血管中使平滑肌细胞增生，管腔变窄，同时降低血管内皮细胞分泌一氧化氮的能力，使血管舒张受影响。这些不利因素的长期作用，对慢性心力衰竭患者可导致心力衰竭的恶化，促进死亡。

3.心肌损害和心室重构　原发性心肌损害和心脏负荷过重使心功能受损导致心室肥厚或扩大等代偿与失代偿变化。心室重构过程是心腔在扩大、心室肥厚的过程中，心肌细胞、胞外基质、胶原纤维网等均出现相应的变化。心肌细胞减少使心肌整体收缩力下降；纤维化的增加又使心室的顺应性下降，重构更趋明显，心肌收缩力不能发挥其应有的射血效应，因此形成恶性循环，最后导致不可逆转的终末阶段。

【临床表现】

临床上左心衰竭较常见，单纯右心衰竭较少见。一般左心衰竭后继发右心衰竭，称为全心衰竭，临床上更多见。

一、左心衰竭

主要表现为肺淤血及心排血量降低所致的临床综合征。

(一)症状

1.呼吸困难　左心衰竭较早出现的主要症状。

由于肺淤血，肺活量减少，不同情况下肺淤血的程度不同，呼吸困难的表现也不相同，其表现形式如下。①劳力性呼吸困难：左心衰竭最早出现的症状，开始仅发生在较重的体力活动时，休息后可缓解。以后呈进行性加重，系因运动使回心血量增加，左心房压力增高使肺淤血加重的结果。正常人和心力衰竭患者劳力性呼吸困难之间的主要差别在于后者在正常人活动量时也会出现呼吸困难的加重。②端坐呼吸：

肺淤血达到一定程度时，患者因呼吸困难不能平卧而被迫采用高枕、半卧或坐位以减轻或缓解呼吸困难。更严重的患者坐于床边或椅子上，两足下垂，上身前倾，双手紧握床或椅子边缘，以辅助呼吸、减轻症状。其发生机制为因端坐位，上半身的血液由于重力作用部分（可达15%）转移至腹腔及下肢，使回心血量减少，减轻肺淤血。同时，端坐位横膈下降，肺活量较平卧位增加。③夜间阵发性呼吸困难：多发生在夜间熟睡1～2 h后突然憋醒，被迫采取坐位，轻者坐位后可缓解，重者反复发作甚至不能平卧，呼吸深快可有哮鸣音、咳嗽、咯泡沫样痰，称为心源性哮喘。其机制如下。a. 睡眠时迷走神经兴奋性增高，冠状动脉收缩，心肌血供相对减少。同时小支气管平滑肌收缩，肺通气减少，加重了心肌缺氧。b. 平卧时静脉回心血量增多，加重了肺淤血，同时平卧后体静脉压降低，周围皮下水肿液减少，循环血容量增多，心脏负荷加重。c. 平卧时膈肌高位，肺活量减少。d. 急性肺水肿。

2. 咳嗽、咳痰、咯血　咳嗽、咳痰系肺泡和支气管黏膜淤血所致，开始多在体力活动或夜间平卧时出现或加重，咳白色浆液性泡沫样痰，有时痰中带血丝，如长期慢性肺淤血，静脉压力升高，在支气管黏膜下形成扩张的血管，此血管一旦破裂可引起大咯血。

3. 疲乏、无力、头昏、心悸　因心排血量减少，组织、器官灌注不足以及反射性交感神经兴奋、心率代偿性增快所致。

4. 少尿及肾功能损害　严重的左心衰竭血液进行再分配时，首先是肾脏血流量明显减少，患者出现少尿，长期慢性肾血流量减少则出现血尿素氮、肌酐升高同时伴有肾功能不全的相应症状。

（二）体征

（1）原有心脏病体征。常有心率增快，心尖区舒张期奔马律和肺动脉瓣区第二心音亢进。

（2）左心室增大，心尖搏动向左下移位，在心尖部可闻及收缩期杂音。

（3）交替脉：脉搏强弱交替，轻者仅在测血压时发现。

（4）肺部体征：因肺毛细血管压增高，液体可渗出到肺泡而出现湿啰音。随着病情的加重，肺部啰音可以局限于肺底甚至全肺，可伴有哮鸣音，这是左心衰竭的重要体征之一。

二、右心衰竭

以体静脉淤血为主要表现。

（一）症状

长期消化道淤血引起恶心、呕吐、便秘及上腹隐痛症状。肾淤血引起少尿，夜尿增多，蛋白尿和不同程度肾功能减退。肝淤血肿大、肝包膜被扩张，早期引起上腹部饱胀不适，以后随着肝脏进行性增大牵扯肝包膜可致上腹及右季肋部疼痛。持续慢性右心衰竭可致黄疸及心源性肝硬化。

（二）体征

（1）原有心脏病体征。

（2）颈静脉充盈或怒张：右心衰竭的早期表现。患者取30°～45°半卧位时静脉充盈度超过正常水平或在锁骨上方见到充盈怒张的颈外静脉，提示静脉压增高，同时压迫肿大的肝脏时，见颈静脉充盈加剧称为肝颈静脉反流征阳性。

（3）心脏增大：单纯的右心衰竭较少见，多因左心衰竭引起，表现为全心增大，其右心增大较明显，右心室显著增大时，剑突下常可见明显搏动，并且可引起三尖瓣相对关闭不全，在三尖瓣听诊区可闻及收缩期吹风样杂音。部分患者可在胸骨右缘第5肋间或剑突下闻及舒张期奔马律。

（4）肝大和压痛：右心衰竭较早或心力衰竭急性加重时出现。在剑突下、肋缘下均可触及，早期质地较软，压痛明显，长期右心衰竭可致心源性肝硬化，此时肝脏质地变硬，压痛和肝颈静脉反流征反而不明显，常伴有黄疸、腹腔积液及慢性肝功能损害。

（5）水肿：体静脉压力升高使皮肤等处组织出现水肿，为右心衰竭的重要体征。其特征为首先出现于身体最低垂的部位，非卧床患者以脚、踝内侧和胫前较明显，仰卧位腰、骶部水肿，常为对称性指凹性水肿。病情严重者可发展为全身性水肿。

（6）胸腔积液、腹腔积液和心包积液：右心衰竭时，静脉压增高，可出现双侧或单侧胸腔积液，单侧以右侧多见。腹腔积液多为漏出液，晚期出现，常顽固并显著。在右心衰竭或全心衰竭者，少量的心包积液也较常见，超声心动图能明确诊断。

(7)发绀：长期右心衰竭者大多有发绀，属周围型发绀。

(8)晚期可出现营养不良、消瘦甚至恶病质。

三、全心衰竭

右心衰竭继发于左心衰竭而形成全心衰竭。而使左心衰竭的肺淤血临床表现减轻。常见的全心衰竭疾病有原发性扩张型心肌病，急性弥漫性心肌炎，各种心脏病发生心力衰竭的晚期。

四、心功能分级

目前通用的是美国纽约心脏病学会提出的分级方案。将心脏病患者按心功能状况进行分级，大体可反映病情严重程度，对治疗措施的选择，劳动能力的评定，预后的判断等有临床价值。主要根据患者自觉活动能力将心功能划分为四级。

Ⅰ级：患者有心脏病但活动量不受限制，平时一般活动不引起疲乏、心悸、呼吸困难或心绞痛。

Ⅱ级：患者有心脏病，体力活动轻度受限制，休息时无自觉症状，但平时一般的活动可出现疲乏、心悸、呼吸困难或心绞痛。

Ⅲ级：患者有心脏病，体力活动明显受限，轻度活动即可出现心悸、气短及心绞痛。

Ⅳ级：心脏病患者不能从事任何体力活动，即使平卧休息时也感心悸、气短等心力衰竭症状，稍活动后症状可加重。

【实验室检查和其他辅助检查】

(一)静脉压增高

肘静脉压超过 1.4 kPa(14 cmH_2O)，提示右心衰竭。

(二)尿常规及肾功能

因肾脏淤血可有轻度蛋白尿，尿中有少量透明或颗粒管型和少量的红细胞，可有轻度的氮质血症。此项检查有助于肾脏疾病所致的呼吸困难和肾病性水肿的鉴别。

(三)X 线检查

心影大小及外形为心脏病的病因诊断提供参考资料，尚可了解有无肺淤血及程度。肺淤血的程度可判断左心衰竭的严重程度。早期肺静脉压增高时，主要表现为肺门血管影增强，上肺血管影增多与下肺纹理密度相仿，甚至多于下肺。当肺静脉压为 25～30 mmHg(3.3～4.0 kPa)时产生间质性肺水肿，显示 Kerley-B 线，即在肺野外侧清晰可见的水平线状影，为慢性肺淤血特征性表现，是肺小叶间隔内积液。严重者可见胸腔积液。

(四)超声心动图检查

(1)准确提供各心腔大小变化及心瓣膜结构及室壁运动情况。

(2)测定心功能：

①收缩功能：以收缩末舒张末的容量差计算射血分数(EF 值)。正常 EF 值＞50%，运动时至少增加 5%。左心衰竭时 EF 值小于 40%。②舒张功能：多普勒超声诊断是临床上最实用的判断舒张功能的方法，心动周期中舒张早期心室充盈最大值为 E 峰，舒张晚期心房收缩心室充盈最大值为 A 峰，E/A 为两者之比值。正常 E/A 大于 1.2，中青年应更大。舒张功能不全时，E 峰下降，A 峰增高，E/A 降低，甚至小于 1。

(五)放射性核素检查

放射性核素心血池显影除有助于判断心室腔大小外，以收缩末期和舒张末期的心室影像的差别计算 EF 值，同时还可通过记录放射活性-时间曲线计算左心室最大充盈速率以反映心脏舒张功能。

【诊断】

典型的心力衰竭诊断并不困难。左心衰竭可依据原有心脏病的体征及肺淤血引起不同程度呼吸困难等诊断，右心衰竭可依据原有心脏病的体征及体循环淤血引起的颈静脉怒张、肝大、水肿等诊断，全心衰竭可依据原有心脏病的体征及左、右心衰竭表现而诊断。血流动力学改变是诊断早期心力衰竭或潜在性心力衰竭最可靠的方法，若心室腔压力高于正常，在左心室舒张末压＞2.4 kPa(18 mmHg)、右心室舒张末压>1.33 kPa(10 mmHg)即为心力衰竭。心室充盈压的升高要比临床症状与体征出现得早,故心室充盈压的测定可早期诊断心力衰竭。但就临床上出现以下有关表现时也可考虑早期心力衰竭。

（一）症状

早期症状多不明显或未引起重视。①疲乏无力;②窦性心动过速、面色苍白、出汗;③劳力性气短和夜间阵发性呼吸困难。

（二）体征

肺底部呼吸音减弱及(或)细小湿啰音为肺淤血的早期征象。尤其是新近出现舒张期奔马律为早期心力衰竭的征象。交替脉是左心衰竭的早期体征。颈静脉充盈为早期右心衰竭体征。

（三）辅助检查

胸片显示两肺中上野肺静脉纹理增粗或看到 Kerley-B 线,对早期心力衰竭的诊断有重要意义。

【鉴别诊断】

1. 支气管哮喘　左心衰竭时出现夜间阵发性呼吸困难,称为心源性哮喘,应与支气管哮喘鉴别。心源性哮喘多见于老年人有高血压、冠心病、慢性心脏瓣膜病及有其他心脏病史者,发作时必须坐起,重者肺部有干、湿啰音,甚至咳粉红色泡沫样痰,强心、利尿及血管扩张药有效,肺部体征明显减少或消失。支气管哮喘多见于中、青年人有过敏史及慢性咳嗽病史,发作时不一定强迫坐起,咳白色痰后呼吸困难常可减轻,肺部听诊以哮鸣音为主,支气管扩张剂有效。

2. 心包积液　缩窄性心包炎时,由于上腔静脉回流受阻同样可以引起肝大、下肢水肿等表现,应根据病史、心脏及周围血管体征进行鉴别,超声心动图检查可以确诊。

3. 肝硬化　当有腹腔积液伴下肢水肿时应与慢性右心衰竭鉴别,除基础心脏病体征有助于鉴别外,非心源性肝硬化不会出现颈静脉怒张等上腔静脉回流受阻的体征。

心包积液、缩窄性心包炎与右心衰竭的鉴别见表 7-1。

表 7-1　心包积液、缩窄性心包炎与右心衰竭的鉴别

鉴别点	右心衰竭	缩窄性心包炎	心包积液
心脏病史	有	无	无
体征	心界向左侧扩大,三尖瓣区有收缩期杂音	心界正常,心音减轻,心包叩击音,多有奇脉	心界向两侧扩大,心音遥远,有奇脉
X 线检查	心影向左扩大,心尖搏动与心浊音界左缘一致	心影大小正常,左、右心缘变直,常见心包钙化	心影向两侧扩大,心尖搏动在心浊音界左缘内侧,无肺淤血
心包 B 超液性暗区	无	无	有

【治疗】

治疗措施应达到以下目的:治疗慢性心力衰竭不能仅限于缓解症状,应针对心室重构的机制采取综合治疗措施,包括病因治疗、调节心力衰竭的代偿机制、减少其负面效应如阻滞神经体液因子的过分激活等。还应提高运动耐量,改善生活质量和延长寿命,防止心肌损害进一步加重,降低死亡率,延长患者的寿命。

（一）病因治疗

1. 基本病因的治疗　对所有可能导致心脏功能受损的常见疾病如高血压、冠心病、糖尿病、代谢综合征等,在尚未造成心脏器质性改变前即应早期进行有效的治疗。对于少数病因未明的疾病如原发性扩张型心肌病等亦应早期干预。

2. 消除诱因　常见的诱因为感染,特别是呼吸道感染,应积极选用适当的抗菌药物治疗。对于发热持续 1 周以上者应警惕感染性心内膜炎的可能性。心律失常特别是心房颤动也是诱发心力衰竭的常见原因,对心室率很快的心房颤动应尽快控制心室率,如有可能应及时复律,避免过劳及情绪激动等。

（二）一般治疗

1. 休息　控制体力活动,避免精神刺激。应鼓励心力衰竭患者主动运动,因长期卧床易发生静脉血栓形成甚至肺栓塞,同时也使消化功能降低,肌肉萎缩。从床边小坐开始逐步增加症状限制性有氧运动。

2. 改善生活方式　如戒烟、酒；肥胖症患者控制体重；控制钠盐摄入，减少钠盐的摄入有利于减轻水肿等症状；但应注意在应用强效排钠利尿剂时，过分严格限盐可导致低钠血症。

(三)药物治疗

1. 利尿剂的应用　利尿剂是心力衰竭治疗中最常用的药物，通过排钠排水减轻心脏的容量负荷，对缓解淤血症状、减轻水肿有十分显著的效果。常用的利尿剂如下。

(1)噻嗪类利尿剂　以氢氯噻嗪(双氢克尿塞)为代表，为中效利尿剂，作用于肾远曲小管，抑制钠的再吸收。轻度心力衰竭可首选此药，开始每次用量 25 mg，每天 1 次，逐渐加量。对较重的患者用量可增至每天 75～100 mg，分 2～3 次服用，同时补充钾盐，否则可因低血钾导致各种心律失常。噻嗪类利尿剂可抑制尿酸的排泄，引起高尿酸血症，长期大剂量应用还可干扰糖及胆固醇代谢，应注意监测。

(2)袢利尿剂　以呋塞米(速尿)为代表，作用于 Henle 袢的升支，在排钠的同时也排钾，为强效利尿剂。口服 20 mg，2～4 h 达高峰。对重度慢性心力衰竭者用量可增至 100 mg，每天 2 次。效果仍不佳者可稀释后静脉注射，每次用量 60～100 mg。低血钾是这类利尿剂的主要副作用，必须注意补钾。

(3)保钾利尿剂　常用的如下。①螺内酯(安体舒通)：作用于肾远曲小管，是醛固酮阻滞剂，干扰醛固酮的作用，使钾离子吸收增加，同时排钠利尿，但利尿效果不强。在与噻嗪类或袢利尿剂合用时能加强利尿并减少钾的丢失，一般每次用量 20～40 mg，每天 3 次。②氨苯蝶啶：直接作用于肾远曲小管，排钠保钾，利尿作用不强。常与排钾利尿剂合用，起到保钾作用，一般每次用量 50～100 mg，每天 3 次。③阿米洛利：作用机制与氨苯蝶啶相似，利尿作用较强而保钾作用较弱，可单独用于轻型心力衰竭的患者，每次用量 5～10 mg，每天 2 次。保钾利尿剂，可能产生高钾血症。不宜同服钾盐。一般与排钾利尿剂联合应用时，发生高钾血症的可能性较小。

电解质紊乱是长期使用利尿剂最容易出现的副作用，特别是高血钾或低血钾均可导致严重后果，应注意监测。血管紧张素转换酶抑制剂、血管紧张素受体阻滞剂等有较强的保钾作用，与不同类型利尿剂合用时应特别注意监测血钾变化。

2. 肾素-血管紧张素-醛固酮系统抑制剂

(1)血管紧张素转换酶抑制剂　血管紧张素转换酶(ACE)抑制剂用于心力衰竭时，其主要作用机制如下。

①抑制肾素血管紧张素系统(RAS)，除对循环 RAS 的抑制可达到扩张血管、抑制交感神经兴奋性的作用外，更重要的是对心脏组织中的 RAS 的抑制，在改善和延缓心室重塑中起关键的作用。

②提高缓激肽的水平可使具有血管扩张作用的前列腺素生成增多和有抗组织增生的作用。

③更重要的是降低心力衰竭患者代偿性神经-体液的不利影响，限制心肌、小血管的重塑，以达到维护心肌的功能，推迟充血性心力衰竭的进展，降低远期死亡率的目的。提早对心力衰竭进行治疗，从心功能尚处于代偿期而无明显症状时，即开始给予 ACE 抑制剂的干预治疗是心力衰竭治疗方面的重要进展。

ACE 抑制剂目前种类很多。长效制剂每天用药 1 次可提高患者的依从性。卡托普利为最早用于临床的 ACE 抑制剂，用量为 12.5～25 mg，每天 2 次；贝那普利半衰期较长并有 1/3 经肝脏排泄，对有早期肾功能损害者较适用，用量为 5～10 mg，每天 1 次。对重症心力衰竭患者在其他治疗配合下从极小量开始逐渐加量，至慢性期长期维持终身用药。ACE 抑制剂的副作用有低血压、肾功能一过性恶化、高钾血症及刺激性干咳。临床上血管神经性水肿、无尿性肾功能衰竭、妊娠哺乳期妇女及对 ACE 抑制药物过敏者禁用本类药物。双侧肾动脉狭窄、血肌苷水平明显升高、高钾血症及低血压者应慎用。

(2)血管紧张素Ⅱ受体阻滞剂(ARB)　其阻断 RAS 的效应与 ACE 抑制剂相同甚至更完全，但缺少抑制缓激肽降解作用，当心力衰竭患者因 ACE 抑制剂引起的干咳不能耐受则可改用血管紧张素受体阻滞剂，如氯沙坦、缬沙坦等。与 ACE 抑制剂相关的副作用，除干咳外均可见于应用 ARB 时，用药的注意事项也近似。

(3)醛固酮受体阻滞剂的应用　小剂量(亚利尿剂量，每次用量 20 mg，1～2 次/天)的螺内酯阻断醛固酮效应，对抑制心血管的重构、改善慢性心力衰竭的远期预后有很好的作用。对中重度心力衰竭患者可加用小剂量醛固酮受体阻滞剂，但必须注意血钾的监测。

3. β 受体阻滞剂的应用　现代的研究表明，心力衰竭时机体的代偿机制虽然在早期能维持心脏排血功能，但在长期的发展过程中将对心肌产生不利的影响，加速患者的死亡。代偿机制中交感神经激活是一个重要的组成部分，而β受体阻滞剂可对抗交感神经激活，阻断上述各种有害影响，其改善心力衰竭预后的良好作用大大超过了其有限的负性肌力作用。目前认为在临床上所有有心功能不全且病情稳定的患者均应使用β受体阻滞剂，除非有禁忌或不能耐受。常用制剂：美托洛尔、比索洛尔等选择性阻滞β_1受体无血管扩张作用；卡维地洛(carvedilol)作为新的非选择性并有扩张血管作用的β受体阻滞剂，常用于心力衰竭的治疗，大规模临床试验的结果均显示可显著降低死亡率。由于β受体阻滞剂确实具有负性肌力作用，临床应用应十分慎重。应待心力衰竭情况稳定已无体液潴留及ACEI的基础上应用，首先从小量开始，坚持个体化原则。美托洛尔12.5 mg/d、比索洛尔1.25 mg/d、卡维地洛6.25 mg/d，逐渐增加剂量，适量长期维持。临床症状改善常在用药后2～3个月才出现。应避免突然停药以防心力衰竭加重。β受体阻滞剂的禁忌证为支气管痉挛性疾病、心动过缓、二度及二度以上房室传导阻滞。

4. 正性肌力药

(1)洋地黄类药物　药理作用如下。①正性肌力作用：洋地黄主要是通过抑制心肌细胞膜上的Na^+-K^+ ATP酶，使细胞内Ca^{2+}浓度升高而使心肌收缩力增强。而细胞内K^+浓度降低，成为洋地黄中毒的重要原因。②电生理作用：一般治疗剂量下，洋地黄可抑制心脏传导系统，对房室交界区的抑制最为明显。大剂量时可提高心房、交界区及心室的自律性，当血钾过低时，更易发生各种快速性心律失常。③迷走神经兴奋作用：可以对抗心力衰竭时交感神经兴奋的不利影响，但尚不足以取代β受体阻滞剂的作用。

洋地黄制剂的选择：常用的洋地黄制剂为地高辛、毛花苷C及毒毛花苷K等。①地高辛：口服片剂0.25 mg/片，口服后经小肠吸收2～3 h血浓度达高峰。4～8 h获最大效应。地高辛85%由肾脏排出。本药的半衰期为1.6天，连续口服相同剂量7天后血浆浓度可达有效稳态，纠正了过去洋地黄制剂必须应用负荷剂量才能达到有效药浓度的错误观点。②毛花苷C：为静脉注射用制剂，注射后10 min起效，1～2 h达高峰，每次0.2～0.4 mg，稀释后静脉滴注，24 h总量为0.8～1.2 mg，适用于急性心力衰竭或慢性心力衰竭加重时，特别适用于心力衰竭伴快速心房颤动者。③毒毛花苷K：亦为快速作用类，静脉注射后5 min起作用1/2～1 h达高峰，每次静脉用量为0.25 mg，24 h总量为0.5～0.75 mg，用于急性心力衰竭时。

应用洋地黄的适应证：各种充血性心力衰竭无疑是应用洋地黄的主要适应证，在使用利尿剂、ACE抑制剂(或ARB)和β受体阻滞剂治疗过程中持续有心力衰竭症状的患者，可考虑加用地高辛。

洋地黄中毒及其处理如下。①影响洋地黄中毒的因素：洋地黄用药安全窗很小，轻度中毒剂量约为有效治疗量的两倍。心肌在缺血、缺氧情况下则中毒剂量更小。低钾血症、低镁血症是常见的引起洋地黄中毒的原因；肾功能不全以及与其他药物的相互作用也是引起中毒的因素；心血管病常用药物如胺碘酮、维拉帕米(异搏定)及奎尼丁等均可降低地高辛的经肾排泄率而增加中毒的可能性。②洋地黄中毒表现：最重要的反应是各类心律失常，最常见者为室性期前收缩，多表现为二联律、非阵发性交界区心动过速、房性期前收缩、心房颤动及房室传导阻滞。快速房性心律失常又伴有传导阻滞是洋地黄中毒的特征性表现。洋地黄可引起心电图ST-T改变，称为洋地黄效应，但不能据此诊断为洋地黄中毒。该类药物的胃肠道反应如恶心、呕吐，以及中枢神经的症状，如视力模糊、黄视、倦怠等在应用地高辛时十分少见，特别是普及维持量给药法(不给负荷量)以来更为少见。③洋地黄中毒的处理：发生洋地黄中毒后应立即停药。单发性室性期前收缩、一度房室传导阻滞等停药后常自行消失；对快速性心律失常者，如血钾浓度低则可用静脉补钾，如血钾不低可用利多卡因或苯妥英钠。电复律一般禁用，因其易致心室颤动。有传导阻滞及缓慢性心律失常者可用阿托品0.5～1.0 mg皮下或静脉注射，一般不需安置临时心脏起搏器。

(2)非洋地黄类正性肌力药：肾上腺素能受体兴奋剂多巴胺是去甲肾上腺素的前体，其作用随应用剂量的大小而表现不同，较小剂量表现为心肌收缩力增强，血管扩张，特别是肾小动脉扩张，心率加快不明显。这些都是治疗心力衰竭所需的作用。如果用大剂量则可出现不利于心力衰竭治疗的负性作用。多巴酚丁胺是多巴胺的衍生物，可增强心肌收缩力，扩血管作用不如多巴胺明显，对加快心率的反应也比多巴胺小。起始用药剂量与多巴胺相同。此外，患者对多巴胺反应个体差异较大，应从小剂量开始，以不引起心率加快和血压增高为度。

磷酸二酯酶抑制剂：其作用机制是抑制磷酸二酯酶活性，促进Ca^{2+}通道膜蛋白磷酸化，Ca^{2+}通道激活

使 Ca^{2+} 内流增加，心肌收缩力增强。目前临床应用的制剂为米力农，用量为 50 μg/kg，稀释后静脉注射，以 0.375～0.75 μg/(kg·min)静脉滴注维持。此类药物仅限于重症心力衰竭，完善心力衰竭的各项治疗措施后症状仍不能控制时短期应用。

（四）舒张性心力衰竭的治疗

由于心室舒张不良使左心室舒张末压（LVEDP）升高，而致肺淤血，多见于高血压和冠心病，但这两类患者也还可能同时存在收缩功能不全亦使 LVEDP 升高，何者为主有时难以区别。如果客观检查 LVEDP 增高，而左心室不大，LVEF 值正常则表明以舒张功能不全为主。最典型的舒张功能不全见于肥厚型心肌病变。治疗的原则与收缩功能不全有所差别，主要措施如下。

(1)使用 β 受体阻滞剂：降低心室率，延长舒张期，改善心肌顺应性，使心室的容量-压力曲线下移，即表明舒张功能改善。

(2)使用钙通道阻滞剂：降低心肌细胞内钙浓度，改善心肌主动舒张功能，主要用于肥厚型心肌病。

(3)使用 ACEⅠ：从长远来看改善心肌及小血管重构，有利于改善舒张功能，适用于高血压心脏病及冠心病。

(4)尽量维持窦性心律，保持房室传导顺序，保证心室舒张期充分的容量。

(5)对肺淤血症状较明显者，可适量应用静脉扩张剂（硝酸盐制剂）或利尿剂降低前负荷，但不宜过度，因过分减少前负荷可使心排血量下降。

(6)在无收缩功能障碍的情况下，禁用正性肌力药物。

【预后】

心力衰竭的预后与病因、诱因、所接受的治疗等因素有关，但更主要的是取决于心力衰竭的程度。因此心脏病患者应早期诊断、早期治疗，保护心功能，积极预防心力衰竭的发生。一旦发生心力衰竭要尽早进行正规治疗，以免延误病情。

急性心力衰竭

急性心力衰竭是指由心脏急性病变引起心肌收缩力明显降低，或心室负荷加重而导致急性心排血量显著、急剧下降，甚至丧失排血功能，导致组织器官灌注不足和急性肺淤血综合征。急性右心衰即急性肺源性心脏病较少见，多由大块肺栓塞引起。临床上最常见的是急性左心衰，表现为急性肺水肿（急性肺淤血），如抢救不及时可发生心源性休克或心脏停搏，是内科急危重症。

【病因和发病机理】

急性心力衰竭常由于一定诱因，使心功能代偿的患者突然发生心力衰竭，或使已有心力衰竭的患者突然病情加重。因此它可发生于心功能正常或无心脏病变的患者。

(1)急性心肌弥漫性缺血损害，导致心肌收缩无力，常见于急性广泛前壁心肌梗死、急性心肌炎等。

(2)急性机械性阻塞如严重的二尖瓣或主动脉瓣狭窄、左心室流出道梗阻、二尖瓣口黏液瘤或血栓嵌顿主动脉总干或大分支的栓塞、急进型高血压，致使心脏后负荷急剧增加，排血严重受阻。

(3)急性心脏容量负荷过重，如由于外伤、急性心肌梗死、感染性心内膜炎等引起乳头肌功能失调、腱索断裂、瓣膜穿孔、室间隔穿孔等，以及输血输液过多过快，使心脏负荷突然显著加重。

(4)骤起的心室舒张受阻，如急性大量心包积液或积血所致的急性心脏压塞，使心室充盈减少，排血量下降。

(5)严重的心律失常，如心室纤颤或严重快速心律失常包括其他室性与室上性的心律失常以及显著的心动过缓等，引起严重血流动力学改变，使心脏暂停排血或排血量显著减少。

以上病因导致突然严重的左心室排血量不足或左心房排血受阻，引起肺静脉及肺毛细血管等压力急剧升高，当肺毛细血管压升高，超过血浆胶体渗透压时，液体即从毛细血管漏到肺间质、肺泡甚至气道内，引起肺水肿。

【临床表现】

起病急骤，以急性肺水肿为主要表现。患者突然出现严重呼吸困难、端坐呼吸、烦躁不安并伴有恐惧感、窒息感。面色青灰、口唇发绀、大汗淋漓、频频咳嗽，常咳出泡沫样痰，严重时咳出粉红色泡沫样痰，有时痰量很多，可从口腔、鼻腔涌出，发作时心率和脉搏增快，血压开始时可升高，以后降至正常或者低于正常，两肺满布大、中水泡音和哮鸣音，心尖部可闻及奔马律及肺动脉瓣第二心音亢进，但常被肺部啰音掩盖。若病情继续加重，则出现血压下降，脉搏细弱，最后出现神志模糊甚至昏迷，终可因休克或窒息而死亡。

【诊断】

急性左心功能不全典型者，可依据突然严重的呼吸困难、端坐呼吸、咳粉红色泡沫样痰，以及两肺满布湿啰音、心尖部奔马律、X线典型表现，结合病因，一般诊断不难。

【鉴别诊断】

需与以下疾病鉴别。

(一)支气管哮喘

本病好发于秋、冬季，发作前常有胸闷、咳嗽，两肺以哮鸣音为主，无心脏病史及心脏增大，无杂音。

(二)心外原因引起的肺水肿

如肺复张后肺水肿；化学或物理因素引起的肺血管通透性改变的肺水肿如肺部感染、有害气体的吸入、药物特异性反应、循环毒素等；肾脏疾病合并肺水肿；神经性肺水肿；高原性肺水肿。可根据病史和体征与急性左心功能不全鉴别。

【治疗】

急性肺水肿是内科急危重症之一，治疗必须早期、及时、速效。治疗原则：①降低左心房压和(或)左心室充盈压。②增加左心室心搏量。③减少循环血量。④减少肺泡内液体渗入，改善呼吸气体交换。

(一)取端坐位

两腿下垂，使下肢静脉回流减少，减少回心血量。并使横膈下降，以利于呼吸。

(二)给氧

一般患者可使用鼻导管给氧(8 L/min)或面罩给氧(5～6 L/min)，而后者优于前者。对严重者可加压给氧，其优点在于不仅能纠正缺氧，由于肺内外压力差的增加，减少液体渗入肺泡内和减低静脉回流，同时静脉回流受阻还可使周围静脉压增高，有利于液体自血管内漏入组织间隙，使循环血量减少。但肺泡压力增高可能影响右心室排血量，引起心搏量减少，血压降低。因此应注意调整给氧压力，缩短加压给氧的时间，延长间歇时间，以取得满意效果。肺泡水肿时，吸入的空气与肺泡内液形成泡沫，难以咳出，阻碍通气及肺毛细血管自肺泡内摄取氧，从而加重缺氧。因此消除肺泡内或支气管内的泡沫是很重要的。常用的方法：①面罩给氧时，将20%～30%酒精溶液放入氧气筒的湿化瓶内，与氧同时吸入，开始氧流量为2～3 L/min，以后可渐增至6 L/min，并保持此速度。②鼻导管给氧：在湿化瓶内加入40%～70%酒精以消除泡沫。③用浓度20%以上的酒精做雾化吸入，是治疗肺水肿常用的一种有效措施。

(三)镇静

吗啡有扩张动脉、静脉的作用，可以减轻前后负荷，另外可使血液循环中儿茶酚胺水平下降，解除焦虑。方法是吗啡3～5 mg加入或缓慢静点，可使患者迅速镇静，有助于急性肺水肿快速缓解。5～30 min后可重复用药，注意老年慢阻肺及低血压者慎用。对周围血管收缩显著的患者，皮下或肌内注射不能保证全量吸收。

(四)快速利尿

速尿20～40 mg或利尿酸钠25～50 mg加入葡萄糖溶液静脉推注。利尿的同时可扩张静脉，降低左心房压，减轻呼吸困难症状。给药15～30 min尿量即增多，60 min达高峰。对血压偏低者慎用，大量利尿应注意低钾、低钠、低氯的发生。

(五)扩血管药物应用

1.高血压性心脏病引起左心衰竭，可给予硝普钠静脉滴入　该药可减轻前后负荷，降低血压。用法为从15～20 μg/min开始，每5 min增加5～10 μg/min，直至症状缓解或收缩压降低到13.3 kPa(100 mmHg)或以下(高血压患者血压下降不超过30%)，超过72 h应测血中硫氰酸盐含量，若硫氰酸盐含量>10 μg/dL则为中毒水平，应停药。

2.酚妥拉明　酚妥拉明为α受体阻滞剂，以扩张小动脉为主。一般用10 mg溶于100～200 mL葡萄糖溶液中，初始剂量为0.1～0.3 mg/min，若效果不明显，则每5 min增加0.1～0.5 mg，最高可达2 mg/min，近年已较少应用。

3.舌下含化或静脉滴注硝酸甘油　可减轻前负荷，降低肺毛细血管楔压或左心房压，迅速缓解症状。用法：舌下含化，首次剂量为0.3 mg，5 min后复查血压，再给0.3～0.6 mg，5 min后再查血压，如收缩压降至12 kPa(90 mmHg)或以下则停用。静脉滴注硝酸甘油起始剂量为10 μg/min，每5 min增加5～10 μg，直至症状缓解或收缩压下降至12 kPa(90 mmHg)或以下，病情稳定后，逐步减量至停用，突然中止静脉滴注可能引起症状反跳，应注意。在治疗过程中要监测血压。消心痛5～10 mg放在纸上压碎，患者于舌下含化，每5～10 min重复上述剂量，直至病情稳定或心力衰竭明显得到控制。伴有低血压肺水肿者，宜先静脉滴注多巴胺每分钟2～10 μg/kg，保持收缩压在13.3 kPa(100 mmHg)，再行扩血管药物治疗。

（六）强心剂应用

对2周内未用过洋地黄者可给予西地兰0.4～0.6 mg。对室上性快速心律失常引起肺水肿者疗效显著。若无效，4～6 h后再给0.2～0.4 mg。洋地黄制剂静脉注射，可使阻力血管收缩，增加后负荷，因此较少用于窦性心律的肺水肿患者。对于冠心病、急性心肌梗死发生急性左心衰，一般在急性心肌梗死24 h内不宜用洋地黄类药物，对二尖瓣狭窄所致肺水肿，洋地黄类药物无效。如以上两种伴有快速型心房颤动，可用洋地黄类药物减慢心室率，有利于缓解症状。

（七）其他治疗

(1)静脉滴注氨茶碱：氨茶碱0.25 g加5%葡萄糖溶液200 mL，缓慢静点。可解除支气管痉挛，减轻呼吸困难，同时也有强心利尿作用，降低左心房压及肺动脉压，亦有一定正性肌力及扩血管作用。

(2)静脉滴注或静脉推注地塞米松，可缓解支气管痉挛，增加肾小球滤过率，并有助于维持血压及逆转病情，病情极重时应迅速给药。

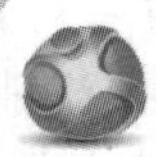

知识拓展

慢性心力衰竭饮食注意事项

对于患有慢性心力衰竭的患者来说，家庭护理尤为重要。除去我们日常所知的要避免患者激动和紧张外，平时的饮食护理也要遵循如下的原则。①少食多餐，严禁吃得过饱，每天食物可分4～5次食用。②选用低热量、低盐、富含维生素、易于消化、不易产气的食物。③轻度心力衰竭患者每天食盐控制在5 g左右，不吃腌制食品，最好不吃用碱或小苏打制作的食品。④如果缺钾可食用含钾高的海带、紫菜、瘦肉、橘子等。⑤适当补充维生素B_1和维生素C，有利于保护心肌。⑥适当控制总热量摄入，蛋白质摄入量也要适当控制。

第二节　原发性高血压

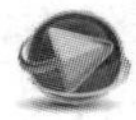

学习目标

识记：

高血压的定义、临床表现及并发症。

理解：

降压药的作用机理。

应用：

运用所学知识对高血压患者进行管理。

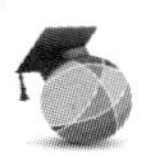

任务引领

患者，男性，58岁，因间断头晕、耳鸣2年，加重伴头痛1天于2009年11月5日入院。入院查体：T 36.7 ℃、P 85次/分，R 24次/分，BP 190/110 mmHg。双肺呼吸音清，未闻及杂音。心音有力、心律齐，各瓣膜听诊区未闻及病理性杂音。腹柔软，无压痛、反跳痛及肌紧张。ECG未见明显异常。抽血化验大致正常。头CT未见异常。请思考：

(1)此病的临床诊断是什么？

(2)目前可应用哪些药物治疗本病？

高血压是以体循环动脉收缩压和(或)舒张压增高为主要表现的临床综合征，是最常见的心血管疾病之一。我国采用国际上统一的标准，即收缩压>140 mmHg和(或)舒张压>90 mmHg即诊断为高血压。高血压可分为原发性和继发性两大类。在绝大多数患者中，高血压的病因不明，称之为原发性高血压，此型占高血压患者总数的95%以上，是最常见的心血管疾病之一；在不足5%的患者中，血压升高是某些疾病的一种临床表现，本身有明确而独立的病因，称为继发性高血压。

原发性高血压，又称高血压病，患者除了可引起高血压本身有关的症状以外，长期高血压患者可引起有害的血管重塑，影响重要脏器如心、脑、肾的功能，最终导致这些器官的功能衰竭，是心血管疾病死亡的主要原因之一。

【流行病学】

高血压是当今世界上流行情况较为严重的心血管病。不同地区、种族及年龄高血压发病率不同。工业化国家较发展中国家高，西方国家患病率为15%～20%，同一国家不同种族之间也有差异，例如美国黑人的高血压患病率约为白人的两倍。近年来高血压的发生呈明显上升趋势，我国现有高血压患者约一亿人。我国流行病学调查还显示，患病率城市高于农村，北方高于南方，高原、少数民族地区患病率也较高。老年人较常见，男女两性高血压患病率差别不大，青年期男性略高于女性，绝经期后女性稍高于男性。

【病因和发病机理】

病因尚未阐明，目前主要认为是在一定的遗传背景下由于多种后天环境因素作用使正常血压调节机制失去平衡所致。

(一)血压的调节

血压的急性调节主要通过压力感受器及交感神经活动来实现，而慢性调节则主要通过肾素-血管紧张素-醛固酮系统及肾脏对体液容量的调节来完成。如上述调节机制失去平衡即导致高血压。

(二)遗传因素

原发性高血压具有遗传易感性，有聚集于某些家族的倾向。由于血压受多种因素的影响，故遗传的“易感性”也是多基因决定的。

(三)高钠膳食因素

高钠膳食可使部分受试者血压升高，而低钠饮食可降低血压。但是，改变钠盐摄入并不能影响所有患者的血压水平，说明其是通过遗传因素而发挥作用的。近年研究还提示膳食中低钾、低钙和低镁、肥胖、吸烟过量和饮酒也与高血压的发病有关。

(四)肾素-血管紧张素系统(RAS)

目前关于RAS与高血压的关系尚无最终定论，大约30%的患者血浆肾素活性减低，15%为高肾素活性，约55%肾素活性正常。近年来发现血管壁、心脏、中枢神经、肾脏及肾上腺等组织中均有RAS成分的mRNA表达，并有ATⅡ受体存在，说明组织中RAS自成系统，在高血压的发生和发展中占有比循环RAS更重要的地位。

（五）中枢神经系统和自主神经

长期从事紧张工作的劳动者，如医生、司机等发病率高，持续过度紧张与精神刺激、交感神经活动增强易引起高血压。大脑皮质兴奋与抑制过程失调导致皮层下血管运动中枢失去平衡，肾上腺素能活性增加，使节后交感神经释放去甲肾上腺素增多，其他神经递质如5-羟色胺、多巴胺等引起外周血管阻力增高和血压上升。

（六）肥胖与胰岛素抵抗

向心性肥胖常伴有高血压，胰岛素受体功能障碍，血糖升高。大多数高血压患者空腹胰岛素水平增高，而糖耐量有不同程度的降低，提示有胰岛素抵抗现象。现有资料显示，50%的高血压患者存在胰岛素抵抗。胰岛素抵抗在高血压发病机制中的具体意义尚不清楚。

（七）血管内皮功能异常

正常情况下血管内皮能产生一些血管舒张和收缩物质，前者包括前列环素、内皮源性舒张因子（如一氧化氮）等，后者包括内皮素、血管收缩因子、ATⅡ等。高血压时，一氧化氮生成减少，而内皮素增加，血管平滑肌细胞对收缩因子反应增强，血压增高。

（八）自身免疫学说

在部分难治性高血压患者体液中发现血管紧张素ⅡATⅠ受体抗体和肾上腺素能受体抗体，这些抗体与相应的受体结合可能激动受体而起到类似血管紧张素Ⅱ和肾上腺素的作用，使血压升高。

【病理】

早期仅表现为心排血量和全身小动脉张力的增加，并无明显病理学改变。随着高血压持续及病程进展即可引起全身小动脉玻璃样变，中层平滑肌细胞和纤维组织增生，管壁增厚、变硬，管腔狭窄（血管壁“重构”），使高血压维持和发展，并进而导致重要靶器官如心、脑、肾缺血损伤。同时，高血压可促进动脉粥样硬化的形成及发展。

1.心　持续外周血管阻力升高，使左心室肥厚扩大，称为高血压性心脏病。晚期心腔扩大，最终可发生心力衰竭。长期高血压可促使冠状动脉粥样硬化而发生冠心病，严重高血压常引起主动脉夹层破裂。

2.脑　脑部小动脉硬化及粥样斑块破溃形成溃疡可致脑腔隙性梗死。长期高血压也可导致脑中型动脉的粥样硬化，可并发脑血栓。急性血压升高时可引起脑小动脉痉挛、缺血、渗出，致高血压脑病。脑血管结构薄弱，易形成微动脉瘤，当压力升高时可破裂致脑出血。

3.肾　肾小球入球动脉玻璃样变和纤维化，引起肾实质缺血，肾单位萎缩、消失，重者引起肾功能衰竭。恶性高血压时，入球小动脉及小叶间动脉发生增殖性内膜炎及纤维素样坏死，患者在短期内出现肾功能衰竭。

4.视网膜　视网膜小动脉也从痉挛发展到硬化，可引起视网膜出血和渗出。

5.眼底检查　有助于对高血压严重程度的了解，目前采用Keith-Wagener分级法，其分级标准如下。Ⅰ级，视网膜动脉变细、反光增强；Ⅱ级，视网膜动脉狭窄、动静脉交叉压迫；Ⅲ级，在Ⅱ级病变基础上有眼底出血、棉絮状渗出；Ⅳ级，在Ⅲ级病变基础上发生视神经乳头水肿。缓进型高血压以Ⅰ、Ⅱ级变化多见，而Ⅲ、Ⅳ级眼底则以急进型高血压为多。

【临床表现及并发症】

（一）一般表现

原发性高血压在临床上大多数进展缓慢，故早期常无症状，而偶于体检时发现血压升高，少数患者则在发生心、脑、肾等并发症后才被发现。高血压患者可有头痛、头晕、头胀、眩晕、眼胀、疲劳、心悸、耳鸣等症状，但症状轻重与血压水平并不一定相关，且常在患者得知患有高血压后才注意到。体检时可听到主动脉瓣第二心音亢进或呈金属音、主动脉瓣区收缩期杂音或收缩早期喀喇音。长期持续高血压可有左心室肥厚并可闻及第四心音。高血压病后期的临床表现常与心、脑、肾功能不全或视网膜病变，主动脉等靶器官损害有关。

（二）并发症

主要是心、脑、肾及血管受累的表现。

1.心脏　左心室长期面向高压工作可致左心室肥厚、扩大，最终导致充血性心力衰竭。病程长者体检时可见心尖抬举样冲动，心界向左下扩大，主动脉第二心音亢进或有金属音。高血压可促使冠状动脉粥样硬化的形成及发展并使心肌耗氧量增加，患者起初表现为劳力性呼吸困难，继之出现夜间阵发性呼吸困难等左心衰竭和急性肺水肿表现，部分患者出现心绞痛、心肌梗死及猝死。

2. 脑血管　长期高血压可形成微动脉瘤，血压骤然升高可引起破裂而致脑出血。高血压也促进脑动脉粥样硬化的发生，可引起短暂性脑缺血发作及脑动脉血栓形成。血压极度升高可发生高血压脑病及高血压危象，表现为严重头痛、恶心、呕吐及不同程度的意识障碍、昏迷或惊厥，血压降低即可逆转。

3. 肾　长期持久的血压升高可致进行性肾小动脉硬化，肾单位萎缩或消失，可表现为多尿、夜尿、蛋白尿、肾功能损害，但肾功能衰竭并不常见。

4. 主动脉夹层　高血压是驱使血液突破主动脉粥样硬化不稳定斑块进入夹层的主要原因，突发性胸部剧烈疼痛，向上可蔓延至颈部，向下可蔓延至会阴是其特点。

【实验室检查】

1. 以下检查有助于了解靶器官的功能状态并正确选择治疗药物　血及尿常规、肾功能、血糖、血脂、血尿酸、电解质、心电图、胸部X线和眼底检查。早期上述检查可无特殊异常，后期患者可出现尿常规异常，肾功能减退，胸部X线可见主动脉弓迂曲延长、左心室增大，心电图可见左心室肥厚劳损。部分患者可伴有血清总胆固醇、甘油三酯、低密度脂蛋白胆固醇增高和高密度脂蛋白胆固醇降低，亦常有血糖或尿酸水平增高。

2. 动态血压监测　用特殊的血压测量和记录装置，一般10～30 min测量血压一次，并应用记忆模块，连续观察24 h，计算机回放分析血压数据，有助于诊断“白大衣性高血压”，合理进行降压治疗、疗效评价和预后判断。健康个体和多数高血压患者的血压呈现双峰、昼夜规律性变化。血压于夜间睡眠期间一般均降低，一般在午夜2:00—3:00最低，凌晨血压往往急剧上升。白天血压处于相对较高水平，多呈双峰：上午8:00—9:00和下午4:00—6:00。24 h动态血压的这种昼高夜低的趋势图称为“杓形”，即有一明显的夜间谷，夜间血压较白天血压至少低10%。反之，夜间谷变浅，夜间血压均值较白天下降<10%，称为“非杓形”，而无明显的夜间谷，甚至夜间血压高于白天者，称为“反杓形”。血压呈非杓形或反杓形改变者的心、脑等靶器官损害程度明显大于呈杓形者，预后也差。

【原发性高血压危险度的分层】

原发性高血压危险度的分层是由血压水平结合危险因素及合并的靶器官受损情况将患者分为低、中、高和极高危险组的。治疗时不仅要考虑降压，还要考虑危险因素及靶器官损害的预防及逆转，见表7-2和表7-3。

表7-2　影响预后的因素

心血管疾病的危险因素	靶器官损害	相关临床情况
用于危险性分层的危险因素	左心室肥厚(心电图、超声心动图及X线)	脑血管疾病
收缩压和舒张压的水平(1～3级)		缺血性脑卒中
男性>55岁		脑出血
女性>65岁	蛋白尿和(或)轻度血浆	短暂性脑缺血发作
总胆固醇>6.5 mmol/L	肌酐浓度升高(106.1～176.8 μmmol/L)	心脏疾病(心肌梗死)
糖尿病		心绞痛
早发心血管疾病家族史	超声或X线证实有动脉粥样斑块(颈动脉、髂动脉、股动脉或主动脉)	冠状动脉血管重建术
影响预后的其他危险因素		心力衰竭
高密度脂蛋白胆固醇降低	视网膜动脉狭窄	肾脏疾病
低密度脂蛋白胆固醇升高		糖尿病肾病
糖尿病伴微量白蛋白尿		肾功能衰竭(血肌酐浓度>176.8 μmmol/L)
葡萄糖耐量异常		
肥胖		血管疾病
久坐不动的生活方式		夹层动脉瘤
病变		有症状性动脉疾病
纤维蛋白原增高		高度高血压性视网膜出血或渗出
视乳头水肿		
高危社会经济人群		
高危地区		

表 7-3　定量预后的危险分层

他危险因素和病史	血压/mmHg		
	1 级(轻度) (159/90～99)	2 级(中度) (160～179/100～109)	3 级(重度) (≥180/110)
无其他危险因素	低危	中危	高危
1～2 个危险因素	中危	中危	极高危
>3 个危险因素或靶器官损害或糖尿病	高危	高危	极高危
有并发症	极高危	极高危	极高危

【高血压分级】

根据血压增高的水平,可进一步将高血压分为三级(表 7-4)。

表 7-4　血压水平的定义和分类(WHO/ISH)

类　　别	收缩压/mmHg	舒张压/mmHg
理想血压	<120	<80
正常血压	<130	<85
正常高值	130～139	85～89
1 级高血压("轻度")	140～159	90～99
亚组:临界高血压	140～149	90～94
2 级高血压("中度")	160～179	100～109
3 级高血压("重度")	≥180	≥110
单纯收缩期高血压	≥140	< 90
亚组:临界收缩期高血压	140～149	< 90

注:当收缩压和舒张压分属于不同分级时,以较高的级别作为标准。

以上诊断标准适用于男女两性任何年龄的成人,而且必须在非药物状态下两次或两次以上测定所得的平均值,偶然测得一次血压增高不能诊断为高血压,必须重复和进一步测量。对于儿童,目前尚无公认的高血压诊断标准,但通常低于成人高血压诊断的水平,并随年龄而异。目前常用百分位法,收缩压和(或)舒张压超过所在年龄性别第 90～95 百分位者为正常血压偏高,第 95 百分位者为高血压。

【特殊临床类型】

原发性高血压大多起病及进展均缓慢,病程可长达 10 余年至数十年,症状轻微,逐渐导致靶器官损害。但少数患者可表现为急进重危,或具特殊表现而构成不同的临床类型。

(一)恶性高血压

多为中、重度高血压发展而来,少数起病即为急进型,其发病机制尚不清楚。病理上以肾小动脉纤维样坏死为突出特征。临床特点:①发病及进展急骤,多见于中、青年;②血压显著升高,舒张压持续≥130 mmHg;③头痛、视力模糊、眼底出血、渗出和视乳头水肿;④持续蛋白尿、血尿及管型尿,常伴肾功能不全;⑤进展迅速,如不给予及时治疗,预后差,可死于肾功能衰竭、脑卒中或心力衰竭。如有上述表现但无视乳头水肿,则称为急进型高血压。

(二)高血压危重症

1. 高血压危象　高血压患者在某些诱因(如突然的精神创伤、过度紧张、焦虑、疲劳、寒冷刺激及女性内分泌紊乱等)过度刺激引起交感神经活动亢进,血儿茶酚胺增高,周围血管阻力突然上升,血压急剧升高,SBP 可达到 260 mmHg,DBP 可达到 120 mmHg,称为高血压危象。临床表现为头痛、烦躁、面色苍白或潮红、多汗、眩晕、恶心、呕吐、心悸、气急及视力模糊等症状。伴靶器官病变者可出现心绞痛、肺水肿或高血压脑病。血压以收缩压显著升高为主,也可伴舒张压升高,且发作一般历时短暂,必须紧急处理,控制血压后病情可迅速好转,但易复发。

2.高血压脑病　高血压脑病是指在高血压病程中发生急性脑血液循环障碍,引起脑水肿和颅内压增高而产生的临床征象。发生机制可能为过高的血压突破了脑血管的自身调节机制,导致脑灌注过多,液体渗入脑血管周围组织,引起脑水肿。临床表现有严重头痛、恶心、呕吐,轻者可仅有烦躁、意识模糊,严重者可发生抽搐、昏迷。

(三)老年人高血压

老年人高血压是指年龄超过 60 岁达到高血压诊断标准者。若收缩压≥140 mmHg,舒张压<90 mmHg,则称为老年单纯性收缩期高血压。老年人高血压的病理基础为大动脉粥样硬化、纤维化和钙化,顺应性下降。其临床特征:①收缩压升高明显,舒张压升高缓慢,脉压明显增大(常超过 80 mmHg);②血压随体位变动而变化,血压波动性大,老年人压力感受器敏感性减退,对血压的调节功能降低,易造成血压波动及体位性低血压,尤其在使用降压药物治疗时要密切观察;③心、脑、肾器官常有不同程度损害;④血压随季节、昼夜变化而变化,部分老年患者血压在夏季较低而冬季较高,有的昼夜之间变化明显。

【诊断与鉴别诊断】

高血压的诊断标准前已叙及。诊断思路如下。①定性诊断:有赖于血压的正确测量,非同日休息 15 min后测血压 3 次。通常采用间接方法在上臂肱动脉部位测量,目前仍以规范方法下水银柱血压计测量作为标准方法。②定量诊断与鉴别诊断:一旦诊断有高血压,必须进一步检查有无引起高血压的基础疾病存在,即鉴别是原发性高血压还是继发性高血压。如为原发性高血压,除进行病史及体格检查外,尚需做有关实验室检查以评估其危险因素及有无靶器官损害、相关的临床疾病等。如为继发性高血压则针对病因进行检查和治疗,常见的继发性病因如下。

(一)肾实质病变

慢性肾小球肾炎与原发性高血压伴肾功能损害者不易区别,但反复水肿史、明显贫血、血浆蛋白低、蛋白尿出现早而血压升高相对轻、眼底病变不明显有利于慢性肾小球肾炎的诊断,而原发性高血压多见于中老年人,血压升高明显,蛋白尿出现较晚,眼底改变明显。急性肾小球肾炎多见于青少年,有急性起病及链球菌感染史,有发热、血尿、水肿史,鉴别并不困难。无论是 1 型或 2 型糖尿病,均可发生肾损害而引起高血压,但后期高血压不易为降压药所控制。

(二)肾动脉狭窄

病变性质可为先天性、炎症性或动脉粥样硬化性,后者见于老年人,前两者主要见于青少年。可为单侧或双侧性肾动脉主干或分支狭窄。本症多有舒张压中、重度升高,体检时可在上腹部或背部肋脊角处闻及血管杂音。快速静脉肾盂造影、放射性核素肾图有助于诊断,肾动脉造影可确诊。治疗包括手术、经皮肾动脉成形术和药物治疗。

(三)嗜铬细胞瘤

嗜铬细胞瘤是发生于肾上腺髓质或交感神经节等的嗜铬细胞肿瘤,成熟的嗜铬细胞肿瘤可间断或持续分泌过多肾上腺素和去甲肾上腺素,出现阵发性或持续性血压升高。凡血压波动明显,骤升、骤降伴心动过速、头痛、出汗、苍白症状,对一般降压药物无效,或高血压伴血糖升高、代谢亢进等表现者均应疑及本病。

(四)原发性醛固酮增多症

系因肾上腺皮质增生或肿瘤分泌过多醛固酮所致。临床上以长期高血压伴顽固的低血钾为特征,可表现为肌无力、周期性瘫痪、烦渴、多尿等。血压多为轻、中度增高。实验室检查有低血钾、高血钠、代谢性碱中毒、血浆肾素活性降低、尿醛固酮排泄增多等。螺内酯(安体舒通)试验阳性具有诊断价值。

(五)库欣综合征

病理改变系因肾上腺皮质肿瘤或增生分泌糖皮质激素过多所致。临床上除血压增高外,特征性表现有向心性肥胖、满月脸、水牛背、皮肤紫纹、毛发增多、血糖增高等,诊断一般并不困难。24 h 尿中 17-羟及

17-酮类固醇增多、地塞米松抑制试验及糖皮质激素兴奋试验阳性有助于诊断。

(六)主动脉缩窄

大多数为先天性血管畸形,少数为多发性大动脉炎所引起。特点为上肢血压高于下肢血压的反常现象。此外还需与颅内高压、妊娠期高血压等鉴别。

【治疗】

积极应用非药物方法和(或)药物治疗高血压并将之控制在正常范围内,并有效地预防相关并发症的发生;已经出现靶器官损害的,有助于延缓甚至避免心、脑、肾病变的恶化,提高患者生存质量,降低病死率和病残率。

(一)降压治疗的基本原则

应紧密结合高血压的分级和危险分层个体化方案,全面考虑患者的血压升高水平、并存的危险因素、临床情况以及靶器官损害,确定合理的治疗方案。①低危患者:以改善生活方式为主,如6个月后无效,再给予药物治疗。②中危患者:首先积极改善生活方式,同时观察患者的血压及其他危险因素数周,然后决定是否开始药物治疗。③高危患者:改善生活方式的同时必须立即给予药物治疗。④极高危患者:必须立即开始对高血压及并存的危险因素和临床情况进行强化治疗。⑤绝大多数患者需终身服药。

(二)降压治疗的目标

降压治疗的目标即降低血压,使血压降至正常或接近正常的水平,防止或减少心脑血管及肾脏并发症,降低病死率和病残率。根据1999年我国高血压治疗指南精神,中青年高血压患者血压应降至130/85 mmHg以下;合并有靶器官损害和(或)糖尿病时,血压应降至130/80 mmHg以下;合并肾功能不全、尿蛋白超过1 g/24 h,在不影响肾脏血流灌注、不使肾功能恶化的前提下,至少应将血压降至130/80 mmHg,甚至125/75 mmHg以下。老年高血压患者的血压应控制在140/90 mmHg以下,且尤其应重视降低收缩压。只有缓慢而平稳地将血压降至目标水平以下,才可明显降低各种心脑血管事件的危险,从而减轻症状。

(三)非药物治疗

1.控制体重　减轻体重有助于减轻胰岛素抵抗、糖尿病与高脂血症和延缓或逆转左心室肥厚的发生与发展。体重指数应控制在24 kg/m^2以下。建议患者减少每天热量摄入并辅以适当的运动。

2.合理膳食　主要包括限制钠盐摄入(WHO建议每天不超过6 g),减少膳食中的脂肪,严格限制饮酒(每天酒精摄入量不得超过20 g),多吃蔬菜水果等富含维生素与纤维素类食物、摄入足量蛋白质和钾、钙、镁。

3.适量运动　高血压患者通过合理的体育锻炼可以使血压出现某种程度的下降,并减少某些并发症的发生。运动方案因人而异,需根据血压升高水平、靶器官损害和其他临床情况、年龄、气候条件而定,可根据年龄及体质选择散步、慢跑、快步走、太极拳等不同方式。但不宜选择过于剧烈的运动项目。

4.保持健康心态　过分喜、怒、忧、思、悲、恐、惊等均可导致不同程度的血压升高。情绪激动、生活节奏过快、压力过大也是血压升高的常见诱因。高血压患者应努力保持宽松、平和、乐观的健康心态。

(四)药物治疗

1.药物治疗原则　①高血压是一种终身性疾病,一旦确诊后应坚持终身治疗。②自最小有效剂量开始,可视情况逐渐加量以获得最佳的疗效。③强烈推荐口服每天一次的长效制剂,以保证24 h内稳定降压,有助于防止从夜间较低血压到清晨血压突然升高而导致猝死、脑卒中和心脏病发作。这类制剂还可大大增加治疗的依从性。④单一药物疗效不佳时不宜过多增加单种药物的剂量,而应及早采取联合用药治疗,这样有助于提高降压效果而不增加不良反应。⑤判断某一种或几种降压药物是否有效以及是否需要更改治疗方案时,应充分考虑该药物达到最大疗效所需的时间。在药物发挥最大效果前过于频繁地改变治疗方案是不合理的。

2.降压药物的选择　降压药物的选用应根据治疗对象的个体状况,药物的作用、代谢、不良反应和药物相互作用,参考以下各点做出决定:①治疗对象是否存在心血管危险因素;②治疗对象是否已有靶器官损害和心血管疾病(尤其冠心病)、肾病、糖尿病的表现;③治疗对象是否合并有受降压药影响的其他疾病;④与治疗合并疾病所使用的药物之间有无可能发生相互作用;⑤选用的药物能减少心血管病发病率与死亡率的证据及其力度;⑥所在地区降压药物品种供应与价格状况及治疗对象的支付能力。因此,一种理想的降压药物，应具备以下几个条件：①有效的降压作用；②预防和逆转由高血压引起的心、脑、肾、大动脉结构改变；③应减少或不增加心血管疾病的危险因素，如血脂、血糖及血尿酸代谢；④应能保持良好的生活质量。近年来，抗高血压药物种类繁多，根据不同患者的特点可单用或联合应用各类降压药。目前一线降压药物可归纳为六大类，即利尿剂、α受体阻滞剂、β受体阻滞剂、钙通道阻滞剂、ACE抑制剂(ACEI)及ATⅡ受体阻滞剂(表7-5)。

表7-5　常用降压药物名称、剂量及用法

药物分类	药物名称	剂量及用法
利尿剂	吲达帕胺(indapamide，寿比山)	2.5～5 mg，1次/天
	氢氯噻嗪(hydrochlorothiazide，双克)	12.5～25 mg，1～2次/天
	氯噻酮(chlortalidone)	25～50 mg，1次/天
	螺内酯(spironolactone，安体舒通)	20 mg，2次/天
	氨苯蝶啶(triamterene)	50 mg，1～2次/天
	阿米洛利(amiloride)	5～10 mg，1次/天
	呋塞米(furosemide，速尿)	40 mg，1～2次/天
ACE抑制剂	卡托普利(captopril，开搏通)	50 mg，2～3次/天
	依那普利(enalapril，依苏)	5～10 mg，2次/天
	贝那普利(benazepril，洛丁新)	10～20 mg，1次/天
	赖诺普利(lisinopril)	10～20 mg，1次/天
	雷米普利(ramipril)	2.5～10 mg，1次/天
	福辛普利(fosinopril)	10～40 mg，1次/天
	西拉普利(cilazapril)	2.5～5 mg，1次/天
	培哚普利(perindopril)	4～8 mg，1次/天
β受体阻滞剂	普萘洛尔(propranolol，心得安)	10～20 mg，2～3次/天
	美托洛尔(metoprolol，倍他乐克)	25～50 mg，2次/天
	阿替洛尔(atenolol，氨酰心安)	50～100 mg，1次/天
	倍他洛尔(betaxolol)	10～20 mg，1次/天
	比索洛尔(bisoprolol)	5～10 mg，1次/天
	卡维地洛(carvedilol)	12.5～25 mg，1次/天
	拉贝洛尔(labetalol)	100 mg，2～3次/天
钙通道阻滞剂	维拉帕米(verapamil，异搏定)	40～80 mg，2～3次/天
	地尔硫䓬(diltiazem，合心爽)	30 mg，3次/天
	硝苯地平(nifedipine，心痛定)	5～20 mg，3次/天
	硝苯地平(nifedipine GITS，拜新同)	30～60 mg，1次/天
	尼群地平(nitredipine)	10 mg，2次/天
	非洛地平(felodipine，波依定)	2.5～10 mg，1次/天
	氨氯地平(amlodipine，络活喜)	5～10 mg，2次/天
ATⅡ受体阻滞剂	氯沙坦(losartan，科素亚)	25～100 mg，1次/天
	缬沙坦(valsartan，代文)	80 mg，1次/天
α受体阻滞剂	伊贝沙坦(irbesartan，安博维)	150 mg，1次/天
	哌唑嗪(prazosin)	0.5～2 mg，3次/天
	特拉唑嗪(terazosin)	0.5～6 mg，1次/天

(1)利尿剂　利尿剂的降压机制在用药初期是使细胞外液容量减小，进而使小动脉壁钠含量降低，小动脉对缩血管物质反应性下降，从而使血管扩张，血压下降，降压温和，可强化其他降压药物的作用。适用

于轻、中度高血压，尤其是老年人收缩期高血压及心力衰竭伴高血压的治疗。用药过程中需注意监测血液电解质变化。此外，噻嗪类还可干扰糖、脂和尿酸代谢，故应慎用于糖尿病和血脂代谢失调者，禁用于痛风患者。保钾利尿剂因可升高血钾，应尽量避免与ACE抑制剂合用，禁用于肾功能不全者。

(2)β受体阻滞剂　通过减慢心率、减小心肌收缩力、抑制血浆肾素释放等多种机制发挥降压作用。其降压作用较弱，起效时间较长(1～2周)，主要用于轻、中度高血压，尤其是静息时心率较快(>80次/分)的中青年患者或合并心绞痛、心肌梗死患者。近年来广泛使用的非选择性β受体阻滞剂同时具有α受体阻滞作用。不良反应主要有心动过缓、乏力、四肢发冷。β受体阻滞剂对心肌收缩力、房室传导及窦性心律均有抑制作用，并可增加气道阻力。急性心力衰竭、支气管哮喘、病态窦房结综合征、房室传导阻滞和外周血管病患者禁用。

(3)钙通道阻滞剂　主要通过阻滞细胞浆膜的钙离子通道、抑制心肌收缩力、松弛周围动脉血管的平滑肌、使外周血管阻力下降而发挥降压作用，常用氨氯地平5 mg，每天2次。可用于各种程度的高血压，在老年人高血压或合并稳定性心绞痛时尤为适用。钙通道阻滞剂还具有以下优势：对老年患者有较好的降压疗效；高钠摄入不影响降压疗效；非甾体类抗炎药物不干扰降压作用；对嗜酒的患者也有显著降压作用；可用于合并糖尿病、冠心病或外周血管病患者。主要缺点是开始治疗阶段有反射性交感活性增强，引起心率增快、面部潮红、头痛、下肢水肿等，尤其是使用短效制剂时表现明显。非二氢吡啶类可抑制心肌收缩及自律性和传导性，不宜在心力衰竭、窦房结功能低下或心脏传导阻滞患者中应用，避免与β受体阻滞剂合用。

(4)ACE抑制剂　通过抑制ACE使ATⅡ生成减少，并抑制激肽酶使缓激肽降解减少而发挥降压作用，并可逆转左心室肥厚。适用于各种类型高血压，尤可用于下列情况：高血压合并左心室肥厚、左心室功能不全或心力衰竭、心肌梗死后、胰岛素抵抗、糖尿病肾损害、高血压伴周围血管病等。除降压作用外，还可通过多种机制对心血管系统发挥有益作用，是一类优秀的心血管药物。不良反应主要是刺激性干咳和血管性水肿，其次是味觉异常和皮疹。干咳发生率为10%～20%，这可能与体内缓激肽增多有关，停用后可消失。高钾血症、妊娠妇女和双侧肾动脉狭窄患者禁用。血肌酐超过3 mg的患者使用时需谨慎。此类药物具有储钾作用，应注意监测血钾。

(5)ATⅡ受体阻滞剂(ARB)　通过直接阻断ATⅡ受体发挥降压作用。临床作用与ACE抑制剂相同，但不引起咳嗽等不良反应。临床主要适用于ACE抑制剂不能耐受的患者。

(6)α受体阻滞剂　可阻断突触后α_1受体，对抗去甲肾上腺素的缩血管作用，使周围血管阻力下降而降压。降压效果较好，但因易致体位性低血压，近年来临床应用在逐渐减少。由于这类药物对血糖、血脂等代谢过程无影响，可改善胰岛素抵抗，当患者存在相关临床情况时，仍不失为一种较好的选择。

(7)其他　我国常用的西药复方制剂有复方降压片、北京降压0号、降压乐、利血平等，这些药物已用于临床多年并有一定的降压疗效。我国不少中草药复方制剂的降压作用温和，价格低廉，因而受到患者的欢迎，作为基本医疗之需要仍在一定范围内广泛使用，但有关药理、代谢及靶器官保护等作用尚缺乏深入研究，且有一定的副作用，因此不推荐为一线用药。

3.降压药的联合应用　循证医学证据表明，小剂量异类联合应用比单用较大剂量的一种药物降压效果好且不良反应少，因此联合应用降压药物日益受到推崇与重视。较为理想的联合方案：①ACE抑制剂(或ATⅡ受体阻滞剂)与利尿剂；②钙通道阻滞剂与β受体阻滞剂；③ACE抑制剂与钙通道阻滞剂；④利尿剂与β受体阻滞剂；⑤α受体阻滞剂与β受体阻滞剂。关于复方剂型的降压药物存在的必要性尚有争议。这类剂型的优点是服用方便，提高了患者治疗的依从性，其疗效一般也较好；缺点是配方内容及比例固定，难以根据具体临床情况精细调整某一种或几种药物的剂量。临床实践中，应结合患者的具体情况综合考虑。

4.不同人群的降压药物治疗

(1)老年高血压的治疗　近年来陆续揭晓的一系列大规模临床研究表明，积极的降压治疗同样可以使老年高血压患者获益。老年人降压目标也应在140/90 mmHg以下，认为老年人血压不宜过低是一种完全错误的观念。但选择降压药物时应充分考虑到这一特殊人群的特点，如常伴有多器官疾病、肝肾功能不同程度减退、药物耐受性相对较差、药物相关性不良反应发生率相对较高等。总的来讲，利尿剂、长效二氢吡啶类、β受体阻滞剂、ACE抑制剂等均为较好的选择。

(2)心肌梗死后的患者,可选择无内在拟交感作用的β受体阻滞剂或ACE抑制剂(尤其伴收缩功能不全者)。对稳定型心绞痛患者,也可选用钙通道阻滞剂。

(3)合并糖尿病,蛋白尿或轻、中度肾功能不全者(非肾血管性),可选用ACE抑制剂。

(4)合并有心力衰竭者,宜选择ACE抑制剂、利尿剂。

(5)对伴有脂质代谢异常的患者可选用α受体阻滞剂、ACE抑制剂和钙通道阻滞剂,不宜用β受体阻滞剂及利尿剂。

(6)妊娠期高血压的治疗原则与一般高血压基本相同,但药物选择时应考虑到所用药物对胎儿是否有影响。一般认为,ACE抑制剂和ARB可能会引起胎儿生长迟缓、羊水过少或新生儿肾功能衰竭,亦可能引起胎儿畸形,不宜选用。

(7)合并支气管哮喘、抑郁症、糖尿病患者不宜用β受体阻滞剂;痛风患者不宜用利尿剂;合并心脏起搏传导障碍者不宜用β受体阻滞剂及非二氢吡啶类钙通道阻滞剂。

(8)合并脑卒中:脑卒中与动脉血压水平呈密切的正相关,积极的降压治疗可明显减低脑卒中复发的危险性。循证医学研究主张将既往有脑血管疾病史患者的血压降低至140/90 mmHg以下甚至更低。但在急性脑卒中时,尤其是在发病一周以内,患者因颅内压增高、脑缺氧、疼痛及精神紧张等,引起反射性血压升高。此时机体本身会对这一系列的变化做出生理反应与调整。如果在这一阶段过多地降低血压,有可能加重脑组织缺血、缺氧,不利于病情恢复甚至引起更为严重的后果。因此,只有血压严重升高(超过180/105 mmHg),才可应用降压药物。一般认为,急性脑梗死发病一周以内时,血压维持在160～180 mmHg/90～105 mmHg之间最为适宜。

与缺血性脑卒中相比,出血性脑卒中的降压治疗更为复杂:血压过高会导致再次出血或活动性出血,血压过低又会加重脑缺血。对这类患者,现认为将血压维持在脑出血前水平或略高更为合理。血压过高时,可在降低颅内压的前提下慎重选用一些作用较为平和的降压药物,避免血压下降过快。一般2 h内血压降低不多于25%。血压降低过快、过猛均可能会对病情造成不利影响。急性脑出血时血压维持在150～160 mmHg/90～100 mmHg为宜。

无论是脑出血还是脑梗死,一旦病情恢复稳定,均应逐步恢复降压治疗,并将血压控制在140/90 mmHg以下。

(9)合并糖尿病:英国糖尿病前瞻性研究发现,积极的降压治疗比降糖治疗获益更大。我国的"收缩期高血压试验"也证实,满意控制血压可使糖尿病总死亡率及心脑血管事件降低50%～60%甚至更多。目前主张高血压合并糖尿病患者降压目标为130/80 mmHg以下,降压目标应更为严格,即将血压降至患者能够耐受的最低水平。同时还要更加严格地控制血糖,以将其对心脑血管系统的危害性降至最小。

(10)合并肾功能不全:目前尚无充分证据证实降压治疗可减低发生肾功能衰竭的危险性,但积极合理的降压治疗至少可以延缓肾脏损害的发生。在不影响肾脏血液灌注、不使肾功能恶化的前提下,应把血压降至130/80 mmHg以下。如患者已经存在肾功能损害或尿蛋白超过1 g/24 h,则要将血压降到125/75 mmHg以下。同样,降压药物要尽量选用起效较为缓慢的长效制剂,如有腹泻,应停用ACE抑制制及ARB类降压药物,并注意监测肾功能变化。

(五)高血压急症的治疗

高血压急症时首先应迅速使血压下降,同时也应对靶器官的损害和功能障碍予以处理。对血压急骤增高者,以静脉滴注给药最为适宜,这样可随时改变药物的需要剂量。常用药物如下。

1.硝普钠　直接扩张动脉和静脉,使血压迅速降低。开始以每分钟10～25 μg静脉滴注,密切观察血压,每隔5～10 min可增加剂量,可逐渐增加到每分钟200～300 μg。硝普钠降压作用迅速,停止滴注后,作用在3～5 min内即消失。该药溶液对光敏感,每次应用前需新鲜配制,滴注瓶需用银箔或黑布包裹。硝普钠在体内红细胞中被代谢为氰化物,然后形成硫氰酸盐从尿中排出,大剂量或超过72 h应用可能发生硫氰酸中毒,有肾功能不全时慎用。

2.硝酸甘油　以扩张静脉为主,较大剂量时也可使动脉扩张。静脉滴注可使血压较快下降,开始为每分钟5～10 μg,可逐渐增加至每分钟50～100 μg。停药后数分钟作用即消失。副作用有心动过速、面红、头痛、呕吐等。

3.硝苯地平　舌下含服软胶囊制剂可治疗较轻的高血压急症，用10～20 mg后5～10 min可见血压下降，作用可维持4～6 h。

4.尼卡地平　该药为二氢吡啶类钙通道阻滞剂，用于高血压急症治疗剂量：静脉滴注，从0.5 μg/(kg·min)开始，密切观察血压，逐步增加剂量，可用至6 μg/(kg·min)。副作用有心动过速、面部潮红、恶心等。

【预防】

原发性高血压的确切病因尚不明确，因此对本病的预防缺乏有效方法。但某些发病因素已较明确，如精神因素、钠摄入量、肥胖等，可针对这些因素进行预防，可以鼓励广大群众采取相应的预防措施和合适的生活方式。此外对高血压导致的靶器官损害并发症的二级预防也十分重要。可以结合社区医疗保健网，在社区人群中实施以健康教育为主导的高血压防治，如提倡减轻体重、减少食盐摄入、控制饮酒及适量运动、保持愉悦心情等健康生活方式，提高人民群众对高血压及其后果的认识，做到早发现和早治疗，提高对高血压的知晓率、治疗率、控制率。同时积极开展大规模人群普查，对高血压患病人群长期监测、随访，掌握流行病学的动态变化等对本病的预防也具有十分重要的意义。

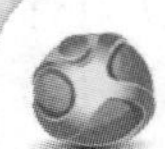

知识拓展

高血压病饮食建议

高血压患者宜常食植物性蛋白含量高的食物，如各种豆类、豆制品、菠菜、茄子、芝麻、木耳、紫菜等，还应常吃一些具有降血压作用和降血脂作用的食物，如芹菜、白菜、萝卜、胡萝卜、海蜇、海带、牛肉、鳜鱼、黑鱼等。口味比较重的人要同时多吃些含钾多的食品，如卷心菜、橘子、醋、柚子、柠檬等，这些食物有助于盐分排出人体外。

高血压运动原则

(1)运动强度的掌握：运动的强度可根据个人对运动的反应和适应程度，采用每周3次或隔日1次，或每周5次等不同的间隔周期。一般认为若每周低于2次，效果不明显。若每天运动，则每次运动总量不可过大，要求运动后第2天感觉精力充沛，无不适感。

(2)选择适宜的运动项目：在选用运动疗法的种类时，应根据高血压病不同的发展阶段选择不同的运动，如第Ⅰ期和第Ⅱ期高血压患者可以选用散步、快速步行、慢跑、游泳、医疗体操等。第Ⅲ期高血压患者则宜采用肢体放松练习等，但不宜做强度大的练习或活动，并且应该避免做低头动作。同时还应指出，高血压患者在进行运动时，要动静结合、适可而止，不可急于求成，同时还应将运动与药物配合，根据具体情况将药物减量或逐步停药，这样才能取得一定的效果。

第三节　冠状动脉粥样硬化性心脏病

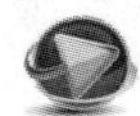

学习目标

识记：

冠状动脉粥样硬化性心脏病(冠心病)的概念及临床表现、诊断方法。

理解：

主要症状及体征。

应用：

能运用理论知识对患者的病情进行初步的诊断及鉴别。

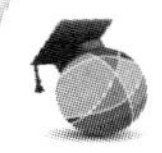

任务引领

患者，男性，61岁，因阵发性胸痛8年、加重1天，于2009年11月7日入院。入院查体：T 36.7 ℃、P 85次/分，R 24次/分，BP 150/90 mmHg。

双肺呼吸音清，未闻及杂音。心音低钝、心律齐，各瓣膜听诊区未闻及杂音。腹柔软，无压痛、反跳痛及肌紧张。ECG示V_1～V_4导联ST段压低0.1 mV。心肌酶大致正常。请思考：

1. 此病的临床诊断是什么？

2. 目前可应用哪些药物治疗本病？

冠状动脉粥样硬化性心脏病是指冠状动脉因粥样硬化发生狭窄甚至堵塞，导致心肌缺血、缺氧而引起的心脏病，它和冠状动脉功能性改变（痉挛）一起，统称冠状动脉性心脏病，简称冠心病，亦称缺血性心脏病。

一、概述

本病多发生于40岁以上，但近年来发现35岁左右的患者有增多趋势。男性多于女性，以脑力劳动者多见。欧美国家发病率高，相当于中国、日本的5～10倍。我国发病情况近年有上升趋势。该病是当今世界上严重威胁人类健康的疾病之一，已引起人们高度的重视。

【病因与易患因素】

本病病因尚未明了，目前认为是多种因素作用于不同环节而引起的疾病。称这些因素为易患因素或危险因素，常见的危险因素如下。

（一）年龄

40岁以上中年人多见，49岁以后进展较快，通常随着年龄的增加发病率也随之增加，但近年来青壮年发病有增多趋势。

（二）性别

本病男女比例约为2∶1。但女性在绝经期之后发病率明显增加。

（三）高脂血症

血清总胆固醇、低密度脂蛋白（特别是氧化的低密度脂蛋白）增高，高密度脂蛋白降低均可导致动脉粥样硬化。甘油三酯增高是否为独立的冠心病危险因素尚存争议，但高甘油三酯常伴有高密度脂蛋白降低，两者并存即为易患因素。载脂蛋白A降低和载脂蛋白B增高都被认为是危险因素。新近研究认为脂蛋白(α)增高是独立的危险因素。

（四）高血压

高血压损伤动脉内皮而引发动脉硬化，血压水平越高，动脉硬化程度越重。冠状动脉粥样硬化患者60%～70%有高血压，高血压患者患本病较血压正常者高3～4倍。收缩压和舒张压增高都与本病密切相关。

（五）糖尿病

糖尿病患者本病发病率较无糖尿病患者高2倍，本病患者糖耐量减低者颇常见。

（六）吸烟

吸烟者本病的发病率和病死率较不吸烟者高2～6倍，且与每天吸烟的支数呈正相关。

（七）其他因素

1. 体重　超标准体重的肥胖者（超重>10%为轻度，>20%为中度，>30%为重度肥胖），尤其是体重迅速增加者，且伴高血压或糖尿病者，动脉硬化的发病率增高。

2. 职业　从事脑力劳动多以及经常处于紧张状态的工作者易患本病。

3.饮食　本病的发生与高热量、高动物性脂肪、高胆固醇、高糖和高盐膳食呈正相关。

4.遗传　家族中有在年轻时患本病者，其近亲患病机会可5倍于无此种情况的家族。

5.其他　微量元素缺乏，铬、锰、锌、钒、硒的摄入减少，铅、镉、钴的摄入增加，都可促使本病的发生。性情急躁、好胜心强、强迫自己为成就而奋斗的A型性格者易患本病。维生素C缺乏、缺氧、抗原-抗体复合物、动脉壁内酶的活性降低等均能增加血管通透性，故被认为易致本病。近年发现的危险因素还有：饮食中抗氧化剂缺乏，胰岛素抵抗，体内铁储存过多，血管紧张素转换酶基因过度表达，某些凝血因子活性增高，血中同型半胱氨酸增高等。

【发病机制】

本病发病机理尚未完全清楚，目前认为动脉粥样硬化、高脂血症、高血压、糖尿病、儿茶酚胺增高、细菌和病毒感染、免疫性因子等长期反复作用，可损伤血管内膜。内膜损伤后胶原纤维暴露在血流中，有利于脂质的沉着和血小板的黏附和聚集。

【临床类型】

本病可分为五种临床类型。

（一）无症状型冠心病

患者无症状，但静息时或负荷试验后有ST段压低，T波减低、变平或倒置等心肌缺血的心电图改变；病理学检查心肌无明显组织形态改变。此型也称隐匿型冠心病。

（二）心绞痛型冠心病

有发作性胸骨后疼痛，为一过性心肌供血不足引起心肌急性暂时性缺血、缺氧。病理学检查心肌无明显组织形态改变或有纤维化改变。

（三）心肌梗死型冠心病

症状严重，由冠状动脉闭塞致相应部位心肌发生严重、持久的急性缺血性坏死所致。

（四）缺血性心肌病型冠心病

表现为心脏增大、心力衰竭和心律失常，为长期弥漫性心肌缺血导致心肌纤维化引起，常为多支病变。临床表现与原发性扩张型心肌病类似。

（五）猝死型冠心病

因原发性心脏骤停而突然死亡，多为缺血心肌局部发生电生理紊乱，引起严重的室性心律失常所致。

二、心绞痛

心绞痛是冠状动脉供血不足致心肌急性暂时性缺血、缺氧，引起胸骨后或心前区阵发性压榨性疼痛或闷压不适为特点的临床综合征。表现为发作性前胸压榨样或窒息性疼痛，主要位于胸骨后部，可放射至心前区和左上肢，或至下颌。常发生于劳动或情绪激动时，持续数分钟，经休息或含化硝酸酯类药物后缓解。

本病多见于男性，多数患者在40岁以上，劳累、情绪激动、饱食、受寒、阴雨天气、急性循环衰竭等为常见诱因。除冠状动脉粥样硬化外，本病还可由主动脉瓣狭窄或关闭不全、梅毒性主动脉炎、原发性肥厚型心肌病、先天性冠状动脉畸形、风湿性冠状动脉炎等引起。此外，严重贫血、一氧化碳中毒、甲亢等均可参与或加重心绞痛发作。

【发病机理】

当冠状动脉的供血与心肌的需血之间发生矛盾，冠状动脉血流量不能满足心肌代谢的需要，引起心肌急剧的、暂时的缺血缺氧时，即可发生心绞痛。心肌氧耗主要与心肌张力、心肌收缩强度和心率有关，故常用“心率×收缩压”（即二重乘积）作为估计心肌氧耗的指标。心肌能量的产生要求大量的氧供，心肌细胞摄取血液氧含量的65%～75%，而身体其他组织则摄取10%～25%。因此心肌平时对血液中氧的吸取已接近于最大量，心肌氧供需再增加时已难从血液中更多地摄取，只能依靠增加冠状动脉的血流量来提供。在正常情况下，冠状循环有很大的储备能力，其血流量可随身体的生理情况而有显著的变化；在剧烈体力活动时，冠状动脉适当地扩张，血流量可增加到休息时的6～7倍。缺氧时，冠状动脉也扩张，使血流量增加4～5倍。动脉粥样硬化而致冠状动脉狭窄或部分分支闭塞时，冠状动脉顺应性降低，其扩张性减弱，血流量减少，且对心肌的供血量相对比较固定。心肌的血液供应如减低到尚能满足心脏平时的需要，则休息时可无症状。一旦心脏负荷突然增加，如劳累、激动、左心衰竭等，使心肌张力增加、心肌收缩力增加和心率增快等而致心肌氧耗量增加时，心肌对血液的需求增加，而冠状动脉的供血已不能相应增加，其侧支循环又未及时有效建立时，心肌供氧和需氧严重失衡，即可引起心绞痛。

在多数情况下，劳力诱发的心绞痛常在同一“心率×收缩压”的水平上发生。

产生疼痛感觉的直接因素，可能是心肌在缺血缺氧的情况下，积聚过多的代谢产物，如乳酸、丙酮酸、磷酸等酸性物质，或类似激肽的多肽类物质，刺激心脏内自主神经的传入纤维末梢，经1～5胸交感神经节及相应的脊髓段，传至大脑，产生疼痛感觉。由于此种痛觉反映在与自主神经进入水平相同脊髓段的脊神经所分布的皮肤区域，即胸骨后及两臂的前内侧与小指，尤其是在左侧，而多不在心脏部位。有人认为，在缺血区内富有神经供应的冠状血管的异常牵拉或收缩，可以直接产生疼痛冲动。

【临床表现】

心绞痛发作前往往有诱因，最常见的为过度劳累、情绪激动、饱餐、受寒、吸烟、心动过速、性交等。

(一)症状

心绞痛的特点如下。

1.部位　典型心绞痛发生在胸骨体上段或中段之后，可波及心前区，有手掌大小范围，边界欠清。并可放射至左肩、左臂内侧直至无名指和小指。不典型者，疼痛可位于胸骨下段，心前区或上腹部、颈部、下颌、咽部、左肩胛部以及右胸前等处。

2.性质　胸痛常为压榨性、闷胀性或窒息性，也可有烧灼感，但不尖锐，不像针刺或刀扎样痛。发作时，患者往往不自觉地停止活动，直至缓解。不典型者疼痛轻或仅有左胸前不适发闷感。

3.持续时间　疼痛出现后常逐步加重，大多在3～5 min内逐渐消失，一般不少于1 min，很少超过15 min，严重者可一天发作数次，亦可数天或数周发作一次或多次。

4.缓解方式　休息或含化硝酸甘油片3 min内消失(很少超过5 min)。

5.伴随症状　乏力、皮肤冷或出汗，偶可伴有濒死的恐惧感。

(二)体征

不发作时一般无体征。心绞痛发作时部分患者心率可增快；有时出现病理性第三心音及第四心音。可有一过性的心尖部收缩期杂音，由乳头肌供血不足引起功能失调致二尖瓣关闭不全而产生。

【实验室和其他检查】

(一)X线检查

无异常发现或见心影增大、肺充血等。

(二)心电图(ECG)检查

ECG检查是发现心肌缺血、诊断心绞痛的有效而无创性的方法。

1.静息时　约半数以上患者无异常表现，也可能有陈旧性心肌梗死的改变或非特异性ST段和T波异常，有时出现房室或束支传导阻滞或室性、房性期前收缩等心律失常。

2.心绞痛发作时ECG　绝大多数呈暂时性缺血性ST段移位。心内膜下心肌易缺血，ECG常见ST段压低0.1 mV以上，有时出现T波倒置。患者在平时有T波持续倒置，发作时反可变为直立(所谓“假性正常化”)，发作缓解后恢复正常。T波改变虽然对反映心肌缺血的特异性不如ST段，但如与平时ECG比较有明显差别，也有助于诊断。变异型心绞痛发作时ECG上见相关导联ST段抬高并有定位。

3.心电图运动负荷试验　运动方式为活动平板和蹬车试验，其运动强度可逐步分期升级，以达到按年龄预计可达到的最大心率或85%～90%的最大心率为负荷目标，前者称为极量运动试验，后者称为次极量运动试验。运动中应持续监测和记录心电图改变，运动前、运动中每当运动负荷量增加一次均应记录，运动终止后即刻及此后每2 min均应重复心电图记录，直至心率恢复至运动前水平。进行心电图记录时应同步测定血压。符合下列情况之一为阳性：①运动中发生心绞痛。②运动中或运动后心电图导联上连续3个心脏搏动的ST段水平型或下斜型压低≥0.1 mV(J点后60～80 ms)持续2 min。③运动中血压下降。运动中出现心绞痛、步态不稳，室性心动过速(接连3个以上室性期前收缩)或血压下降时，应立即停止运动并给予相应处置。心肌梗死急性期、有不稳定型心绞痛、明显心力衰竭、严重心律失常或急性疾病者禁做运动试验。

4.动态心电图　通过心电图监测连续记录 24 h ECG，可发现 ECG 的 ST-T 改变和各种心律失常。对于静息 ECG 未见心肌缺血表现者可行动态 ECG 检测。记录到 ST-T 改变但无症状时称为无症状性心肌缺血。

(三)血清学检查

1.心脏标志物　血清心肌酶(CK、CK-MB 等)和肌红蛋白、肌钙蛋白 T 或 I(TnT、TnI)测定，有助于鉴别心肌梗死和“微小心肌损伤”，TnT、TnI 还有助于不稳定型心绞痛的危险分层。

2.C 反应蛋白和白介素-6　大多数不稳定型心绞痛患者血清 C 反应蛋白和白介素-6 增高，而稳定型心绞痛则正常。

(四)放射性核素检查

201 T1 或 131 Cs 随冠状动脉血流很快被正常心肌所摄取而显影，缺血或坏死区则呈不显影的“冷区”。还有用 99 m Tc 焦磷酸盐使新近坏死的心肌显影，而正常心肌不显影的“热点”显像法。单光子断层显像和正电子断层显像可确定心肌是否缺血以及缺血的部位。

(五)冠状动脉造影

冠状动脉造影是目前最有价值的诊断方法。选择性冠状动脉造影可使左、右冠状动脉及其主要分支得到清楚的显影并可估计病变程度。一般认为，管腔直径狭窄达 75%及以上会严重影响供血，50%～70%者也有一定意义。冠状动脉造影指征：①内科治疗效果不佳，明确病变情况以考虑介入性治疗或旁路移植手术；②胸痛似心绞痛而不能确诊者。冠状动脉造影未见异常而疑有冠状动脉痉挛的患者，可谨慎地进行麦角新碱试验。

(六)其他检查

二维超声心动图可探测到缺血区心室壁节段性运动异常，冠状动脉内超声显像可显示血管壁的粥样硬化病变，血管镜及冠状动脉 CT 检查也已用于冠状动脉病变的诊断。

【临床类型】

近年对确诊的心绞痛患者主张进行如下的分型诊断。

(一)劳累性心绞痛

疼痛由体力劳累、情绪激动或其他足以增加心肌需氧量的因素所诱发，休息或舌下含服硝酸甘油后迅速消失。包括以下类型。

1.稳定型心绞痛　病程 1～3 个月，心绞痛发作的诱因、性质、部位、持续时间、发作的次数以及缓解方法基本无改变。

2.初发型心绞痛　过去未发生过心绞痛或心肌梗死，首次发生的劳力性心绞痛时间在 1 个月内。或过去有过稳定型心绞痛，但数月未发生过疼痛，现再次发生，时间不超过 1 个月者。本型临床表现差异较大，同一患者可在不同劳累程度下诱发。

3.恶化型心绞痛　原为稳定型心绞痛的患者，在 3 个月内疼痛的频率、程度、时限、诱因经常变化，呈进行性加重。用硝酸甘油不能使疼痛立即或完全缓解，部分患者可发展为心肌梗死或猝死，大多数患者经积极治疗亦可逐渐恢复为稳定型。

(二)自发性心绞痛

心绞痛的发生与心肌需氧量增加无明显关系，与冠状动脉储备量减少有关，为心肌一过性缺血所致。与劳累性心绞痛相比，疼痛程度较重，时限较长，不易为硝酸甘油缓解，但无血清酶学改变。包括以下类型。

1.卧位型心绞痛　指休息或熟睡时发生的心绞痛，常在半夜、偶在午睡时发作，患者立即坐起或站立，硝酸甘油不易缓解。可能与做梦、夜间血压降低或发生未被察觉的左心衰竭，以致狭窄的冠状动脉远端心肌灌注不足有关。也可能由于平卧时静脉回流增加，心脏工作量和需氧量增加所引起。本型也可发展为心肌梗死或猝死。

2.变异型心绞痛　发作时间较固定，多在后半夜或凌晨，或其他固定时间发作，发作时 ECG 某些导联 ST 段抬高，与之相对应的导联则 ST 段可压低。系为冠状动脉狭窄的基础上突然痉挛所致，如不及时治疗，患者迟早会发生心肌梗死。

3. 急性冠状动脉功能不全　亦称中间综合征。疼痛性质介乎于心绞痛与心肌梗死之间。历时较长，达 30 min 或 1 h 以上，常为心肌梗死的前奏。

4. 梗死后心绞痛　指急性心肌梗死后 1 个月内又出现的心绞痛，有缺血性心电图改变而无心肌酶学异常。这是心肌梗死后部分尚未完全坏死的心肌处于严重缺血状态下又发生的疼痛，随时有再次梗死的可能。

（三）混合性心绞痛

劳累与自发性心绞痛混合出现。因为冠状动脉狭窄使冠状动脉血流储备量减少，而这一血流储备量的减少又不固定，经常波动性地发生进一步减少而发作的心绞痛。

近年来又将除稳定型劳累性心绞痛外的上述所有类型的心绞痛，还包括冠状动脉成形术后心绞痛、冠状动脉旁路术后心绞痛等新近提出的心绞痛类型统称为不稳定型心绞痛，被认为是稳定型劳累性心绞痛和心肌梗死的中间状态。

【诊断】

根据典型的发作特点和体征，含服硝酸甘油后缓解，结合年龄和存在冠心病易患因素，加上 ECG 改变，排除其他原因所致的心绞痛，一般即可确诊。发作时 ECG 无改变的患者可考虑做心电图负荷试验或做 24 h 的动态心电图连续监测，仍不能确诊者可考虑行冠状动脉 CT 和冠状动脉造影。

心绞痛严重度的分级根据加拿大心血管病学会分类分为 4 级：Ⅰ级，一般体力活动（如步行和登楼）不受限，仅在强、快或长时间劳力时发生心绞痛。Ⅱ级，一般体力活动轻度受限。快步、饭后、寒冷或刮风中、精神应激或醒后数小时内步行或登楼；步行两个街区以上、登楼一层以上和爬山，均引起心绞痛。Ⅲ级，一般体力活动明显受限，步行 1～2 个街区，登楼一层引起心绞痛。Ⅳ级，一切体力活动都引起不适，静息时也发生心绞痛。

【鉴别诊断】

主要与引起胸痛的疾病鉴别。

（一）心脏神经症

其特点：①胸痛时间可长为几小时或为短暂（几秒钟）的刺痛或隐痛，患者深吸一口气或叹息样呼吸症状可缓解。②胸痛部位经常变动，或在乳房下心尖部附近。③症状多在疲劳之后出现，而不在疲劳的当时，做轻度体力活动反觉舒适，有时可耐受较重的体力活动而不发生胸痛或胸闷。④含服硝酸甘油无效或在大于 10 min 后才“见效”，常伴有心悸、疲乏和其他神经衰弱症状。⑤心电图及其他检查无阳性发现。

（二）急性心肌梗死

本病疼痛部位与心绞痛相似，但性质更剧烈，持续时间可达数小时，常伴有休克、心律失常及心力衰竭，并有发热，含服硝酸甘油多不能使之缓解。结合典型的 ECG 和心肌酶学改变可鉴别。

（三）其他疾病引起的心绞痛

如严重主动脉瓣狭窄或关闭不全、风湿性冠状动脉炎、梅毒性主动脉炎引起冠状动脉口狭窄或闭塞、肥厚型心肌病、X 线综合征等病均可引起心绞痛，要根据其他临床表现来进行鉴别。

（四）肋间神经痛

常为肋软骨炎、胸膜炎、胸肌劳损引起，疼痛累及 1～2 个肋间，但并不一定局限在胸前，多为持续性刺痛或灼痛，咳嗽、用力呼吸和身体转动可使疼痛加剧，沿神经行经处有压痛。

（五）其他

疼痛不典型者还需与食管病变、膈疝、消化性溃疡、肠道疾病、急性胰腺炎、颈椎病等引起的胸痛相鉴别。

【治疗】

治疗原则是改善冠状动脉血供和减少心肌耗氧，同时预防和治疗动脉粥样硬化。

（一）发作期的治疗

目的在于尽快缓解疼痛、终止发作。

1. 发作时立即休息　一般患者在停止原来的活动后症状即可消除。

2.硝酸甘油　立即舌下含服0.3～0.6 mg,1～2 min即开始起效,5 min内见效者为有效,约半小时后作用消失。

3.硝酸异山梨酯　舌下含化5～10 mg,2～5 min见效,作用维持2～3 h,近年还可喷雾吸入。

4.亚硝酸异戊酯　每安瓿0.2 mL,用时以手帕包裹敲碎于鼻部吸入,10～15 s内开始发挥作用,数分钟后症状即消失。本药降压作用较硝酸甘油更明显,宜慎用。

5.硝苯地平　含服5～10 mg,适用于变异性心绞痛。

(二)缓解期的治疗

尽量避免各种明确的诱因,注意劳逸结合,保持情绪稳定。避免进食过饱,禁止烟酒。一般不需卧床休息。对初次发作(初发型)或发作频繁、加重(恶化型),或卧位型、变异型、梗死后心绞痛以及急性冠状动脉功能不全,疑为心肌梗死前奏的患者,嘱其休息,并严密观察。药物治疗应选用作用持久的抗心绞痛药物,可单独选用、交替应用或联合应用。常用药物如下。

1.硝酸酯制剂　此类药物可扩张外周血管,减轻心脏前后负荷和心肌氧耗,此外还可扩张冠状动脉,增加心肌供血。①硝酸异山梨酯:口服,3次/天;缓释制剂,口服,2次/天。②单硝酸异山梨酯:口服,2次/天。③硝酸戊四醇酯,口服,3～4次/天。④长效硝酸甘油制剂:口服,每8 h服1次。用2%硝酸甘油贴膏或橡皮膏贴片(含5～10 mg)涂或贴在胸前或上臂皮肤而缓慢吸收,适于预防卧位性心绞痛发作。

2.β受体阻滞剂　①普萘洛尔(心得安):口服,3～4次/天。②美托洛尔(美多心安):口服,2～3次/天。应用此类药物应注意:停药时应逐渐减量,突然停药有诱发心绞痛或心肌梗死的可能;本药与硝酸酯制剂有协同作用,因而合并应用剂量应偏小,开始剂量尤其要注意减少,以免引起体位性低血压;心功能不全、慢阻肺、心脏传导阻滞以及心动过缓者不宜使用,变异型心绞痛禁用;我国多数患者对本药比较敏感,个体差异较大,应坚持个体化原则。

3.钙通道阻滞剂　①维拉帕米(异搏定):口服,3次/天。②二氢吡啶类硝苯地平(心痛定):口服,3次/天,其缓释剂1～2次/天;对于需要长期用药的患者,目前推荐使用控释、缓释或长效剂型。③地尔硫䓬:口服,3次/天,其缓释制剂2次/天。

4.抗凝防栓药物　长期口服小剂量的阿司匹林、噻氯匹定或氯吡格雷可对抗血小板的聚集和黏附,预防心绞痛和心肌梗死或再梗死。

5.调脂药物　①烟酸类:降低甘油三酯和胆固醇,升高高密度脂蛋白。如:烟酸片口服,3次/天;烟酸肌醇酯片口服,3次/天。②他汀类:通过阻止胆固醇合成,降低血胆固醇水平,还可改善血管内皮细胞功能,抑制血小板聚集、稳定斑块、防止血栓形成。药物有辛伐他汀、普伐他汀、洛伐他汀、氟伐他汀。③氯贝丁酯类:降低胆固醇和甘油三酯。常用药物有非那贝特、吉非贝齐、苯扎贝特。但他汀类与贝特类联用易引起肌溶解。

6.其他药物治疗　低分子右旋糖酐或淀粉代血浆(羟乙基淀粉)注射液可改善微循环,可用于频发心绞痛的治疗。高压氧舱治疗可增加全身的氧供应,使顽固的心绞痛得到改善,但疗效不易巩固。体外反搏治疗也有一定疗效,也可考虑应用。兼有早期心力衰竭或因心力衰竭而诱发心绞痛者,宜用快速作用的洋地黄类制剂。

7.中医中药治疗　主要在疼痛期应用,以活血化淤、芳香开窍及温通法治疗。常用成药有复方丹参片、冠心苏合丸、速效救心丸、丹参滴丸等。此外,针刺或穴位按摩治疗也有一定疗效。

8.冠状动脉血运重建术

(1)经皮穿刺冠状动脉腔内成形术　这是介入性心脏病学的诊疗技术,也是目前的主要治疗手段之一。包括经皮冠状动脉球囊扩张术、支架安置术、球囊切割术和旋切或旋磨术。由于冠心病介入治疗逐步发展、完善,扩大了经皮冠状动脉成形术的适应证范围。

(2)外科手术　主动脉-冠状动脉旁路移植术,取患者自身的大隐静脉作为旁路移植材料。一端吻合在主动脉,另一端吻合在有病变的冠状动脉段的远端,或游离内乳动脉远端吻合,引主动脉的血流以改善该冠状动脉供血心肌的血流供应。本手术目前对缓解心绞痛有较好效果。手术适应证:①左冠状动脉主干病变;②冠状动脉3支弥漫性病变;③稳定型心绞痛对内科治疗反应不佳,影响工作和生活的恶化型心绞痛；④变异型心绞痛冠状动脉有中至重度固定狭窄者；⑤急性冠状动脉功能不全；⑥梗死后心绞痛。

9.运动锻炼疗法　谨慎安排适当的体育运动可促进侧支循环的建立，提高体力活动和适应环境变化的耐力从而改善症状。

(三)不稳定型心绞痛的处理

各种不稳定型心绞痛患者均应住院，卧床休息，密切监护并进行积极的内科治疗，尽快控制症状和防止心肌梗死发生。需测定血清心肌酶和观察心电图变化，以排除急性心肌梗死，并注意胸痛发作时的ST段改变。胸痛时可先含服硝酸甘油，如反复发作可舌下含服硝酸异山梨酯，每2 h 1次，必要时加大剂量，以收缩压不过度下降为度，症状缓解后改为口服。如无心力衰竭可加用β受体阻滞剂或钙通道阻滞剂，剂量可偏大些。胸痛严重而频繁或难以控制者，可用吗啡或杜冷丁，并静脉滴注硝酸甘油控制缺血发作，应以5～10 μg/min的剂量开始持续滴注，每5～10 min增加10 μg/min，直至症状缓解或出现限制性副作用。对发作时ST段抬高或有其他证据提示其发作主要由冠状动脉痉挛引起的变异性心绞痛，宜用钙通道阻滞剂取代β受体阻滞剂。鉴于本型患者常有冠状动脉内粥样斑块破裂伴血栓形成，近年主张口服阿司匹林，一旦诊断为不稳定型心绞痛，就应立即应用，而且需要长期服用。推荐剂量为150～300 mg/d。对阿司匹林过敏者可口服噻氯匹定250 mg，1～2次/天；或氯吡格雷50～75 mg，1次/天。肝素或低分子肝素皮下或静脉注射以预防血栓形成，对不稳定型心绞痛是有效的。溶栓治疗对不稳定型心绞痛未见益处，但小剂量溶栓药联合肝素的疗效尚待进一步研究。他汀类药物除有调脂功能外，还有稳定斑块、抗炎、改善内皮功能等作用，能显著减少冠心病患者的心血管事件。不稳定型心绞痛情况稳定后应行选择性冠状动脉造影，有指征者考虑介入或手术治疗。

【预后】

心绞痛患者大多数能生存数年，但不稳定型心绞痛更容易进展为急性心肌梗死或有猝死的危险。有室性心律失常或传导阻滞者预后较差，但决定预后的主要因素为冠状动脉病变范围和心功能。左冠状动脉主干病变最为严重，此后依次为三支、二支与一支病变。左前降支病变一般较其他两大支严重。据左心室造影、超声心动图检查或放射性核素心室腔显影所示射血分数降低和室壁运动障碍对判断预后也有意义。

三、心肌梗死

心肌梗死是心肌的缺血性坏死，为在冠状动脉病变的基础上，发生冠状动脉血供急剧减少或中断，使相应的心肌严重而持久的缺血所致。临床上表现为剧烈而持久的胸骨后疼痛、发热、白细胞增高、血沉增快和心肌酶学增高，以及ECG反映心肌急性缺血、损伤、坏死的进行性演变；可伴有严重心律失常、心力衰竭和休克，属冠心病的严重类型。

【病因和发病机理】

基本病因是冠状动脉粥样硬化(极少数可能为冠状动脉炎症、栓塞、畸形等)，造成管腔严重狭窄和心肌供血不足，当冠状动脉侧支循环尚未建立，而狭窄动脉的管腔由于血栓形成或粥样斑块下出血致急性血肿，和(或)冠状动脉持续性地痉挛，使管腔迅速发生闭塞；管腔狭窄的基础上发生心排血量骤降，如休克、严重心律失常、出血、外科手术等；左心室心肌负荷剧增，如强体力劳动、用力大便、情绪过分激动、血压剧升时；饱餐特别是进食大量脂肪后，由于血脂升高，血黏度增加，血流缓慢，易致血小板聚集，形成血栓；睡眠或休息时，由于迷走神经兴奋性增高，易使冠状动脉发生痉挛。上述原因均可引起心肌急性严重而持久的缺血，进而使心肌发生坏死。

【临床表现】

与梗死范围的大小、部位、侧支循环情况密切有关。

(一)症状

1.先兆　1/2～2/3的患者在发病前数日有先兆，前驱症状表现为乏力，胸部不适，活动时心悸、气急、烦躁、心绞痛等，原有心绞痛者发作性质改变，较以往频繁、疼痛较剧、持续较久、硝酸甘油疗效差、诱发因素不明显。疼痛同时伴有恶心、呕吐、头晕、大汗和心动过速，或伴有心功能不全、严重心律失常、血压波动幅度大等，同时心电图示ST段一过性明显抬高(变异性心绞痛)或压低，T波倒置或高耸，应警惕近期内发生心肌梗死的可能。

2.胸痛　疼痛部位和性质与心绞痛相似，但疼痛的程度较重，持续时间较长，可长达数小时或数天，经休息或含化硝酸甘油也不能缓解，患者常伴有烦躁不安或恐惧感、面色苍白、大汗。

3.低血压和休克　疼痛时常见患者血压下降，可持续数周，且不能恢复到以前的血压水平。休克多在起病后数小时至1周内发生，约见于20%的患者，休克大多数持续数小时至数天。

4.心力衰竭　主要是急性左心衰竭，可在疾病的最初几天或于疼痛、休克好转阶段出现，占32%～48%。为梗死后心肌舒缩功能减弱或不协调所致，多表现为呼吸困难、咳嗽、不能平卧、发绀、烦躁等，严重者可发生肺水肿，或进而导致右心衰竭，出现颈静脉怒张、肝大、水肿等。右心梗死一开始即出现右心衰竭表现。心肌梗死时的心力衰竭称为泵衰竭。

5.心律失常　多于发病后1～2周内出现，以24 h内最为多见，发生率为75%～95%，以室性心律失常多见。

6.全身症状　有发热、白细胞增高和血沉增快等，系因坏死物质吸收所致。一般在发病后24～48 h出现，程度与梗死范围相平行。体温在38 ℃左右，很少超过39 ℃，多于1周内消退。部分患者可有紧张、失眠。

7.胃肠道症状　约1/3患者发病早期有恶心、呕吐和上腹胀痛。与迷走神经受坏死心肌的刺激和心排血量降低致组织灌注不足有关，较重者可出现呃逆，个别患者不易纠正。

（二）体征

半数以上心力衰竭或原有高血压者有轻度或中度心脏增大。心尖部第一心音减弱是由于心肌收缩力减弱造成的。部分患者心率可增快或减慢。二尖瓣区可闻及粗糙收缩期杂音或伴收缩中晚期喀喇音，是由于二尖瓣乳头肌功能失调或断裂致严重缺血或坏死而造成的。心尖部可出现舒张早、晚期奔马律。部分患者在第2、3天出现心包摩擦音，为反应性纤维心包炎所致。此外，可有与心律失常、休克或心力衰竭相关的体征。

【并发症】

（一）栓塞

发生率为1%～6%，发生于起病后1～2周，如为左心室附壁血栓脱落，可产生脑、脾、肾、肠系膜或肢体动脉的栓塞。如为长期卧床形成的下肢静脉血栓，脱落后可引起肺动脉栓塞。

（二）心室膨胀瘤

也称室壁瘤，主要见于左心室，也可发生于室间隔，少数为右心室，发生率为5%～20%。在心室腔压力影响下，心肌梗死部位的心室壁向外膨出而形成。检查可见左心室扩大，心脏搏动较广泛，可有收缩期杂音。发生附壁血栓时，心音减弱，心电图示病理性Q波，ST段持续性抬高1个月以上。X线、超声心动图、放射性核素心脏血池显像以及左心室造影可见局部心缘突出、搏动减弱或有反常搏动。

（三）乳头肌功能失调或断裂

发生率为50%，乳头肌因缺血、坏死等而收缩无力，甚至断裂，造成二尖瓣脱垂并关闭不全，心尖部闻及响亮的收缩期吹风样杂音和收缩中晚期喀喇音，轻者功能可以恢复，杂音也可消失。乳头肌完全断裂少见，易发生心力衰竭，一旦出现，预后严重，常于数天内死亡。

（四）心脏破裂很少见

常发生于梗死后1周内，多为心室游离壁破裂，造成急性心包积血与心包填塞而猝死。偶为室间隔破裂造成穿孔，在胸骨左缘第3～4肋间可闻及响亮的收缩期杂音，常伴震颤，可发生左心衰竭和休克，而迅速死亡。

（五）梗死后综合征

发生率约10%，系机体对坏死物质的过敏反应所致，可在心肌梗死后数周及数月，也有在数天后发生，表现为心包炎、胸膜炎、肺炎，主要为发热、气急、胸痛加重等。

【实验室及其他检查】

（一）实验室检查

1.白细胞　发病后24～48 h增高，可增至10×10^9～20×10^9/L，中性粒细胞增多，嗜酸性粒细胞减少，血沉增快，可持续1～3周后降至正常。

2. 血清心肌酶 ①肌酸激酶(CK)：起病后6 h升高，约18 h达高峰，48～72 h消失，超过正常值的2～10倍(一般为6～7倍)，特异性高。其同工酶CPK-MB为心肌所特有，其特异性与敏感性极高，CPK-MB的动态变化较为重要，并有助于判定梗死的范围和严重性。②天门冬氨酸氨基转移酶(AST)：发病后6～12 h增高，24～48 h达高峰，3～6天降至正常，此酶并非心肌所特有，故特异性较CPK及LDH差。③乳酸脱氢酶(LDH)：起病后8～10 h升高，2～3天达高峰，持续8～14天，故适用于病程已超过2～3天的病例。其同工酶有5种，其中LDH_1来源于心肌，其诊断急性心肌梗死(AMI)阳性率超过95%。

3. 心脏特异性肌钙蛋白 急性心肌梗死患者在胸痛发作3 h后TnT和TnI开始升高，可分别持续10～14天和7～10天。因此既可用于急性心肌梗死的早期诊断，也可用于后期诊断。

4. 血、尿肌红蛋白 尿肌红蛋白在梗死后5～40 h开始排泄，持续平均可达83 h。血清肌红蛋白出现较CPK略早，在4 h左右出现，高峰消失也较CPK快，可尽早地判定梗死扩展、再梗死。由于骨骼肌中也含有肌红蛋白，故特异性差。

(二)心电图

典型ECG往往在梗死形成后数小时至2天内出现。事实上在典型图形出现以前已存在一种“超急性损伤期的ECG表现”，此期易发生室颤和猝死。主要包括3个特征：①T波增高(高耸)；②斜坡形ST段抬高(ST段斜行向上)；③急性损伤区传导阻滞，可见室壁激动时间延长(超过0.045 s或更长)，QRS时间延长(可达0.12 s)。QRS波振幅增高，也有部分表现为降低。

心肌梗死多在左心室，偶见右心室心肌梗死，其ECG特点：V_3～V_6 R波呈现心肌梗死特征性ECG，ST段抬高0.5 mV或以上，以V_4R波表现最为重要。可合并有后壁、下壁梗死，同时可有窦性心动过缓、房室传导阻滞等心律失常。

(三)影像学方法

1. 超声心动图 二维超声心动图和彩色多普勒超声心动图有助于了解心室壁的运动和左心室功能，诊断室壁瘤和乳头肌功能失调等。确定AMI后二尖瓣或三尖瓣反流速度及有无室间隔破裂，心室内附壁血栓。

2. 放射性核素检查 利用坏死心肌细胞中的钙离子能结合放射性锝(^{99m}Tc)焦磷酸盐或坏死心肌细胞的肌凝蛋白可与其特异抗体结合的特点，静脉注射^{99m}Tc焦磷酸盐或^{111}In抗肌凝蛋白单克隆抗体，进行“热点”扫描或照相，可获得从心室舒张—收缩—舒张全过程的图像；利用坏死心肌血供断绝和瘢痕组织中无血管，以致^{201}TI或^{99m}Tc-MIBI不能进入细胞的特点，静脉注射这种放射性核素进行“冷点”扫描或照相，均可显示心肌梗死的部位和范围。前者主要用于急性期，后者用于慢性期。用门电路γ闪烁照相法进行放射性核素心腔造影可观察心室壁的运动和左心室的射血分数，有助于判断心室功能、诊断梗死后造成的室壁运动失调和心室壁瘤。目前多用单光子发射计算机体层显像来检查。正电子发射计算机体层扫描可观察心肌的代谢变化，判断心肌的死活可能效果更好。

【诊断】

根据典型的临床表现、特征性的心电图改变以及实验室检查结果，一般不难诊断。世界卫生组织(WHO)关于诊断急性心肌梗死的标准为下述3条中至少符合2条：①缺血性胸部不适持续30 min以上的病史；②多次心电图记录有动态演变；③血清心脏标记物的升高和下降改变。对老年患者，突然发生严重心律失常、休克、心力衰竭、上腹部疼痛伴胃肠道症状而原因未明，或突然发生较重而持久的胸闷或胸痛者，都应考虑本病的可能。宜先按急性心肌梗死来处理，并在短期内进行心电图和血清心肌标记物测定等的动态观察以确定诊断。若无Q波心肌梗死和小的透壁性心肌梗死，血清心肌酶和肌钙蛋白测定的诊断价值更大。

【鉴别诊断】

须与以下一些疾病相鉴别。

(一)心绞痛

鉴别要点列于表7-6。

表 7-6　心绞痛和急性心肌梗死的鉴别诊断要点

鉴别诊断项目	心　绞　痛	急性心肌梗死
疼痛性质	压榨性或窒息性	相似，但更剧烈
疼痛时限	短，≤15 min	长，数小时或 1～2 天
硝酸甘油疗效	显著缓解	作用较差
气喘或肺水肿	极少	常有
血压	升高或无显著改变	常降低，甚至发生休克
心包摩擦音	无	可有
发热	无	常有
血白细胞增加	无	常有
血沉增快	无	常有
血清心肌酶增高	无	有
心电图变化	暂时性 ST-T 变化	有异常 Q 波和动态演变

(二)主动脉夹层

胸痛一开始即达高峰，呈撕裂样，常放射到背、肋、腹、腰和下肢，两上肢的血压和脉搏常有明显差别，发作时有休克表现但血压仍正常或偏高。可有下肢暂时性瘫痪、偏瘫和主动脉瓣关闭不全的表现等，可资鉴别。二维超声心动图检查、X 线和磁共振显像有助于诊断。

(三)急性肺动脉栓塞

可发生胸痛、咯血、呼吸困难和休克。并有右心负荷急剧增加的表现，如发绀、P_2 亢进、颈静脉怒张、肝大、下肢水肿等。心电图示Ⅰ导联 S 波加深，Ⅲ导联 Q 波显著，T 波倒置，胸导联过渡区左移，右胸导联 T 波倒置，肺性 P 波等改变，可资鉴别。

(四)急性心包炎

尤其是急性非特异性心包炎可有较剧烈而持久的心前区疼痛。但心包炎的发热出现在疼痛前或同时出现，呼吸和咳嗽时加重，起病早期可闻及心包摩擦音。心电图除 aVR 外，其余导联均有 ST 段弓背向下抬高，T 波倒置，无异常 Q 波出现。心肌酶学检查和动态心电图观察可资鉴别。

(五)急腹症

急性胰腺炎、消化性溃疡穿孔、急性胆囊炎、胆石症、阑尾炎等，均有上腹部疼痛，可伴休克。仔细询问病史，详细进行体格检查、心电图检查和血清心肌酶测定可协助鉴别。

【治疗】

及早发现，及早住院，并加强住院前的诊治。治疗原则是改善冠状动脉供血，减少心肌耗氧，保护和维持心脏功能，挽救濒死的心肌，防止梗死扩大，缩小心肌缺血范围，及时处理严重心律失常、泵衰竭和各种并发症，防止猝死。其中梗死相关血管重新开放，心肌前向血流的恢复极为重要。

(一)一般治疗

1. 监护　在冠心病监护室连续监测心电、血压、呼吸、血氧饱和度和心功能的变化，及时发现和处理严重心律失常，防止猝死。必要时行血流动力学监测。

2. 休息　一般应卧床 1～3 天，对病情不稳定和高危患者卧床时间应适当延长。保持环境安静，解除焦虑，应减少或避免探视，防止不良刺激。

3. 吸氧　最初几日一般予以鼻管吸氧，氧流量 2～4 L/min。在严重左心衰竭、肺水肿或有机械并发症者需面罩加压吸氧。

4. 护理　发病后 3～7 天重症患者一般应绝对卧床，日常生活由护理人员帮助进行，尽量减少患者的体力活动，然后逐渐在床上做四肢活动。进食宜少量多餐，以富含热量和营养、易消化、低钠、低脂肪而少产气的流食或半流食为宜。保持大便通畅，避免用力大小便。除病重者外，卧床时间不宜过长，病情稳定后应鼓励早期活动，有利于减少下肢静脉血栓等并发症，及早康复。

(二)镇静止痛

①止痛药：首选吗啡 5 mg 皮下注射或 3 mg 静脉注射，必要时 5～15 min 可重复 1 次，总量不超过 15 mg。杜冷丁 50～100 mg 肌内注射，必要时 1～2 h 后再注射 1 次。以上两者均有呼吸抑制的副作用，可用纳洛酮阻滞。②硝酸酯类：硝酸甘油 0.3 mg 或硝酸异山梨酯 5～10 mg 舌下含服或静脉滴注（参见本章“心绞痛”），要注意防止心率增快和血压降低。③镇静剂：因疼痛而紧张恐惧者可予以安定 5～10 mg 肌内注射。

(三)再灌注治疗

目的是使闭塞的冠状动脉再通，心肌得到再灌注，挽救濒死心肌，减少梗死延展，改善心肌重构和心室功能，提高存活率。

1. 静脉溶栓疗法　疗效确切且简便易行，因而国内已普遍应用。静脉溶栓可使 30 天病死率由 25%～30 %下降到 7%～8%。溶栓治疗的适应证：①心电图至少两个相邻肢体导联 ST 段抬高大于或等于0.1 mV(胸导大于或等于 0.2 mV)或新发生的左束支传导阻滞；②胸痛持续 30 min 以上不缓解，发病时间小于 12 h；③年龄小于 75 岁。另外发病时间超过 12 h 者获益不大，但对有持续性胸痛或广泛 ST 段抬高者仍可考虑溶栓治疗。年龄大于或等于 75 岁的患者，无论溶栓与否，死亡的危险性均很大，但研究表明，此类患者溶栓治疗每 1000 例仍可多挽救 10～30 人生命。故年龄已经不再是溶栓治疗的绝对禁忌，溶栓治疗的时间窗也已经放宽。溶栓疗法的禁忌证包括：①有出血性脑卒中病史或 1 年内有过缺血性脑卒中；②血压高于 180/110 mmHg；③颅内肿瘤；④近期(2～4 周)活动性内脏出血（月经除外）、可疑主动脉夹层；⑤4 周内有过创伤、心肺复苏或 3 周内接受过大的外科手术；⑥妊娠；⑦已知严重的出血倾向；⑧溶栓药物过敏；⑨活动性消化性溃疡。

溶栓治疗时应检查血常规、血小板、出血时间、凝血时间和血型。

常用溶栓药物及用法：①尿激酶 150 万 U 于 30 min 内静脉滴注。②链激酶或重组链激酶：目前主张 100 万 U 于 1 h 内静脉滴注，用前应做皮试。③重组组织型纤溶酶原激活剂(rt-PA)：国内主张剂量为 50 mg，在 90 min 内静脉给予，先静脉注射 8 mg，继而 42 mg 于 90 min 内静脉滴注。应用上述溶栓药物均应配合抗凝药物以提供溶栓治疗的低凝背景。一般在使用溶栓药物前，首先静脉注射肝素 5000 IU，或低分子肝素皮下注射，用药后续以肝素每小时 700～1000 IU 持续静脉滴注 48 h，以后改为皮下肝素或低分子肝素 7500 IU，每 12 h 1 次，连用 3～5 天，用药期间要注意出血倾向，监测凝血酶原时间及其活动度，以维持在正常值的 1.5～2 倍为宜。治疗开始前服阿司匹林 300 mg，3 天后可改为维持量，每天 50～150 mg。

静脉溶栓的冠状动脉开通率一般为 60%～80%，对开通可根据冠状动脉造影直接判断，或根据以下指征判断：①心电图抬高的 ST 段于 2 h 内回降大于 50%；②胸痛 2 h 内基本消失；③2 h 内出现再灌注性心律失常；④血清 CK-MB 酶峰值提前出现(14 h 内)，可间接判断血栓溶解。

2. 经皮冠状动脉介入治疗(PCI)　现已确定，急诊 PCI 可取得良好的再通效果，再梗死率低，尤其对高危患者降低病死率的作用更显著，已在临床推广应用。根据急性心肌梗死发生后行 PCI 的时间及与溶栓的关系分为以下几种。①直接 PCI：指对急性心肌梗死患者未采取溶栓治疗而进行的 PCI，目前主要是直接支架置入术。②溶栓后 PCI：溶栓治疗成功，梗死相关动脉再通后即刻进行 PCI，以治疗闭塞的梗死相关血管。③补救性 PCI：溶栓治疗失败患者仍有持续胸痛或反复心肌缺血，此时行 PCI 治疗使高度狭窄的梗死相关血管恢复血流。④延迟 PCI：溶栓后不做急诊冠状动脉造影，在出院前进行选择性冠状动脉造影，对于存在严重狭窄的梗死相关血管施行 PCI 治疗。

(四)β 受体阻滞剂

通过减少心肌氧耗、减少潜在致命性心律失常的发生，降低病死率。在起病的早期如无禁忌证即应用普萘洛尔、美托洛尔或阿替洛尔，尤其是前壁心肌梗死伴交感神经功能亢进者，可防止梗死范围的扩大，改善急、慢性期的预后。β 受体阻滞剂的禁忌证：①心率小于 60 次/分；②收缩压小于 100 mmHg；③二、三度房室传导阻滞或 PR 间期大于 0.24 s；④中重度左心衰竭(≥Killip 3 级)；⑤严重慢性阻塞性肺病或哮喘；⑥末梢循环灌注不良。相对禁忌证：①哮喘病史；②周围血管疾病；③2 型糖尿病。

（五）ACE 抑制剂

作用机制是通过影响心肌重构、减轻心室过度扩张而减少心力衰竭的发生率和降低死亡率。无禁忌证时应尽早应用，前壁心肌梗死伴心功能不全的患者效果最好，从小剂量开始渐增剂量。ACE 抑制剂的禁忌证：①收缩压小于 90 mmHg；②严重肾功能衰竭（血肌酐大于 265 μmol/L）；③有双侧肾动脉狭窄病史者；④对 ACE 抑制剂过敏；⑤妊娠、哺乳妇女等。

（六）治疗心律失常

心律失常必须及时消除，以免演变为严重心律失常甚至猝死。常见情况如下。

(1)一旦发现所谓"警告性心律失常"（如频发、多形、成对、RonT 类室性期前收缩或室性心动过速），应立即用利多卡因 50～100 mg 静脉注射，每 5～10 min 重复一次，至心律失常消失或总量已达 300 mg，继以 1～4 mg/min 的速度静脉滴注维持 24 h，或胺碘酮 150 mg 于 10 min 静脉注入，必要时重复，然后 1 mg/min静脉注射 6 h，再以 0.5 mg/min 维持，情况稳定后改用口服美西律 150 mg(6 h 1 次)或胺碘酮 200～600 mg/d 维持。

(2)发生心室颤动时，尽快采用非同步直流电除颤；室性心动过速药物疗效不满意时也应及早用同步直流电复律。

(3)对缓慢的心律失常心室率＞55 次/分，可暂作观察，心率＜50 次/分，伴低血压、头晕等可用阿托品 0.5～1 mg 肌内或静脉注射。

(4)房室传导阻滞发展到二度或三度，伴有血流动力学障碍者，宜安装临时人工心脏起搏器，待传导阻滞消失后撤除。

(5)室上性快速心律失常用维拉帕米、β 受体阻滞剂等药物治疗不能控制时，可考虑用同步直流电复律。

（七）控制休克

根据休克纯属心源性，抑或尚有周围血管舒缩障碍或血容量不足等因素存在，而分别处理。

1.补充血容量　估计有血容量不足，或中心静脉压和肺小动脉楔压低者，用右旋糖酐 40 或 5%～10%葡萄糖溶液静脉滴注，输液后如中心静脉压上升大于 18 cmH_2O，肺小动脉楔压大于 15 mmHg，则应停止。右心室梗死时，中心静脉压的升高则未必是补充血容量的禁忌。

2.应用升压药　补充血容量后血压仍不升，而肺小动脉楔压和心排血量正常时，提示周围血管张力不足，可以多巴胺 5～10 μg/(kg·min)或多巴酚丁胺 3～10 μg/(kg·min)静脉滴注。前者与后者可以合用。大剂量多巴胺无效时，可静脉滴注去甲肾上腺素 2～8 mg/min。

3.应用血管扩张剂　经上述处理血压仍不升，而肺小动脉楔压增高，心排血量低或周围血管显著收缩以致四肢厥冷并有发绀时，在 5%葡萄糖溶液 100 mL 中加入硝普钠 5～10 mg、硝酸甘油 1 mg 或酚妥拉明 10～20 mg 静脉滴注。

4.其他措施　包括纠正酸中毒、避免脑缺血、保护肾功能，必要时应用糖皮质激素，洋地黄制剂 24 h 内一般不使用，但应权衡利弊等。上述治疗无效时，用主动脉内球囊反搏术进行辅助循环，然后做选择性冠状动脉造影，随即施行主动脉-冠状动脉旁路移植手术，可挽救一些患者的生命。

（八）治疗心力衰竭

主要是治疗急性左心衰竭，以应用吗啡和利尿剂为主，也可选用血管扩张剂减轻左心室的负荷，或用多巴酚丁胺 3～10 μg/(kg/min)静脉滴注，肺水肿合并严重高血压时应静脉滴注硝普钠等治疗。洋地黄制剂可能引起室性心律失常，宜慎用。由于最早期出现的心力衰竭主要是由坏死心肌间质充血、水肿引起顺应性下降所致，而左心室舒张末期容量尚不增大，因此在梗死发生后 24 h 内宜尽量避免使用洋地黄制剂。有右心室梗死的患者应慎用利尿剂。

（九）其他治疗

下列疗法可能有助于挽救濒死心肌，防止梗死扩大，缩小缺血范围，加快愈合的作用，可根据患者具体情况考虑选用。

1.极化液疗法　氯化钾 1.5 g、胰岛素 8 U 加入 10%葡萄糖溶液 500 mL 中，静脉滴注，1～2 次/天，7～14 天为一疗程。近来有主张使用大剂量极化液（25%葡萄糖＋胰岛素 50 U/L＋氯化钾 80 mmol/L）以

1.5 mL/(kg·h)静脉滴注，可促进心肌摄取和代谢葡萄糖，使钾离子进入细胞内，恢复细胞膜的极化状态，以利于心脏的正常收缩，减少心律失常，并促使心电图上抬高的 ST 段回到等电位线。近年还有建议在上述溶液中再加入硫酸镁 5 g 或门冬酸钾镁 10～30 mL。

2.促进心肌代谢药物　包括能量合剂(辅酶 A、肌苷酸钠、细胞色素 C、维生素 C)、环磷酸腺苷葡甲胺(心先安)、1,6-二磷酸果糖静脉滴注。

3.右旋糖酐 40 或羟乙基淀粉代血浆　250～500 mL 静脉滴注，1 次/天，两周为一个疗程。可减轻红细胞聚集，降低血黏度，且有扩容作用，有助于改善微循环灌流。

4.抗凝疗法　为了建立和保持梗死相关动脉的通畅、预防深部静脉栓塞、肺栓塞、心室内血栓形成和脑梗死，所有急性心肌梗死患者，若无抗凝的禁忌证，就应常规皮下注射肝素或低分子肝素。大面积前壁心肌梗死的患者，应于心肌梗死后服用进行抗凝药治疗至少 3 个月(目标是达到 INR 为 2.0～3.0)。用双香豆素首剂 200 mg，第二天 100 mg，以后 25～75 mg/d 维持；华法林首剂 15～20 mg，第二天 5～10 mg，以后 2.5～5 mg/d 维持。有心力衰竭、室壁瘤、心房颤动引起附壁血栓的可能时则用 6 个月或更长。一旦发生出血，应立即中止治疗。由肝素引起出血者，用等量鱼精蛋白静脉滴注；由香豆素类引起者，给予维生素 K_1 静脉注射，每次 20 mg，必要时输血。

(十)恢复期的处理

住院 3～4 周或 PCI 术后 2 周，如病情稳定，体力增强，可考虑出院。近年主张出院前做症状限制性运动负荷心电图、放射性核素和(或)超声检查，如显示心肌缺血或心功能较差，宜行补救 PCI。心室晚电位检查有助于预测发生严重室性心律失常的可能性。近年又提倡急性心肌梗死恢复后，进行康复治疗，逐步做适当的体育锻炼，有利于体力的恢复。经 2～4 个月的体力活动锻炼后，酌情恢复部分工作，以后部分患者可恢复全天工作，但应避免过重体力劳动或精神过度紧张。

(十一)并发症的处理

并发栓塞时，用溶栓和抗凝疗法。心肌梗死后综合征可用糖皮质激素或阿司匹林、吲哚美辛等治疗。室壁瘤如影响心功能或引起严重心律失常，宜手术切除或同时做主动脉-冠状动脉旁路移植手术。心脏破裂和乳头肌功能严重失调都可考虑手术治疗，但手术死亡率高。

(十二)右心室心肌梗死的处理

治疗措施与左心室梗死略有不同。右心室心肌梗死引起右心衰竭伴低血压而无左心衰竭的表现时，宜扩张血容量，在 24 h 内可静脉滴注输液 3～6 L，直到低血压得到纠正或肺小动脉楔压达 15～18 mmHg。如此时低血压未能纠正，可用正性肌力药多巴胺和多巴酚丁胺。伴有房室传导阻滞者可予以临时起搏。不宜用利尿剂。

(十三)无 Q 波心肌梗死的处理

无 Q 波心肌梗死在住院期病死率较低，但心绞痛再发生率、再梗死率和远期病死率则较高。治疗措施与有 Q 波心肌梗死基本相同。钙通道阻滞剂中的地尔硫䓬和抗血小板的阿司匹林联合应用对降低再梗死和远期病死率有显著效果。

【预后】

急性心肌梗死的预后与梗死范围的大小、部位、侧支循环建立的情况以及治疗是否及时有关。急性期采用溶栓疗法后死亡率为 8%左右。死亡多于第一周内，尤其在最初数小时内，发生严重心律失常、休克或心力衰竭者，病死率尤高。

【预防】

主要是预防动脉粥样硬化和冠心病。在社会中普及有关心肌梗死的急救知识和急救意识。冠心病患者长期口服小剂量的阿司匹林 150～300 mg/d 或噻氯匹定 250 mg 或氯吡格雷 50～75 mg/d，对抗血小板的聚集和黏附，可能有预防心肌梗死或再梗死的作用。ACE 抑制剂及他汀类药物对冠心病的二级预防有肯定的疗效。

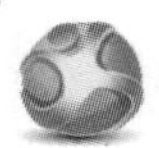

知识拓展

怎样早期发现冠心病

冠心病是中老年人的常见病和多发病，处于这个年龄阶段的人，在日常生活中，如果出现下列情况，要及时就医，尽早发现冠心病。①劳累或精神紧张时出现胸骨后或心前区闷痛，或紧缩样疼痛，并向左肩、左上臂放射，持续3～5 min，休息后自行缓解者。②体力活动时出现胸闷、心悸、气短，休息时自行缓解者。③出现与运动有关的头痛、牙痛、腿痛等。④饱餐、寒冷或看惊险影片时出现胸痛、心悸者。⑤夜晚睡眠枕头低时，感到胸闷憋气，需要高枕卧位方感舒适者。⑥熟睡或白天平卧时突然胸痛、心悸、呼吸困难，需立即坐起或站立方能缓解者。⑦性生活或用力排便时出现心慌、胸闷、气急或胸痛不适者。⑧听到噪声便引起心慌、胸闷者。⑨反复出现脉搏不齐、不明原因心跳过速或过缓者。

第四节　心律失常

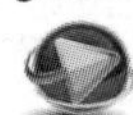

学习目标

识记：

心律失常、期前收缩、室上性心动过速、心房颤动的概念及心电图特点。

理解：

抗心律失常药物的应用机制。

应用：

能分析心电图特征，对心律失常有初步判断并能进行处置。

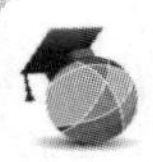

任务引领

患者，女性，56岁，因突发心悸，胸闷伴轻度胸痛1 h于2009年8月10日入院。既往否认高血压及冠心病病史。查体：T 36.2 ℃、P 190次/分，R 16次/分，BP 105/80 mmHg。口唇轻度发绀，意识清，心率190次/分，律齐，各瓣膜区未闻及病理杂音。双肺未闻及啰音，腹部无阳性体征。ECG示室上性心动过速，肾功能、血常规正常。请思考：

（1）如何治疗室上性心动过速？

（2）室上性心动过速与室速的心电图鉴别要点有哪些？

一、概述

正常心律起源于窦房结，成年人以每分钟60～100次的频率，规律地发出冲动，沿正常传导系统在一定时间内顺序激动心房和心室。当心脏冲动起源部位、频率与节律、传导速度、传导途径任何一项发生异常时称为心律失常。

【发生机理】

心律失常发生的基本原理分为冲动起源异常和冲动传导异常，或两者合并发生。

（一）冲动起源异常

1.窦性心律失常　在窦性心律时，窦房结自律性由于自主神经系统兴奋性或其内在病变，引起窦性心动过速、过缓、不齐或窦性停搏等。

2.异位心律

（1）被动性心律失常：多为主导节律点发生冲动的频率过慢，或冲动下传受阻而致下级起搏点争取到足够的准备时间，使4相自动、缓慢除极化达到阈值，引起冲动发放，以免使心脏陷入长时间停搏状态。

（2）主动性心律失常：多为异位起搏点自律性增高，超过主导节律点时，则异位起搏点提前发出冲动，从而控制心房、心室或整个心脏引起期前收缩或异位性心动过速等。

（3）并行心律：异位起搏点与基本起搏点（通常是窦房结）并行存在，由于异位起搏点周围存在着传入性阻滞，基本起搏点的冲动不能传入，故异位起搏点可独立规则地形成冲动向外传出，一旦脱离了基本起搏点，发出冲动所形成的不应期时就可产生心搏。这种心搏与基本起搏点的心律并存，称为并行心律，如室性并行心律等。

3.触发激动心房、心室、希-浦系统　在某些情况下（如低血钾、高血钙、儿茶酚胺增高、洋地黄中毒等）引起动作电位的后除极化，即在动作电位3位相完毕后，出现振荡性电位变化，其振幅达到阈值时，则可提前引发一次或连续激动，引起心律失常。

异位起搏点自律性增强和触发活动见于各种病理生理状态，如：内源性或外源性儿茶酚胺增多；电解质紊乱（如低血钾、高血钙），心肌缺血缺氧；机械效应（如心脏扩大），药物影响（如洋地黄）等。

（二）冲动传导异常

1.生理性干扰或分离　当两个冲动在较短的时间内先后抵达心脏某一部位时，如第二个冲动到达该部位时，该处心肌尚处于前一冲动的不应期中，则第二个冲动传入障碍，这种现象称为生理性干扰或生理性传导阻滞。连续干扰称为分离。

2.病理性传导阻滞　由于心脏某一部位不应期异常延长或传导途径的损害以至中断，使其传导功能减低或完全丧失，便可引起不同类型、不同程度的传导阻滞，即病理性传导阻滞。如窦房、房内、房室、束支及其分支传导阻滞等。

3.传导途径异常　某些人除正常的传导系统外，尚有旁路传导，如房室旁道（Kent束），房束旁道（James通道），结室、束室连接（Mahaim纤维）。窦房结发出的冲动除沿正常传导系统下传外，尚有一部分通过旁路过快地传到心室，使部分心室肌提前受到激动，引起预激综合征。由于异常旁道的存在，可发生折返现象而引起某些快速心律失常，如阵发性室上性心律失常、心房颤动或扑动等。

【分类】

（一）按发生原理分类

1.冲动形成异常

（1）窦性心律失常　包括窦性心动过速、窦性心动过缓、窦性心律不齐、窦性停搏、窦房结内游走性心律、病态窦房结综合征。

（2）异位心律　包括①被动性异位心律：逸搏心律（房性、房室交界性、室性）。②主动性异位心律：期前收缩（房性、房室交界性、室性），阵发性心动过速（房性、房室交界性、室性），心房扑动与颤动，心室扑动与颤动。

2.冲动传导异常

（1）生理性传导阻滞：干扰性房室分离，差异性传导。

（2）病理性传导阻滞：窦房传导阻滞，房内传导阻滞，房室传导阻滞，室内传导阻滞（左右束支及左束支分支传导阻滞）。

（3）传导途径异常：预激综合征。

（二）按发作时心率的快慢分类

1.快速性心律失常　心动过速（窦性、室上性、室性），扑动和颤动（房性、室性），可引起快速性心律失常的预激综合征。

2.缓慢性心律失常　窦性缓慢性心律失常（包括窦性心动过缓、窦性停搏、窦房阻滞、病态窦房结综合征)，房室交界性心律，心室自主心律，可引起缓慢性心律失常的传导阻滞(包括房室传导阻滞、室内传导阻滞)。

【诊断】

可根据病史和体征做出初步判断，但心律失常性质的确诊主要靠心电图，有些尚需做心脏电生理等检查。

(一)病史

心律失常的诊断应从详尽采集病史入手。让患者客观描述发生心悸等症状时的感受。病史通常能提供对诊断有用的线索：①心律失常的存在及其类型；② 心律失常的诱发因素，如烟、酒、咖啡、运动及精神刺激等；③心律失常发作的频繁程度、起止方式；④心律失常对患者造成的影响，产生症状或存在潜在预后意义；⑤心律失常对药物和非药物方法如体位、呼吸、活动等的反应。

(二)体格检查

应着重于判断心律失常的性质及其对血流动力学的影响。心脏听诊结合颈静脉搏动有助于做出心律失常的诊断和某些鉴别诊断。

1. 心率和节律的改变

(1)心律整齐　包括①心率正常(60～100 次/分)：绝大多数为正常窦性心律；少数为窦性心律伴房室传导时间延长，或房性心动过速伴 2∶1 房室传导阻滞，或心房扑动伴 4∶1 房室传导阻滞；偶尔为非阵发性房室交界性心动过速。②心室率过快(＞100 次/分)：最常见为窦性心动过速，其次为阵发性室上性心动过速；快于颈静脉搏动，见于阵发性房室交界性心动过速、阵发性室性心动过速；慢于颈静脉搏动率，见于心房扑动。③心室率过缓(＜60 次/分)：大部分为窦性心动过缓，其次为 2∶1、3∶1 或完全性房室传导阻滞，少数为房室交界性心律。

(2)心律不齐　包括①心室率正常：主要有窦性心律不齐、窦性心律伴过早搏动、心室率正常的心房颤动及二度房室传导阻滞。②心室率过快：最常见为心房颤动，少数为窦性心动过速伴频发过早搏动，房性心动过速或心房扑动伴不规则的房室阻滞。③心室率过缓：窦性心动过缓伴窦性心律不齐常见，不完全性房室传导阻滞频发心室漏搏少见，窦房阻滞更少。

2. 心音改变　分析心律失常最有用的心音是第一心音和第四心音。第一心音减弱见于一度房室传导阻滞。第一心音强弱不等见于心房颤动、室性心动过速、三度房室传导阻滞，其中以后者的改变最显著。如听到第四心音，但其和第一心音关系不固定，有时甚至在一个舒张期听到多个第四心音，并可闻及房室同步收缩产生特别响的第一心音(即大炮音)，则为三度房室传导阻滞。

(三)常规心电图

常规心电图检查为既简易、方便而又常能明确诊断的方法。根据 P 波和 QRS 波形态和时限，P-QRS 关系，PP、PR 与 RR 间期可确定心律失常的存在，并可明确其类型。

(四)动态心电图

动态心电图是一种可以在自然活动情况下，长时间连续记录心电图的方法。其临床应用价值如下：①提高了心律失常的检出率。②评价晕厥、心悸、胸痛等自觉症状，是否系心律失常及由哪种心律失常所致。③了解心律失常的发生是否同某些活动及情绪变化有关。④评价抗心律失常治疗措施的效果。⑤安装起搏器后，检测起搏器的功能状况。⑥对某些无症状的心脏病患者，检测心律失常的发生情况，以便估计预后。⑦冠心病患者，根据 ST 段改变帮助检出心肌缺血及其与心律失常的关系。

(五)运动试验

能在心律失常发作间隙时诱发心律失常，因而有助于间歇发作心律失常的诊断。

(六)食管心电图描记

解剖上左心房后面毗邻食管，插入食管电极导管并置于心房水平时，能记录到清晰的心房电位，并能进行程序电刺激。

(七)心室晚电位

用信号平均技术，部分患者于 QRS 波群终末部或 ST 段上可记录到多个高频、低振幅尖锋的电激动，称为心室晚电位。心室晚电位的发生可能是由于部分心肌复极不均匀、传导减慢所致。其对预测致命性快速室性心律失常有一定价值，尤其在心肌梗死后，如果心室晚电位阳性，则该患者易发生室性心动过速、心室纤颤和猝死。

(八)心脏电生理检查一般用于以下几种情况

①无创性检查不能明确诊断的窦房结功能障碍。②需要定位的房室传导阻滞。③室上性心动过速伴血流动力学障碍，但药物治疗无效。④反复发作的持续性室速和室颤。⑤原因未明的晕厥反复发生。⑥需要对患者猝死的危险性进行评价时。

【治疗】

(一)一般治疗原则

对血流动力学影响大或有潜在生命危险的心律失常需紧急处理；对于无器质性心脏病背景、不伴有血流动力学和不伴有症状的良性心律失常患者，即不影响生活质量的患者，一般不需特殊治疗，但应对患者做耐心解释；急性心肌梗死、心肌炎及药物毒副作用并发心律失常时，易发生较快而严重的变化，应予密切观察，积极治疗。

(二)治疗方法

1.心理治疗　功能性心律失常经心理疏导治疗后可好转或消失。

2.病因治疗　病因治疗是治疗心律失常的根本措施。如能去除病因，心律失常可消失。

3.抗心律失常药物治疗　药物治疗是最常用的治疗方法。

1)快速性心律失常的药物治疗　按其对动作电位的主要效应可分为四大类：①Ⅰ类为膜稳定剂，作用于细胞膜，抑制钠内流，降低心肌细胞对 Na^+ 通透性，减慢动作电位 0 相上升速度和降低幅度，也减小起搏细胞的舒张期除极坡度。依其对 0 相除极与复极过程抑制程度不同又分为三个亚类：Ⅰa 类延长动作电位时间，主要代表药物为奎尼丁、普鲁卡因胺；Ⅰb 类缩短动作电位时间，主要代表药物为利多卡因、美西律；Ⅰc 类对动作电位时间无影响，主要代表药物为普罗帕酮、氟卡尼。②Ⅱ类为 β 受体阻滞剂，抑制心肌对 β 肾上腺素能的应激作用，使动作电位 4 相除极减慢，尚可抑制传导和心肌收缩力，轻度缩短动作电位时间。主要代表药物为普萘洛尔、阿替洛尔、美托洛尔。③Ⅲ类为延长动作电位时间药物，使有效不应期延长但不减慢激动的传导。主要代表药物为胺碘酮，是唯一适用于心功能不全和心肌缺血患者的心律失常治疗药物。④Ⅳ类为钙通道阻滞剂，抑制 4 相自动去极化，延长动作电位时间，同时抑制 0 相除极速度和振幅而抑制传导。主要代表药物为维拉帕米、地尔硫䓬等。有些抗心律失常药物未能包括在这一分类中，但也有抗快速心律失常的作用，如主要作用于自主神经系统的药物、洋地黄和钾盐等。

2)缓慢性心律失常的药物治疗　多选用增强窦房结自律性，促进房室传导、对抗某些药物对心脏的抑制作用的药物，如异丙肾上腺素、阿托品等；还可选用氨茶碱、硝苯地平等非特异性兴奋、传导促进剂。

4.机械刺激　常采用压迫眼球等刺激迷走神经的方法治疗室上性快速心律失常。

5.电复律　分两种：①同步电复律必须使电刺激落入 QRS 波群 R 波起始后 30 ms 左右心室绝对不应期内，以免诱发室颤。主要用于室性和室上性心动过速、心房扑动和颤动的转复。洋地黄中毒和低钾血症者不能使用。②非同步电复律可在任何时候放电，用于心室扑动和颤动的转复。

6.介入性治疗

(1)电起搏：

①人工心脏起搏：主要用于治疗三度房室传导阻滞、病态窦房结综合征等缓慢性心律失常。

②程序控制或连续刺激：通过程序控制的电刺激或超速、亚速起搏来治疗快速性心律失常。

(2)经导管消融术：药物治疗无效者，根据电生理对心律失常折返途径的定位，经静脉导管电灼、冷冻或激光等消融术切断折返环路，从而使因折返所致的心动过速达到根治。

7.外科手术治疗　用于治疗快速心律失常，如由切除室壁瘤治疗所致的室性快速心律失常等。

二、快速性心律失常

期前收缩

期前收缩是一种比基本心律提前出现的异位搏动，是最常见的心律失常之一。正常成人进行 24 h 心电监测，大约60％有房性期前收缩发生。按起源部位不同可分为窦性、房性、房室交界性、窦房交界性和室性期前收缩四种。其中以室性最多见，房性次之，窦性罕见。

每隔几个正常窦性搏动出现一个期前收缩，且连续出现三次或三次以上时，分别称为二联律、三联律、四联律。如每隔一个或几个正常窦性搏动而连续出现两个期前收缩者则称为成对出现的期前收缩。出现在两个正常窦性搏动之间的期前收缩称为间位性或插入性期前收缩。期前收缩来自一个异位起搏点则称为单源性期前收缩，来自两个以上异位起搏点则称为多源性期前收缩。期前收缩也可呈偶发或频发。

【病因和发病机理】

病因还不十分清楚。可发生于任何年龄，但儿童少见，老年人多见。可由神经功能因素（如精神紧张、情绪激动）、血压突然升高、疲劳、过饱或消化不良、过量饮酒、喝浓茶及吸烟引起。也可由器质性心脏病所致，如冠心病、心肌炎、风湿性心脏瓣膜病及心肌病等。还可见于药物影响如肾上腺素、异丙肾上腺素、咖啡因、麻黄碱等；某些药物中毒时如洋地黄、奎尼丁等。心脏的机械性刺激、急性感染、电解质紊乱也可引起。

目前认为期前收缩可由异位起搏点自律性增强、折返激动或触发活动等机理引起。

【临床表现】

（一）症状

期前收缩是否引起症状，取决于其出现的频度，患者的敏感性及其注意力，一般不与期前收缩数目完全成正比。常见症状如下。

（1）偶发期前收缩或患者不敏感时多无症状，亦可有心悸或心跳暂停感。

（2）频发期前收缩或敏感患者往往有心悸、咽喉部堵塞感，或伴发短阵咳嗽。

（3）期前收缩频繁使心排血量减少时，尤其频发和多源性期前收缩，可引起乏力、头晕等症状，原心脏病者可诱发或加重心绞痛或心力衰竭。

（4）原发病的症状。

（二）体征

（1）脉律不整，可出现脉搏脱漏现象。

（2）听诊：在基本心律之间出现提早搏动，其后有一较长间歇，期前收缩的第一心音增强，第二心音减弱或消失。

（3）原发病的体征。

【心电图检查】

（一）房性期前收缩特征

（1）P′波提前出现，其形态与窦性P波不同。

（2）P′-R间期大于或等于0.12 s。

（3）其QRS波群有三种形式：①多数和正常窦性QRS波群形态完全一样。②有时因室内差异性传导而变形。③个别因房性期前收缩未下传，P′波后无QRS波群。

（4）多数期前收缩后代偿间歇不完全，少数期前收缩代偿间歇亦可完全。所谓不完全代偿间歇，即期前收缩前后两个周期之和（即偶联期加代偿期）小于两个窦性心动周期之和，其发生是由于提前的房性激动侵入窦房结使之提前激动所致。所谓完全代偿间歇，即期前收缩前、后两个周期之和等于两个窦性心动周期之和，其发生是由于房性期前收缩未侵入窦房结，其节律未被打乱。

（二）房室交界性期前收缩的特征

（1）提前出现的QRS波群一般与窦性者相同，少数因室内差异性传导而变形。

（2）逆行P′波（P′Ⅰ、Ⅱ倒置，P′aVR直立）有三种可能：①位于QRS波群之前，则P′-R间期小于0.12 s。②位于QRS波群之后，则R-P′间期小于0.20 s。③位于QRS波群之中，则无逆行P′波。逆行P′波和QRS波群的关系与其逆传速度有关。

（3）早搏后多有完全性代偿间歇。

（三）室性期前收缩的特征

（1）提前出现的QRS波群宽大畸形，时限多大于或等于0.12 s，T波与主波方向相反。

(2)提前出现的QRS波群之前多无提早的P′波,如舒张晚期出现的室性期前收缩,其前偶有窦性P波,但两者无传导关系。有时室性期前收缩可逆传至心房,QRS后出现逆行P′波,但R-P′间期多大于或等于0.20 s。

(3)期前收缩后多有完全性代偿间歇。

(4)室性期前收缩如与期前QRS波群配对时间不恒定,室性期前收缩间期有公约数,且常有室性融合波者为室性并性心律。

【诊断】

根据患者的陈述常能提示期前收缩的可能,经过心脏听诊一般即能做出期前收缩的诊断。而心电图多能确定期前收缩的类型。如期前收缩次数特别少,可用动态心电图捕获并分析其类型。以下几点心电图表现有助于病理性期前收缩的诊断:①频发期前收缩持续呈联律。②连续成对出现的期前收缩。③期前收缩后的心搏有P波、S-T段或T波形态改变者。④QRS波群显著畸形或时限大于0.16 s的期前收缩。⑤平行收缩性期前收缩。⑥多源性期前收缩。⑦期前收缩呈RonT现象或RonP现象。⑧梗死性期前收缩,即QRS波群增宽且呈QR型,合并ST段抬高。⑨房性、室性、房室交界性期前收缩同时出现。

【治疗】

(一)治疗原则

治疗并去除病因,以减轻症状,改善生活。如药物中毒引起者立即停药;电解质紊乱引起者纠正电解质紊乱等。对无器质性心脏病、偶发或不影响心排血量的早搏,一般不需特殊治疗,但应耐心解释,以消除顾虑。伴有器质性心脏病或病理性早搏,必须积极治疗,以防引起室性心动过速或心室颤动而猝死。

(二)药物治疗

1.房性和房室交界性期前收缩

(1)首选药物　①β受体阻滞剂:Ⅱ类抗心律失常药。用法:普萘洛尔10 mg,每天3次,口服,可酌情逐渐加量;阿替洛尔12.5～25 mg,每天2～3次,口服。如合并心力衰竭、传导阻滞、休克、支气管哮喘则禁用β受体阻滞剂。②维拉帕米:Ⅳ类抗心律失常药。用法:40～80 mg,每天3～4次,口服。本药忌与β受体阻滞剂合用。

(2)次选药物　①胺碘酮:Ⅲ类抗心律失常药。用法:0.2 g,每天3次,口服。2周后改为0.2 g,每天1～2次。长期服用可造成慢性碘负荷(0.1 g本药代谢产碘3 mg,相当于正常人每天摄入量的100倍),可诱发甲状腺功能亢进或减退。②普罗帕酮:Ⅰc类抗心律失常药。用法:100～150 mg,每天3～4次,口服。紧急时亦可0.5～1 mg/kg,于3～5 min内静脉注射。若无效10 min后可重复一次。③奎尼丁、洋地黄类药也可选用。④镇静剂:如地西泮2.5 mg,每天3次,口服,可减轻症状,部分病例可使房性期前收缩消失。

2.室性期前收缩

(1)首选药物:美西律,Ⅰb类抗心律失常药。用法:0.2 g,每6～8 h一次,口服。显效后改为0.1 g,每8 h 1次,口服。必要时可0.1～0.2 g,于5～10 min内缓慢静脉注射,有效后以1～2 mg/min静脉滴注维持24～48 h,24 h内可用0.5～1.0 g。

(2)次选药物:①胺碘酮或普罗帕酮,用法同房性期前收缩。②普鲁卡因胺,Ⅰa类抗心律失常药。用法:0.25～0.5 g,每4～6 h 1次,口服。紧急时100 mg加入葡萄糖溶液中静脉注射,每5 min 1次,直至有效(总量小于或等于1000 mg),以后2～6 mg/min维持。③妥卡胺,Ⅰb类抗心律失常药,用法0.4～0.6 g,每天3次,口服。④普萘洛尔和美西律联合治疗,对交感神经兴奋者有效率为95%左右。

3.急性心肌梗死时发生的室性期前收缩　即使是偶发也必须积极治疗,首选利多卡因,用法和用量参见室性心动过速;亦可选用胺碘酮。

4.洋地黄中毒时引起的期前收缩　应立即停用洋地黄,并给予钾盐和苯妥英钠。

5.心力衰竭时的期前收缩　若非洋地黄中毒引起者,可给予洋地黄类药物。病史不清者,首选胺碘酮。

6.心动过缓时的期前收缩　可试用阿托品0.3～0.6 mg,每天3～4次,口服,必要时可皮下、肌内或静脉注射,每次0.5～1 mg。

7.低钾血症时出现的期前收缩　首选氯化钾。

(三)预防

病因和(或)诱因已去除的期前收缩,不需预防治疗。发生在特殊背景下的潜在致命性期前收缩,在病因和诱因未纠正前,有长期抗心律失常、预防治疗的指征。

阵发性心动过速

阵发性心动过速是一种阵发性、迅速而规则的异位心律,由三个或三个以上连续发生的期前收缩所组成。心率多在160～220次/分,以200次/分左右最常见。临床特点是突然发作,突然终止。根据其起搏点部位不同,可分为房性、房室交界性及室性三种。在体表心电图上,前两种不易鉴别时可统称为阵发性室上性心动过速,其远比阵发性室性心动过速常见。

阵发性室上性心动过速大部分由折返机制引起,折返可发生在窦房结、房室结与心房,分别称为窦房结折返性心动过速、房室结折返性心动过速与心房折返性心动过速。

【病因和发病机理】

(一)病因

1.阵发性室上性心动过速

(1)功能性:常见于无器质性心脏病的年轻人,其发作常与情绪激动、过度疲劳、吸烟、饮酒、喝茶、体位改变、吞咽运动等有关。

(2)器质性:常见于风心病、冠心病、心肌病、慢性肺心病、甲亢性心脏病以及预激综合征等。

(3)其他:洋地黄中毒、肾上腺素过量、低钾血症等。

2.阵发性室性心动过速

(1)严重心肌损害者最常见,如风心病、急性心肌炎、原发性心肌病等,尤其是冠心病急性心肌梗死占绝大多数。

(2)无明显器质性心脏病者少见,即所谓原发性电解质紊乱。

(3)其他原因:①药物中毒,如洋地黄、奎尼丁等。②心脏的机械性刺激,如心脏内直视手术、心导管检查等。③电解质紊乱,如高钾血症、低钾血症等。

(二)发病机理

(1)折返:占绝大多数。阵发性室上性心动过速时折返主要发生在房室交界区内,其次为正常房室传导系统和预激综合征旁路逆传的环形折返。两者占阵发性室上性心动过速的90%左右,房室结内存在双路径,即快(β)路径和慢(α)路径,极少数为窦房结与房内微型折返等。阵发性室性心动过速时折返环大多位于心室,束支折返极少见。

(2)异位起搏点自律性增强。

【临床表现】

(一)症状

常突然发生,突然终止。发作可与情绪激动、猛然用力、饱餐或疲劳有关,但有时也无明显诱因。发作持续时间可为数秒钟、数小时、数天不等,少数可达数周以上。发作前或发作之后可有期前收缩出现,发作次数可少至几年1次,多至1天内几次。长期反复发作者以室上性心动过速居多。发作时常见的症状为心悸、头晕、头颈部发胀、胸闷、乏力、出汗、多尿、呕吐、四肢发麻等。

(二)体征

(1)阵发性室上性心动过速心律绝对规整,不因深呼吸或运动而变化。第一心音强度不变,脉细弱而速。心脏原有杂音可减弱或消失。

(2)阵发性室性心动过速心律相对规整,第一心音强度轻度不一,颈静脉搏动和心搏可不一致,偶可见"大炮波"。脉搏细弱而速。

【心电图检查】

(一)阵发性室上性心动过速

心电图特征:①连续出现3个或3个以上成串的房性或交界性期前收缩,频率为160～220次/分,节律绝对规整。②QRS波群一般与窦性心律时相同,偶当伴有室内差异性传导时则为宽大畸形。③可出现继发性 ST-T 改变。④阵发性房性心动过速时可见房性 P′波，且 P′-R 间期大于或等于 0.12 s。⑤阵发性交界性心动过速时，可见逆行 P′波，如 P′在 QRS 之前则 P′-R 间期小于 0.12 s；如 P′在 QRS 之后则 R-P′间期小于 0.20 s；如 P′埋藏于 QRS 之中则 P′波缺如。⑥心率过快时，P′波与 T 波重叠不易辨认，则统称为阵发性室上性心动过速。

（二）阵发性室性心动过速

心电图特征：①连续出现 3 个或 3 个以上成串的室性期前收缩，频率多为 150～200 次/分，节律相对规整，R-R 间期可相差 0.02～0.03 s。②QRS 波群增宽（超过 0.12 s）。③如有窦性 P 波，则其频率较慢，且 P 波与 QRS 波群间无固定关系。④偶可产生心室夺获或室性融合波为其特征。

【诊断】

（1）有心悸伴头晕、胸闷等病史，而且常能回忆发作的明确时间。室性心动过速多有严重器质性心脏病史。

（2）发作特点：突然发作，突然终止，而且发作时不受时间、体位变换、休息等影响。

（3）发作时的心电图特征可明确诊断。

（4）临床电生理检查可确定阵发性室性心动过速的发生机制和折返部位。

【鉴别诊断】

因为阵发性室性心动过速、阵发性室上性心动过速、窦性心动过速的临床意义、治疗及预后不同，故需准确进行鉴别（表 7-7）。

表 7-7 窦性心动过速、阵发性室上性心动过速、阵发性室性心动过速的鉴别

	窦性心动过速	阵发性室上性心动过速	阵发性室性心动过速
病因	多无或有心脏病，常继发于多种情况，如发热等	多无器质性心脏病或有心脏病	多有器质性心脏病
反复发作史	多有	多有	多无
发作与终止	逐渐增快，逐渐终止	突然增快，突然终止	突然增快，突然终止
心房率	与室率一致	与室率一致	＜室率
心室率	＜160 次/分	160～220 次/分	150～200 次/分
心律	规整，可轻度不齐	绝对规整	相对规整，每分钟相差 3～10 次
第一心音强度	一致	一致	轻度不一
心音分裂	无	无	多有
按摩颈动脉窦	心率暂时逐渐减慢，停止按摩，心率复原	发作突然停止或不变	不变
治疗	病因治疗，β 受体阻滞剂、镇静剂等有效	兴奋迷走神经药物、维拉帕米、洋地黄等有效	利多卡因、美西律等有效
心电图 P 波	窦性 P 波	异位 P 波，并与 QRS 波群有固定关系	不易辨认，如有窦性 P 波，与 QRS 波群也无关
QRS 波群	正常	正常	增宽大于 0.12 s，畸形
T 波方向	与 QRS 波群主波方向一致	与 QRS 波群主波方向一致	与 QRS 波群主波方向相反
心室夺获与室性融合波	无	无	可有

【治疗】

（一）阵发性室上性心动过速

1. 急性发作时的治疗　短暂发作并无明显症状者无需特殊治疗。对持续发作或有器质性心脏病者除病因治疗外选用下列措施。

1)首选治疗

(1)机械性刺激迷走神经疗法:①深吸气后屏气,用力做呼气运动(Valsalva 法);或深呼气后屏气,用力做吸气运动(Müller 法)。②刺激咽喉引起恶心或呕吐。③按摩颈动脉窦(相当于甲状软骨上缘水平):患者取仰卧位,先按摩右侧 10～15 s,无效时再试左侧,不可两侧同时按摩,以免引起脑缺血。有脑血管病变者禁用。④压迫眼球:本法可引起视网膜剥离,现已不再应用。按摩颈动脉或压迫眼球的同时,必须听诊或记录心电图,一旦心动过速停止,立即停止按摩或压迫。上述方法中以①、②两法最常用。

(2)药物兴奋迷走神经疗法:①新斯的明,为兴奋迷走神经的药物,每次 0.5～1 mg,皮下注射,一般 20 min见效,必要时半小时可重复一次。有器质性心脏病或支气管哮喘者禁用。②升压药,通过血压升高而反射性兴奋迷走神经,使心动过速终止。适用于无高血压和器质性心脏病而血压偏低者。

(3)维拉帕米:Ⅳ类抗心律失常药,目前被列为首选药。用法:5～10 mg,加 5%葡萄糖 20 mL 缓慢静脉注射常可使之立即终止,无效时隔 10 min 再注 1 次。但偶可引起窦性心动过缓,甚至心脏停搏,注射时宜同时观察心电图改变。有心功能不全和病窦综合征者禁用。

(4)三磷酸腺苷(ATP):通过与房室交界区细胞膜上的腺苷受体相结合而终止发作,主要用于折返性室上性心动过速。用法:10～20 mg,快速静脉注射,如无效,2 min 后可重复,直至见效,或总量达 40 mg。本药半衰期短,峰效出现于静脉注射后 10～15 s,2 min 内作用完全消失,故需快速静脉注射,应在心电监护下应用。

(5)洋地黄制剂:有器质性心脏病。尤其伴有心功能不全且两周内未用过此类药物者应首选西地兰。用法:0.6～0.8 mg,加 5%葡萄糖溶液 20 mL 缓慢静脉注射,2 h 后如无效可再给 0.2～0.4 mg,24 h 总量不超过 1.2 mg。

2)电学治疗

(1)同步直流电复律:适用于各种药物不能控制者,但洋地黄中毒者不宜用。

(2)超速起搏或程控刺激:对折返性室上性心动过速疗效较好,且可用于洋地黄治疗中的患者。对难治性室上性心动过速可用本法评价药物疗效,以指导临床用药。

2. 预防　对发作频繁者,发作控制后,可选下列药物之一口服维持一段时间:①洋地黄使发作终止者,继续给予维持量;②奎尼丁 0.2 g,每天 3～4 次;③普萘洛尔 20 mg,每 6 h 1 次;④维拉帕米 80 mg,每天 3～4 次;⑤苯妥英钠 0.1 g,每天 3 次。

(二)阵发性室性心动过速

1. 急性发作时的治疗　由于其发作时常引起休克、心功能不全、心绞痛,甚至发展为室颤而猝死,故必须尽快控制发作。

(1)首选治疗　①利多卡因:Ⅰb 类抗心律失常药。由于其疗效确切,作用迅速,为目前首选药物,用法:50～100 mg 加 5%葡萄糖溶液 20 mL,于 1～2 min 内静脉注射。必要时每 5～10 min 再给 50 mg,共 2～3次,但 1 h 内总量不宜超过 300 mg。或每分钟 5～10 mg,静脉滴注 10～15 min,有效后以每分钟 1～4 mg 静脉滴注维持。如连续滴注超过 24 h 宜用每分钟约 1 mg 维持。②苯妥英钠:适用于洋地黄中毒引起者。用法:125～250 mg,加注射用水或生理盐水(本药为强碱性,不宜用葡萄糖)20 mL,缓慢静脉注射(不少于3 min),必要时可 10 min 后再注射 100 mg,直至达到疗效,但总量应小于或等于 1000 mg。③同步直流电复律:病情危急时应立即选用本法治疗,本法转为窦性心律的成功率达 90%以上。

(2)次选治疗　①普鲁卡因胺:Ⅰa 类抗心律失常药。用法:0.5～1.0 g 加 5%葡萄糖溶液 100～200 mL静脉滴注,每分钟 5～10 mg,24 h 总量小于 1.0～2.0 g;或 100 mg 加 5%葡萄糖溶液 20 mL 缓慢静脉注射,每 5～10 min可再给 100 mg,直至有效,但总量应小于 1.0 g。用药时随时观察血压和心电图,血压下降或心电图 QRS 波群增宽时应立即停药。②美西律:利多卡因无效者可改用本药静脉注射,用量见室性期前收缩治疗。

2. 预防　急性发作控制后,可改口服药维持一段时间,以防复发。一般首选Ⅰa 类抗心律失常药,如奎尼丁、普鲁卡因胺;次选Ⅰc 类,如普罗帕酮等;然后为Ⅰb 类,如美西律等,也可试用胺碘酮。如单一药物无效时,可选作用机理不同的两种药物合用,而不宜用大剂量甚至接近中毒量的单一药物预防。常用药物:①奎尼丁 0.2 g,每 6 h 1 次,口服;②普鲁卡因胺 0.5 g,每 6 h 1 次,口服;③溴苄胺 0.1～0.2 g,每天

4 次，口服；④美西律 150 mg，每天 3 次，口服；⑤胺碘酮 0.2 g，每天 1～3 次，口服；⑥手术，如环形心内膜心室切开术可用于治疗和预防心肌梗死后由折返激动引起的室性心动过速等。

心房颤动

心房颤动（简称房颤）是指心房肌纤维发生频率为 350～600 次/分不规则的冲动，引起不协调的心房颤动，心房丧失了有效的机械性收缩，是最常见的心律失常之一，60 岁以上人群中发生率为 1%，且随年龄而增加。房颤时仅有部分房性冲动不规则地下传心室。临床上根据其发作时心室率的快慢分成快速室率性房颤（室率多为 100～160 次/分）和慢速室率性房颤（室率＜100 次/分）。还可按发作持续时间的长短分为阵发性房颤和持续性房颤。前者指发作时间在 48 h 以内，可自行恢复或药物控制；后者指发作时间超过 48 h，但小于 7 天，不易自行恢复，需要药物或电复律治疗，并需要预防复发。经复律与维持窦性心律治疗无效者称为永久性房颤或慢性房颤。

【病因和发病机理】

(一)病因

1. 器质性心脏病　占绝大多数。常见于：风湿性心脏病，尤其是二尖瓣狭窄、冠心病、高血压性心脏病、甲状腺功能亢进性心脏病、慢性缩窄性心包炎、原发性心肌病等。

2. 其他　预激综合征、心导管检查、低温麻醉、胸腔和心脏手术、洋地黄中毒、急性感染及脑血管意外等。少数无器质性心脏病依据者也可出现房颤，称为特发性房颤或良性房颤。

(二)发病机理

心房内异位起搏点自律性增强；环形运动或心房内多处微型折返引起房颤。

【临床表现】

(一)症状

房颤症状的轻重与心室率快慢有关。心室率接近正常者可无自觉症状，阵发性或心室率较快的房颤患者症状常明显，如心悸、胸闷、气急、乏力甚至晕厥等。房颤时心排血量减少 25%或以上，因此器质性心脏病并发房颤者，不论是否合并显著心衰，对体力活动等的耐受性一般均见降低。年轻而无器质性心脏病的特发性房颤患者，可能仅有心慌的感觉。冠心病并发快速房颤，可发生心绞痛以至心肌梗死，而诱发严重心力衰竭及并发休克等症状。

(二)体征

心律绝对不整、心音强弱不等、脉搏短绌现象是本病特征。一旦房颤心室率变得规律，应考虑：①恢复窦性心律；②房性心动过速；③房扑及固定的房室传导比率；④房室交界区性心动过速或室性心动过速。如心室率变为慢而规律（30～60 次/分），提示可能出现完全性房室传导阻滞。

【心电图检查】

心电图特征：①P 波消失，代之以大小不等、形态不一、节律不整的心房颤动（即 f 波），频率为 350～600 次/分，在 V_1、Ⅱ、Ⅲ、aVF 导联上较明显。②R-R 间期绝对不等。③QRS 波群大多与窦性心律时相同，当心室率过快，发生室内差异性传导时可畸形。

【诊断与鉴别诊断】

(1)常有引起房颤的心脏病。

(2)有突发或持续的心悸、气短及胸闷等症状，伴心律绝对不整、心音强弱不一及脉搏短绌现象体征，临床上据此特征性体征大多数可做出诊断。

(3)心电图改变可确定诊断。

(4)与心房扑动鉴别。

(5)房颤伴室内差异性传导与室性异位搏动鉴别。

【治疗】

治疗目标包括控制心室率，酌情恢复并维持窦性心律和预防血栓栓塞发生。措施如下。

(一)病因治疗

积极寻找、治疗或去除病因和诱因。即使有些病因不能治愈，能解除血流动力学异常也很重要。

(二)控制心室率

1. 发作时心室率不快(<100 次/分)且无症状者　可不予治疗,或适量应用镇静剂。但房颤合并三度房室传导阻滞心室率缓慢者,病窦综合征合并房颤者应选电起搏治疗,或在此基础上使用抗心律失常药。

2. 快速房颤　最初治疗的目标是减慢心室率,控制心室率后,部分患者在 24～48 h 内自行恢复窦性心律。①洋地黄:尤其对伴心功能不全者为首选。目标是使休息时心室率在 60～80 次/分,轻度活动时不超过 100 次/分。用法:西地兰 0.4 mg 加 10%葡萄糖溶液 20 mL,缓慢静脉注射,2 h 后如效果不好可再给予 0.2～0.4 mg,使心室率控制在 100 次/分以下后改为地高辛 0.125～0.25 mg,每天 1 次,口服。如单用洋地黄制剂不能控制心室率,可加服 β 受体阻滞剂,从小剂量开始,如心功能不全未加重,可酌情加量至心室率控制满意为止。②β 受体阻滞剂:美托洛尔 5～15 mg,缓慢静脉注射,5～15 min 起效;普萘洛尔 1～12 mg,缓慢静脉注射,1～12 min 起效。但由于其负性肌力作用,运动耐力不增加。③钙通道阻滞剂:维拉帕米 5～15 mg,缓慢静脉注射,5 min 起效,以每分钟 0.05～0.2 mg 的量静脉滴注维持。④交感神经张力较高的患者可合用小剂量的氯压定(每天 0.075 mg 口服)和地高辛(每天 0.25～0.375 mg,口服)。⑤预激综合征合并房颤者可选用普鲁卡因胺、普罗帕酮或胺碘酮静脉注射治疗,禁用洋地黄与维拉帕米。

(三)转复心律

转复心律即使房颤恢复为窦性心律,以增加心排血量和减少动脉栓塞的机会。

1. 复律指征　①房颤持续时间 1 年以内,心脏无明显扩大及心肌无严重受损。②二尖瓣术后发生而经 2～3 周仍未消失者。③基本病因和诱因去除或矫正后房颤持续存在者,如甲状腺功能亢进已控制而房颤仍未消失者。④用洋地黄和其他药物后心室率仍显著过快或很不稳定者。⑤一次转复后能维持 3～6 个月以上并改善症状而复发者。总之,要给每个患者一次复律机会,除非有一些特殊的紧急情况。一般可先控制心室率,待症状消失后再考虑去除病因并复律。但房颤后患者如有神志不清、心肌缺血、心力衰竭、血压下降、心室率难以控制等紧急情况时,应立即复律,主要采用体外同步直流电复律。

2. 复律方法

(1)同步直流电复律:成功率较高(可达 80%～90%),安全性较高,副作用较少,需时间较短,宜作为首选,持续性房颤更应如此。但反复短阵发作者不宜选用。

(2)药物复律:房颤持续时间短于 48 h 者药物复律起重要作用,有效率为 60%～90%;超过 48 h 者药物复律成功率下降,可降到 15%～30%,电复律成功率增加。可供选用的药物主要为Ⅰa、Ⅰc 类抗心律失常药及胺碘酮、索他洛尔等。①奎尼丁:第 1 天先试服 0.1 g,而后每 15 min 测心率、心律及血压一次,共 4 次,必要时描记心电图。如无不良反应,第 2～3 天每次口服 0.2 g,每 2 h 1 次,每天 5 次。如无效,第 4～5 天每次口服 0.3 g,每 2 h 1 次,每天 5 次。仍无效时每次剂量增至 0.4 g,每天总量不能超过 2.0 g。每次服药前测心率、心律、血压,必要时记录心电图。如发现心律已转复,立即改为维持量。②胺碘酮:5～7 mg/kg 静脉注射或 0.2 g 每天 3～4 次口服,1 周后改为 0.2 g,每天 2 次口服,维持 2～4 周,如转复窦性心律则改为维持量。服药期间如出现明显心动过缓或显著 QT 间期延长应立即停药。

【预防】

去除病因,避免诱发因素,预防复发和血栓栓塞。转复窦性心律后继续服用维持量以防复发。如奎尼丁 0.2 g 每天 3～4 次;或胺碘酮 0.2 g 每天 1 次;或普鲁卡因胺 0.5 g 每天 3～4 次等。

心室扑动和心室颤动

心室扑动和心室颤动是最严重的心律失常。心室扑动时心室有快而微弱无效的收缩;心室颤动时则心室内各部分肌纤维发生快而不协调的乱颤。两者对血流动力学的影响均等于心室停搏。

【病因和发病机理】

常见的有急性心肌梗死,严重低钾血症,药物如洋地黄、奎尼丁、氯喹等的毒性作用,心脏手术,低温麻醉以及电击伤等。发病机理与心房扑动及颤动相似。

【临床表现】

心室扑动与颤动,一旦发生,患者立即出现心脑缺血综合征(即 Adams-Stokes 综合征,阿-斯综合征)。表现为意识丧失、抽搐、继以呼吸停止。检查时听不到心音也无脉搏。

【心电图】

心室扑动表现为规则而宽大的心室波，向上和向下的波幅不等，频率为每分钟 150～250 次。心室颤动则表现为形态、频率及振幅均完全不规则的波动，频率为每分钟 150～500 次。

【治疗】

应立即就地进行心肺复苏的抢救，患者取平卧头低位，以掌根在心前区胸骨下端拳击 2～3 次后，继以胸外心脏按压及进行口对口、口对鼻的人工呼吸，并尽快建立有效的呼吸通道、静脉输液通道，同时进行心电图监测，静脉注射肾上腺素，必要时加用阿托品和利多卡因，以及应用一些其他药物，无效者予以电击除颤和心脏起搏，同时给予纠正酸、碱与电解质平衡的失调，低氧血症等治疗措施，对易发心室颤动而药物预防无效的高危患者，可置自动除颤器。

三、缓慢性心律失常

窦性心动过缓

窦性心律频率低于 60 次/分者称为窦性心动过缓。

【病因和发病机理】

(一)病因

1. 生理性因素　常见于正常人，尤其是运动员、强体力劳动者及老年人，夜间入睡后更易发生。

2. 病理性因素　心性因素：见于冠心病，尤其是急性下壁心肌梗死早期、心肌炎、心肌病和病窦综合征。心外因素：见于颅内压增高、黏液性水肿、黄疸、伤寒等。

3. 药物作用和电解质紊乱　见于洋地黄、β 受体阻滞剂、利血平、胍乙啶、胺碘酮及高钾血症等。

(二)发病机理

迷走神经张力过高或窦房结功能减退使窦房结自律性降低所致。

【临床表现】

(一)症状

一般无特殊自觉症状。心率显著缓慢，尤其伴有器质性心脏病者，可有乏力、头晕、胸闷，甚至发生晕厥、心绞痛、低血压或缺血性脑血管疾病。

(二)体征

心率＜60 次/分，多在 40～59 次/分，活动后可增快；节律整或轻度不齐。原发病的相应体征。

【心电图检查】

心电图特征：P 波呈窦性，P-R 间期≥0.12 s，常伴窦性心律不齐，即同一导联 P-P 间期相差大于0.12 s。

【诊断】

根据乏力、头晕、胸闷及心率＜60 次/分，多数即可做出诊断。心电图可确定诊断。但须注意与房室交界性心律、窦房阻滞、房室传导阻滞，特别是 2∶1 阻滞相鉴别。

【治疗】

心率不低于每分钟 50 次者，一般不引起症状，无需治疗，仅针对原发病治疗即可。对症状明显或心率低于每分钟 40 次者，可选用阿托品 0.3～0.6 mg，每天 3 次，口服；或麻黄碱 25 mg 每天 3 次，口服等。对急性心肌梗死或因药物作用而出现显著心动过缓者，因其可能是心脏骤停的先兆，须采取迅速有效的措施，可选用异丙肾上腺素 1 mg 加 5%葡萄糖溶液 500 mL 静脉滴注，或阿托品 0.5～1 mg 静脉注射。对病窦综合征因心动过缓而反复发生晕厥者，应安装永久性心脏起搏器。

【预防】

积极防治能引起窦性心动过缓的各种疾病。心率偏慢或有窦性心动过缓病史者，慎用抑制交感神经或兴奋迷走神经的药物。显著心动过缓者可酌情安装心脏起搏器，以防晕厥的发生。

房室传导阻滞

房室传导阻滞是指冲动从心房传到心室的过程中冲动传导延迟或中断、或完全被阻断的一种现象。

阻滞部位可发生在心房、房室结、希氏束或束支等，常分为房室束分叉以上阻滞与房室束分叉以下阻滞两类。其按阻滞程度分为三度，一度、二度统称为不完全性房室传导阻滞，三度称为完全性房室传导阻滞。

【病因和发病机理】

（一）病因

本病可由于传导组织的功能障碍或轻度病变使其不应期延长，或由于在结构上的严重损害所引起。前一类阻滞常为暂时性或间歇性，后一类则多数为永久性。

1. 常见病因

(1)药物作用：如洋地黄、奎尼丁、普鲁卡因胺等，此类传导阻滞为暂时性，多为一度或二度房室传导阻滞。

(2)器质性心脏病：①各种心肌炎，尤以风湿性心肌炎最常见。②冠心病急性心肌梗死，尤以下壁梗死的房室传导阻滞大多为暂时性，而慢性冠状动脉供血不足的传导阻滞常为持久性。③原发性心肌病，尤为扩张型心肌病。④传导系统变性：成人孤立性慢性心脏传导阻滞最常见的病因。⑤先天性心脏病，尤为心房或心室间隔缺损。

2. 较少见病因　①迷走神经张力过高。②心脏直视手术。③钙化性主动脉瓣狭窄。④甲状腺功能亢进与黏液性水肿。⑤少数健康的运动员和重体力劳动者。

（二）发病机理

上述原因导致心房到心室传导组织的不应期延长，如仅有房室交界区的相对不应期延长，则引起一度房室传导阻滞。如房室交界区或双侧束支的绝对不应期延长到整个心动周期，则引起三度房室传导阻滞。如房室交界区的绝对不应期与相对不应期均延长，但以相对不应期延长为主则引起二度Ⅰ型房室传导阻滞；以绝对不应期延长为主，而相对不应期基本正常者则引起二度Ⅱ型房室传导阻滞。

【临床表现】

（一）一度房室传导阻滞

常无症状。听诊时可有第一心音减弱。

（二）二度房室传导阻滞

二度Ⅰ型房室传导阻滞患者可能有心脏停顿或心悸感。听诊时有心搏脱漏，第一心音的强度随 P-R 间期的改变而改变。二度Ⅱ型房室传导阻滞患者常有心悸、疲乏、头晕，如脱漏频繁、心室率过缓可引起晕厥和心功能不全，可在短期内进展到完全性房室传导阻滞。听诊时心律可整齐或不齐，取决于房室传导比率的改变，如 2∶1 阻滞时则心律慢而规整；如 3∶2 阻滞时则似期前收缩形成的二联律。

（三）三度房室传导阻滞

三度房室传导阻滞的症状取决于是否建立了心室自主节律，以及自主心律的速率和心肌的基本情况。如病变进展快，心室自主心律未及时建立则出现心室停搏，如停搏 3～5 s，患者可仅感到头晕、眼前短暂发黑及全身无力。如停搏 5～10 s 常引起昏厥伴脸色苍白与两眼发直。停搏 15 s 以上则发生阿-斯综合征。如自主心律建立，且起搏点位于希氏束，则心室率较快(每分钟 40～60 次)，患者可能无症状。如为三支病变，心室自主心律的起搏点甚低，心室率过缓(每分钟 25～40 次)，可能出现心功能不全和脑缺血的症状，体力活动后症状更明显，严重者可发生猝死。体征：心率缓慢，每搏量增多可引起收缩压增高，脉压增宽，第一心音强度经常变化，第二心音可呈正常或反常分裂。由于房室分离，有时心房心室同时收缩，可听到响亮的第一心音——“大炮音”。

【心电图检查】

（一）一度房室传导阻滞

①P-R 间期＞0.20 s。②每个 P 波后都有 QRS 波群。如 QRS 波群形态与时限均正常，则传导延缓部位几乎都在房室结，极少数在希氏束本身；如 QRS 波群呈束支阻滞图形，则传导延缓部位可能在房室结和(或)希氏束-浦肯野系统。希氏束电图可协助确定部位。

（二）二度房室传导阻滞

根据脱漏发生前 P-R 间期有无逐渐延长的规律分为两型。

1. Ⅰ型　又称莫氏Ⅰ型或文氏现象。①P-R 间期递减性逐渐延长，直至 P 波后脱漏一次 QRS 波群，以后又周而复始。②R-R 间期逐渐缩短，直至 P 波下传受阻。③包含受阻 P 波的 R-R 间期小于两个 P-P

间期之和。④QRS 波群时限多正常，此种情况阻滞部位几乎均在房室结，极少数位于希氏束内。如呈束支阻滞图形，则阻滞部位在房室结或希氏束-浦肯野系统。此型有时也可发展为三度房室传导阻滞。

2. Ⅱ型　又称莫氏Ⅱ型。①P-R 间期恒定，可能正常或延长。②有间歇受阻的 P 波和心室脱漏，形成 2∶1、3∶2、4∶3 等比例的房室传导阻滞。如 QRS 波群正常，阻滞部位可能在希氏束内；如呈束支阻滞图形，则阻滞位于希氏束-浦肯野系统。以下方法有助于鉴别：颈动脉窦按摩可改善，阿托品可加重希氏束-浦肯野系统的阻滞；但同样的干预对房室结阻滞则呈相反的影响。

当 2∶1 房室阻滞时，如 QRS 波群正常，则可能为Ⅰ型；如同时有 3∶2 阻滞，且第 2 个心动周期之P-R 间期延长者，则可确诊为Ⅰ型；如 QRS 波群呈束支阻滞图形，则需做电生理检查，才能确定阻滞部位。

（三）三度房室传导阻滞

①P 波与 QRS 波群无关。②房率＞室率，房律可以是窦性或异位心律。③QRS 波群的形态和时限取决于心室起搏点的位置。如起搏点位于希氏束分叉以上，则 QRS 波群正常，频率为 40～60 次/分；如起搏点位于希氏束分叉以下，则 QRS 波群宽大畸形，频率为 20～40 次/分。

【诊断】

（1）有引起房室传导阻滞的病因，如心肌炎、冠心病等。

（2）有心悸、头晕、乏力甚至阿-斯综合征的病史和心搏脱漏及“大炮音”等体征。

（3）心电图可明确诊断。希氏束电图可确定阻滞部位。

【治疗】

（一）病因治疗

急性心肌炎、急性心肌梗死或心脏直视手术损伤者，可用泼尼松 10～15 mg，每天 3 次口服，必要时用地塞米松，每天 10～20 mg 静脉滴注。迷走神经张力过高引起者可用阿托品 0.6 mg，每天 3 次口服，或异丙肾上腺素 10 mg，每天 3 次舌下含化。急性感染引起者可用抗生素。药物作用引起者应停用有关药物等。

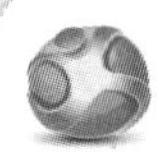

知识拓展

频发室性早搏运动注意事项

频发室性早搏并非健身运动的禁区，即使是器质性心脏病引起的早搏，也并非完全忌讳运动。应该在有经验的专科医生查明早搏原因、位置、性质的前提下进行安全的健身。避免一次运动量过大，注意劳逸结合，尽量选择散步、太极拳等节奏慢的有氧运动。

阵发性室上性心动过速家庭应急处理如下。

（1）卧床休息，保持安静，保持镇静，避免情绪激动和兴奋。

（2）如有服用氨茶碱、麻黄碱、异丙肾上腺素之类的心脏兴奋剂，应立即停止服用。

（3）发作时采取刺激迷走神经的方法，可达到终止发作的目的：①深吸气后、屏气，再用力呼气。②用压舌板或筷子、手指刺激咽喉部使患者恶心。③压迫一侧眼球，即闭眼后用拇指压迫眼球。④用手指向颈椎方向压迫颈动脉窦，先压一侧 10～30 s，如无效再试压对侧。⑤采取头低位或将面部浸入冰凉的水中，也可终止其发作。

（4）针刺内关穴位也可终止其发作。

（二）房室传导阻滞的治疗

主要是改善症状，防止阿-斯综合征的发作。

1. 一度与二度Ⅰ型房室传导阻滞　如心室率大于 50 次/分而无症状者，传导阻滞本身一般无需治疗。

2. 二度Ⅱ型与三度房室传导阻滞

（1）忌用药物：如奎尼丁、普鲁卡因胺、普萘洛尔、胺碘酮及大量钾盐等。无明显心功能不全者洋地黄也不宜应用，以免加重房室传导阻滞。

（2）药物治疗：症状明显或心室率＜40 次/分者可选用下列药物，以提高心室率和促进传导，预防阿-

斯综合征的发生。①阿托品：0.3～0.6 mg，每 4～6 h 1 次，口服，必要时可 0.5～1 mg 肌内或静脉注射，每 4～6 h 1 次。②异丙肾上腺素 5～10 mg，每 4 h 舌下含化 1 次；如预防或治疗阿-斯综合征的发作，宜用 1～2 mg 加5%葡萄糖溶液 500 mL 静脉滴注，控制滴速，使心室率维持在 60～70 次/分；过量不仅可明显增快房室率而使房室阻滞加重，而且还能导致严重室性异位心律。

(3)人工心脏起搏治疗：药物治疗无效或阿-斯综合征反复发作者应安装人工心脏起搏器。

（刘　洋　胡曼丽　刘铁英）

第八章

消化系统疾病

L I N C H U A N G J I B I N G G A I Y A O

第一节 胃炎

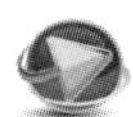

学习目标 >>

识记：

1. 能够准确说出急、慢性胃炎的主要临床表现。
2. 能简要描述急、慢性胃炎的常规辅助检查。
3. 能准确说出急、慢性胃炎的治疗方案。

理解：

1. 能够用自己的语言描述急、慢性胃炎的临床表现。
2. 明确典型病例的临床特点，并可分析其可能出现的并发症。

应用：

1. 能够自觉将医疗规范与康复健康理念贯穿于疾病治疗的全过程。
2. 能用所学知识与技能协助主治医生对患者的疾病康复进行指导。

胃炎是指任何病因引起的胃黏膜炎症，常伴有上皮损伤和细胞再生。本病的发病率在消化系统疾病中居首位。按临床发病缓急和病程长短，可分为急性胃炎和慢性胃炎两大类。

一、急性胃炎

急性胃炎是由多种原因引起的急性胃黏膜炎症或糜烂。若胃黏膜单纯出现浅表性炎症，则称为急性单纯性胃炎；若胃黏膜以多发性糜烂、出血为主，则称为急性糜烂出血性胃炎。由于后者多因药物、急性应激造成，故也称为急性胃黏膜病变。

【病因】

(一)理化因素

进食过冷、过热或粗糙、坚硬的食物，以及刺激性调味品、浓茶、咖啡、高浓度酒精等。某些药物，如铁剂、抗肿瘤药及某些抗生素可直接造成黏膜损伤；非甾体类抗炎药(NSAIDs)如阿司匹林、吲哚美辛等，可通过损伤胃黏膜及抑制前列腺素合成、削弱对胃黏膜的保护，导致黏膜炎症或糜烂；糖皮质激素能刺激胃酸分泌及抑制黏膜修复而导致黏膜炎症。

(二)应激因素

严重创伤、大手术、大面积烧伤、颅内病变、败血症及其他严重脏器病变或多器官功能衰竭等均可引起胃黏膜糜烂、出血，严重者发生急性溃疡并大量出血。

(三)生物因素

生物因素包括细菌及其毒素。常见致病菌为沙门菌、嗜盐菌、致病性大肠杆菌等，常见毒素为金黄色葡萄球菌或肉毒杆菌毒素，尤其前者较为常见。进食被细菌或毒素污染的食物数小时后即可发生胃炎或同时合并肠炎，此即急性胃肠炎。近年因病毒感染而引起本病者也不在少数。

【临床表现】

(一)症状

急性起病，症状轻重不一。根据不同表现，急性胃炎可分为下列几种类型。

1.急性单纯性胃炎　主要表现为上腹不适、隐痛、食欲减退、恶心、呕吐，呕吐剧烈时可吐出胆汁，其中以恶心、呕吐为突出。

2.急性胃肠炎　除急性单纯性胃炎表现外，同时伴有脐周绞痛、腹泻水样便，严重者有发热、脱水、酸中毒、虚脱，甚至休克表现，与细菌或病毒感染，尤其是肠道细菌感染有关。

3.急性胃黏膜病变　有服用有关药物、酗酒或可导致应激状态的疾病史。除急性单纯性胃炎表现外，上消化道出血是其最突出的症状，可表现为呕血或黑粪，一般为少量、间歇性，可自行停止，也可发生大出血而呈现呕血和黑便，是上消化道出血的常见病因之一。

(二)体征

体征大多不明显，可有上腹轻压痛或脐周压痛，肠鸣音活跃。

【诊断】

诊断要点：①有进食过冷、过热、不洁饮食或其他刺激性食物等诱因；②出现恶心、呕吐、上腹饱胀、隐痛、食欲减退、嗳气等症状；③可有上腹部轻压痛；④胃镜下可见胃黏膜充血、水肿、渗出，急性糜烂性胃炎可见胃黏膜糜烂、出血或一过性的浅表溃疡。

【治疗】

(一)一般治疗

适当休息，避免紧张和劳累；给予清淡、易消化的流食，停止一切对胃有刺激的饮食和药物；急性大出血或呕吐频繁者应暂时禁食；戒除烟酒。

(二)病因治疗

应针对原发疾病和病因采取防治措施。

(1)由理化因素致病者应立即终止诱发因素，并给予抑制胃酸分泌的药物和保护胃黏膜的药物。

(2)细菌感染致病者应给予抗生素。

(3)由应激因素致病者，在积极治疗原发病的基础上，常规给予抑制胃酸分泌的药物或黏膜保护药物。

(三)对症支持治疗

(1)呕吐频繁者给予止吐治疗，如甲氧氯普胺(胃复安)10 mg或维生素B_6 100 mg，肌内注射。亦可针刺足三里和内关，有镇痛、止吐效果。

(2)腹痛、腹泻严重者可给予止痉治疗，如阿托品0.5 mg或山莨菪碱10 mg，肌内注射。

(3)上消化道出血者应进行止血治疗，必要时补充血容量。

二、慢性胃炎

慢性胃炎是指各种原因引起的胃黏膜慢性炎症。本病以男性多见，随年龄增长发病率逐渐增高。

【病因】

(一)生物因素

幽门螺杆菌(HP)感染是慢性胃炎最主要的病因。

(二)自身免疫因素

损伤后的壁细胞能作为自身抗原刺激机体的免疫系统而产生相应的壁细胞抗体(PCA)和内因子抗体(IFA)，致壁细胞数减少，胃酸分泌减少乃至缺乏，以及维生素B_{12}吸收不良，导致恶性贫血。

(三)十二指肠液反流

当幽门括约肌功能不全时十二指肠液反流入胃,其内的胆汁、胰液会削弱胃黏膜屏障功能,称为胆汁反流性胃炎,多发生在胃窦部。

(四)理化因素

长期进食过冷、过热、过酸、过于粗糙的食物,长期饮浓茶、咖啡、烈酒以及吸烟,长期食用辣椒、蒜等刺激性食物,长期服用 NSAIDs 等均可导致胃黏膜的损伤。

(五)其他因素

慢性胃炎的发病率随年龄而增加,甚至有人认为部分慢性萎缩性胃炎是一种老年性改变。慢性右心衰竭、肝硬化门静脉高压、营养不良以及尿毒症等疾病也使胃黏膜易于受损。

【临床表现】

本病起病隐匿、病程迁延、进展缓慢,发作期与缓解期常交替出现,缺乏特异性症状。

(一)症状

缺乏特异性症状,大多数患者常无症状或有程度不同的消化不良症状,如上腹隐痛、食欲减退、餐后饱胀、反酸等。

各型胃炎其表现不尽相同(根据病理组织学改变和病变在胃的分布部位,结合可能病因分类)。

1. 非萎缩性胃炎(以往称浅表性胃炎)　可有慢性不规则的上腹隐痛、腹胀、嗳气等,尤以饮食不当时明显,部分患者可有反酸、上消化道出血。

2. 萎缩性胃炎　不同类型、不同部位其症状不相同。胃体胃炎一般消化道症状较少,有时可出现明显厌食、体重减轻,舌炎、舌乳头萎缩。萎缩性胃炎影响胃窦时胃肠道症状较明显,特别有胆汁反流时,常表现为持续性上中腹部疼痛,于进食后即出现,可伴有含胆汁的呕吐物和胸骨后疼痛及烧灼感,有时可有反复小量上消化道出血,甚至出现呕血。

(二)体征

多数患者体征较轻,主要表现为上腹部轻压痛。

【诊断】

诊断要点:①病程长,病情反复;②可有长期进食过热、过冷、过酸的食物或饮酒、咖啡等诱因;③常有餐后上腹饱胀不适、疼痛、嗳气、反酸、恶心、呕吐、食欲减退等症状;④体征较轻,有时仅有上腹部轻压痛;⑤胃镜及活组织检查可明确诊断。

【治疗】

慢性胃炎尚无特效疗法,主要为消除病因和对症治疗,无症状者无需治疗。

1. 消除病因　避免服用对胃有强刺激的食物或药物,忌烟酒,注意饮食规律。

2. 药物治疗

(1)对胃酸高者用解痉及制酸药。

(2)对症处理:上腹痛可用解痉剂(阿托品、颠茄、普鲁辛等),打嗝、饱胀及呕吐可用胃复安及吗叮啉。

(3)胃黏膜保护药可用胶体铋,除有保护胃黏膜作用外,还有杀灭幽门螺杆菌的作用,4 周为一个疗程,不能与制酸药同服,严重肾脏病者禁用。亦可用硫糖铝 1 g,每天 4 次,饭前半小时及睡前服。

(4)幽门螺杆菌阳性者可用抗生素羟氨苄青霉素等,亦可与胶体铋同用。

【健康指导】

(1)生活要有规律,避免过度精神紧张和刺激,睡眠要充足。

(2)饮食有节制,避免暴饮暴食。

(3)避免吃对胃有刺激的食物、药物。

(4)胃酸低者可给予刺激胃液分泌的饮食,如鸡肉、肉汤等。对胃酸高者应避免进食酸性、多脂肪和刺激性强的及含糖过多的食物。

(5)防治口腔、咽喉部慢性炎症病灶。

(6)忌烟、酒,在急性发作期更应严忌。

(7)反复发作长期不愈的患者要定期到医院复查。

(8)胃炎患者平时应注意观察大便情况。

第二节　消化性溃疡

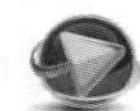

学习目标

识记：

1. 能够准确说出消化性溃疡的主要临床表现。
2. 能简要描述消化性溃疡的常规辅助检查。
3. 能准确说出消化性溃疡的治疗方案。

理解：

1. 能够用自己的语言描述消化性溃疡的临床表现。
2. 明确典型病例的临床特点，并可分析其可能出现的并发症。
3. 能够准确识别消化性溃疡、功能性消化不良、溃疡性胃癌的区别。

应用：

1. 能够自觉将医疗规范与康复健康理念贯穿于疾病治疗的全过程。
2. 能用所学知识与技能协助主治医生对患者的疾病康复进行指导。

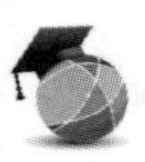

任务引领

患者，女性，30岁，反复上腹痛6年，每次疼痛多在饥饿时加重，进餐后可缓解，夜间常痛醒，伴嗳气、反酸、多汗。近一周来上腹痛加剧(尤其是进食后)，伴呕吐，呕吐量大，带有发酵味。查体：血压13/8 kPa，神志清楚，轻度脱水，上腹膨隆有压痛，有振水音，肝脾肋下未触及。

请完成以下任务：

(1)通过学习，请归纳与总结消化性溃疡的主要临床表现及并发症。

(2)你知道消化性溃疡的辅助检查项目吗？请简单描述主要检查项目。

(3)假如你是该患者的主治医生，请问该病例诊断为何疾病并设计简单的医嘱。

消化性溃疡主要是指发生在胃和十二指肠的慢性溃疡，即胃溃疡(GU)和十二指肠溃疡(DU)，因溃疡的形成与胃酸-胃蛋白酶的消化作用有关而得名。消化性溃疡是一种常见病。流行病学调查表明，约有10%的人在其一生中患过本病。临床上DU较GU多见，据我国资料，两者之比约为3∶1；本病男性较多，男女之比为(3～4)∶1；发病年龄以青壮年为最高(21～50岁约占70%)；GU患者的平均发病年龄比DU患者约大10年。

【病因和发病机理】

(一)病因与发病机理

胃十二指肠黏膜除了经常接触高浓度胃酸外，还受到胃蛋白酶、微生物、胆酸、酒精、药物和其他物质的侵袭。但在正常情况下，胃十二指肠黏膜能够抵御这些侵害因素的损害作用，维护黏膜的完整性。这是因为胃十二指肠黏膜具有一系列防御和修复机制，包括黏膜/碳酸氢盐屏障、黏膜屏障、黏膜丰富的血运、细胞更新、前列腺素和表皮生长因子等。消化性溃疡的发生是由于对胃十二指肠黏膜有损害作用的侵袭因素，与黏膜自身防御-修复因素之间失去平衡。

GU和DU在发病机制上有不同之处，前者主要是防御-修复因素减弱，后者主要是侵袭因素增强。

1.幽门螺杆菌感染 幽门螺杆菌(HP)是消化性溃疡的主要病因,其主要发病证据如下:①HP在消化性溃疡患者中检出率高于普通人群,在DU的检出率约为90%,GU为70%~80%。②根除HP可促进溃疡愈合,使溃疡复发率明显下降。用常规抑酸治疗后愈合的溃疡复发率为50%~70%,而根除幽门螺杆菌可使溃疡复发率降至5%以下。

幽门螺杆菌感染导致溃疡发病的机制尚未阐明,目前比较能普遍接受的是幽门螺杆菌、宿主(遗传状况)、环境因素三者共同参与的假说。

机理:幽门螺杆菌凭借其毒力因子的作用,在胃型黏膜(胃和胃化生的十二指肠)定植,诱发局部炎症和免疫反应,损害局部黏膜的防御-修复机制;另一方面,幽门螺杆菌感染可增加促胃液素和胃酸的分泌,增加了侵袭因素。这两方面的协同作用造成了胃十二指肠黏膜损害和溃疡形成。

2.胃酸和胃蛋白酶 消化性溃疡的最终形成是由于胃酸(胃蛋白酶)对黏膜自身消化所致。早在1910年,Schwartz提出"无酸无溃疡"的名言仍沿用至今。而胃蛋白酶对胃黏膜具有侵袭作用,胃酸加蛋白酶比单纯胃酸更易形成溃疡,胃蛋白酶活性受到胃酸制约,在pH>4时便失去其活性,这些充分说明了胃酸在溃疡形成过程中起着决定性的作用。

在十二指肠溃疡的发生过程中,胃酸(胃蛋白酶)的侵袭力起主要作用。十二指肠溃疡时有过多的胃酸进入十二指肠球部,不能很好地被正常生理功能所中和,导致十二指肠过度酸负荷,这是十二指肠溃疡发生的重要因素。

3.非甾体类抗炎药(简称NSAIDs) 长期摄入NSAIDs,由于摄入NSAIDs后接触胃黏膜时间较十二指肠长,因而与GU的关系更为密切。NSAIDs损伤胃十二指肠黏膜的原因除了直接作用外,主要通过抑制前列腺素合成,削弱后者对胃十二指肠黏膜的保护作用。

4.其他因素

(1)遗传因素:消化性溃疡患者多有家族史,据报道十二指肠溃疡病患者的后代其发病率较无溃疡病者的后代高3倍,这并不排除也有可能是因为HP感染的"家庭聚集"现象,引起HP在家庭成员间传播。

(2)胃十二指肠运动异常:部分GU患者胃排空延迟,可增加十二指肠胃反流,增加胃黏膜侵袭因素;部分DU患者胃排空加快,导致十二指肠球部酸负荷量增加,黏膜易遭损伤。

(3)应激和心理因素:患者持续或过度的精神紧张、过度劳累、恐惧、忧伤、怨恨等可使消化性溃疡易感性增加,消化性溃疡患者易复发或加重。应激和心理因素可通过迷走神经机制影响胃十二指肠分泌运动和黏膜血流的调控。

(4)吸烟:吸烟影响溃疡形成和愈合的机制未明,可能与吸烟增加胃酸分泌、抑制碳酸氢盐分泌、降低幽门括约肌张力和影响前列腺素合成等有关。

(5)饮食的影响:食物与饮料对胃黏膜及其屏障可以有物理性(过热、粗糙等)或者化学性(比如过酸、辛辣、酒精等)损害作用,有些食物(如咖啡)则刺激胃酸分泌,长期饮食时间不规律可破坏胃酸分泌调解的规律性,这些都可能成为消化性溃疡及其复发的因素。

(二)病理改变

胃溃疡多位于胃小弯,十二指肠溃疡多位于球部,前壁较后壁常见,偶位于球部以下十二指肠乳头以上,称为球后溃疡。溃疡一般为单发,少数可有2个以上,称为多发性溃疡,十二指肠前后壁有一对溃疡者,称为对吻溃疡。胃和十二指肠同时有溃疡者称为复合性溃疡。十二指肠溃疡直径一般小于1.0 cm,胃溃疡小于2.5 cm,大于3 cm者,称为巨大溃疡。典型溃疡呈圆形或椭圆形,边缘整齐,急性活动期充血、水肿明显,有炎症细胞浸润及肉芽形成。溃疡深度不一。浅者仅达黏膜肌层,深者也可达肌层,溃疡底部洁净,覆有灰白渗出物,溃疡进一步发展,基底部的血管,特别是动脉受侵袭时,可并发出血,甚至大量出血。当溃疡向深层侵袭时,可穿透浆膜引起穿孔。前壁穿孔可引起急性腹膜炎,后壁穿孔多与邻近组织器官先有粘连或穿入邻近脏器如胰、肝、横结肠等,称为穿透性溃疡。溃疡愈合一般需4~8周,甚至更长。愈合后常留有瘢痕,瘢痕收缩可引起病变部位畸形及幽门狭窄。

【临床表现】

(一)症状

1. 上腹部疼痛　上腹部疼痛是消化性溃疡的主要症状。

(1)疼痛部位:GU 在剑突下,DU 在剑突下稍偏右。

(2)疼痛性质:多呈钝痛、灼痛或饥饿样痛,一般较轻而能耐受,持续性剧痛提示溃疡穿透或穿孔。

(3)疼痛特点:①慢性病程,病程可达数年甚至数十年;②周期性发作,尤以 DU 更为突出。发作与缓解交替出现,以秋冬和冬春之交发作多见。③节律性疼痛:溃疡疼痛与饮食之间的关系具有明显的相关性和节律性。GU 常在餐后 1/2～1 h 出现,1～2 h 后逐渐缓解,即进食－疼痛－缓解(餐后痛);DU 常在餐后2～4 h出现,进食后可缓解或消失,即疼痛－进食－缓解(空腹痛),约半数 DU 患者可出现夜间痛。当出现并发症时,疼痛的性质和规律可发生改变。

(4)影响因素:疼痛常因精神刺激、过度疲劳、饮食不慎、药物影响、气候变化等因素诱发或加重;可因休息、进食、服制酸药、以手按压疼痛部位、呕吐等方法而减轻或缓解。

部分患者(10%～15%)缺乏典型临床表现,仅表现为无规律性的上腹部隐痛或不适;或以出血、穿孔等并发症为首发症状。

2. 其他表现　部分患者可伴有食后饱胀、嗳气、反酸、恶心、呕吐等消化不良症状。全身症状可有失眠、缓脉、多汗等。

(二)体征

溃疡活动期上腹部疼痛部位可有固定而局限性压痛点,缓解期无明显体征。

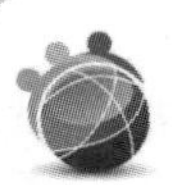

课堂互动

简述消化性溃疡易复发的因素。

(三)特殊类型溃疡的临床表现

1. 无症状性溃疡　约 15%的消化性溃疡患者可无任何症状,常因其他疾病做内镜或 X 线钡餐检查或有出血、穿孔等并发症时发现。老年人多见。NSAIDs 引起的溃疡近半数无症状。

2. 复合性溃疡　指胃和十二指肠同时发生的溃疡,约占全部消化性溃疡的 5%。DU 往往先于 GU 出现,多见于男性。其临床症状并无特异性,本病病情较顽固,并发症发生率高。

3. 幽门管溃疡　疼痛的节律性常不典型,餐后立即出现疼痛,持续时间长。恶心、呕吐多见,易出现幽门梗阻。内科治疗效果差。

4. 球后溃疡　约占 DU 的 5%,具有 DU 的临床特点,但疼痛更严重而顽固,夜间痛和背部放射更多见,内科治疗效果差,易并发出血。

5. 巨大溃疡　指直径大于 2 cm 的溃疡。疼痛常严重而顽固,常放射到背部或右上腹部。呕吐与体重减轻明显,大出血及穿孔较常见。内科治疗无效者比例较高。

6. 应激性溃疡　主要表现是出血,往往难以控制。也可以发生穿孔。有时仅仅具有上腹痛,溃疡愈合后不留瘢痕。

7. 老年人消化性溃疡　GU 多见,胃溃疡直径常可超过 2.5 cm。临床表现不典型,易并发大出血,常难以控制。

【并发症】

1. 上消化道出血　上消化道出血是本病最常见的并发症。部分患者以出血为首发症状,DU 比胃溃疡更易并发出血。如出血速度慢而量少者,仅表现为黑便,速度快而出血量大者,可出现呕血。反复少量出血导致低色素性小细胞性贫血;大量出血引起循环障碍,出现头晕、出汗、心动过速、血压下降、昏厥甚至休克。出血后因溃疡局部充血减轻,碱性血中和、稀释胃酸,致腹痛缓解。

2. 穿孔　DU 多见于前壁,GU 常发生于小弯。表现为突发的剧烈腹痛,腹痛常常始于上腹,持续而剧烈，迅速蔓延至全腹。可因咳嗽、翻身动作加剧，服抗酸剂不能缓解，患者有明显压痛、反跳痛、腹肌强直，呈板状腹，肠鸣音减低或消失，部分有气腹症。腹部X线透视可发现膈下游离气体。

3. 幽门梗阻　主要为DU和幽门管溃疡引起。患者上腹胀满不适，餐后腹痛加重，并有恶心、呕吐，呕吐物含发酵酸性宿食，严重呕吐、进食减少者可致脱水和低氧、低钾性碱中毒。空腹时出现上腹饱胀、胃蠕动波和震水音，是幽门梗阻的特征性表现。

4. 癌变　胃溃疡癌变率为1%，DU一般不引起癌变。凡中年以上的GU患者，经严格的内科治疗无效，疼痛节律性消失，进行性消瘦，大便潜血试验持续阳性伴贫血者，应考虑癌变的可能。

【辅助检查】

（一）胃镜及胃黏膜活组织检查

胃镜及胃黏膜活组织检查是确诊消化性溃疡的首选和主要方法。该法不仅可以直接观察到胃十二指肠的黏膜病变，还可取活组织做病理检查和幽门螺杆菌检测，对消化性溃疡的诊断及良、恶性溃疡鉴别的准确性高于X线钡餐检查。内镜下溃疡多呈圆形或椭圆形，边缘光滑，底部平整，覆盖白色或黄白色渗出物，溃疡边缘充血、水肿。按病期可分为活动期(A)、愈合期(H)和瘢痕期(S)。

（二）X线钡餐检查

气钡双重对比可有直接和间接两种征象：龛影（图8-1）是直接征象，是诊断本病的可靠依据；间接征象为胃大弯侧痉挛性压迹，十二指肠球部激惹和变形，提示可能有溃疡。

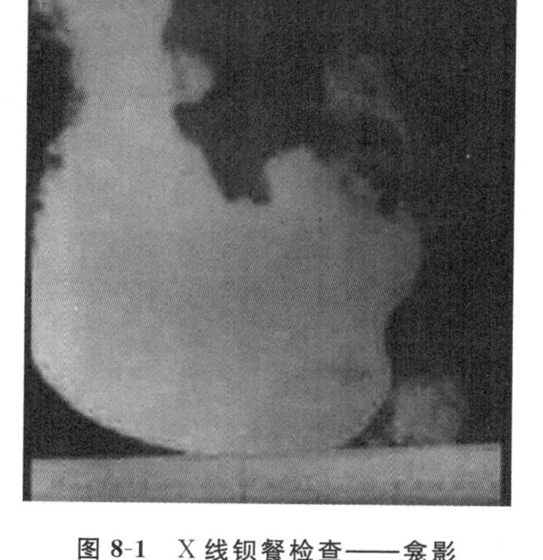

图8-1　X线钡餐检查——龛影

（三）幽门螺杆菌检测

幽门螺杆菌检测为消化性溃疡诊断的常规检查项目。检测方法有侵入性和非侵入性两大类。前者须通过胃镜取黏膜活组织进行检测，包括快速尿素酶试验、组织学检查和幽门螺杆菌培养，后者主要有^{13}C或^{14}C尿素呼气试验。

（四）胃液分析和血清促胃液素测定

胃液分析和血清促胃液素测定不作为常规检查，临床上主要用于胃泌素瘤的鉴别诊断。

（五）大便潜血检查

溃疡活动期，大便潜血试验阳性，经积极治疗，多在1～2周内转阴。

【诊断要点】

（一）诊断

诊断要点：①有引起本病的病因或可能的病因；②具有典型的慢性、周期性和节律性上腹部疼痛；③在上腹部疼痛部位可有局限性压痛；④胃镜及活组织检查可明确诊断，X线钡餐检查发现龛影也有确诊价值。

（二）鉴别诊断

1. 功能性消化不良(FD)　FD是指上腹不适反复发作，但排除器质性消化不良的一组综合征。表现为餐后上腹饱胀不适、嗳气、反酸、恶心和无食欲，服用制酸剂不能缓解。患者常有神经官能症表现，如焦虑失眠、神经紧张、情绪低落、忧郁等，心理治疗或镇静安定剂有时奏效。X线、内镜检查为阴性结果。

2. 慢性胃、十二指肠炎　常有慢性无规律性上腹痛，胃镜检查是主要的诊断和鉴别手段。

3. 胃癌　GU与溃疡性胃癌很难从症状上做出鉴别，依赖胃镜在溃疡边缘做多点活检进行病理检查，可明确溃疡性质。

4. 胃泌素瘤　亦称Zollinger-Ellison综合征，由胰腺非β细胞瘤分泌大量促胃液素所致。特点是高胃泌素血症，高胃酸分泌，以及多发性、难治性消化性溃疡。肿瘤往往很小(<1 cm)，生长慢，半数为恶性。以位于不典型部位（球后十二指肠降段和横段甚或空肠远段）为其特点。易并发出血、穿孔和梗阻。胃液分析基础酸排量(BAO)>15 mmol/h，基础酸排量/最大酸排量(BAO/MAO)>60%，血清促胃液素>200 pg/mL（常大于500 pg/mL）。

5. 慢性胆囊炎和胆石症　本病以中年女性较多见，疼痛与进食油腻食物有关，疼痛位于右上腹，Murphy 征阳性，急性发作时常有发热及黄疸，B 超、内镜或内镜逆行胰胆管造影(ERCP)检查有助于鉴别。

【治疗】

消化性溃疡治疗的目标是消除症状、促进愈合、预防复发及防治并发症。治疗原则需注意整体治疗与局部治疗相结合，发作期治疗与巩固治疗相结合。具体措施如下。

(一)一般治疗

生活规律，劳逸结合，保持乐观，尽量减少情绪激动和精神应激；饮食要规律，定时进餐，细嚼慢咽，避免过饱或过饥，避免粗糙、过冷过热和刺激性的食物如香料、浓茶、咖啡等，避免烟酒，避免应用 NSAIDs 等致溃疡药物。

(二)药物治疗

1. 减少损害因素的药物

(1)碱性抗酸药：结合或中和胃酸，常用的有氢氧化铝、氢氧化镁等，目前很少单一应用。故常将两种或多种联合或制成复方制剂使用，常用复方制剂有胃舒平、铝镁合剂、胃疡宁、乐得胃、铝碳酸镁片、复方钙铋镁等。

(2)抑制胃酸分泌药：目前临床上常用的抑制胃酸分泌的药物有 H_2 受体阻断药(H_2RA)和质子泵抑制剂(PPI)两大类(表 8-1)。H_2RA 竞争性阻滞 H_2 受体，明显抑制基础胃酸和夜间胃酸分泌。使用各种 H_2RA 的推荐量，溃疡愈合率相近，适用于根除幽门螺杆菌疗程后的后续治疗及使用半量做长程维持治疗，不良反应较少，主要为乏力、头痛、嗜睡和腹泻。可引起血清肌酐和转氨酶升高，停药后均可逆转。偶可引起心动过缓、精神错乱，以及过敏反应如药疹、药热、肝炎等。西咪替丁尚有抗雄性激素作用，长期应用可引起男性乳房发育和阳痿。PPI 通过抑制 H^+-K-ATP 酶，使壁细胞内的 H^+ 不能向胃腔转移，从而抑制胃酸的分泌。PPI 的抑酸效果比 H_2RA 更强且持久，促进溃疡愈合的速度更快，愈合率更高，适用于治疗各种溃疡，特别是难治性溃疡或 NSAIDs 相关性溃疡、不能停用 NSAIDs 时的治疗。PPI 也是根除幽门螺杆菌治疗方案中最常用的基础药物。抑制胃酸分泌药的疗程：DU 4～6 周，GU 6～8 周。

表 8-1　常用的抑制胃酸分泌药

H_2RA		PPI	
种类	常规剂量	种类	常规剂量
西咪替丁	800 mg qN 或 400 mg bid	奥美拉唑	20 mg qd
雷尼替丁	300 mg qN 或 150 mg bid	兰索拉唑	30 mg qd
法莫替丁	40 mg qN 或 20 mg bid	泮托拉唑	40 mg qd
尼扎替丁	300 mg qN 或 150 mg bid	雷贝拉唑	20 mg qd

注：qN 为每晚 1 次；bid 为每天 2 次；qd 为每天 1 次。

2. 加强保护因素的药物

(1)硫糖铝：在酸性环境下形成不溶性带负电的胶体，与溃疡面带正电的蛋白渗出物相结合，形成保护膜覆盖溃疡面，促进溃疡愈合。还具吸附胆汁酸和胃蛋白酶的作用，有资料还发现其可促进内生前列腺素的合成，并能吸附表皮生长因子(EGF)，使之在溃疡处浓集。常用量为每次 1.0 g，嚼服，每天 4 次，疗程 4～8周。本药在酸性环境下才能发挥作用，因此应避免与制酸剂同时服用。

(2)枸橼酸铋钾(CBS，商品名德诺)：在酸性环境下，可络合蛋白质，形成一层保护膜覆盖溃疡面而促进其愈合。还有较强的抑制幽门螺杆菌的作用，常用量为每次 120 mg，餐前或睡前口服，每天 4 次，1 个疗程 4～6 周。服药后可出现舌体及大便颜色变黑，停药后可消失。为避免铋剂在体内积蓄，不宜长期连续服用。

(3)米索前列醇：前列腺素 E 的衍生物，能抑制胃酸分泌，增加胃十二指肠黏液和碳酸氢盐的分泌，增加黏膜血流量，对 NSAIDs 引起的溃疡效果良好。因其能引起子宫收缩，故妊娠妇女禁用。

3. 根除幽门螺杆菌治疗

根除幽门螺杆菌不仅能促进溃疡愈合，而且可预防溃疡复发。不论溃疡是初发或复发、活动或静止、有或无并发症，只要确定存在幽门螺杆菌感染，均应给予根除幽门螺杆菌治疗。

(1)根除幽门螺杆菌方案：目前国内外消化病专家推荐根除幽门螺杆菌感染的治疗方案为质子泵抑制剂(PPI)加两种抗生素或铋剂(CBS)加两种抗生素组成的三联疗法(表 8-2)。初治失败者宜采用四联疗法，即除了选用两种抗菌药外，PPI 和铋剂均选用。

表 8-2 根除幽门螺杆菌的三联疗法

PPI 或铋剂(选择一种)	抗生素(选择两种)
奥美拉唑 40 mg/d	克拉霉素 1000 mg/d
枸橼酸铋钾 480 mg/d	阿莫西林 2000 mg/d
甲硝唑 800 mg/d	

注：按上述剂量，分 2 次服用，疗程 7～14 天。

(2)根除幽门螺杆菌治疗后复查：应在根除幽门螺杆菌治疗结束至少 4 周后进行，且在检查前停用 PPI 或铋剂 2 周。多采用非侵入性的 ^{13}C 或 ^{14}C 尿素呼气试验，也可通过胃镜活检做尿素酶和(或)组织学检查。

4. 其他　胃复安、吗丁啉等能促进胃排空和增加胃黏膜血流量，增强幽门括约肌张力，防止胆汁反流，适用于胃溃疡，剂量为 10 mg，每天 3～4 次，餐前半小时或睡前服用，本药不宜与抗胆碱药物同用。胃复安的副作用有嗜睡、锥体外系综合征等。

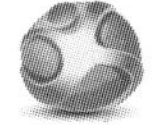

知识拓展 >>

清除幽门螺杆菌与消化性溃疡关系密切，抗菌药与抑酸剂联合用药效果明显，抗菌药应在餐后服用，以尽量减少抗生素对胃黏膜的刺激，服用定时定量，以达到根除幽门螺杆菌的目的。如服用铋剂应和抗生素服用时间分开，至少间隔 30 min，铋剂宜在三餐前和晚上给药，因铋剂为水溶性胶体大分子化合物，在胃酸的作用下可与溃疡面的蛋白质结合并形成一层保护膜，隔绝胃酸对溃疡面的侵蚀，保护胃黏膜。

幽门螺杆菌是一种感染率极高的细菌，该菌的主要传播方式是人与人之间经过粪-口或口-口传播，因此，预防幽门螺杆菌感染，对降低消化性溃疡的发病率及复发率十分重要。排泄物要先消毒后处理，以防播散。患者的餐具要单独消毒，不可共用，以减少传播机会。

(三)消化性溃疡并发大量出血治疗

溃疡大出血必须紧急处理。原则为迅速止血及补充血容量。具体措施如下。

1. 一般处理

(1)绝对卧床休息，必要时给予小量镇静剂如安定等。加强护理，防止呕吐物吸入引起窒息。建立和保持静脉通道。严格记录出入量。除大量呕血外，一般不必禁食，可给予全流食，以中和胃酸，减轻胃饥饿性收缩，以利于止血。

(2)定期观察患者病情变化，包括：呕吐和黑便情况；神志变化；血压、脉搏和呼吸；肢体温度、皮肤和甲床色泽；尿量；定期复查血红蛋白、血球压积、尿素氮等。

2. 补充血容量　根据“先盐后糖，先快后慢，见尿补钾”的原则，积极补充血容量。同时立即查血型和交叉配血。当出现下列情况时应紧急输血：血压明显下降，心率加快，有晕厥；失血性休克；血红蛋白低于 70 g/L。

3.止血措施

(1)白药(0.5 g每天3次)口服,去甲肾上腺素8 mg加入冷盐水100～200 mL口服或胃管内灌注,有一定效果。

(2)抑制胃酸分泌药:临床上消化性溃疡引起的出血,常规给予H_2RA或PPI治疗,后者的效果优于前者。可用法莫替丁20 mg加入5%葡萄糖溶液250 mL中静脉滴注,每天2次;或用奥美拉唑40 mg以溶剂溶解后缓慢静脉注射。一个疗程一般5天。

(3)一般性止血剂如止血芳酸或止血敏可以应用,但效果不肯定。

(4)内镜止血治疗:内镜下直接喷洒止血剂如1%～5%孟氏溶液、高频电凝、激光、微波、上止血夹等有较好的疗效。

4.手术治疗　当对某些顽固的、急性大出血,经药物等非手术治疗不能奏效时,应结合患者情况,考虑手术治疗,不得延误。

(四)手术治疗

目前外科手术治疗主要限于少数有并发症者,包括:①大量出血经内科治疗无效者;②急性穿孔者;③瘢痕性幽门梗阻者;④GU疑有癌变者;⑤内科治疗无效的难治性溃疡患者。

【健康指导】

(1)生活有规律,工作劳逸结合,避免过度劳累和精神紧张。

(2)溃疡有出血,大便潜血试验阳性患者应卧床休息,出血较多时勿单独上厕所或走动。

(3)溃疡出血期应禁食,停止后逐渐过渡到流质或半流质软食。

(4)定时进食,少量多餐(三餐外适当加些点心)。

(5)饮食要清淡,避免辛辣、油炸、过咸食物,以及浓茶、咖啡等刺激性饮料,戒烟酒。

(6)注意饮食卫生,控制脂肪摄入。

(7)按时遵医嘱服药,并定期查胃镜。

(8)平时多观察大便颜色,大便发黑时要警惕是否出血。

(9)如出现心慌、胸闷、出冷汗、头昏或剧烈疼痛等应立即就诊,以免延误病情。

(10)避免服用加重溃疡的药物:水杨酸类,如阿司匹林;抗炎止痛药,如消炎痛;糖皮质激素,如泼尼松、氢化可的松等;利血平。

第三节　肝硬化

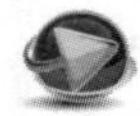

学习目标

识记:

1.能够准确说出肝硬化的主要临床表现。

2.能简要描述肝硬化的常规辅助检查。

3.能准确说出肝硬化的治疗方案。

理解:

1.能够用自己的语言描述肝硬化的临床表现。

2.明确典型病例的临床特点,并能分析其异常改变的原因。

3.能够准确识别肝硬化腹腔积液、肾性水肿与心源性水肿的区别。

应用:

1.能够自觉将医疗规范与康复健康理念贯穿于疾病治疗的全过程。

2.能用所学知识与技能协助主治医生对患者的疾病康复进行指导。

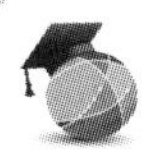

任务引领

患者，男性，45岁，间歇性乏力、食欲减退2年，呕血、黑便5天，昏睡不醒2天入院，呕出咖啡色液体约1200 mL，柏油样黑便约600 g，既往有乙肝病史。查体：T 38.2 ℃，P 110次/分，R 20次/分，BP 75/45 mmHg，肝病面容，颈部可见蜘蛛痣，四肢湿冷，心率110次/分，腹壁静脉可见曲张，脾肋下4 cm，肝脏未及，腹水征阳性。

请完成以下任务：

(1)通过学习，请归纳与总结肝硬化的主要临床表现。

(2)你知道肝硬化的辅助检查项目吗？请结合该病例简单描述常规检查项目。

(3)假如你是该患者的主治医生，请对该病例给出诊断并设计简单的医嘱。

肝硬化是一种常见的由不同病因引起的慢性、进行性、弥漫性肝病。以肝组织弥漫性纤维化、假小叶和再生结节形成为特征。临床上以肝功能损害和门静脉高压为主要表现。在我国肝硬化是消化系统常见病，死亡率高。年发病率17/10万，主要累及20～50岁男性，城市男性50～60岁肝硬化患者的病死率高达112/10万。发病高峰年龄在35～50岁，男女比例为(3.6～8)∶1。

【病因和发病机理】

(一)病因

引起肝硬化的病因很多，在我国以病毒性肝炎为主，亦称肝炎后肝硬化，欧美国家以慢性酒精中毒多见。

1.病毒性肝炎　占60%～80%，在我国病毒性肝炎(尤其是乙型和丙型病毒性肝炎)是引起肝硬化的主要原因。病毒的持续存在是演变为肝硬化的主要原因。乙型和丙型或丁型肝炎病毒重叠感染可加速发展至肝硬化。甲型和戊型病毒性肝炎不发展为肝硬化。从病毒性肝炎发展至肝硬化的病程，可短至数月，长达20～30年。

2.慢性酒精中毒　在欧美国家慢性酒精中毒为肝硬化最常见的原因(占60%～70%)，我国较为少见，占同期住院肝硬化总数的10%左右，但近年来有升高趋势。一般而言，每天摄入酒精80 g，10年以上者8%～15%可致肝硬化。

3.非酒精性脂肪性肝炎　非酒精性脂肪性肝炎是仅次于上述两种病因的最为常见的肝硬化前期病变。约20%的非酒精性脂肪性肝炎可发展为肝硬化。据统计，70%不明原因的肝硬化可能由非酒精性脂肪性肝炎引起。

4.胆汁淤积　持续肝内淤胆或肝外胆管阻塞时，高浓度胆酸和胆红素对肝细胞的毒性作用可导致肝细胞变性、坏死、纤维化，进而发展为肝硬化。

5.肝静脉回流受阻　慢性充血性心力衰竭、缩窄性心包炎等引起肝脏长期淤血缺氧，导致肝小叶中心区肝细胞坏死、纤维化，从而演变为肝硬化。

6.药物和工业毒物　长期接触工业毒物(四氯化碳、磷、砷等)和某些药物(如异烟肼、甲氨蝶呤等)，可引起中毒性或药物性肝炎而演变为肝硬化。

7.血吸虫病　血吸虫感染在我国南方多见，虫卵沉积于汇管区，引起纤维组织增生，导致门静脉高压，在此基础上发展为血吸虫性肝硬化。

8.遗传、代谢疾病　先天性酶缺陷疾病使某些物质不能被正常代谢而沉积在肝脏，如肝豆状核变性(铜沉积)、血色病(铁沉积)等。

9.自身免疫性肝炎　自身免疫性肝炎可演变为肝硬化。

10.其他　其他可能的病因包括营养不良、肉芽肿性肝损伤、感染等。

11.隐源性肝硬化　病因仍不明者占5%～10%。

(二)发病机理

各种因素导致肝细胞损伤、坏死，进而肝细胞再生和纤维结缔组织增生，肝纤维化形成，最终发展为肝硬化，其病理演变过程包括以下四个方面。

(1)由于致病因素的作用，肝细胞发生广泛的变性、坏死，肝小叶纤维支架塌陷。

(2)残存的肝细胞不沿原支架排列再生，而是形成不规则的结节状细胞团(再生结节)。

(3)各种细胞因子促使纤维化产生，自汇管区一汇管区或自汇管区一肝小叶中央静脉延伸扩展，形成纤维间隔。

(4)增生的纤维组织使汇管区一汇管区或自汇管区一肝小叶中央静脉之间纤维间隔相互连接，包绕再生结节或将残留肝小叶重新分割，改建成为假小叶，形成肝硬化的典型形态改变。上述变化造成肝内血液循环紊乱，表现为血管受到再生结节挤压，血管床缩小、闭塞或扭曲，肝内门静脉、肝静脉和肝动脉小支三者之间失去正常的关系，并相互出现交通吻合支等。

这些循环紊乱不仅是形成门静脉高压的病理基础，而且会加重肝细胞的营养障碍，促进肝硬化病变的进一步发展。

(三)病理变化及分类

肉眼观，早期因肝实质减少不明显，且常有明显脂肪变性，故肝脏体积可正常或略增大，质稍硬。后期肝体积缩小，重量减轻，质硬，表面和切面可见多数结节。在组织学上，正常肝小叶破坏或消失，被假小叶取代。假小叶特点包括：①假小叶内肝索排列紊乱，不呈放射状；②中央静脉缺如、偏位或有两个以上；③周围包绕增生的纤维组织，内有淋巴细胞、浆细胞浸润和细小胆管增生。

根据结节形态，1994 年国际肝病信息小组将肝硬化分为 3 型。①小结节型肝硬化：最为常见。结节大小较均匀，直径小于 3 mm，纤维隔较细，假小叶亦较一致。②大结节型肝硬化：结节较粗大且大小不一，一般平均大于 3 mm，最大可达 5 cm，结节由多个小叶构成，纤维隔宽窄不一，一般较宽。③大小结节混合型肝硬化：肝内同时存在大、小结节两种病理形态。此型肝硬化亦很常见。

【临床表现】

起病常隐匿，病程缓慢，可隐伏数年至 10 年以上，但少数因短期大片肝坏死，可在数月后发展为肝硬化。目前，临床上可将肝硬化分为代偿期和失代偿期。早期可无特异性症状、体征，肝腹腔积液的出现是肝硬化进入失代偿期的诊断标志之一。

(一)代偿期肝硬化

症状轻且无特异性。常见的有乏力、食欲不振、饭后上腹饱胀、厌油腻、肝区不适等，偶有腹泻或便秘，消瘦。其中以乏力和食欲不振出现较早，且较突出。症状间歇性出现，劳累时加重，休息或治疗后缓解。体征：一般状况好，面部轻度色素沉着，肝脏轻度肿大，表面光滑，质偏硬，可有轻度压痛，少数患者可有脾肿大。肝功能在正常范围内或轻度异常。

(二)失代偿期肝硬化

症状显著而突出。

主要有肝功能减退和门静脉高压两大类表现。

1. 肝功能减退的临床表现

(1)全身症状与体征：乏力、消瘦、低热等，一般情况及营养状况差，面容憔悴、面色灰暗黝黑呈肝病容，水肿，皮肤粗糙，可有口角炎、多发性神经炎。

(2)消化道症状体征：食欲不振、上腹不适、饱胀、恶心、呕吐、腹泻、黄疸等。由于消化道淤血以及肠道菌群失调等引起消化道吸收、蠕动障碍而产生上述症状。

(3)出血倾向及贫血：患者可有鼻、牙龈出血、皮肤紫癜、胃肠道黏膜出血及女性月经过多等。主要与肝脏合成凝血因子减少，脾功能亢进引起血小板减少和毛细血管脆性增加有关。贫血是由于营养缺乏，蛋白质、叶酸、维生素 B_{12}、铁等摄入及吸收利用不足，失血和脾功能亢进等因素引起。

(4)内分泌失调的表现：与肝功能减退时，激素灭活与合成功能降低有关。

①对雌激素的灭活功能降低而导致体内雌激素增多的表现：男性患者常有性欲减退、毛发脱落、乳房发育，女性有月经不调、闭经、不孕等；上腔静脉引流区域有蜘蛛痣(图 8-2)和肝掌(图 8-3)；皮肤暴露部位

色素沉着，与雌激素增多，通过负反馈作用引起糖皮质激素减少有关。

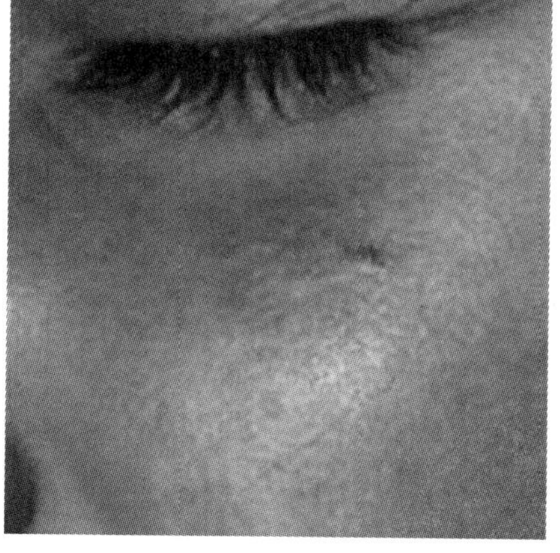

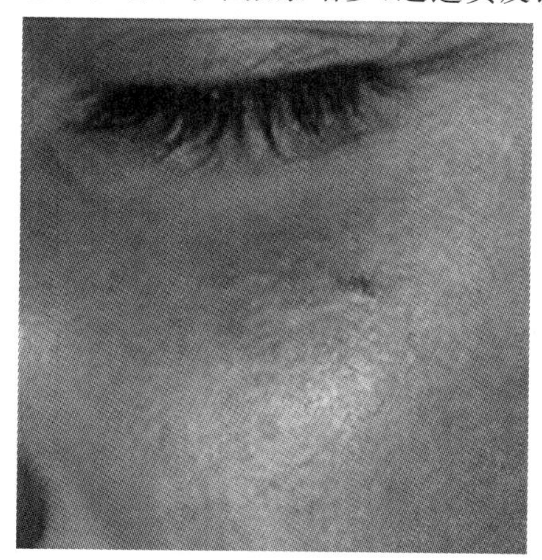

图 8-2 蜘蛛痣

图 8-3 肝硬化肝掌

②对醛固酮灭活功能减退，引起继发性醛固酮和加压素增多，从而导致或加重水肿。

③ 肝脏对血糖的调节障碍，可以出现高血糖或低血糖的表现。

2.门静脉高压的临床表现

(1)脾肿大：一般为中度肿大(正常的2～3倍)，有时为巨脾，并能出现左上腹不适及隐痛、胀满，伴有白细胞、红细胞及血小板数量减少，称为脾功能亢进。

(2)侧支循环建立与开放：门静脉与体静脉之间有广泛的交通支，在门静脉高压时，为了使淤滞在门静脉系统的血液回流，这些交通支大量开放，经扩张或曲张的静脉与体循环的静脉发生吻合而建立侧支循环(图 8-4)。主要有：①食管下段与胃底静脉曲张：食管胃底曲张静脉破裂常导致失血性休克，并诱发肝性昏迷和腹腔积液等而致死亡。②腹壁静脉曲张：表现为以脐为中心，向上和向下呈放射性分布。向上走行的稍多、较明显，主要在前腹壁。③痔核形成：门静脉系的痔上静脉与腔静脉系的痔中、痔下静脉吻合扩张而形成。④其他：肝至膈的脐旁静脉、脾肾韧带和网膜中的静脉、腰静脉或后腹壁静脉等。

(3)腹腔积液：肝硬化门静脉高压最突出的临床表现，若腹部隆起，感觉腹胀，提示肝病属晚期。

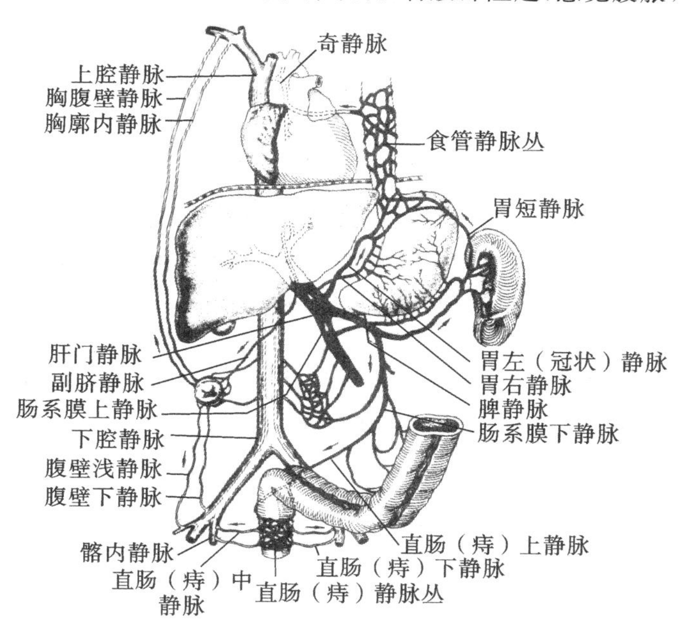

图 8-4 门静脉回流受阻时侧支循环血流方向示意图

(三)肝脏触诊

肝脏在早期肿大，晚期坚硬缩小，肋下常不易触及。35%～50%的患者有脾肿大，常为中度，少数为重度。

【并发症】

肝硬化往往因并发症而死亡。

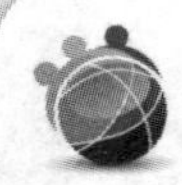

课堂互动

肝硬化腹腔积液形成除与低蛋白血症血浆胶体渗透压下降有关外，还与哪些因素有关？

(一)上消化道出血

上消化道出血为本病最常见的并发症，多突然发生，出血量大，除呕鲜血外，常伴有血便。易出现休克及诱发肝性脑病，病死率较高。在肝硬化患者上消化道出血中，除因食管胃底静脉曲张破裂外，部分患者出血的原因为并发急性胃黏膜病变或消化性溃疡。鉴别需做内镜检查。

(二)肝性脑病

肝性脑病见于严重肝病患者，是以代谢紊乱为基础的中枢神经系统的综合征，临床上以意识障碍和昏迷为主要表现，是肝硬化最常见的死亡原因，亦可见于重症肝炎、肝癌、严重的阻塞性黄疸及门腔静脉分流术后的患者。

(三)感染

肝硬化患者由于免疫功能低下，门静脉侧支循环开放等因素，细菌侵入繁殖增加而并发各种感染如肺炎、胆道感染、革兰阴性杆菌败血症和原发性腹膜炎等。自发性腹膜炎的致病菌多为大肠杆菌及副大肠杆菌，近来发现厌氧菌也是致病菌之一。一般起病较急，主要表现为发热、腹痛和腹胀。短期内腹腔积液迅速增长，腹部有不同程度的压痛和腹膜刺激征。腹腔积液多为渗出液，本并发症病情严重，需及时发现，积极治疗。

(四)功能性肾功能衰竭

肝硬化有大量腹腔积液时，由于心输出量相对不足和有效循环血容量不足等因素，激活 RAAS，出现功能性肾功能衰竭，又称肝肾综合征。其特点为自发性少尿或无尿、稀释性低钠血症、低尿钠、氮质血症和血肌酐升高。消化道出血、休克、大量的腹腔积液和强烈利尿、内毒素血症和钠水代谢紊乱等与本病密切相关。

(五)电解质和酸碱平衡紊乱

低钠血症是由于长期低钠饮食、利尿、大量放腹腔积液等致钠丢失。低钾、低氯血症与代谢性碱中毒、摄入减少、呕吐、腹泻、应用利尿剂等引起。

(六)原发性肝癌

肝硬化特别是病毒性肝炎和酒精性肝硬化发生肝细胞癌的危险性明显增高。当肝硬化患者在短期内出现肝脏进行性增大、持续性肝区疼痛或不明原因发热、腹腔积液转变为血性等，特别是甲胎蛋白增高，B超提示肝占位性病变时应警惕原发性肝癌的可能，CT 可确诊。

(七)门静脉血栓形成

发生率为 10%，如血栓缓慢形成，可无明显临床症状。如突然发生急性完全性阻塞，可出现剧烈腹痛、腹胀、便血及休克。脾迅速增大伴腹腔积液迅速增加。

【辅助检查】

(一)实验室检查

1. 血常规　代偿期多正常。失代偿期可有贫血。脾功能亢进时全血细胞减少。有感染时白细胞升高。

2. 尿常规　有黄疸时尿胆红素、尿胆原阳性。

3. 粪常规　消化道出血时大便潜血试验阳性。

4. 肝功能试验　代偿期肝功能试验大多正常或轻度异常。失代偿期多有全面损害：①转氨酶常有轻、中度增高，以丙氨酸氨基转移酶(ALT)增高较显著，肝细胞严重坏死时则天门冬酸氨基转移酶(AST)活力高于 ALT。②血清胆红素有不同程度增高。③血清白蛋白(A)降低、球蛋白(G)增高，白蛋白与球蛋白比例(A/G)降低或倒置。④凝血酶原时间测定：早期肝硬化的血浆凝血酶原多正常，而晚期活动性肝硬化和肝细胞严重损害时，则明显延长，若经维生素K治疗不能纠正者，提示预后欠佳。⑤血清Ⅲ型前胶原肽(P-Ⅲ-P)测定：近年来认为测定血清P-Ⅲ-P是目前诊断肝纤维化最好的指标，其水平与肝组织病理所见纤维化程度呈正相关，其正常值为(0.64±0.11) U/mL。⑥血氨测定：肝性脑病时，血氨可以升高。正常血氨为34～100 μmol/L。

5.免疫功能检查 乙型、丙型、丁型病毒性肝炎血清标记物测定，有助于分析肝硬化，在我国肝硬化患者中约70%乙型肝炎病毒表面抗原阳性，约80%乙型肝炎病毒抗体阳性。免疫球蛋白IgG、IgA均增高，以IgG最为显著。肝硬化时，由于肝细胞坏死和再生，甲胎蛋白(AFP)增高。用放射免疫法测定，一般在300 ng/mL以下，当肝功能好转后，AFP逐渐下降至正常，若继续升高，应警惕有无肝癌的可能。

6.腹腔积液检查 一般为漏出液。并发自发性腹膜炎时，腹腔积液透明度减低，密度增高，白细胞数增多，常在0.5×10^9/L及以上，以中性粒细胞为主；并发结核性腹膜炎时，以淋巴细胞为主。若腹腔积液呈血性，应高度怀疑癌变，当疑诊自发性腹膜炎时，需做腹腔积液细菌培养及药敏试验。

(二)影像学检查

1.X线检查 食管胃底静脉曲张时行食管X线钡餐检查可显示虫蚀样或蚯蚓状充盈缺损，纵行皱襞增宽，胃底静脉曲张时可显示菊花状充盈缺损。

2.超声检查 肝硬化时由于纤维组织增生，超声显示均匀的、弥漫的密集点状回声，晚期回声增强。肝体积可能缩小。如有门静脉高压存在，则门静脉增宽(常大于14 mm)，脾脏增厚。还能检出体检难以检出的少量腹腔积液。B超可检出原发性肝癌，是肝硬化是否合并原发性肝癌的重要初筛检查。

3.CT和MRI检查 CT对肝硬化的诊断价值与B超相似，可显示肝左、右叶比例失调，肝表面不规则，质地致密，脾肿大，腹腔积液等。当B超筛查疑合并原发性肝癌时常需做CT以便进一步检查，诊断仍有疑问时，可配合MRI检查，进行综合分析。

(三)内镜检查

通过胃镜可直接观察静脉曲张的部位及程度，准确率比X线检查高；食管胃底静脉曲张是诊断门静脉高压的最可靠指标。腹腔镜是诊断肝硬化的可靠方法之一，可直接观察肝外形、表面、色泽、边缘和脾的改变，并能做活组织检查。对于临床不能确诊的病例经此项检查即可确诊，并可以发现早期病变。

(四)肝穿刺活组织检查

肝穿刺活组织检查不仅有确诊价值，同时也可了解肝硬化的组织学类型、肝细胞损害和结缔组织形成的程度，有助于决定治疗和判断预后。若见有假小叶形成，可确诊为肝硬化。

【诊断要点】

(一)诊断

失代偿期肝硬化，根据临床表现和有关检查常可做出诊断。对早期患者应仔细询问过去有无病毒性肝炎、血吸虫病、长期酗酒、药物史、输血史或营养失调等病史，注意检查肝脾情况，结合肝功能及其他必要的检查，方能确定诊断。肝硬化的主要诊断依据：①病毒性肝炎(乙型及丙型)史、血吸虫病、酗酒及营养失调史。②肝脏可稍大，晚期常缩小、质地变硬、表面不平。③肝功能减退。④门静脉高压的临床表现。⑤肝活检有假小叶形成。完整的诊断应包括病因、病理、功能和并发症四个部分。

(二)鉴别诊断

1.与伴有肝肿大和脾肿大的疾病相鉴别 如慢性肝炎和原发性肝癌。其他还有华支睾吸虫病、肝包虫病、先天性肝囊肿及某些累及肝脏的代谢疾病。血液疾病，如慢性白血病等常有脾肿大，应注意鉴别。

2.与引起腹腔积液和腹部胀大的疾病相鉴别 常见的有缩窄性心包炎、结核性腹膜炎、腹腔内肿瘤、巨大卵巢囊肿及慢性肾炎等。

3.与肝硬化并发症鉴别的疾病

(1)上消化道出血：应与消化性溃疡，急慢性胃黏膜病变，胃癌、食管癌及胆道出血等鉴别。

(2)肝性昏迷：应与低血糖、糖尿病、尿毒症、药物中毒、严重感染和脑血管意外等所致的昏迷相鉴别。

(3)功能性肾功能衰竭：应与慢性肾炎、慢性肾盂肾炎以及由其他病因引起的急性肾功能衰竭相鉴别。

【治疗】

本病无特效治疗。

治疗原则：肝硬化治疗应该是综合性的，首先是针对病因进行治疗，如酒精性肝硬化患者必须戒酒，乙型肝炎病毒复制活跃伴肝纤维化患者可进行抗病毒治疗，晚期主要针对并发症治疗。

（一）一般治疗

1. 休息　代偿期患者应适当减少活动，注意劳逸结合；失代偿期应以卧床休息为主。

2. 饮食　以高热量、高蛋白和富含维生素且易消化的食物为宜，禁酒，避免粗糙、坚硬的食物；禁用损害肝脏的药物；有腹腔积液时应限制水、钠摄入；肝功能显著损害或有肝性脑病先兆时，应限制或禁食蛋白质。

3. 支持治疗　失代偿期患者食欲下降，进食减少，且多有恶心、呕吐，应静脉输入高渗葡萄糖以补充热量，输液中可加入维生素 C、胰岛素、氯化钾等；注意维持水、电解质和酸碱平衡；病情严重者应用白蛋白、鲜血或血浆。

（二）药物治疗

目前无特效药，不宜滥用药物，否则将加重肝脏负担而适得其反。

(1)补充各种维生素。

(2)保护肝细胞的药物：如肝泰乐、维丙胺、肝宁、益肝灵、肌苷等。10%葡萄糖溶液内加入维生素 C、维生素 B_6，氯化钾，可溶性胰岛素。

(3)对病毒复制活跃的病毒性肝炎肝硬化患者可给予抗病毒治疗。慢性乙型肝炎可选择拉米夫定、干扰素等。

(4)中药：中医药治疗有一定疗效。多以活血化淤药为主，应按病情辨证施治。

（三）腹腔积液的治疗

1. 限制水和钠的摄入　采用无盐或低盐饮食，每天摄入氯化钠以不超过 2 g 为宜。一般腹腔积液患者每天水的摄入应不超过 1000 mL。稀释性低钠血症患者液量应限制在 500 mL 以内。

2. 利尿药的应用　目前主张螺内酯(安体舒通)和呋塞米(速尿)联合应用，既可增强疗效，又可减少电解质紊乱等不良反应。初始剂量为口服螺内酯 100 mg 和呋塞米 40 mg，每天早晨顿服。每 3～5 天可同时调整两种利尿药的剂量(保持螺内酯和呋塞米 100 mg ∶ 40 mg 的比例)，最大剂量为每天螺内酯 400 mg，每天呋塞米 160 mg。比较理想的利尿剂剂量是体重每天减少 0.5 kg，有周围水肿者每天以 1 kg 为宜。剂量不宜过大，利尿速度不宜过快，以免诱发肝性脑病、肝肾综合征等，腹腔积液逐渐消退者要将利尿剂逐渐减量。因此，使用利尿药时应监测体重和电解质变化。

3. 提高血浆胶体渗透压　人血白蛋白每天可用 10～20 g，用 5%葡萄糖溶液稀释后静脉滴注或静脉注入。也可输血浆或全血，可提高血浆胶体渗透压，增加循环血容量，加强利尿作用，减少腹腔积液。

4. 穿刺放腹腔积液　一次抽腹腔积液如少于 4000 mL，在腹穿后可不必输注白蛋白。如果大量放腹腔积液，可每放 1000 mL 腹腔积液输注 8～10 g 白蛋白。

5. 腹腔积液还输　腹腔积液还输是治疗难治性腹腔积液的较好方法。在无菌情况下，放腹腔积液 5000～10000 mL，通过浓缩回收成 500 mL，再静脉回输，可去除潴留的钠和水分，提高血浆胶体渗透压和血容量。感染或癌性腹腔积液不可回输。

6. 腹腔-颈内静脉分流术　该法能降低门静脉压力，创伤小，安全性高，但易诱发肝性脑病，故不宜作为治疗的首选。

对腹腔积液一般治疗前三项即可，难治性腹腔积液除前三项外，可增加后三项治疗方法。

（四）门静脉高压的手术治疗

手术的目的是降低门静脉压力和消除脾功能亢进，手术方法有脾切除术、断流术和各种分流术。

（五）并发症治疗

1. 食管或胃底静脉曲张破裂出血　食管胃底静脉曲张破裂出血是肝硬化的严重并发症之一，病死率高，应积极抢救。

(1)卧床休息，禁食，密切监测血压及脉搏。注意出入量，保持水、电解质平衡。宜输鲜血，因库存血含氨量高，易诱发肝性脑病。

(2)止血措施：血管加压素 10 U 加入 5%葡萄糖溶液 200 mL 中缓慢静脉滴注，每天用量不宜超过

3 次。特利加压素(可利新)系新型血管升压素,可使血管平滑肌收缩,一次静脉注射 2 mg 可维持 10 h,止血率达 70%,较垂体后叶素 0.4 U/min 静脉滴注效果好。生长抑素可减少腹腔内脏血流量,可用其人工合成制剂奥曲肽 0.1 mg 加入葡萄糖溶液静脉推注,继而以 25～50 μg/h 静脉滴注 24 h,该类药物已成为近年治疗食管胃底静脉曲张出血最常用药物。垂体后叶素与扩血管药硝酸甘油合用,比单用垂体后叶素好,且可减少垂体后叶素的副作用。一般用法,垂体后叶素 0.4 U/min 持续静脉滴注 20 min 时,加用硝酸甘油,每次 0.4 mg,每 15～30 min 静脉注射 1 次。去甲肾上腺素 8～16 mg 溶于 100～200 mL 生理盐水或冰水中,分次口服或由胃管注入胃内,此法简单,疗效尚好,不会导致血压升高和胃肠缺血,动脉硬化的老年人慎用。云南白药、三七粉各 1.5 g,白芨粉 3 g 口服或胃管注入均可。维生素 K_1 10～20 mg 静脉注射或酚磺乙胺(止血敏)、氨基己酸(6-氨基己酸)止血辅助药也可应用。

(3)三腔管压迫止血是较有效的急救止血法,持续压迫时间最长不应超过 24 h。目前已不推荐气囊压迫作为首选止血措施。

(4)内镜下治疗:局部注射硬化剂、皮圈套扎曲张静脉、局部应用止血药。

(5)外科手术治疗:如上述方法不能止血,可进行胃底静脉结扎等外科手术治疗。

(6)经颈静脉肝内门体静脉分流术(TIPSS):此法是 20 世纪 80 年代末开始应用于临床的一种介入放射学新技术。最近有报道急性出血控制率为 88%,术后再出血率为 19%,主要是由于支架的再狭窄和闭塞所致。

2. 感染　并发自发性腹膜炎或败血症时,应早期、足量、联合使用抗生素,一经诊断立即进行。先选用主要针对革兰阴性杆菌并兼顾革兰阳性球菌的抗生素,如氨苄西林、头孢噻肟钠、头孢他啶、头孢曲松钠或喹诺酮类等两三种抗生素联合应用,再根据细菌培养结果,考虑是否调整药物。开始剂量宜大,病情稳定后减量,用药时间不得少于 2 周。

3. 肝性脑病

(1)消除诱因:及时控制感染和上消化道出血,避免快速大量地排钾利尿和放腹腔积液,注意纠正水、电解质和酸碱平衡失调,禁用吗啡类镇静药物。

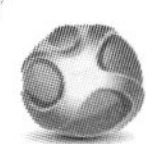

知识拓展

(1)出现黄疸、腹腔积液、全身水肿时,因皮肤瘙痒、干燥、活动减少、受压等因素而致皮肤易受损。①保持皮肤清洁,每天给予温水擦浴,避免使用刺激性肥皂清洁皮肤。②衣服宜宽大、柔软。③定时更换体位。④剪短指甲,防止抓伤皮肤,并指导患者用触摸或拍打的方式缓解瘙痒的感觉。⑤慎用胶布,防止不必要的损伤。

(2)保持口腔清洁,指导患者避免用力刷牙。

(3)腹腔积液患者:指导其学会自我测量腹围、称体重、测量生命体征并做好记录;遇到小病时不要擅自用药,要在医生指导下用药;生活中少接触一些化学毒物,如染料、化肥、农药等。

(2)减少肠内毒素的生产和吸收。①饮食:开始数日内禁食蛋白质,病情好转后,每 3～5 天可增加 10 g 蛋白质,待完全恢复后可达 0.8～1.0 g/(kg·d)。②清洁肠道:可用生理盐水或稀醋酸灌肠,也可用生理盐水 1000 mL 加食醋 50 g 灌肠。③乳果糖、乳梨醇或 33%硫酸镁口服。④抑制肠道细菌生长:新霉素 2～8 g/d或甲硝唑 0.8 g/d,分 4 次口服。⑤益生菌制剂:口服某些不产生尿素酶的有益菌可抑制有害菌的生长,对减少氨的生成可能有一定作用。

(3)促进体内氨的代谢:纠正氨基酸代谢的紊乱。

①L-鸟氨酸-L-门冬氨酸(OA):能促进体内的尿素循环(鸟氨酸循环)而降低血氨。每天静脉注射 20 g的 OA 可降低血氨,改善症状,不良反应为恶心、呕吐。

②鸟氨酸-α-酮戊二酸:其降氨机制与 OA 相同,但其疗效不如 OA。

③其他:谷氨酸钠、谷氨酸钾和精氨酸至今尚无证据肯定其疗效,目前已很少使用。

(4)调节神经递质：

①GABA/BZ复合受体拮抗剂：马西尼可以拮抗内源性苯二氮䓬所致的神经抑制。其用量为0.5～1 mg静脉注射，或1 mg/h持续静脉滴注。

②减少或拮抗假神经递质：支链氨基酸的疗效尚存在争议，但对不能耐受蛋白质的营养不良者，补充支链氨基酸有助于改善其氮平衡。

(5)纠正电解质和酸碱平衡紊乱：每天入液总量以不超过2500 mL为宜，一般约为尿量加1000 mL。及时纠正低钾和碱中毒。

(6)人工肝。

(7)肝移植。

4.肝肾综合征　在积极改善肝功能的前提下，可采取以下措施：①早期预防和消除诱发肝肾功能衰竭的因素，诸如感染、出血、电解质紊乱、不适当的放腹腔积液、利尿等；②避免使用损害肾功能的药物；③输注右旋糖酐、血浆、白蛋白等提高血容量，改善肾血流量，在扩容的基础上，应用利尿剂；④腹腔积液浓缩，静脉回输；⑤血管活性药物，如八肽加压素、可利新、多巴胺等，可改善肾血流量，增加肾小球滤过率，降低肾小管阻力，用于功能性肾功能衰竭伴低血压者有一定效果。

(六)肝移植手术

肝移植是对晚期肝硬化治疗的最佳选择，掌握手术时机及尽可能充分做好术前准备可提高手术存活率。

【健康指导】

(1)注意休息，避免剧烈运动；要保持乐观的情绪，树立战胜疾病的信心。

(2)食物应易消化、富营养、高蛋白、高糖、高维生素、低脂。有肝昏迷可能时，应限制或禁食蛋白质，三餐应以蔬菜为主。可适当选用酸牛奶来补充必需氨基酸。

(3)有腹腔积液时要卧床休息，增加营养，并限制盐的摄入，最好采用无盐或低盐饮食，每天食盐量以不超过5 g为宜。腹腔积液明显时应限制水的摄入，一般进水量控制在每天1000 mL。严重低钠血症者，应限制在500 mL以内。多吃含钾高的食物，如柑橘、生海带、干木耳、香蕉、苹果、番茄等，预防低钾血症的发生。

(4)伴有食管静脉曲张者，避免进食生、冷、硬、辣等刺激性食物，进食时应细嚼慢咽，不宜暴饮暴食，避免吃过热的食物，防止诱发出血。

(5)禁酒戒烟，不要滥用“护肝”药物。

(6)定期到医院做肝功能、甲胎蛋白、超声波等检查。

第四节　急性胆囊炎

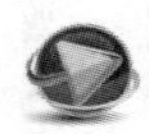

学习目标 >>

识记：

1.能够准确说出急性胆囊炎的主要临床表现。

2.能简要描述急性胆囊炎的常规辅助检查。

3.能准确说出急性胆囊炎的治疗方案。

理解：

1.能够用自己的语言描述典型急性胆囊炎的临床表现。

2.明确典型病例的临床特点，并可分析其异常改变的原因。

3.能够准确识别急性胆囊炎、消化性溃疡急性穿孔、急性胰腺炎的区别。

应用：

1.能够自觉将医疗规范与康复健康理念贯穿于疾病治疗的全过程。

2.能用所学知识与技能协助主治医生对患者的疾病康复进行指导。

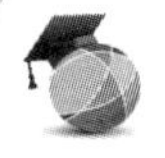

任务引领

患者，李某，女性，48岁，突然发作的右上腹部绞痛，之后右上腹痛持续加重，伴有恶心、呕吐就诊。查体：右上腹部有压痛，反跳痛，肌紧张，Murphy征阳性，体温38.5℃。实验室检查：白细胞13×10^9，中性粒细胞0.79。超声检查：胆囊体积8.2 cm×4.1 cm，胆囊壁厚0.4 cm，模糊，胆囊内无回声区内可见分布不均匀的细小点状回声，后方无声影。

请完成以下任务：

(1)通过学习，请归纳与总结急性胆囊炎的主要临床表现。

(2)你知道急性胆囊炎的辅助检查项目吗？请简单描述常规检查项目。

(3)假如你是该患者的主治医生，请给该病例做出诊断并设计简单的医嘱。

急性胆囊炎是胆囊发生的急性化学性和(或)细菌性炎症。约95%的患者合并有胆囊结石，称为结石性胆囊炎；5%的患者未合并胆囊结石，称为非结石性胆囊炎。女性多见，男女发病率随着年龄变化，50岁前男女之比为1∶3，50岁后为1∶1.5。

【病因和发病机制】

(一)病因

各种因素造成胆囊管梗阻、胆汁滞留和随之而来的细菌感染或化学性胆囊炎。少数病例未见有明显的胆囊内胆汁滞留现象，细菌感染似为引起急性胆囊炎的唯一原因。

1. 胆汁滞留　这是引起急性胆囊炎的一个先驱的、基本的因素。一般认为急性胆囊炎患者90%以上有结石嵌顿于胆囊颈或胆囊管，导致胆汁滞留。除结石外，胆囊管本身过于曲折、畸形，或异常血管、周围炎症粘连、蛔虫钻入，以及肿大淋巴结压迫等造成梗阻和胆汁滞留。

2. 细菌感染　引起急性胆囊炎的细菌大约70%为大肠埃希杆菌，少数情况下可有革兰阳性球菌，若合并大量厌氧菌感染，会出现气肿性急性胆囊炎。约50%急性胆囊炎患者胆汁细菌培养阳性。细菌多经肠道逆行入胆囊，有时也可以经淋巴管或血源性播散。

3. 其他原因　主要见于创伤和胰液反流。创伤包括外科手术、灼伤等，可导致急性胆囊炎。在创伤时，由于疼痛、发热、脱水、情绪紧张等可使胆汁黏稠度增加，排空减慢。此外，当胰、胆管共通管梗阻时，反流胰液中的胰蛋白酶被胆汁激活，与胆汁酸结合，也可激活磷脂酶，使卵磷脂转为溶血卵磷脂，这两者作用于胆囊壁而产生损害。

(二)发病机制

当胆囊管或胆囊颈因结石突然嵌顿或其他原因而梗阻时，由于胆囊是一盲囊，引起胆汁滞留或浓缩，浓缩的胆盐刺激和损伤胆囊引起急性化学性胆囊炎；同时，胆汁滞留和(或)结石嵌顿可使磷脂酶A从损伤胆囊的黏膜上皮释放出来，使胆汁中的卵磷脂水解成溶血卵磷脂，从而改变细胞的生物膜结构而导致急性胆囊炎。

(三)病理改变

急性胆囊炎的病理变化依炎症程度不同分为以下几类。

(1)单纯性胆囊炎：可见胆囊壁充血，黏膜水肿，上皮脱落，白细胞浸润，胆囊与周围并无粘连。属炎症早期，可吸收痊愈。

(2)化脓性胆囊炎：胆囊明显肿大、充血、水肿、肥厚，表面可附有纤维素性脓性分泌物，炎症已波及胆囊各层，多量中性多核细胞浸润，有片状出血灶，黏膜发生溃疡，胆囊腔内充满脓液，并可随胆汁流入胆总管，引起Oddi括约肌痉挛，造成胆管炎、胆源性胰腺炎等并发症。此时胆囊与周围粘连严重。

(3)坏疽性胆囊炎：胆囊过分肿大，导致胆囊血液循环障碍，胆囊壁有散在出血、灶性坏死，小脓肿形成，或全层坏死，呈坏疽改变。坏疽性胆囊穿孔后可形成弥漫性腹膜炎、膈下感染、内或外胆瘘、肝脓肿等，但多被大网膜及周围脏器包裹，形成胆囊周围脓肿，呈现局限性腹膜炎征象。

【临床表现】

(一)症状

1. 腹痛　2/3 以上患者右上腹持续性疼痛伴阵发性加剧，并可向右肩胛部放射。疼痛常发生于夜间，其前可有饱餐及脂餐等诱因，是因睡眠仰卧时结石易于滑入胆囊管，形成嵌顿。腹痛常呈持续性、膨胀性疼痛，如有胆囊管梗阻，则可有间断性胆绞痛发作。

2. 恶心、呕吐　60%～70%患者可有反射性恶心和呕吐，严重者可呕出胆汁，并可造成脱水及电解质紊乱。

3. 全身症状　80%患者可有中度发热。当发生化脓性胆囊炎时，可出现寒战、高热及烦躁、谵妄等症状。严重者可发生感染性休克。

(二)体征

患者多呈急性病容，呼吸表浅而不规则。严重呕吐者可有失水及虚脱征象。20%患者可有轻度黄疸。

右上腹可有压痛及肌紧张，Murphy 征阳性。有些患者可扪及肿大而有触痛的胆囊。如胆囊病变发展较慢，大网膜可粘连包裹胆囊，形成边界不清、固定的压痛性包块；如病变发展快，胆囊发生坏死、穿孔，可出现弥漫性腹膜炎表现。

非结石性胆囊炎的临床表现和结石性胆囊炎相似，但常不典型。

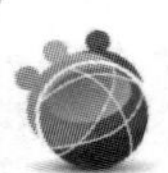

课堂互动

急性胆囊炎疼痛往往因脂餐而诱发，请解释其发生的原因。

【辅助检查】

(一)实验室检查

5%的患者有轻度白细胞升高(12～15)$\times 10^9$/L。血清转氨酶升高，AKP 升高较常见，1/2 患者有血清胆红素升高，1/3 患者血清淀粉酶升高。

(二)影像学检查

B 超检查，可显示胆囊增大。囊壁增厚甚至有“双边”征，以及胆囊内结石光团，其对急性胆囊炎诊断的准确率为 65%～90%。CT 检查可发现胆囊增大，胆囊壁弥漫性均匀增厚。此外，如^{99m}Tc-EHIDA 检查，急性胆囊炎由于胆囊管梗阻，胆囊不显影，其敏感性几乎达到 100%；反之，如有胆囊显影，95%的患者可排除急性胆囊炎。

【诊断要点】

(一)诊断

结石性胆囊炎主要依靠临床表现和 B 超检查即可得到确诊。B 超检查能显示胆囊体积增大，胆囊壁增厚，厚度常超过 3 mm，在 85%～90%的患者中能显示结石影。在诊断有疑问时，可应用同位素^{99m}Tc-IDA做胆系扫描和照相，在造影片上常显示胆管，胆囊因胆囊管阻塞而不显示，从而确定急性胆囊炎的诊断。此法正确率可达 95%以上。急性非结石性胆囊炎的诊断比较困难。诊断的关键在于创伤或腹部手术后出现上述急性胆囊炎的临床表现时，要想到该病的可能性，对少数由产气杆菌引起的急性气肿性胆囊炎中，摄胆囊区平片，可发现胆囊壁和腔内均有气体存在。

(二)鉴别诊断

如急性病毒性肝炎、急性胰腺炎、急性阑尾炎、消化性溃疡急性穿孔和右心衰竭等疾病，一般经过有关的辅助检查，结合病史及体格检查，均能做出正确的诊断。

【治疗】

1. 一般治疗　卧床休息，给予易消化的流质饮食，忌油腻食物，严重者给予禁食、胃肠减压，静脉补充营养、水及电解质。

2. 解痉、镇痛药物治疗　阿托品 0.5 mg 肌内注射；硝酸甘油 0.3～0.6 mg，舌下含化；维生素 K_3 8～16 mg，肌内注射；杜冷丁或美沙痛等镇痛，不宜用吗啡。

3. 抗菌治疗　可选用氨苄青霉素、环丙沙星、甲硝唑，还可选用氨基糖苷类或头孢菌素类抗生素，最好根据细菌培养及药敏试验结果选择抗生素。

4. 利胆　舒胆通、消炎利胆片或清肝利胆口服液口服，发作缓解后方可应用。

5. 外科治疗　发生坏死、化脓、穿孔、嵌顿结石者，应及时进行外科手术治疗，行保胆手术或胆囊切除。

【健康指导】

(1)急性发作缓解后，可食清淡流质饮食或低脂、低胆固醇、高碳水化合物饮食。养成按时吃早餐的习惯，从而能够有效地预防结石的形成。

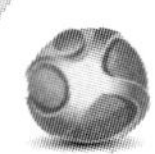

知识拓展

向患者及家属介绍急性胆囊炎的基本知识、手术和药物治疗的大概过程，使其了解其预后，稳定患者情绪，主动配合治疗。协助患者变换卧位，可弯曲膝盖靠近胸部，缓解疼痛，放松腹部肌肉，减轻患者对疼痛的敏感性。急性期指导患者禁食，病情稳定后，宜食用低脂、高糖、高维生素、易消化饮食，不吃或少吃肥肉、油炸食品及动物内脏。

(2)提供丰富的维生素，尤其是维生素 A、维生素 C 及 B 族维生素以及维生素 E 等。

(3)适量膳食纤维，可刺激肠蠕动，预防胆囊炎发作。

(4)喝大量饮料有利于胆汁稀释，每天可饮入 1500～2000 mL。

(5)少量多餐，可反复刺激胆囊收缩，促进胆汁排出，达到引流目的。

(6)忌用刺激性食物和酒类。

(7)合理烹调，宜采用煮、卤、蒸、烩、炖、焖等烹调方法，忌用熘、炸、煎等。高温油脂中，含有丙烯醛等裂解产物，可刺激胆道，引起胆道痉挛急性发作。

(8)食物温度适当，过冷或过热食物，都不利于胆汁排出。

(刘　洋　胡曼丽　刘铁英)

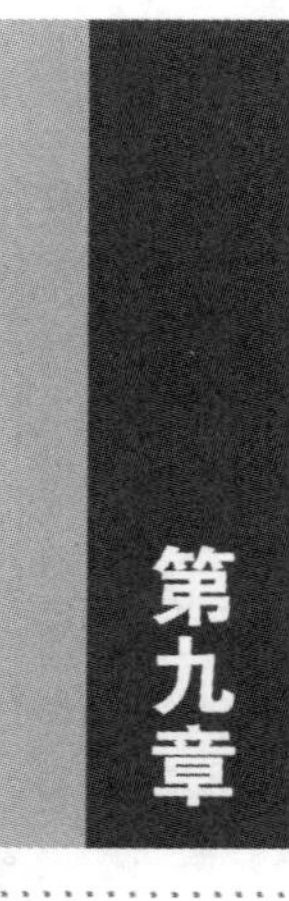

泌尿系统疾病

L I N C H U A N G J I B I N G G A I Y A O

第一节 急性肾小球肾炎

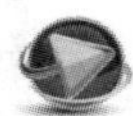

学习目标

识记：

1. 能够准确说出急性肾小球肾炎的主要临床表现。
2. 能简要描述急性肾小球肾炎的常规辅助检查。
3. 能准确说出急性肾小球肾炎的治疗方案。

理解：

1. 能够用自己的语言描述典型急性肾小球肾炎的临床表现。
2. 明确典型病例的临床特点，并可分析其异常改变的原因。
3. 能够准确识别急性肾小球肾炎、急性肾病综合征、急进性肾小球肾炎的区别。

应用：

1. 能够自觉将医疗规范与康复健康理念贯穿于疾病治疗的全过程。
2. 能用所学知识与技能协助主治医生对患者的疾病康复进行指导。

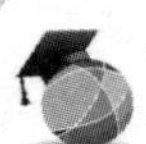

任务引领

患者，男性，21 岁，咽部不适 3 周，水肿、尿少 1 周。3 周前咽部不适，轻咳，无发热，自服氟哌酸不好。近 1 周感双腿发胀，双眼睑水肿，晨起时明显，同时尿量减少，每天 200～500 mL，尿色较红。于外院查尿蛋白(＋＋)，RBC、WBC 不详，血压增高，口服“阿莫仙”、“保肾康”症状无好转来诊。发病以来精神食欲尚可，有轻度腰酸、乏力，无尿频、尿急、尿痛、关节痛、皮疹、脱发及口腔溃疡，体重 3 周来增加 6 kg。既往体健，无青霉素过敏史，个人、家族史无特殊。

查体：T 36.6 ℃，P 80 次/分，R 18 次/分，BP 160/96 mmHg，无皮疹，浅表淋巴结未触及，眼睑水肿，巩膜无黄染，咽红，扁桃体不大，心肺无异常，腹软，肝脾不大，移动性浊音(－)，双肾区无叩击痛，双下肢可凹性水肿。

化验：血 Hb 140 g/L，WBC 7.7×10^9/L，PLT 210×10^9/L，尿蛋白(＋＋)，定量3 g/24 h，尿 WBC 0～1 个/HP，RBC 20～30 个/HP，偶见颗粒管型，肝功能正常，Alb 35.5 g/L，BUN

8.5 mmol/L，Scr 140 μmol/L。血 IgG、IgM、IgA 正常，C_3 0.5g/L，ASO 800 U/L，乙肝两对半（—）。

请完成以下任务：

（1）通过学习，请归纳与总结急性肾小球肾炎的主要临床表现。

（2）你知道急性肾小球肾炎的辅助检查项目吗？请简单描述常规检查项目。

（3）假如你是该患者的主治医生，请设计简单的医嘱。

急性肾小球肾炎常简称急性肾炎。广义上是指一组病因及发病机理不一，但临床上表现为急性起病，以血尿、蛋白尿、水肿、高血压和肾小球滤过率下降为特点的肾小球疾病，故也常称为急性肾病综合征。

一、病因、发病机制和病理改变

（一）病因

根据流行病学、免疫学及临床方面的研究，证明本症主要是由β-溶血性链球菌"致肾炎菌株"（常见为A组10型等）感染所致，常见于上呼吸道感染（多为扁桃体炎）、猩红热、脓疱疮等链球菌感染引起的一种免疫复合物性肾小球肾炎。

（二）发病机制

关于感染后导致肾炎的机制，一般认为是机体对链球菌的某些抗原成分（如细胞壁的M蛋白或细胞浆中某些抗原成分）产生抗体，形成循环免疫复合物，随血流抵达肾脏。并沉积于肾小球基膜，进而激活补体，造成肾小球局部免疫病理损伤而致病。

（三）病理改变

主要累及肾小球，病理类型为毛细血管内皮增生性肾小球肾炎。急性期肾小球毛细血管出现免疫性炎症使毛细血管腔变窄甚至闭塞，并损害肾小球滤过膜，出现血尿、蛋白尿及管型尿等；肾小球滤过率下降，因而对水和各种溶质（包括含氮代谢产物、无机盐）的排泄减少，发生水、钠潴留，继而引起细胞外液容量增加，因此临床上有水肿、尿少、全身循环充血状态如呼吸困难、肝大、静脉压增高等。本病时的高血压，目前认为是由于血容量增加所致。

二、临床表现

急性肾炎多见于儿童，男性多于女性，通常于前驱感染后1～3周起病。本症在临床上表现轻重悬殊，轻者可为"亚临床型"即除实验室检查异常外，并无具体临床表现；典型患者呈急性肾病综合征表现；重者并发高血压脑病、严重循环充血和急性肾功能衰竭。本病大多数预后良好，常可在数月内临床自愈。

（一）前驱感染和间歇期

前驱病常为链球菌所致的上呼吸道感染，如急性化脓性扁桃体炎、咽炎、淋巴结炎、猩红热等，或是皮肤感染，包括脓疱病、疖肿等。由前驱感染至发病有一无症状间歇期，呼吸道感染引起者约10天（6～14天），皮肤感染引起者为20天（14～28天）。

（二）典型病例的临床表现

前驱链球菌感染后经1～3周无症状间歇期而急性起病，表现为水肿、血尿、高血压及程度不等的肾功能受累。

1.水肿　最常见的症状，一般不十分严重，初仅累及眼睑及颜面，晨起重；重者波及全身，少数可伴胸腔积液、腹腔积液；轻者仅体重增加，肢体有胀满感。急性肾炎的水肿压之不可凹，与肾病综合征时明显的可凹性水肿不同。

2.尿异常　半数患者有肉眼血尿，镜下血尿几乎见于所有病例。血尿颜色呈多样性，与尿的酸碱度有关，酸性尿呈烟灰色或棕红色，中性或碱性尿呈鲜红色或洗肉水样。肉眼血尿严重时可伴排尿不适甚至排尿困难。通常肉眼血尿1～2周后即转为镜下血尿，少数持续3～4周。也可因感染、劳累而暂时反复。镜下血尿持续1～3个月，少数延续半年或更久，但绝大多数可恢复。血尿同时常伴程度不等的蛋白尿，一般为轻至中度。尿量减少并不少见，但真正发展至少尿或无尿者为少数。

3.高血压　见于30%～80%的病例，多因水、钠潴留血容量扩大所致，一般为轻或中度增高。大多数于1～2周后随利尿消肿而血压降至正常，若持续不降应考虑慢性肾炎急性发作的可能。

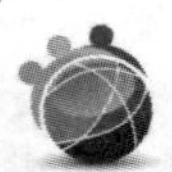

课堂互动

高血压患者后期临床上可出现肾功能的改变，而肾炎患者同时会伴有舒张压的升高，如何认识肾功能改变及血压变化对这两种疾病的影响？

（三）非典型病例表现

（1）无症状的亚临床病例，无水肿、高血压、肉眼血尿，仅于链球菌感染流行时，或急性肾炎患者的密切接触者中行尿常规检查时，发现镜下血尿，甚至尿检可正常，仅血中补体C3降低，待6～8周后恢复。

（2）临床表现有水肿、高血压，甚或有严重循环充血及高血压脑病，而尿中改变轻微或常规检查正常，称为“肾外症状性肾炎”，此类患者血中补体C3呈急性期下降，6～8周恢复的典型规律性变化，此点有助于诊断。

（3）尿蛋白及水肿重，甚至与肾病近似，部分患者还可有血浆蛋白下降及高脂血症，而与肾病综合征不易区别。

三、辅助检查

（一）尿液检查

血尿为急性肾炎重要所见，或肉眼血尿或镜下血尿，尿中红细胞多为严重变形红细胞，但应用袢利尿剂时可暂为非肾变形红细胞。此外，还可见红细胞管型，提示肾小球有出血渗出性炎症，是急性肾炎的重要特点。尿沉渣还常见肾小管上皮细胞、白细胞、大量透明和颗粒管型。尿蛋白通常为（＋）～（＋＋），尿蛋白多属非选择性，尿中纤维蛋白降解产物（FDP）增多。尿常规一般在4～8周内大致恢复正常。残余镜下血尿或少量蛋白尿（可表现为起立性蛋白尿）可持续半年或更长。

（二）血常规

红细胞计数及血红蛋白可稍低，系因血容量扩大，血液稀释所致。白细胞计数可正常或增高，此与原发感染灶是否继续存在有关。血沉增快，2～3个月内恢复正常。

（三）肾功能检查

肾小球滤过率（GFR）呈不同程度下降，但肾血浆流量仍可正常，因而滤过分数常减少。与肾小球功能受累相比较，肾小管功能相对良好，肾浓缩功能多能保持。临床常见一过性氮质血症，血中尿素氮、肌酐增高。不限水量的患者，可有轻度稀释性低钠血症。此外，患者还可有高钾血症及代谢性酸中毒。血浆蛋白可因血液稀释而轻度下降，在蛋白尿达肾病水平者，血白蛋白下降明显，并可伴一定程度的高脂血症。

（四）细胞学和血清学检查

急性肾炎发病后自咽部或皮肤感染灶培养出β溶血性链球菌的阳性率为30%左右，早期接受青霉素治疗者更不易检出。链球菌感染后可产生相应抗体，常借检测抗体证实前驱的链球菌感染。如抗链球菌溶血素“O”抗体（ASO），其阳性率达50%～80%，通常于链球菌感染后2～3周出现，3～5周滴度达高峰。判断其临床意义时应注意，其滴度升高仅表示近期有过链球菌感染，与急性肾炎的严重性无直接相关性；经有效抗生素治疗者其阳性率降低，皮肤感染灶患者阳性率也低。尚可检测抗脱氧核糖核酸酶B（anti-DNAse B）及抗透明质酸酶（anti-HAse），并应注意于2～3周后复查，如滴度升高，则更具诊断价值。

（五）血补体测定

除个别病例外，肾炎病程早期血总补体及C3均明显下降，6～8周后恢复正常。此规律性变化为本症的典型表现。血补体下降程度与急性肾炎病情轻征无明显相关，但低补体血症持续8周以上，应考虑有其他类型肾炎之可能，如膜增生性肾炎、冷球蛋白血症或狼疮肾炎等。

(六)其他检查

部分病例急性期可测得循环免疫复合物及冷球蛋白。典型病例不需肾活检，但如与急进性肾炎鉴别困难；或病后3个月仍有高血压、持续低补体血症或肾功能损害者。

四、诊断要点

(一)诊断

典型急性肾炎不难诊断。链球菌感染后，经1～3周无症状间歇期，出现水肿、高血压、血尿(可伴不同程度蛋白尿)，再加以血补体C3的动态变化即可明确诊断。当临床诊断困难时，急性肾病综合征患者可考虑进行肾脏活检以明确诊断、指导治疗。肾脏活检的指征如下：①少尿一周以上或进行性尿量减少伴肾功能恶化者；②病程超过两个月而无好转趋势者；③急性肾病综合征伴肾病综合征者。

(二)鉴别诊断

因症状轻重不一，且多种病因的肾脏疾病均可表现为急性肾病综合征，故有时应与下列疾病相鉴别。

1.其他病原体感染后的肾小球肾炎　已知多种病原体感染也可引起肾炎，并表现为急性肾病综合征。可引起增殖性肾炎的病原体有细菌(葡萄球菌、肺炎链球菌等)、病毒(流感病毒、EB病毒、水痘病毒、柯萨奇病毒、腮腺炎病毒、ECHO病毒、巨细胞病毒及乙型肝炎病毒等)、肺炎支原体及原虫等。参考病史、原发感染灶及其各种特点一般均可区别。

2.其他原发性肾小球疾病

(1)膜增殖性肾炎　起病似急性肾炎，但常有显著蛋白尿、血补体C3持续低下，病程呈慢性过程可鉴别，必要时行肾活检。

(2)急进性肾小球肾炎　起病与急性肾炎相同，常在3个月内病情持续恶化，血尿、高血压、急性肾功能衰竭伴少尿或无尿持续不缓解，病死率高。

(3)IgA肾病　多于上呼吸道感染后1～2天内即以血尿起病，通常不伴水肿和高血压。一般无补体下降，有时有既往多次血尿发作史。鉴别困难时需行肾活检。

(4)原发性肾病综合征肾炎型　肾炎急性期偶有蛋白尿严重达肾病水平者，与肾炎性肾病综合征易于混淆。经分析病史，补体检测，可以区别，困难时需肾活检。

3.全身性系统性疾病或某些遗传性疾病　红斑狼疮、过敏性紫癜、溶血尿毒综合征、结节性多动脉炎、Goodpasture综合征、Alport综合征等。据各病之其他表现可以鉴别。

4.急性泌尿系统感染或肾盂肾炎　也可表现有血尿，但多有发热、尿路刺激症状，尿中以白细胞为主，尿细菌培养阳性可以区别。

5.慢性肾炎急性发作　易误认为是“急性肾炎”，因两者预后不同，需予以鉴别。此类患者常有既往肾脏病史，发作常于感染后1～2天诱发，缺乏间歇期，且常有较重贫血、持续高血压、肾功能不全，有时伴心脏、眼底、尿比重变化，B超检查有时见两肾体积缩小。

五、治疗原则和药物治疗要点

(一)治疗原则

以对症治疗和休息为主。防治急性期并发症、保护肾功能，以利于其自然恢复。

(二)药物治疗要点

1.急性期应卧床休息　通常需2～3周，待肉眼血尿消失、血压恢复、水肿减退即可逐步增加室内活动量。对遗留的轻度蛋白尿及血尿应加强随访观察而无需延长卧床期，如有尿改变增重则需再次卧床。3个月内宜避免剧烈体力活动，可于停止卧床后逐渐增加活动量。

2.饮食和入量　减轻肾脏负担，急性期宜限制盐、水、蛋白质摄入。对有水肿、血压高者用免盐或低盐饮食。水肿重且尿少者限水。对有氮质血症者限制蛋白质摄入。

3.感染灶的治疗　对仍有咽部、皮肤感染灶者应给予青霉素或其他抗过敏药物治疗7～10天。

4.利尿剂的应用　凡经控制水、盐而仍尿少、水肿、血压高者均应给予利尿剂。噻嗪类无效时可用强有力的袢利尿剂如速尿和利尿酸。

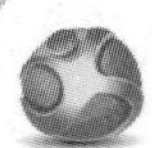

知识拓展

该病在小儿肾脏疾病中发生率最高，由于病程较长，常给患儿及家长带来沉重的精神压力和经济负担。应尽快向家长介绍本病的有关知识，使患儿及家长增强信心，更好地与医护人员合作。

肾炎患儿常有较严重的全身性水肿，以身体最低下部位明显，使局部皮肤变薄，血液循环受阻而易破损，并发感染，因此护理时要保持患儿皮肤清洁、干燥，及时更换内衣，被褥要松软，保持床铺清洁、干燥、平整、无渣屑，衣服应宽松，以免损伤皮肤。长期卧床的患儿要经常变换体位。除去皮肤胶布时动作要轻柔，避免损伤皮肤。避免蚊虫叮咬，注意勤修剪指甲，避免抓破皮肤。

5.降压药的应用　凡经休息、限水盐、利尿而血压仍高者应给予降压药。血压增高明显，需迅速降压时可用钙通道阻滞剂。发生高血压脑病需紧急降压者可选用硝普钠，对伴肺水肿者尤宜。

六、健康指导

(1)限制水量和食盐，急性期入水量一般以 500 mL 为限，以后视尿量而增加水量。必须限制食盐及给予低盐饮食。

(2)限制含嘌呤高的食物。为了减轻肾脏负担，应限制给予刺激肾脏细胞的食物，如菠菜、芹菜、小萝卜、豆类及其制品等。

(3)忌用强烈调味品，强烈的调味品对肾脏有刺激作用，这类调味品有胡椒、芥末、咖喱、辣椒等。味精也应少用，如多用味精会引起口渴而欲饮水。

(4)教会年长儿及家属准确地记录液体出入量，配合医务人员观察及记录尿量、尿色情况，观察患儿用药前后的体重及水肿的变化，按医嘱取清晨尿样送检，协助临床用药和饮食的调整。

第二节　慢性肾小球肾炎

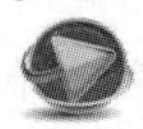

学习目标

识记：

1.能够准确说出慢性肾小球肾炎的主要临床表现。

2.能简要描述慢性肾小球肾炎的常规辅助检查。

3.能准确说出慢性肾小球肾炎的治疗方案。

理解：

1.能够用自己的语言描述典型慢性肾小球肾炎的临床表现。

2.明确典型患者的临床特点，并可分析其异常改变的原因。

应用：

1.能够自觉将医疗规范与康复健康理念贯穿于疾病治疗的全过程。

2.能用所学知识与技能协助主治医生对患者的疾病康复进行指导。

慢性肾小球肾炎(慢性肾炎)是一组由多种病因引起的发生于肾小球的免疫性疾病。多发生于中青年，病程常超过1年或长达几年，病情迁延，病变缓慢进展，可有不同程度的肾功能减退，最终将发展为慢性肾功能衰竭的一组肾小球病。

一、病因和病理

仅少数慢性肾炎是由急性肾炎发展所致，绝大多数慢性肾炎的确切病因不清楚，起病即为慢性，起始因素多为免疫介导炎症。导致病程慢性化的机制除免疫因素外，非免疫非炎症占有重要作用，主要包括肾内血管硬化引起肾缺血加重肾小球损伤，高血压导致肾小球高滤过而加速硬化以及健存肾小球代偿过于劳累发生硬化。

二、临床表现

慢性肾炎可发生于任何年龄，但以中青年为主，男性多见。多数起病缓慢、隐袭。临床表现呈多样性，蛋白尿、血尿、高血压、水肿为基本临床表现，可有不同程度的肾功能减退，病情时轻时重，渐进性发展为慢性肾功能衰竭。

(一)早期症状

早期患者可有乏力、疲倦、腰部疼痛、食欲减退；水肿可有可无，一般不严重。有的患者可无明显临床症状，血压可正常或轻度升高。

(二)肾功能

由于肾脏代偿能力比较强，肾功能正常或轻度受损的情况可持续数年，数十年。当肾功能逐渐恶化并出现相应的临床表现，则患者进入尿毒症阶段。

(三)高血压

以持续性中等以上程度的舒张压升高为主，伴有眼底出血、渗出，甚至视乳头水肿，如血压控制不好，肾功能恶化较快，预后较差。

部分患者因感染、劳累而急性发作，或用肾毒性药物后病情急骤恶化，去除诱因和适当治疗后病情可一定程度缓解，但也进入不可逆的慢性肾功能衰竭。

慢性肾炎临床表现呈多样性，个体间差异较大，故要特别注意因某一表现突出，而易造成误诊。如慢性肾炎高血压突出而易误诊为原发性高血压，增生性肾炎感染后急性发作时易误诊为急性肾炎，应予以注意。

三、辅助检查

(一)实验室检查

(1)尿常规：检查可有血尿、蛋白尿、管型尿等一种或两种以上异常。

(2)内生性肌酐清除率正常或降低。

(3)尿蛋白选择性指数(SPI)>0.2为非选择性蛋白尿；SPI≤0.2为选择性蛋白尿。

(二)其他检查

双肾B超显示肾脏大小正常或缩小，可有双肾皮质回声增强。

四、诊断要点

有蛋白尿、血尿、管型尿、水肿、高血压病史1年以上，排除继发性及遗传性肾小球肾炎，即可诊断为慢性肾炎。

五、治疗原则和药物治疗要点

(一)治疗原则

慢性肾炎的治疗应以防止或延缓肾功能进行性恶化、改善或缓解临床症状及防治严重并发症为主要目的，而不以消除尿红细胞或微量尿蛋白为目标。

(二)药物治疗要点

1. 积极控制高血压　治疗原则:①力争把血压控制在理想水平,血压应控制在125/75 mmHg;尿蛋白<1 g/d,血压控制可放宽到130/80 mmHg;②选择能延缓肾功能恶化,具有肾保护作用的降血压药物。

高血压患者应限盐(<3 g/d)。有水、钠潴留的容量依赖性高血压患者可选用噻嗪类利尿剂,如氢氯噻嗪。对肾素依赖性高血压患者则首选血管紧张素转换酶抑制剂(ACEI),如依那普利、贝那普利和雷米普利;血管紧张素Ⅱ受体阻滞剂(ARB),如氯沙坦、缬沙坦或伊贝沙坦。此外,钙通道阻滞剂,如非洛地平、氨氯地平缓释片和硝苯地平控释片。高血压难以控制时可选用不同类型降压药联合应用。

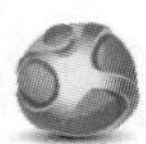

知识拓展

慢性肾炎的食物选择

(1)要给予充足的维生素,尤其要补充维生素C,因为长期慢性肾炎的患者可有贫血,补充维生素C能增加铁的吸收,所以应食用西红柿、绿叶蔬菜、新鲜大枣、西瓜、黄瓜、柑橘、猕猴桃和天然果汁等。

(2)食欲差者可补充维生素C制剂,同时应多补充B族维生素和叶酸丰富的食物,如动物的内脏,绿叶蔬菜等食品,有助于纠正贫血。高钾血症时要忌食含钾高的食物,要慎重选用蔬菜和水果。慢性肾炎的患者要忌食糖类饮料和刺激性食品。

2. 限制食物中蛋白及磷的入量　肾功能不全氮质血症患者应限制食物中蛋白及磷的入量。

3. 应用抗血小板药　大剂量双嘧达莫、小剂量阿司匹林有抗血小板凝集作用。

4. 糖皮质激素和细胞毒药物　一般不主张积极应用,但患者肾功能正常或仅轻度受损,肾体积正常,病理类型较轻(如轻度系膜增生性肾小球肾炎、早期膜性肾病等),尿蛋白较多,如无禁忌者可试用,无效者可逐步撤去。

5. 避免加重肾损害的因素　感染、劳累、怀孕及应用肾毒性药物(如氨基糖苷类抗生素等),均可能损伤肾,应予以避免。

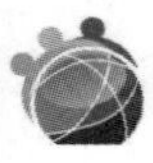

课堂互动

患者,男性,38岁,慢性肾炎诊断已有5年,一周前感冒后,出现疲乏无力症状加重、头痛明显等症状。

查体:血压190/120 mmHg,右眼巩膜可见出血点。

具体的处理方法是什么?注意事项是什么?

第三节　泌尿系统感染

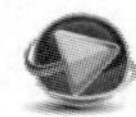

学习目标

识记:

1. 能正确简述急、慢性肾盂肾炎的感染途径、病理变化和临床病理联系。
2. 能正确简述急、慢性细菌性膀胱炎的病理变化。
3. 能正确简述尿道炎的病理变化。

理解：

能用自己的语言解释下列概念：尿路感染、急性肾盂肾炎。

应用：

能够运用所学知识，掌握尿路感染的预防要点。

泌尿系统感染又称尿路感染，简称尿感，是最常见的泌尿系统疾病之一。尿路感染是指各种病原微生物在尿路中生长、繁殖而引起的尿路感染性疾病。尿路感染可发生于所有人群，多见于女性，尤其是育龄性。本章叙述的是由细菌感染引起的尿路感染。

根据感染发生部位可分为上尿路感染和下尿路感染，前者系指肾盂肾炎，后者主要指膀胱炎及尿道炎。

【流行病学】

女性尿路感染发病率明显高于男性，比例约 8∶1。除非存在易感因素，成年男性极少发生尿路感染。50 岁以后男性因前列腺肥大的发生率增高，尿路感染发生率也相应增高，约为 7%。未婚女性发病率为 1%～3%，已婚女性发病率增高，约 5%，与性生活、月经、妊娠、应用杀精子避孕药物等因素有关。60 岁以上女性尿路感染发生率高达 10%～12%，多为无症状性细菌尿。

【病因和发病机制】

(一)病原微生物

尿路感染最常见致病菌为革兰阴性杆菌，其中以大肠埃希菌最为常见，占全部尿路感染的 70%以上。其他依次为变形杆菌、克雷白杆菌、粪链球菌、铜绿假单胞菌和葡萄球菌。其中变形杆菌常见于伴有尿路结石者，铜绿假单胞菌多见于尿路器械检查后，金黄色葡萄球菌则常见于血源性尿路感染。腺病毒可以在儿童和一些年轻人中引起急性出血性膀胱炎，甚至引起流行。此外，结核分枝杆菌、衣原体、真菌等也可导致尿路感染。

(二)发病机制

1. 感染途径

(1)上行感染：病原菌经由尿道上行至膀胱，甚至输尿管、肾盂引起的感染称为上行感染，约占尿路感染的 95%。

(2)血行感染：病原菌血行传播至泌尿生殖器官，此种感染途径少见。

(3)直接感染：泌尿系统周围器官、组织发生感染时，病原菌偶可直接侵入泌尿系统导致感染。

(4)淋巴道感染：盆腔和下腹部的器官感染时，病原菌可从淋巴道感染泌尿系统，但罕见。

2. 机体防御机制　虽然细菌可进入膀胱，但不都引起尿路感染，这与机体的防御功能有关。机体的防御机制包括：①尿道和膀胱黏膜的抗菌能力；②排尿的冲刷作用；③尿液中高浓度尿素、高渗透压和低 pH 值等；④输尿管膀胱连接处的活瓣，具有防止尿液、细菌进入输尿管的功能；⑤感染出现后，白细胞很快进入膀胱上皮组织和尿液中，起到清除细菌的作用；⑥男性前列腺分泌物中含有的抗菌成分。

3. 易感因素

(1)尿路梗阻：任何妨碍尿液自由流出的因素，如结石、前列腺增生、狭窄、肿瘤等均可导致尿液积聚，而细菌在局部大量繁殖引起感染。尿路梗阻合并感染可使肾组织结构快速被破坏，因此及时解除梗阻非常重要。

(2)泌尿系统结构异常：如肾发育不良、肾盂及输尿管畸形、移植肾、多囊肾等，也是尿路感染的易感因素。

(3)机体免疫力低下如长期使用免疫抑制剂、糖尿病、长期卧床、严重的慢性病和艾滋病等。

(4)神经源性膀胱：支配膀胱的神经功能障碍，如脊髓损伤、糖尿病、多发性硬化等疾病，因长时间的尿潴留和(或)应用导尿管引流尿液导致感染。

(5)妊娠：2%～8%妊娠妇女可发生尿路感染，与孕期输尿管蠕动功能减弱、暂时性膀胱输尿管活瓣关闭不全及妊娠后期子宫增大致尿液引流不畅有关。

(6)性别和性活动：女性尿道较短(约 4 cm)而宽，距离肛门及阴道口较近，是女性容易发生尿路感染的重要因素。性生活时可将尿道口周围的细菌挤压入膀胱引起尿路感染。前列腺增生导致的尿路梗阻是中老年男性尿路感染的一个重要原因。包茎、包皮过长是男性尿路感染的诱发因素。

(7)遗传因素：越来越多的证据表明宿主的基因影响尿路感染的易感性。反复发作尿路感染的妇女，其尿路感染的家族史显著多于对照组。由于遗传而致尿路黏膜局部防御尿路感染的能力降低，例如尿路上皮细胞 P 菌毛受体的数目增多，可使尿路感染发生的危险性增加。

(8)膀胱输尿管反流：输尿管壁内段及膀胱开口处的黏膜形成阻止尿液从膀胱输尿管口反流至输尿管的屏障，当其功能或结构异常时可使尿液从膀胱逆流到输尿管，甚至肾盂，导致细菌在局部定植，发生感染。

(9)医源性因素：导尿或留置导尿管、膀胱镜和输尿管镜检查、逆行性尿路造影等可致尿路黏膜损伤、将细菌带入尿路，易引发尿路感染。据文献报道，即使严格消毒，单次导尿后，尿路感染的发生率为 1%～2%，留置导尿管 1 天感染率约 50%，超过 3 天者，感染发生率可达 90%以上。

4. 细菌的致病力　细菌进入膀胱后，能否引起尿路感染，与其致病力有很大关系。以大肠埃希菌为例，并不是它的所有菌株均能引起症状性尿路感染，能引起者仅为其中的少数菌株，如 O、K 和 H 血清型菌株，它们具有特殊的致病力。大肠埃希菌通过菌毛将细菌菌体附着于特殊的上皮细胞受体，然后导致黏膜上皮细胞分泌 IL-6、IL-8，并诱导上皮细胞凋亡和脱落。致病性大肠埃希菌还可产生溶血素、铁载体等对人体杀菌作用具有抵抗能力的物质。

【病理解剖】

急性膀胱炎的病理变化主要表现为膀胱黏膜血管扩张、充血、上皮细胞肿胀、黏膜下组织充血、水肿及炎性细胞浸润，重者可有点状或片状出血，甚至黏膜溃疡。

急性肾盂肾炎可使单侧或双侧肾脏受累，表现为局限或广泛的肾盂肾盏黏膜充血、水肿，表面有脓性分泌物，黏膜下可有细小脓肿，于一个或几个肾乳头可见大小不一、尖端指向肾乳头、基底伸向肾皮质的楔形炎症病灶。病灶内可见不同程度的肾小管上皮细胞肿胀、坏死、脱落，肾小管腔中有脓性分泌物。肾间质水肿，内有白细胞浸润和小脓肿形成。炎症剧烈时可有广泛性出血，较大的炎症病灶愈合后局部形成瘢痕。肾小球一般无形态学改变。合并有尿路梗阻者，炎症范围常广泛。

慢性肾盂肾炎双侧肾脏病变常不一致，肾脏体积缩小，表面不光滑，有肾盂肾盏粘连、变形，肾乳头瘢痕形成，肾小管萎缩及肾间质淋巴-单核细胞浸润等慢性炎症表现。

【临床表现】

(一)膀胱炎

即通常所指的下尿路感染。占尿路感染的 60%以上。主要表现为尿频、尿急、尿痛、血尿、尿液常混浊、下腹部疼痛等，一般无全身感染症状，少数患者出现腰痛、发热，但体温常不超过 38.5 ℃。如患者有突出的系统表现，体温高于 38.0 ℃，应考虑上尿路感染。致病菌多为大肠埃希菌。

(二)肾盂肾炎

1. 急性肾盂肾炎　可发生于各年龄段，育龄女性最多见。临床表现与感染程度有关，通常起病较急。

(1)全身症状：发热、寒战、头痛、全身酸痛、全身肌肉压痛、心动过速、恶心、呕吐等，体温多在 38.0 ℃以上，多为弛张热，也可呈稽留热或间歇热。部分患者出现革兰阴性杆菌败血症。

(2)泌尿系统症状：尿频、尿急、尿痛、排尿困难、下腹部疼痛、腰痛等。腰痛程度不一，多为钝痛或酸痛。肋脊角或输尿管点压痛和(或)肾区叩击痛。部分患者下尿路症状不典型或缺如。

2. 慢性肾盂肾炎　临床表现复杂，全身及泌尿系统局部表现均可不典型。部分患者可有急性肾盂肾炎病史，多有反复尿路感染病史，后出现程度不同的腰部酸痛、间歇性尿频、乏力、低热及肾小管功能受损表现，如夜尿增多、低比重尿等。急性发作时患者症状明显，类似急性肾盂肾炎。病史长者可发展为慢性肾功能衰竭。

(三)无症状细菌尿

无症状细菌尿可由症状性尿路感染演变而来，部分可无急性尿路感染病史。无症状细菌尿是指患者有真性细菌尿，而无尿路感染的症状，致病菌多为大肠埃希菌，尿常规可无明显异常，但尿培养有真性细菌尿，也可在病程中出现急性尿路感染症状。

【并发症】

尿路感染如能及时治疗，并发症很少；但伴有糖尿病和(或)存在复杂因素的肾盂肾炎未及时治疗或治疗不当可出现下列并发症。

1. 肾乳头坏死　常发生于伴有糖尿病或尿路梗阻的肾盂肾炎，为其严重的并发症。肾乳头坏死指肾乳头及其邻近肾髓质缺血性坏死，主要表现为寒战、高热、剧烈腰痛或腹痛和血尿等，可同时伴发革兰阴性杆菌败血症和(或)急性肾功能衰竭。当有坏死组织脱落从尿中排出，阻塞输尿管时可发生肾绞痛。静脉肾盂造影(IVP)可见肾乳头区有特征性"环形征"。宜积极治疗原发病，加强抗生素应用等。

2. 肾周围脓肿　为严重肾盂肾炎直接扩展而致，多有糖尿病、尿路结石等易感因素。致病菌常为革兰阴性杆菌，尤其是大肠埃希菌。除原有症状加剧外，常出现明显的单侧腰痛，且在向健侧弯腰时疼痛加剧。超声波、X线腹部平片、CT等检查有助于诊断。治疗主要是加强抗感染治疗和(或)局部切开引流。

【实验室和其他检查】

(一)尿液检查

尿液常混浊，可有异味，少数有血尿。

1. 常规检查　可有白细胞尿、血尿、蛋白尿。尿沉渣镜检白细胞>5个/HP称为白细胞尿，对尿路感染诊断意义较大；部分尿路感染患者有镜下血尿，极少数急性膀胱炎患者可出现肉眼血尿；蛋白尿多为阴性，微量。部分肾盂肾炎患者尿中可见白细胞管型。

2. 白细胞排泄率　准确留取3 h尿液，立即进行尿白细胞计数，所得白细胞数按每小时折算，正常人白细胞计数<20万/h，白细胞计数>30万/h为阳性，介于(20～30)万/h者为可疑。

3. 细菌学检查

(1)涂片细菌检查：清洁中段尿沉渣涂片，革兰染色用油镜或不染色用高倍镜检查，计算10个视野细菌数，取其平均值，若每个视野下可见1个或更多细菌，提示尿路感染。本法设备简单、操作方便，检出率达80%～90%，可初步确定是杆菌或球菌，是革兰阴性菌还是革兰阳性菌，对及时选择有效的抗生素有重要的参考价值。

(2)细菌培养：可采用清洁中段尿、导尿及膀胱穿刺尿做细菌培养，其中膀胱穿刺尿培养结果最可靠。中段尿细菌定量培养$\geqslant 10^5$/mL，称为真性菌尿，可确诊为尿路感染；尿细菌定量培养$10^4 \sim 10^5$/mL，为可疑阳性，需复查；如$<10^3$/mL，可能为污染。耻骨上膀胱穿刺尿细菌定性培养有细菌生长，即为真性菌尿。

尿细菌定量培养可出现假阳性或假阴性结果。假阳性主要见于：①中段尿收集不规范，标本被污染；②尿标本在室温下存放超过1 h才进行接种；③检验技术错误等。假阴性主要原因如下：①近7天内使用过抗生素；②尿液在膀胱内停留时间不足6 h；③收集中段尿时，消毒药混入尿标本内；④饮水过多，尿液被稀释；⑤感染灶排菌呈间歇性等。

(二)血液检查

(1)血常规急性肾盂肾炎时血白细胞常升高，中性粒细胞增多，核左移。慢性肾盂肾炎时可贫血。

(2)慢性肾盂肾炎肾功能受损时可出现肾小球滤过率下降、血肌酐升高等。

(三)影像学检查

影像学检查如B超、X线腹平片、静脉肾盂造影、排尿期膀胱输尿管反流造影、逆行性肾盂造影等，目的是为了解尿路情况，及时发现有无尿路结石、梗阻、反流、畸形等导致尿路感染反复发作的因素。静脉肾盂造影的适应证为反复发作的尿路感染，尿路感染急性期不宜做静脉肾盂造影，可做B超检查。男性患者无论首发还是复发，均应行尿路X线检查以排除尿路解剖和功能上的异常。

【诊断】

(一)尿路感染的诊断

当女性有明显尿频、尿急、尿痛，尿白细胞增多，尿细菌定量培养$\geqslant 10^5$/mL，并为常见致病菌时，可拟诊为尿路感染。凡是有真性细菌尿者，均可诊断为尿路感染。无症状性细菌尿的诊断主要依靠尿细菌学检查，要求两次中段尿培养均为同一菌种的真性菌尿。

(二)尿路感染的定位诊断

真性菌尿的存在只表明有尿路感染存在,还需进行定位诊断。

1. 根据临床表现定位　下尿路感染,常以膀胱刺激征为突出表现,一般少有发热、腰痛等症状。而上尿路感染常有发热、寒战,甚至出现毒血症症状,伴明显腰痛,输尿管点和(或)肋脊点压痛、肾区叩击痛等。

2. 根据实验室检查定位　出现下列情况提示上尿路感染。

(1)膀胱冲洗后尿培养阳性。

(2)尿沉渣镜检有白细胞管型,并排除间质性肾炎、狼疮性肾炎等疾病。

(3)尿 NAG 升高、尿 β-MG 升高。

(4)尿渗透压降低。

3. 慢性肾盂肾炎的诊断　除反复发作尿路感染病史之外,尚需结合影像学及肾功能检查。

(1)静脉肾盂造影可见肾盂肾盏变形、缩窄。

(2)肾外形凹凸不平,且双肾大小不等。

(3)持续性肾小管功能损害。

具备上述第(1)、(2)条的任何一项再加第(3)条可诊断为慢性肾盂肾炎。

【鉴别诊断】

不典型尿路感染要与下列疾病鉴别。

(一)尿道综合征

常见于妇女,患者有尿路刺激症状,但多次检查均无真性细菌尿。部分可能由于逼尿肌与膀胱括约肌功能不协调、妇科或肛周疾病、神经焦虑等引起,也可能是衣原体等非细菌性感染造成。

(二)肾结核

本病膀胱刺激症状更为明显,一般抗生素治疗无效,尿沉渣可找到抗酸杆菌,尿培养结核分枝杆菌阳性,而普通细菌培养为阴性。静脉肾盂造影可发现肾实质虫蚀样缺损等表现。部分患者伴有肾外结核,抗结核病治疗有效,可资鉴别。但要注意肾结核常可能与尿路感染并存,尿路感染经抗生素治疗后,仍残留有尿路感染症状或尿沉渣异常者,应高度注意肾结核的可能性。

(三)慢性肾小球肾炎

慢性肾盂肾炎当出现肾功能减退、高血压时应与慢性肾小球肾炎相鉴别。后者多为双侧肾脏受累,且肾小球功能受损较肾小管功能受损突出,并常有较明确的蛋白尿、血尿和水肿病史;而前者常有尿路刺激征,细菌学检查阳性,影像学检查可表现为双肾不对称性缩小。

膀胱炎和肾盂肾炎的区别见表 9-1。

表 9-1　膀胱炎和肾盂肾炎的区别

项　　目	肾盂肾炎	膀胱炎
临床表现	发热等全身症状明显、肾区叩击痛、白细胞管型尿	很少出现发热等全身症状
膀胱灭菌后尿标本培养	阳性	阴性
复发	常见,尤其见于单剂量抗生素治疗后	少见
转归	可转为慢性肾盂肾炎	很少转为慢性

【治疗】

(一)一般治疗

尿路感染应寻找易感因素,祛除诱发因素。确定感染部位及性质。急性期多饮水,勤排尿,注意休息。发热者给予易消化、高热量、富含维生素的饮食。膀胱刺激征和血尿明显者,可口服碳酸氢钠片 1 g,每天 3 次,以碱化尿液、缓解症状、抑制细菌生长、避免形成血凝块,对应用磺胺类抗生素者还可以增强药物的抗菌活性并避免尿路结晶形成。

(二)抗感染治疗

用药原则:①选用致病菌敏感的抗生素。无病原学结果前,一般首选对革兰阴性杆菌有效的抗生素,尤其是首发尿路感染。治疗 3 天症状无改善，应按药敏结果调整用药。②抗生素在尿和肾内的浓度要高。③选用肾毒性小，副作用少的抗生素。④单一药物治疗失败、严重感染、混合感染、耐药菌株出现时应联合用药。⑤对不同类型的尿路感染给予不同的治疗时间。

1. 急性膀胱炎

(1)单剂量疗法：常用磺胺甲基异噁唑 2.0 g、甲基苄胺嘧啶 0.4 g、碳酸氢钠 1.0 g，1 次顿服(简称 STS 单剂)；氧氟沙星 0.4 g，一次顿服；阿莫西林，3.0 g，一次顿服。

(2)短疗程疗法：目前更推荐此法，与单剂量疗法相比，短疗程疗法更有效；与传统 7～14 天疗法相比疗效相近，副作用少。可选用磺胺类、喹诺酮类、半合成青霉素或头孢类等抗生素，任选一种药物，连用 3 天，约 90%的患者可治愈。

停服抗生素 7 天后，需进行尿细菌定量培养。如结果阴性表示急性细菌性膀胱炎已治愈；如仍有真性细菌尿，应继续给予 14 天抗生素治疗。

对于妊娠妇女、老年患者、糖尿病患者、机体免疫力低下及男性患者不宜使用单剂量及短程疗法，应采用较长疗程。

2. 肾盂肾炎　首次发生的急性肾盂肾炎的致病菌 80%为大肠埃希菌，在留取尿细菌检查标本后应立即开始治疗，首选对革兰阴性杆菌有效的药物。72 h 显效者无需换药；否则应按药敏结果更改抗生素。

(1)病情较轻者：可在门诊口服药物治疗，疗程 10～14 天。常用药物有喹诺酮类、半合成青霉素类、头孢菌素类等。

(2)严重感染全身中毒症状明显者：需住院治疗，应静脉给药。常用药物，如氨苄西林、头孢噻肟钠、头孢曲松钠、左氧氟沙星等，必要时联合用药。

慢性肾盂肾炎治疗的关键是积极寻找并祛除易感因素。急性发作时治疗同急性肾盂肾炎。

3. 再发性尿路感染　再发性尿路感染包括重新感染和复发。

(1)重新感染：治疗后症状消失，尿菌阴性，但在停药 6 周后再次出现真性细菌尿，菌株与上次不同，称为重新感染。多数病例有尿路感染症状，治疗方法与首次发作相同。对半年内发生 2 次以上者，可用长程低剂量抑菌治疗，即每晚临睡前排尿后服用小剂量抗生素 1 次，如复方磺胺甲噁唑、呋喃妥因或氧氟沙星，每 7～10 天更换药物一次，连用半年。

(2)复发：治疗后症状消失，尿菌阴转后在 6 周内再出现菌尿，菌种与上次相同(菌种相同且为同一血清型)。复发且为肾盂肾炎者，特别是复杂性肾盂肾炎，在祛除诱发因素(如结石、梗阻、尿路异常等)的基础上，应按药敏选择强有力的杀菌性抗生素，疗程不少于 6 周。反复发作者，给予长程低剂量抑菌疗法。

4. 无症状性菌尿　是否治疗目前有争议，一般认为产尿素酶细菌如变形杆菌可引起尿路结石，故应尽量根除。对可能发展为症状型感染的高危患者如肾病综合征、糖尿病、多囊肾、解剖或神经异常、小儿、孕妇等应予以治疗。

5. 妊娠期尿路感染　宜选用毒性小的抗菌药物，如阿莫西林、呋喃妥因或头孢菌素类等。孕妇的急性膀胱炎治疗时间一般为 3～7 天。孕妇急性肾盂肾炎应静脉滴注抗生素治疗，可用半合成广谱青霉素或第三代头孢菌素，疗程为两周。反复发生尿路感染者，可用呋喃妥因行长程低剂量抑菌治疗。

(三)疗效评定

(1)治愈症状消失，尿菌阴性，疗程结束后 2 周、6 周复查尿菌仍为阴性。

(2)治疗失败，尿菌仍为阳性，或治疗后尿菌为阴性，但 2 周或 6 周复查尿菌转为阳性，且为同一种菌株。

【健康指导】

(1)坚持多饮水、勤排尿，每 2～3 h 排尿一次，是最有效的预防方法。

(2)注意会阴部清洁。

(3)尽量避免尿路器械的使用，必需应用时，严格无菌操作。

(4)如必须留置导尿管，前 3 天给予抗生素可延迟尿路感染的发生。

(5)与性生活有关的尿路感染，应于性交后立即排尿，并口服一次抗生素(常用量)。

(6)膀胱-输尿管反流者，要“二次排尿”，即每次排尿后数分钟，再排尿一次。

(7)尿路感染频繁发作的妇女，每晚服一个剂量的抗生素预防，也可减少尿路感染的再发生。

第四节　前列腺炎

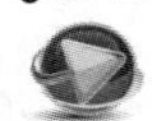

学习目标 >>

识记：

1. 能正确描述急慢性前列腺炎的临床表现。
2. 能正确简述尿道炎的病理变化。

理解：

能用自己的语言描述前列腺炎的症状。

应用：

能够运用所学知识，总结前列腺炎的预防要点。

前列腺炎是男性生殖系统常见病，绝大多数发生在成年，临床上前列腺炎可分为急性和慢性两种。急性前列腺炎临床上较少见，慢性前列腺炎在成年人群中发病率较高，占泌尿外科门诊患者的1/5左右，因慢性前列腺炎多伴有精囊炎，故又称为前列腺精囊炎。

一、急性前列腺炎

【病因】

发病多在劳累、着凉、长时间骑车、酗酒、性生活过度、损伤、经尿道器械操作、全身或局部抵抗力减弱时，致病菌多由尿道上行感染进入前列腺，最主要的致病菌为革兰阴性杆菌或假单胞菌，也有葡萄球菌、变形杆菌和链球菌等。

【临床表现】

发病急，有全身感染或脓毒血症表现，寒战、高热、尿频、尿急、尿痛、尿道痛、会阴部和耻骨上疼痛，直肠胀满，排便困难，偶因膀胱颈部水肿、痉挛可致排尿困难，甚至尿潴留。

【诊断】

对有上述症状的患者，需做直肠指诊，可触到前列腺肿大，表面光滑、张力大且有明显压痛，形成脓肿则有饱满感或波动感。急性前列腺炎仅可做指诊检查，切勿行前列腺按摩，以防炎症扩散。尿液检查可见脓细胞、红细胞，B超检查亦有助于诊断。

【治疗】

患者应卧床休息、多饮水以及给予止痛、解痉、退热等一般处理。抗生素可选用青霉素、链霉素、氨苄青霉素、先锋霉素以及西力欣等。

急性前列腺炎经一般对症处理及抗感染治疗后，症状常于1～2周内消退。预后一般良好。如症状不见好转或反而加重，肛门指检触诊为前列腺肿胀且有波动，B超检查可见脓肿形成，经会阴穿刺抽出脓液者，应经会阴部行脓肿切开引流。

二、慢性前列腺炎

【病因】

慢性前列腺炎其病因较为复杂，少数由急性前列腺炎未能彻底治愈迁延而来，绝大多数患者则未曾经历过明确的急性阶段。慢性前列腺炎可分为细菌性前列腺炎和非细菌性前列腺炎。

引起慢性前列腺炎的致病微生物主要是细菌，其次有病毒、支原体、衣原体以及其他致敏原等。性欲过旺、前列腺充血、下尿路梗阻、会阴部压迫、损伤，邻近器官炎症病变波及前列腺以及全身抵抗力下降等，都可能是造成慢性前列腺炎的原因之一，甚至患者的精神状态也是影响症状轻重的一个因素。总之，慢性前列腺炎病因复杂，造成经久不愈的原因，很可能是不同时期存在着不同的病因，或在同一时期存在一个以上的致病因素。前列腺上皮的类脂质膜是多种抗生素进入腺泡的屏障，是前列腺炎治疗不理想、难以根治的原因。

【临床表现】

不同患者症状表现相差很大，实验室检查结果与患者自觉症状可不完全一致，一些患者症状显著，但前列腺触诊、前列腺液检查可无特殊发现或改变轻微，而另一些患者前列腺液有大量脓细胞，前列腺质地变硬，却自觉全无症状。因此，症状的轻重可能还和患者的精神因素有一定关系。常见的症状如下。

1．泌尿系统症状　炎症累及尿道，患者可有轻度尿频、尿急、尿痛，个别患者尚可出现终末血尿，清晨排尿之前或大便时尿道口可有黏液或脓性分泌物排出。合并精囊炎时可有血精。

2．疼痛　后尿道可有烧灼感、蚁行感，会阴部、肛门部疼痛可放射至腰骶部、腹股沟、耻骨上区、阴茎、睾丸等，偶可向腹部放射。

3．性功能障碍　可有性欲减退、阳痿、早泄、射精痛、遗精次数增多等，个别患者有血精或因输精管道炎症而使精子活动力减退，导致不育。

4．神经精神症状　由于患者对本病缺乏正确的理解或久治不愈，可有心情忧郁、乏力、失眠等。

5．并发症　由于细菌毒素引起的变态反应，可出现结膜炎、虹膜炎、关节炎、神经炎等。

【诊断】

慢性前列腺炎的诊断依据：①反复的尿路感染发作；②前列腺按摩液中持续有致病菌存在。但是临床上难以明确。

1．直肠指诊　前列腺饱满、压痛明显。病程长者，前列腺缩小、质硬、不均匀，有小硬结。

2．前列腺液检查　白细胞＞10 个/HP，卵磷脂小体减少，可诊断为前列腺炎。

慢性前列腺炎时前列腺液 pH 值增高、锌含量降低，对诊断也有一定帮助。

【治疗】

1．一般治疗　增强信心，消除思想顾虑，节制性欲，但不宜强制性禁欲。宜忌酒及辛辣食物，热水坐浴每晚 1 次，局部理疗，改变生活中明显的诱发因素如避免长时间骑车等。

2．前列腺按摩　定期行前列腺按摩，可促使前列腺炎性分泌物的排出，每周一次，同时还可进行前列腺液的常规检查，以评价治疗效果。

3．抗生素　一般的抗生素不易进入前列腺组织，这也是临床上治疗较为困难的原因之一。理想的抗生素需具备三个条件：①脂溶性碱性药物；②和血浆蛋白结合少；③解离度高。目前临床上常用的有红霉素、磺胺类、多西环素、喹诺酮类、头孢菌素类等。

上述药物可 2～3 种联合应用，或根据前列腺液细菌学培养及药敏试验结果选择性应用。

4．中医中药辨证施治　应用活血化淤和清热解毒药物。

（刘　洋）

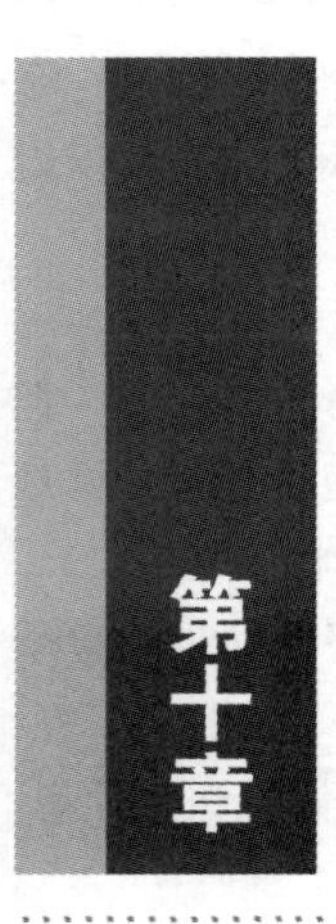

第十章 血液系统疾病

L I N C H U A N G J I B I N G G A I Y A O

第一节 贫血

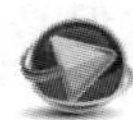

学习目标

识记：

1. 能够准确说出贫血的定义和诊断标准。
2. 能简要描述按严重程度贫血的分类。
3. 能准确说出三种贫血的主要原因和健康指导。

理解：

1. 能够用自己的语言描述三种贫血的临床表现。
2. 能够准确鉴别三种贫血。

应用：

1. 能够自觉将医疗规范与康复健康理念贯穿于疾病治疗的全过程。
2. 能用所学知识与技能协助主治医生对患者的疾病康复进行指导。

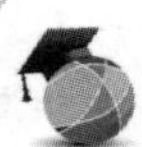

任务引领

女性，32岁，头晕乏力、心悸半年。因突然晕厥入院，患者半年前自觉头晕乏力，爬楼时心悸，近1个月来加重，本次因突然晕厥入院治疗。自诉月经量大，无痛经史，有10年“胃炎”病史。

查体：神志清楚，精神可。T 37.2 ℃，P 80次/分，R 18次/分，BP 120/76 mmHg，无皮疹，浅表淋巴结未触及，中度贫血貌，巩膜无黄染，扁桃体不大，肺部未见异常，心律齐，心尖部可闻及柔和Ⅰ级收缩期杂音。腹软，肝脾不大，双下肢无水肿，生理反射存在，病理反射未引出。

化验：Hb 72 g/L，RBC 2.5×10^{12}/L，WBC 6.0×10^{9}/L，PLT 130×10^{9}/L，网织红细胞0.02，MCV 65fL。肝、肾功能正常，大小便未见异常。

请完成以下任务：

(1)通过学习，请问患者的血常规检查有哪些异常？

(2)根据以上内容，该患者的初步诊断是什么？

(3)为进一步明确诊断，患者还需做哪些检查？

贫血是指外周血中单位容积内血红蛋白浓度(Hb)、红细胞计数(RBC)和(或)血细胞比容(HCT)低于正常标准的一种常见临床症状。我国海平面地区,成年男性 Hb<120 g/L、RBC<4.5×10^{12}/L 和(或) HCT<0.42;成年女性 Hb<110 g/L、RBC<4.0×10^{12}/L 和(或)HCT<0.37 即可诊断为贫血。久居高原地区居民的血红蛋白正常值较海平面居民为高。血容量增加时血液被稀释,血红蛋白浓度降低,容易被误诊为贫血;而血容量减少时,由于血液被浓缩,血红蛋白浓度增高,即使红细胞容量减少,有贫血也不易表现出来,容易漏诊。

基于不同的临床特点,贫血有不同的分类。

1. 根据贫血严重程度分类　详见表 10-1。

表 10-1　贫血严重程度分类

贫血程度	血红蛋白浓度/(g/L)
轻度	>90,低于正常低限值
中度	60～90
重度	30～59
极重度	<30

2. 根据红细胞形态特点分类　详见表 10-2。

表 10-2　贫血的细胞学分类

类　型	MCV/fL	MCHC/(%)	常见疾病
大细胞性贫血	>100	32～35	巨幼细胞性贫血
正常细胞性贫血	80～100	32～35	再生障碍性贫血、急性失血性贫血
小细胞低色素性贫血	<80	<32	缺铁性贫血、铁粒幼细胞性贫血

以上分类虽对辅助诊断和指导治疗有一定意义,但依据发病机制和(或)病因分类更能反映贫血的病理本质。

一、缺铁性贫血

缺铁性贫血是体内储存铁不能满足正常红细胞生成的需要而发生的贫血,表现为缺铁引起的小细胞低色素性贫血及其他异常。患铁缺乏症主要和下列因素相关:婴幼儿辅食添加不足、青少年偏食、妇女月经过多、多次妊娠或哺乳、某些病理因素如胃大部切除、慢性失血、慢性腹泻、萎缩性胃炎、钩虫病等。

(一)病因和发病机制

1. 摄入不足　饮食中缺乏铁或食物结构不合理可导致铁的摄入不足,多见于婴幼儿、青少年、妊娠和哺乳期妇女。婴幼儿需铁量较大,若不及时合理添加辅食,易造成缺铁。青少年偏食也易缺铁。女性月经量过多,妊娠或哺乳,需铁量增加,如不进食高铁食物,也容易出现缺铁性贫血。

2. 吸收障碍　常见于胃全切或次全切除术后,胃酸分泌不足且食物绕过十二指肠(铁的主要吸收部位)过快进入空肠,使铁吸收减少。另外,一些慢性疾病,如慢性肠炎或长期不明原因的腹泻等均可造成铁的吸收障碍。

3. 丢失过多　慢性失血是缺铁性贫血最常见的病因之一,如慢性胃肠道出血(痔疮、消化性溃疡、胃肠道肿瘤等)、月经量过多、钩虫病、慢性肾功能衰竭血液透析等。长期慢性失血造成铁丢失而得不到纠正则造成机体缺铁。

(二)临床表现

1. 贫血表现　常为面色苍白、头晕、乏力、心悸、气短、易疲倦、眼花耳鸣、心率增快等。

2. 原发病表现　如痔疮、消化性溃疡、胃肠道肿瘤所致的腹部不适、黑便、血便等,慢性肠炎导致的腹痛和大便性状改变，女性月经量过多等。

3.组织缺铁表现　毛发干枯、皮肤干燥；指(趾)甲缺乏光泽、脆薄易裂，重者低平甚至呈匙状甲；舌炎、口腔炎、口角皲裂；少数患者可出现精神行为症状如异食癖；儿童表现为生长发育迟缓、注意力不集中，甚至智力低下。

(三)实验室检查

1.血常规　轻度贫血时呈正常红细胞性，严重贫血典型时可出现小细胞低色素性贫血，网织红细胞计数正常或轻度增高，白细胞和血小板计数正常或偏低。血片可见红细胞体积小、中央淡染区扩大。

2.骨髓象　红细胞系增生活跃或明显活跃，以中、晚幼红细胞为主，其体积小、核染色质致密、胞浆少，有血红蛋白形成不良表现。

3.铁代谢　血清铁(SI)＜8.95 μmol/L、总铁结合力(TIBC)＞64.44 μmol/L、转铁蛋白饱和度(TS)＜15％、血清铁蛋白(SF)＜12 μg/L。

4.其他检查　大便潜血试验，肝、肾功能等。

(四)诊断与鉴别诊断

典型的缺铁性贫血可根据病史、临床表现和实验室检查，特别是红细胞形态学改变、铁剂治疗有效等确诊。

缺铁性贫血应与其他小细胞低色素性贫血(铁粒幼红细胞性贫血、海洋性贫血等)相鉴别。

(五)治疗原则和药物治疗要点

1.病因治疗　应尽可能地去除引起缺铁的病因。如因摄入不足者应改善饮食结构，多食含铁高的食物或补充铁剂；因慢性失血造成铁缺乏者应积极治疗原发病如消化性溃疡、痔疮及月经量过多等。

2.补铁治疗　最主要的补铁方法为口服铁剂，常用药物有硫酸亚铁、富马酸亚铁、葡萄糖酸亚铁、山梨醇铁等。餐后服用可减轻胃肠道反应，鱼类、肉类、维生素C可促进铁的吸收，谷类、乳类和茶可抑制铁的吸收。血红蛋白一般于口服铁剂2个月左右恢复正常，正常后应持续口服铁剂治疗4～6个月，待铁蛋白正常后停药。

口服铁剂不能耐受或无效者(如吸收障碍)，可注射铁剂治疗，常用药物为右旋糖酐铁，注射铁剂应严格掌握其适应证。

3.其他治疗　重度贫血者可考虑输血治疗。中医辨证治疗也有一定疗效。

(六)健康指导

婴幼儿应及早添加含铁高的食物如瘦肉、动物肝脏、蛋类；青少年应纠正偏食等不良饮食习惯，定期查、治寄生虫病；孕妇和哺乳期妇女可补充铁剂；积极治疗慢性失血性疾病。

二、巨幼细胞性贫血

巨幼细胞性贫血是由于脱氧核糖核酸(DNA)合成障碍所引起的一组贫血，为体内维生素B_{12}或叶酸缺乏所致，遗传或药物等获得性DNA合成障碍者较少见。此类贫血幼红细胞DNA合成障碍，故又称幼红细胞增殖异常性贫血。

根据物质缺乏的种类，其可分为单纯叶酸缺乏性贫血、单纯维生素B_{12}缺乏性贫血、叶酸和维生素B_{12}缺乏性贫血。

该病在经济不发达地区或进食新鲜蔬菜、肉类较少的人群多见。我国山西、陕西、河南等省较多见。患胃肠道疾病及肿瘤、自身免疫性疾病、偏食、过长时间烹煮食品等，是该病的高危因素。

(一)病因和发病机制

1.维生素B_{12}缺乏

(1)摄入不足，需要量增加：长期完全素食者因摄入减少导致维生素B_{12}缺乏，需较长时间才出现。需要量增加见于妊娠、婴幼儿、溶血性贫血、感染、甲状腺功能亢进及恶性肿瘤等。

(2)吸收障碍：维生素B_{12}缺乏的主要原因，可见于以下情况。

①缺乏内因子：见于恶性贫血、胃全部或大部切除、胃黏膜萎缩等。30％～40％的胃次全切除者有维生素B_{12}吸收不良。

②胃酸和胃蛋白酶缺乏、胰蛋白酶缺乏。

③肠道疾病：如小肠吸收不良征群、节段性回肠切除后、小肠淋巴瘤等。

④某些药物：如对氨基水杨酸、新霉素、二甲双胍、秋水仙碱等影响小肠内维生素 B_{12} 的吸收。

(3)利用障碍：如存在异常的维生素 B_{12} 结合蛋白及应用一氧化氮，均可影响维生素 B_{12} 转运和利用。

2.叶酸缺乏

(1)摄入不足，需要量增加：摄入不足主要由于食物加工不当，如烹饪时间过长或温度过高，破坏大量叶酸；其次是偏食，食物中蔬菜、肉类减少。需要量增加多见于婴幼儿、青少年、妊娠和哺乳期妇女未及时补充，慢性感染、恶性肿瘤、甲状腺功能亢进症等患者，叶酸的需要量也增加。

(2)吸收障碍：如慢性腹泻、小肠炎症、肿瘤和肠道手术术后及某些药物等均可影响叶酸的吸收。

(3)利用障碍：某些药物如甲氨蝶呤、乙胺嘧啶都是二氢叶酸还原酶的抑制剂，可干扰叶酸的利用。

(4)丢失过多：血液透析、酗酒可增加叶酸的排出。

(二)临床表现

1.血液系统表现　起病缓慢，头晕、头昏、乏力、心悸等贫血症状常见。重者全血细胞减少、反复感染和出血。少数患者合并轻度黄疸。

2.消化系统表现　食欲减退、腹胀、腹泻、便秘及舌炎等，以舌炎最突出，舌质红，舌乳头萎缩，表面光滑，俗称“牛肉”舌。

3.神经系统表现和精神症状　如乏力、手足麻木、感觉障碍、共济失调或步态不稳；视力下降、肌张力增加、腱反射亢进，锥体束征阳性；重者可有大、小便失禁。叶酸缺乏者有易怒、妄想等精神症状。维生素 B_{12} 缺乏者有抑郁、失眠、记忆力下降、谵妄、幻觉甚至精神错乱、人格变态等。

(三)实验室检查

(1)血象：呈大细胞性贫血，MCV＞100 fL。血涂片中红细胞大小不等、中央淡染区消失。中性粒细胞核分叶增多，网织红细胞数正常或轻度增多。

(2)骨髓象：增生活跃或明显活跃，以红系为主。各系细胞均可见到巨幼变。骨髓铁染色常增多。

(3)血清维生素 B_{12}、叶酸及红细胞叶酸含量测定：血清维生素 B_{12} 低于 74 pmol/L(维生素 B_{12} 缺乏)。血清叶酸低于 6.8 nmol/L，红细胞叶酸低于 227 nmol/L(叶酸缺乏)。

(四)诊断与鉴别诊断

根据贫血表现、消化道及神经系统症状、体征和营养史或特殊用药史，结合特征性血象、骨髓象和血清维生素 B_{12} 及叶酸水平等检查可做出诊断。无条件检测维生素 B_{12} 及叶酸水平，可予以诊断性治疗，一周左右网织红细胞上升者，应考虑维生素 B_{12} 或叶酸缺乏。

本病应与造血系统肿瘤性疾病、有红细胞自身抗体性疾病相鉴别。前者叶酸、维生素 B_{12} 水平不低且补之无效。后者是患者有自身免疫性疾病的特征，用免疫抑制剂方能显著纠正贫血。

(五)治疗原则和药物治疗要点

(1)治疗基础疾病，去除病因，若由药物引起，应酌情停药。

(2)补充叶酸或维生素 B_{12}：口服叶酸 5～10 mg，每天 3 次，用至贫血表现完全消失，若无原发病，不需维持治疗。维生素 B_{12} 缺乏者肌内注射，每次 500 μg，每周 2 次；无维生素 B_{12} 吸收障碍者可口服维生素 B_{12} 片剂 500 μg，每天 1 次，若有神经系统表现，治疗需维持半年到一年。

(六)健康指导

纠正偏食及不良烹饪习惯。高危人群可适当给予干预措施，如婴幼儿及时添加辅食，青少年和妊娠哺乳期妇女多补充新鲜蔬菜，亦可口服叶酸或维生素 B_{12} 预防。

三、再生障碍性贫血

再生障碍性贫血(简称再障)，是各种致病因素引起的骨髓造血功能衰竭症，主要表现为骨髓造血功能低下，全血细胞减少和贫血、出血、感染综合征。

(一)病因和发病机制

1. 病因　发病原因不明确,可能如下。

(1)化学因素:特别是氯霉素类抗生素、磺胺药物、抗肿瘤药、苯及其衍生物等,抗肿瘤药与苯对骨髓的抑制与剂量有关,抗生素与杀虫剂引起的再生障碍性贫血与剂量关系不大,与个人敏感性有关。

(2)物理因素:X线、镭、放射性核素等通过干扰DNA复制而抑制细胞的有丝分裂,从而使造血干细胞数量减少,干扰骨髓造血。

(3)生物因素:病毒感染,特别是肝炎病毒及各种严重感染,如伤寒等。

2. 发病机制

(1)造血干祖细胞缺陷——种子学说。再生障碍性贫血患者骨髓 CD_{34}^{+} 细胞较正常人明显减少,减少程度与病情相关。

(2)造血微循环异常——土壤学说。再生障碍性贫血患者骨髓活检发现除造血细胞减少外,还有骨髓"脂肪化"、毛细血管坏死、骨髓基质细胞受损等。

(3)免疫异常——虫子学说。再生障碍性贫血患者外周血及骨髓淋巴细胞比例增高,髓系细胞凋亡亢进,多数患者用免疫抑制剂治疗有效。多数学者认为再生障碍性贫血的主要发病机制是免疫异常。

(二)临床表现

主要表现为全血细胞减少和贫血、出血和感染。根据症状发生的急缓,贫血的严重程度可分为重型再生障碍性贫血和非重型再生障碍性贫血。详见表10-3。

表10-3　重型再生障碍性贫血与非重型再生障碍性贫血的临床表现

临床表现	重型再生障碍性贫血(SAA)	非重型再生障碍性贫血(NSAA)
起病	急,进展快	缓,进展慢
贫血	重,伴明显头晕乏力等	轻,易困乏
出血	严重,多合并内脏出血	轻,以皮肤黏膜出血为主
感染	多皮肤、肺部感染,可合并败血症	呼吸道感染多见,少严重感染

(三)实验室检查

1. 血象　典型呈现全血细胞减少,重度正细胞正色素性贫血,网织红细胞百分比多在0.005以下,且绝对值 $<15\times10^9/L$;淋巴细胞比例明显增高;血小板计数 $<20\times10^9/L$。NSAA全血细胞减少较SAA轻。

2. 骨髓象　SAA多部位骨髓增生重度减少,粒、红及巨核细胞明显减少且形态大致正常,淋巴细胞及非造血细胞比例明显增高,骨髓小粒皆空虚。NSAA多部位骨髓增生减少,多数骨髓小粒空虚。骨髓活检显示造血组织均匀减少。

(四)诊断与鉴别诊断

1. 诊断

1)再生障碍性贫血的诊断标准

①临床上有贫血、出血、感染和发热;一般无肝、脾肿大。

②全血细胞减少,网织红细胞绝对值减少,淋巴细胞相对增多。

③骨髓多部位增生减少或重度减少,骨髓小粒空虚,造血细胞减少,非造血细胞比例增多。

④能排除其他全血细胞减少的疾病(如阵发性睡眠性血红蛋白尿、骨髓增生异常综合征、恶性组织细胞病等)。

2)重型再生障碍性贫血的血象诊断标准

①发病急、贫血进行性加重,常伴严重感染或(和)出血。

②血象具备下述三项中两项:网织红细胞绝对值 $<15\times10^9/L$,中性粒细胞绝对值 $<0.5\times10^9/L$,血小板 $<20\times10^9/L$。

3)非重型再生障碍性贫血的诊断标准　达不到重型再生障碍性贫血的诊断标准的再生障碍性

贫血。

2. 鉴别诊断　应注意与阵发性睡眠性血红蛋白尿、骨髓增生异常综合征、恶性组织细胞病、白血病等相鉴别。

(五)治疗原则和药物治疗

1. 支持及对症治疗

(1)防治感染：注意个人卫生，特别是皮肤及口腔卫生。中性粒细胞绝对值小于 0.5×10^9/L 时，应保护性隔离。避免外伤及剧烈活动，杜绝接触各类危险因素(对骨髓有损失作用和抑制血小板功能的药物)。进行必要的心理护理。

(2)对症治疗：成分输血、止血及控制感染等对症治疗。

2. 针对发病机制的治疗

(1)免疫抑制剂治疗：环孢素适用于全部 AA 的治疗，个体化用药，参照患者造血功能和 T 淋巴细胞免疫恢复情况、药物不良反应等调整剂量和疗程，一般疗程长于 1 年。抗淋巴/胸腺细胞球蛋白主要用于 SAA。

(2)促造血治疗。

①雄激素：适用于全部 AA 的治疗，通常作为非重型再生障碍性贫血治疗的首选。大剂量雄激素可以刺激骨髓造血，常用制剂为司坦唑醇(康力龙)6～8 mg/d，服药后 2～3 个月开始起效。

②造血细胞因子：适用于全部 AA，特别是 SAA，包括 G-CSF、GM-CSF、EPO 等。

③造血干细胞移植：对 40 岁以下，无感染及其他并发症、有合适供体的 SAA 患者，可考虑造血干细胞移植。

(六)健康指导

加强劳动和生活环境保护，避免接触有毒化学物质和暴露于各类射线，防止感染，尽量少用或不用可能损伤骨髓的药物。

NSAA 患者多数可缓解甚至治愈，少数进展为 SAA，SAA 发病急，以往病死率>90%，近年来 SAA 预后明显改善，但仍约 1/3 的患者死于感染或出血。

第二节　白血病

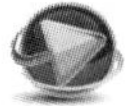

学习目标

识记：

1. 能够准确说出白血病的定义和分类。
2. 能简要描述急、慢性白血病的临床表现。
3. 能简要描述急、慢性白血病的血象和骨髓象。

理解：

1. 能够用自己的语言描述典型急、慢性白血病的临床表现。
2. 明确白血病发病的相关原因。
3. 简要鉴别急、慢性白血病。

应用：

1. 能够自觉将医疗规范与康复健康理念贯穿于疾病治疗的全过程。
2. 能用所学知识与技能协助主治医生对患者的疾病康复进行指导。

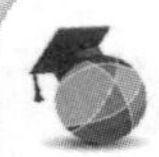

任务引领

患者，男性，40 岁，干部，因“发热伴出血倾向 10 天”来诊。患者于 10 天前无明显诱因发热，体温 38.5 ℃，伴全身酸痛，轻度咳嗽，咳少许白色黏痰，刷牙时牙龈出血，曾在当地验血“有异常”（具体不详），自服抗感冒药治疗无效来诊。病后进食少，睡眠差，二便正常，体重无明显变化。

既往体健，无结核病史，无药物过敏史。无烟酒嗜好，家族中无类似病史。

查体：T 38.5 ℃，P 98 次/分，R 20 次/分，BP 120/80 mmHg。急性病容，前胸和下肢皮肤散在出血点，浅表淋巴结未触及，巩膜无黄染，咽充血（＋），扁桃体Ⅱ度肿大。胸骨轻压痛，心（—），肺叩诊清音，右下肺闻及少许湿啰音，腹平软，肝脾肋下未触及，双下肢未见水肿。

实验室检查：Hb 95 g/L，Ret 0.5%，WBC 3.8×10^{12}/L，原幼细胞占 48%，PLT 30×10^{9}/L；大小便检查未见异常。

请完成以下任务：

（1）通过学习，请给出初步诊断，并列出诊断依据。

（2）还需做哪些检查才能确定诊断？

（3）该病的相关发病因素有哪些？

白血病是一类造血干细胞的恶性克隆性疾病，其克隆的白血病细胞增殖失控、分化障碍、凋亡受阻，滞留在细胞发育的不同阶段，在骨髓和其他造血组织中大量增生积聚，并浸润其他器官和组织，正常造血受抑制。我国白血病发病率约 2.76/10 万。在恶性肿瘤所致的死亡率中，白血病居第六位（男性）和第八位（女性），在儿童及 35 岁以下成人中居第一位。

根据白血病细胞的成熟程度和自然病程，白血病分为急性（AL）和慢性（CL）两大类。根据主要受累细胞可将 AL 分为急性淋巴细胞白血病（简称急淋，ALL）和急性非淋巴细胞白血病（简称急非淋，ANLL）。CL 分为慢性粒细胞白血病（简称慢粒，CML）、慢性淋巴细胞白血病（简称慢淋，CLL）和少见类型的白血病，如幼淋巴细胞白血病（PLL）、多毛细胞白血病（HCL）等。

不同类型白血病的发病率与人种、地域、年龄有关。欧美白种人以慢性淋巴细胞白血病多见，亚洲人以急性白血病多见。10 岁以下人群以急性白血病尤其以急性淋巴细胞白血病多见，10 岁以上人群以急性粒细胞白血病多见，40 岁以下人群以慢性淋巴细胞白血病罕见。我国急性白血病比慢性白血病多见，其中以急性非淋巴细胞白血病最多（1.62/10 万人）。男性发病率略高于女性。

人类白血病的病因尚未完全清楚，病毒感染、电离辐射、化学因素（抗肿瘤药物、氯霉素、保泰松及苯等）、遗传等均与白血病的发病相关，某些血液病也有可能发展为白血病，如骨髓异常增生综合征、淋巴瘤等。

一、急性白血病

急性白血病（AL）的细胞分化停滞在较早阶段，多为原始细胞和早期幼稚细胞，病情进展迅速，自然病程仅几个月。主要表现为贫血、出血、感染和浸润等征象。

国际上常用的法美英（FAB）分类法将 AL 分为 ALL 及 ANLL（或急性髓系白血病，AML）两大类，这两类再分成多种亚型。

ALL 分为 3 种类型。

（1）L_1：原始和幼淋巴以小细胞为主。

（2）L_2：原始和幼淋巴以大细胞为主。

（3）L_3：原始和幼淋巴以大细胞为主，大小较一致，胞浆嗜碱性，细胞内有明显空泡。

ANLL 分为 8 种类型。

(1)M_0(急性髓细胞白血病微分化型)。

(2)M_1(急性粒细胞白血病未分化型)。

(3)M_2(急性粒细胞白血病部分分化型)。

(4)M_3(急性早幼粒细胞白血病)。

(5)M_4(急性粒-单核细胞白血病)。

(6)M_5(急性单核细胞白血病)。

(7)M_6(红白血病)。

(8)M_7(急性巨核细胞白血病)。

虽然以形态学为基础的 FAB 分型已普遍采用,但也有其局限性,因此有条件的实验室还应结合免疫学、细胞遗传学和分子生物学综合分析,即 MICM 分型。

(一)临床表现

起病急缓不一,主要表现为正常骨髓造血功能受抑制和白血病细胞增殖浸润组织器官。急者突然高热、类似“感冒”,也可以是严重出血。缓慢者多为皮肤紫癜、贫血或是出血难止就医被发现。

1. 正常骨髓造血功能受抑制的表现

(1)贫血:半数患者就诊时已有重度贫血,部分患者因病程短,可无贫血。

(2)出血:白血病细胞浸润血管、血小板减少、凝血异常以及感染是出血的主要原因。以出血为早期表现者近 40%,以皮肤黏膜、牙龈出血为主,女性有月经增多。急性早幼粒细胞白血病易并发 DIC 而出现全身广泛性出血。资料表明 AL 死于出血者占 62.24%,其中 87%为颅内出血。

(3)发热:半数患者以发热为早期表现。低热往往由白血病本身引起,高热往往提示有继发感染。感染可发生在各个部位,以口腔炎、牙龈炎、咽峡炎最常见。肺部感染、肛周炎、肛周脓肿亦常见,严重时可致败血症。最常见的致病菌为革兰阴性杆菌,如肺炎克雷白杆菌、铜绿假单胞菌等;其次为革兰阳性球菌。长期应用抗生素者可出现真菌感染,偶见卡氏肺孢子虫病。

2. 白血病细胞器官和组织浸润表现

(1)肝、脾和淋巴结肿大:以 ALL 多见,白血病患者可有轻至中度肝脾肿大,CML 急性变可有巨脾。

(2)骨与关节:可出现关节、骨骼疼痛,尤以儿童多见。胸骨下段局部常有压痛。发生骨髓坏死时可有骨骼剧痛。

(3)口腔和皮肤:AL 尤其是 M_4 和 M_5 多见,表现为牙龈增生、肿胀,皮肤出现蓝灰色斑丘疹,局部皮肤隆起、变硬,呈紫蓝色结节。

(4)中枢神经系统白血病(CNSL):以 ALL 多见,儿童尤甚。轻者表现为头痛、头晕;重者有呕吐、颈项强直,甚至抽搐和昏迷。可发生在疾病的各个时期,但常发生在治疗后缓解期,因化疗药物难以透过血脑屏障,隐藏在中枢神经系统的白血病细胞不能被有效杀灭所致。

(5)睾丸:多见于 ALL 化疗缓解后的幼儿和青年,多为单侧睾丸无痛性肿大,另一侧虽无肿大,但活检时往往也发现有白血病细胞浸润。

此外,白血病细胞还可浸润其他组织器官如肺、心、消化道、泌尿生殖系统等。

(二)实验室检查

1. 血象

(1)大多数患者白细胞计数增多,超过 10×10^9/L 称为白细胞增多性白血病,涂片可见数量不等的原始和(或)幼稚细胞。低于 1.0×10^9/L 称为白细胞不增多性白血病,涂片分类很难找到原始细胞。

(2)约 50%患者血小板低于 60×10^9/L,晚期血小板往往极度减少。

(3)患者有不同程度的贫血,多为中、重度贫血。

2. 骨髓象　诊断 AL 的主要依据和必做检查。

(1)多数患者骨髓增生明显活跃,有核细胞显著增生,主要是白血病性原始细胞,较成熟中间阶段细胞缺如,并残留少量成熟粒细胞,形成“裂孔”现象。

(2)正常幼红细胞和巨核细胞减少。

(3)白血病原始细胞形态常有异常改变,如胞体较大、核的形态异常、核质比例增加、核仁明显、染色质粗糙、排列紊乱等。

(4)Auer小体较常见于急性粒细胞白血病胞质中,但不见于ALL,因此有助于鉴别ALL和ANLL。

3.细胞化学　主要用于协助形态学鉴别各类白血病,如过氧化物酶、糖原PAS反应、非特异性酯酶等检测。

4.免疫学检查　通过检测白血病细胞的免疫表型,确定其系列来源,协助分型。

5.染色体和基因改变　白血病常伴有特异的染色体和基因异常改变。

6.生化改变

(1)血清尿酸浓度增高,特别在化疗期间。尿中尿酸排泄量增加,甚至出现尿酸结晶。

(2)急性单核细胞白血病血清和尿溶菌酶活性增高,急性粒细胞白血病不增高,而急性淋巴细胞白血病常降低。

(3)CNS-L脑脊液的改变:①脑脊液压力增高($>200\ mmH_2O$);②白细胞计数增多($>0.01\times10^9/L$);③蛋白质增多($>450\ mg/L$);④糖定量减少;⑤涂片中可找到白血病细胞。

(三)诊断与鉴别诊断

1.诊断要点　①临床表现;②血象和骨髓象特点;③诊断或分型困难可进一步做细胞化学、免疫学、染色体和基因方面检查。

2.鉴别诊断　应与骨髓增生异常综合征、某些感染引起的白细胞异常、急性粒细胞缺乏症等相鉴别。

(四)治疗原则和药物治疗

1.一般治疗

(1)处理高白细胞血症:当白细胞计数超过$200\times10^9/L$时,患者可出现呼吸困难、低氧血症、反应迟钝、言语不清、颅内出血、阴茎异常勃起等白细胞淤滞症的表现。高白细胞血症可增加患者的早期死亡率和髓外白血病的发病率及复发率。当白细胞超过$100\times10^9/L$时,应紧急使用血细胞分离机,清除过高的白细胞,同时给予化疗药和水化,并预防高尿酸血症、酸中毒、电解质紊乱、凝血异常等并发症。

(2)防治感染:白血病患者常伴粒细胞减少,在放疗、化疗后粒细胞缺乏将持续相当长的时间,此时患者宜住层流病房或隔离病房。加强皮肤、口腔、肛门、阴道护理,防止交叉感染。一旦出现感染应迅速给予经验性抗感染治疗,并做相应的培养。

(3)纠正贫血:严重贫血可输注浓缩红细胞或全血,使血红蛋白维持在80 g/L以上。

(4)控制出血:如因血小板过低引起出血,可输注血小板悬液,为预防严重出血,外周血血小板数需要维持在$10\times10^9/L$以上。

(5)防治高尿酸肾病:应鼓励患者多饮水并碱化尿液。高白细胞性白血病患者在化疗同时给予别嘌呤醇抑制尿酸合成。当患者出现少尿和无尿时,应按急性肾功能衰竭处理。

(6)维持营养:应注意补充营养,维持水、电解质平衡,给予患者高蛋白质、高热量、易消化食物,必要时经静脉补充营养。

2.化学治疗　目前治疗白血病的主要措施,其目的是达到完全缓解并争取长期无病生存和痊愈。化学治疗(化疗)分为诱导缓解和缓解后治疗两个阶段。急性白血病发作时,体内白血病细胞数大约为10^{12},在短期内应用大剂量抗白血病药物,使白血病细胞下降到一定程度,达到完全缓解,这一阶段的治疗称为诱导缓解。完全缓解后,为延长缓解和防止复发,仍需继续治疗,称为缓解后治疗。

(1)急性淋巴细胞白血病的化学治疗:常用长春新碱加泼尼松(VP方案),儿童完全缓解率可达80%以上,成人较差,成人常需在VP方案上加天门冬酰胺酶(VLP方案)或柔红霉素(VDP方案),或4种药物同时应用(VLDP方案),可使完全缓解率提高到72%～77.8%。

(2)急性非淋巴细胞白血病的化学治疗:目前常用标准的诱导缓解方案是DA方案(柔红霉素+阿糖胞苷),缓解率可达85%。

(3)中枢神经系统白血病的防治:常为髓外白血病复发的根源,以急性淋巴细胞白血病尤为突出。可在缓解前或缓解期开始时给予甲氨蝶呤和地塞米松鞘内注射加以预防。

3.造血干细胞移植　治疗白血病的一大进展。

(五)预后

未经治疗的急性白血病患者平均生存期仅3个月左右。该病随年龄增长而预后变差。经过现代治疗方法,已有不少患者取得疾病缓解以致长期存活。

二、慢性白血病

慢性白血病分为慢性粒细胞白血病、慢性淋巴细胞白血病及少见的多毛细胞白血病、幼淋巴细胞白血病等。其中以慢性粒细胞白血病多见,国内占白血病总数的15%～25%,发病率仅次于急性粒细胞白血病和急性淋巴细胞白血病,居第三位。其次为慢性淋巴细胞白血病。本节重点介绍慢性淋巴细胞白血病。

慢性粒细胞白血病是一种造血干细胞恶性疾病,发展较缓慢。主要临床特点如下:①脾大,急性变期可出现巨脾;②周围血粒细胞显著增多并有不成熟性;③受累的细胞系中可找到Ph染色体和(或)*bcr/abl*融合基因。自然病程可分为慢性期、加速期和急性变期三个阶段。

(一)临床表现

1.慢性期(CP)

(1)起病缓慢,早期常无自觉症状。

(2)随病情发展,可出现乏力、低热、多汗或盗汗、体重减轻等代谢亢进的表现,如乏力、体重减轻、低热、盗汗等。

(3)脾大常为最突出的体征,质地坚实、平滑、无压痛。约半数患者有肝大,部分患者有胸骨中下段压痛。

(4)白细胞极度增高时可发生白细胞淤滞症。

(5)慢性期一般为1～4年,以后逐渐进入加速期,以致急性变期。

2.加速期(AP)

(1)代谢亢进表现又复出现,如发热、乏力、体重下降。

(2)脾迅速肿大、胸骨和骨骼疼痛,逐渐出现贫血和出血。

(3)原来治疗有效的药物现在治疗失效。

3.急性变期(BP)　临床表现与急性白血病类似,多为急粒变,少数为急淋变和其他细胞类型。急性变期预后极差,为慢性粒细胞白血病的终末期,往往在数月内死亡。

(二)实验室检查

1.血象

(1)白细胞计数明显升高,常超过20×10^9/L,晚期可达100×10^9/L以上。粒细胞明显增多,以幼、晚幼和杆状粒细胞居多,早幼粒和原始细胞一般不超过10%。

(2)嗜酸性、嗜碱性粒细胞增多,红系细胞相对减少,晚期血小板逐渐减少。

2.骨髓象

(1)骨髓增生明显至极度活跃,以粒细胞为主,粒/红明显增高,其中中幼、晚幼及杆状核粒细胞明显增多,原粒细胞不超过10%。

(2)嗜酸性、嗜碱性粒细胞增多,红系细胞相对减少,巨核细胞正常或增多,晚期减少。

3.细胞遗传学及分子生物学改变　90%以上CML细胞中出现Ph染色体和(或)*bcr/abl*融合基因。5%的CML有*bcr/abl*融合基因阳性,而Ph染色体阴性。

(三)诊断与鉴别诊断

凡有不明原因的持续性白细胞数增高,根据典型的血象、骨髓象改变,脾肿大、Ph染色体阳性即可做出诊断。本病应与其他原因引起的脾肿大、类白血病反应、骨髓纤维化等相鉴别。

(四)治疗原则和药物治疗

CML一旦急性变,治疗将难以奏效,因此应着重于慢性期的治疗,并力争分子水平的缓解和治愈。

1.白细胞淤滞症的处理　采用血细胞分离机可去除大量白细胞,减少体内白细胞数量。并用羟基脲,为防止大量白血病细胞溶解引起心、肾并发症,要注意水化和碱化尿液,保证每天尿量超过2000 mL。

2.化疗　化疗虽可使大多数慢性粒细胞白血病患者的血象得到控制,但患者的中位生存期(40个月左右)并未改善。常用药物有羟基脲、白消安、靛玉红、小剂量阿糖胞苷、α-干扰素、环磷酰胺等。化疗一定要在具有相当经验的专科医师指导下施行,选择最佳时机,制订适宜方案,以达到最佳疗效和尽可能地减少不良反应。

3. 骨髓移植　目前被普遍认可的根治性标准治疗。移植应在慢性粒细胞白血病慢性期血象和体征控制后尽早进行。HLA 相合同胞间移植后患者 3～5 年无病存活率为 60%～80%。以 45 岁以下为宜。

(五)预后

慢性粒细胞白血病化疗后中位生存期为 39～47 个月。5 年生存率达 25%～50%,个别可生存 10～20 年。影响 CML 预后的主要因素如下:①初诊时预后风险积分;②治疗方式;③病程演变。

第三节　特发性血小板减少性紫癜

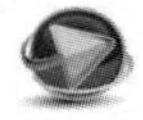

学习目标

识记:

1. 能够准确说出 ITP 的定义和临床表现。
2. 能简要描述 ITP 的病因。
3. 能简要描述典型 ITP 的血小板改变。

理解:

1. 能够用自己的语言描述典型 ITP 的临床表现。
2. 明确 ITP 的病因。
3. 明确 ITP 的治疗原则。

应用:

1. 能够自觉将医疗规范与康复健康理念贯穿于疾病治疗的全过程。
2. 能用所学知识与技能协助主治医生对患者的疾病康复进行指导。

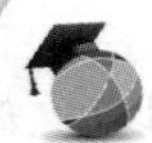

任务引领

患者,女性,35 岁,已婚。因咽痛发热 1 周、口腔内血疱 1 天就诊。1 周前患者受凉后出现咽痛、发热。自服头孢拉定、清热灵等药物无好转,咽痛加剧并发现口腔内血疱就诊。

查体:神志清楚,精神可。T 38.5 ℃,P 95 次/分,R 20 次/分,BP 100/65 mmHg,口腔黏膜无明显充血,散在多发血疱,咽后壁大片散在淋巴滤泡呈血性。扁桃体Ⅰ度肿大。浅表淋巴结未触及,剑突下压痛(+),双下肢可见散在淤点、淤斑,未高出皮面。心、肺未见异常,腹软,肝脾未及,双下肢无水肿。

血常规检查:RBC 3.5×10^{12}/L,WBC 9.0×10^{9}/L,N 0.83,Hb 124g/L,PLT 50×10^{9}/L。

请完成以下任务:

(1)通过学习,请问患者的血常规检查有哪些异常?

(2)该患者的初步诊断是什么?

(3)为进一步明确诊断,患者还需做哪些检查?

特发性血小板减少性紫癜(ITP)是一种因血小板免疫性被破坏,导致外周血中血小板减少的出血性疾病,以皮肤、黏膜及内脏出血、血小板减少、骨髓巨核细胞发育成熟障碍、血小板生存时间缩短及抗血小板自身抗体出现为特征。

临床上可将其分为急性型和慢性型，前者多见于儿童，后者多见于年轻女性。

一、病因和发病机制

ITP的病因迄今未明，与发病相关的因素如下。

1.感染　细菌或病毒感染与ITP的发病密切相关。

2.免疫因素　感染不能直接导致ITP发病，免疫因素的参与可能是ITP发病的重要原因。目前多认为急性特发性血小板减少性紫癜是病毒感染后改变血小板抗原性，导致自身抗体形成或形成免疫复合物，使血小板遭到破坏，80%以上的ITP患者血小板表面可检测到血小板相关抗体(PAIg)。

3.肝、脾作用　脾是ITP患者产生PAIg的部位，肝在血小板的破坏中有与脾类似的作用。

4.遗传因素　ITP的发生在一定程度上可能受基因调控。

5.其他因素　本病的发病可能与雌激素水平有关。

二、临床表现

1.急性型　多见于儿童，80%以上在发病前1～2周有上呼吸道感染病史，特别是病毒感染史。起病急、部分患者可有发热、寒战。皮肤黏膜出血较重，鼻、牙龈及口腔黏膜出血常见。当血小板<20×10^9/L时，可有内脏出血，如呕血、黑便、咯血、血尿、阴道出血等。颅内出血是致死的主要原因。

2.慢性型　多见于40岁以下女性，起病缓慢，一般无前驱症状。出血症状较轻，多以皮肤、黏膜出血为主，鼻、牙龈出血较常见，月经过多亦很常见，严重内脏出血少见，部分患者病情可因感染加重，出现广泛、严重的内脏出血。可有轻度脾肿大。

三、实验室及其他检查

1.血小板

(1)急性型多在20×10^9/L以下，慢性型常在50×10^9/L左右。

(2)血小板平均体积偏大，易见大型血小板。

(3)出血时间延长，血块收缩不良。

(4)血小板功能一般正常。

2.骨髓象

(1)急性型骨髓巨核细胞数量轻度增加或正常，慢性型骨髓巨核细胞显著增加。

(2)巨核细胞发育成熟障碍，急性型者尤为明显，表现为巨核细胞体积变小，胞质内颗粒减少，幼稚巨核细胞增加。

(3)有血小板形成的巨核细胞<30%，显著减少。

3.PAIg及PAC3(血小板相关补体)　80%以上ITP患者PAIg及PAC3阳性。

4.其他　90%以上患者血小板生存时间明显缩短。可有程度不等的正常细胞或小细胞低色素性贫血，少数可发现溶血证据(Evans综合征)。

四、诊断与鉴别诊断

1.诊断要点

(1)皮肤、黏膜及内脏广泛出血。

(2)血小板计数多次检查减少。

(3)脾正常或轻度增大。

(4)骨髓巨核细胞增多或正常，有成熟障碍。

(5)具备下列5项中任何一项：①泼尼松治疗有效；②脾切除治疗有效；③PAIg阳性；④PAC3阳性；⑤血小板生存时间缩短。

2.鉴别诊断　应与引起继发性血小板减少症的疾病相鉴别，如白血病、再生障碍性贫血、系统性红斑狼疮、药物性免疫性血小板减少等。本病与过敏性紫癜不难鉴别。

五、治疗原则和药物治疗要点

1.一般治疗　血小板<20×10^9/L者应严格卧床，避免外伤和剧烈活动；出血严重时应注意休息，应用止血药物及采用局部止血措施等。

2.糖皮质激素　多为首选治疗，近期有效率约80%。常用泼尼松30～60 mg/d，分次或顿服，待血小板计数恢复正常后逐渐减量，最后以5～10 mg/d维持治疗，持续3～6个月。病情严重者可用地塞米松或甲泼尼龙静脉滴注，好转后改为口服。

3.脾切除　有效率为70%～90%，无效者对糖皮质激素的需要量亦可减少。适用于：①正规糖皮质激素治疗3～6个月无效；②糖皮质激素维持量>30 mg/d；③有糖皮质激素使用禁忌证；④^{51}Cr扫描脾区放射指数增高。

4.免疫抑制剂治疗　一般不作为首选，适用于：①糖皮质激素治疗或脾切除术后疗效不佳者，或有禁忌证等；②与糖皮质激素合用以提高疗效及减少糖皮质激素用量。常用药物为长春新碱、环磷酰胺、硫唑嘌呤、环孢素等。

5.其他治疗　合成雄激素达那唑与糖皮质激素有协同作用，中医药对慢性型ITP有一定疗效。

6.急症处理

(1)适用情况：①血小板<20×10^9/L者；②出血严重、广泛者；③疑有或已发生颅内出血者；④近期将实施手术或分娩者。

(2)治疗方法：①输注血小板悬液；②静脉注射丙种球蛋白；③血浆置换；④大剂量甲泼尼龙静脉注射，1 g/d，3～5天为一个疗程。

(田迎霞)

第十一章

内分泌系统疾病及代谢性疾病

LINCHUANGJIBINGGAIYAO

第一节 甲状腺功能亢进症

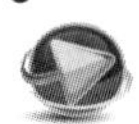

学习目标

识记：

能够描述抗甲状腺药物的适应证、^{131}I 治疗的适应证和禁忌证。

理解：

能够掌握甲状腺功能亢进症的临床表现、辅助检查、诊断和治疗要点等。

应用：

能利用所学知识对甲状腺功能亢进症患者实施基本的康复治疗和健康指导。

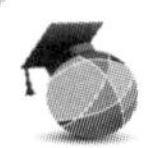

任务引领

患者，女性，32 岁，因心悸、多汗、怕热、易饥、消瘦 2 个月就诊。2 个月前无明显诱因出现心悸、多汗、怕热、易饥、消瘦，2 个月内体重下降 10 kg，伴烦躁、易怒，大便次数增加，稀便每天 4～5 次，月经稀少，失眠，自服安眠药物（舒乐安定，1 mg/天）效果不佳。病程中无发热、咳嗽、咳痰，无恶心、呕吐，小便正常。

既往：体健，无肝炎、结核病史，无高血压、糖尿病病史。

查体：T 36 ℃，P 104 次/分，R 18 次/分，BP 130/60 mmHg，发育正常，消瘦，皮肤潮湿，浅表淋巴结无肿大，眼球略突出，甲状腺Ⅱ度肿大，质软，无压痛，未触及结节，两上极可触及震颤，听诊闻及血管杂音，双肺呼吸音正常，心界不大，未闻及杂音，腹软，无压痛，肝脾未触及，肠鸣音正常，双下肢无水肿。

（1）该患者最可能的诊断是什么？诊断依据是什么？

（2）需要哪些相关检查明确诊断？

（3）治疗原则是什么？

甲状腺功能亢进症（hyperthyroidism，简称甲亢）是指由多种原因导致的甲状腺激素分泌过多引起的临床综合征。常见的病因有毒性弥漫性甲状腺肿（Graves 病）、多结节性毒性甲状腺肿、甲状腺自主高功能腺瘤、甲状腺炎以及碘剂等。亚临床甲亢（subclinical hyperthyroidism）系指血清 TSH 水平低于正常值下限，而 T_3、T_4 在正常范围，患者可无症状或有甲亢的某些表现。

本节重点讨论临床上最常见的毒性弥漫性甲状腺肿(Graves 病，以下简称 GD)。本病女性多见，男女之比为 1∶4～1∶6。各年龄组均可发病，但以 20～50 岁者最为多见。据我国学者报道，发病率为 1.2%。临床上主要表现为甲状腺激素分泌过多症候群、甲状腺肿大、眼征等。

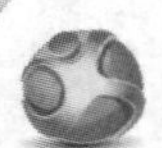

知识拓展

正常成人的甲状腺重 25 g 左右，是体内最大的内分泌腺，能合成和分泌甲状腺激素。甲状腺激素包括四碘甲状腺原氨酸(T_4)和三碘甲状腺原氨酸(T_3)，它们都是酪氨酸的碘化物。甲状腺分泌的激素主要是 T_4，约占总量的 90%，T_3 的分泌量少，但活性却是 T_4 的 5 倍。T_4 在外周组织脱碘可转化为 T_3。

【病因和发病机制】

1. 自身免疫　GD 患者血清中存在针对甲状腺细胞 TSH 受体的特异性自身抗体，称为 TSH 受体抗体(TRAb)。TSH 和 TRAb 均可与 TSH 受体结合，TRAb 有兴奋性抗体 TSAb 和 TSH 受体阻断性抗体(TBAb)两种类型。TSAb 是可以导致 GD 的致病性抗体。同时甲减的原因之一就是 TBAb 参与的自身免疫甲状腺炎。

2. 遗传　本病有家族遗传倾向，目前发现亚洲人种与 HLA-Bw46 有关。

3. 环境　精神刺激、感染、创伤等可能也参与了 GD 的发生和发展。

【病理】

甲状腺的病变非常明显，可见到甲状腺多呈现对称性、弥漫性的肿大，可比正常时增大数倍。组织学上腺体的内生血管增生，滤泡上皮细胞增生肥大，细胞的高度增加，腺体内胶质减少。多数患者眼部病理改变明显，球后组织有脂肪细胞浸润，纤维组织增生，大量黏多糖沉积，淋巴细胞浸润。

GD 患者的甲状腺结节可以是单个，也可以多发，常发生于已经有多年的结节性甲状腺肿的患者，形态学上见到甲状腺滤泡上皮增生，可形成大的滤泡，结节周围的甲状腺组织多半有萎缩。

【临床表现】

1. 甲状腺激素分泌过多症候群

(1)高代谢综合征：常见有怕热、多汗、疲乏、无力、体重下降、多食易饥、皮肤温暖、湿润。不少患者伴有低热，常在 38 ℃左右；发生甲亢危象时可出现高热。

(2)精神、神经系统：焦虑烦躁、多言好动、多猜疑、紧张易怒、记忆力下降、思想不集中、失眠等，甚至出现精神分裂症表现，但也有寡言抑郁者。

(3)心血管系统：常见心悸、气促；重者可见心律失常、水肿等。常见体征：心动过速，心尖部第一心音亢进，脉压增大，心率失常，其中心房颤动、房性期前收缩多见。

(4)消化系统：多食易饥，大便次数增加，稀便。少数患者出现恶心、呕吐。由于肠蠕动增加，可出现大便次数增加或顽固性腹泻，大便不成形，含有较多不消化食物。

(5)骨骼肌肉系统：主要表现为肌肉软弱无力，肌萎缩、骨质疏松；严重者出现甲亢性周期性麻痹，多见于青年男性，罕见杵状指(趾)。

(6)生殖系统：女性患者月经减少，甚至出现闭经。男性常出现阳痿，偶尔可出现男性乳房增生。

(7)造血系统：白细胞总数减少，淋巴细胞及单核细胞增多，血小板寿命缩短。由于血容量增大，可有贫血。

(8)皮肤病变：面部及颈部皮肤弥漫性斑状色素加深。胫前皮肤变粗增厚，呈暗紫色，渐为结节状叠起，或为树皮状，有色素沉着。

2. 甲状腺肿　甲状腺肿(goiter)一般呈不同程度的弥漫性对称性肿大，质软，随吞咽上下移动。也可两叶不对称或分叶状肿大。有些患者的甲状腺呈单个或多发的结节性肿大，质地可以是中等硬度，也可以坚硬不平。

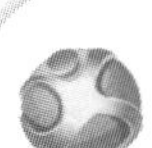

知识拓展

甲状腺肿大的分度如下：①Ⅰ度肿大，颈部在正常位置时，视诊甲状腺不大，但能触及；②Ⅱ度肿大，颈部保持正常位置时，可以看到肿大的甲状腺，触诊可以摸到其肿大的轮廓，边缘在胸锁乳突肌以内；③Ⅲ度肿大，视诊和触诊均可以查到明显肿大的甲状腺，其范围超过胸锁乳突肌。

3. 眼征　包括单纯性突眼和浸润性突眼。

1）单纯性突眼　单纯性突眼又称良性突眼，占本病的大多数，一般呈双侧对称性。单纯性突眼是因血中甲状腺激素浓度过高，交感神经兴奋，使上睑提肌挛缩所致。有以下几种表现：①眼球向前突出，突眼度一般不超过 18 mm（正常不超过 16 mm）；②Stellwag 征，瞬目减少和凝视；③Darymple 征，眼睑裂隙增宽；④Mobius 征，双眼球向内侧聚合欠佳或不能；⑤Von Graefe 征，双眼球向下注视时，上眼睑不能随眼球向下移动，角膜上方露出白色巩膜；⑥Joffroy 征，眼向上看时，前额皮肤不能皱起。

2）浸润性突眼　浸润性突眼较少见，病情较严重，可见于甲亢不明显或无高代谢症的患者中，常与甲亢同时发生，但也可出现在甲亢发生之前，或甲亢缓解之后。主要由眼外肌和球后组织肿胀，体积增加，眼压增高，淋巴细胞浸润和水肿所致。主要表现如下：①眼球突出超过 18 mm，重者可达 30 mm，左右可不对称，相差大于 2 mm，也可仅为一侧眼球突出，眼球突度与甲亢程度无平行关系；②畏光，流泪，视力减退，眼部胀痛、刺痛或有异物感；③当眼肌受损时，眼球活动受限甚至固定，视野缩小及复视；④眼睑肥厚或水肿，结膜充血水肿，严重者球结膜膨出。当闭目不全时，可发生暴露性角膜炎，角膜溃疡，穿孔或全眼球炎，视神经损害及失明等。

4. 特殊临床表现

（1）甲亢危象：本病恶化而成的危重症群。主要诱因为精神刺激、感染、手术前准备不充分、^{131}I 治疗、中断治疗等。各种年龄均可发生。但多见于老年患者。危象可分为 2 个阶段：体温在 39 ℃以下，心率在 120～159 次/分，烦躁、嗜睡、食欲减退、恶心，体重明显减轻等为危象前期。若不及时治疗，病情逐渐恶化，体温 39 ℃以上，心率在 160 次/分以上，伴心房颤动或心房扑动、烦躁不安、呼吸急促、大汗淋漓、厌食、恶心、呕吐、腹泻等，严重者出现虚脱、休克、嗜睡、谵妄、昏迷，部分患者有心力衰竭、肺水肿等。

（2）甲状腺功能亢进性心脏病：多发生在老年患者，长期患严重甲亢的青年患者也可发生，主要表现为心脏增大、心律失常和心力衰竭。甲亢性心脏病所致的心力衰竭原因主要为心脏高排出量后失代偿和心脏泵功能衰竭 2 种，在部分老年患者中，心房颤动可作为本病的首发临床表现，30%～50%发生心力衰竭的甲亢患者合并心房颤动。确诊甲亢性心脏病需要排除冠心病等器质性心脏病。

（3）淡漠型甲亢：多见于老年患者。起病隐袭，高代谢综合征、眼征和甲状腺肿均不明显。主要表现为明显消瘦、乏力、心悸、头晕、昏厥、神经质或神志淡漠、腹泻、厌食。可伴有心房颤动、震颤和肌病等。临床中患者常因明显消瘦而被误诊为恶性肿瘤，因心房颤动被误诊为冠心病，所以老年人不明原因的突然消瘦、新发生心房颤动时应考虑本病。因症状不典型，可能长期得不到及时诊治而易发生甲亢危象。

（4）三碘甲状腺原氨酸（T_3）型甲亢和四碘甲状腺原氨酸（T_4）型甲亢：仅有血清 T_3 增高的甲状腺功能亢进症称为 T_3 型甲状腺功能亢进症，仅占甲亢病例的 5%，在碘缺乏地区和老年人群中常见，病因包括 GD、毒性结节性甲状腺肿和甲状腺腺瘤。实验室检查发现血清 TT_3、FT_3 水平增高，但是 TT_4 和 FT_4 的水平正常，TSH 水平降低，^{131}I 摄取率增加。仅有血清 T_4 增高的甲状腺功能亢进症称为 T_4 型甲状腺功能亢进症，主要发生在碘致甲亢和伴全身性严重疾病的甲亢患者中，后者由于 5′-脱碘酶受到抑制，T_4 在外周变为 T_3 减少，所以 T_3 没有增高。

（5）胫前黏液性水肿：与浸润性突眼同属自身免疫性疾病，约 5%的 GD 患者伴发本症，白种人中多见。多发于胫骨前下 1/3 部位，也见于足背、踝关节、肩部、手背或手术瘢痕处，偶见于面部，皮损大多为对称性。早期皮肤增厚、变粗，有广泛大小不等的棕红色或红褐色或暗紫红色突起不平的斑块或结节，边界清楚，直径 5～30 mm 不等，连片时更大，皮损周围的表皮稍发亮，薄而紧张，病变表面及周围可有毳毛增生、变粗、毛囊角化，可伴有感觉过敏或减退，可伴痒感；后期皮肤粗厚，如橘皮或树皮样，皮损融合，有深沟，覆以灰色或黑色疣状物，下肢粗大似象皮腿。

(6)甲亢合并周期性瘫痪：亚洲青年男性多见，与甲亢程度不一定平行或为甲亢首发症状，常以双侧对称性肌无力起病，活动后加重，伴肌痛或肌僵，双下肢最容易受累。劳累、进食高钠或富含碳水化合物、应用胰岛素可诱发和加重，随甲亢控制，发作停止。

【实验室和其他检查】

1. 血清甲状腺激素测定　FT_3、FT_4 不受甲状腺结合球蛋白(TBG)影响，直接反映甲状腺功能状态，TT_4 是判断甲状腺功能最基本的筛选指标，TT_3 为早期 GD、治疗中疗效观察及停药后复发的敏感指标，也是诊断 T_3 型甲亢的特异指标，rT_3 没有生物活性，GD 早期或复发早期可仅有 rT_3 增高。

2. 促甲状腺激素(TSH)降低　对于亚临床甲亢和亚临床甲减有重要的诊断意义。

3. 甲状腺吸碘率增高　且高峰前移，但并不能反映病情严重程度与治疗中病情变化。

4. 三碘甲状腺原氨酸抑制试验(T_3 抑制试验)　主要用于甲亢与单纯性甲状腺肿鉴别。口服甲状腺素片或 T_3 后，甲状腺摄 ^{131}I 率下降＞50%，提示为单纯性甲状腺肿，反之则提示甲亢。老年人及心脏病倾向者禁用。

5. 促甲状腺激素释放激素(TRH)兴奋试验　甲亢时 TSH 明显被抑制，TRH 给药后 TSH 无增高。本试验副作用少，对冠心病、高血压及甲亢性心脏病患者均可采用，比 T_3 抑制试验更为安全。可作为可疑甲亢诊断、鉴别诊断及甲亢预后估计的指标之一。

6. 甲状腺自身抗体测定　TRAb、TSAb 在未治疗 GD 患者血中检出率高，对于 GD 早期诊断，判断病情活动和复发，治疗后停药是重要的指标。

7. 影像学检查　超声、放射性核素显像、CT 等用以了解甲状腺形态、大小、有无结节、异位甲状腺等。其中放射性核素显像对判断弥漫性甲状腺肿伴甲亢、多结节性甲状腺肿伴甲亢、功能自主性甲状腺腺瘤及亚急性甲状腺炎、甲状腺包块或结节性质等均有价值。

8. 生化检查　血脂可降低，少数患者糖耐量降低，或血糖升高，可表现为糖尿病。

【诊断与鉴别诊断】

诊断过程如下。

①甲状腺激素分泌过多：甲状腺激素分泌过多症候群＋体征＋TSH＋甲状腺激素水平。

②确定甲状腺功能亢进症是甲状腺激素分泌过多的原因。

③明确甲状腺功能亢进症的原因。

1. 诊断

(1)有甲状腺激素过多的典型症状表现和体征。

(2)甲状腺肿大，特别是有震颤和血管杂音。

(3)血清 FT_3、FT_4 增高。

三项具备可以确诊为甲状腺功能亢进症。需要注意的是，淡漠型甲亢的高代谢症状不明显；少数患者无甲状腺肿大。

2. 鉴别诊断

(1)甲状腺激素过多原因鉴别。

甲亢所致甲状腺激素分泌过多与亚急性甲状腺炎所致破坏性甲状腺激素过多应鉴别，主要鉴别手段为甲状腺体征和 ^{131}I 摄取率检查。甲亢患者 ^{131}I 摄取率增高，且高峰前移，亚急性甲状腺炎患者 ^{131}I 摄取率降低。

(2)甲亢病因鉴别。

GD：排除其他原因所致甲亢，结合眼征、弥漫性甲状腺肿、血 TRAb 和(或)TSAb 阳性，可诊断为 GD。

多结节性甲状腺肿伴甲亢、功能自主性甲状腺腺瘤伴甲亢一般无眼征，甲状腺显像为热结节或放射性碘分布浓淡不均，结节外甲状腺组织受抑制。

碘致甲状腺功能亢进症有碘摄入过多史，甲状腺^{131}I吸取率降低，可有T_4、rT_3升高而T_3不高的表现。

【治疗】

目前无GD病因治疗方法，首先要解除患者思想顾虑，避免情绪波动，适当休息，提供足够热量和丰富维生素的饮食，禁止刺激性食物和饮料。目前没有GD病因治疗方法，针对甲亢主要有抗甲状腺药物(ATD)、放射性碘治疗及手术治疗三种方法，各有其适应证与利弊。ATD能抑制甲状腺合成甲状腺激素，另外两种方法是破坏甲状腺组织，减少甲状腺激素，达到治疗的目的。需根据患者年龄、甲状腺大小、病情轻重、病程长短、甲状腺病理性质、有无并发症、医生的经验、患者的意愿等多因素慎重考虑。如能恰当选择，多能获得较满意的效果。

1. 抗甲状腺药物

1)适应证　病情轻、中度患者；甲状腺呈轻至中度肿大；年龄在20岁以下者；妊娠期甲亢；年迈体弱或合并心、肝、肾等疾病不宜手术者；甲亢术前和放射碘治疗前；甲状腺次全切除后复发而又不宜用^{131}I治疗者。

2)常用药物　常用药物分两类：硫脲类包括甲硫氧嘧啶(methylthiouracil，MTU)和丙硫氧嘧啶(propylthiouracil，PTU)；咪唑类包括甲巯咪唑(methimazole，MMI)和卡比马唑(carbimazole，CMZ)。PTU具有外周组织抑制T_4向T_3转化的作用，发挥作用快，可作为甲亢危象首选用药，同时PTU通过胎盘和进入乳汁的量少于MMI，故妊娠合并甲亢时首选。

3)剂量和疗程　治疗可分为初治期、减量期和维持期三个阶段。开始剂量PTU 300～400 mg/d；MMI或CMZ 30～40 mg/d，分三次口服，大多数患者4～8周症状缓解或TT_3、TT_4、FT_3、FT_4恢复正常，继续用药2～3周后，即可减量。减量阶段，每1～4周减PTU 50～100 mg，MMI或CMZ 5～10 mg，直至最小维持量。一般为PTU 50 mg/d，MMI或CMZ 5 mg/d左右，力求使患者保持在无甲亢或甲减症状，甲状腺激素及TSH测定值正常。巩固维持阶段需半年至2年以上。

4)副作用

皮疹：一般不重，2～3周可自行消退，或可用抗过敏药如阿司咪唑、氯苯那敏等。

白细胞减少：严重者可发生粒细胞缺乏症。如白细胞低于3.0×10^9/L或中性粒细胞低于1.5×10^9/L，应停药观察，同时给予升白细胞药物，如维生素B_4、鲨肝醇等。

药物性甲状腺功能减退症：为药物过量所致，故应定期监测甲状腺功能，及时减量，必要时可加用甲状腺素治疗。

偶尔出现中毒性肝炎、药物性黄疸、关节疼痛等，一般停药后经适当处理均可恢复正常。

5)疗效与预后　此类药物对绝大多数患者均有效，但停药后缓解或复发率差异甚大，其影响因素如下：①与疗程长短有关，疗程小于6个月，缓解率为40%；疗程大于1年，缓解率为40%～60%，平均50%，复发多在停药3个月至1年内发生；②高碘食物可影响甲亢的缓解率，或增加停药后的复发率；③甲状腺较大，治疗中甲状腺不缩小及血管杂音继续存在者不能长期缓解；④治疗结束时，T_3抑制试验被抑制或TRH兴奋试验恢复正常者长期缓解率高；⑤复发甲亢复治缓解率低；⑥血中TRAb浓度显著下降或转阴者长期缓解的可能性较大。

2. ^{131}I治疗　^{131}I治疗机制是甲状腺摄取^{131}I，^{131}I释放的β射线破坏甲状腺组织细胞，具有安全简便、费用低等优点。

(1)适应证：2008年《中国甲状腺疾病诊治指南》中^{131}I治疗适应证为成人Graves甲亢伴甲状腺肿大Ⅱ度以上；ATD治疗失败或过敏；甲亢手术后复发；甲状腺毒症心脏病或甲亢伴其他病因的心脏病；甲亢合并白细胞和(或)血小板减少或全血细胞减少；老年甲亢；甲亢合并糖尿病；毒性多结节性甲状腺肿；自主功能性甲状腺结节并甲亢。

相对适应证：青少年和儿童甲亢，用ATD治疗失败、拒绝手术或有手术禁忌证；甲亢合并肝、肾等脏器功能损害；浸润性突眼，对轻度和稳定期的中、重度浸润性突眼可单用^{131}I治疗甲亢，对进展期患者，可在用^{131}I治疗前后加用泼尼松。

禁忌证：妊娠和哺乳期妇女。

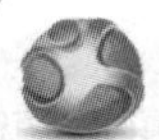

知识拓展

^{131}I治疗是美国和西方国家治疗成人甲亢的首选方法。我国自1958年开始应用^{131}I治疗甲亢。

(2)并发症：^{131}I治疗主要并发症是甲减。甲减是^{131}I治疗甲亢难以避免的结果，选择^{131}I治疗主要是要权衡甲亢与甲减后果的利弊关系。

3. 手术治疗　近年来随着^{131}I应用增多，手术治疗者较以前减少。若不是口服药和^{131}I治疗适应证，征求外科意见，明确是否可以手术治疗。

4. 其他治疗

(1)碘剂：用于术前准备和甲亢危象。

(2)β受体阻滞剂：作用为减轻甲状腺毒症症状；抑制外周组织 T_4 转换为 T_3；阻断甲状腺激素对心肌的作用。目前广泛的为普萘洛尔(心得安)。禁忌：哮喘和慢性阻塞性肺疾病、心脏传导阻滞、充血性心力衰竭，妊娠期妇女慎用。

5. 甲亢危象治疗

(1)去除诱因，对症支持治疗，纠正水、电解质紊乱，补充热量，降温，吸氧，防治感染等。严重高热、躁动、惊烦者可行人工冬眠。

(2)抑制甲状腺激素合成：首选PTU，首剂量600 mg，继而每8 h口服200 mg，症状缓解，减至一般治疗量。

(3)抑制甲状腺激素释放：抗甲状腺药物1 h后使用碘剂，复方碘口服溶液5滴、每8 h一次，或碘化钠1.0 g加入10%葡萄糖盐水溶液中静脉滴注24 h。

(4)抑制外周组织 T_4 转换为 T_3 和抑制 T_3 与细胞受体结合：无禁忌证时，可选用普萘洛尔口服，静脉滴注氢化可的松100 mg，每6～8 h一次。

(5)阻断甲状腺激素——儿茶酚胺对组织的交感兴奋作用：普萘洛尔20～40 mg，每6～8 h口服一次，或1 mg稀释后静脉缓慢注射。

(6)降低血TH浓度：上述治疗效果不满意，可采用血液透析、血浆置换等措施降低血TH浓度。

6. Graves眼病的治疗　轻度的GD病程一般呈自限性，不需强化治疗，以局部治疗和控制甲亢为主；中度和重度GD在上述治疗基础上强化治疗，包括糖皮质激素治疗、眶放射治疗、眶减压手术、控制甲亢、戒烟。

7. 甲状腺功能亢进性心脏病(甲亢心)的治疗

(1)抗甲状腺药物治疗：立即给予足量的抗甲状腺药物，控制甲状腺功能至正常。

(2)^{131}I治疗：经抗甲状腺药物控制甲状腺毒症症状后，尽早给予大剂量的^{131}I破坏甲状腺组织，同时给予β受体阻滞剂保护心脏，防止放射性损伤后引起的一过性高甲状腺激素血症，加重心脏病变。^{131}I治疗后两周继续给予抗甲状腺药物治疗，等待^{131}I发挥其完全破坏作用。如果^{131}I治疗后甲减，给予小剂量L-T_4控制血清TSH在正常范围，避免过量L-T_4对心脏的副作用。

(3)对症治疗：心房纤颤可以应用普萘洛尔和(或)洋地黄。合并充血性心力衰竭的治疗措施与未合并甲亢者相同。

8. 妊娠期甲亢的治疗

(1)禁用^{131}I治疗。

(2)抗甲状腺药物治疗：尽可能使用小剂量的抗甲状腺药物控制甲亢。首选PTU，因该药不易通过胎盘，初始剂量300 mg，维持剂量50～150 mg。血清 TT_4、FT_4 维持在妊娠期正常范围的上限水平。

(3)普萘洛尔可使子宫持续收缩，致胎盘较小，引起胎儿发育不良、畸形，心动过缓，早产及新生儿呼吸抑制等，应慎用或不用。

（4）手术治疗：可选择妊娠4～6个月做甲状腺次全切除。

（5）哺乳期首选PTU，每天300 mg认为是相对安全的。

第二节　糖尿病

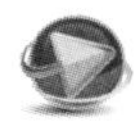

学习目标

识记：

1. 能描述糖尿病的分型及诊断标准、口服降糖药的种类、适应证和禁忌证。
2. 能知道胰岛素治疗糖尿病的适应证。

理解：

1. 会根据临床表现、辅助检查进行诊断。
2. 能描述糖尿病急性并发症糖尿病酮症酸中毒、高血糖高渗状态的临床表现、诊断和治疗要点等。
3. 能掌握糖尿病慢性并发症的发生、发展过程及治疗要点。

应用：

能利用所学知识协助临床医生对糖尿病患者实施基本的康复治疗和健康指导。

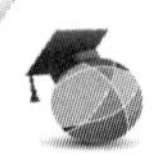

任务引领

患者，男性，45岁，多饮、多尿、多食、消瘦1年，恶心、呕吐1天。1年前无明显诱因出现口渴、多饮、多尿，每天饮水量达6000 mL，尿量与饮水量相当，伴多食，每天主食由0.3 kg增至0.6 kg，1年内体重逐渐下降10 kg，未系统诊断和治疗。3天前因着凉患上呼吸道感染，未诊治。1天前出现恶心、呕吐4次，为胃内容物，无咖啡样物及黑便，逐渐出现头痛、呼吸困难，为明确诊断入院。病程中，咽痛，无发热、咳嗽、咳痰，无腹痛、腹泻，无尿急、尿痛，大便正常，睡眠差。既往：母亲和姐姐为糖尿病患者；否认高血压、冠心病病史；否认肝炎、结核病病史；无药物过敏史。

查体：T 36.8 ℃，P 102次/分，R 22次/分，BP 100/70 mmHg，皮肤中度脱水，颜面潮红，呼吸深快，呼气中有烂苹果味，浅表淋巴结未触及，颈静脉无怒张，咽部充血，扁桃体Ⅰ度肿大，双肺呼吸音正常，心率102次/分，腹平软，无压痛，肝脾未触及，双下肢无水肿。实验室检查：血糖16.8 mmol/L；尿常规示尿糖3＋，尿酮体3＋；肾功能示血钾4.0 mmol/L，血钠155.0 mmol/L，二氧化碳结合力8.4 mmol/L；血pH 7.30；血常规示白细胞12.3×10^9/L，中性粒细胞百分比85.0%，血红蛋白112 g/L，血小板235×10^9/L。

思考：（1）该患者的初步诊断及诊断依据是什么？

（2）还需要做哪些进一步检查以协助诊治？

（3）如何进行治疗？

一、糖尿病介绍

糖尿病（diabetes mellitus，DM）是由多种病因引起以慢性高血糖为特征的代谢紊乱。高血糖是由于胰岛素分泌或作用的缺陷，或者两者同时存在而引起的。涉及糖、蛋白质、水、电解质等代谢异常，临床常见的表现为“三多一少”即多饮、多尿、多食和体重减轻。久病可引起多系统损害，导致心脏、血管、眼、肾、神经等组织慢性进行性病变。引起功能缺陷及衰竭，病情严重或应激时可发生急性代谢紊乱，如糖尿病酮症酸中毒（diabetic ketoacidosis，DKA）、高血糖高渗状态等。糖尿病是一种慢性终身性疾病，合理的综合治疗手段可使病情得到良好的控制，并可防止或减缓慢性并发症的发生和发展。

【流行病学】

糖尿病是常见病、多发病，随着人民生活水平提高，人口老龄化，生活方式的改变，其发病率迅速增加。糖尿病已成为全世界许多国家的常见病、多发病，是严重威胁人类健康的世界性公共卫生问题。

【糖尿病分型】

根据1999年WHO糖尿病专家委员提出的分型标准进行糖尿病分型。

1. 1型糖尿病（T1DM）　胰岛细胞破坏，胰岛素绝对缺乏。分自身免疫性和特发性两种。

2. 2型糖尿病（T2DM）　从以胰岛素抵抗为主伴随胰岛素分泌不足，到以胰岛素分泌不足为主。

3. 其他特殊类型糖尿病

（1）β细胞功能遗传性缺陷：与基因突变、线粒体基因突变有关。

（2）胰岛素作用遗传性缺陷：如A型胰岛素抵抗等。

（3）胰腺外分泌疾病：胰腺炎、肿瘤、创伤、胰腺切除术等。

（4）内分泌疾病：肢端肥大症、库欣综合征、甲亢等。

（5）药物和化学品所致糖尿病：糖皮质激素、甲状腺激素、噻嗪类利尿剂等。

（6）感染：先天性风疹、巨细胞病毒等。

（7）不常见的免疫介导糖尿病：僵人综合征等。

（8）其他可能与糖尿病相关的遗传综合征：Turner综合征、Down综合征等。

4. 妊娠期糖尿病（GDM）　略。

【病因和发病机制】

糖尿病的病因和发病机制复杂，至今未完全明了，目前认为糖尿病发生与遗传、自身免疫和环境等因素有关。

1. 1型糖尿病　T1DM是自身免疫性疾病，在其发展过程中也有遗传和环境因素共同参与。

1）多基因遗传因素　目前认为IDDM1为T1DM易感性的主效基因，其他IDDM2、VNTR以及IDDM3～IDDM13等次效基因也是T1DM的易感基因。HLA是一种细胞表面的糖蛋白，HLA复合体位于人类第6对染色体短臂。IDDM1包含HLA区域与T1DM关联的一组连锁位点，这些连锁在一条染色体上的等位基因构成了一个单倍型，在遗传过程中，HLA单倍型可以从亲代传给子代，但不同民族、不同地区，与T1DM易感性关联的单倍型并不相同。

2）环境因素　1型糖尿病的发病与环境因素中的病毒感染、化学物质和饮食因素有关。病毒感染可以直接侵及胰岛β细胞，大量破坏胰岛β细胞，致胰岛素分泌缺乏；也可以是感染后不立即发病，而是长期滞留在胰岛中，不断抑制胰岛β细胞生长，胰岛β细胞数量逐渐减少，胰岛素分泌缺乏，最终引发1型糖尿病；母乳喂养期短或缺乏喂养的儿童T1DM发病率升高，认为血清中存在的与牛乳品有关的抗体可能参与胰岛β细胞破坏过程。

3）自身免疫　体液免疫，约90%新诊断T1DM患者血清中存在胰岛细胞抗体，如胰岛细胞胞浆抗体（ICA）、胰岛素自身抗体（IAA）、谷氨酸脱羧酶抗体（GAD）等，上述抗体的检测可以协助明确糖尿病分型并指导治疗；细胞免疫，T1DM是T淋巴细胞介导的自身免疫性疾病，免疫失调机制主要体现在免疫细胞比例失调及其所分泌细胞因子或其他介质相互作用紊乱。T1DM发生、发展可分为6个阶段：①遗传学易感性；②启动自身免疫反应；③免疫异常；④进行性胰岛β细胞功能丧失；⑤临床糖尿病；⑥糖尿病临床表现明显。

2. 2型糖尿病　2型糖尿病也是复杂的遗传因素和环境因素共同作用的结果。

1）遗传因素与环境因素　一系列分子生物学技术和分子遗传学研究表明：2型糖尿病具有更强的遗传倾向。T2DM不是一个单一疾病，而是多基因疾病，具有广泛的遗传异质性，临床表现差异很大，同时人口老龄化、都市化程度、营养因素、中央型肥胖等环境因素参与糖尿病发生。

2)胰岛素抵抗和胰岛β细胞功能缺陷　胰岛素抵抗是指胰岛素作用的靶器官对胰岛素作用的敏感性降低,胰岛β细胞功能缺陷,主要表现为分泌量的缺陷和分泌模式的异常。胰岛素抵抗和胰岛素分泌缺陷是T2DM发病机制的两个要素。存在胰岛素抵抗时,胰岛β细胞能够代偿性增加胰岛素分泌,可以维持血糖正常;当胰岛β细胞功能有缺陷,不能代偿胰岛素抵抗时,就要发生T2DM。

3)葡萄糖毒性和脂毒性　高血糖和脂代谢紊乱在糖尿病发生发展过程中,进一步降低胰岛素敏感性和损伤胰岛β细胞功能,是糖尿病发病因素之一。

T2DM发生发展可分为4个阶段:①遗传易感性;②高胰岛素血症和(或)胰岛素抵抗;③糖耐量降低;④临床糖尿病。

【病理生理】

糖尿病的代谢紊乱主要由于胰岛素生物活性或其效应绝对和相对不足导致。糖尿病发生高血糖的原因是葡萄糖在肝、肌肉和脂肪组织的利用减少以及肝糖输出增多。脂肪代谢方面,由于胰岛素不足,脂肪组织摄取葡萄糖及血浆移除甘油三酯减少,脂肪合成减少。在胰岛素极度缺乏时,脂肪组织大量分解,产生大量酮体,在体内堆积形成酮症,严重时发展为糖尿病酮症酸中毒。糖尿病时,蛋白质合成减弱,分解代谢加速,导致负氮平衡。

【临床表现】

1.代谢紊乱症状群　典型临床表现为多尿、多饮、多食和体重减轻。血糖升高后渗透性利尿引起多尿,由于多尿失水,使患者口渴而多饮水,为补充损失的糖分,维持机体活动,患者常易饥、多食。外周组织对葡萄糖利用障碍,脂肪分解增多,蛋白质代谢负平衡,从而引起乏力、消瘦,儿童生长发育受阻。也可有皮肤瘙痒、视力模糊等症状,也有一部分人无任何症状,在化验时无意中发现高血糖。

2.并发症和(或)伴发病　部分患者因并发症或伴发病而就诊,化验后发现血糖升高。

3.反应性低血糖　2型糖尿病患者进食后胰岛素分泌高峰延迟,引起的反应性低血糖可成为患者的首发症状。

【并发症】

1.急性严重代谢紊乱　指DKA和高血糖高渗状态。

2.感染　糖尿病患者常发生疖、痈等皮肤化脓性感染,可反复发生,有时可引起败血症或脓毒症、足癣、体癣等皮肤真菌感染也较常见。女性患者常合并真菌性阴道炎和巴氏腺炎。糖尿病患者易患结核病,易扩展播散,形成空洞。女性患者常发生肾盂肾炎和膀胱炎。

3.慢性并发症　糖尿病的慢性并发症可遍及全身各重要器官,可能与遗传易感性、高血糖、氧化应激、非酶糖化和多元醇代谢旁路、蛋白激酶C等有关。

1)大血管并发症　糖尿病患者动脉粥样硬化患病率高,发病年龄轻,病情进展快。糖尿病患者易合并高血脂、高血压、肥胖、脂质及脂蛋白代谢异常,上述指标均是动脉粥样硬化的易患因素。动脉粥样硬化主要侵犯主动脉、冠状动脉、脑动脉、肾动脉等,引起冠心病、缺血性或出血性脑血管疾病、肾动脉硬化等。

2)微血管并发症　糖尿病微血管病变的典型改变是微循环障碍,微血管瘤形成和微血管基底膜增厚。主要表现在视网膜、肾、神经、心肌组织,其中重要的是糖尿病肾病和视网膜病变。

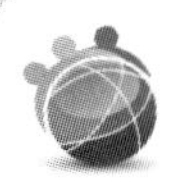

知识链接

微血管指微小动脉和微小静脉之间,管腔直径在100 μm以下的毛细血管及微血管网。

糖尿病肾病:T1DM患者主要的死亡原因,对于T2DM患者的严重性仅次于冠状动脉和脑动脉硬化。病理改变常见以下3种类型:①结节性肾小球硬化型病变,有高度特异性;②弥漫性肾小球硬化型病变,最常见;③渗出性病变。

糖尿病肾病的发生发展分为五期:①Ⅰ期,肾脏体积增大,肾小球滤过率升高,肾小球入球小动脉扩张,肾小球内压增高。②Ⅱ期,肾小球毛细血管基底膜增厚,尿白蛋白排泄率正常或间歇性增高。③Ⅲ期,早期肾病,出现微量白蛋白尿。④Ⅳ期,临床肾病,尿白蛋白排出量>300 mg/24 h,相当于尿蛋白总量>0.5 g/24 h,肾小球滤过率降低,临床上可出现高血压和水肿,肾功能逐渐减退。⑤Ⅴ期,尿毒症,大多数肾单位闭锁,血肌酐、尿素氮升高,血压升高。

糖尿病性视网膜病变:多发生于病程超过10年的患者,是失明的主要原因之一,按眼底改变可分为六期,分属两大类。背景性视网膜病变:Ⅰ期,微血管瘤,出血。Ⅱ期,微血管瘤,出血并有硬性渗出。Ⅲ期,出现棉絮状软性渗出,增殖性视网膜病变。Ⅳ期,新生血管形成,玻璃体积血。Ⅴ期,机化物增生。Ⅵ期,继发性视网膜脱离,失明。

神经病变:糖尿病神经病变可累及中枢神经、周围神经和自主神经,尤其以周围神经最常见,通常为对称性,下肢较上肢严重。临床表现为肢端感觉异常,如袜子和手套状分布,伴麻木、烧灼、针刺感或如踏棉垫感,有时伴痛觉过敏,随后可出现肢体疼痛,呈隐痛、刺痛,后期可累及运动神经元,中枢系统并发症常见于高血糖或低血糖,出现神志改变、缺血性脑卒中,加速脑老化等情况。自主神经损害表现为瞳孔改变、排汗异常、体位性低血压、腹泻、便秘、心动过速、尿失禁、阳痿等。

糖尿病足:糖尿病患者因末梢神经病变,下肢动脉供血不足以及细菌感染等各种因素,引起足部疼痛、皮肤深溃疡、肢端坏疽等病变,统称为糖尿病足,轻者表现为足部畸形,皮肤干燥和发凉等,重者可出现溃疡、坏疽。

【实验室和其他检查】

1.血糖测定　空腹血糖测定及餐后2 h血糖测定是诊断糖尿病的主要手段。血糖测定又是判断糖尿病病情和控制情况的主要指标,可以抽静脉或取毛细血管血,诊断时必须用静脉血浆血糖。

2.尿糖测定　尿糖阳性是诊断糖尿病的重要线索,但尿糖阳性不能排除糖尿病的可能。当肾糖阈升高时,虽血糖升高,尿糖可呈阳性;反之,当肾糖阈降低,虽然血糖正常,尿糖可呈阳性。

3.口服葡萄糖耐量检查(OGTT)　当血糖高于正常范围而未达到诊断标准时,须进行OGTT。方法:成人空腹时进行,将75 g无水葡萄糖溶于250~300 mL水中,5 min内饮完,空腹及开始饮葡萄糖溶液后2 h测静脉血浆葡萄糖;儿童服糖量按每千克体重1.75 g计算,总量不超过75 g。

4.糖化血红蛋白A1和糖化血浆血红蛋白测定　糖化血红蛋白A1(GHbA1)为葡萄糖或其他糖与血红蛋白的氨基发生非酶化结合而成,与血糖浓度呈正相关,为不可逆反应,GHbA1分为a、b、c三种,以GHbA1c为主,正常人GHbA1c为4%~6%,由于红细胞寿命为120天,因此GHbA1c反映患者近8~12周总血糖水平,为糖尿病控制情况监测指标之一。人血浆白蛋白与葡萄糖发生磷酸化的糖基化反应形成糖化血浆白蛋白,与血糖浓度有关,半衰期为19天,反映近2~3周内血糖总的水平。

5.胰岛β细胞功能检查、血浆胰岛素水平检测　对评价胰岛β细胞功能有重要意义。C肽和胰岛素以等分子数从胰岛细胞生成及释放,由于C肽清除率低,且不受外源性胰岛素影响,能准确反映胰岛β细胞功能。葡萄糖是影响胰岛β细胞分泌胰岛素的重要因素。口服葡萄糖后,血浆胰岛素水平在30~60 min上升至高峰,可为基础值的5~10倍,C肽水平则升高5~6倍,血浆胰岛素和C肽水平用于评估胰岛β细胞功能和指导治疗,不能作为糖尿病的诊断依据。

6.其他　根据病情,选用血脂、肝肾功能、尿蛋白等检查。在严重代谢紊乱时,应检查酮体、电解质、酸碱平衡、血乳酸等。为明确糖尿病分型,应进行胰岛功能联合GAD65抗体、IAA等检查。

【诊断与鉴别诊断】

1.诊断　1999年WHO糖尿病专家委员会提出的糖尿病诊断标准。

(1)糖尿病症状+随机血糖≥11.1 mmol/L。随机血糖是指就餐后任意时间的血糖值,典型的糖尿病症状包括多尿、烦渴多饮和难以解释的体重下降。

(2)糖尿病症状+空腹血糖≥7.0 mmol/L。空腹状态定义为至少8 h内无热量摄入。

(3)糖尿病症状+OGTT时2 h血糖≥11.1 mmol/L,OGTT仍按WHO的要求进行。

(4)症状不典型者,需改天再次证实。

在临床工作中,推荐采用葡萄糖氧化酶法测定静脉血浆葡萄糖。在新的分类标准中,糖尿病和葡萄糖耐量异常(IGT)及空腹葡萄糖受损(IFG)均属高血糖状态,与之相应的为葡萄糖调节的正常血糖状态。

IGT 的诊断标准：OGTT 时 2 h 血糖≥7.8 mmol/L。但低于 11.1 mmol/L，IFG 的诊断标准为空腹血糖≥6.1 mmol/L，但低于 7.0 mmol/L。

2. 鉴别诊断

1）其他原因所致的尿糖阳性　肾糖阈降低导致肾性糖尿，尿糖阳性，但血糖正常，如先天遗传或肾盂肾炎等疾病。急性应激状态时，拮抗胰岛素的激素分泌增加，可使糖耐量降低，出现一过性血糖升高，尿糖阳性，应激过后可恢复正常。非葡萄糖的糖尿如果糖、乳糖、半乳糖也可以与班氏试剂中的硫酸铜结合呈阳性反应，但用葡萄糖氧化酶试剂可以鉴别。胃空肠吻合术后患者，因糖类在肠道吸收快，可引起进食后半小时至 1 h 血糖升高，出现糖尿，但空腹血糖和餐后 2 h 血糖正常。弥漫性肝病患者葡萄糖转化为肝糖原功能减弱，肝糖原储存减少，进食后半小时至 1 h 血糖可高于正常，出现糖尿。

2）继发性糖尿病　胰源性糖尿病是由胰腺疾病引起的，如胰腺炎、结石、肿瘤组织被广泛切除等均可导致胰源性糖尿病。内分泌性糖尿病是由内分泌疾病引起拮抗胰岛素的各种激素增多，使胰岛素相对不足导致继发性糖尿病如肢端肥大症、甲状腺功能亢进症、皮质醇增多症等。血液真性红细胞增多性糖尿病是由于血液中红细胞成分增多，血液黏度增高，影响胰岛素的循环，不能使胰岛素充分发挥作用，致使糖耐量降低，出现糖尿病。

3）药物对血糖的影响　糖皮质激素、避孕药、噻嗪类利尿药、阿司匹林、吲哚美辛、三环类抗抑郁药等可抑制胰岛素释放或对抗胰岛素的作用，致使糖耐量降低，发生糖代谢紊乱。

【治疗】

糖尿病尚缺乏病因治疗，目前的治疗原则是强调早期治疗、长期治疗、综合治疗、治疗措施个体化。治疗目标是使血糖达到或接近正常，纠正代谢紊乱，清除糖尿病症状，防止或延续并发症，维持良好的学习、劳动能力，保障儿童生长发育，延长寿命，降低死亡率。

1. 糖尿病健康教育　应对患者家属耐心宣教，认识到糖尿病是终身疾病，目前不能根治，治疗需要终身治疗。让患者对糖尿病的基础知识和控制要求有所了解，能够掌握饮食治疗措施和体育锻炼的具体要求，学会正确应用血糖仪。护理人员掌握目前所使用的降糖药的治疗事项和禁忌及胰岛素注射技术。通过糖尿病健康教育可以调动患者的主观能动性，有利于疾病的治疗。

2. 饮食治疗　饮食治疗是糖尿病治疗的重要组成部分，是所有治疗的基础，有利于减轻体重、改善高血糖、脂代谢紊乱和高血压，减少降血糖药物剂量。饮食治疗原则为控制总热量的摄入，合理均衡各种营养物质。饮食治疗包括以下几个方面。

（1）制定总热量　首先按患者性别、年龄和身高查表或用简易公式算出理想体重[理想体重(kg)＝身高(cm)－105]。然后根据理想体重和工作性质，参照原来的生活习惯等因素，计算每天所需总热量。成年人休息状态下每天每千克理想体重给予热量 105～125.5 kJ，轻体力劳动 125.5～146 kJ，中度体力劳动 146～167 kJ，重体力劳动 167 kJ 以上。儿童、孕妇、乳母、营养不良和消瘦，以及伴有消耗性疾病者应酌情增加，肥胖者酌减，使患者体重恢复至理想体重 15%左右。

（2）碳水化合物比例　占饮食总热量的 50%～60%，提倡用粗制米、面和一定量杂粮，忌食葡萄糖、蔗糖、蜜糖及其制品（各种糖果、甜糕点饼干、冰淇淋、含糖软饮料等）。

（3）蛋白质和脂肪比例　饮食中蛋白质含量一般不超过总热量的 15%，成人每天每千克理想体重 0.8～1.2 g，儿童、孕妇、乳母、营养不良和消瘦或伴有消耗性疾病者宜增至 1.5～2.0 g，伴有糖尿病肾病而肾功能正常者应限制至 0.8 g；血尿素氮升高者，应限制在 0.6 g。蛋白质应至少有 1/3 来自动物，以保证必需氨基酸的供给，脂肪约占热量 30%。

（4）合理分配　按上述方法确定每天饮食总热量和糖类、蛋白质、脂肪的组成后，将热量换算为食物重量。每天糖类、蛋白质均产热 16.7 kJ，每克脂肪产热 37.7 kJ，将其换算为食品后制订食谱，并根据生活习惯、病情和配合药物治疗的需要进行安排，可按每天三餐分配为 1/5、2/5、2/5 或 1/3、1/3、1/3。

3. 运动治疗　运动在 2 型糖尿病治疗中占重要地位，应根据年龄、性别、体力、病情及有无并发症等不同条件，选择合适的运动，要长期坚持。1 型糖尿病患者宜在餐后进行，运动量不宜过大，时间不宜过长。2 型糖尿病患者适当运动有利于血糖控制，减轻体重，提高胰岛素敏感性。

4.临床监测　应用血糖仪自我监测血糖，每3个月复查GHbA1c，了解血糖总体情况，每年进行全面检查，了解血脂、肾脏、眼底等情况，及时指导下一步治疗。

5.口服药物治疗

1)促胰岛素分泌剂

(1)磺脲类。

作用机制：磺脲类降糖药与位于胰岛β细胞胞膜的磺脲类药物受体结合后，关闭ATP钾离子通道，钾离子外流减少，细胞膜去极化，开放钙离子通道，细胞内钙离子增加，促进胰岛素释放，其降血糖作用有赖于尚存在相当数量(30%以上)有功能的胰岛β细胞。

第1代磺脲类药物如甲苯磺丁脲、氯磺丙脲已很少应用，第2代有格列本脲、格列吡嗪、格列奇特、格列喹酮、格列美脲等。

适应证：非肥胖2型糖尿病患者，用饮食和运动治疗，血糖控制不理想时，不宜同时使用各种磺脲类药物，也不宜与其他促胰岛素分泌剂(如格列奈类)合用。

禁忌证：1型糖尿病，合并严重并发症，胰岛β细胞功能很差的2型糖尿病，儿童糖尿病，孕妇、哺乳期妇女，大手术围手术期，磺脲类药物过敏者。

不良反应：①低血糖反应，多见于肝、肾功能不全和老年患者，与剂量过大，饮食不配合，使用长效制剂或同时应用增强磺脲类降血糖作用药物等；②皮肤过敏；③其他，恶心、呕吐、肝损伤、体重增加等不适。

(2)格列奈类。

作用在胰岛β细胞膜上的KATP，结合位点与磺脲类药物不同，主要用于餐后高血糖阶段或餐后血糖高的老年患者，禁忌证与磺脲类药物相同。目前主要有瑞格列奈和那格列奈。

2)双胍类

主要作用机制为抑制肝葡萄糖输出，改善外周组织对胰岛素的敏感性，增加外周血摄取和利用葡萄糖。

主要药物有二甲双胍和苯乙双胍，后者现少用。

适应证：肥胖或超重的2型糖尿病患者；对于1型糖尿病患者，如血糖波动大，可加用二甲双胍。

禁忌证：①肝、肾、心脏功能不全、消瘦患者；②2型糖尿病合并急性严重代谢紊乱，严重感染、大手术、孕妇和哺乳期妇女等；③药物过敏或严重不良反应等；④老年人慎用。

不良反应：①胃肠道反应，口干苦、厌食、恶心、呕吐；②皮肤过敏；③乳酸性酸中毒。

3)α-葡萄糖苷酶抑制剂

通过抑制小肠黏膜上皮细胞表面的α-葡萄糖苷酶而延缓碳水化合物的吸收，降低餐后血糖。适用于空腹血糖正常而餐后高血糖患者，不宜应用于胃肠功能紊乱者，孕妇、哺乳期妇女、儿童及肝、肾功能不全者慎用。主要不良反应为腹胀、排气增多等胃肠道反应。常用药有阿卡波糖和伏格列波糖。

4)噻唑烷二酮类

通过激活过氧化物酶增强靶组织对胰岛素的敏感性，减轻胰岛素抵抗，适用于肥胖、有胰岛素抵抗的2型糖尿病患者，对1型糖尿病、孕妇、哺乳期妇女、儿童、心脏病、心力衰竭患者不宜应用。不良反应为水肿、体重增加，常用药物有罗格列酮和吡格列酮。

6.胰岛素治疗

1)剂型　按起效作用快慢和维持作用时间，胰岛素制剂可分为速(短)效、中效和长(慢)效三类。速效有普通胰岛素(regular insulin)，发生作用快，但维持时间短，是唯一可经静脉注射的胰岛素，可用于抢救糖尿病酮症酸中毒。中效胰岛素有低精蛋白胰岛素(neutral protamine hagedorn，NPH)和慢胰岛素锌混悬液(lente insulin zinc suspension)。长效制剂有精蛋白锌胰岛素注射液(protamine zinc insulin，PZI)和特慢胰岛素锌混悬液(ultralente insulin)(几种制剂的特点见表11-1)。速效胰岛素主要控制第一餐饭后高血糖；中效胰岛素主要控制第二餐饭后高血糖；长效胰岛素无明显作用高峰，主要提供基础水平胰岛素。

随着科技的发展，胰岛素种类的增多，纯度提高，注射针具的改良，运用胰岛素较以前更加方便。

表 11-1 各种胰岛素制剂的特点

作用类别	制 剂	皮下注射作用时间/h		
		开始	高峰	持续
速(短)效	普通胰岛素	0.5	2～4	6～8
中效	低精蛋白胰岛素(NPH) 慢胰岛素锌混悬液	1～3	6～12	18～26
长(慢)效	精蛋白锌胰岛素注射液(PZI) 特慢胰岛素锌混悬液	3～8	14～24	28～36

速效胰岛素类似物：有赖脯胰岛素(insulin lispro)和门冬胰岛素(insulin aspart)，具有起效快、达峰快、作用时间短的特点，符合进餐时的生理要求。皮下注射吸收加快，通常 15 min 起效，30～60 min 达峰，持续 2～5 h。

长效胰岛素类似物：有甘精胰岛素(insulin glargine)和 Detemir 胰岛素，此胰岛素无作用峰值，提供基础胰岛素，低血糖发生率低。

2)胰岛素的适应证 主要如下：1 型糖尿病；治疗糖尿病急性并发症，如糖尿病酮症酸中毒、高血糖高渗状态和乳酸性酸中毒；合并视网膜病变、肾病、神经病变、急性心肌梗死、脑血管意外、重症感染、消耗性疾病等；围手术期、妊娠和分娩；2 型糖尿病患者饮食及口服降糖药治疗未获得良好控制或胰岛 β 细胞功能明显减退；全胰腺切除引起的继发性糖尿病。

3)治疗原则和剂量调节 糖尿病患者应在综合治疗的基础上应用胰岛素治疗。原则如下：①预防低血糖；②根据血糖水平，胰岛 β 细胞功能，胰岛素抵抗程度，饮食、运动情况等决定剂量；③从小剂量开始；④根据血糖调整剂量。

1 型糖尿病患者初始剂量为 0.5～1.0 U/(kg・d)，基础胰岛素部分为 40%～50%，其他为餐前胰岛素，以下几种方案可供选择：①长效胰岛素＋每餐前短效或速效胰岛素；②睡前中效胰岛素＋每餐前短效或速效胰岛素；③胰岛素泵治疗。2 型糖尿病患者可以口服药和胰岛素联合应用，称为补充治疗，若患者血糖水平高，口服降糖药效果差，胰岛功能差等，应将胰岛素作为一线药物，称为替代治疗。可以选用短效、速效、中效、长效胰岛素等多种剂型胰岛素治疗，若持续高血糖或胰岛 β 细胞功能很差，可采用胰岛素强化治疗。

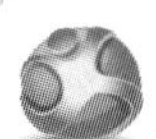

知识拓展 >>

生理性胰岛素分泌模式：持续性基础分泌保持空腹状态下葡萄糖产生和利用相平衡，进餐后胰岛素分泌迅速增加，使血糖水平维持在正常范围内。

胰岛素强化治疗方法有多次皮下注射胰岛素和持续皮下胰岛素输注(CSII)。CSII 更接近生理性胰岛素分泌模式，控制血糖方面优于多次皮下注射，需要胰岛素泵来实施治疗。

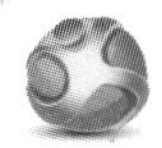

知识拓展 >>

目前由血糖感受器、微型电子计算机和胰岛素泵组成的人工胰岛，更能模拟生理性分泌模式，但未广泛应用。

胰岛素治疗，若空腹血糖较高，不应盲目增加胰岛素用量，可能原因如下：①夜间胰岛素不足；②黎明现象(dawn phenomenon)，夜间血糖控制良好，仅在黎明时间出现高血糖，可能由升血糖激素分泌过多所致,如皮质醇、生长激素等;③Somogyi 效应,在夜间有未被察觉的低血糖,低血糖后反应性高血糖导致空腹血糖升高。

4)胰岛素的抗药性和不良反应

不同胰岛素剂型因有一定量杂质,具有抗原性和致敏性,尤其以牛胰岛素抗原性最强,其次为猪胰岛素,最弱为人胰岛素。胰岛素的不良反应如下:①低血糖反应,多见于胰岛素强化治疗中和 1 型糖尿病患者;②轻度水肿,治疗初期常见;③视力模糊,由于晶状体屈光度改变,可自行恢复;④过敏反应,应更换胰岛素剂型和用抗组胺药;⑤注射部位营养不良。

7. 胰升糖素样多肽类似物和 DPP-Ⅳ抑制剂　胰升糖素样多肽可以刺激胰岛素分泌,减少胰升糖素分泌,延缓胃排空,增加胰岛素敏感性,可以被二肽基肽酶Ⅳ(IPP-Ⅳ)降解,胰升糖素样多肽的类似物和 DPP-Ⅳ抑制剂即将进入临床。

8. 胰腺移植和胰岛细胞移植　治疗对象主要为 1 型糖尿病患者,目前局限于伴终末期肾病的 1 型糖尿病患者。

9. 糖尿病合并妊娠治疗　饮食治疗原则与非妊娠患者相同。忌用口服降糖药。应选用胰岛素治疗。

二、糖尿病酮症酸中毒

糖尿病酮症酸中毒(diabetic ketoacidosis,DKA)是糖尿病急性并发症,是内科急症,应积极治疗。

【病因】

1 型糖尿病有自发 DKA 倾向,2 型糖尿病在一定诱因下可以发生 DKA,常见诱因有感染、创伤、中断胰岛素治疗、饮食不当、手术、妊娠和分娩等。

【病理生理】

1. 酸中毒　糖尿病代谢紊乱加重时,脂肪动员和分解加重,产生酮体(乙酰乙酸、β-羟丁酸和丙酮),血酮体继续升高,超过机体处理能力,发生代谢性酸中毒。

2. 严重失水　高血糖导致渗透性利尿,大量酸性代谢产物排出加重水分丢失、恶心、呕吐等胃肠道失水,导致体内严重失水。

3. 电解质平衡紊乱　因渗透性利尿、酸中毒等导致电解质平衡紊乱。

4. 周围循环衰竭和肾功能障碍　严重失水、血容量减少、酸中毒引起微循环障碍,最终可导致低血容量性休克。肾脏灌注量的减少,引起少尿或无尿,严重者发生肾功能衰竭。

5. 中枢神经功能障碍　严重失水、循环障碍、渗透压升高、脑细胞缺氧等多种因素导致中枢神经功能障碍。

【临床表现】

1. 酮症酸中毒症状　乏力、食欲减退、恶心、呕吐、头痛、嗜睡、呼吸深快、呼出气体中有烂苹果味等。

2. 脱水征　尿量减少、皮肤弹性差、眼球下陷、脉搏快、血压下降等。

3. 中枢神经功能障碍　意识障碍,反射迟钝、消失,昏迷。

【实验室检查】

1. 尿　尿糖、尿酮体强阳性。

2. 血　血糖在 16.7～33.3 mmol/L,CO_2 结合力下降,pH <7.35,治疗前血钾可正常或偏低,治疗后常下降。白细胞数升高。中性粒细胞比例升高。

【诊断与鉴别诊断】

根据患者典型临床表现和体征,结合血糖、血酮、尿糖、尿酮、血气分析等可明确诊断此病。应注意与低血糖昏迷、高渗性非酮症糖尿病昏迷、乳酸性酸中毒、脑血管意外、尿毒症等相鉴别。

【治疗】

1. 补液

(1)补液量:第 1 个 24 h 补液 4000～5000 mL,严重失水者 6000～8000 mL,对于年老或伴有心脏病、心力衰竭患者,应在中心静脉压监护下调节速度及输液量。

(2)速度:先快后慢,头 1～2 h 输注 1000～2000 mL。

(3)补液种类:开始时使用生理盐水,血糖在 13.9 mmol/L 以下改用 5%葡萄糖溶液。

2. 胰岛素治疗

(1)用量：小剂量胰岛素[0.1 U/(kg·h)]持续静脉注射。

(2)注意监测血糖、血钾、血钠、尿糖、酮体等。血糖以每小时下降 3.9～6.1 mmol/L 为宜，病情平稳后改为皮下注射。

3. 纠正电解质及酸碱平衡失调　当血 pH＜7.1，血碳酸氢根浓度＜5 mmol/L(相当于 CO_2 结合力 4.5～6.7 mmol/L)，可给予 5%碳酸氢钠 84 mL。如 pH＞7.1 或血碳酸氢根浓度＞10 mmol/L(相当于 CO_2 结合力 11.2～13.5 mmol/L)，无明显酸中毒症状者，可暂不予补碱。治疗过程中必须注意血钾，如尿量 40 mL/h，血钾正常，开始治疗即应补钾，尿量＜30 mL/h，待尿量增加后再补钾。

4. 处理诱发病和防治并发症　感染是 DKA 常见诱因，应积极抗感染治疗，同时对休克、心力衰竭、心律失常、肾功能衰竭、脑水肿等并发症，立即采取相应措施。

第三节　肥胖症

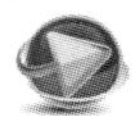

学习目标

识记：

能描述肥胖症的病因和发病机制。

理解：

能掌握肥胖症患者的临床表现、诊断和治疗要点。

应用：

利用所学知识能够对肥胖症患者实施基本的康复治疗和健康指导。

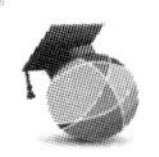

任务引领

患者，女性，35 岁，进行性体重增加 10 余年。10 余年前体力活动逐渐减少，体重逐渐增加，10 年内体重增加约 45 kg，脂肪主要分布在下腹部、乳房和臀部，偶有气急、肌肉酸痛症状，无满月脸、多血质外貌、皮肤紫纹、多毛，自觉体型不佳，先后服用多种减肥药，体重稍降后很快又增加，今日为系统治疗就诊。

既往：体健。查体：BP 140/80 mmHg，BMI 28.9 kg/m^2，皮肤、毛发正常，双肺呼吸音正常，心率 76 次/分，律齐，无杂音，腹软，无压痛，肝、脾未触及，双下肢无水肿。辅助检查：血糖 6.43 mmol/L，甘油三酯 2.31 mmol/L，胆固醇 6.7 mmol/L，皮质醇正常，甲状腺功能正常。

思考：

(1)该患者最可能的诊断是什么？诊断依据是什么？

(2)需要哪些相关检查明确诊断？

(3)治疗原则是什么？

肥胖症(obesity)是指人体内脂肪堆积过多和(或)分布异常，体重增加。肥胖症是一种慢性代谢异常疾病，常与 2 型糖尿病、高血压、血脂异常、缺血性心脏病等集结出现。

【病因和发病机制】

肥胖症是遗传因素和环境因素共同作用的结果，目前病因未完全明了。

1. 遗传因素　肥胖有一定家族倾向，往往父母肥胖，子女自幼较胖，但遗传基础尚未明确，目前认为绝大多数肥胖症是复杂的多基因系统与环境因素综合作用的结果。

2. 中枢神经系统　在人类下丘脑中存在着两对与摄食行为有关的神经核，即腹外侧核和腹内侧核的饱中枢。在生理条件下，两者相互制约，相互调节，处于平衡状态。下丘脑或边缘系统的病变、手术可引起肥胖，食欲也受精神因素影响。

3. 内分泌系统　肥胖症患者血中胰岛素水平常升高，提示肥胖症与高胰岛素水平相关。同时体内其他激素，如生长抑素、雌激素、缩胆囊素等也与肥胖症相关。

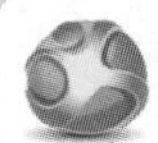

知识拓展

体重受神经系统和内分泌系统双重调节，最终影响能量摄取和消耗的效应器官而发挥作用。中枢神经系统，主要部位是下丘脑在能量、内环境稳定及体重调节中发挥重要作用。同时许多体内活性物质也参与调节摄食行为，如多巴胺、血清素、瘦素等减少摄食的因子；神经肽 Y 等增加摄食的因子。

4. 环境因素　环境因素中主要是饮食和体力活动。饮食习惯不良，如进食多、喜甜食、以脂肪类食物为主，使能量摄入增多；坐位生活方式，体育运动减少，体力活动不足使能量消耗减少，容易发生肥胖症。

【临床表现】

肥胖症可见于任何年龄，女性较多见，常有肥胖家族史。脂肪组织的分布有性别差异，通常男性脂肪主要分布在腰部以上（苹果形），以颈项部、躯干部为主；女性脂肪主要分布在腰部以下（梨形），以下腹部、臀部、大腿部为主。轻度肥胖症无症状，中重度肥胖症患者可因体型而感到自卑、焦虑、抑郁，可出现气急，体力活动减少，关节痛、肌肉酸痛等不适。肥胖症患者心血管疾病、糖尿病、恶性肿瘤等患病率增加。

1. 心血管疾病　肥胖症患者血容量、心排血量增加而加重心脏负担，引起左心室肥厚、扩大；心肌脂肪沉积，易发生充血性心力衰竭。

2. 内分泌、代谢紊乱　肥胖症患者体内存在胰岛素抵抗，葡萄糖利用障碍，糖尿病发生率明显高于非肥胖症患者，血清总胆固醇、甘油三酯、低密度脂蛋白升高，高密度脂蛋白降低，易形成动脉粥样硬化。

3. 消化系统疾病　胆石症、胆囊炎发病率高，慢性消化不良、脂肪肝较常见。

4. 呼吸系统疾病　由于胸壁肥厚，腹部脂肪增多使膈抬高，肺活量降低，引起活动时呼吸困难，严重者导致缺氧、发绀、高碳酸血症，终末期患者可出现肺动脉高压和心力衰竭。

5. 其他　恶性肿瘤发生率升高，如女性子宫内膜癌、乳腺癌，男性结肠癌、直肠癌等。

【实验室检查】

1. 体重指数（BMI）　BMI＝体重（kg）/[身高（cm）]^2

2. 腰臀比（WHR）　腰围测量髂前上棘和第 12 肋下缘边线中点水平，臀围测量环绕臀部的骨盆最突出点的周径。

3. 理想体重（IBW）

理想体重（kg）＝身高（cm）－105 或 IBW（kg）＝[身高（cm）－100]×0.9（男性）或 0.85（女性）

4. 其他　CT 或 MRI 计算皮下脂肪厚度和内脏脂肪量的方法。

【诊断与鉴别诊断】

1. 诊断标准　根据相关标准，BMI≥24 为超重，BMI≥28 为肥胖，男性腰围≥85 cm 和女性腰围≥80 cm 为腹型肥胖。

2. 鉴别诊断　主要与继发性肥胖症相鉴别，如库欣综合征、原发性甲状腺功能减退症、多囊卵巢综合征、下丘脑肥胖等。抗精神病药、糖皮质激素等药物也可以导致肥胖。

【治疗】

治疗的两个主要环节是减少热量摄取和增加热量消耗，治疗上强调以行为、饮食治疗为主的综合措施。

1. 行为治疗　通过宣传教育，指导患者采取健康的生活习惯，改变饮食和运动习惯，自觉长期坚持。

2. 饮食治疗　通过限制能量摄入，使总热量低于消耗量以减轻体重。

3. 体育运动　应与饮食治疗同时配合，并长期坚持。但有心血管并发症和肺功能差的患者，必须更为慎重。尽量多创造活动机会，减少静坐时间。

4. 药物治疗　当饮食和运动疗法不能奏效时，可选择药物做短期辅助治疗。

(1)食欲抑制剂：作用于中枢神经系统，主要通过下丘脑调节摄食的神经递质发挥作用。常用药有苯丁胺、氟西汀、西布曲明等。

(2)代谢增强剂：甲状腺激素、生长激素等，目前疗效正在研究和评价中，很少用。

(3)减少肠道脂肪吸收药物：常用药有脂肪酶抑制剂，如奥利司他。

5. 手术治疗　仅用于重度肥胖，减重失败而又有严重并发症的患者，可选择使用吸脂术、切脂术和各种减少食物吸收的手术，如空肠、回肠分流术、胃气囊术、小肠手术等。

第四节　骨质疏松症

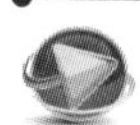

学习目标

识记：

能够清楚骨质疏松症的病因和危险因素。

理解：

能够描述骨质疏松症患者的临床表现、诊断和治疗要点。

应用：

能利用所学知识配合临床医生开展康复治疗和健康指导。

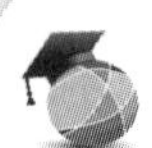

任务引领

患者，女性，65岁，因腰背部疼痛、乏力5年余，摔倒后右髋部疼痛1 h就诊。缘于5年前逐渐出现腰背部疼痛，劳累或活动后乏力，未在意。1 h前因路滑不慎摔伤，右髋部疼痛，下肢活动受限，不能站立和行走就诊。病程中，大小便正常，饮食欠佳，睡眠尚可。

既往：体健。查体：BP 160/80 mmHg，双肺呼吸音正常，心率90次/分，律齐，无杂音，腹软，无压痛，右下肢出现外旋畸形，肢体缩短。辅助检查：X线片示右股骨颈骨折、部分移位。

思考：

(1)该患者最可能的诊断是什么？诊断依据是什么？

(2)需要哪些相关检查明确诊断？

(3)治疗原则是什么？

骨质疏松症(osteoporosis，OP)是一种以骨量降低和骨组织微结构破坏为特征，导致骨脆性增加和易于骨折的代谢性骨病。骨质疏松症可分为以下几种：①原发性，又分为Ⅰ型(绝经后骨质疏松症)和Ⅱ型(老年性骨质疏松症)；②继发性，继发于其他疾病，如内分泌、代谢病、血液病、胃肠道疾病、长期卧床、制动等。本节主要讨论原发性骨质疏松症。

【病因和危险因素】

正常成人期骨代谢的主要形式是骨重建。凡使骨吸收增加和(或)骨形成减少的因素都会导致骨丢失和骨质下降，形成骨质疏松。

1. 骨吸收因素

(1)性激素缺乏：雌激素缺乏使破骨细胞功能增强，骨丢失加速，是绝经后骨质疏松症的主要原因。而雌激素缺乏在老年性骨质疏松的发病率中起了重要作用。

(2)活性维生素D缺乏和PTH增高：由于高龄和肾功能减退等原因致肠钙吸收和1,25-$(OH)_2$-D_3生成减少，PTH呈代偿性分泌增多，导致骨转换率加速和骨丢失。

(3)白介素-6(IL-6)与其他细胞因子:IL-6作用在破骨细胞形成的早期阶段,能促进破骨细胞形成,刺激骨吸收。其他因子,如IL-1、IL-11、肿瘤坏死因子等,均有明显促进骨吸收的功能。

2.骨形成因素

(1)峰值骨量降低:峰值骨量主要由遗传因素决定,并与种族、骨折家族史,以及发育、营养和生活方式相关联。青春发育期是体骨量增加最快的时期,在30岁左右达到峰值骨量。峰值骨量后,骨质疏松症的发生主要取决于骨丢失的量和速度。

(2)骨重建功能衰退,可能是老年性骨质疏松症的重要发病原因,成骨细胞的功能与活性缺陷导致骨形成不足和骨丢失。

【临床表现】

骨痛是最主要和最常见的症状,可表现为全身骨骼疼痛,尤以腰背痛最为常见,依次为膝关节、肩背部、手指、前臂和上臂。同时骨折也可引起疼痛,骨折是骨质疏松症的并发症,可见于任何部位,但多发生于受压最大的部位,如髋部、脊柱、桡骨下端等。其中髋部骨折危害最大,腰椎骨体骨折最常见,可引起驼背,身材缩短,有时出现突发性腰痛。驼背和胸廓畸形者常伴胸闷、气短、呼吸困难,甚至发绀等表现。

【实验室检查】

1.骨量的测定　骨矿含量(BMC)和骨密度(BMD)测量是判断低骨量、确定骨质疏松的重要手段,是评价骨丢失率和疗效的主要客观指标。

2.生化测定　空腹尿钙、血清碱性磷酸酶、骨钙素、血钙、血磷等。

3.骨组织活检　针对疑难病例,可在髂嵴取骨活检。

【诊断与鉴别诊断】

1.诊断　详细的病史和体检是临床诊断的基本依据,但确认要参照X线照片检查或BMD测定的结果。骨质疏松性骨折的诊断主要根据年龄、外伤骨折史、临床表现以及影像学检查确定。

2.鉴别诊断

(1)内分泌性骨质疏松:原发性甲状腺功能亢进者的骨骼改变主要为纤维囊性骨炎,测定血PTH、血钙和血磷一般可鉴别。其他内分泌性疾病均因本身的原发病表现较明显,鉴别不难。

(2)结缔组织疾病:成骨不全的骨损害特征是骨脆性增加,临床表现依缺陷的类型和程序而异,可借助于特殊影像学检查或Ⅰ型胶原基因突变分析鉴别。

(3)原发性或转移性骨肿瘤:早期表现酷似骨质疏松,当临床高度怀疑骨肿瘤时,可借助骨扫描或MRI明确诊断。

(4)血液系统疾病、血液系统肿瘤的骨损害与骨质疏松相似,依赖于血PTH,肿瘤特异标志物等测定进行鉴别。

【治疗】

原发性骨质疏松症的预防比治疗更为重要,目前强调综合治疗、早期治疗和个体化治疗。

1.预防措施　改善营养状况,补给足够的蛋白质,同时摄入足够钙、维生素D,多从事户外活动,加强负重锻炼,增加应变能力,少饮酒和咖啡,不吸烟,不滥服镇静药,注意防止跌倒,减少骨折的发生。

2.药物治疗

(1)钙剂和维生素D:补充维生素D的同时应补钙,增加钙摄入可以纠正负钙平衡,抑制骨吸收,有利于骨重建。

(2)性激素补充疗法:雌激素可抑制破骨细胞介导骨吸收,增加骨量。补充原则如下:①确认患者有雌激素缺乏的证据;②优先选用天然雌激素制剂;③使用剂量应根据年龄而定。以下情况禁忌:①子宫内膜癌和乳腺癌;②子宫肌瘤或子宫内膜异位;③不明原因阴道出血;④活动性肝炎或其他肝病伴肝功能明显异常;⑤系统性红斑狼疮;⑥活动性血栓栓塞疾病;⑦黑色素瘤、冠心病等其他情况。常用制剂为微粒化17-β-雌二醇、炔雌醇、替勃龙、尼尔雌醇等。雄激素主要用于男性骨质疏松治疗,天然的雄激素主要有睾酮、雄烯二酮等。

(3)抑制骨吸收的药物:二磷酸盐能抑制破骨细胞介导的骨吸收,增加骨密度,缓解骨痛,常用药有依替磷酸钠和阿仑磷酸盐。降钙素对骨质疏松症患者有镇痛作用,能抑制骨吸收,促进钙在骨基质中沉着。

(刘　洋)

第十二章 自身免疫性疾病

L I N C H U A N G J I B I N G G A I Y A O

第一节 类风湿性关节炎

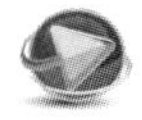

学习目标

识记：

1. 能够准确说出类风湿性关节炎的主要临床表现。
2. 能简要描述类风湿性关节炎的常规辅助检查。
3. 能准确说出类风湿性关节炎的治疗方案。

理解：

1. 能够用自己的语言描述典型类风湿性关节炎的临床表现。
2. 明确典型病例的临床特点，并可分析其异常改变的原因。
3. 能够准确识别类风湿性关节炎、强直性脊柱炎、骨关节炎、风湿性关节炎、系统性红斑狼疮等疾病。

应用：

1. 能够自觉将医疗规范与康复健康理念贯穿于疾病治疗的全过程。
2. 能用所学知识与技能协助主治医生对患者的疾病康复进行指导。

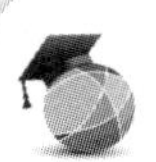

任务引领

患者，女性，41 岁，双手中指肿胀、疼痛 3 个月，加重 1 周。3 个月前无明显诱因出现双手中指活动后疼痛、肿胀。晨起时活动不灵敏，约 30 min 后可自行缓解。无咽痛、发热、无其他部位疼痛。自觉可忍受，未治疗。1 周前感觉疼痛加重、晨起活动不灵活加重，肿胀不适，故而痛时自行服用“去痛片”2 粒，自觉症状减轻，因子女劝嘱，为明确诊断入院治疗。既往体健，无青霉素过敏，个人、家族史无特殊。

查体：T 36.8 ℃，P 76 次/分，R 16 次/分，BP 130/86 mmHg，无皮疹、无红斑，浅淋巴结未触及，巩膜无黄染，扁桃体不大，心肺无异常，腹软，肝脾不大，移动性浊音(—)，双肾区无叩击痛，双手中指近端指间关节肿胀、压痛。双下肢可凹性水肿。其他无异常发现。

化验：血 Hb 96 g/L，WBC 7.7×10^9/L，PLT 410×10^9/L，肝功能正常，RF(+)。

请完成以下任务：

(1)通过学习，请归纳与总结类风湿性关节炎的主要临床表现。

(2)类风湿性关节炎的辅助检查项目有哪些？请简单描述常规检查项目。

(3)假如你是该患者的主治医生，请设计简单的医嘱。

类风湿性关节炎(rheumatoid arthritis,RA)是一种以关节滑膜炎为特征的慢性全身性自身免疫性疾病。多以手足小关节起病，常呈对称性，早期症状为受累关节的疼痛、肿胀、活动困难及发僵，长久不愈，滑膜炎持久反复发作，可导致关节内软骨和骨的破坏，关节畸形，关节功能障碍，甚至残疾。在我国患病率约为0.36%，女性多发，男女之比为(1∶2)～(1∶3)。可发生于任何年龄，发病高峰为30～50岁。

一、病因和发病机制

(一)病因

目前尚未完全明确，认为它是一种自身免疫性疾病已被普遍承认。具有HLA-DR4和DW4型抗原者，对外界环境条件、病毒、细菌、神经精神及内分泌因素的刺激具有较高的敏感性，当侵袭机体时，改变了HLA的抗原决定簇，使具有HLA的有核细胞成为免疫抑制的靶子。由于HLA基因产生可携带T淋巴细胞抗原受体和免疫相关抗原的特性，当外界刺激因子被巨噬细胞识别时，便产生T淋巴细胞激活及一系列免疫介质的释放，因而产生免疫反应。

(二)发病机制

1. 自身免疫反应　类风湿因子(rheumatoid factor，RF)是一种自身免疫性抗体，尤其是RF-IgG可形成自身免疫复合物，可引起关节滑膜(synovial membrane)及附近组织中的炎性细胞浸润，溶酶体酶的释放，从而导致关节软骨(articular cartilage)、肌腱、韧带及滑膜组织的局部破坏。而60%～70%的患者血清RF阳性。

2. 感染　由于本病有发热、局部淋巴结肿大、受累关节肿胀、白细胞增多等炎症性表现，与感染性炎症相似，故认为感染病灶可能与本病发病有关。

3. 遗传因素　本病患者HLA-DR4抗原检出率明显升高，在某些家族中发病率也较高，故提示发病与遗传有关。

4. 内分泌因素　因为RA多发生于女性，而怀孕期间关节炎症状常减轻，应用糖皮质激素能抑制本病等，故认为内分泌因素和RA有一定关系。研究发现RA患者存在皮质醇节律紊乱，可能与RA的发病有关。

5. 发病诱因　一般来说，各种感染可诱发或加重RA，受凉、潮湿、劳累、精神创伤、营养不良、关节扭伤、跌伤、骨折等，常为本病的诱发因素。

(三)病理改变

类风湿性关节炎的基本病理特点为关节滑膜的急慢性炎症，主要变化如下：①弥漫或局限性组织中的淋巴或浆细胞浸润，甚至淋巴滤泡形成；②血管炎，伴随内膜增生，管腔狭小、阻塞，或管壁的纤维蛋白样坏死；③类风湿性肉芽肿形成。

二、临床表现

(一)关节表现

1. 关节痛　由于关节腔滑膜充血、水肿及大量单核细胞、浆细胞、淋巴细胞浸润，有时有淋巴滤泡形成等病理变化而出现关节痛，是最早出现的症状，常见于腕、掌指关节、近端指间关节，其次是膝、趾、肘、肩、踝、颞颌关节等，对称性，伴压痛，反复发作，症状时轻时重。

2. 关节肿　由关节腔积液或关节周围软组织炎症引起，慢性患者是由滑膜肥厚引起。

3.晨僵 病变关节在较长期静止不动后出现的僵硬感，必须通过活动方能逐渐缓解。表现在清晨睡醒后感到病变关节或附近肌肉发僵，翻身及下床活动不灵，手握拳不紧，难以完成扣衣动作，以及步行困难等，需要经过肢体缓慢活动后，这种僵硬感才能得到明显减轻。在关节病变中本病活动期的晨僵最为明显，可持续达 1 h 以上。

4.关节畸形 本病的结局。多由关节软骨与骨破坏或关节周围肌腱、韧带受损害后引起，如手指尺侧偏斜、天鹅颈样改变(图 12-1)、梭形手(图 12-2)、足掌趾关节畸形(图 12-3)等。

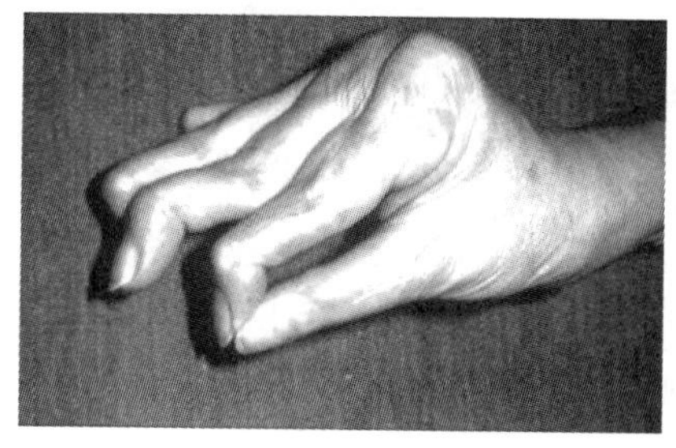

图 12-1 鹅颈畸形

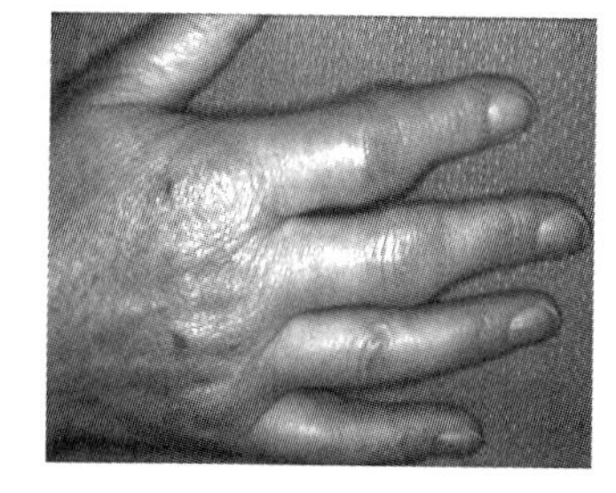

图 12-2 梭形手

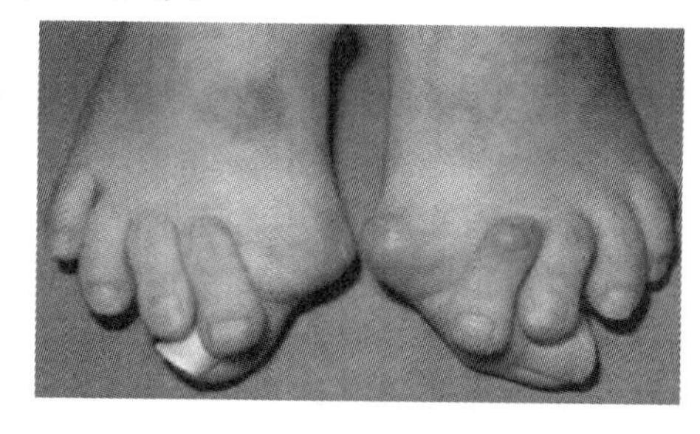

图 12-3 足掌趾关节畸形

5.关节功能障碍 在急性期多因关节肿痛引起。在晚期则多因关节畸形所致。关节功能可因其影响生活程度而分为Ⅰ～Ⅳ级(功能分级)。Ⅰ级指关节功能完整，生活、工作不受影响。Ⅱ级：有关节不适或障碍，但尚能完成一般活动。Ⅲ级：功能活动明显受限，但大部分生活可自理。Ⅳ级：生活自理能力和参与工作能力均明显受限，生活不能自理。

(二)关节外表现

1.类风湿结节 为皮下结节，多出现在前臂、肘关节附近、枕部及跟腱处，是本病特异性皮肤表现，它的存在常提示本病在活动。

2.小血管炎 指甲下或周围、巩膜等处出现小血管炎症反应。

3.肺部病变 肺部可表现为肺间质病变、结节样改变、胸膜炎。

4.心包炎 心脏受累最常见的表现，拍胸片可诊断。

5.周围神经病变 多表现为正中神经被腕关节周围的炎症组织压迫而出现的腕管综合征或因小血管炎征引起的缺血性多发性单神经炎。

6.Felty 综合征 本病合并脾大、白细胞减少和(或)血小板减少。

7.干燥综合征 表现为腺体分泌减少，口干燥、干燥性角结膜炎。

三、实验室及其他检查

(一)常规检查

一般都有轻度至中度贫血、血小板增多、血沉增快、C 反应蛋白升高。贫血为正细胞性贫血，如伴有缺铁，则可为小细胞低色素性贫血。白细胞数大多正常，在活动期可略有增高，偶见嗜酸性粒细胞。血小板增多症与疾病的活动相关。多数病例的红细胞沉降率(血沉)在活动性病变中常增高，可为疾病活动的指标。血清白蛋白降低，球蛋白增高。免疫蛋白电泳显示 IgG、IgA 及 IgM 增多。C 反应蛋白活动期可升高。

(二)特殊检查

1.类风湿因子 类风湿因子是一种自身抗体，出现在 60%～70% 本病患者的血清中，具有提示疾病活动的意义。但对本身特异性差，在原发性干燥综合征等其他结缔组织病、慢性感染等亦可出现该抗体。类风湿因子包括 IgG 型 RF、IgM 型 RF、IgA 型 RF、IgE 型 RF 等类型。类风湿因子阴性不能排除本病的可能，须结合临床。此外，正常人接种或输血后也可出现暂时性 RF(＋)，故 RF 阳性，不一定就是类风湿性关节炎。

2.血清学检查 抗角蛋白抗体(AKA)和抗核周因子(APF)可出现在 30% 本病患者中，对 RF 阴性的早期患者的诊断有帮助。抗 CCP 抗体(抗环瓜氨酸肽抗体)可在 RA 发病的早期甚至未发病前出现，并与病情的严重程度和侵蚀有着密切的关系，它的发现对 RA 患者的早期诊断具有划时代的意义。

3.关节腔穿刺液检查 穿刺可得不透明草黄色渗出液，白细胞增多提示炎症反应存在。

4. X线检查　早期患者的关节X线检查除软组织肿胀和关节腔渗液外一般都是阴性的。关节部位骨质疏松在起病几周内即很明显。关节间隙减少和骨质的侵蚀，提示关节软骨的消失，出现在病程持续数月以上者。半脱位、脱位和骨性强直，软骨损毁，两骨间的关节面融合出现在疾病后期。弥漫性骨质疏松在慢性病变中常见，并因激素治疗而加重。

四、诊断要点

(一)诊断

诊断类风湿性关节炎主要根据临床表现(自觉症状)，一般是以腕、掌指关节、近端指间关节等小关节开始疼痛、肿胀，逐渐发展到多个关节，有的呈对称性、游走性、间歇性发作。大多数患者可出现晨僵，活动后消失。目前通常采用美国风湿病协会1987年的诊断标准对该疾病进行诊断。

类风湿性关节炎的诊断标准如下。

(1)晨僵持续时间大于等于1 h(每天)，病程大于6周。

(2)有至少3个的关节肿，至少6周。

(3)腕、掌指、近指关节肿，至少6周。

(4)关节肿呈对称性，至少6周。

(5)有皮下结节。

(6)手X线片改变(至少有骨质疏松和关节间隙的狭窄)。

(7)类风湿因子阳性(数值高于正常人)。

凡符合上述7项者为典型的类风湿性关节炎；符合上述4项者可诊断为类风湿性关节炎；符合上述3项者为可能的类风湿性关节炎；符合上述标准不足2项而具备下列标准2项以上者(a. 晨僵；b. 持续的或反复的关节压痛或活动时疼痛至少6周；c. 现在或过去曾发生关节肿大；d. 皮下结节；e. 血沉增快或C反应蛋白阳性；f. 虹膜炎)为可疑的类风湿性关节炎。

(二)鉴别诊断

本病尚须与下列疾病相鉴别。

1. 强直性脊柱炎　多见于青壮年男性，以非对称性的下肢大关节炎为主，极少累及手关节。骶髂关节炎具有典型的X线片改变。有家族史，90%以上患者HLA-B27阳性。血清RF阴性。不出现皮下类风湿结节。

2. 骨关节炎　本病年龄多在50岁以上，无全身疾病。关节局部无红肿现象，受损关节以负重的膝、脊柱等较常见，手指则以远端指间关节出现骨性增生和结节为特点，无游走现象，肌肉萎缩和关节畸形边缘呈唇样增生或骨疣形成。血沉正常或增快不明显，RF阴性。

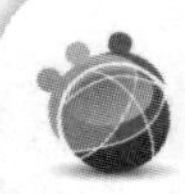

课堂互动

类风湿性关节炎主要与哪些疾病相鉴别？

3. 风湿性关节炎　本病与类风湿性关节炎名字仅有一字之差，尤易与其相混淆，下列将它们进行鉴别：①风湿性关节炎起病一般急骤，有咽痛、发热和白细胞增高；②以四肢大关节受累多见，为游走性关节肿痛，关节症状消失后无永久性损害；③常同时发生心肌炎；④血清抗链球菌溶血素"O"抗体、抗链激酶抗体及抗透明质酸抗体酶均为阳性，而RF阴性；⑤水杨酸制剂疗效常迅速而显著。

4. 系统性红斑狼疮　与早期类风湿性关节炎不易区别，有部分患者因手指关节肿胀为首发症状而被误诊为类风湿性关节炎。该病多发生于青年女性，也可发生在近端指间关节和掌指关节滑膜炎，但关节症状不重，一般无软骨和骨质破坏，全身症状明显，有多脏器损害。典型者面部出现蝶形或盘状红斑。狼疮细胞、抗ds-DNA抗体、Sm抗体、狼疮带试验阳性均有助于诊断。

5. 其他

(1)硬皮病：好发于20～50岁女性，早期水肿阶段表现的对称性手僵硬、指、膝关节疼痛以及关节滑膜炎引起的周围软组织肿胀，易与 RA 混淆。本病早期为自限性，往往数周后肿胀突然消失，出现雷诺现象，有利于本病诊断。硬化萎缩期表现为皮肤硬化，呈"苦笑状"面容则易鉴别。

(2)皮肌炎：肌肉疼痛和水肿并不限于关节附近，心、肾病变也多见，而关节病变则少见。ANA(+)，抗 PM-1 抗体，抗 JO-1 抗体阳性。

(3)银屑病关节炎：本病多发生于皮肤银屑病后若干年，30%～50%的患者表现为对称性多关节炎，与 RA 极为相似。其主要不同点：本病累及远端指间关节更为明显，且表现为该关节的附着端炎和手指炎。同时可有骶髂关节炎和脊柱炎，血清 RF 阴性。

五、治疗原则和药物治疗要点

(一)治疗原则

以对症治疗和活动期抗感染治疗为主。治疗类风湿性关节炎的目的在于：控制关节及其他组织的炎症，缓解症状；保持关节功能和防止畸形；修复受损关节以减轻疼痛和恢复功能。

(二)药物治疗要点

1. 非甾体类抗炎药(NSAIDs)　用于初发或轻症病例，其作用机理主要是抑制环氧化酶使前腺素生成受抑制而起作用，以达到消炎止痛的效果。但不能阻止类风湿性关节炎病变的自然过程。本类药物因体内代谢途径不同，彼此间可发生相互作用，不主张联合应用，并应注意个体化。常用药物有水杨酸制剂、吲哚美辛、丙酸衍生物等。

(1)水杨酸制剂　能抗风湿，抗炎，解热，止痛。阿司匹林每天 2～4 g，如疗效不理想，可酌情增加剂量。一般在饭后服用或与制酸剂同用，亦可用肠溶片以减轻胃肠道刺激。

(2)吲哚美辛　具有抗炎、解热和镇痛作用。患者如不能耐受阿司匹林可换用本药，常用剂量 25 mg，每天 2～3 次，每天 100 mg 以上时易产生不良反应。不良反应有恶心、呕吐、腹泻、胃溃疡、头痛、眩晕、精神抑郁等。

(3)丙酸衍生物　一类可以代替阿司匹林的药物，包括布洛芬、萘普生和芬布芬。作用与阿司匹林相类似，疗效相仿，消化道不良反应小。常用剂量：萘普生每天 0.5～1.0 g，分 2 次服。不良反应有恶心、呕吐、腹泻、消化性溃疡、胃肠道出血、头痛及中枢神经系统紊乱，如易激惹等。

2. 慢作用药(SARRD)

(1)甲氨蝶呤(MTX)　有免疫抑制与抗炎症作用，可降血沉，改善骨侵蚀，每周 5～15 mg 肌内注射或口服，3 个月为一疗程。不良反应有厌食、恶心、呕吐、口腔炎、脱发、白细胞或血小板减少、肝功能损害，药物性间质性肺炎与皮疹。

(2)雷公藤　经国内多年临床应用和实验研究有良好疗效。有非甾体类抗炎药抗炎作用，又有免疫抑制或细胞毒作用，可以改善症状，使血沉和 RF 效价降低，雷公藤多苷每天 60 mg，分三次服用，1～4 周可出现临床效果。不良反应有女性月经不调及停经，男性精子数量减少，皮疹、白细胞和血小板减少，腹痛、腹泻等。停药后可消除。

(3)柳氮磺吡啶　每天 2 g，分 2～3 次服用。磺胺过敏者禁用。

(4)来氟米特　开始 3 天，每天剂量为 50～100 mg，以后每天 20 mg，不良反应与甲氨蝶呤相似，腹泻多见。

(5)环孢素　免疫抑制剂，每天剂量 3～5 mg/kg。需监测血压和血肌酐。

(6)生物治疗　针对细胞表面分子及细胞因子等的靶分子免疫治疗，如 IL-1 拮抗剂等。

使用上述药物的选药原则如下。

要个体化；非甾体类抗炎药(NSAIDs)和慢作用药(SARRD)同时应用；SARRD 起效在 4～6 周后，故不宜过早换药；病程久或病情进展快宜同时使用两种或两种以上 SARRD；RA 是慢性病，应根据病情变化而不断调整药物，并监测药物不良反应。

3. 糖皮质激素　糖皮质激素对关节肿痛，控制炎症，消炎止痛作用迅速而强大，但效果不持久。一旦停药，短期容易复发。长期应用可导致严重不良反应，因此不作为常规治疗，仅限于关节有持续性活动性滑膜炎等疼痛明显，不能为 NSAIDs 所控制者。症状控制后应逐步减量至最小维持量而停药。常用药有地塞米松、泼尼松等。

六、健康指导

(1)加强锻炼,增强身体素质。

经常参加体育锻炼,如做保健体操、练气功、练太极拳、做广播体操、散步等,大有好处。

(2)避免风寒湿邪侵袭。

要防止受寒、淋雨和受潮,关节处要注意保暖,不穿湿衣、湿鞋、湿袜等。

(3)注意劳逸结合。

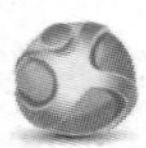

知识拓展

类风湿性关节炎的病变活动分期如下。

①急性活动期:以关节的急性炎症表现为主,晨僵、疼痛、肿胀及功能障碍显著,全身症状较重,常有低热或高热,血沉超过 50 mm/h,白细胞计数超过正常,中度或重度贫血,类风湿因子阳性且滴定度较高。

②亚急性活动期:关节处晨僵,肿痛及功能性障碍较明显,全身症状多不明显,少数可有低热,血沉异常但不超过 50 mm/h,白细胞计数正常,中度贫血,类风湿因子阳性,但滴定度较低。

③慢性迁延期:关节炎症状较轻,可伴不同程度的关节僵硬或畸形,血沉稍增高或正常,类风湿因子多阴性。

④稳定期:关节炎症状不明显,疾病已处于静止阶段,可留下畸形并产生不同程度的功能性障碍。避免抓破皮肤。

饮食有节、起居有常,劳逸结合是强身保健的主要措施。临床上,有些类风湿性关节炎患者的病情虽然基本控制,但仍处于疾病恢复期,往往由于劳累而重新加重或复发,所以要劳逸结合,活动与休息要适度。

(4)理疗:用热疗以促进局部血液循环,使肌肉松弛,达到消炎、去肿和镇痛作用,同时加强锻炼以保持和增进关节功能。

(5)外科治疗:以往一直认为外科手术只适用于晚期畸形病例。目前对仅有 1～2 个关节受损较重、经水杨酸盐类治疗无效者可试用早期滑膜切除术。后期病变静止,关节有明显畸形的患者可行截骨矫正术,关节强直或破坏的患者可做关节成形术、人工关节置换术。负重关节可做关节融合术等。

第二节　系统性红斑狼疮

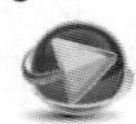

学习目标

识记:

1. 能够准确说出系统性红斑狼疮的主要临床表现。
2. 能简要描述系统性红斑狼疮的常规辅助检查。
3. 能准确说出系统性红斑狼疮的治疗方案。

理解:

1. 能够用自己的语言描述典型系统性红斑狼疮的临床表现。
2. 明确典型病例的临床特点,并可分析其异常改变的原因。
3. 能够准确识别系统性红斑狼疮、类风湿性关节炎、狼疮性肺炎等疾病。

应用：

1. 能够自觉将医疗规范与康复健康理念贯穿于疾病治疗的全过程。
2. 能用所学知识与技能协助主治医生对患者的疾病康复进行指导。

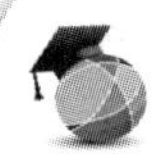

任务引领

患者，女性，28岁，因“颜面部皮疹伴全身乏力、关节痛9个月余，加重2个月余”入院。患者9个月前无明显诱因出现眶周红肿，至眼科就诊，治疗后无明显好转，半年前出现乏力伴多关节疼痛、双手肿胀、口腔溃疡等症状，曾于某医院查WBC降低，抗核抗体弱阳性，尿蛋白定量0.35 g/L，诊断“未分化结缔组织病”，住院期间应用泼尼松、羟氯喹以及环磷酰胺等治疗，乏力、关节痛等症状无明显好转。查体见眶周、面颊部紫红斑，见色素沉着斑，眶周未见明显肿胀，双手甲周、指腹见片状紫红斑，指腹关节处可见散在蚕豆大小糜烂、坏死区，双上肢伸侧沿血管走向紫红斑，背部见大片网状青斑，头发较稀疏。多个趾甲甲板增厚变形。诊断“系统性红斑狼疮”。入院后查免疫指标基本正常，肝功能ALT、AST偏高；血沉81 mm/h。关节X线示右肘关节骨质增生，双膝轻度退变。胸片，两肺斑片，胸部CT提示两肺间质炎，肺功能检查提示中度限制性通气功能障碍。心电图，窦性心动过速，Ⅰ、Ⅱ、aVL、V_4～V_6导联ST段异常。皮损组织病理：棘层萎缩，基底细胞液化变性，符合SLE诊断。住院期间应用甲泼尼龙、羟氯喹、雷公藤等治疗，同时给予保肝、补钾、补钙等支持治疗，复查肝功能正常，皮疹逐渐好转。出院时胸痛、关节痛减轻，无乏力，四肢活动良好，门诊随诊。

请完成以下任务：

(1)通过学习，请归纳与总结系统性红斑狼疮的主要临床表现。

(2)系统性红斑狼疮的辅助检查项目有哪些？请简单描述常规检查项目。

(3)假如你是该患者的主治医生，请设计简单的医嘱。

系统性红斑狼疮(systemic lupus erythematosus，SLE)是一种自身免疫性结缔组织病，大量致病性自身抗体和免疫复合物造成组织损伤，出现多个系统和器官损害。

本病女性发病率高，有色人种发病率高。我国患病率约70/(10万)，女性则高达113/(10万)人。

一、病因和发病机制

(一)病因

1. 遗传

(1)流行病学及家系调查：资料表明SLE患者第一代亲属中患SLE者8倍于无SLE患者家庭。单卵双胞胎患SLE者5～10倍于异卵双胞胎的SLE发病率。

(2)易感基因：研究证明易感性与多个基因有关。基因与临床亚型及自身抗体有一定的相关性，多个基因在某种条件或环境下相互作用改变了正常免疫耐受性而患病。在动物试验中看到了保护性基因。

2. 环境因素　阳光中的紫外线使皮肤上皮细胞出现凋亡，新抗原暴露而成为自身抗原。此外，药物、微生物病原体等也成为SLE发病的因素。

3. 雌激素　因临床上女性多见，故而考虑该病与雌激素有关。

(二)发病机制

由于SLE的免疫反应异常，最为突出的是T淋巴细胞和B淋巴细胞的高度活化和功能异常，产生多种自身抗体为本病的免疫学特征，也是发病和疾病延续的主要因素之一。细胞因子网络失衡、细胞凋亡异常、免疫复合物清除能力下降等，促使免疫应答异常。自身抗体与相应抗原形成免疫复合物并沉积于不同组织器官是 SLE 的主要发病机制。

(三)病理改变

(1)结缔组织纤维蛋白样变性:由于免疫复合物及纤维蛋白构成的嗜酸性物质沉积引起。

(2)结缔组织基质发生黏液性水肿。

(3)血管病变包括轻度血管病(血管退行性变活增生)、栓塞性血管病变(炎症和抗磷脂抗体引起)、血管炎(血管壁炎症、坏死)。

(4)组织细胞的“苏木紫小体”即由于细胞核受抗体作用变性为嗜酸性团块(细胞核经过变性后的残余物),被染成紫色的无定形物体;“洋葱皮样”即病变小动脉周围有显著的向心性纤维组织增生。

(5)淋巴结的弥漫性反应性增生。

(6)肾脏病理改变,世界卫生组织(WHO)将狼疮性肾炎(LN)分型如下:Ⅰ型正常或微小病变;Ⅱ型系膜增殖性;Ⅲ型局灶节段增殖性;Ⅳ型弥漫增殖性;Ⅴ型膜性;Ⅵ型肾小球硬化性。

二、临床表现

SLE 好发于生育年龄女性,多见于 15～45 岁年龄段,女、男比例为 7∶1～9∶1。临床表现复杂多样,多数呈隐匿起病,进展缓慢。

1.全身表现　患者常常出现发热,可能是 SLE 活动的表现,但应排除感染因素。疲乏、体重减轻是 SLE 常见但容易被忽视的症状,常是狼疮活动的先兆。

2.皮肤与黏膜　80%患者有皮肤损害,典型者在鼻梁和双颧颊部呈蝶形分布即“蝶形红斑”(图12-4),是 SLE 特征性的改变。SLE 的皮肤损害包括光敏感、脱发、手足掌面(图 12-5)和甲周红斑、盘状红斑、结节性红斑、脂膜炎、网状青斑、雷诺现象等。SLE 皮疹无明显瘙痒,明显瘙痒者提示过敏,免疫抑制治疗后的瘙痒性皮疹应注意真菌感染。接受糖皮质激素和免疫抑制剂治疗的 SLE 患者,若不明原因出现局部皮肤灼痛,有可能是带状疱疹的前兆。SLE 口腔溃疡或黏膜糜烂常见。在免疫抑制和(或)抗生素治疗后的口腔糜烂,应注意口腔真菌感染。

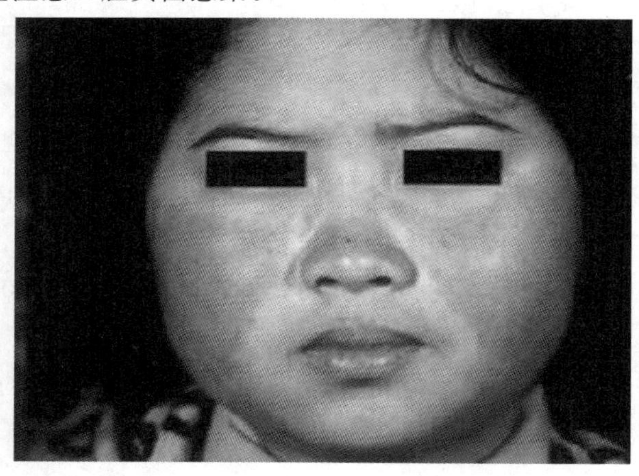

图 12-4　SLE 蝶形红斑

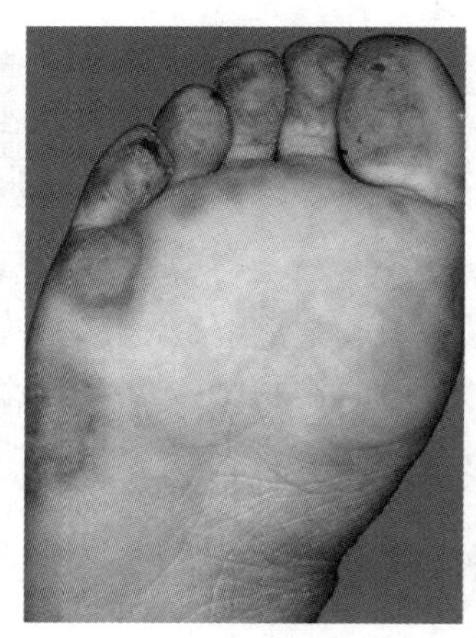

图 12-5　SLE 足掌面

3.关节和肌肉　85%关节受累。常表现为不对称性多关节疼痛、肿胀,通常不引起骨质破坏,X 线检查多数正常。40%SLE 可出现肌痛和肌无力,少数可有肌炎。

4.肾脏损害　又称狼疮性肾炎(lupus nephritis, LN),表现为急性肾炎、急进性肾炎、慢性肾炎、肾病综合征乃至尿毒症。75%的 SLE 病程中会出现肾脏受累的临床表现,肾活检显示几乎所有 SLE 均有肾脏病理学改变。LN 对 SLE 预后影响甚大,尿毒症是 SLE 的主要死亡原因之一。

5.神经系统损害　轻者仅有偏头痛、性格改变、记忆力减退或轻度认知障碍;重者可表现为脑血管意外、昏迷、癫痫持续状态等。中枢神经系统表现包括无菌性脑膜炎、脑血管疾病、脱髓鞘综合征,头痛、运动障碍、脊髓病、癫痫发作、急性精神错乱、焦虑、认知障碍、情绪失调、精神障碍;周围神经系统表现包括格林-巴利综合征,自主神经系统功能紊乱,单神经病变,重症肌无力,颅神经病变,神经丛病变,多发性神经病变。

6. 血液系统表现　30%SLE 有贫血，10%为溶血性贫血；约 40%有白细胞减少和(或)淋巴细胞减少；约 20%有血小板减少。贫血可能为慢性病贫血或肾性贫血。短期内出现重度贫血常是自身免疫性溶血所致。部分患者在起病初期或疾病活动期伴有淋巴结肿大和(或)脾肿大。

7. 肺部表现　35%患者有狼疮肺炎。SLE 肺实质浸润的放射学特征是阴影分布较广、易变，与同等程度 X 线表现的感染性肺炎相比，SLE 肺损害的咳嗽症状相对较轻，痰量较少，一般不咳黄色黏稠痰。SLE 常出现胸膜炎，如合并胸腔积液其性质为渗出液。年轻人(尤其是女性)的为渗出性浆膜腔积液，除需排除结核病外应注意 SLE 的可能性。

8. 心血管系统　30%患者常出现心血管表现，最常见的为心包炎。10%有心肌炎及周围血管病，多数情况下 SLE 的心肌损害不太严重，但在重症的 SLE，可伴有心功能不全，为预后不良的指征。

9. 消化系统表现　表现为恶心、呕吐、腹痛、腹泻或便秘，活动期 SLE 可出现肠系膜血管炎，其表现类似急腹症，甚至被误诊为胃穿孔、肠梗阻而手术探查。SLE 还可并发急性胰腺炎。肝酶增高常见，仅少数出现严重肝损害和黄疸。

10. 其他　眼部受累包括结膜炎、葡萄膜炎、眼底改变、视神经病变等。眼底改变包括出血、视乳头水肿、视网膜渗出等，视神经病变可以导致突然失明。SLE 常伴有继发性干燥综合征，有外分泌腺受累，表现为口干、眼干，常有血清抗 SSB、抗 SSA 抗体阳性。

三、实验室及其他检查

(一)抗核抗体谱

(1)抗核抗体(ANA)：对 SLE 的敏感性为 95%，特异性仅 65%，是 SLE 最佳筛查实验。

(2)抗双链 DNA(dsDNA)：特异性高达 95%，敏感性为 70%。

(3)抗 Sm 抗体：特异性高达 99%，但敏感性仅 25%。

(4)抗 SSA(Ro)及抗 SSB(La)：抗体阳性率分别为 30%、10%，特异性低。

(5)抗 RNP 抗体：阳性率 40%，但特异性不高。

(6)抗 Rib-P(rRNP)：阳性率 15%，特异性较高，阳性常提示神经系统损害。

(二)其他抗体

抗红细胞膜抗体、抗血小板膜抗体、抗淋巴细胞膜抗体、抗神经元抗体均可阳性。抗磷脂抗体阳性率约 40%，有此抗体易发生抗磷脂综合征。约 15%患者 RF(+)。

(三)补体

血清总补体 CH50 下降。

(四)皮肤狼疮带

70%的 SLE 患者阳性，IgG 沉积对诊断意义大。

(五)肾脏病理改变

肾脏病理分型对于估计预后和指导治疗有积极的意义。通常Ⅰ型和Ⅱ型预后较好，Ⅳ型和Ⅵ型预后较差。但 LN 的病理类型是可以转换的，Ⅰ型和Ⅱ型患者有可能转变为较差的类型，Ⅳ型和Ⅴ型患者经过免疫抑制剂的治疗，也可以有良好的预后。

四、诊断要点

(一)诊断

(1)有多系统受累表现(具备上述两个以上系统的症状)和有自身免疫的证据，应警惕狼疮。早期不典型 SLE 可表现如下：原因不明的反复发热，抗炎退热治疗往往无效；多发和反复发作的关节痛和关节炎，往往持续多年而不产生畸形；持续性或反复发作的胸膜炎、心包炎；抗生素或抗结核治疗不能治愈的肺炎；不能用其他原因解释的皮疹，网状青紫，雷诺现象；肾脏疾病或持续不明原因的蛋白尿；血小板减少性紫癜或溶血性贫血；不明原因的肝炎；反复自然流产或深静脉血栓形成或脑卒中发作，等等。对这些可能为早期不典型 SLE 的表现，需要提高警惕，避免诊断和治疗的延误。

(2)诊断标准：目前普遍采用美国风湿病学会 1997 年推荐的 SLE 分类标准(表 12-1)。该分类标准的

11 项中，符合 4 项或 4 项以上者，在排除感染、肿瘤和其他结缔组织病后，可诊断为 SLE。11 条分类标准中，免疫学异常和高滴度抗核抗体更具有诊断意义。一旦患者免疫学异常，即使临床诊断不够条件，也应密切随访，以便尽早做出诊断和及时治疗。

表 12-1　美国风湿病学会 1997 年推荐的 SLE 分类标准

1. 颊部红斑	固定红斑，扁平或高起，在两颧突出部位
2. 盘状红斑	片状高起于皮肤的红斑，黏附有角质脱屑和毛囊栓；陈旧病变可发生萎缩性瘢痕
3. 光过敏	对日光有明显的反应，引起皮疹，从病史中得知或医生观察到
4. 口腔溃疡	经医生观察到的口腔或鼻咽部溃疡，一般为无痛性
5. 关节炎	非侵蚀性关节炎，累及 2 个或更多的外周关节，有压痛，肿胀或积液
6. 浆膜炎	胸膜炎或心包炎
7. 肾脏病变	尿蛋白＞0.5 g/24 h 或＋＋＋，或管型（红细胞、血红蛋白、颗粒或混合管型）
8. 神经病变	癫痫发作或精神病，排除药物或已知的代谢紊乱
9. 血液学疾病	溶血性贫血，或白细胞减少，或淋巴细胞减少，或血小板减少
10. 免疫学异常	抗 ds-DNA 抗体阳性，或抗 Sm 抗体阳性，或抗磷脂抗体阳性（包括抗心磷脂抗体，或狼疮抗凝物，或至少持续 6 个月的梅毒血清试验假阳性三者中具备一项阳性）
11. 抗核抗体	在任何时候和未用药物诱发"药物性狼疮"的情况下，抗核抗体滴度异常

（二）鉴别诊断

（1）因 SLE 存在多系统累及，每种临床表现均须与相应的各系统疾病相鉴别。尤其是早期不典型 SLE 病例。

如感染性肺炎与 SLE 累及的狼疮性肺炎相鉴别。SLE 肺实质浸润的放射学特征是阴影分布较广、易变，与同等程度 X 线表现的感染性肺炎相比，SLE 肺损害的咳嗽症状相对较轻，痰量较少，一般不咳黄色黏稠痰，如果 SLE 患者出现明显的咳嗽、黏稠痰或黄痰，提示呼吸道细菌性感染。

（2）SLE 活动与感染常存在疑似或混杂，常是鉴别诊断中首先需要考虑的，同时又是临床非常棘手的问题。

如 SLE 累及关节、肌肉，常表现为不对称性多关节疼痛、肿胀，通常不引起骨质破坏，而类风湿性关节炎则为对称性关节痛、局部肿胀，可发展为骨折破坏、关节畸形。

（3）SLE 尚需与其他结缔组织病和系统性血管炎等相鉴别，如强直性脊柱炎等。

（4）其他：如皮肌炎，肌肉疼痛和水肿并不限于关节附近，心、肾病变也多见，而关节病变则少见。ANA（＋），抗 PM-1 抗体，抗 Jo-1 抗体阳性。银屑病关节炎，本病多发生于皮肤银屑病后若干年，30％～50％的患者表现为对称性多关节炎。

五、治疗原则和药物治疗要点

（一）治疗原则

轻者采用非甾体类抗炎药、抗疟药进行治疗；重型可采用糖皮质激素及各种免疫抑制剂进行治疗。坚持长期维持性治疗。

（二）药物治疗要点

药物治疗：目前还没有根治的办法，但恰当的治疗可以使大多数患者达到病情的完全缓解。强调早期诊断和早期治疗，以避免或延缓不可逆的组织脏器的病理损害。

1）轻型 SLE 的药物治疗　患者虽有疾病活动，但症状轻微，仅表现为光过敏、皮疹、关节炎或轻度浆膜炎，而无明显的内脏损害。药物治疗包括以下情况。

①非甾体类抗炎药（NSAIDs）　可用于控制关节炎。应注意消化道溃疡、出血、肾、肝功能等方面的不良反应。

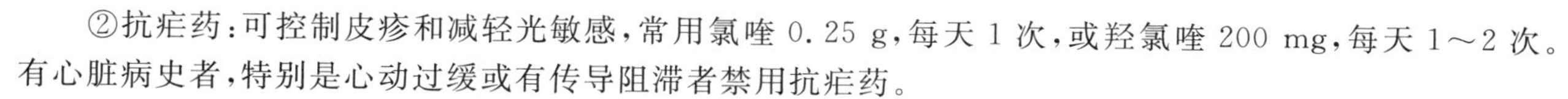

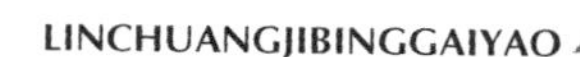

②抗疟药：可控制皮疹和减轻光敏感，常用氯喹 0.25 g，每天 1 次，或羟氯喹 200 mg，每天 1～2 次。有心脏病史者，特别是心动过缓或有传导阻滞者禁用抗疟药。

③可短期小剂量应用糖皮质激素治疗皮疹，但脸部应尽量避免使用强效糖皮质激素类外用药，一旦使用，不应超过 1 周。小剂量糖皮质激素（泼尼松 10 mg/d）可减轻症状。

2）重型 SLE 的治疗　治疗主要分为两个阶段，即诱导缓解和巩固治疗。诱导缓解的目的在于迅速控制病情，阻止或逆转内脏损害，力求疾病完全缓解（包括血清学指标、症状和受损器官的功能恢复），但应注意过分免疫抑制诱发的并发症，尤其是感染、性腺抑制等。目前，多数患者的诱导缓解期需要超过半年至一年才能达到缓解，不可急于求成。

①糖皮质激素：具有强大的抗炎作用和免疫抑制作用，是治疗 SLE 的基础药。糖皮质激素对免疫细胞的许多功能及免疫反应的多个环节均有抑制作用，尤以对细胞免疫的抑制作用突出，在大剂量时还能够明显抑制体液免疫，使抗体生成减少，超大剂量则可有直接的淋巴细胞溶解作用。

②环磷酰胺（CTX）：对体液免疫的抑制作用较强，能抑制 B 淋巴细胞增殖和抗体生成，且抑制作用较持久，是治疗重症 SLE 的有效药物之一，尤其是在狼疮性肾炎和血管炎的患者中，环磷酰胺与糖皮质激素联合治疗能有效地诱导疾病缓解，阻止和逆转病变的发展，改善远期预后。

③硫唑嘌呤（azathioprine）：嘌呤类似物，可通过抑制 DNA 合成发挥淋巴细胞的细胞毒作用。

④甲氨蝶呤（methotrexate，MTX）：二氢叶酸还原酶阻滞剂，通过抑制核酸的合成发挥细胞毒作用。疗效不及环磷酰胺冲击疗法，但长期用药耐受性较佳。

⑤环孢素（cyclosporine）：可特异性抑制 T 淋巴细胞 IL-2 的产生，发挥选择性的细胞免疫抑制作用，是一种非细胞毒免疫抑制剂。环孢素对 LN 的总体疗效不如环磷酰胺冲击疗法，且价格昂贵，毒副作用较大。停药后病情容易反复等。

⑥霉酚酸酯：该药为新型免疫抑制剂，对难治性 SLE 有效；为次黄嘌呤单核苷酸脱氢酶抑制剂，可抑制嘌呤从头合成途径，从而抑制淋巴细胞活化。

3）狼疮危象的治疗　治疗目的在于挽救生命，保护受累脏器，防止后遗症。通常需要大剂量甲基泼尼松龙冲击治疗，针对受累脏器的对症治疗和支持治疗，以帮助患者度过危象。但是要注意观察不良反应，后继的治疗可按照重型 SLE 的原则，继续诱导缓解和维持巩固治疗。

（三）特殊治疗

血浆置换等治疗不宜列入诊疗常规，应视患者具体情况选择应用。

六、健康指导

（1）患者宣教：正确认识疾病，消除恐惧心理，明确规律用药的意义，学会自我认识疾病活动的征象，配合治疗，遵从医嘱，定期随诊。懂得长期随访的必要性。避免过多的紫外光暴露，使用防紫外线用品，避免过度疲劳。

（2）对症治疗和去除各种影响疾病预后的因素，如注意控制高血压，防治各种感染。

（3）症状缓解后需长期维持治疗，切勿停药。

临床 SLEDAI 积分表见表 12-2。

表 12-2　临床 SLEDAI 积分表

积　分	临床表现
8	癫痫发作：最近开始发作的，排除代谢、感染、药物所致
8	精神症状：严重紊乱干扰正常活动。排除尿毒症、药物影响
8	器质性脑病：智力的改变伴定向力、记忆力或其他智力功能的损害并出现反复不定的临床症状。至少同时有以下两项：感觉紊乱、不连贯的松散语言、失眠或白天瞌睡、精神运动性活动增多或减少。排除代谢、感染、药物所致
8	视觉障碍：SLE 视网膜病变，排除高血压、感染、药物所致

续表

积　分	临床表现
8	颅神经病变：累及颅神经的新出现的感觉、运动神经病变
8	狼疮性头痛：严重持续性头痛，麻醉性止痛药无效
8	脑血管意外：新出现的脑血管意外。应排除动脉硬化
8	脉管炎：溃疡、坏疽、有触痛的手指小结节、甲周碎片状梗死、出血或经活检、血管造影证实
4	关节炎：2个以上关节痛和炎性体征(压痛、肿胀、渗出)
4	肌炎：近端肌痛或无力伴CPK升高，或肌电图改变或活检证实
4	管型尿：HB、颗粒管型或RBC管型
4	血尿：>5 RBC/HP，排除结石、感染和其他原因
4	蛋白尿：>0.5 g/24 h，新出现或近期升高
4	白细胞尿：>5 WBC/HP，排除感染
2	脱发：新出现或复发的异常斑片状或弥散性脱发
2	皮疹：新出现或复发的炎症性皮疹
2	黏膜溃疡：新出现或复发的口腔或鼻黏膜溃疡
2	胸膜炎：胸膜炎性胸痛伴胸膜摩擦音、渗出或胸膜肥厚
2	心包炎：心包痛及心包摩擦音或积液(心电图或超声心动图检查证实)
2	低补体：CH50、C3、C4低于正常范围的最低值
2	抗ds-DNA抗体：滴度增高
1	发热：>38℃
1	血小板下降：低于正常范围的最低值
1	白细胞下降：<3×10^9/L

SLEDAI积分对SLE病情的判断：0～4分，基本无活动；5～9分，轻度活动；10～14分，中度活动；≥15分，重度活动。

第三节　强直性脊柱炎

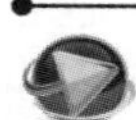

学习目标

识记：

1. 能够准确说出强直性脊柱炎的主要临床表现。
2. 能简要描述强直性脊柱炎的常规辅助检查。
3. 能准确说出强直性脊柱炎的治疗方案。

理解：

1. 能够用自己的语言描述典型强直性脊柱炎的临床表现。
2. 明确典型病例的临床特点，并可分析其异常改变的原因。
3. 能够准确识别强直性脊柱炎、骨关节炎、风湿性关节炎、类风湿性关节炎等疾病。

应用：

1. 能够自觉将医疗规范与康复健康理念贯穿于疾病治疗的全过程。
2. 能用所学知识与技能协助主治医生对患者的疾病康复进行指导。

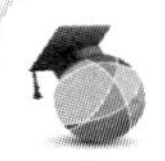

任务引领

患者，男性，41岁，反复双肩、髋部、腰背部疼痛8年。8年前受潮后开始出现双肩、髋部、腰背部疼痛，疼痛于活动后有所减轻，未予重视，之后逐渐出现足跟部、胸肋软骨疼痛及弯腰活动受限。自服“双氯灭痛片”，疼痛有所缓解。2年前逐渐出现驼背畸形及颈背部活动受限；双肩、髋、腰背部疼痛加重，严重时不能下床活动，于某医院诊断为“强直性脊柱炎”口服止痛药物无明显效果。间断应用过甲氨蝶呤及沙利度胺，症状无明显改善且出现肝功能异常，故自行停药。今以“强直性脊柱炎”入院。

查体：T 36.5 ℃，P 70次/分，R 19次/分，BP 110/70 mmHg，跛行，驼背畸形，弯腰受限，枕墙距15 cm，指地距约20 cm，腰椎前屈、背伸、侧弯均受限，颈部活动受限，向左可旋转30°，向右可旋转20°，抬头、低头均受限，脊柱各椎体均压痛，双下肢“4”字试验（＋），骨盆侧压试验（＋），骶髂关节压迫试验（＋）。

辅助检查：X线示心肺未见明显异常；双侧骶髂关节间隙消失，骨性融合；腰椎椎体排列整齐，各椎体小关节间隙模糊，部分消失，C_{12}～L_2双侧椎旁韧带可见骨化，腰椎生理曲度存在；诸椎骨骨质密度减低；心电图、肝胆胰脾双肾B超未见明显异常。血常规示：WBC 5.7×10^9/L，Hb 89 g/L，PLT 331×10^9/L；尿便常规、肝肾功能未见明显异常，ESR 75 mm/h，IgG 16.81 g/L，IgA 4.27 g/L，HLA-B27（＋），RF＜1∶20。

请完成以下任务：

（1）通过学习，请归纳强直性脊柱炎的主要临床表现。

（2）强直性脊柱炎的辅助检查项目有哪些？请简单描述常规检查项目。

（3）假如你是该患者的主治医生，请设计简单的医嘱。

强直性脊柱炎（ankylosing spondylitis，AS）是血清阴性脊柱关节病中的一种。研究表明，该病原因尚不很明确，是以脊柱为主要病变的慢性疾病，病变主要累及骶髂关节，引起脊柱强直和纤维化，造成弯腰、行走活动受限，并可有不同程度的眼、肺、肌肉、骨骼的病变，也有自身免疫功能的紊乱，所以又将其归属于自身免疫性疾病。

一、病因和发病机制

（一）病因

病因迄今不明，一般认为与遗传、环境、感染（尤其是肠道感染）有关。有明显家族聚集现象，并与HLA-B27密切相关，强直性脊柱炎患者亲属的发病概率是正常人的20～40倍；此外微生物某些革兰阴性杆菌感染可致该病的发生。

（二）发病机制

1.遗传易感性　研究表明强直性脊柱炎与HLA-B27的关系极为密切，强直性脊柱炎的发病与HLA-B27有直接关系，即强直性脊柱炎与人类白细胞抗原相关。

2.感染和免疫因素　临床研究发现强直性脊柱炎的发病与人体自身的免疫失调有密切关系，强直性脊柱炎患者在免疫学检查中发现，免疫球蛋白、C反应蛋白均有不同程度的改变，这说明强直性脊柱炎与自身免疫功能有关，同时强直性脊柱炎还与全身炎症有关。

（三）病理改变

AS病理的特征性改变是韧带附着端病（enthesopathy），病变原发部位是韧带和关节囊的附着部，即肌腱端的炎症，导致韧带骨赘（syndesmophyte）形成、椎体方形变、椎骨终板破坏、跟腱炎和其他改变。因为肌腱端至少在生长期是代谢活跃部位，是幼年发生AS的一个重要区域，至于为何好发于肌腱端，仍不明了。骶髂关节炎的早期病理变化包括软骨下肉芽组织形成，组织学上可见滑膜增生和淋巴样细胞及浆细胞聚集、淋巴样滤泡形成以及含有 IgG、IgA 和 IgM 的浆细胞。关节周围软组织有明显的钙化和骨化，韧带附着处均可形成韧带骨赘，不断向纵向延伸，成为两个直接连接椎体的骨桥，椎旁韧带同椎前韧带钙化，使脊椎呈“竹节状”。强直性脊柱炎模拟见图 12-6。

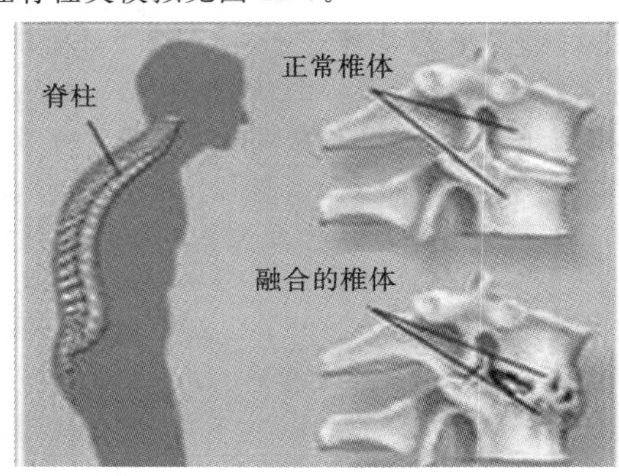

图 12-6　强直性脊柱炎模拟

二、临床表现

AS 起病隐袭，进展缓慢，发病年龄常见于 10～40 岁，高峰期为 15～30 岁，男性多见。8 岁前及 40 岁以后首次发病者少见。早期常有下背疼痛和晨起僵硬，活动后减轻，并可伴有低热、乏力、食欲减退、消瘦等症状。开始时疼痛为间歇性，数月数年后发展为持续性，以后炎性疼痛消失，脊柱由下而上部分或全部强直，出现驼背畸形。90%的患者首发症状为腰痛或腰部不适。

(一)关节病变表现

AS 患者多有关节病变，且绝大多数首先侵犯骶髂关节，以后上行发展至颈椎。少数患者先由颈椎或几个脊柱段同时受侵犯，也可侵犯周围关节，早期病变处关节有炎性疼痛，伴有关节周围肌肉痉挛，有僵硬感，晨起明显；也可表现为夜间疼，经活动或服止痛剂缓解。随着病情发展，关节疼痛减轻，而各脊柱段及关节活动受限和畸形，晚期整个脊柱和下肢变成强硬的弓形，向前屈曲。

1. 骶髂关节炎　先表现为骶髂关节炎，以后上行发展至颈椎，表现为反复发作的腰痛，腰骶部僵硬感，间歇性或两侧交替出现腰痛和两侧臀部疼痛，可放射至大腿，无阳性体征，伸直抬腿试验阴性。但直接按压或伸展骶髂关节可引起疼痛，所以和坐骨神经痛不同。有些患者无骶髂关节炎症状，仅 X 线检查发现有异常改变。

2. 腰椎病变　腰椎脊柱受累时，多数表现为下背前和腰部活动受限。腰部前屈、侧弯和转动等均受限。体检可发现腰椎脊突压痛，腰椎旁肌肉痉挛；后期可有腰肌萎缩。

3. 胸椎病变　胸椎受累时，表现为背痛、前胸和侧胸痛，最常见的为驼背畸形。如胸锁关节及肋软骨间关节受累时，则呈束带状胸痛，胸廓扩张受限，吸气咳嗽或打喷嚏时胸痛加重。由于胸腹腔容量缩小，造成心肺功能和消化功能障碍。

4. 颈椎病变　少数患者首先表现为颈椎炎，先有颈椎部疼痛，沿颈部向头部、臂部放射。颈部肌肉开始时痉挛，以后萎缩，病变进展可发展至颈胸椎后凸畸形。头部活动明显受限，常固定于前屈位，不能上仰、侧弯或转动。严重者仅能看到自己足尖前方的小块地面，不能抬头平视。见图 12-7。

5. 周围关节病变　一般多发生于大关节，下肢多于上肢。如髋关节、膝关节、踝关节、肩关节等，多为不对称性。

(二)关节外表现

AS 的关节外病变，大多出现在脊柱炎后，偶有骨骼肌肉症状之前数月或数年发生关节外症状。AS 可侵犯全身多个系统，并伴发多种疾病。

1. 心脏病变　以主动脉瓣病变较为常见，临床上有不同程度主动脉瓣关闭不全者约 1%；约 8%发生心脏传导阻滞，可与主动脉瓣关闭不全同时存在，单独发生，严重者因完全性房室传导阻滞而发生阿-斯综

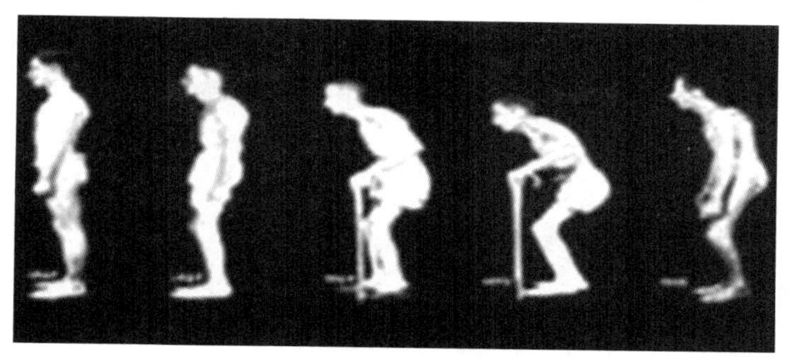

图 12-7　AS 的脊柱变化

合征。当病变累及冠状动脉口时可发生心绞痛。少数发生主动脉瘤、心包炎和心肌炎。

2. 眼部病变　结膜炎、虹膜炎、眼色素层炎或葡萄膜炎，表现为眼痛、畏光、流泪和视物模糊。眼部疾病常为自限性，有时需用糖皮质激素治疗，有的未经恰当治疗可致青光眼或失明。

3. 耳部病变　发生慢性中耳炎的 AS 患者中，其关节外明显多于无慢性中耳炎的 AS 患者。

4. 肺部病变　少数 AS 患者后期可并发上肺叶斑点状不规则的纤维化病变，表现为咳痰、气喘，甚至咯血，并可能伴有反复发作的肺炎或胸膜炎。X 线检查显示双侧肺上叶弥漫性纤维化，可有囊肿形成与实质破坏，类似结核，需加以鉴别。

5. 神经系统病变　由于脊柱强直及骨质疏松，易使颈椎脱位和发生脊柱骨折，而引起脊髓压迫症；如发生椎间盘炎则引起剧烈疼痛；AS 后期可侵犯马尾，发生马尾综合征，而导致下肢或臀部神经根性疼痛；骶神经分布区感觉丧失，跟腱反射减弱及膀胱和直肠等运动功能障碍。

6. 肾淀粉样变　AS 少见的并发症。活检发现淀粉样蛋白沉积，大多数没有特殊临床表现。

三、实验室及其他检查

1. 实验室检查　AS 缺少诊断性或特异性实验室指标，活动期可有血沉增快，C 反应蛋白及免疫球蛋白（尤其是 IgA）升高及轻度贫血（正细胞低色素性）。RF（－）。AS 患者 LHA-B27 阳性，但一般不依靠 LHA-B27 来诊断 AS，LHA-B27 不做常规检查。

2. X 线检查　X 线检查简便、经济、实用，应用最多，是本病诊断的重要依据。

早期 X 线表现为骶髂关节炎，病变一般在骶髂关节的中下部开始，为对称性。开始多侵犯髂骨侧，进而侵犯骶骨侧。可见斑点状或块状骨侧明显。继而可侵犯整个关节，边缘呈锯齿状，软骨下有骨硬化，骨质增生，最后关节间隙消失，发生骨性强直。AS 晚期骶髂关节与髋关节 X 线征见图 12-8。

脊柱病变腰椎是最早累及的部位，其 X 线表现，早期呈“方形椎”。腰椎的正常前弧度消失而变直，可引起一个或多个椎体压缩性骨折。病变发展至胸椎和颈椎椎间小关节，间盘间隙发生钙化，纤维环和前纵行韧带钙化、骨化、韧带骨赘形成，使相邻椎体连合，形成椎体间骨桥，呈最有特征的“竹节样脊柱”。见图 12-9。

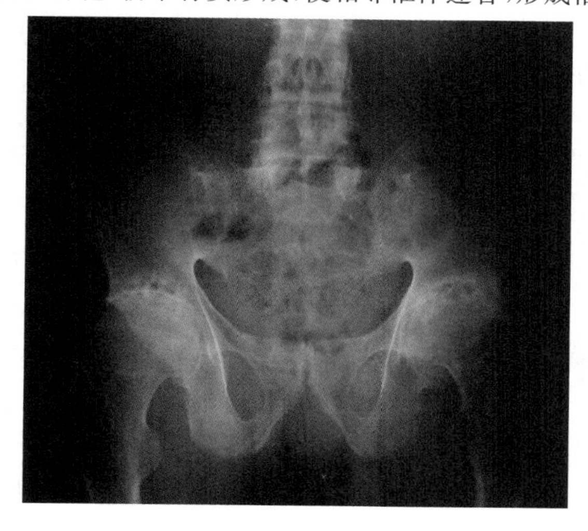

图 12-8　AS 晚期骶髂关节与髋关节 X 线征

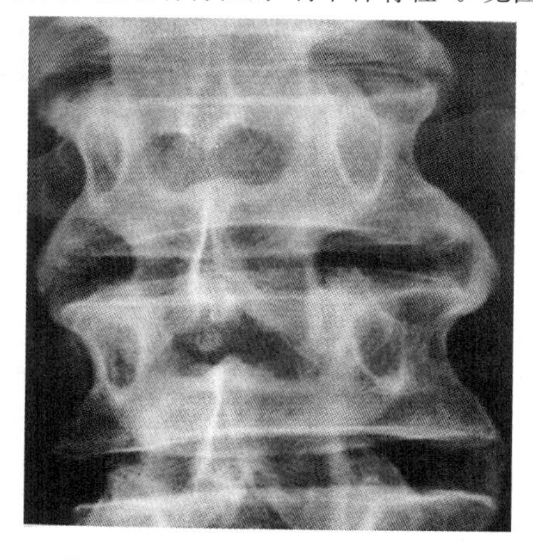

图 12-9　AS 晚期脊柱 X 线征（骨桥）

3. 骶髂关节CT检查　CT分辨率高。层面无干扰，能早期发现骶髂关节的细微病变，尤其对X线检查可疑的患者有诊断价值，有利于早期诊断。同时也可用于随访。

4. 骶髂关节MRI　能早期发现AS，分辨率优于CT，但价格昂贵，少用。

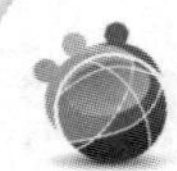

课堂互动

请你说说强直性脊柱炎脊柱病变晚期X线征象。

四、诊断要点

（一）诊断

采用1984年纽约修订标准。

(1)下腰痛持续至少3个月，活动（而非休息）后可缓解。

(2)腰椎在垂直和水平面的活动受限即Schober试验阳性。

(3)胸廓活动度低于同年龄、性别的正常人。

具备单侧Ⅲ～Ⅳ级或双侧Ⅱ～Ⅳ级X线骶髂关节炎，加上临床标准3条中至少1条。

（二）鉴别诊断

本病尚需与下列疾病相鉴别。

1. 骨关节炎　本病年龄多在50岁以上，无全身疾病。关节局部无红肿现象，受损关节以负重的膝、脊柱等较常见，手指则以远端指间关节出现骨性增生和结节为特点，无游走现象，肌肉萎缩和关节畸形边缘呈唇样增生或骨疣形成。血沉正常或增快不明显。

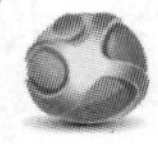

知识拓展

骶髂关节炎X线分级标准

纽约诊断标准分为5级：0级为正常骶髂关节，Ⅰ级为可疑骶髂关节两侧炎；Ⅱ级为骶髂关节边缘模糊，略有硬化和微小侵蚀病变，关节腔轻度变窄；Ⅲ级为骶髂关节两侧硬化，关节边缘模糊不清，有侵蚀病变伴关节腔消失；Ⅳ级为关节完全融合或强直，伴或不伴残存的硬化。

2. 风湿性关节炎　一般起病急骤，有咽痛、发热和白细胞增高；以四肢大关节受累多见，为游走性关节肿痛，关节症状消失后无永久性损害；血清抗链球菌溶血素“O”抗体、抗链激酶抗体及抗透明质酸酶抗体均为阳性，水杨酸制剂疗效常迅速而显著。

3. 类风湿性关节炎　常见于腕关节、掌指关节、近端指间关节，其次是膝、趾、肘、颞颌关节等，对称性，伴有压痛，反复发作，症状时轻时重。很少累及大关节及脊柱。

五、治疗原则和药物治疗要点

（一）治疗原则

治疗目的是缓解症状、减轻疼痛、减轻炎症，延缓病情进展。一般以非甾体类抗炎药药物治疗为主，髋关节、脊柱严重畸形者可考虑手术治疗。

（二）药物治疗要点

1. 非甾体类抗炎药(NSAIDs)　适用于严重疼痛及僵硬患者。一般用药2～4周后效果不明显时可换用其他药品。常用的有阿司匹林、吲哚美辛等。吲哚美辛（消炎痛）25～50 mg每天3～4次口服，为目前常用的首选药物。

2. 控制病情活动，影响病程进展的药物　如柳氮磺胺吡啶、甲氨蝶呤。柳氮磺胺吡啶(SSZ)是5-氨基水杨酸(5-ASA)和磺胺吡啶(SP)的偶氮复合物，剂量由0.25 g每天3次开始，每周增加0.25 g，至1.0 g每天3次维持。药效随服药时间的延长而增加，服药有效率半年为71%，1年为85%，2年为90%。

3. 糖皮质激素(GCs)　一般情况下不用糖皮激素治疗AS，但在急性虹膜炎或外周关节炎用NSAIDs治疗无效时，可用GCs局部注射或口服。

4. 生物制剂　主要为肿瘤坏死因子α阻滞剂。目前有英夫利昔、依那西普等。

六、健康指导

(1)目前还没有特效药，但多数患者的病情可以得到很好控制，应保持乐观的心态。

(2)早期诊断至关重要：通过药物控制病情，不要等到发展为脊柱活动受限、胸廓畸形后才开始治疗。

(3)合理使用抗风湿药，尤其是非甾体类抗炎药：使用药物治疗时要注意观察不良反应，尤其是非甾体类抗炎药副作用多，注意疗程。一般2～4周后效果不明显时可换用其他药品。

(4)睡硬床垫，每天进行功能锻炼(如游泳、扩胸运动)等。每天做腰部运动(前屈、后仰、侧弯和左右旋转)，使腰部脊柱保持正常的活动度。

(5)避免创伤(因为有脊柱骨质疏松)。

(6)严重脊柱畸形待病情稳定后可做矫正手术，腰椎畸形者可行脊椎截骨术矫正。

(吴秋桃)

第十三章 神经系统疾病

L I N C H U A N G J I B I N G G A I Y A O

第一节 脑血管疾病

一、概述

脑血管疾病(cerebral vascular disease)是各种病因使脑血管发生病变引起脑部疾病的总称。临床上可分为急性和慢性两种,急性最多见,又可称为脑血管意外、卒中或中风,包括出血性的脑出血及蛛网膜下腔出血,缺血性的脑血栓形成、脑栓塞及短暂性脑缺血发作等。慢性脑血管病发病隐袭、逐渐进展,如脑动脉硬化症、血管性痴呆等。

脑血管疾病是常见病、多发病,死亡率与致残率均高,它与心脏病、恶性肿瘤构成多数国家的三大致死疾病,存活者中50%～70%的患者遗留有严重残疾。国内几项大型流行病学调查结果表明,脑卒中发病率为(109.7～217)/10万,患病率为(719～745.6)/10万,死亡率为(116～141.8)/10万,脑卒中发病率和死亡率随年龄增长而增加。脑卒中的发病率男性高于女性,男女比例为(1.3～1.7)∶1。

【脑的血液供应】

脑部的血液由两条颈内动脉和两条椎动脉供给。颈内动脉由颈总动脉分出,入颅后依次分出眼动脉、后交通动脉、脉络膜前动脉、大脑前动脉和大脑中动脉,供应眼部及大脑半球前3/5部分即额叶、颞叶、顶叶及基底节等的血液。椎动脉由两侧锁骨下动脉发出,经枕骨大孔入颅后在脑桥下缘联合成为基底动脉。基底动脉的末端行至中脑处分成左、右两条大脑后动脉,供应大脑半球的后2/5部分,即枕叶及颞叶的基底面、枕叶的内侧及丘脑等的血液。椎-基底动脉在颅内由近端至远端先后分出小脑后下动脉、小脑前下动脉、脑桥支、内听动脉、小脑上动脉等,供应小脑及脑干。两侧大脑前动脉之间由前交通动脉、两侧颈内动脉与大脑后动脉之间由后交通动脉连接起来,构成脑底动脉环(Willis环)。这一环状动脉吻合对调节、平衡颈动脉与椎-基底动脉两大血供系统之间、大脑两半球之间的血液供应以及当此环某处血管狭窄或闭塞时形成侧支循环极为重要。

【脑的血液循环调节和病理生理】

正常成人脑重1500 g左右,为体重的2%～3%,每分钟需动脉供血800～1200 mL,占全身血液量的15%～20%,耗氧、耗糖量分别占全身供给量的20%及25%。脑组织中几乎无葡萄糖和氧的储备,需不断地依靠血液输送氧与葡萄糖以维持脑的正常功能。脑缺氧5 min即可出现不可逆损伤。如脑的血液供给减少至临界水平(约为正常值的50%)以下,脑细胞的功能只能维持数分钟。因此,如不能及时纠正脑的缺血缺氧,即可产生脑梗死。

脑血流量受很多因素影响,这些因素相互间的关系又错综复杂。脑血流量与动脉的灌注压呈正相关,与脑血管的阻力呈负相关。脑灌注压约等于平均动脉压减去颅内压。在正常情况下,为了保持相对稳定的脑血流量，自动调节功能是很有效的，即血压升高时，小动脉管腔内压增高，小动脉收缩，血流量减少；血压下降时，小动脉管腔扩张，血流量增加，这种自动调节作用称为 Bayliss 效应。这种效应限制在平均动脉压为 8.0～21.3 kPa 时，超过此限度即失去自动调节能力。高血压动脉硬化患者自动调节能力比正常人差，动脉血压较平时降低 30%，脑血流量即减少。

【脑血管疾病的病因】

（一）血管壁病变

最常见的是动脉硬化，包括动脉粥样硬化及高血压动脉硬化两种。此外，还有动脉炎、先天性异常（动脉瘤、血管畸形等）、血管损伤（颅脑外伤、手术、插入导管、穿刺等）、肿瘤等。

（二）心脏及血流动力学改变

如高血压、低血压、各种心脏疾病所致心功能障碍（如心力衰竭、心房纤颤、传导阻滞）等。

（三）血液成分改变及血液流变学异常

（1）血液黏稠度增高：如高脂血症、高糖血症、高蛋白血症、脱水、红细胞增多症、白血病、血小板增多症等。

（2）凝血功能异常：如血小板减少性紫癜、血友病、应用抗凝剂、弥散性血管内凝血等。此外，妊娠、产后、手术后、恶性肿瘤及服用避孕药等可造成高凝状态。

（四）其他

（1）血管外因素的影响：主要是大血管附近病变（如颈椎病、肿瘤等）压迫致脑供血不足。

（2）颅外形成的各种栓子（如脂肪、空气栓子等）。

【脑血管疾病的危险因素】

近代流行病学调查研究证明，某些因素与脑血管疾病的发病密切相关，称为危险因素。其中包括：①年龄，脑卒中的发病率、患病率和死亡率均随年龄增长而增高，尤其是 55～75 岁更加明显；②家族史，有研究资料显示父母患脑卒中的患者比对照组高 4 倍；③高血压或低血压；④心脏病；⑤糖尿病；⑥高胆固醇等高脂血症；⑦吸烟及酗酒；⑧肥胖；⑨饮食因素，主要是过多食用盐、肉类和含饱和脂肪酸的动物油等；⑩其他，包括口服避孕药等。这些危险因素中有些是无法干预的，如年龄、家族史（基因遗传）等，有些是可以干预的，特别是高血压、糖尿病、心脏病、饮食习惯等，对脑卒中危险因素的早期发现和早期干预是减少脑卒中复发的关键。

二、短暂性脑缺血发作

短暂性脑缺血发作（transient ischemic attack，TIA）是指因脑血管病变引起的短暂性、局限性脑功能缺失或视网膜功能障碍，临床症状一般持续 10～20 min，多在 1 h 内缓解，最长不超过 24 h，不遗留神经功能缺损症状，结构影像学（CT、MRI）检查无责任病灶。

【病因和发病机制】

TIA 病因很多，动脉粥样硬化是最重要的病因，其他的有动脉狭窄、心脏病、血液成分及血流动力学改变等。主要发病机制如下。

（一）血流动力学改变

患者原有某一动脉严重狭窄或闭塞，平时靠侧支循环尚可维持该处的血液供应，一旦血压降低，脑血流量减少，靠侧支循环供血区即可发生一过性缺血症状。此型 TIA 的临床特点：临床症状刻板，发作频度较高（每天或每周可有数次发作），持续时间多不超过 10 min。

（二）微栓子形成

微栓子主要来源于颈内动脉起始部的动脉粥样硬化的不稳定斑块或附壁血栓的破碎脱落、瓣膜性或非瓣膜性心源性栓子及胆固醇结晶等。微栓子随血液进入脑中形成微栓塞，出现局部缺血症状，但因栓子很小，又易破裂，或经酶的作用而分解，或因栓塞远端血管缺血扩张使栓子向血管更远端移动，以致血供恢复，症状消失。此型 TIA 的临床特点：临床症状多变，发作频度不高（数周或数月发作一次），持续时间可达数十分钟至 2 h。

(三)其他

尚有锁骨下动脉盗血综合征、血液成分改变(如血高凝状态、严重贫血、真性红细胞增多症)等。

【临床表现】

TIA 的临床特征包括:①好发于 50～70 岁,男性多于女性;②多伴有高血压病、动脉粥样硬化等脑血管疾病危险因素;③发作突然,历时短暂,一次发作持续数秒至 24 h,一般常为 10～20 min;④局灶性脑或视网膜功能障碍,若恢复完全,一般不留神经功能缺损;⑤反复发作,每次发作表现基本相似。

(一)颈动脉系统 TIA

以发作性对侧偏瘫或单肢轻瘫最常见,还可出现对侧感觉减退或缺失、同向偏盲、患侧单眼一过性黑矇。优势半球病变可出现失语。

(二)椎-基底动脉系统 TIA

常见的症状为眩晕、平衡障碍、眼球运动异常和复视,少数患者可有猝倒发作(drop attack),常在迅速转头时突然出现双下肢无力而倒地,意识清楚,常可立即自行站起,此种发作可能是脑干内网状结构缺血使机体肌张力突然减低所致。若边缘系统受累,可出现短暂性全面遗忘症(transient global amnesia,TGA),患者突然出现短暂性记忆障碍,持续数分钟至数十分钟,患者对此有自知力,谈话、书写及计算力保持良好。

【辅助检查】

CT 或 MRI 大多正常,部分病例(发作时间大于 1 h 者)于功能性 MRI 弥散加权成像可见片状缺血灶,CTA、MRA 及 DSA 检查可见血管狭窄、动脉粥样硬化斑。血脂、血糖、血流动力学测定,心电图等检查有助于病因的确定。

【诊断和鉴别诊断】

(一)诊断

由于 TIA 发作持续时间很短,多数患者就诊时已无症状及体征,诊断主要根据病史。诊断要点:①发病突然、持续时间短暂、可反复发作;②神经功能障碍,仅局限于某血管分布范围;③症状在短时间内完全恢复(多不超过 1 h);④起病年龄大多在 50 岁以上,常有高血压病、糖尿病、高脂血症等脑血管疾病危险因素。结构影像学(CT、MRI)检查无责任病灶有助于诊断。

(二)鉴别诊断

1. 癫痫部分性发作　单纯部分性发作表现为持续数秒至数分钟的肢体抽搐或麻木,逐渐向周围扩展。脑电图多有癫痫性放电,CT 或 MRI 可发现局灶性病灶,抗癫痫治疗往往有效。

2. 梅尼埃病(Méniere disease)　常表现为发作性眩晕、恶心、呕吐,与 TIA 相似,但发作时间多较长,常超过 24 h,伴有耳鸣,多次发作后听力可减退。本病除有眼震外无其他神经系统定位体征,且发病年龄较小。

3. 阿-斯综合征(Adams-Stokes syndrome)　严重心律失常如室上性心动过速、多源性室性期前收缩、室速或室颤、病态窦房结综合征等,可因阵发性全脑供血不足出现头昏、晕倒和意识丧失,但常无神经系统局灶性症状和体征,动态心电图、超声心动图检查常有异常发现。

【治疗】

治疗目的是消除病因、预防复发、防止发生完全性卒中、保护脑功能。

(一)病因治疗

尽可能查找 TIA 的病因,针对其相关危险因素治疗,如控制血压、血糖、血脂,治疗心律失常,纠正血液成分异常等。

(二)药物治疗

1. 抗血小板聚集剂　可能会减少微栓子的形成,减少 TIA 复发,临床上适用于非心源性栓塞的 TIA 或缺血性脑卒中的患者。

(1)阿司匹林:75～150 mg/d,餐后服用,主要不良反应为胃肠道反应,也可用小剂量阿司匹林 25 mg/d与双嘧达莫每次 200 mg 联合治疗,每天 2 次。

(2)氯吡格雷:75 mg/d,不良反应较阿司匹林明显减少,建议高危人群或阿司匹林不能耐受者可选用。

2. 抗凝药物　抗凝治疗不作为常规治疗。临床上主要用于心房颤动、频繁发作的TIA。主要药物包括肝素、低分子肝素和华法林。如心源性栓塞性TIA伴心房颤动和冠心病者，采用华法林口服抗凝，但必须监测国际标准化比值（INR），控制范围在2.0～3.0。

3. 其他　对有高纤维蛋白原血症的TIA患者，可选用降纤酶治疗。对老年TIA并有抗血小板聚集剂禁忌证或抵抗者可选择活血化淤的中药制剂。

（三）TIA的外科治疗

对有颈动脉或椎-基底动脉严重狭窄（>70%）的TIA患者，经抗血小板聚集治疗和（或）抗凝治疗效果不佳或病情有恶化趋势者，可酌情选择血管内介入治疗、动脉内膜切除术或动脉搭桥术治疗。

【健康指导】

（1）注意改变不良生活习惯，适度的体育活动有益健康。避免不良嗜好如吸烟、酗酒、暴饮暴食。要以低脂肪、低热量、低盐饮食为主，并要有足够优质的蛋白质、维生素、纤维素及微量元素摄入。

（2）高血压患者应将血压控制在一个合理水平，避免血压过高致脑内微血管瘤及粥样硬化的小动脉破裂出血，而血压过低、脑供血不足，微循环淤滞时易形成脑梗死。

（3）注意脑血管疾病的先兆，如发现一侧面部或上、下肢突然感到麻木或软弱乏力，嘴歪流口水；突然感到眩晕，摇晃不定；短暂的意识不清等，需及时就医。

（4）对有明确的缺血性脑卒中危险因素（如高血压、糖尿病、心房纤颤和颈动脉狭窄等）应尽早进行预防性治疗。

三、脑血栓形成

脑血栓形成（cerebral thrombosis）是脑梗死最常见的类型。由于供应脑的动脉因动脉粥样硬化等自身病变使管腔狭窄、闭塞，或在狭窄的基础上形成血栓，造成脑局部急性血流中断，缺血缺氧，软化坏死，出现局灶性神经系统症状和体征。

任务引领

患者，男性，63岁。主诉：右侧肢体无力、麻木3天。现病史：于入院前3天无明显诱因突发右侧肢体无力、麻木，右手持物不稳，行走时右下肢拖步，无头痛、视物旋转、不省人事、肢体抽搐，为求进一步治疗来我院，门诊拟“脑梗死”收住入院；既往有“糖尿病、高血压病1级”病史。长期吸烟达30余年，否认酗酒史，其父有高血压病史。

查体：T 36.5 ℃，P 78次/分，R 19次/分，BP 150/90 mmHg，神志清楚，记忆力、定向力、计算力正常。脑神经：双侧瞳孔等圆等大，直径3 mm，对光反射灵敏，双眼球居中，各向运动到位，无眼震、复视，右侧鼻唇沟略浅，伸舌右偏。右侧肢体肌力4级，左侧肢体肌力5级；右侧肢体肌张力呈折刀样增高，右侧肢体针刺觉略减退，右侧肢体腱反射（+++），左侧肢体腱反射（+），右侧Babinski征（+），脑膜刺激征阴性。

辅助检查：心电图大致正常；生化全套示空腹血糖9.3 mmol/L，低密度脂蛋白3.38 mmol/L；颈部动脉彩超示双侧颈动脉硬化伴斑块（位于颈动脉窦部连接颈内动脉处）；脑电图、脑电地形图正常；头颅CT示左侧基底节区梗死灶。

请完成以下任务：

（1）通过学习，请归纳与总结脑梗死的常见危险因素。

（2）假如你是该患者的主治医生，请设计简单的医嘱。

（3）运用你所学知识，说说如何对患者进行康复指导。

【病因和发病机制】

最常见的病因为动脉粥样硬化，且常伴有高血压、糖尿病、血脂异常，少见的原因有动脉壁的炎症，如结核性感染、梅毒性感染、化脓性感染、钩端螺旋体感染、结缔组织病、变态反应性动脉炎等，还可见于先天性血管畸形、真性红血细胞增多症、血高凝状态等。由于动脉粥样硬化好发于大血管的分叉处及弯曲处，故脑血栓的好发部位为大脑中动脉、颈内动脉的虹吸部及起始部、椎动脉及基底动脉中下段等。当动脉内膜损伤破裂形成溃疡后，血小板及纤维素等血中有形成分黏附、聚集、沉着，形成血栓，有时血栓的碎屑脱落阻塞远端动脉（血栓-栓塞），或血压下降、血流缓慢、脱水等，导致供血减少或促进血栓形成的情况下，即出现急性缺血症状。

【病理】

脑缺血病变的病理分期包括：①超早期（1～6 h），病变脑组织变化不明显，可见部分血管内皮细胞、神经细胞及星形胶质细胞肿胀，线粒体肿胀空泡化；②急性期（6～24 h），缺血区脑组织苍白和轻度肿胀，神经细胞、胶质细胞及内皮细胞呈明显缺血改变；③坏死期（24～48 h），大量神经细胞消失，胶质细胞破坏，中性粒细胞、淋巴细胞及巨噬细胞浸润，脑组织明显水肿；④软化期（3 天～3 周），病变区液化变软；⑤恢复期（3～4 周后），液化坏死脑组织被吞噬、清除，胶质细胞、毛细血管增生，小病灶形成胶质瘢痕，大病灶形成中风囊，此期持续数月至 2 年。

急性梗死病灶由中央坏死区及周围的缺血半暗带（ischemic penumbra）组成，坏死区由于完全性缺血导致脑细胞死亡，但缺血半暗带仍存在侧支循环，可获得部分血液供应，尚有大量可存活的神经元，如果血流迅速恢复，使脑代谢改善，损伤仍然可逆，神经细胞仍可存活并恢复功能。因此，保护这些可逆性损伤神经元是急性脑梗死治疗的关键。

【临床表现】

多见于 60～70 岁患有动脉粥样硬化的老年人，常伴有高血压、冠心病或糖尿病。多于安静或睡眠中发病，约 25%的患者病前有 TIA 史。多数病例症状经数小时或 1～2 天达高峰。通常意识清楚，生命体征平稳，但当大脑大面积梗死或基底动脉闭塞、病情严重时，意识可不清，甚至出现脑疝危及生命。

（一）临床类型

（1）完全型：起病 6 h 内病情即达高峰者。

（2）快速进展型：起病 3～5 天达高峰。

（3）缓慢进展型：起病 2 周后症状仍进展。

（4）可逆性缺血性神经功能缺损（reversible ischemic neurologic deficit，RIND）：多在 1～3 天内完全恢复。

（二）不同动脉闭塞的临床特点

1. 颈内动脉闭塞综合征　严重程度差异颇大，取决于侧支循环状况，颈内动脉卒中可无症状。症状性闭塞可出现单眼一过性黑矇，偶见永久性失明（视网膜动脉缺血）或 Horner 征（颈上交感神经节节后纤维受损），伴对侧偏瘫、偏身感觉障碍或同向性偏盲等（大脑中动脉缺血），优势半球受累伴失语症，非优势半球受累可有体象障碍。

2. 大脑中动脉闭塞综合征　主干闭塞导致病灶对侧中枢性面舌瘫与偏瘫（基本均等性）、偏身感觉障碍及偏盲（“三偏”）；优势半球受累出现完全性失语症，非优势半球受累出现体象障碍。皮质支闭塞：①上分支闭塞，导致病灶对侧面部、手及上肢轻偏瘫和感觉缺失，下肢不受累，伴 Broca 失语（优势半球）和体象障碍（非优势半球），无同向性偏盲；②下分支闭塞，导致对侧同向性偏盲下部视野受损较重，无偏瘫，优势半球受累，出现 Wernicke 失语，可出现急性意识模糊状态。深穿支闭塞：导致对侧中枢性均等性偏瘫，可伴面舌瘫，对侧偏身感觉障碍可伴对侧同向性偏盲。

3. 大脑前动脉闭塞综合征　交通动脉前主干闭塞可因对侧代偿不出现症状；分出交通动脉后大脑前动脉远端闭塞导致对侧足和下肢感觉运动障碍，面部和手不受累；尿潴留或尿急（旁中央小叶受损），淡漠、反应迟钝、欣快和缄默等（额极与胼胝体受损），强握及吸吮反射（额叶受损）。皮质支闭塞导致对侧中枢性下肢瘫，可伴感觉障碍（胼周和胼缘动脉闭塞）；对侧肢体短暂性共济失调、强握反射及精神症状（眶动脉及额极动脉闭塞）。深穿支闭塞则引起对侧中枢性面舌瘫、上肢近端轻瘫（累及内囊膝部及部分前肢）。

4.大脑后动脉闭塞综合征　主干闭塞引起对侧同向性偏盲，上部视野损伤较重，黄斑视力可不受累（黄斑视觉皮质代表区为大脑中、后动脉双重血液供应）。中脑水平大脑后动脉起始处闭塞可见垂直性凝视麻痹、核间性眼肌麻痹。优势半球枕叶受累可出现命名性失语、失读不伴失写。双侧大脑后动脉皮层支闭塞导致皮质盲、记忆受损（累及颞叶），不能识别熟悉面孔（面容失认症）、幻视等。深穿支闭塞：丘脑穿通动脉闭塞产生红核丘脑综合征：病侧小脑性共济失调、意向性震颤、舞蹈样不自主运动和对侧偏身感觉障碍；丘脑膝状体动脉闭塞出现丘脑综合征：对侧深感觉障碍、自发性疼痛、感觉过度、轻偏瘫、共济失调和舞蹈-手足徐动症等。

5.椎-基底动脉闭塞综合征　基底动脉或双侧椎动脉闭塞是危及生命的严重脑血管事件，引起脑干梗死出现眩晕、呕吐、四肢瘫、共济失调、昏迷和高热等。脑桥病变出现针尖样瞳孔。

（1）中脑支闭塞出现 Weber 综合征（动眼神经交叉瘫）、Benedict 综合征（同侧动眼神经瘫，对侧不自主运动）。

（2）脑桥支闭塞出现 Millard-Gubler 综合征（同侧展神经及面神经麻痹，对侧中枢性偏瘫、感觉障碍）、Foville 综合征（同侧展神经及面神经麻痹，双眼向对侧凝视，对侧中枢性偏瘫）。

（3）小脑后下动脉或椎动脉闭塞综合征：也称延髓背外侧综合征，是脑干梗死最常见类型，表现为眩晕、呕吐、眼球震颤（前庭神经核）；饮水呛咳、吞咽困难和声音嘶哑（疑核及舌咽神经、迷走神经受损）；交叉性感觉障碍，即同侧面部感觉、温觉缺失，对侧偏身痛、温觉减退或丧失（三叉神经脊束核及对侧交叉的脊髓丘脑侧束受损）；同侧 Horner 征（交感神经下行纤维受损）；同侧小脑性共济失调（绳状体或小脑受损）。

（4）基底动脉尖综合征：由 Caplan 首先报道，基底动脉尖分出两对动脉，小脑上动脉和大脑后动脉分支供应中脑、丘脑、小脑上部、颞叶内侧及枕叶，血栓性闭塞多发生于基底动脉中部，栓塞性闭塞通常在基底动脉尖。导致眼球运动及瞳孔异常如单侧或双侧动眼神经部分或完全麻痹、一个半综合征、眼球上视不能（上丘受累）；对光反射迟钝而调节反射存在（类似 Argyll-Robertson 瞳孔，顶盖前区病损）；一过性或持续数天的意识障碍反复发作（中脑或丘脑网状激活系统受累）；对侧偏盲或皮质盲（枕叶受累）；严重记忆障碍（颞叶内侧受累）。中老年脑卒中突发意识障碍又较快恢复，出现瞳孔改变、动眼神经麻痹、垂直注视障碍，无明显运动、感觉障碍应想到该综合征的可能；如有皮质盲或偏盲、严重记忆障碍更支持诊断；CT 及 MRI 见双侧丘脑、枕叶、颞叶和中脑多发病灶可确诊。

6.分水岭区脑梗死　这是相邻血管供血区分界处或分水岭区局部缺血，也称边缘带（border zone）脑梗死。多因血流动力学障碍所致，典型病例发生于颈内动脉严重狭窄或闭塞伴全身血压降低时，亦可源于心源性或动脉源性栓塞，常呈卒中样发病，症状较轻，纠正病因后病情可有效控制。可分为皮质前型、皮质后型、皮质下型。

【辅助检查】

（一）实验室检查

除血、尿等常规检查外，应查血糖、血脂、血流动力学、心电图等。

（二）神经影像学检查

1.CT　多数病例发病 24 h 后逐渐显示低密度梗死灶，发病后 2～15 天可见均匀片状或楔形的明显低密度灶。大面积脑梗死伴脑水肿和占位效应，出血性梗死呈混杂密度，应注意病后 2～3 周梗死吸收期，由于病灶水肿消失及吞噬细胞浸润可与周围正常脑组织等密度，CT 上难以分辨，称为“模糊效应”。但还应注意 CT 对脑干、小脑部位病灶及较小梗死灶分辨率差。

2.MRI　可清晰显示早期缺血性梗死、脑干及小脑梗死、静脉窦血栓形成等，梗死后数小时即出现 T_1 低信号、T_2 高信号病灶，出血性梗死显示其中混杂 T_1 高信号。增强 MRI 较平扫敏感。功能性 MRI 弥散加权成像可早期诊断缺血性脑卒中，发病 2 h 内即显示缺血病变，为早期治疗提供重要信息。

3.血管造影　CTA、MRA、DSA 可显示血管狭窄及闭塞部位，为血管内治疗提供依据，其中 DSA 是脑血管病变检查的“金标准”。

（三）脑脊液检查

腰椎穿刺只在不能做 CT 检查，临床又难以区别脑梗死与脑出血时进行，通常 CSF 压力、常规及生化检查正常。

(四)经颅多普勒(TCD)检查

对评估颅内外血管狭窄、闭塞、痉挛或血管侧支循环建立情况有帮助,目前也用于溶栓治疗监测。

(五)超声心动图检查

可发现心脏附壁血栓、心房黏液瘤和二尖瓣脱垂。

【诊断与鉴别诊断】

(一)诊断要点

(1)发病人群多为中老年人。

(2)多有动脉硬化及高血压病史,发病前可有 TIA。

(3)安静休息时发病较多,常在睡醒后出现症状。

(4)多在一至数天内出现局灶性脑损伤的症状和体征,并能用某一动脉供血区功能损伤来解释。

(5)CT 检查在 24～48 h 后出现低密度梗死灶,或 MRI 检查在早期显示缺血病灶。

(二)鉴别诊断

1.脑出血　发病更急,常有头痛、呕吐等颅内压增高症状及不同程度的意识障碍,血压增高明显,典型者不难鉴别。但有时大面积梗死与脑出血,小量脑出血与脑血栓形成临床症状相似,鉴别困难,往往需要做 CT 才能鉴别。

2.脑梗死　起病急骤,一般缺血范围较广,症状常较重,常有心脏病史,特别是有心房纤颤、细菌性心内膜炎、心肌梗死或其他原因容易产生栓子来源时应考虑脑梗死。大脑中动脉栓塞引起大面积脑梗死最常见。

3.颅内占位性病变　某些硬膜下血肿、颅内肿瘤、脑脓肿等可呈卒中样发病,出现偏瘫等局灶性体征,与脑血栓形成相似,应注意有无颅内压增高的症状及体征,必要时可做腰椎穿刺、CT 或 MRI 等检查以资鉴别。

【治疗】

急性期治疗原则:①超早期治疗,首先使公众提高脑卒中的急症和急救意识,了解超早期治疗的重要性和必要性,发病后立即就诊,力争在 3～6 h 治疗时间窗内行溶栓治疗,并降低脑代谢,控制脑水肿及保护脑细胞,挽救缺血半暗带;②防治并发症,如感染、脑心综合征、应激性溃疡、深静脉血栓形成、卒中后焦虑或抑郁症,以及水、电解质平衡紊乱和多器官功能衰竭等;③个体化治疗,根据患者年龄、缺血性脑卒中类型、病情程度和基础疾病等采取最适当的治疗;④整体化治疗,采取支持疗法、对症治疗和早期康复治疗,对脑卒中危险因素如高血压、糖尿病和心脏病等及时采取预防性干预,减少复发率和降低病残率。

(一)一般治疗

主要为对症治疗,包括维持生命功能和处理并发症。

1.血压　缺血性脑卒中后血压升高通常不需紧急处理,病后 24～48 h 收缩压＞220 mmHg、舒张压＞120 mmHg 或平均动脉压＞130 mmHg 时可用降压药,首选容易静脉滴注和对脑血管影响小的药物(如拉贝洛尔);切忌过度降压使脑灌注压降低,导致脑缺血加剧。如果出现持续性低血压,需首先补充血容量,必要时可用升压药。

2.吸氧和通气支持　低氧血症者给予常规吸氧支持,气道功能严重障碍者要及时行气道支持及辅助呼吸治疗。

3.血糖　卒中后血糖升高可以是原有糖尿病的表现或应激反应。血糖超过 11.1 mmol/L 应立即予以胰岛素治疗,将血糖控制在 8.3 mmol/L 以下。

4.脑水肿　多见于大面积梗死,脑水肿常于发病后 3～5 天达高峰。治疗目标是降低颅内压、维持足够脑灌注量和预防脑疝发生。常用 20%甘露醇 125～250 mL/次静脉滴注,每 6～8 h 1 次;心肾功能不全者可用呋塞米(速尿)20～40 mg 静脉注射,每 6～8 h 1 次;可酌情同时应用甘油果糖 250～500 mL/次静脉缓滴,1～2 次/天;还可应用七叶皂苷钠和白蛋白辅助治疗。

5.其他　补液和营养支持,纠正水、电解质紊乱,不能正常饮食者,给予鼻饲或经皮内镜胃造口管饲,补充水分及必要的营养。积极防治感染(压疮、肺部和尿路感染等)、上消化道出血、深静脉血栓形成、肺栓塞、癫痫发作等其他并发症。

(二)特殊治疗

特殊治疗包括超早期溶栓治疗、抗血小板聚集治疗、抗凝治疗、脑保护治疗、血管内治疗和外科治疗等。

1.溶栓治疗　超早期溶栓治疗可恢复脑梗死区血流灌注，是抢救缺血半暗带的有效方法。但须经过严格筛选，以降低出血风险。

1)静脉溶栓

适应证：①年龄18～80岁；②发病4.5 h以内或6 h以内；③脑功能损害的体征持续存在超过1 h，且比较严重；④脑CT已排除颅内出血，且无早期大面积脑梗死影像学改变；⑤患者或其家属签署静脉溶栓知情同意书。

禁忌证：①CT证实颅内出血。②神经功能障碍非常轻微或迅速改善。③伴有明确癫痫发作。④既往有颅内出血，包括可疑蛛网膜下腔出血、动静脉畸形或颅内动脉瘤病史。⑤最近3个月内有颅内手术、头外伤或卒中史，最近3周内有消化道、泌尿系统等内脏器官活动性出血史；最近2周内有外科手术史，最近7天内有腰椎穿刺或动脉穿刺史。⑥有明显出血倾向：血小板计数<100×10^9/L，48 h内接受肝素治疗并且APTT高于正常值上限，近期接受抗凝治疗(如华法林)并且INR>1.5。⑦严重心、肝、肾功能不全或严重糖尿病患者，血糖<2.7 mmol/L，收缩压>180 mmHg或舒张压>100 mmHg或需要积极的降压来达到要求范围。⑧CT显示低密度>1/3大脑中动脉供血区(大脑中动脉区脑梗死患者)。

常用溶栓药物包括：①尿激酶(urokinase，UK)，常用100万～150万U加入0.9%生理盐水100～200 mL，持续静脉滴注30 min，用药期间严密监测；②重组组织型纤溶酶原激活物(rt-PA)，一次用量0.9 mg/kg，最大剂量<90 mg，先给予10%的剂量静脉推注，其余剂量在约60 min内持续静脉滴注。用药24 h内严密监测和控制血压。

溶栓并发症：①梗死灶继发性出血或身体其他部位出血；②致命性再灌注损伤和脑水肿；③溶栓后再闭塞。

2)动脉溶栓　对大脑中动脉等大动脉闭塞引起的严重脑卒中患者，如果发病时间在6 h内(椎-基底动脉血栓可适当放宽治疗时间窗)，经慎重选择后可进行动脉溶栓治疗，常用药物为UK和rt-PA，与静脉溶栓相比，可减少用药剂量，需要在DSA的监测下进行。动脉溶栓的适应证、禁忌证及并发症与静脉溶栓基本相同。

2.抗血小板聚集治疗　不符合溶栓适应证且无禁忌证的缺血性脑卒中患者应在48 h之内尽早给予抗血小板聚集治疗，常用抗血小板聚集剂包括阿司匹林100～325 mg/d或氯吡格雷75 mg/d。溶栓治疗者，应在溶栓24 h后开始给予抗血小板药物。

3.抗凝治疗　主要包括肝素、低分子肝素和华法林。一般不推荐急性缺血性脑卒中后急性期应用抗凝药来预防脑卒中复发、阻止病情恶化或改善预后。但对于长期卧床，特别是合并高凝状态、有形成深静脉血栓和肺栓塞趋势者，可以使用低分子肝素预防和治疗。对于心房纤颤的患者可以应用华法林治疗。

4.脑保护治疗　脑保护剂包括自由基清除剂、阿片受体阻滞剂、电压门控性钙通道阻滞剂、兴奋性氨基酸受体阻滞剂和镁离子等，可通过降低脑代谢、干预缺血引发细胞毒性机制、减轻缺血性脑损伤。但尚缺乏多中心、随机双盲的临床试验研究证据。

5.血管内治疗　血管内治疗包括经皮腔内血管成形术和血管内支架置入术等。对于颈动脉狭窄>70%，而神经功能缺损与之相关者，可根据患者的具体情况考虑行相应的血管内治疗。血管内治疗是新近问世的技术，目前尚没有长期随访的大规模临床研究，故应慎重选择。

6.外科治疗　对于有或无症状、单侧重度颈动脉狭窄>70%，或经药物治疗无效者可以考虑进行颈动脉内膜切除术。幕上大面积脑梗死伴有严重脑水肿、占位效应和脑疝形成征象者，可行去骨瓣减压术；小脑梗死压迫脑干，可行抽吸梗死组织和后颅窝减压术以挽救患者生命。

7.其他药物治疗　①降纤治疗：高纤维蛋白血症者是降纤治疗的适应证，常用药物有降纤酶、巴曲酶、安克洛酶等。②中药制剂：临床中应用丹参、川芎嗪、三七和葛根素等，以通过活血化淤改善脑梗死症状，但目前尚缺乏大规模临床试验证据。

8.康复治疗　应早期进行，并遵循个体化原则，制订短期和长期的治疗计划，分阶段、因地制宜地选择治疗方法，对患者进行针对性体能和技能训练，降低致残率，增进神经功能恢复，提高生活质量，使患者早日重返社会。

【健康指导】

可参考 TIA。

四、脑栓塞

脑栓塞是指各种栓子(血液中异常的固体、液体、气体)随血流进入脑动脉造成血流阻塞,引起相应供血区脑组织缺血坏死,出现脑功能障碍,占脑卒中的 15%～20%。

【病因及病理】

(一)病因和发病机制

脑栓塞根据栓子来源不同,可分为如下几类。①心源性,此类最常见,心房颤动是心源性脑栓塞最主要的原因,其中非瓣膜性心房颤动占 70%。风湿性心脏病二尖瓣狭窄合并心房颤动时,左心房扩大,血流缓慢淤滞,易发生附壁血栓,血流不规则易使栓子脱落形成栓塞;亚急性细菌性心内膜炎瓣膜上的炎性赘生物质脆易脱落;心肌梗死或心肌病时心内膜病变形成的附壁血栓脱落均可形成栓子。②非心源性,如动脉粥样硬化斑块的脱落、脂肪栓塞、空气栓塞、癌栓塞等。③来源不明:少数病例找不到栓子来源。

(二)病理和病理生理

脑栓塞多见于颈内动脉系统,特别是大脑中动脉。椎-基底动脉栓塞少见,仅占脑栓塞的 10%左右。脑栓塞所引起的病理改变与脑血栓基本相同,但可多发,且出血性梗死更为常见,占 30%～50%,这是因为栓子阻塞较大血管引起血管壁坏变,当血管痉挛减轻和(或)栓子分解碎裂,栓子移向动脉远端,原栓塞处因血管壁已受损,血流恢复后易发生渗漏性出血;脑栓塞可多发,当栓子来源未消除时,还可反复发生。还可发现肺、脾、肾等脏器,末梢动脉及皮肤黏膜等栓塞证据。炎性栓子可引起脑炎、脑脓肿等。

【临床表现】

(一)一般特点

任何年龄均可发病,但以青壮年多见,多在活动中突然发病,常无前驱症状,局限性神经缺失症状多在数秒至数分钟内发展到高峰,多表现为完全性卒中。大多数患者有栓子来源的原发疾病,如风湿性心脏病、冠心病和严重心律失常等;部分病例有心脏手术、长骨骨折、血管内治疗史等;部分病例有脑外多处栓塞证据。

(二)血管栓塞的临床表现

详见脑血栓形成。与脑血栓形成对比,脑栓塞易发生多发性梗死,容易复发和出血。

【辅助检查】

CT 检查不仅可确定梗死的部位及范围,一般于 24～48 h 后可见低密度改变,如在低密度区中有高密度影提示为出血性梗死。MRI 检查在病灶区呈长 T_1、长 T_2 信号。脑脊液可正常,亦可压力增高,有出血性梗死时可见红细胞。感染性梗死者脑脊液中的白细胞可增加。心电图应列为常规检查,作为确定心肌梗死和心律失常的依据。必要时可做超声心动图证实是否存在心源性栓子。

【诊断与鉴别诊断】

根据骤然起病,数秒至数分钟内达到高峰,出现偏瘫、失语等局灶性神经功能缺损,既往有栓子来源的基础疾病如心脏病、动脉粥样硬化、严重骨折等病史,基本可做出临床诊断,如合并其他脏器栓塞更支持诊断。CT 和 MRI 检查可确定脑栓塞部位、数目及是否伴发出血。应注意与血栓性脑梗死、脑出血相鉴别。极迅速的起病过程和栓子来源可提供脑栓塞的诊断依据。

【治疗】

(一)脑栓塞治疗

与脑血栓形成治疗原则基本相同,主要是改善脑循环,减轻脑水肿,防止出血,减少梗死范围。主张抗凝及抗血小板聚集治疗,但合并出血性脑梗死时应停用。

(二)原发病治疗

对于心源性脑栓塞患者,纠正心律失常,控制心率,防止心力衰竭;使用抗生素积极治疗细菌性心内膜炎;对于脂肪栓塞,采用肝素、5%碳酸氢钠等有助于脂肪颗粒溶解;对空气栓塞者可进行高压氧治疗。

【健康指导】

(1)脑栓塞患者半数以上可复发，再发时病死率更高。

(2)服用抗凝药物预防脑栓塞过程中，应在医师指导下，酌情复查凝血功能。

五、脑出血

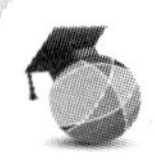

任务引领

患者，男性，59岁。主诉：突发右侧肢体无力、头痛1天。现病史：于入院前1天无明显诱因突发右侧肢体无力，右手持物不稳，右下肢行走稍费力，上楼梯时明显，伴言语不清、流涎、头顶部持续性胀痛、恶心、呕吐、头晕、小便失禁，无视物旋转感、耳鸣、耳聋，无精神异常、意识障碍及肢体抽搐，为进一步诊治急诊入院。既往史：高血压病史20年，血压最高为170/90 mmHg，长年不规则使用降压药；糖尿病病史10年，不规则服药治疗。父亲、哥哥有高血压、糖尿病病史。

查体：T 37 ℃，P 83次/分，R 20次/分，BP 190/100 mmHg。心肺检查未发现明显异常。神志清楚，语言理解力减退。双侧瞳孔等大等圆，直径约3 mm，对光反射灵敏，双眼球各向运动到位，右侧鼻唇沟变浅，咽反射存在，伸舌右偏。右侧肢体肌力4级，左侧肢体肌力5级，右侧肢体肌张力降低，右侧肢体浅感觉减退，双侧深感觉对称存在，右侧肢体腱反射减退(＋)，右侧Babinski征(＋)，脑膜刺激征(－)。

辅助检查：生化全套示甘油三酯2.74 mmol/L，葡萄糖7.1 mmol/L，其余正常。ECG：窦性心律不齐。头颅CT：左侧基底节区可见一高密度影。

请完成以下任务：

(1)通过学习，请归纳与总结脑出血的主要临床表现。

(2)假如你是该患者的主治医生，请设计简单的医嘱。

(3)运用所学知识，对患者进行康复指导。

脑出血(intracerebral hemorrhage，ICH)是指非外伤性脑实质内出血，占全部脑卒中的20%～30%，急性期死亡率为30%～40%。

【病因和发病机制】

(一)病因

最常见病因由高血压合并小动脉硬化引起，其次是脑血管畸形、动脉瘤，其他病因有血液病(白血病、再生障碍性贫血、血小板减少性紫癜和血友病等)、梗死性出血、抗凝或溶栓治疗、淀粉样脑血管病、脑动脉炎等。

(二)发病机制

长期高血压可使脑内小动脉硬化、玻璃样变，形成微动脉瘤，当血压骤然升高时破裂出血，脑内动脉壁薄弱，中层肌细胞及外膜结缔组织均少，且无外弹力层，容易出血。多发性脑出血多见于淀粉样血管病、血液病和脑肿瘤等患者。

【病理】

脑出血约80%位于大脑半球，主要在基底节的壳核及内囊区。其次是脑叶，其余见于脑干及小脑。高血压性脑出血受累血管依次为大脑中动脉深穿支豆纹动脉、基底动脉脑桥支、大脑后动脉丘脑支、供应小脑齿状核及深部白质的小脑上动脉分支等。非高血压性脑出血出血灶多位于皮质下，多无动脉硬化表现。

病理检查可见血肿中心充满血液或紫色葡萄浆状血块，周围水肿，并有炎性细胞浸润。血肿较大时引起颅内压增高，可使脑组织和脑室移位、变形，重者形成脑疝。急性期后血块溶解，吞噬细胞清除含铁血黄素和坏死脑组织，胶质增生，小出血灶形成胶质瘢痕，大出血灶形成中风囊。

【临床表现】

(一)一般表现

好发年龄为50～70岁,男性稍多于女性,冬、春两季发病率较高,多有高血压病史。多在情绪激动或活动中突然发病,发病后病情常于数分钟至数小时内达到高峰。由于颅内压升高,常有头痛、呕吐和不同程度的意识障碍,部分有抽搐发作。

(二)局限性定位表现

取决于出血量和出血部位。

1.基底节区出血

(1)壳核出血:最常见,约占脑出血病例的60%,是豆纹动脉尤其是其外侧支破裂所致。常表现为病灶对侧偏瘫、偏身感觉缺失和同向性偏盲,双眼球向病灶对侧同向凝视不能,优势半球受累可有失语。

(2)丘脑出血:占脑出血病例的10%～15%,系丘脑膝状体动脉和丘脑穿通动脉破裂所致,常有对侧偏瘫、偏身感觉障碍,深感觉障碍更明显。可有特征性眼征,如上视不能或凝视鼻尖、眼球偏斜或分离性斜视、眼球会聚障碍和无反应性小瞳孔等。优势侧丘脑出血可出现丘脑性失语、精神障碍、认知障碍和人格改变等。

(3)尾状核头出血:较少见,一般出血量不大,多经侧脑室前角破入脑室。常有头痛、呕吐、颈项强直、精神症状,酷似蛛网膜下腔出血。

2.脑叶出血　占脑出血的5%～10%,常由脑动静脉畸形、血管淀粉样病变、血液病等所致。出血以顶叶最常见,其次为颞叶、枕叶、额叶,也有多发脑叶出血的病例。如额叶出血可有偏瘫、尿便障碍、Broca失语、摸索和强握反射等;颞叶出血可有Wernicke失语、精神症状、癫痫、对侧上象限盲等;枕叶出血可有皮质盲;顶叶出血可有偏身感觉障碍、轻偏瘫、对侧下象限盲,非优势半球受累可有构象障碍。

3.脑干出血　约占脑出血的10%,绝大多数为脑桥出血。多由基底动脉脑桥支破裂所致,小量出血可无意识障碍,表现为交叉性瘫痪和共济失调性偏瘫,两眼向病灶侧凝视麻痹或核间性眼肌麻痹。大量出血(血肿>5 mL)累及双侧被盖部和基底部,常破入第四脑室,患者迅速出现昏迷、双侧针尖样瞳孔、中枢性高热、中枢性呼吸障碍、眼球浮动、四肢瘫痪和去大脑强直发作等。

4.小脑出血　约占脑出血10%,轻者表现为眩晕、呕吐、共济失调、眼球震颤、枕部疼痛等;重者血液直接进入第四脑室,出现颅内高压、意识障碍,甚至枕骨大孔疝而死亡。

5.脑室出血　占脑出血的3%～5%,分为原发性和继发性脑室出血。原发性脑室出血多由脉络丛血管或室管膜上动脉破裂出血所致,继发性脑室出血是指脑实质出血破入脑室。常有头痛、呕吐,严重者出现意识障碍、脑膜刺激征、针尖样瞳孔、眼球分离斜视或浮动、四肢弛缓性瘫痪及去脑强直发作、高热、呼吸不规则、脉搏和血压不稳定等表现,易误诊为蛛网膜下腔出血。

【辅助检查】

(一)CT检查

CT检查为诊断脑出血的首选检查,可清楚显示出血部位、出血量大小、血肿形态、是否破入脑室以及血肿周围有无低密度水肿带和占位效应等。新鲜血肿呈高密度影,边界清楚,血肿吸收后呈低密度或囊性变。动态CT检查还可评价出血的进展情况。

(二)MRI和MRA检查

MRI和MRA检查对发现结构异常、明确脑出血的病因很有帮助。对检出脑干和小脑的出血灶和监测脑出血的演进过程优于CT扫描。

(三)DSA检查

一般不需要进行DSA检查,除非疑有血管畸形、血管炎或Moyamoya病又需外科手术或血管介入治疗时才考虑进行。

(四)脑脊液检查

一般不行此检查,以免诱发脑疝形成。如需排除颅内感染和蛛网膜下腔出血,可谨慎进行。

(五)其他检查

其他检查包括血常规、血液生化、凝血功能、心电图检查和胸部X线摄片检查。

【诊断及鉴别诊断】

(一)诊断要点

(1)中老年患者在活动中或情绪激动时突然发病。

(2)迅速出现局灶性神经功能缺损症状以及头痛、呕吐等颅内高压症状应考虑脑出血的可能。

(3)头颅CT检查发现呈高密度影的血肿。

(二)鉴别诊断

(1)首先应与其他类型的脑血管疾病如急性脑梗死、蛛网膜下腔出血鉴别。

(2)对发病突然、迅速昏迷且局灶体征不明显者,应注意与引起昏迷的全身性疾病如中毒(酒精中毒、镇静催眠药物中毒、一氧化碳中毒)及代谢性疾病(低血糖、肝性脑病、肺性脑病和尿毒症等)鉴别。

(3)对有头部外伤史者应与外伤性颅内血肿相鉴别。

【治疗】

治疗原则为安静卧床、脱水、降颅内压、调整血压、防止继续出血、加强护理、防治并发症,以挽救生命,降低死亡率、致残率和减少复发。

(一)内科治疗

(1)一般处理:①卧床休息2～4周,保持安静,避免情绪激动和血压升高。严密观察体温、脉搏、呼吸和血压等生命体征,注意瞳孔变化和意识改变。② 保持呼吸道通畅,清理呼吸道分泌物或吸入物,常规吸氧,及时吸痰,必要时行气管插管或切开术;有意识障碍、消化道出血者宜禁食24～48 h。③维持水、电解质平衡和给予营养支持,每天入液量可按尿量加500 mL计算。④ 调整血糖,过高或过低者应及时纠正,维持血糖水平在6～9 mmol/L。⑤ 明显头痛、过度烦躁不安者,可酌情给予镇静止痛剂;便秘者可用缓泻剂。⑥尿潴留者应予导尿。⑦昏迷者应定时翻身,防止压疮发生。

(2)降低颅内压:脑出血后脑水肿约在48 h达到高峰,维持3～5天后逐渐消退,可持续2～3周或更长。脑水肿可使颅内压增高,导致脑疝形成,是影响脑出血死亡率及功能恢复的主要因素。可选用:①甘露醇,通常125～250 mL,静脉滴注,每6～8 h一次,疗程7～10天,心肌梗死、心力衰竭和肾功能不全者宜慎用;②利尿剂,呋塞米较常用,每次20～40 mg,每天2～4次静脉注射,与甘露醇交替使用可增强脱水效果,用药过程中应注意监测肾功能和水及电解质;③甘油果糖,250～500 mL静脉滴注,每天1～2次,脱水、降颅内压作用较甘露醇缓和;④10%人血白蛋白,50～100 mL静脉滴注,每天一次,对低蛋白血症患者更适用,可提高胶体渗透压,作用较持久。

(3)调整血压:脑出血患者的血压调控目前尚无公认的标准。一般认为脑出血后血压升高是对颅内压升高的一种自动调节反应,随着颅内压的下降,血压也会下降,因此降低血压应首先以进行脱水降颅内压治疗为基础。调控血压时应考虑患者的年龄、有无高血压史、有无颅内高压、出血原因及发病时间等因素。一般来说,当血压≥200/110 mmHg时,应采取降压治疗,使血压维持在略高于发病前水平。应用降压药治疗,需避免应用强降压药,防止因血压下降过快引起脑低灌注,常用药物为拉贝洛尔、尼卡地平等。若血压过低,适当给予升血压药治疗,维持足够的脑灌注。

(4)止血治疗:止血药物如6-氨基己酸、氨甲苯酸、立止血等对高血压动脉硬化性出血的作用不大。如果有凝血功能障碍,可针对性给予止血药物治疗。例如,肝素治疗并发的脑出血可用鱼精蛋白中和,华法林治疗并发的脑出血可用维生素K_1拮抗。

(5)亚低温治疗:可在临床当中试用。

(6)并发症的防治:感染、应激性溃疡、癫痫性发作、中枢性高热、深静脉血栓和卒中后抑郁等应给予积极处理。

(二)外科治疗

目的:尽快清除血肿,降低颅内压,尽可能早期减少周围组织压迫,降低致残率。主要手术方法包括:去骨瓣减压术、小骨窗开颅血肿清除术、钻孔血肿抽吸术和脑室穿刺引流术等。

(三)康复治疗

脑出血后,只要患者的生命体征平稳、病情不再进展,宜尽早进行康复治疗。早期分阶段综合康复治疗对恢复患者的神经功能,提高生活质量有益。

【健康指导】

(1)急性期患者给予高蛋白、高维生素、高热量饮食,限制钠盐摄入,因水钠潴留会加重脑水肿。

(2)对于尚能进食者,喂饮食物时不宜过急,遇呕吐或反呛时应暂停休息,防止食物呛入气管引起窒息或吸入性肺炎。

(3)昏迷不能进食者鼻饲流质4~5次/天,100~200 mL/次,如牛奶、豆浆、藕粉、蒸蛋或混合匀浆等,流质应煮沸消毒冷却后再喂。

(4)急性期应绝对卧床休息4~6周,不宜长途运送及过多搬运,翻身时应保护头部,动作轻柔得体,以免加重出血。抬高床头15°~30°,减少脑的血流量,减轻脑水肿。

(5)生命体征平稳后应开始行床上、床边及下床的主动训练,时间从5~10 min开始,渐至每次30~45 min,如有不适,可改为2~3次/天,不可过度用力或憋气。

(6)昏迷或瘫痪患者,由于随意肌的控制受到破坏,屈肌力量明显强于伸肌,极易引起畸形,因此,维持良好的体位和定时翻身非常重要。

(7)出院后定期复查血脂,监测血压、血糖,坚持康复治疗,对疾病恢复有足够的信心,戒烟酒,饮食合理,作息有规律,适量运动与加强体育锻炼。

六、蛛网膜下腔出血

蛛网膜下腔出血(subarachnoid hemorrhage,SAH)通常为脑底部或脑表面的病变血管破裂,血液直接流入蛛网膜下腔引起的一种临床综合征,占急性脑卒中的10%左右。

【病因和发病机制】

(一)病因

颅内动脉瘤是最常见的病因(占50%~80%)。其中先天性粟粒样动脉瘤约占75%,还可见高血压、动脉粥样硬化所致梭形动脉瘤及感染所致的真菌性动脉瘤等;其次为血管畸形,约占SAH病因的10%,其中动静脉畸形(AVM)占血管畸形的80%,多见于青年人;其他病因如Moyamoya病、颅内肿瘤、垂体卒中、血液系统疾病、颅内静脉系统血栓和抗凝治疗并发症等。此外,约10%患者病因不明。

(二)发病机制

动脉瘤是由于动脉壁先天性肌层缺陷(先天性动脉瘤)、获得性内弹力层变性(高血压、动脉粥样硬化)或二者联合作用的结果,在一定条件下发生破裂出血。脑动静脉畸形是发育异常形成的畸形血管团,血管壁薄弱,处于破裂临界状态,激动或不明显诱因可导致破裂。炎症动脉瘤是由于动脉炎或颅内炎症侵蚀血管导致出血。

【病理】

动脉瘤主要位于Wills环及其主要分支血管,尤其是动脉的分叉处,80%~90%位于脑底动脉环前部,特别是后交通动脉和颈内动脉的连接处(约40%)、前交通动脉与大脑前动脉分叉处(约30%)、大脑中动脉在外侧裂第一个主要分支处(约20%)。后循环动脉瘤最常见于基底动脉尖端或椎动脉与小脑后下动脉的连接处,动脉瘤多为单发,约20%为多发,多位于两侧相同动脉(又称为“镜像动脉瘤”)。动静脉畸形由异常血管交通形成,常见于大脑中动脉分布区。蛛网膜下腔出血可见呈紫红色的血液沉积在脑底池和脊髓池中,如鞍上池、脑桥小脑脚池、环池、小脑延髓池和终池等。

SAH能引起一系列病理生理改变:①血液流入蛛网膜下腔刺激痛觉敏感结构引起头痛,颅内容积增加使颅内压增高可加剧头痛;②颅内压达到系统灌注压时脑血流急剧下降,血管瘤破裂伴发的冲击作用可能是约50%患者发病时出现意识丧失的原因;③颅底或脑室内血液凝固使CSF回流受阻,出现急性阻塞性脑积水,血红蛋白及含铁血黄素沉积于蛛网膜颗粒也可导致CSF回流受阻,出现交通性脑积水;④蛛网膜下腔血细胞崩解释放各种炎症物质引起化学性脑膜炎,CSF增多使颅内压增高;⑤血液及分解产物直接刺激引起下丘脑功能紊乱,如发热、血糖升高、急性心肌缺血和心律失常等;⑥血液释放的血管活性物质如5-HT、血栓烷A_2(TXA_2)和组胺等刺激血管和脑膜,引起血管痉挛,严重时可导致脑梗死;⑦动脉瘤出血常局限于蛛网膜下腔,不造成局灶性脑损伤,神经系统检查很少发现局灶体征,除外大脑中动脉瘤,另外动静脉畸形破裂常见局灶性异常。

【临床表现】

SAH临床表现差异较大，轻者可没有明显临床症状和体征，重者可突然昏迷甚至死亡。以中青年发病居多，起病突然(数秒或数分钟内发生)。多数患者发病前有明显诱因(剧烈运动、过度疲劳、用力排便、情绪激动等)。

(一)主要症状

1.头痛　典型表现是突发异常剧烈全头痛，患者常将头痛描述为“一生中经历的最严重的头痛”。多伴发恶心、呕吐、面色苍白、全身冷汗。动脉瘤性SAH的头痛可在2周后逐渐减轻，如头痛再次加重常提示动脉瘤再次出血。

2.意识障碍　可有不同程度的意识障碍，以一过性意识障碍为多，少数重症患者可出现去脑强直，甚至呼吸、心搏骤停。

3.精神症状　约25%的患者可出现精神症状，如欣快、谵妄和幻觉等，常于起病后2～3周内自行消失。

(二)主要体征

1.脑膜刺激征　患者出现颈项强直、Kernig征和Brudzinski征等脑膜刺激征，以颈项强直最多见，而老年、衰弱患者或小量出血者，可无明显脑膜刺激征。

2.眼底体征　20%患者眼底可见玻璃体下片状出血，发病1 h内即可出现，部分出现视乳头水肿，是急性颅内压增高和眼静脉回流受阻所致，对诊断具有提示作用。此外，眼球活动障碍也可提示动脉瘤所在的位置。

部分患者可以出现脑心综合征、消化道出血、急性肺水肿等。

(三)动脉瘤的定位

(1)颈内动脉海绵窦段动脉瘤：患者有前额和眼部疼痛、血管杂音、突眼，以及Ⅲ、Ⅳ、Ⅵ和Ⅵ脑神经损害所致的眼球运动障碍，其破裂可引起颈内动脉海绵窦瘘。

(2)颈内动脉-后交通动脉瘤：患者出现动眼神经受压的表现，常提示后交通动脉瘤。

(3)大脑中动脉瘤：患者出现偏瘫、失语和抽搐等表现，常提示动脉瘤位于大脑中动脉的第一分支处。

(4)大脑前动脉-前交通动脉瘤：患者出现精神症状、单侧或双侧下肢瘫痪和意识障碍等。

(5)大脑后动脉瘤：患者出现同向偏盲、Weber综合征和动眼神经麻痹的表现。

(6)椎-基底动脉瘤：患者可出现枕部和面部疼痛、面肌痉挛、面瘫及脑干受压等表现。

(四)血管畸形的定位

动静脉畸形患者男性发生率为女性的2倍，多在10～40岁发病，常见的症状包括癫痫性发作、轻偏瘫、失语或视野缺损等，具有定位意义。

(五)常见并发症

1.再出血　这是SAH主要的急性并发症，指病情稳定后再次发生剧烈头痛、呕吐、癫痫性发作、昏迷甚至去脑强直发作，脑膜刺激征明显加重，复查脑脊液为鲜红色。20%的动脉瘤患者病后10～14天可发生再出血，使死亡率约增加一倍，动静脉畸形急性期再出血者较少见。

2.脑血管痉挛　临床症状取决于发生痉挛的血管，常表现为波动性的轻偏瘫或失语，有时症状还受侧支循环和脑灌注压的影响，是死亡和致残的重要原因。病后3～5天开始发生，5～14天为迟发性血管痉挛高峰期，2～4周逐渐消失。TCD(血流速度>175 cm/s)或DSA可确诊。

3.急性或亚急性脑积水　起病1周内15%～20%的患者发生急性脑积水，由于血液进入脑室系统和蛛网膜下腔形成血凝块阻碍脑脊液循环通路所致。轻者出现嗜睡、思维迟缓、展神经麻痹、眼球上视受限等体征，严重者可出现颅内高压，甚至脑疝形成。亚急性脑积水发生于起病数周后，表现为精神症状、痴呆、步态异常和尿失禁。

4.其他　可出现痫性发作，少数患者发生低钠血症。

【辅助检查】

(一)头颅CT

临床疑诊SAH首选CT检查，可早期诊断。出血早期敏感性高，可检出90%以上的SAH，显示大脑外侧裂池、前后纵裂池、鞍上池、脑桥小脑脚池、环池高密度出血征象，并可确定有无脑实质出血或脑室出血以及是否伴脑积水或脑梗死，另外，还可对病情演变进行动态观察。

(二)头颅 MRI

可检出脑干小动静脉畸形,但需注意 SAH 急性期 MRI 检查可能诱发再出血。

(三)腰椎穿刺

若 CT 扫描不能确诊 SAH,可行 CSF 检查,最好在发病 12 h 后(CSF 开始黄变)进行,以便与穿刺误伤鉴别。需要注意的是腰椎穿刺有诱发脑疝形成的风险。CSF 呈均匀一致血性,压力增高,是 SAH 诊断的重要依据。

(四)DSA

SAH 诊断明确后需行全脑 DSA 检查,以确定动脉瘤位置、大小、与载瘤动脉的关系、侧支循环情况及有无血管痉挛等。同时利于发现烟雾病、血管畸形等 SAH 病因,既为 SAH 病因诊断提供可靠证据,也是制订合理外科治疗方案的先决条件。造影时机一般选择在 SAH 后 3 天内或 3～4 周后,以避开并发症发生的高峰期。

(五)TCD

TCD 可作为非侵入性技术监测 SAH 后脑血管痉挛情况。

【诊断与鉴别诊断】

(一)诊断

突发剧烈头痛、呕吐、脑膜刺激征阳性,伴或不伴意识障碍,检查无局灶性神经系统体征,应高度怀疑蛛网膜下腔出血。CT 证实脑池和蛛网膜下腔高密度征象或腰椎穿刺显示压力增高和血性脑脊液等,临床即可确诊。

(二)鉴别诊断

1. 高血压性脑出血　常出现头痛、呕吐,可伴局灶性神经体征,如偏瘫、失语等,但脑膜刺激征较轻。原发性脑室出血与重症 SAH 患者临床难以鉴别,小脑出血、尾状核头出血等因无明显的肢体瘫痪,临床上也易与 SAH 混淆,但 CT 和 DSA 检查可以鉴别(表 13-1)。

2. 颅内感染　细菌性、真菌性、结核性和病毒性脑膜炎等均可有头痛、呕吐及脑膜刺激征,常伴有发热,应注意与 SAH 鉴别。SAH 后发生化学性脑膜炎时,CSF 中白细胞可增多,易与感染混淆,但后者发热在先。SAH 脑脊液变黄和淋巴细胞增多时,易与结核性脑膜炎混淆,但后者 CSF 中葡萄糖、氯降低,头部 CT 正常。病原学检查有助于确诊。

3. 脑肿瘤　脑肿瘤发生瘤卒中时,形成瘤内或瘤旁血肿合并 SAH;癌瘤颅内转移、脑膜癌病或 CNS 白血病也可见血性 CSF,但根据详细的病史、CSF 中检出肿瘤细胞或癌细胞及头部 CT 有助于鉴别诊断。

4. 偏头痛　可有剧烈头痛、呕吐,甚至少数伴有轻偏瘫,但脑膜刺激征阴性,病情可反复发作,较快恢复,头颅 CT 检查大多数正常,有助于鉴别(表 13-1)。

表 13-1　蛛网膜下腔出血与脑出血的鉴别点

项　　目	蛛网膜下腔出血	脑　出　血
发病年龄	粟粒样动脉瘤多发于 40～60 岁,动静脉畸形青少年多见,常在 10～40 岁发病	50～65 岁多见
常见病因	粟粒样动脉瘤、动静脉畸形	高血压、脑动脉粥样硬化
起病速度	急骤,数分钟症状达到高峰	数十分钟至数小时达到高峰
血压	正常或增高	通常显著增高
头痛	极常见,剧烈	常见,较剧烈
昏迷	常为一过性昏迷	重症患者持续性昏迷
局灶体征	颈项强直、Kernig 征等脑膜刺激征阳性,无局灶性体征	偏瘫、偏身感觉障碍及失常语等局灶性体征
眼底	可见玻璃体膜下片状出血	眼底动脉硬化,可见视网膜出血
头部 CT	脑池、脑室及蛛网膜下腔高密度出血征	脑实质内高密度病灶
脑脊液	均匀一致血性	洗肉水样

【治疗】

急性期治疗原则是降低颅内压，防止再出血，防治继发性脑血管痉挛，减少并发症，寻找出血原因、治疗原发病和预防复发。

（一）内科治疗

1. 一般处理　SAH 患者应绝对卧床休息 4～6 周，避免搬动和过早离床，床头抬高 15°～20°，病房保持安静、舒适和暗光。避免引起血压及颅内压增高的诱因，如用力排便、咳嗽、打喷嚏、情绪激动、疼痛及恐惧等。出现上述情况可针对性应用缓泻剂及镇咳、镇静、止痛药等，以免诱发动脉瘤再破裂。

2. 密切监护，保持生命体征稳定　维持水、电解质平衡，加强营养支持和护理。去除头痛病因后，对平均动脉压＞120 mmHg 或收缩压＞180 mmHg 的患者，可在密切监测血压条件下使用短效降压药使血压稳定在正常或发病前水平。低钠血症常见，可口服或静脉滴注生理盐水，不应限制液体，保证正常血容量和足够脑灌注。

3. 降低颅内压　临床上常用 20% 甘露醇、呋塞米和白蛋白等脱水降颅内压治疗，颅内高压征象明显并有脑疝形成可能者，可行脑室引流减压，以挽救患者生命。

4. 预防再出血　抗纤溶药可抑制纤溶酶形成，推迟血块溶解和防止再出血。①6-氨基己酸（EACA）4～6 g 加于 0.9% 生理盐水 100 mL 静脉滴注，15～30 min 内滴完，再以 1 g/h 剂量静脉滴注 12～24 h，持续 3～7 天，逐渐减量至 8 g/d，维持 2～3 周。肾功能障碍者慎用，注意深静脉血栓形成、脑缺血等不良反应，需同时联合应用钙拮抗剂。②氨甲苯酸（PAMBA）0.1～0.2 g 溶于生理盐水或 5% 葡萄糖溶液中缓慢静脉滴注，2～3 次/天。③立止血（reptilase）：每次 2 kU，5～10 min 生效，作用持续 24 h。应用过程中有引起脑缺血性病变可能，一般要与尼莫地平联合应用。

5. 预防血管痉挛

①SAH 并发动脉痉挛和脑梗死，是病情加重，甚至导致死亡的另一主要原因，一旦发生了痉挛，很难逆转，因此预防很重要。临床上常用尼莫地平每次 40～60 mg，4～6 次/天，连用 21 天，或静脉注射 10～20 mg/天，静脉滴注 1 mg/h，连用 10～14 天，注意其低血压的不良反应。

②3H 疗法（triple-H therapy），即采取扩充血容量、稀释血液和升高血压疗法预防血管痉挛，应在排除了脑梗死和颅内高压，并已夹闭动脉瘤之后进行，常用等渗晶体溶液、羟乙基淀粉、5% 血浆白蛋白等。

6. 放脑脊液疗法　用于 SAH 后脑室积血扩张或出现急性脑积水、经内科保守治疗症状加剧、伴有意识障碍，或老年患者伴有严重心、肺、肾等器官功能障碍而不能耐受开颅手术者。每次释放 CSF10～20 mL，每周 2 次，可促进血液吸收，缓解头痛，减少脑血管痉挛，但应严格掌握适应证，警惕脑疝、颅内感染和再出血的危险。

（二）手术治疗

目的是根除病因、防止复发。属病因治疗，是有效防止再出血的最佳方法。

1. 动脉瘤　常用动脉瘤夹闭术、动脉瘤切除术、血管内动脉瘤栓塞术。

2. 动静脉畸形　可择期采用 AVM 整块切除术、供血动脉结扎术、血管内介入栓塞或 γ 刀治疗等。

【健康指导】

（1）急性期根据患者病情给予低脂、高维生素、易消化的饮食，绝对卧床休息 4～6 周，告诉患者及家属绝对卧床休息的重要，切不可因症状轻过早下床活动。指导患者翻身时避免头部转动幅度过大，指导床上使用便器的方法、勿用力排便，如便秘可告知医生、护士，遵医嘱给予缓泻剂。

（2）蛛网膜下腔出血患者由于头痛剧烈，易出现焦虑、恐惧、烦躁的情绪，容易诱发再出血而加重病情，为患者创造一个安静、舒适的治疗环境，用热情、亲切的语言为他介绍本病的发生、发病规律及情绪对本病的影响，以轻巧、娴熟的操作为患者服务，减少对患者的不良刺激，从而稳定情绪，使患者能积极主动地配合治疗与护理。

（3）告知患者再出血多在发病 2～4 周，情绪激动、用力排便、咳嗽为诱因，因此，应绝对卧床休息，避免情绪激动、排便，防止再出血，告知患者及家属再出血的临床特点，当突然再次出现剧烈头痛、恶心、呕吐、意识障碍加重时，应及时告知医生或护士。

第二节 癫痫

癫痫(epilepsy)是多种原因导致的脑部神经元高度同步化异常放电的临床综合征，临床表现具有发作性、短暂性、重复性和刻板性的特点。临床上可表现为感觉、运动、行为、自主神经功能、意识和精神状态等不同程度紊乱或兼有之。临床上将每次发作或每种发作的过程称为痫性发作(epilepsy seizure)。癫痫是神经系统常见疾病，流行病学资料显示癫痫的年发病率为(50～70)/10万，患病率约为5‰。我国有600万以上癫痫患者，约25%为难治性癫痫。

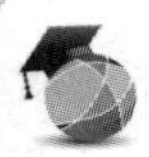

任务引领

患者，男性，22岁。主诉：突发性意识丧失、肢体抽搐、两眼凝视16年余。现病史：于入院16年前无明显诱因出现发作性意识丧失、活动中断、右侧肢体抽动，双眼向右侧凝视，持续十几秒后自行缓解，在多家医院就诊但用药不详，症状未能控制，发作次数逐渐增多，最多每天发作达10余次，发作时间也逐渐延长至数分钟，发作症状逐渐加剧，时有四肢抽搐、人事不省，无胸闷、气促、恶心、呕吐，无脾气暴躁、伤人、毁物行为。出生时足月顺产，无产后窒息、高热惊厥史，家族中无类似病史。

查体：T 36.5 ℃，P 82次/分，R 18次/分，BP 120/75 mmHg，无皮疹，心肺无异常，腹平软，肝脾肋下未触及，双下肢无水肿，神经系统检查未发现明显阳性体征。辅助检查：头颅MRI未见明显异常，常规脑电图示左侧颞叶阵发性棘慢复合波。

请完成以下任务：

(1)通过学习，请归纳与总结癫痫发作的主要临床特点。

(2)癫痫发作的类型有哪些？请简要描述癫痫的常规诊疗程序和辅助检查项目。

(3)假如你是该患者的主治医生，请设计简单的医嘱。

【病因和发病机制】

一、病因

引起癫痫的病因非常复杂，根据病因可分为三大类。

1.症状性癫痫　由各种明确的中枢神经系统结构损伤或功能异常所致，如：脑外伤、脑血管病、脑肿瘤、中枢神经系统感染、遗传代谢性疾病、围产期损伤、皮质发育障碍、神经系统变性疾病、缺氧等。

2.特发性癫痫　病因不明，与遗传因素密切相关，常在某一特定年龄段起病，具有特征性临床及脑电图表现，未发现脑部有足以引起癫痫发作的结构性损伤或功能异常，如伴中央颞区棘波的良性儿童癫痫、家族性颞叶癫痫、青少年肌阵挛性癫痫等。

3.隐源性癫痫　临床上占全部癫痫的60%～70%，临床表现提示为症状性癫痫，但目前的检查手段不能发现明确的病因。

二、影响发作的因素

1.年龄　特发性癫痫与年龄密切相关，如婴儿痉挛症在1岁内起病，儿童失神性癫痫发病高峰在6～7岁，肌阵挛性癫痫起病在青春期前后。

2.睡眠　癫痫发作与睡眠-觉醒周期有密切关系，如全面性强直-阵挛常在晨醒后发作；婴儿痉挛症多在醒后和睡前发作；伴中央颞区棘波的良性儿童癫痫多在睡眠中发作等。

3.内环境改变　内分泌失调、电解质紊乱和代谢异常等均可影响神经元放电阈值，导致癫痫发作。疲劳、饥饿、过饱、饮酒、睡眠不足、便秘、闪光刺激、发热、感情冲动、一过性代谢紊乱、过度换气以及突然停药或过快更换抗癫痫药物等都可导致癫痫发作。少数患者仅在月经期或妊娠早期发作，为月经期癫痫和妊娠性癫痫。

三、发病机制

癫痫的发病机制非常复杂，至今尚未完全阐明。目前认为神经兴奋性增高和过度同步化是癫痫样放电的电生理基础。在癫痫发病机制中，关于神经元异常放电起源需区分两个概念：①癫痫病理灶：癫痫发作的病理基础，是指脑组织形态或结构异常直接或间接导致痫性放电或癫痫发作，CT 或 MRI 通常可显示病理灶，有的需要在显微镜下才能发现。②致痫灶：脑电图出现一个或数个明显的痫性放电部位，研究表明，直接导致癫痫发作并非为癫痫病理灶而是致痫灶。异常高频放电反复通过突触联系和强直后易化作用诱发周边及远处的神经元同步放电，导致异常电位的连续传播。若异常放电局限于大脑皮质的某一区域，则表现为部分性发作；若异常放电在局部反馈回路中长期传导，则表现为部分性发作持续状态；若异常放电通过电场效应和传导通路，向同侧其他区域甚至一侧半球扩散，则表现为 Jackson 发作；若异常放电不仅波及同侧半球，同时扩散到对侧大脑半球，则表现为继发性全面性发作；若异常放电的起始部分在丘脑和上脑干，并仅扩散到脑干网状结构上行激活系统，则表现为失神发作；若异常放电广泛投射至两侧大脑皮质，并当网状脊髓束受到抑制，则表现为全面性强直-阵挛性发作。

【病理】

癫痫的病因错综复杂，病理改变亦呈多样化，癫痫病理改变通常分为两类，即引起癫痫发作的病理改变（即病因）和癫痫发作引起的病理改变（即癫痫发作的后果）。

关于癫痫的病理研究大部分来自难治性癫痫患者的手术切除病变组织，其中海马硬化具有一定的代表性，其他还可发现苔藓纤维出芽、齿状回结构异常等。对于非海马硬化的反复癫痫发作患者，其海马是否一定发生神经元脱失，尚无定论。随着分子生物学等基础学科的发展，癫痫发作所引起的细胞超微构架损伤及分子病理机制有望逐步明朗。

【临床表现】

癫痫临床表现丰富多样，但都具有共同特征：①发作性（突然发生，持续一段时间后迅速恢复，间歇期正常）；② 短暂性（发作持续时间通常为数秒钟或数分钟，除癫痫持续状态外，很少超过半小时）；③ 重复性（不定期有多次发作）；④ 刻板性（每次发作的临床表现几乎一致）。目前应用最广泛的是国际抗癫痫联盟（ILAE）1981 年关于癫痫发作的分类。

一、部分性发作

部分性发作是指源于大脑半球局部神经元的异常放电，包括单纯部分性、复杂部分性、部分性继发全面性发作三类，前者为局限性发作，无意识障碍，后两者放电从局部扩展到双侧大脑，出现意识障碍。

1.单纯部分性发作　一般不超过 1 min，发作起始与结束均较突然，无意识障碍。可分为以下四型。

（1）部分运动性发作：表现为身体某一局部（如一侧眼睑、口角、手或足趾）发生不自主抽动，也可波及一侧面部或肢体，病灶多在中央前回或附近。常见以下几种发作形式：①Jackson发作：异常运动从局部开始，沿大脑皮质运动区移动，临床表现为抽搐自手指－腕部－前臂－肘－肩－口角－面部扩展。严重部分运动性发作患者发作后可留下短暂性（半小时至 36 h 内消除）肢体瘫痪，称为 Todd 麻痹。②旋转性发作：表现为双眼突然向一侧偏斜，继之头部不自主同向转动，伴有身体的扭转，但很少超过 180°，部分患者因过度旋转而跌倒，出现继发性全面性发作。③姿势性发作：表现为发作性一侧上肢外展、肘部屈曲、头向同侧扭转、眼睛注视着同侧。④ 发音性发作：表现为不自主重复发作前的单音或单词，偶可有语言抑制。

（2）部分感觉性发作：常表现为局限于一侧面部、口角、舌、肢体或躯干的麻木感和针刺感，病灶多在中央后回躯体感觉区；特殊感觉性发作可表现为视、听、味、嗅的幻觉；眩晕性发作表现为坠落感、飘动感或水平（垂直）运动感等。

（3）自主神经性发作：表现为皮肤苍白、潮红、出汗、心悸、立毛、瞳孔散大、呕吐、腹痛、肠鸣、烦渴和欲排尿感等。病灶多位于岛叶、丘脑及周围(边缘系统),易扩散出现意识障碍,成为复杂部分性发作的一部分。

(4)精神性发作:表现为各种类型的记忆障碍(如似曾相识、似不相识、强迫思维、快速回顾往事)、情感障碍(无名恐惧、忧郁、欣快、愤怒)、错觉(视物变形、声音变强或变弱)、复杂幻觉等,病灶位于边缘系统。精神性发作虽可单独出现,但常为复杂部分性发作的先兆,也可继发全面性强直-阵挛性发作。

2. 复杂部分性发作　占成人癫痫发作的50%以上,病灶多在颞叶,故又称为颞叶癫痫,也可见于额叶、嗅皮质等部位。由于起源、扩散途径及速度不同,临床表现有较大差异,主要分为以下类型:

(1)仅表现为意识障碍:一般表现为意识模糊,由于发作中可有精神性或精神感觉性成分存在,意识障碍常被掩盖,表现类似失神。成人"失神"几乎毫无例外是复杂部分性发作,但在小儿应注意与失神性发作鉴别。

(2)表现为意识障碍和自动症:经典的复杂部分性发作可从先兆开始,先兆是痫性发作出现意识丧失前的部分,患者对此保留意识,以上腹部异常感觉最常见,也可出现情感(恐惧)、认知(似曾相识)和感觉性(嗅幻觉)症状,随后出现意识障碍、呆视和动作停止。自动症是指在癫痫发作过程中或发作后意识模糊状态下,出现的具有一定协调性和适应性的无意识行为,可表现为反复咂嘴、撅嘴、咀嚼、舔舌、搓手、拂面、脱衣、解扣、摸索衣服、自言自语、叫喊、游走、奔跑、乘坐车船等。

(3)表现为意识障碍与运动症状:特别是在睡眠中发生,可表现为开始即出现意识障碍和各种运动症状,如局灶性或不对称强直、阵挛和变异性肌张力动作、各种特殊姿势等,与放电起源部位及扩散过程累及区域有关。

3. 部分性发作继发全面性发作　单纯部分性发作可发展为复杂部分性发作,单纯或复杂部分性发作均可泛化为全面性强直-阵挛性发作。

二、全面性发作

最初的症状学和脑电图提示发作起源于双侧脑部,多在发作初期就有意识丧失。

1. 全面性强直-阵挛性发作　以意识丧失、双侧强直后出现阵挛为主要临床特征。既可由部分性发作演变而来,也可起病即表现为全面性强直-阵挛性发作。早期出现意识丧失、跌倒,随后的发作分为三期。

(1)强直期:表现为全身骨骼肌持续性收缩、眼球上翻或凝视,咀嚼肌收缩,出现张口,随后猛烈闭合,可咬伤舌尖;喉肌和呼吸肌强直性收缩致患者尖叫一声,呼吸停止;颈部和躯干先屈曲,后反张;上肢由上举后内收旋前,下肢先屈曲后猛烈伸直,持续10～20 s后进入阵挛期。

(2)阵挛期:肌肉交替性收缩与松弛,呈一张一弛的节律性抽动,阵挛频率逐渐降低,松弛时间逐渐延长,本期可持续30～60 s或更长。在一次强烈阵挛后,发作停止,进入发作后期。以上两期均可发生舌咬伤,并可伴呼吸停止、血压升高、心率加快、瞳孔散大、光反射消失、唾液和其他分泌物增多;Babinski征可为阳性。

(3)发作后期:此期尚有短暂阵挛,可致牙关紧闭和舌咬伤。随后全身肌肉松弛,括约肌松弛而发生大小便失禁。呼吸首先恢复,随后瞳孔、血压、心率渐至正常,意识逐渐恢复,历时5～15 min。醒后患者常感头痛、全身酸痛、嗜睡,部分患者有意识模糊,此时强行约束患者可能发生伤人和自伤。典型脑电图改变是,强直期出现逐渐增强的每秒10次棘波样节律,然后频率不断降低,阵挛期弥漫性慢波伴间歇性棘波,发作后期呈明显脑电抑制。

2. 强直性发作　表现为与全面性强直-阵挛发作中强直期相似的全身骨骼肌强直性收缩,常伴有明显的自主神经症状,如面色苍白等,如发作时处于站立位可剧烈摔倒。发作持续数秒至数十秒。典型发作期脑电图为暴发性多棘波。

3. 阵挛性发作　几乎都发生在婴幼儿,特征是重复阵挛性抽动伴意识丧失,之前无强直期。双侧对称或某一肢体为主的抽动,幅度、频率和分布多变,为婴儿发作的特征,持续1 min至数分钟。脑电图缺乏特异性,可见快活动、慢波及不规则棘-慢波等。

4. 失神发作(absence seizure)　分典型和不典型失神发作,临床表现、脑电图背景活动及发作期改变、预后等均有较大差异。

(1)典型失神发作:儿童期起病,青春期前停止发作。特征性表现是出现突然短暂的(5～10 s)意识丧失和正在进行的动作中断,双眼茫然凝视,手中持物坠落,呼之不应,可伴简单自动性动作,如擦鼻、咀嚼、吞咽等,一般不会跌倒,事后对发作全无记忆,每天可发作数次至数百次。发作后立即清醒,可继续先前活动。发作时脑电图呈双侧对称 3 Hz 棘-慢波。

(2)不典型失神:发作和恢复均较典型失神缓慢,常伴肌张力降低而跌倒,偶有肌阵挛。脑电图显示较慢的(2.0～2.5 Hz)不规则棘-慢波或尖-慢波,背景活动异常。多见于有弥漫性脑损伤患儿,预后较差。

5. 肌阵挛发作　表现为快速、短暂、触电样肌肉收缩,可遍及全身,也可限于某个肌群或某个肢体,常成簇发生,声、光等刺激可诱发。发作期典型 EEG 改变为多棘-慢波。

6. 失张力发作　部分或全身肌肉张力突然降低导致垂颈(点头)、张口、肢体下垂(持物坠落)或躯干失张力跌倒或猝倒发作,持续数秒至 1 min,发作时间短者意识障碍可不明显,发作后立即清醒和站起。脑电图显示多棘-慢波或低电位活动。

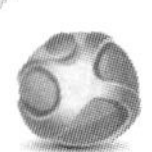

知识拓展

2001 年国际抗癫痫联盟(ILAE)新提出了几种经过临床验证的癫痫发作类型。

1. 痴笑发作　表现为没有诱因的、刻板的、反复发作的痴笑,常伴有其他癫痫表现,无其他疾病能解释这种发作性痴笑,发作期和发作间期 EEG 有痫样放电。

2. 持续性先兆　ILAE 在新癫痫分类中把持续性先兆作为癫痫的一种亚型,也将其视为部分感觉性癫痫的同义词。从临床观点看,可分为 4 种亚型:躯体感觉(如波及躯干、头部及四肢的感觉迟钝等);特殊感觉(如视觉、听觉、嗅觉、平衡觉及味觉);自主神经症状明显的持续性先兆;表现为精神症状的持续性先兆。

三、癫痫持续状态

癫痫持续状态(status epilepticus,SE)或称癫痫状态,是癫痫连续发作之间意识尚未完全恢复又频繁再发,或癫痫发作持续 30 min 以上未自行停止。癫痫状态最常见的原因是不恰当地停用抗癫痫药或因急性脑病、脑卒中、脑炎、外伤、肿瘤和药物中毒等引起,个别患者原因不明。不规范抗癫痫药治疗、感染、精神因素、过度疲劳、孕产和饮酒等均可诱发。任何类型的癫痫均可出现癫痫状态,其中全面性强直-阵挛性发作最常见,危害性也最大。它是神经内科常见急症之一,若不及时治疗,可因高热、循环衰竭、电解质紊乱或神经元兴奋毒性损伤导致永久性脑损伤,致残率和死亡率均很高。

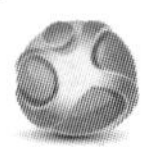

知识拓展

新近研究证实,非癫痫持续状态的单个惊厥性抽搐的发作时间一般不会超过 2 min,以 30 min作为诊断癫痫持续状态的时限并非很恰当,从临床实际出发,持续 10 min 的行为和电抽搐活动是一个更符合实际的标准,而这也是要求开始静脉给药的时间点。

【辅助检查】

一、脑电图

脑电图是诊断癫痫最重要的辅助检查方法。脑电图对发作性症状的诊断有很大价值,有助于明确癫痫的诊断及分型和确定特殊综合征。常规脑电图仅能记录到 49.5%患者的痫样放电,采用过度换气、闪光刺激等诱导方法可进一步提高脑电图的阳性率,但仍有部分癫痫患者的脑电图检查始终正常。部分正常人中偶尔也可记录到痫样放电，故不能仅依据脑电活动的异常或正常来确定是否为癫痫。应用的24 h长程脑电监测和视频脑电图(video-EEG)使发现痫样放电的可能性大为提高，后者还可同步监测记录到发作情况及相应脑电图的改变，可明确发作性症状及脑电图变化间的关系。

二、神经影像学检查

神经影像学检查包括CT和MRI，可确定有无脑结构异常，有时可做出病因诊断，如颅内肿瘤、灰质异位等。功能影像学检查如SPECT、PET等能从不同的角度反映脑局部代谢变化，有助于痫性病灶的定位。

【诊断和鉴别诊断】

(一)诊断

癫痫发作的临床表现特征(发作性、短暂性、重复性和刻板性)、癫痫发作的临床表现形式以及脑电图检查发现有痫样放电表现是诊断癫痫的主要依据。其诊断需遵循三步原则：首先明确发作性症状是否为癫痫发作；其次明确是哪种类型的癫痫或癫痫综合征；最后明确发作的病因。

完整和详尽的病史对癫痫的诊断、分型和鉴别诊断都具有非常重要的意义。由于患者发作时大多数有意识障碍，难以描述发作时情形，故应详细询问患者的亲属或目击者。病史需包括起病年龄、发作的详细过程、病情发展过程、发作诱因、是否有先兆、发作频率和治疗经过；既往史中是否患过重要疾病，如颅脑外伤、脑炎、脑膜炎、心脏疾病或肝肾疾病；家族史应包括各级亲属中是否有癫痫发作。还必须进行详尽的全身及神经系统检查。

(二)鉴别诊断

1.晕厥　晕厥为脑血流灌注短暂全面下降，缺血缺氧所致意识瞬时丧失和跌倒。患者出现四肢强直或阵挛，需与失神发作、癫痫全面性发作相鉴别。以下支持晕厥的诊断：①多有明显的诱因，如久站、剧痛、见血、情绪激动和严寒等，胸腔内压力急剧增高，如咳嗽、哭泣、大笑、用力、憋气、排便和排尿等也可诱发；②多发生于直立位或坐位，发作时常伴面色苍白、眼前黑矇、出汗等；③跌倒的发生和恢复均较缓慢，意识丧失较少超过15 s，不伴发作后意识模糊，除非脑缺血时间过长；④心源性、脑源性和低血糖性晕厥，常伴有相应原发病的症状和体征；⑤脑电图检查多无痫样放电。

2.假性癫痫发作　假性癫痫发作是指由心理障碍而非脑电紊乱引起的脑部功能异常。可有运动、感觉和意识模糊等类似癫痫发作症状，难以区分。发作时脑电图上无相应的痫样放电和抗癫痫治疗无效是鉴别的关键。但应注意，10%假性癫痫发作患者可同时存在真正的癫痫，10%～20%癫痫患者中伴有假性发作。

3.短暂性脑缺血发作(TIA)　TIA多见于老年人，常有动脉硬化、冠心病、高血压、糖尿病等病史，临床症状多为缺失症状(感觉丧失或减退、肢体瘫痪)、肢体抽动不规则，症状常持续15 min到数小时，脑电图无明显痫样放电；而癫痫见于任何年龄，以青少年为多，前述危险因素不突出，临床表现多为刺激症状(感觉异常、肢体抽搐)，发作持续时间多为数分钟，极少超过半小时，脑电图上多有痫性放电。

4.发作性睡病　可引起意识丧失和猝倒，易误诊为癫痫。根据突然发作的不可抑制的睡眠、睡眠瘫痪、入睡前幻觉及可唤醒可鉴别，脑电图检查多无痫样放电。

5.基底动脉型偏头痛　因意识障碍应与失神发作鉴别，但其发生缓慢，程度较轻，意识丧失前常有梦样感觉；偏头痛为双侧，多伴有眩晕、共济失调、双眼视物模糊或眼球运动障碍，脑电图可有枕区棘波。

【治疗】

目前，癫痫治疗仍以药物治疗为主，药物治疗应达到三个目的：控制发作或最大限度地减少发作次数；长期治疗无明显不良反应；使患者保持或恢复其原有的生理、心理和社会功能状态。

(一)抗癫痫药物治疗的一般原则

1.确定是否用药　一般说来，半年内发作两次以上者，一经诊断明确，就应用药；首次发作或间隔半年以上发作一次者，可在告知抗癫痫药物可能的不良反应和不经治疗的可能后果的情况下，根据患者及家属的意愿，酌情选用或不用抗癫痫药物。

2.正确选择药物　根据癫痫发作类型选择用药。70%～90%新诊断癫痫患者可以通过服用一种抗癫痫药物控制癫痫发作，所以治疗初始的药物选择非常关键，可以增加治疗成功的可能性；2006 年在对大量循证医学资料汇总后，国际抗癫痫联盟推出针对不同发作类型癫痫的治疗指南，可供临床参考（表 13-2）。该指南对临床资料的筛选十分严格，很多癫痫发作类型由于缺乏符合条件的研究资料，未能确定其一线用药，在实际工作中需要结合临床经验及患者个体观察来选择药物。

表 13-2　癫痫初始治疗的选药原则（根据发作类型）

发作类型	药物
成人部分性发作	A 级：卡马西平、苯妥英钠
	B 级：丙戊酸钠
	C 级：加巴喷丁、拉莫三嗪、奥卡西平、苯巴比妥、托吡酯、氨己烯酸
儿童部分性发作	A 级：奥卡西平
	B 级：无
	C 级：卡马西平、苯巴比妥、苯妥英钠、托吡酯、丙戊酸钠
老年人部分性发作	A 级：加巴喷丁、拉莫三嗪
	B 级：无
	C 级：卡马西平
成人全面性强直-阵挛性发作	A 级：无
	B 级：无
	C 级：卡马西平、拉莫三嗪、奥卡西平、苯巴比妥、苯妥英钠、托吡酯、丙戊酸钠
儿童全面性强直-阵挛性发作	A 级：无
	B 级：无
	C 级：卡马西平、苯巴比妥、苯妥英钠、托吡酯、丙戊酸钠
儿童失神发作	A 级：无
	B 级：无
	C 级：乙琥胺、拉莫三嗪、丙戊酸钠

注：A、B、C 代表效能/作用的证据水平由高到低排列；A、B 级表示该药物应考虑作为该类型的初始单药治疗；C 级表示该药物可考虑作为该类型的初始单药治疗。

3. 药物的用法　用药方法取决于药物代谢特点、作用原理及不良反应出现规律等，因而差异很大。从药代动力学角度，剂量与血药浓度关系有三种方式，代表性药物分别为苯妥英钠、丙戊酸钠和卡马西平。苯妥英钠常规剂量无效时增加剂量极易中毒，须非常小心；丙戊酸钠治疗范围大，开始可给予常规剂量；卡马西平由于自身诱导作用使代谢逐渐加快，半衰期缩短，需逐渐加量，约 1 周达到常规剂量。

4. 严密观察不良反应　大多数抗癫痫药物都有不同程度的不良反应，应用抗癫痫药物前应检查肝肾功能和血、尿常规，用药后还需每月监测血、尿常规，每季度监测肝肾功能，至少持续半年。多数常见的不良反应为短暂性的，缓慢减量即可明显减少。

5. 尽可能单药治疗　抗癫痫药物治疗的基本原则即是尽可能单药治疗，70%～80%的癫痫患者可以通过单药治疗控制发作。单药治疗不仅有利于患者服药和疗效观察，还可减少药物间的相互作用、药物毒副作用和减轻患者的经济负担。

6. 合理的多药联合治疗　尽管单药治疗有着明显的优势，但是约 20%的患者在两种单药治疗后仍不能控制发作，此时应该考虑合理的多药联合治疗。所谓合理的多药联合治疗即“在最小程度增加不良反应的前提下，获得最大程度的发作控制”。

下列情况可考虑合理的多药联合治疗：①有多种类型的发作；②针对药物的不良反应，如苯妥英钠治疗部分性发作时出现失神发作，除选用广谱抗癫痫药外，也可合用氯硝西泮治疗苯妥英钠引起的失神发作；③针对患者的特殊情况，如月经性癫痫患者可在月经前后加用乙酰唑胺，以提高临床疗效；④对部分单药治疗无效的患者可以联合用药。

7. 增减药物、换药及停药原则　①增减药物:增药可适当加快,减药一定要慢,必须逐一增减,以利于确切评估疗效和毒副作用。②抗癫痫药物控制发作后必须坚持长期服用,除非出现严重的不良反应,不宜随意减量或停药,以免诱发癫痫持续状态。③换药:如果一种药物已达到最大可耐受剂量仍然不能控制发作,可加用另一种药物,至发作控制或达到最大可耐受剂量后逐渐减掉原有的药物,转换为单药,换药期间应有 5～7 天的过渡期。④停药:应遵循缓慢和逐渐减量的原则,一般说来,全面性强直-阵挛性发作、强直性发作、阵挛性发作完全控制 4～5 年后,失神发作停止半年后可考虑停药,但停药前应有缓慢减量的过程,一般不少于 1～1.5 年无发作者方可停药。

(二)常用的抗癫痫药物治疗要点

1. 传统抗癫痫药物

(1)苯妥英钠:对全面性强直-阵挛性发作和部分性发作有效,可加重失神和肌阵挛发作。胃肠道吸收慢,代谢酶具有可饱和性,饱和后增加较小剂量最即达到中毒剂量,婴幼儿和儿童不宜服用,成人剂量为 200 mg/d,加量时要慎重。

(2)卡马西平:部分性发作的首选药物,对复杂部分性发作疗效优于其他抗癫痫药物,对继发性全面性强直-阵挛性发作亦有较好的疗效,但可加重失神和肌阵挛发作。常规治疗剂量 10～20 mg/(kg・d),开始用药时清除率较低,起始剂量应为 2～3 mg/(kg・d),一周后渐增加至治疗剂量。治疗 3～4 周后,半衰期为 8～12 h,需增加剂量,维持疗效。

(3)丙戊酸钠:全面性发作,尤其是全面性强直-阵挛性发作合并典型失神发作的首选药,也用于部分性发作。常规剂量为成人 600～1800 mg/d,儿童 10～40 mg/(kg・d)。

(4)苯巴比妥:常作为小儿癫痫的首选药物,较广谱,起效快,对全面性强直-阵挛性发作疗效好,也用于单纯及复杂部分性发作,对热性惊厥有预防作用。常规剂量成人 60～90 mg/d,小儿 2～5 mg/(kg・d)。

(5)乙琥胺:仅用于单纯失神发作。吸收快,约 25%以原形由肾脏排泄,与其他抗癫痫药物很少相互作用,几乎不与血浆蛋白结合。

(6)氯硝西泮:直接作用于 GABA 受体亚单位,起效快,但易出现耐药,使作用下降。作为辅助用药,小剂量常可取得良好疗效,成人试用 1 mg/d,必要时逐渐加量;小儿试用 0.5 mg/d。

2. 新型抗癫痫药物

(1)托吡酯:对难治性部分性发作、继发全面性强直-阵挛性发作等均有一定疗效。半衰期为 20～30 h。常规剂量为成人 75～200 mg/d,儿童 3～6 mg/(kg・d),应从小剂量开始,在 3～4 周内逐渐增至治疗剂量。

(2)拉莫三嗪:对部分性发作、全面性强直-阵挛性发作、失神发作和肌阵挛发作有效。胃肠道吸收完全,经肝脏代谢,半衰期为 14～50 h,合用丙戊酸钠可延长 70～100 h。成人起始剂量 25 mg/d,之后缓慢加量,维持剂量 100～300 mg/d;儿童起始剂量 0.2 mg/(kg・d),维持剂量 5～15 mg/(kg・d)。

(3)加巴喷丁:可作为部分性发作和全面性强直-阵挛性发作的辅助治疗。不经肝代谢,以原形由肾排泄。起始剂量 100 mg,3 次/天,维持剂量 900～1800 mg/d,分 3 次服用。

(4)非氨酯:对部分性发作有效,可作为单药治疗。起始剂量 400 mg/d,维持剂量 1800～3600 mg/d。

(5)奥卡西平:一种卡马西平的 10-酮衍生物,适应证与卡马西平相同。但仅稍有肝酶诱导作用,无药物代谢的自身诱导作用及极少有药代动力学相互作用。对卡马西平有变态反应的患者 2/3 能耐受奥卡西平。成人初始剂量 300 mg/d,每天增加 300 mg,单药治疗剂量 600～1200 mg/d。奥卡西平 300 mg 相当于卡马西平 200 mg,故替换时剂量应增加 50%。

(6)氨己烯酸:用于部分性发作、继发性全面性强直-阵挛性发作。主要经肾脏排泄,不可逆抑制 GABA 转氨酶,增强 GABA 能神经元作用。起始剂量 500 mg/d,每周增加 500 mg,维持剂量 2～3 g/d,分 2 次服用。

(7)替加宾:作为难治性复杂部分性发作的辅助治疗。胃肠道吸收迅速,1 h 达峰浓度。半衰期 4～13 h,开始剂量 4 mg/d,一般用量 10～15 mg/d。

(8)左乙拉西坦:对部分性发作和全面性强直-阵挛性发作、肌阵挛发作都有效。口服吸收迅速,半衰期6～8 h。耐受性好。无严重不良反应。

(9)普瑞巴林:本药为GABA类似物,结构和作用与加巴喷丁类似,主要用于癫痫部分性发作的辅助治疗。

(三)癫痫持续状态处理

癫痫持续状态的治疗目的:保持稳定的生命体征和进行心肺功能支持;终止呈持续状态的癫痫发作,减少癫痫发作对脑部神经元的损害;寻找并尽可能去除病因及诱因;处理并发症。

控制发作可选用下列药物:①首选地西泮治疗:10～20 mg静脉注射,每分钟不超过2 mg,如有效,再将60～100 mg地西泮溶于5%葡萄糖500 mL中,12 h内缓慢静脉滴注。儿童首次剂量为0.25～0.5 mg/kg,一般不超过10 mg。地西泮偶尔会抑制呼吸,需停止注射,必要时加用呼吸兴奋剂。②地西泮加苯妥英钠:首先用地西泮10～20 mg静脉注射,取得疗效后,再用苯妥英钠0.3～0.6 g加入生理盐水500 mL中静脉滴注,速度不超过50 mg/min。用药中如出现血压降低或心律不齐时需减缓静脉滴注速度或停药。③苯妥英钠:部分患者也可单用苯妥英钠,剂量和方法同上。④10%水合氯醛:20～30 mL加等量植物油保留灌肠,每8～12 h 1次,适合肝功能不全或不宜使用苯巴比妥类药物者。⑤副醛:8～10 mL(儿童0.3 mL/kg)植物油稀释后保留灌肠。可引起剧咳,有呼吸系统疾病者勿用。

经上述处理,发作控制后,可考虑使用苯巴比妥0.1～0.2 g肌内注射,每天2次,巩固和维持疗效。同时鼻饲抗癫痫药,达稳态浓度后逐渐停用苯巴比妥。发作停止后,还需积极寻找癫痫状态的原因并予以处理。同时对并发症也要给予相应的治疗。

对初期的一线药物如地西泮、氯硝西泮、苯巴比妥、苯妥英钠等治疗无效,连续发作1 h以上者,称为难治性癫痫持续状态,此时往往需要行气管插管、机械通气来保证生命体征稳定。发作控制的标准疗法:异戊巴比妥0.25～0.5 g溶于注射用水10 mL中缓慢静脉注射,每分钟不超过100 mg。还可选择咪达唑仑、丙泊酚、利多卡因或硫喷妥钠等药物控制发作。

【健康指导】

小儿癫痫治疗的成败不只在于疾病本身,很大程度上取决于家长能否正确对待治疗计划,若在医生指导下,坚持正规系统的用药,80%～90%的患儿可完全控制且能与正常人一样生活、学习及工作,大多数患儿可接受教育。

1.药物指导　癫痫病程长,需长时期用药治疗,应按时、按量服药,外出时要随身携带药物,防止漏服。应在医生指导下停药或换药,不可自行停药或换药,需定期到医院复查,注意药物的不良反应,定期检查血常规、肝功能、肾功能等。

2.避免各种诱因,防止癫痫发作　生活要有规律,合理安排生活、学习,保证充足的睡眠,饮食要以清淡为主,避免过饱或饥饿,禁食辛辣刺激性食物,饮水勿过多(因为水钠潴留可诱发癫痫发作),避免情绪波动,鼓励患者从事适当的运动,从而保持良好的心态。

3.注意患儿的安全　教育年长患儿,如有先兆应立即平卧,防止摔伤;对于年幼的患儿,家长发现先兆时要立即给予平卧,头偏向一侧。发作时要解开衣领,禁止强行服药或进水、进食,避免用强力阻止患儿抽动,以免发生骨折和其他意外。

4.心理治疗　心理治疗是指医护人员或家长通过引导和劝慰,使癫痫患者恢复对环境的正常适应性。因此,对癫痫患者的心理治疗应当从自身、家庭、社会三方面入手。

第三节　帕金森病

帕金森病(Parkinson's disease,PD),又名震颤麻痹,是一种常见于中老年的神经变性疾病,临床上以静止性震颤、运动迟缓、肌强直和姿势步态障碍为主要特征。我国65岁人群患病率为1000/10万,随年龄增加而升高,男性稍高于女性。

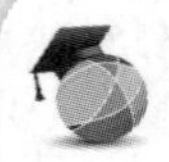

任务引领

患者，男，63岁。主诉：肢体抖动、僵直6年。现病史：于6年前无明显诱因开始出现左侧下肢抖动，僵直，活动缓慢；逐渐出现左侧上肢抖动，僵直，尤其是情绪紧张时更明显，2年后逐渐发展至右下肢、右上肢都会发生抖动，起步困难，行走缓慢，步幅小，行走前冲，走路双上肢无前后摆动。近1年始床上翻身时不灵活，夜间常失眠。既往体健，个人史、家族史无特殊。

查体：T 37 ℃，P 68次/分，R 20次/分，BP 140/700 mmHg。颈部略抵抗，心肺检查未发现阳性体征。神经系统检查：神志清楚，反应较迟钝。双侧眼球活动不受限，面部表情较少，口角无歪斜，粗测听觉正常，伸舌居中。双侧肢体肌力5级，肌张力齿轮样增高，双侧肢体静止性震颤，双侧指鼻、轮替试验完成慢，双下肢深浅感觉对称，双侧Babinski征阴性。

辅助检查：头颅MRI检查未见明显异常。

请您完成以下任务：

(1)通过学习，请归纳与总结帕金森病的主要临床特征。

(2)假如您是该患者的主治医生，请设计简单的医嘱。

(3)运用你所学的知识，说说如何对患者进行康复指导。

【病因及发病机制】

1. 遗传因素　目前认为约10%的患者有家族史，呈不完全外显的常染色体显性遗传或隐性遗传，基因易感性如细胞色素P450 2D6基因等可能是帕金森病发病的易感因素之一。

2. 环境因素　20世纪80年代初发现一种嗜神经毒1-甲基-4-苯基-1,2,3,6-四氢吡啶(MPTP)可诱发人和其他灵长类动物出现典型的帕金森综合征表现，MPTP在脑内经B型单胺氧化酶(MAO-B)作用转变为强毒性的1-甲基-4-苯基-吡啶离子，后者被多巴胺转运体(DAT)选择性地摄入黑质多巴胺能神经元内，抑制线粒体呼吸链复合物Ⅰ活性，从而使ATP生成减少，并促进自由基生成和氧化应激反应，导致多巴胺能神经元变性、丢失。有学者认为环境中与MPTP类似的化学物质可能是帕金森病的病因之一。

3. 神经系统老化　帕金森病主要发生于中老年人，40岁以前发病较少见，提示衰老与发病有关。有资料显示30岁以后，随年龄增长，黑质多巴胺能神经元开始呈退行性变，多巴胺能神经元呈进行性减少。尽管如此，其程度并不足以导致发病，老年人群中患病者也只是少数，所以衰老仅是帕金森病的促发因素之一。

目前认为帕金森病是多因素交互作用。除基因突变导致少数患者发病外，基因易感性可使患病率增加，但并不一定发病，只有在环境因素及衰老的共同作用下，通过氧化应激、线粒体功能衰竭、蛋白酶体功能紊乱、免疫/炎症反应、钙稳态失衡、兴奋性毒性、细胞凋亡等机制导致黑质多巴胺能神经元大量变性、丢失，导致发病。

【病理】

1. 组织病理　主要表现两大病理特征，其一是黑质多巴胺能神经元及其他含色素的神经元大量变性丢失。黑质致密区多巴胺能神经元丢失最严重，出现临床症状时丢失至少达50%。其二是在残留的神经细胞质内出现嗜酸性包涵体，即路易小体，α-synuclein是路易小体的重要成分。

2. 生化病理　黑质多巴胺能神经元通过黑质-纹状体通路将多巴胺输送到纹状体，参与基底节的运动调节。纹状体中多巴胺与乙酰胆碱两大递质系统的功能相互拮抗，两者之间的平衡对基底节运动功能起着重要调节作用。纹状体多巴胺含量显著降低，造成乙酰胆碱系统功能相对亢进。这种递质失衡与皮质-基底节-丘脑-皮质环路活动紊乱和肌张力增高、动作减少等运动症状的产生密切相关。

【临床表现】

本病多于60岁以后发病，起病隐匿，进展缓慢。症状常始及一侧上肢，逐渐波及同侧下肢，再波及对侧上肢及下肢。

1. 静止性震颤 常为首发症状，多始及一侧上肢远端，静止位时明显，随意运动时减轻或停止，紧张时加剧，入睡后消失。典型表现是拇指与屈曲的示指间呈“搓丸样”动作，频率为4～6 Hz。少数患者可不出现震颤，部分患者可合并轻度姿势性震颤。

2. 肌强直 其特点为被动运动关节时阻力增加，大小始终一致，而且阻力大小基本不受被动运动的速度和力量的影响，类似弯曲软铅管的感觉，故称“铅管样强直”；对静止性震颤的患者查体时可感到肢体均匀的阻力中出现断续停顿，如同转动齿轮感，称为“齿轮样强直”。面肌强直使表情和瞬目动作减少，酷似“面具脸”。四肢、躯干、颈部肌强直可使患者出现特殊的屈曲体姿。

3. 运动迟缓 运动迟缓指随意动作减少，动作缓慢、笨拙。早期表现为手指精细动作如解纽扣、系鞋带等动作缓慢，逐渐发展成全面性随意运动减少、缓慢，晚期因合并肌张力增高致起床、翻身均有困难。口、咽、腭肌运动障碍，语速变慢，语音低调；书写时字越写越小，呈现“写字过小征”；做快速重复性动作如拇、示指对指时可表现为运动速度和幅度进行性降低。

4. 姿势步态障碍 因平衡功能减退、姿势反射消失引起的姿势步态不稳、易跌倒。行走时始动困难而缓慢，上肢协调摆动消失。有时迈步后，以极小的步伐越走越快，不能及时止步，称为前冲步态或慌张步态。

5. 其他 反复叩击眉弓上缘可出现持续眨眼反应（Myerson征），自主神经症状常见，如便秘、出汗异常、性功能减退和脂溢性皮炎等。吞咽活动减少，可导致口水过多、流涎。近半数患者伴有抑郁和（或）睡眠障碍。15%～30%的患者在疾病晚期出现痴呆。

【辅助检查】

血、脑脊液常规检查均无异常，CT、MRI检查亦无特征性改变，功能性脑影像PET或SPECT检查有辅助诊断价值。以^{18}F-多巴作示踪剂行多巴摄取功能PET检查可显示多巴胺递质合成减少；以^{125}I-β-CIT、^{99m}Tc-TRODAT-1作示踪剂行多巴胺转运体（DAT）功能显像可显示DAT数量减少，在疾病早期甚至亚临床期即能显示降低。

【诊断和鉴别诊断】

（一）诊断要点

诊断要点包括：①中老年发病，缓慢进展性病程；②必备运动迟缓及至少具备静止性震颤、肌强直或姿势步态障碍中的一项；③对左旋多巴治疗敏感。

（二）鉴别诊断

1. 继发性帕金森综合征 共同特点是有明确病因，如感染、药物、中毒、脑动脉硬化、外伤等，相关病史是鉴别诊断的关键。多种药物（如吩噻嗪类、丁酰苯类神经安定剂、利血平等）均可引起药物性帕金森综合征，一般是可逆的。拳击运动员偶见头部外伤引起的帕金森综合征。老年人基底节区多发性腔隙性梗死可引起血管性帕金森综合征，患者多有高血压、动脉硬化及卒中史，步态障碍较明显，震颤少见，常伴锥体束征。

2. 伴发于其他神经变性疾病的帕金森综合征 部分为遗传性，部分为散发性，这些神经变性疾病各有其特点，除程度不一的帕金森症状外，还有其他症状，如不自主运动、垂直性眼球凝视障碍（见于进行性核上性麻痹）、直立性低血压（Shy-Drager综合征）、小脑性共济失调（橄榄脑桥小脑萎缩）、发病早且严重的痴呆（路易小体痴呆）、角膜色素环（肝豆状核变性）及皮质复合感觉缺失和锥体束征（皮质基底节变性）等。另外，所伴发的帕金森症状，常以强直、少动为主，静止性震颤很少见，对左旋多巴治疗不敏感。

3. 特发性震颤 较常见，1/3患者有家族史，各年龄段均可发病，姿势性或动作性震颤为唯一表现，无肌强直和运动迟缓，饮酒或用普萘洛尔后震颤可显著减轻。

【治疗】

(一)治疗原则

1.综合治疗　应采取综合治疗，包括药物治疗、手术治疗、康复治疗、心理治疗等，其中药物治疗是首选且主要的治疗手段。目前应用的治疗手段，无论药物或手术，只能改善症状，无法治愈。

2.用药原则　药物治疗应从小剂量开始，缓慢递增，以较小剂量达到较满意疗效。治疗应遵循一般原则，也应考虑个体化特点，不同患者的用药选择不仅要考虑病情特点，而且要考虑患者的年龄、就业状况、经济承受能力等因素。

(二)药物治疗

1.保护性治疗

目的是延缓疾病的发展，改善患者的症状。目前临床上作为保护性治疗的药物主要是B型单胺氧化酶(MAO-B)抑制剂。有几项临床试验提示多巴胺受体激动剂和辅酶Q10也可能有神经保护作用。

2.症状性治疗

1)早期帕金森病治疗

(1)用药时机：疾病早期若病情未对患者造成心理或生理影响，可暂缓用药。若疾病影响患者的日常生活和工作能力，则应开始药物治疗。

(2)选药原则：老年前期(＜65岁)患者不伴智能减退，可有如下选择：①多巴胺受体激动剂；②司来吉兰，或加用维生素E；③复方左旋多巴合用儿茶酚-O-甲基转移酶(COMT)抑制剂；④金刚烷胺和(或)抗胆碱能药：震颤明显而其他抗帕金森病药物效果不佳时，可选用抗胆碱能药；⑤复方左旋多巴：一般在①、②、④方案治疗效果不佳时加用。但对于某些患者，如果出现认知功能减退或因特殊工作之需，需要显著改善运动症状，复方左旋多巴也可作为首选。

老年期(≥65岁)或伴智能减退患者，首选复方左旋多巴，必要时可加用多巴胺受体激动剂、MAO-B抑制剂或COMT抑制剂。

(3)治疗药物：

①抗胆碱能药：主要有苯海索，用法1～2 mg，3次/天。主要适用于震颤明显且年轻患者，老年患者慎用，闭角型青光眼及前列腺肥大患者禁用。主要不良反应有口干、便秘、排尿困难、影响智能，严重者有幻觉、妄想。

②金刚烷胺：促进多巴胺在神经末梢的释放，对强直、震颤均有改善作用，对异动症有一定的治疗作用，用法50～100 mg，2～3次/天，末次应在下午4时前服用。不良反应有心神不宁、神志模糊、下肢网状青斑、踝部水肿等。

③复方左旋多巴(苄丝肼左旋多巴、左旋多巴/卡比多巴)：至今仍是治疗本病最基本、最有效的药物，对震颤、强直、运动迟缓等均有较好疗效。常用复方制剂有：a.复方左旋多巴标准片：美多芭(苄丝肼左旋多巴)，初始用量62.5～125 mg，2～3次/天，根据病情渐增剂量至疗效满意和不出现不良反应为止，餐前1 h或餐后1.5 h服药(中性氨基酸影响左旋多巴在小肠吸收和阻碍通过血脑屏障)。b.复方左旋多巴控释剂：息宁(左旋多巴/卡比多巴)控释片，特点是血药浓度比较稳定，且作用时间较长，有利于控制症状波动，但生物利用度较低，起效缓慢。c.弥散型多巴丝肼，特点是易在水中溶解、便于口服、吸收和起效快，适用于晨僵、餐后“关闭”状态、吞咽困难患者。

不良反应有周围性和中枢性两类，前者为恶心、呕吐、低血压、心律失常(偶见)；后者有症状波动、异动症和精神症状等。活动性消化性溃疡者慎用，闭角型青光眼、精神病患者禁用。

④多巴胺受体激动剂：目前大多推崇多巴胺受体激动剂为首选药物，尤其对于早期的年轻患者。多巴胺受体激动剂有两种类型，其一是麦角类，药物包括溴隐亭、培高利特、卡麦角林等，其二是非麦角类，药物包括普拉克索、罗匹尼罗、吡贝地尔、罗替戈汀和阿扑吗啡。前者因可能导致心脏瓣膜病变和肺胸膜纤维化，现已不主张使用，其中培高利特已停用。不良反应与复方左旋多巴相似，不同之处是症状波动和异动

症发生率低，而体位性低血压和精神症状发生率较高。

目前国内上市的非麦角类多巴胺受体激动剂有：①吡贝地尔缓释片：初始剂量 50 mg/d，每周增加 50 mg，有效剂量 150 mg/d，分 3 次口服，最大不超过 250 mg/d。②普拉克索：开始 0.125 mg，3 次/天，每周增加 0.125 mg，3 次/天，一般有效剂量 0.5～0.75 mg，3 次/天，最大不超过 5 mg/d。

⑤MAO-B 抑制剂：能阻止脑内多巴胺降解，增加多巴胺浓度。目前国内有司来吉兰，用法为 2.5～5 mg，2 次/天，应早晨、中午服用，勿在傍晚服用，以免引起失眠。不良反应有兴奋、失眠、幻觉等，胃溃疡者慎用。

⑥COMT 抑制剂：恩他卡朋和托卡朋通过抑制左旋多巴在外周的代谢，使血浆左旋多巴浓度保持稳定，并能增加其进脑量。与复方左旋多巴合用，可增强其疗效，改善症状波动。临床上常用恩他卡朋，每次 100～200 mg，服用次数与复方左旋多巴相同，单独使用无效。不良反应有腹泻、头痛、多汗、口干、转氨酶升高、腹痛、尿色变浅等。

2）中期帕金森病治疗　患者在早期阶段如果首选了多巴胺受体激动剂、司来吉兰、金刚烷胺或抗胆碱能药治疗，发展至中期阶段时症状改善往往已不明显，可添加复方左旋多巴治疗。若在早期阶段首选低剂量复方左旋多巴治疗，症状改善往往也不显著，可适当增加剂量或添加多巴胺受体激动剂、金刚烷胺、MAO-B 抑制剂、COMT 抑制剂等。

3）晚期帕金森病治疗　其临床表现复杂，既有药物的不良反应，又有疾病本身进展因素参与。在治疗方面，一方面继续力求改善运动症状，另一方面需处理一些伴发的运动并发症和非运动症状。

（1）运动并发症的治疗　①症状波动的治疗：症状波动有两种形式。a.疗效减退：每次用药的有效作用时间缩短，症状随血液药物浓度发生规律性波动，可增加每天服药次数或增加每次服药剂量，或改用缓释剂。b.“开-关”现象：症状在突然缓解（“开期”）与加重（“关期”）之间波动，“开期”常伴异动症。发生机制不详，与服药时间、血浆药物浓度无关，处理困难，可试用多巴胺受体激动剂。②异动症的治疗：常表现为不自主的舞蹈样、肌张力障碍样动作。主要有三种形式：a.剂峰异动症：常出现在血药浓度高峰期，与用药过量或多巴胺受体超敏有关，可减少复方左旋多巴单次剂量，晚期患者需同时加用多巴胺受体激动剂。b.双相异动症：在剂初和剂末均可出现，机制不详，可尝试增加复方左旋多巴每次用药剂量及服药次数，或加用多巴胺受体激动剂。c.肌张力障碍：表现为足或小腿痛性肌痉挛，多发生于清晨服药之前，可在睡前服用复方左旋多巴控释剂或长效多巴胺受体激动剂，或在起床前服用弥散型多巴丝肼或标准片。

（2）非运动症状的治疗　帕金森病的非运动症状包括精神障碍、自主神经功能紊乱、睡眠障碍等。①精神障碍的治疗：治疗原则是首先考虑依次逐渐减少或停用如下抗帕金森病药物，如抗胆碱能药、金刚烷胺、司来吉兰、多巴胺受体激动剂。若采取以上措施患者症状仍存在，则将复方左旋多巴逐步减量；对经药物调整无效的严重幻觉、精神错乱、意识模糊可加用抗精神病药如氯氮平、奥氮平、奎硫平等。②自主神经功能障碍的治疗：对于便秘，可增加饮水量和进食高纤维含量的食物，停用抗胆碱能药，必要时应用通便药；有泌尿障碍的患者可试用奥昔布宁；体位性低血压患者应增加盐和水的摄入量，可穿弹力裤，可试用米多君。③睡眠障碍的治疗：失眠若与夜间的帕金森病运动症状相关，睡前需加用复方左旋多巴控释片；若伴有不宁腿综合征，睡前加用多巴胺受体激动剂，或复方左旋多巴控释片。

（三）手术治疗

手术仅能改善症状，而不能根治疾病，术后仍需应用药物治疗，但可减少剂量。手术须严格掌握适应证，手术对肢体震颤和（或）肌强直有较好疗效，但对躯体性中轴症状如姿势步态异常、平衡障碍无明显疗效。手术方法主要有神经核毁损术和脑深部电刺激术，因其微创、安全和可控性高而作为主要选择。

（四）干细胞移植治疗

有临床试验显示将异体胚胎中脑黑质细胞移植到患者的纹状体，可改善帕金森病的运动症状，但存在供体来源有限及伦理问题，干细胞移植结合基因治疗有望克服这一障碍，是正在探索中的一种较有前景的新疗法。

(五)中医、康复及心理治疗

中药、针灸和康复治疗作为辅助手段对改善症状也可起到一定作用。对患者进行语言、进食、走路及各种日常生活训练和指导,可改善生活质量。心理疏导也是帕金森病治疗中不容忽视的辅助措施。

【健康指导】

(1)饮食:多吃新鲜水果、蔬菜和高纤维含量的食物,多饮水。

(2)不要突然起立,可先在床边坐数分钟,再缓慢站起来,或从椅子上慢慢站起。

(3)松弛疗法:轻柔地进行关节被动运动,有助于降低肌肉的肌张力。

(4)对治疗要有信心,听从专科医生的建议,选择合适的药物治疗,按医嘱服药。学会控制自己的情绪,根据个体化情况,培养自己处理日常生活的能力。

(5)养成定时排便的习惯,加强锻炼,必要时服用缓泻药。

(6)呼吸训练:首先训练缓慢而规律的呼吸,逐渐使上肢和颈部同时活动以扩大胸廓的活动度,并进行深呼吸运动训练,增强体质,预防呼吸道感染。

第四节　脊髓疾病

一、概述

脊髓是脑干向下的延伸部分,属中枢神经系统,由神经细胞的灰质和上下行传导束的白质组成。其主要功能:①沟通周围神经与脑的联系;②作为神经系统的初级反射中枢。

【解剖结构】

脊髓呈微扁圆柱体,位于椎管内,为脑干向下延伸部分。脊髓发出 31 对脊神经,分布到四肢和躯干。正常的脊髓活动是在大脑的控制下完成的。

(一)脊髓外部结构

脊髓是中枢神经系统的组成部分之一,全长 42～45 cm,上端于枕骨大孔处与延髓相接,下端至第 1 腰椎下缘,占据椎管的上 2/3。脊髓自上而下发出 31 对脊神经,与此相对应,脊髓也分为 31 个节段,即 8 个颈节(C_1～C_8)、12 个胸节(T_1～T_{12})、5 个腰节(L_1～L_5)、5 个骶节(S_1～S_5)和 1 个尾节(Co)。在发育过程中,脊髓的生长较脊柱慢,因此到成人时,脊髓比脊柱短,其下端位置比相应脊椎高。颈髓节段较颈椎高 1 个椎骨,上中段胸髓较相应的胸椎高 2 个椎骨,下胸髓则高出 3 个椎骨。腰髓位于 T_{10}～T_{12},骶髓位于 T_{12} 和 L_1 水平。

脊髓有两个膨大部,颈膨大部始自 C_5～T_2,发出支配上肢的神经根。腰膨大部始自 L_1～S_2,发出支配下肢的神经根。马尾由 L_2～L_5、S_1～S_5 尾节发出的共 10 对神经根组成。脊髓自腰膨大部向下逐渐细削,形成脊髓圆锥,圆锥尖端发出终丝,终止于第 1 尾椎的骨膜。

脊髓表面由三层被膜所包围,由外向内分别为硬脊膜、蛛网膜和软脊膜。硬脊膜外面与脊椎骨膜之间的间隙为硬膜外腔,其中有静脉丛与脂肪组织,硬脊膜与蛛网膜之间为硬膜下腔,其间无特殊结构;蛛网膜与软脊膜之间为蛛网膜下腔,与脑的蛛网膜下腔相通,其间充满脑脊液。脊神经穿过蛛网膜,附着于硬脊膜的内面,为齿状韧带,脊神经和齿状韧带对脊髓起固定作用。

(二)脊髓内部结构

从脊髓横切面上可见脊髓由白质和灰质组成。

1.脊髓灰质　可分为前部的前角、后部的后角及 C_8～L_2 和 S_2～S_4 的侧角。此外,还包括中央管前后的灰质前连合和灰质后连合,它们合称中央灰质。前角主要参与躯干和四肢的运动支配;后角参与感觉信息的中转;C_8～L_2 侧角是脊髓交感神经中枢,支配血管、内脏及腺体的活动(其中,C_8～T_1 侧角发出的交感纤维支配同侧的瞳孔扩大肌、睑板肌、眼眶肌、面部血管和汗腺,S_2～S_4 侧角为脊髓副交感神经中枢,支配膀胱、直肠和性腺。

2.脊髓白质　分为前索、侧索和后索三部分,白质主要由上行(感觉)传导束、下行(运动)传导束及大量的胶质细胞组成,上行纤维束主要有脊髓丘脑束(浅感觉),脊髓小脑束(身体的平衡与协调)和薄、楔束

（深感觉）；下行纤维束主要有皮质脊髓束（随意运动）、红核脊髓束（肌张力）等。

【脊髓损害的临床表现】

脊髓损害的临床表现主要为运动障碍、感觉障碍、反射异常及自主神经功能障碍，前两者对脊髓病变水平的定位很有帮助。

（一）不完全性脊髓损害

1. 前角损害　呈节段性下运动神经元性瘫痪，表现为病变前角支配的肌肉萎缩，腱反射消失，无感觉障碍和病理反射，常伴有肌束震颤。

2. 后角损害　病灶侧相应皮节出现同侧痛温觉缺失、触觉保留的分离性感觉障碍。

3. 灰质前连合损害　出现双侧对称的分离性感觉障碍，痛温觉减弱或消失，触觉保留。

4. 侧角损害　$C_8 \sim L_2$ 侧角是脊髓交感神经中枢，若受损则出现血管舒缩功能障碍、泌汗障碍和营养障碍等，其中 $C_8 \sim T_1$ 病变时产生 Horner 征（眼裂缩小、眼球轻微内陷、瞳孔缩小或伴同侧面部少汗或无汗）。$S_2 \sim S_4$ 侧角为脊髓副交感神经中枢，损害时将产生膀胱直肠功能障碍和性功能障碍。

5. 锥体束损害　引起同侧损害平面以下的上运动神经元性瘫痪。

6. 脊髓半侧损害　引起脊髓半切综合征（Brown-Sequard sydrome），主要特点是病变节段以下同侧上运动神经元性瘫痪、深感觉障碍、精细触觉障碍及血管舒缩功能障碍，对侧痛温觉障碍。

（二）脊髓横贯性损害

脊髓横贯性损害多见于急性脊髓炎及脊髓压迫症。主要症状为受损平面以下各种感觉缺失，上运动神经元性瘫痪及括约肌功能障碍等。急性期往往出现脊髓休克症状，包括损害平面以下弛缓性瘫痪、肌张力减低、腱反射减弱、病理反射阴性及尿潴留。一般持续 2～4 周后，反射活动逐渐恢复，转变为中枢性瘫痪，出现肌张力增高、反射亢进、病理反射阳性和反射性排尿。脊髓主要节段损害的临床特点如下。

1. 高颈段（$C_1 \sim C_4$）　损害平面以下各种感觉缺失，四肢呈上运动神经元性瘫痪，括约肌功能障碍，四肢和躯干多无汗。$C_3 \sim C_5$ 节段受损将出现膈肌瘫痪，腹式呼吸减弱或消失。若三叉神经脊束核受损，则出现同侧面部外侧痛温觉丧失。若副神经核受累则可见同侧胸锁乳突肌及斜方肌无力和萎缩，病变由枕骨大孔波及颅后窝，可引起延髓及小脑症状，如吞咽困难、饮水呛咳、共济失调和眼球震颤等。

2. 颈膨大（$C_5 \sim T_2$）　损害时双上肢呈下运动神经元性瘫痪，病灶平面以下各种感觉缺失，双下肢呈上运动神经元性瘫痪。可有肩部和上肢的放射性痛，尿便障碍。$C_8 \sim T_1$ 侧角细胞受损则产生 Horner 征。上肢腱反射改变则有助于受损节段的定位。

3. 胸髓（$T_3 \sim T_{12}$）　损害时双下肢呈上运动神经元性瘫痪，该平面以下各种感觉缺失，括约肌功能障碍，受损节段常伴有束带感。若病变在 $T_{10} \sim T_{11}$ 可致腹直肌下半部无力，当患者于仰卧位用力抬头时，可见脐孔被腹直肌上半部牵拉而向上移动，称为比弗（Beever）征。腹壁反射的改变有定位价值。

4. 腰膨大（$L_1 \sim S_2$）　受损时出现双下肢下运动神经元性瘫痪，双下肢及会阴部位各种感觉缺失，括约肌功能障碍。如损害平面在 $L_2 \sim L_4$ 则膝跳反射往往消失，如病变在 $S_1 \sim S_2$ 则踝反射往往消失，如 $S_1 \sim S_3$ 受损则出现阳痿。

5. 脊髓圆锥（$S_3 \sim S_5$ 和尾节）　支配下肢运动的神经来自腰膨大，故圆锥损害无双下肢瘫痪，也无锥体束征。肛门周围和会阴部呈鞍状感觉缺失，肛门反射消失和性功能障碍。脊髓圆锥为括约肌功能的副交感神经中枢，故可出现真性尿失禁。

6. 马尾神经根　马尾和脊髓圆锥病变的临床表现相似，但马尾损害时下肢可有下运动神经元性瘫痪，为单侧或不对称。根性疼痛和感觉障碍位于会阴部、股部和小腿，括约肌功能障碍常不明显。

二、急性脊髓炎

急性脊髓炎（acute myelitis）是指各种感染后引起自身免疫反应所致的急性横贯性脊髓炎性病变，又称急性横贯性脊髓炎，是临床上最常见的一种脊髓炎，以病损平面以下肢体瘫痪、传导束性感觉障碍和尿便障碍为特征。

【病因和发病机制】

病因不明。目前认为可能与病毒感染或疫苗接种所诱发的一种自身免疫性反应有关。

【病理】

病变可累及脊髓的任何节段，以胸髓（T_3～T_5）最为常见，其次为颈髓和腰髓。急性横贯性脊髓炎通常局限于1个节段，多灶融合或脊髓多个节段散在病灶较少见。肉眼可见受累节段脊髓肿胀、质地变软，软脊膜充血或有炎性渗出物。切面可见病变脊髓软化，灰质与白质界限不清。镜下可见软脊膜和脊髓血管扩张、充血，血管周围炎细胞浸润，以淋巴细胞和浆细胞为主。灰质内神经细胞肿胀、破碎、消失，尼氏小体溶解；白质髓鞘脱失和轴突变性，后期病灶中可见胶质细胞增生。

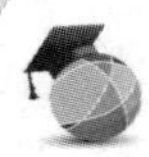

任务引领

患者，女性，29岁。主诉：发热4天，双下肢乏力一天。现病史：于入院前4天开始发热、鼻塞、流涕、咽痛。血常规：白细胞计数 8.0×10^9/L，中性80%。当地医院拟诊为“上呼吸道感染”，给予“青霉素钠640万，静脉滴注，bid”治疗，入院前1天晚9时许，突然双下肢乏力，不能行走，排尿困难，急诊转来我院。

查体：T 39 ℃，P 110次/分，R 24次/分，BP 120/70 mmHg。神经系统检查：脑神经（—），双上肢肌力5级，左下肢肌力1级，右下肢肌力2级，针刺觉存在，双下肢腱反射（+），病理征未引出。5 h以后病情加重，双下肢肌力0级，左侧 T_{10} 以下，右侧 T_{12} 以下针刺觉减退，双侧Babinski征阳性。

辅助检查：血常规示白细胞计数 7.8×10^9/L，中性粒细胞72%，血钾4.2 mmol/L。腰椎穿刺：脑脊液细胞总数 10×10^6/L，蛋白0.4 g/L，糖、氯化物正常。

请完成以下任务：

（1）通过学习，请归纳与总结急性脊髓炎的主要临床表现。

（2）请简单描述急性脊髓炎可安排的辅助检查项目。

（3）假如你是该患者的主治医生，请设计简单医嘱，并说明针对该患者可进行哪些健康指导。

【临床表现】

本病多见于青壮年，无性别差异。发病前1～2周常有上呼吸道感染、消化道感染症状或预防接种史。外伤、过劳、受凉等为发病诱因。急性起病，起病时有低热，首发症状多为双下肢麻木无力，病变节段神经根痛和束带感，逐渐进展为脊髓横贯性损害。

（一）运动障碍

早期为脊髓休克期，表现为肢体瘫痪、肌张力减低、腱反射消失、病理反射阴性。一般持续2～4周或更长，恢复期表现为肌张力逐渐增高，腱反射活跃，出现病理反射，肢体肌力的恢复常始于下肢远端，然后逐步上移。脊髓严重损伤时，常导致屈肌张力增高。下肢任何部位的刺激或膀胱充盈，均可引起下肢屈曲反射和痉挛，伴有出汗、竖毛、尿便自动排出等症状，称为总体反射，常提示预后不佳。

（二）感觉障碍

病变节段以下所有感觉缺失，在感觉缺失平面上缘可有感觉过敏区或束带感；轻症患者感觉平面可不明显。随着病情恢复，感觉平面逐步下移，但较运动功能恢复慢。

（三）自主神经功能障碍

早期大小便潴留，脊髓休克期膀胱容量可达1000 mL，呈无张力性神经源性膀胱，膀胱充盈过度则出现充盈性尿失禁。随着脊髓功能恢复，膀胱容量缩小，尿液充盈到300～400 mL即自行排尿，称为反射性神经源性膀胱，出现充溢性尿失禁。病变平面以下少汗或无汗，皮肤脱屑及水肿、指（趾）甲松脆和角化过度等。

【辅助检查】

(一)脑脊液检查

压颈试验通畅，脑脊液压力正常，外观无色透明，细胞数和蛋白含量正常或轻度增高，以淋巴细胞为主，糖、氯化物正常。

(二)电生理检查

①视觉诱发电位(VEP)：正常，可与视神经脊髓炎及MS鉴别。②下肢体感诱发电位(SEP)：波幅可明显减低。③运动诱发电位(MEP)异常，可作为判断疗效和预后的指标。④肌电图：可正常或呈失神经改变。

(三)影像学检查

脊柱X线平片正常。若脊髓严重肿胀，MRI显示病变部位脊髓增粗，病变节段髓内多发片状或斑点状的 T_1 低信号、T_2 高信号，可有融合。部分病例可始终无异常。

【诊断及鉴别诊断】

(一)诊断要点

①病前有感染或预防接种史；②急性起病，迅速出现脊髓横贯性损害的临床表现；③脑脊液压力正常，无椎管梗死，细胞数和蛋白含量正常或轻度增高；④MRI显示病变部位脊髓增粗，病变节段髓内多发片状或斑点状的 T_2 高信号。

(二)鉴别诊断

1. 视神经脊髓炎　视神经脊髓炎为多发性硬化的一种特殊类型，除有脊髓炎的症状外，还有视力下降或VEP异常，视神经病变可出现在脊髓症状之前、之后或同时出现。

2. 脊髓血管病　①缺血性：脊髓前动脉闭塞综合征容易和急性脊髓炎相混淆，病变水平相应部位出现神经根痛，短时间内出现截瘫、痛温觉缺失、大小便障碍，但深感觉保留。②出血性：较少见，多由外伤或脊髓血管畸形引起，起病急骤，伴有剧烈背痛、截瘫和尿便潴留。可呈血性脑脊液，MRI检查有助于诊断，脊髓DSA可发现血管畸形。

3. 急性脊髓压迫症　脊柱结核或转移癌，造成椎体破坏，突然塌陷而压迫脊髓，出现急性横贯性损害。脊柱影像学检查可见椎体破坏、椎间隙变窄或椎体寒性脓肿等改变，转移癌除脊柱影像学检查外还可做全身骨扫描。

4. 急性硬脊膜外脓肿　临床表现与急性脊髓炎相似，但有化脓性病灶及感染病史，常伴神经根痛、脊柱叩击痛。血常规及脑脊液白细胞增高，椎管可出现梗阻，脑脊液蛋白含量明显升高，CT、MRI检查有助于诊断。

5. 急性炎症性脱髓鞘性多发性神经病　肢体呈弛缓性瘫痪，末梢型感觉障碍，可伴脑神经损害，括约肌功能障碍少见，即使出现，一般也在急性期数天至1周内恢复。脑脊液可出现蛋白-细胞分离，肌电图早期F波或H反射延迟或消失。

【治疗】

急性脊髓炎应早期诊断、早期治疗、精心护理，早期康复训练对预后很重要。

(一)一般治疗

加强护理，防治各种并发症是保证功能恢复的前提。高颈段脊髓炎有呼吸困难者应及时吸氧，保持呼吸道通畅，必要时气管切开，行人工辅助呼吸。

(二)药物治疗

1. 皮质类固醇激素　针对可能与自身免疫机制有关的非特异性炎症，急性期可采用大剂量甲基泼尼松龙短程冲击疗法，500～1000 mg静脉滴注，1次/天，连用3～5天；也可用地塞米松10～20 mg静脉滴注，1次/天，7～14天为一个疗程。使用上述药物后改用泼尼松口服，按每天每千克体重1 mg或成人每天剂量60 mg，维持4～6周，或随病情好转后逐渐减量至停药。

2. 大剂量免疫球蛋白　成人可按0.4 g/(kg・d)，静脉滴注，1次/天，3～5天为一个疗程。

3. B族维生素　有助于神经功能的恢复。常用维生素 B_1 100 mg肌内注射，维生素 B_{12} 500 μg肌内注射，1次/天。

4.抗生素　根据病原学检查和药敏试验结果选用抗生素，及时治疗呼吸道和泌尿系统感染，以免加重病情。

5.其他　在急性期可选用血管扩张药，如烟酸、尼莫地平。

【健康指导】

(1)保持皮肤清洁，按时翻身、拍背、吸痰，易受压部位加用气垫或软垫以防发生压疮。

(2)排尿障碍者应保留无菌导尿管，每4～6 h放开引流管1次。当膀胱功能恢复，残余尿量少于100 mL时可不再导尿，以防膀胱挛缩，体积缩小。

(3)早期应将瘫痪肢体保持功能位，防止肢体、关节痉挛和关节挛缩，促进肌力恢复，并进行被动、主动锻炼和局部肢体按摩。

三、脊髓压迫症

脊髓压迫症(compressive myelopathy)是一组椎管内或椎骨占位性病变所引起的脊髓受压综合征，随病变进展出现脊髓半切综合征和横贯性损害及椎管梗阻。

【病因及发病机制】

(一)病因

(1)肿瘤：常见，约占本病的1/3以上，绝大多数起源于脊髓组织及邻近结构，神经鞘膜瘤约占47%，其次为脊髓肿瘤，髓内恶性胶质瘤占10.87%左右；还包括起源于脊柱或其他器官的恶性肿瘤。

(2)炎症：脊柱结核、硬脊膜外脓肿、脊髓蛛网膜炎等。

(3)脊柱外伤：骨折、脱位及椎管内血肿形成等。

(4)脊柱退行性病变：椎间盘突出、后纵韧带钙化和黄韧带肥厚等均可导致椎管狭窄。

(5)其他：血小板减少症、颅底凹陷症、颈椎融合畸形、脊髓血管畸形等。

(二)发病机制

脊髓受压早期可通过移位、排挤脑脊液和表面静脉血流得到代偿，外形虽有明显改变，但神经传导径路并未中断，可不出现神经功能受累的表现。后期可出现骨质吸收，使局部椎管扩大，此时通常有明显的神经系统症状和体征。急性压迫通常无充分代偿时机，脊髓损伤严重；慢性压迫时能充分发挥代偿机制，损伤相对较轻，预后较好。

【临床表现】

(一)急性脊髓压迫症

急性发病，进展迅速，常于数小时至数日内脊髓功能完全丧失。多表现为脊髓横贯性损害，出现脊髓休克，表现为病变水平以下呈弛缓性瘫痪，各种感觉缺失和反射缺失，大小便潴留。

(二)慢性脊髓压迫症

病情缓慢进展，其病情演变通常可分为三期：①根痛期：表现为神经根痛及脊膜的刺激症状。②脊髓部分受压期：表现为脊髓半切综合征的临床表现。③脊髓完全受压期：出现脊髓完全横贯性损害的症状和体征。三期表现并非截然分开，常有重叠，界限不清。

慢性脊髓压迫症的主要症状和体征如下。

1.神经根症状　病变范围较小，压迫尚未及脊髓，仅造成脊神经根的刺激，后根受刺激，出现后跟分布区自发性、放射性疼痛，称为根痛，其性质为电击样、烧灼样、刀割样或撕裂样，咳嗽、排便和用力等增加腹压的动作均可使疼痛加剧，改变体位可使症状减轻或加重，有时出现相应节段束带感。检查时早期可发现感觉过敏带，后期为节段性感觉缺失。前根受刺激，可表现为相应支配肌群的肌束颤动，以后出现肌无力或肌萎缩。这些早期症状的分布部位对脊髓受压的定位诊断很有价值。

2.感觉障碍　脊髓丘脑束受累产生对侧躯体较病变水平低2～3个节段以下的痛温觉减退或缺失。脊髓感觉传导纤维有一定的排列顺序，有助于髓内外病变鉴别。髓外病变感觉障碍自下肢远端向上发展至受压节段；髓内病变早期出现病变节段支配区分离性感觉障碍，累及脊髓丘脑束时感觉障碍自病变节段向下发展，鞍区感觉保留至最后受累，称为“马鞍回避”；后索受累产生病变水平以下同侧深感觉减弱或缺失。晚期表现出脊髓横贯性损害，可出现病变水平以下各种感觉缺失。

3.运动障碍　一侧锥体束受压引起病变以下同侧肢体痉挛性瘫痪，肌张力增高、腱反射亢进并出现病理征。双侧锥体束受压初期双下肢呈伸直样痉挛性瘫痪，晚期呈屈曲样痉挛性瘫痪。脊髓前角及前根受压可引起病变节段支配肌群弛缓性瘫痪，伴肌束颤动和肌萎缩。

4.反射异常 受压节段后根、前根或前角受累时出现病变节段腱反射减弱或缺失；锥体束受累出现损害平面以下腱反射亢进、病理反射阳性。

5.自主神经症状 髓内病变时括约肌功能障碍较早出现，圆锥以上病变早期出现尿潴留和便秘，晚期出现反射性膀胱；圆锥病变出现尿便失禁。病变水平以下血管运动和泌汗功能障碍，可见少汗、无汗、皮肤干燥及脱屑，指(趾)甲失去光泽，皮下组织松弛，容易发生压疮。C_8～T_1 灰质侧角损害时产生 Horner 综合征，对定位诊断有一定价值。

6.脊膜刺激症状 多因硬膜外病变引起，表现为脊柱局部自发痛、叩击痛，活动受限如颈部抵抗和直腿抬高试验阳性等。

【辅助检查】

为确定病变的节段、性质及压迫程度，除根据临床神经系统的症状、体征判断外，常常需借助于适当的辅助检查。

(一)脑脊髓检查

脑脊液常规、生化检查及动力学变化对确定脊髓压迫症和脊髓受压的程度很有价值。表现为：①压颈试验可证明有无椎管梗阻，但试验正常不能排除梗阻；如压颈时压力上升较快、解除压力后下降较慢，或上升慢下降更慢提示不完全梗阻。②脑脊液蛋白升高：通常梗阻愈完全、时间愈长，梗阻的平面愈低，蛋白含量愈高；当蛋白含量超过 10 g/L 时，黄色的脑脊液流出后自动凝结，称为 Froin 综合征。

(二)影像学检查

1.脊柱 X 线平片 可发现脊柱骨折、脱位、错位、骨质破坏及椎管狭窄；椎弓根变形或间距增宽、椎间孔扩大、椎体后缘凹陷或骨质破坏等提示转移癌。

2.CT 及 MRI 可显示脊髓受压。MRI 能清晰显示椎管内病变的性质、部位和边界等。

3.椎管造影 可显示椎管梗阻界面，采用上行和下行脊髓造影，可显示脊髓病变的上、下界。

4.核素扫描 应用^{99m}Tc 或^{131}I(碘化钠)10 mCi，经腰池穿刺注入，半小时后做脊髓全长扫描能较准确判断阻塞部位。

【诊断及鉴别诊断】

(一)诊断

应包括以下四个步骤。

1.明确脊髓是否受压 根据神经根痛、肌束颤动、脊髓半切综合征、脊髓横贯性损害症状和体征的演变，结合脑脊液蛋白升高，影像学检查椎管梗阻情况来确定。

2.纵向定位 根据脊髓各节段病变特征来确定。早期节段性症状如神经根痛、感觉减退区、腱反射改变和肌萎缩、棘突压痛及叩击痛，尤以感觉平面最具有定位意义，MRI 或脊髓造影可准确定位。

3.横向定位 综合各方面临床资料来确定髓内、髓外硬膜内和硬膜外病变(表 13-3)。

表 13-3 髓内、髓外硬膜内及硬膜外病变的鉴别

项　目	髓内病变	髓外硬膜内病变	硬膜外病变
早期症状	多为双侧	自一侧，很快进展为双侧	多从一侧开始
神经根痛	少见，部位不明确	早期常有，剧烈，部位明确	早期可有
感觉障碍	分离性	传导束性，开始为一侧	多为双侧传导束性
痛温觉障碍	自上向下发展，头侧重	自下向上发展，尾侧重	双侧自下向上发展
脊髓半切综合征	少见	多见	可有
节段性肌无力和萎缩	早期出现，广泛明显	少见，局限	少见
锥体束征	不明显	早期出现，多自一侧开始	较早出现，多为双侧
括约肌功能障碍	早期出现	晚期出现	较晚期出现
棘突压痛、叩击痛	无	较常见	常见

续表

项　目	髓内病变	髓外硬膜内病变	硬膜外病变
椎管梗阻	晚期出现，不明显	早期出现，明显	较早期出现，明显
脑脊液蛋白增高	不明显	明显	较明显
脊柱X线平片改变	无	可有	明显
脊髓造影充盈缺损	脊髓梭形膨大	杯口状	锯齿状
MRI	脊髓梭形膨大	髓外肿块及脊髓移位	硬膜外肿块及脊髓移位

4.定性诊断　髓内和髓外硬膜内病变以肿瘤最常见，硬膜外病变多为转移癌、(腰段、颈下段)椎间盘突出。转移癌进展较快，神经根痛及骨质破坏明显。急性压迫多为外伤性硬膜外血肿、硬膜外脓肿，前者进展迅速，后者可出现感染的症状和体征。

(二)鉴别诊断

1.急性脊髓炎　急性起病，病前多有感染病史，数小时或数日后出现脊髓横贯性损害，急性期脑脊液动力学试验一般无梗阻，脑脊液白细胞增多，以淋巴细胞为主，蛋白含量正常或轻度增高，脊髓MRI有助于鉴别。

2.脊髓空洞症　起病隐匿，病程长，早期症状多见于下颈和上胸脊髓节段，亦可扩延至延髓。典型表现为病损节段支配区皮肤分离性感觉障碍(痛温觉丧失，触觉和深感觉保留)，病变节段支配区肌萎缩，神经根痛少见，皮肤营养障碍改变明显。MRI可显示脊髓内长条形空洞。

3.亚急性联合变性　多呈缓慢起病，出现脊髓后索、侧索及周围神经损害体征。血清中维生素B_{12}缺乏、有恶性贫血者可确定诊断。

【治疗】

脊髓压迫症的治疗原则是尽快去除病因，可行手术治疗者应及早进行，如切除椎管内占位性病变、椎板减压术及硬脊膜囊切开术。

(1)急性脊髓压迫需抓紧时机，在起病6 h内减压，硬膜外脓肿予以椎板切除，清除脓肿并长期行抗感染治疗。脊柱结核在行根治术的同时给予抗结核治疗。

(2)恶性肿瘤或转移癌可酌情进行手术、放疗或化疗。

(3)对于脊髓出血以支持治疗为主，一般不采用手术治疗，由于血管畸形所致的出血，可行DSA明确病变部位，考虑外科手术或介入治疗。

【健康指导】

(1)脊髓压迫症预后的影响因素很多，如病变性质、解除压迫的可能性及程度等，通常受压时间越短，脊髓功能损害越小，预后越好。

(2)瘫痪肢体应积极进行康复治疗及功能训练，长期卧床者应防治泌尿系统感染、压疮、肺炎和肢体挛缩等并发症。

第五节　周围神经疾病

一、概述

【解剖及生理】

周围神经(peripheral nerve)是指嗅、视神经以外的脑神经和脊神经、自主神经及其神经节。周围神经疾病是指原发于周围神经系统结构或功能损害的疾病。

(一)解剖

周围神经从功能上分为感觉传入和运动传出两部分。前者由脊神经后根、后根神经节及脑感觉神经组成。其中枢支进入脊髓后角、后索和脑干的三叉神经脊束核等神经核交换神经元；周围支以游离或由结缔组织包绕的神经末梢终止于皮肤、关节、肌腱和内脏；运动传出神经根则由脊髓前角及侧角发出的脊神经前根及由脑干运动核发出的脑神经构成，终止于肌纤维或交感、副交感神经节。

（二）生理

周围神经纤维可分为有髓鞘和无髓鞘两种。有髓神经纤维轴索外包绕的髓鞘由施万细胞（Schwann's cell）及其细胞膜构成，每个细胞髓鞘形成的节段性结构称为郎飞结（Ranvier's node）。髓鞘不仅起绝缘作用，还使神经冲动在郎飞结间呈跳跃性传布，有利于神经冲动的快速传导。无髓纤维没有髓鞘环绕，神经传导速度较慢。在周围神经系统中，脑神经和脊神经的运动和深感觉纤维多属有髓神经纤维，而痛温觉和自主神经多为无髓神经纤维。

周围神经有神经束膜及神经外膜保护，该膜滋养动脉发出丰富的交通支，神经束膜和神经内膜毛细血管内皮紧密连接使血管内大分子不易渗出毛细血管，构成血-神经屏障。但神经根和神经节处无此屏障，可能是某些免疫性或中毒性疾病易侵犯此处的原因。

【病因和病理】

（一）病因

周围神经疾病病因复杂，可能与营养代谢、药物及中毒、血管炎、肿瘤、遗传、外伤或机械压迫等原因相关。它们选择性地损伤周围神经的不同部位，导致相应的临床表现。

（二）病理

周围神经由神经元及其发出的纤维组成，不同病理变化可导致不同的临床表现，常见的周围神经病理变化可分为以下四种（图 13-1）。

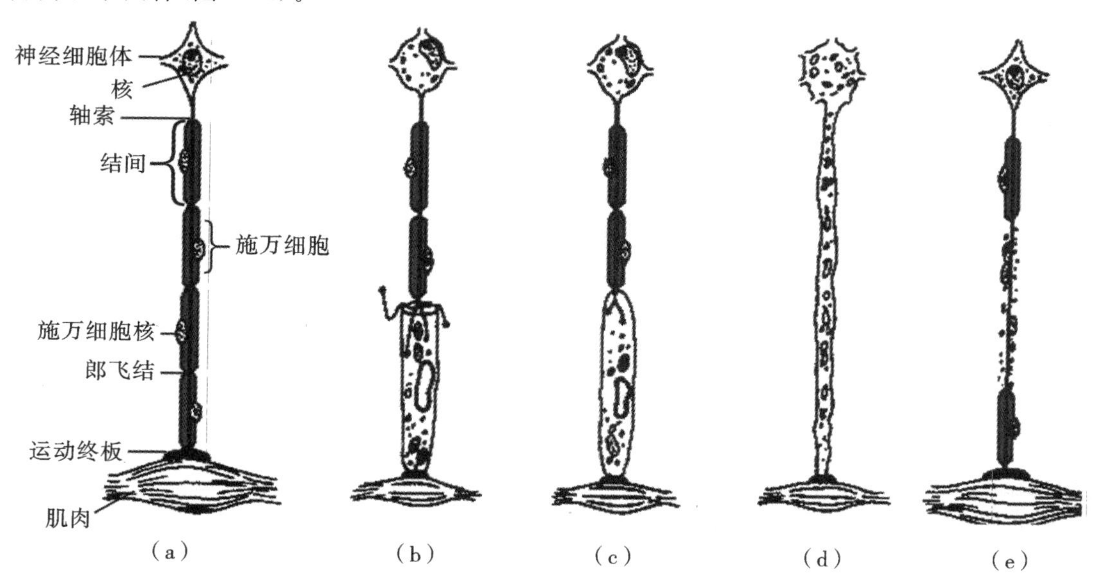

图 13-1 周围神经损害的病理类型

(a)正常；(b)华勒变性；(c)轴突变性；(d)神经元变性；(e)节段性脱髓鞘

1. 华勒变性（Wallerian degeneration） 华勒变性是指任何外伤使轴突断裂后，受损远端轴突及髓鞘发生变性、解体，被巨噬细胞和施万细胞吞噬，而受损近端仅波及 1～2 个郎飞结。

2. 轴突变性（axonal degeneration） 轴突变性是常见的一种周围神经病理改变，基本病理生理变化为轴突的变性、破坏和脱失，病变通常从轴突的远端向近端发展，有“逆死性神经病”之称。可由中毒、代谢营养障碍以及免疫介导性炎症等引起。

3. 神经元变性（neuronal degeneration） 神经元变性是指神经元胞体变性坏死继发的轴突及髓鞘变性、解体，又称神经元病。可见于后根神经节感觉神经元病变，如有机汞中毒、大剂量维生素 B_6 中毒或癌性感觉神经病等；也可见于运动神经元病损，如急性脊髓灰质炎和运动神经元病等。

4. 节段性脱髓鞘（segmental demyelination） 髓鞘破坏而轴突相对保存的病变称为脱髓鞘，病理上表现为神经纤维有长短不等的节段性髓鞘破坏，施万细胞增殖。可见于炎症、中毒、遗传性或后天性代谢障碍。

细胞体与轴突、轴突与施万细胞都有密切关系，因此这四种病理变化相互关联。轴突变性总是迅速继发脱髓鞘，轻度节段性脱髓鞘不一定继发轴突变性，但严重的脱髓鞘则可发生轴突变性。

【临床表现】

周围神经疾病有许多特有的症状和体征，感觉障碍主要表现为感觉缺失、感觉异常、疼痛、感觉性共济失调；运动障碍包括运动神经刺激和麻痹症状。刺激症状主要表现为肌束震颤、肌纤维颤搐、痛性痉挛等，而肌力减低或丧失、肌萎缩则属于运动神经麻痹症状。另外周围神经疾病患者常伴有腱反射减退或消失，自主神经受损常表现为无汗、竖毛障碍及直立性低血压，严重者可出现无泪、无涎、阳痿及膀胱直肠功能障碍等。

【辅助检查】

神经传导速度(NCV)和肌电图(EMG)检查对周围神经疾病的诊断很有价值，可发现亚临床型周围神经疾病，也是判断预后和疗效的客观指标。周围神经组织活检一般用于临床及其他实验室检查定性困难者，可判断周围神经损伤部位，如轴索、神经膜细胞、间质等。总之，病史描述、临床体格检查和必要的辅助检查是诊断周围神经疾病的主要依据。

二、三叉神经痛

三叉神经痛(trigeminal neuralgia)是原发性三叉神经痛的简称，是指原因不明的三叉神经分布区内短暂的、反复发作的剧痛。

【病因和发病机制】

原发性三叉神经痛病因尚未完全明了。周围学说认为病变位于半月神经节到脑桥间部分，是由多种原因引起的压迫所致；中枢学说认为三叉神经痛为一种感觉性癫痫样发作，异常放电部位可能在三叉神经脊束核或脑干。

较多学者认为是各种原因引起三叉神经局部脱髓鞘产生异位冲动，相邻轴索纤维伪突触形成或产生短路，轻微痛觉刺激通过短路传入中枢，中枢传出冲动亦通过短路转变为传入冲动，如此达到一定的“总和”，引起短暂剧痛。

【病理】

三叉神经感觉根切断术活检可见神经节细胞消失、炎性细胞浸润，神经鞘膜不规则增厚、髓鞘瓦解，轴索节段性蜕变、裸露、扭曲、变形等。电镜下尚可见郎飞结附近轴索内集结大量线粒体，后者可能与神经组织受机械性压迫有关。

【临床表现】

本病多见于40岁以上中老年人患者，女性多于男性。三叉神经痛常局限于一支或两支分布区，以上颌支、下颌支多见。发作时表现为以面颊上下颌及舌部明显的剧烈电击样、针刺样、刀割样或撕裂样疼痛，持续数秒或1～2 min，突发突止，间歇期完全正常。患者口角、鼻翼、颊部或舌部为敏感区，轻触即可诱发，称为“扳机点”或“触发点”。严重者可因疼痛出现面肌反射性抽搐，口角牵向患侧，称为痛性抽搐(tic douloureux)。

病程呈周期性，发作可为数日、数周或数月不等，以后发作次数将逐渐增多，发作时间延长，间歇期缩短，甚至为持续性发作，很少自愈。神经系统检查一般无阳性体征。

【诊断及鉴别诊断】

(一)诊断要点

诊断要点包括：①疼痛发作部位、性质及面部“扳机点”等特征；②神经系统无阳性体征。

(二)鉴别诊断

1. 继发性三叉神经痛　疼痛为持续性伴感觉减退、角膜反射迟钝等，常合并其他脑神经损害症状。常见于多发性硬化、延髓空洞症、原发性或转移性颅底肿瘤等。

2. 牙痛　牙痛常为持续性钝痛，局限于牙龈部，可因进食冷、热食物加剧。X线检查有助于鉴别。

3. 舌咽神经痛　局限于扁桃体、舌根、咽及耳道深部即舌咽神经分布区的阵发性疼痛，性质类似三叉神经痛。吞咽、讲话、呵欠、咳嗽常可诱发。在咽喉、舌根、扁桃体窝等触发点用4%可卡因或1%丁卡因喷涂可短暂止痛。

【治疗】

首选药物治疗，无效或失效时可考虑神经阻滞治疗或手术治疗。

1.药物治疗　①卡马西平：首选，首次剂量为0.1 g，口服，2次/天，每天增加0.1 g，最大剂量不超过1.0 g/d。疼痛停止后可考虑逐渐减量，有效维持量一般为0.6～0.8 g/d。不良反应有头晕、嗜睡、恶心、消化不良等。若出现皮疹、共济失调、再生障碍性贫血、肝功能受损、心绞痛、精神症状需立即停药。②苯妥英钠：若卡马西平无效可考虑改用苯妥英钠，0.1 g，口服，3次/天。③氯硝西泮：上述两药无效时可试用，剂量为2 mg，口服3次/天，不良反应有嗜睡和步态不稳，老年患者偶见短暂性精神错乱，停药后消失。④巴氯芬：5～10 mg，口服，2～3次/天，不良反应有日间镇静、嗜睡和恶心等。⑤大剂量维生素 B_{12}：1000～2000 μg，肌内注射，2～3次/周，4～8周为一疗程，部分患者可缓解疼痛，偶有一过性头晕、全身瘙痒、复视等不良反应。

2.神经阻滞治疗　服药无效者可试行无水乙醇或甘油封闭三叉神经分支或半月神经节，使感觉神经细胞受破坏，可达止痛效果。不良反应为注射区面部感觉缺失。

3.经皮半月神经节射频电凝疗法　在X线监视或CT导向下将射频针经皮刺入三叉神经节处，产生热效应和热电凝，选择性破坏半月神经节后无髓鞘Aδ及C纤维(传导痛、温觉)，保留有髓鞘Aα及β粗纤维(传导触觉)，疗效达90%以上。

4.手术治疗　可选用三叉神经感觉根部分切断术，止痛效果确切。近年来推崇行三叉神经显微血管减压术，止痛的同时不产生感觉及运动障碍，是目前广泛应用、安全有效的手术方法。

【健康指导】

(1)注意气候变化，避免风吹和寒冷气候对颜面部的刺激，戒烟、酒，少吃辛辣食物，避免化学刺激诱发疼痛。

(2)用温水洗脸和刷牙、避免冷水刺激；吃质软、易嚼食物，避免硬物刺激。

(3)尽可能避免或减少诱发疼痛发作的机械动作。

(4)做好心理调节，保持乐观情绪，避免急躁、焦虑等情绪诱发疼痛。

三、特发性面神经麻痹

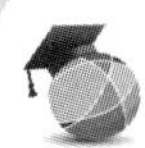

任务引领

患者，男性，51岁。主诉：右耳后疼痛2天，发现口角歪斜1天。现病史：于入院前2天无明显诱因出现右耳后乳突部疼痛，呈胀闷样疼痛，无头晕、耳鸣、恶心、呕吐等，疼痛不影响生活。来院就医前一天，上述症状明显加重，同时发现口角歪斜，饮水时右侧漏。

查体：T 37 ℃，P 60次/分，R 20次/分，BP 130/700 mmHg。颈软，心肺检查未发现阳性体征。神经系统检查：神志清楚，双侧眼球活动不受限，右额纹消失、不能皱眉、右眼裂闭合不全、右鼻唇沟变浅、右侧鼓腮不能，右口轮匝肌松弛，双侧面部感觉对称存在，粗测听力正常，伸舌居中，四肢肌力、肌张力正常，四肢腱反射(++)，病理征阴性。

辅助检查：头颅MRI未见明显异常。

请完成以下任务：

(1)通过学习，请归纳与总结特发性面神经麻痹的主要临床表现。

(2)假如你是该患者的主治医生，请设计简单的医嘱。

(3)运用你所学的知识，说说如何对患者进行康复指导。

特发性面神经麻痹(idiopathic facial palsy)亦称面神经炎(facial neuritis)或贝尔麻痹(Bell palsy)，是因茎乳孔内面神经非特异性炎症所致的周围性面瘫。

【病因和病理】

面神经炎病因未明。病毒感染(如带状疱疹)、受凉、自主神经功能不稳等均可导致局部神经滋养血管痉挛,神经缺血、水肿,出现面肌瘫痪。

面神经炎早期病理改变主要为神经水肿和脱髓鞘,严重者可出现轴索变性,以茎乳孔和面神经管内部尤为显著。

【临床表现】

任何年龄均可发病,多见于20～40岁,男性多于女性。通常急性起病,面神经麻痹在数小时至数天达高峰。部分患者麻痹前1～2天有病侧耳后持续性疼痛和乳突部压痛。主要表现为患者面部表情肌瘫痪,额纹消失,不能皱额蹙眉,眼裂不能闭合或者闭合不全;闭眼时双眼球向外上方转动,露出白色巩膜,称为贝尔征(Bell sign);鼻唇沟变浅,露齿时口角歪向健侧;由于口轮匝肌瘫痪,鼓腮、吹哨时口角漏气;颊肌瘫痪,食物易滞留于病侧颊齿之间。

面神经炎还可因面神经受损部位不同而伴有其他定位体征:①鼓索以上面神经病变可出现同侧舌前2/3味觉消失;②镫骨肌神经以上部位受损则同时有舌前2/3味觉消失及听觉过敏;③膝状神经节受累时,除有周围性面瘫,舌前2/3味觉消失及听觉过敏外,还有患者乳突部疼痛,耳廓、外耳道感觉减退和外耳道、鼓膜疱疹,称为Ramsay-Hunt综合征。

【诊断及鉴别诊断】

(一)诊断要点

诊断要点包括:①急性起病;②单侧周围性面瘫;③因面神经受损部位不同,可伴有味觉、听觉障碍及外耳道感觉减退。

(二)鉴别诊断

1. 吉兰-巴雷综合征　多为双侧周围性面瘫,伴对称性四肢弛缓性瘫痪和感觉障碍,脑脊液检查有特征性的蛋白-细胞分离。

2. 耳源性面神经麻痹　中耳炎、迷路炎、乳突炎常并发耳源性面神经麻痹,也可见于腮腺炎、肿瘤和化脓性下颌淋巴结炎等,常有明确的原发病史及特殊症状。

3. 后颅窝肿瘤或脑膜炎　周围性面瘫起病缓慢,常伴有其他脑神经受损症状及各种原发病的特殊表现。

【治疗】

治疗原则为改善局部血液循环,减轻面神经水肿,缓解神经受压,促进神经功能恢复。

(一)药物治疗

1. 皮质类固醇　急性期尽早使用皮质类固醇,如地塞米松10～20 mg/d,7～10天为一个疗程。口服泼尼松30 mg/d,顿服,连续5天之后在7～10天内逐渐减量至停药。

2. B族维生素　维生素B_1 100 mg,维生素B_{12} 500 μg,肌内注射,1次/天,促使神经髓鞘恢复。

3. 阿昔洛韦　Ramsay-Hunt综合征患者可口服0.2 g,每天5次,连服7～10天。

(二)理疗

急性期可在茎乳孔附近行超短波透热疗法、红外线照射或局部热敷等,以利于改善局部血液循环,减轻神经水肿。

(三)护眼

患者由于长期不能闭眼、瞬目减少,使角膜暴露、干燥,易致感染,可戴眼罩防护,或用左氧氟沙星眼药水预防感染,保护角膜。

(四)康复治疗

恢复期可行碘离子透入疗法、针刺或电针治疗等。

【健康指导】

(1)增强体质,寒冷季节注意颜面及耳后部位保暖,避免头朝风口窗隙久坐或睡眠,以防发病。

(2)约80%的患者可在数周或1～2个月内恢复,注意稳定情绪,避免过度紧张、焦虑、恐惧的情绪。

(3)护眼：由于角膜长时间外露，易导致眼内感染，外出时可戴墨镜保护，睡觉时可戴眼罩或盖纱块保护。

(4)在面肌瘫痪早期，学会做被动面肌运动训练，能改善面部血液循环，促进神经再生，逐渐使面部表情肌协调对称。

四、坐骨神经痛

坐骨神经痛(sciatic neuralgia)是指沿坐骨神经通路及其分支区内的疼痛综合征。坐骨神经发自骶丛，由 L_4～S_3 神经根组成，是全身最长、最粗的神经，经梨状肌下孔出骨盆后分布于整个下肢。

【病因】

(一)原发性坐骨神经痛

临床少见，又称坐骨神经炎，病因未明。可能与受凉、感冒及牙齿、鼻窦、扁桃体感染，侵犯周围神经外膜致间质性神经炎有关，常伴有肌炎或纤维组织炎。

(二)继发性坐骨神经痛

临床上常见，是坐骨神经通路受周围组织或病变压迫或刺激所致，少数继发于全身疾病如糖尿病、痛风、结缔组织病等，根据受损部位可分为根性和干性坐骨神经痛。根性坐骨神经痛常由椎管内疾病(脊髓和马尾炎症、腰骶及椎管内肿瘤、外伤、血管畸形等)及脊柱疾病(腰椎间盘突出、腰椎脊柱炎、椎管狭窄、腰椎骨关节病、脊柱结核、肿瘤等)引起，以腰椎间盘突出最常见。干性坐骨神经痛常由骶髂关节病、髋关节炎、腰大肌脓肿、盆腔肿瘤、子宫附件炎、妊娠子宫压迫、臀肌注射位置不当所致。

【临床表现】

青壮年多见，单侧居多。疼痛主要沿坐骨神经径路由腰部、臀部向股后、小腿后外侧和足外侧放射。疼痛常为持续性钝痛，阵发性加剧，也可为电击、刀割或烧灼样疼痛，行走和牵拉坐骨神经时疼痛明显。根性坐骨神经痛在咳嗽、喷嚏、用力时加剧。为减轻活动时诱发的疼痛或避免疼痛加剧，仰卧起立时先病侧膝关节弯曲，坐下时先健侧臀部着力，直立时脊柱向患侧方侧凸等。查体可发现直腿抬高试验(Lasegue征)阳性，正常值为80°～90°，低于此值为阳性，系腘旁肌反射性痉挛所致。踝反射减弱或消失。干性坐骨神经痛沿坐骨神经径路各点(L_4、L_5 棘突旁及骶髂旁、腓肠肌处)等有压痛点。

【辅助检查】

腰骶部、骶髂、髋关节X线片对发现骨折、脱位、先天性脊柱畸形有帮助，CT、MRI、椎管造影有助于脊柱、椎管内疾病的诊断，B超可发现盆腔相关疾病，肌电图及神经传导速度对坐骨神经损害部位、程度及预后有意义。

【诊断及鉴别诊断】

(一)诊断要点

诊断要点包括：①有典型坐骨神经分布区的放射性疼痛；②沿坐骨神经径路各点压痛；③常有小腿外侧或足背感觉减退，踝反射减弱；④直腿抬高试验阳性。

(二)鉴别诊断

1. 腰肌劳损　有腰部扭伤史，局部肌肉压痛，不放射，无感觉障碍或腱反射改变。

2. 梨状肌综合征　有扭伤史，梨状肌局部痉挛，臀肌有萎缩，臀肌深部压痛，直腿抬高试验70°内阳性，但超过70°疼痛反而减轻，踝反射正常。

3. 髋关节病变　关节活动时疼痛，局部有压痛或肿胀，“4”字试验阳性。

【治疗】

1. 病因治疗　对不同病因采取不同治疗方案，如腰椎间盘突出者急性期卧硬板床休息1～2周使症状稳定。

2. 药物治疗　疼痛明显可用止痛剂如吲哚美辛、双氯芬酸、布洛芬、卡马西平等。肌肉痉挛可用巴氯芬5～10 mg口服，2～3次/天。也可加用神经营养剂，如维生素 B_1 100 mg，维生素 B_{12} 500 μg，肌内注射，1次/天。

3. 封闭疗法　可用1%～2%普鲁卡因或加泼尼松龙1 mL椎旁封闭。

4. 物理疗法　急性期可选用超短波、红外线照射，疼痛减轻后可用感应电、碘离子透入及热疗等，也可应用针灸、按摩等。

5. 手术治疗　疗效不佳或慢性复发病例可考虑手术治疗。

【健康指导】

(1)避免进行突然的负重动作，尤其是弯腰、搬重物的动作，平时可多进行强化腰肌的锻炼。

(2)应及时就医，根据病情安排必要的检查，以明确病因，病因明确者，应积极配合病因治疗。

(3)急性期应卧硬板床休息 1～2 周，可配合药物治疗、封闭治疗、物理治疗等。

(4)只要不在急性期内，可适当进行体育锻炼，增强肌肉力量，矫正不良姿势，增强体质。

五、急性炎症性脱髓鞘性多发性神经病

急性炎症性脱髓鞘性多发性神经病(acute inflammatory demyelinating polyneuropathy，AIDP)又称吉兰-巴雷综合征(Guillain-Barré syndrome，GBS)，是一种自身免疫介导的周围神经疾病，常累及脑神经。

【病因和发病机制】

GBS 确切病因未明。临床及流行病学资料显示发病可能与空肠弯曲菌(*Campylobacter jejuni*，CJ)感染有关。以腹泻为前驱症状的 GBS 患者 CJ 感染率高达 85%，常引起急性运动轴索型神经病。此外，GBS 还可能与巨细胞病毒、EB 病毒、肺炎支原体、乙型肝炎病毒、HIV 感染相关。较多报告指出白血病、淋巴瘤、器官移植后使用免疫抑制剂或患者有系统性红斑狼疮、桥本甲状腺炎等自身免疫病常合并 GBS。

分子模拟(molecular mimicry)是目前认为可能导致 GBS 发病的最主要的机制之一。此学说认为病原体致病基因所表达的多肽分子序列与周围神经髓鞘中的 P2 或 P1 蛋白的多肽序列相似，机体免疫系统发生识别错误，自身免疫性细胞和自身抗体对正常的周围进行免疫攻击，致周围神经脱髓鞘。不同类型 GBS 可识别不同部位的神经组织靶位，临床表现也不尽相同。

【病理】

病变部位主要在运动及感觉神经根、后根神经节、脊神经和脑神经，主要病理改变为周围神经组织小血管出现淋巴细胞、巨噬细胞浸润，神经纤维脱髓鞘，严重病例可继发轴突变性。

【临床表现】

(1)急性或亚急性起病，病前 1～3 周常有呼吸道或胃肠道感染症状或疫苗接种史。

(2)运动障碍：首发症状多为肢体对称性无力，自远端渐向近端发展或自近端向远端加重，常由双下肢开始，逐渐累及躯干肌、脑神经。多于数日至 2 周达高峰。严重病例可累及肋间肌和膈肌，致呼吸麻痹。四肢肌张力降低，腱反射常减低。脑神经受累以双侧面神经麻痹最常见，其次为舌咽、迷走神经，动眼、外展、舌下、三叉神经瘫痪较少见。

(3)感觉障碍：发病时多有肢体感觉异常，如烧灼感、麻木、刺痛和不适感等，可先于或与运动症状同时出现。感觉缺失相对较轻，呈手套或袜套样分布。少数患者肌肉可有压痛，尤以腓肠肌压痛较常见，偶有出现 Kernig 征和 Lasegue 征等神经根刺激症状。

(4)自主神经功能障碍：表现为皮肤潮红、出汗增多、心动过速、心律失常、体位性低血压、手足肿胀及营养障碍、尿便障碍等。

(5)GBS 多为单相病程，病程中可有短暂波动。

(6)除上述典型临床病例外，尚有一些表现不典型的 GBS 变异型。

①Miller-Fisher 综合征(MFS)或称为 Fisher 综合征：表现为眼外肌麻痹、共济失调及腱反射消失三联征，伴脑脊液蛋白-细胞分离。MFS 呈良性病程，预后较好，病后 2～3 周或数月内可完全恢复。

②急性运动轴索性神经病(acute motor axonal neuropathy，AMAN)：病前常有腹泻史，血清学检查可发现 CJ 感染证据。急性起病，24～48 h 内迅速出现四肢瘫，多累及呼吸肌，肌肉萎缩出现早，病残率高，预后差。一般无感觉症状，病理及电生理表现主要为运动神经轴索损害。

③其他类型还包括：急性运动感觉轴索性神经病(acute motor-sensory axonal neuropathy，AMSAN)、急性泛自主神经病(acute panautonomic neuropathy，APN)和急性感觉神经病(acute sensory neuropathy，ASN)等亚型。

【辅助检查】

(一)脑脊液检查

特征性表现为蛋白-细胞分离，即蛋白含量增高而细胞数正常。发病数天内蛋白含量正常，1～2 周后蛋白含量开始升高，4～6 周后可达峰值。少数病例脑脊液细胞数可达$(20\sim30)\times10^6$/L。

(二)肌电图

最初改变是运动单位动作电位降低，发病 2～5 周可见纤颤电位或正相波。神经传导速度(NCV)检查早期可仅有 F 波或 H 反射延迟或消失，F 波异常提示神经近端或神经根损害，对 GBS 诊断有重要意义；还可出现传导阻滞、异常波形离散等，晚期可见 NCV 减慢，运动潜伏期延长，波幅正常或轻度异常，提示脱髓鞘改变，轴索受损时波幅明显降低。

(三)腓肠神经活检

腓肠神经活检可作为 GBS 辅助诊断方法。活检可见炎性细胞浸润及神经脱髓鞘。

【诊断和鉴别诊断】

(一)诊断要点

诊断要点包括：①常有前驱感染史，呈急性起病，进行性加重，多在 2 周左右达高峰；②对称性肢体和延髓支配肌肉、面部肌肉无力，重症者可有呼吸肌无力，四肢腱反射减低或消失；③可伴轻度感觉异常和自主神经功能障碍；④脑脊液出现蛋白-细胞分离现象；⑤电生理检查提示远端运动神经传导潜伏期延长、传导速度减慢、F 波异常、传导阻滞、异常波形离散等；⑥病程有自限性。

(二)鉴别诊断

1. 脊髓灰质炎　起病时多有发热，出现肢体瘫痪，肢体瘫痪常局限于一侧下肢，无感觉障碍及脑神经受累。脑脊液蛋白和细胞均增高。

2. 急性横贯性脊髓炎　发病前 1～2 周有发热病史，起病急，1～2 天出现截瘫，受损平面以下运动障碍伴传导束性感觉障碍。早期出现尿便障碍，脑神经不受累。

3. 低钾性周期性瘫痪　迅速出现四肢弛缓性瘫，无感觉障碍，呼吸肌、脑神经一般不受累，脑脊液检查正常，血清 K^+ 含量低，可有反复发作史。补钾治疗有效。

4. 重症肌无力(myasthenia gravis，MG)　Fisher 综合征注意与眼肌型 MG，GBS 与急性全身型 MG 相鉴别，MG 受累骨骼肌肉呈病态疲劳、症状波动、晨轻暮重，新斯的明试验阳性可协助鉴别。

【治疗】

治疗原则是辅助呼吸、病因治疗、对症治疗、防治并发症。

(一)一般治疗

1. 心电监护　有明显的自主神经功能障碍者，应给予心电监护；如果出现体位性低血压、高血压、心动过速、心动过缓、严重心脏传导阻滞、窦性停搏时，须及时采取相应措施处理。

2. 呼吸道管理　有呼吸困难和延髓支配肌肉麻痹的患者应注意保持呼吸道通畅，尤其注意加强吸痰及防止误吸。对病情进展快，有明显呼吸困难，血氧分压低于 70 mmHg 时，应尽早进行气管插管或气管切开，机械辅助通气。

3. 营养支持　延髓支配肌肉麻痹者有吞咽困难和饮水呛咳，需给予鼻饲营养，以保证每天摄入足够热量、维生素，防止电解质紊乱。合并有消化道出血或胃肠麻痹者，需给予静脉营养支持。

4. 其他对症处理　如出现尿潴留，则留置导尿管以帮助排尿；对有神经性疼痛的患者，适当应用药物缓解疼痛；如出现肺部感染、泌尿系统感染、压疮、下肢深静脉血栓形成，注意给予相应的积极处理，以防止病情加重。因语言交流困难和肢体肌无力严重而出现抑郁时，应给予心理治疗，必要时给予抗抑郁药物治疗。

(二)免疫治疗

1. 静脉注射免疫球蛋白(IVIG)　推荐有条件者尽早应用。成人剂量 0.4 g/(kg・d)，连用 5 天。免疫球蛋白过敏或先天性 IgA 缺乏患者禁用。发热、面红为常见的不良反应。

2. 血浆交换(plasma exchange，PE)　直接去除血浆中致病因子如抗体，每次血浆交换量为 30～50 mL/kg，在 1～2 周内进行 3～5 次。PE 的禁忌证主要是严重感染、心律失常、心功能不全、凝血系统疾病等；其副作用为血流动力学改变可能造成血压变化、心律失常，使用中心导管引发气胸和出血以及可能合并败血症。

PE 和 IVIG 为 GBS 的一线治疗方法，但联合治疗并不增加疗效，故推荐单一使用。

3. 使用糖皮质激素　近年来临床研究认为应用皮质类固醇治疗 GBS 无效，且产生很多不良反应。但在我国，由于经济条件或医疗条件限制，有些患者无法接受 IVIG 或 PE 治疗，可试用甲基泼尼松龙 500 mg/d，静脉滴注，连用 5 天；或地塞米松 10 mg/d，静脉滴注，7～10 天为 1 个疗程。

（三）神经营养

应用 B 族维生素治疗，维生素 B_1 100 mg，维生素 B_{12} 500 μg，肌内注射，1 次/天。

（四）康复治疗

早期进行被动或主动运动、理疗、针灸及按摩等。

【健康指导】

（1）注意个人清洁，讲卫生，勤洗手，避免生食等以减少空肠弯曲杆菌感染，从而避免急性运动轴索型神经病。

（2）病情稳定后，早期进行被动或主动运动、理疗、针灸及按摩等，以预防废用性肌萎缩和关节挛缩。

（3）本病为自限性，单相病程，经数周或数月可恢复，10%可遗留较严重后遗症。

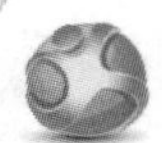

知识拓展

慢性炎症性脱髓鞘性多发性神经病（chronic inflammatory demyelinating polyneuropathy，CIDP）又称慢性 Guillain-Barré 综合征，是一组免疫介导的炎性脱髓鞘疾病。其主要特点：①慢性进展或复发性病程，历时 2 个月以上；②起病隐匿，多无前驱因素；③临床症状与 AIDP 相似，但呼吸肌及脑神经受累较少，大多数患者运动与感觉障碍并存；④神经活检示炎症反应不明显，脱髓鞘与髓鞘再生并存，出现“洋葱头样”改变；⑤激素疗效肯定。

第六节　阿尔茨海默病

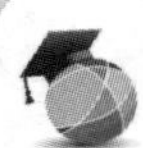

任务引领

患者，男性，70 岁。主诉：记忆力下降 10 年，生活不能自理 6 个月。现病史：于 10 年前开始出现记忆力逐渐减退，但对于很久以前的事情却记忆清楚。经常怀疑别人偷东西，每天丢三落四，言语不清，行为异常或者表情淡漠，有时对自己的儿女或者配偶也不认识。近 6 个月来生活逐渐不能自理，不注意个人卫生，食欲不振，全身乏力，夜间尤重。今由家人陪同来院就诊。既往体健，个人史、家族史无特殊。

查体：T 37 ℃，P 78 次/分，R 20 次/分，BP 140/90 mmHg，神志清楚，表情淡漠，不能和别人交谈，思维分析、判断能力、视空间辨别功能、计算能力等明显减退，言语减少，四肢肌力 5 级，肌张力正常，双侧肢体感觉对称存在，腱反射（++），病理征未引出，脑膜刺激征阴性。

辅助检查：头颅 MRI 示双侧颞叶、海马萎缩，常规脑电图示双侧大脑对称性弥漫性 θ 波。

请完成以下任务：

（1）通过学习，请归纳与总结阿尔茨海默病的主要临床表现。

（2）请简要描述阿尔茨海默病需安排哪些常规检查项目。

阿尔茨海默病(Alzheimer's disease,AD),是发生于老年和老年前期,以进行性认知功能障碍和行为损害为特征的中枢神经系统退行性病变,是老年期痴呆的最常见类型,约占老年期痴呆的50%。临床上表现为记忆障碍、失语、失用、失认、视空间能力损害、抽象思维和计算力损害、人格和行为改变等。据统计,65岁以上老年人中约5%患有AD。

【病因和发病机制】

AD可分为家族性AD和散发性AD。家族性AD呈常染色体显性遗传,多于65岁前起病。现已发现位于21号染色体的淀粉样前体蛋白基因(APP)、位于14号染色体的早老素1(PS1)基因及位于1号染色体的早老素2(PS2)基因突变是家族性AD的病因。

有关AD的确切病因,现有多种假说,其中影响较广的有β-淀粉样蛋白(β-amyloid,Aβ)瀑布假说。该假说认为Aβ的生成与清除失衡是导致神经元变性和痴呆发生的起始事件;另一重要的假说为Tau蛋白假说,该假说认为过度磷酸化的Tau蛋白影响了神经元骨架微管蛋白的稳定性,导致神经原纤维缠结,从而破坏了神经元及突触的正常功能。其他尚有神经血管、氧化应激、炎性机制、细胞周期调节蛋白障碍、线粒体功能障碍等多种假说。

【病理】

AD的大体病理表现为脑的体积缩小和重量减轻,脑沟加深、变宽,脑回萎缩,颞叶特别是海马区萎缩。组织病理学上的典型改变为神经炎性斑(嗜银神经轴索突起包绕β-淀粉样变性而形成)、神经原纤维缠结(由过度磷酸化的微管Tau蛋白在神经元内高度螺旋化形成)、神经元缺失和胶质增生。

【临床表现】

AD通常是隐匿起病,病程为持续进展,无缓解。AD的临床症状可分为两方面,即认知功能减退及其伴随的生活能力减退症状和非认知性神经精神症状。其病程演变大致可以分为轻、中、重度三个阶段。

(一)轻度

此期主要表现为记忆障碍。首先出现的是近事记忆减退,常将日常所做的事和常用的一些物品遗忘,随着病情进展,可出现远期记忆减退,即对发生已久的事情和人物遗忘。还表现出人格方面的障碍,如不爱清洁、不修边幅、暴躁、易怒、自私、多疑等。在该期发生的记忆减退,可被患者本人及其家属误认为是老年人常见的退行性改变而被忽视。

(二)中度

除记忆障碍继续加重外,患者可出现思维和判断力障碍、性格改变和情感障碍,患者的工作、学习新知识和社会接触能力减退,以及逻辑思维、综合分析能力减退,言语重复、计算力下降、定向力障碍,还可出现一些局灶性脑部症状,如失语、失用、失认或肢体活动不灵等。此时患者常有较多的行为和精神活动障碍,原来性格内向的患者可变得易激惹、兴奋欣快、言语增多,而原来性格外向的患者则可变得沉默寡言,甚至出现人格改变,如不注意卫生、仪表,甚至做出一些丧失廉耻(如随地大小便等)的行为。

(三)重度

此期的患者除上述各项症状逐渐加重外,还有情感淡漠、哭笑无常、言语能力丧失,以致丧失日常简单的生活自理能力如穿衣、进食等。终日无语而卧床,与外界(包括亲友)逐渐丧失接触能力。四肢出现强直或屈曲瘫痪,括约肌功能障碍。此外,此期患者常可并发全身系统疾病的症状,如肺部及尿路感染、压疮,以及全身衰竭的症状等,最终因并发症而死亡。

轻、中度AD患者常没有明显的神经系统体征,少数患者有锥体外系体征。重度晚期患者出现神经系统原始反射如强握反射、吸吮反射等。晚期患者常有肌张力增高,四肢呈持久的屈曲姿态。

【辅助检查】

(一)影像学

神经影像学是最具实际鉴别意义的辅助检查。CT检查示脑萎缩、脑室扩大。头颅MRI检查显示双侧颞叶、海马萎缩,为AD的诊断提供了强有力的依据。近年来在脑功能成像研究中,亦有应用葡萄糖代谢、脑血流分布等原理,采用SPECT和PET检查,可见颞叶、额叶和顶叶,尤其是双侧颞叶的海马区血流和代谢降低。该结果的低代谢区和CT、MRI的萎缩区一致。

(二)脑电图

AD的早期脑电图改变主要是波幅降低和α节律减慢。少数患者早期即有脑电图α波明显减少,随病情进展,逐渐出现较广泛的θ波,以额叶、顶叶明显。晚期出现弥漫性慢波,典型表现是在普遍θ波的背景上重叠着δ波。

(三)神经心理学检查

在对AD进行诊断的过程中,神经心理学测验是必不可少的。目前临床上用于AD的神经心理测验有许多种。一般而言,对AD的认知评估领域应包括定向力、记忆功能、言语功能、应用能力、注意力、知觉(视、听、感知)和执行功能七个领域。临床上常用的工具可分为:①大体评定量表,如简易精神状况检查量表(MMSE)、阿尔茨海默病认知功能评价量表(ADAS-cog)、长谷川痴呆量表(HDS)、Mattis痴呆评定量表、认知能力筛查量表(CASI)等;②分级量表,如临床痴呆评定量表(CDR)和总体衰退量表(GDS);③精神行为评定量表,如痴呆行为障碍量表(DBD)、汉密尔顿抑郁量表(HAMD)、神经精神问卷(NPI);④用于鉴别的量表,如Hachinski缺血量表。需要指出的是,选用何种量表,如何评价测验结果,必须结合临床表现和其他辅助检查结果综合予以判断。

(四)脑脊液检查

用于AD的辅助检查有脑脊液$A\beta_{42}$和Tau蛋白定量。但它们的结果均为提示性,现主要在科研领域,尚未推广至临床。

(五)基因检查

有明确家族史的患者可进行APP、PS1、PS2基因检测,突变的发现有助于确诊。

【诊断和鉴别诊断】

(一)诊断要点

AD的诊断临床主要依据其临床表现、适当的辅助检查及神经心理学检查,最终确诊有赖于病理学。临床上较常采用美国《精神疾病诊断和统计手册》(第4版)的AD诊断标准。内容如下。

(1)进展性多个认知功能障碍,包括以下两项:

①记忆障碍,包括学习新知识(近记忆)和回忆旧知识(远记忆)均有障碍;

②一个或数个下列功能障碍,如失语(言语障碍)、失用(运动功能正常而应用不能)、失认(感觉器官正常而不能认识外界物体),以及执行功能(计划、组织、排序、抽象概括)障碍。

(2)以上认知功能障碍导致患者社会活动和职业工作能力明显减退,不能胜任以往工作。

(3)认知功能障碍并非由于下列原因导致:

①中枢神经系统疾病(脑血管病、帕金森病、亨廷顿病、慢性硬膜下血肿、正常颅压脑积水、脑肿瘤等);

②系统性疾病(甲状腺功能减退、维生素B_{12}缺乏、叶酸缺乏、烟酸缺乏、高钾血症、神经梅毒和HIV感染等);

③活性物质所致的痴呆。

(4)这些缺陷并非由于谵妄所致。

(5)不能由其他精神疾病(如抑郁症、精神分裂症)解释。

(二)鉴别诊断

1.血管性痴呆　血管性痴呆(vascular dementia,VD)包括缺血性、出血性脑血管病或者是心脏和循环障碍引起的低血流灌注所致的各种临床痴呆,AD与VD在临床表现上有不少类似之处,临床上有10%～15%的VD与AD并存,给鉴别诊断增加了难度。VD常常相对突然起病,呈波动性进程,常有局灶性神经功能障碍的临床表现,这在反复发生的皮质或皮质下损害的患者(多发梗死性痴呆患者)中较常见。但需要注意的是,皮质下小血管性痴呆起病相对隐匿,发展进程较缓慢。Hachinski缺血量表≥7分提示VD,≤4分提示AD,5或6分提示为混合性痴呆,这个评分标准简明易行,但缺点是未包含影像学指标。

2.额颞叶痴呆　额颞叶痴呆(frontotemporal dementia,FTD)的记忆缺损模式属于"额叶型"遗忘,非认知行为,如自知力缺乏、人际交往失范、反社会行为、淡漠、意志缺失等,在视觉空间短时记忆,词语的即刻、延迟、线索记忆和再认、内隐记忆，注意持续性测验中，FTD 患者的表现比 AD 患者好，而 Wiscon-sin 卡片分类测验、Stroop 测验、连线测验 B 等执行功能表现比 AD 患者差。随着疾病的进展，形态学上表现为额极和颞极的萎缩，MRI、SPECT 等可见典型的局限性脑萎缩和代谢低下。

3. 路易小体痴呆　路易小体痴呆(dementia with Lewy bodies，DLB)患者与 AD 患者相比，回忆及再认功能均相对保留，而言语流畅性、视觉感知及操作任务的完成等方面损害更为严重。其临床表现还具备以下特点：波动性认知障碍、帕金森综合征、视幻觉，该病早期可出现快速动眼期睡眠行为障碍。

【治疗】

目前认为 AD 是一种进行性不可逆的疾病，其在治疗上未找到真正有效的方法。

药物治疗可以考虑以下几个方面。

(一)改善认知功能

(1)胆碱能制剂：目前用于改善认知功能的药物主要是胆碱能制剂，包括乙酰胆碱前体、乙酰胆碱酯酶抑制剂(AChEI)和选择性胆碱能受体激动剂。AChEI 因疗效肯定而被广泛应用，比较有代表性的药物有多奈哌齐、利斯的明、石杉碱甲等。

(2)N-甲基-D-门冬氨酸(NMDA)受体拮抗剂：美金刚能够拮抗 NMDA 受体，具有调节谷氨酸活性的作用，现已用于中晚期 AD 患者的治疗。

(3)脑代谢赋活剂如吡拉西坦、茴拉西坦和奥拉西坦。

(4)微循环改善药物，如麦角生物碱类制剂、钙离子拮抗剂(如尼莫地平)等。

(二)控制精神症状

很多患者在疾病的某一阶段出现精神症状，如幻觉、妄想、抑郁、焦虑、激越、睡眠紊乱等，可给予抗精神病药物和抗抑郁药物等，前者常用不典型抗精神病药，如利培酮、奥氮平等；后者常用选择性 5-HT 再摄取抑制剂(SSRI)，如氟西汀、帕罗西汀、西酞普兰、舍曲林等。这些药物的使用原则如下：①低剂量起始；②缓慢增量；③增量间隔时间稍长；④尽量使用最小有效剂量；⑤治疗个体化；⑥注意药物间的相互作用。

(三)支持治疗

重度患者生活能力严重减退，常并发营养不良、肺部感染、泌尿系统感染、压疮等，应加强支持治疗和对症治疗。

【健康教育】

1. 早防早治　进入中老年或绝经期即应尽早发现 AD，争取在轻度认知损害或轻度痴呆阶段进行治疗。

2. 联合用药　AD 是多种复杂因素引起的疾病，多采用几种作用于不同位点的药物可能比单一治疗效果更理想。

3. 加强护理　由于患者多死于并发症，故加强日常护理、防治并发症具有重要意义。有效的护理能延长患者的生命及改善患者的生活质量，并能防止摔伤、外出不归等意外的发生。

第七节　脑损伤

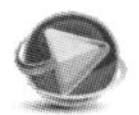

学习目标

识记：

1. 能够准确说出脑损伤的主要临床表现。
2. 能简要描述脑损伤的常规辅助检查。
3. 能准确说出脑损伤的治疗方案。

理解：

1. 能够用自己的语言描述脑损伤的临床表现。

2. 明确典型病例的临床特点，并可判断脑损伤的轻重。

3. 能够准确识别原发性脑损伤、继发性脑损伤。

应用：

1. 能够自觉将医疗规范与康复健康理念贯穿于疾病治疗的全过程。

2. 能用所学知识与技能协助主治医生对患者的疾病康复进行指导。

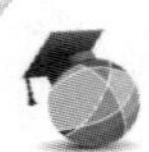

任务引领

患者，男性，21 岁，以车祸致头疼伴呕吐 6 h 入院。

查体：T 36.6 ℃，P 80 次/分，R 25 次/分，BP 160/96 mmHg，神志清楚，呼唤能睁眼，对答切题，右枕部皮肤挫伤出血，双侧瞳孔等大等圆、对光反射灵敏，左侧眶周青紫，眼睑水肿，巩膜无黄染，咽红，扁桃体不大，心肺无异常，腹软，肝脾不大，移动性浊音(－)，双肾区无叩击痛，双下肢无水肿，四肢自主运动正常，双侧膝跳反射(＋＋)，双侧 Babinski 征阴性。

化验：血 Hb 130 g/L，WBC 10.7×10^9/L，PLT 210×10^9/L，尿常规正常，肝功能正常，Alb 35.5 g/L，BUN 8.5 mmol/L，Scr 140 μmol/L。

头颅 CT：左额叶底部脑挫裂伤，左额底硬膜下血肿，右枕部头皮血肿。

请完成以下任务：

(1)通过学习，请归纳与总结脑损伤的主要临床表现。

(2)你知道脑损伤的主要检查项目吗？请简单描述常规检查项目。

(3)假如你是该患者的主治医生，请设计简单的医嘱。

颅脑损伤多见于交通、工矿等事故，自然灾害，以及爆炸、火器伤、坠落、跌倒以及各种锐器、钝器对头部的伤害，常与身体其他部位的损伤合并存在。颅脑损伤可分为头皮损伤、颅骨损伤与脑损伤，三者虽皆可单独发生，但须警惕其合并存在。

【病因和损伤机制】

(一)病因与损伤机制

1. 直接损伤　直接损伤是暴力直接作用于头部引起的损伤，包括加速性损伤、减少性损伤和挤压伤。

(1)加速性损伤：运动着的物体撞击头部，使相对于静止的头颅在瞬间由静态转为动态造成的损伤，如头部遭到行驶车辆撞击或拳击、铁或木棍等物品打击。此时脑损伤往往多发生在直接着力点的部位。

(2)减速性损伤：运动着的头部突然碰撞在静止外物上，引起减速性损伤，如跌倒、坠落伤，此时脑损伤较多发生在着力点的对侧，称之为“对冲伤”。常见为枕部着力导致额极、颞极及其底面的脑挫裂伤。

(3)挤压伤：头部受到两个方向相反的外力挤压而致伤，如胎儿分娩时因产道狭窄或使用产钳，使头颅在分娩过程中受压变形，导致脑组织损伤。

2. 间接损伤　间接损伤是指暴力作用于头部以外部位，作用力传递到颅脑造成的脑损伤，主要有挥鞭性损伤和胸部挤压伤。

(1)挥鞭性损伤：当躯干突然遭受加速性或减速性暴力时，身体与头部运动不一致，头部与颈椎之间即出现剪切力，造成头颈交界处软组织、颈髓或脑组织损伤。

(2)胸部挤压伤：因胸壁突然遭受到巨大压力冲击，胸腔内压升高致上腔静脉的血逆行灌入颅内，引起广泛性脑出血。

(二)病理类型

脑损伤的病理改变是由致伤因素和致伤方式决定的。根据致伤作用力大小、速度、方式和受伤部位不同，颅脑损伤的类型和程度有所不同。

按伤后脑组织与外界相通与否，脑损伤分为开放性脑损伤和闭合性脑损伤两类。前者多由锐器或火器直接造成，伴有头皮裂伤、颅骨骨折和硬脑膜破裂，有脑脊液漏；后者由头部接触较钝物体或间接暴力所致，不伴有头皮或颅骨损伤，或虽有头皮、颅骨损伤，但脑膜完整，无脑脊液漏。

按脑损伤的类型可分为原发性脑损伤和继发性脑损伤。原发性脑损伤是指暴力作用于头部时立即发生的脑损伤，主要有脑震荡、脑挫裂伤及原发性脑干损伤等。继发性脑损伤是指受伤一定时间后出现的脑受损病变，主要有脑水肿和颅内血肿。

【临床表现和诊断】

不同类型脑损伤临床表现不尽相同，下面简要叙述几种原发性脑损伤及与之有关的脑水肿、颅内血肿。

（一）脑震荡

脑震荡表现为一过性的脑功能障碍，无肉眼可见的神经病理改变，显微镜下可见神经组织结构紊乱。具体机制尚未明了，可能与惯性力所致弥散性脑损伤有关。主要症状是受伤当时立即出现短暂的意识障碍，可为神志不清或完全昏迷，常持续数秒或数分钟，一般不超过半小时。清醒后大多不能回忆受伤当时乃至伤前一段时间内的情况，称为逆行性遗忘。较重者在意识障碍期间可有皮肤苍白、出汗、血压下降、心动过缓、呼吸浅慢、肌张力降低、各生理反射迟钝或消失等表现，但随着意识的恢复很快趋于正常。此后可能出现头痛、头昏、恶心、呕吐等症状，短期内可自行好转。神经系统检查无阳性体征，脑脊液检查无红细胞，CT 检查颅内无异常发现。

（二）弥散性轴突损伤

弥散性轴突损伤属于惯性力所致的弥散性脑损伤，由于脑的扭曲变形，脑内产生剪切或牵拉作用，造成脑白质广泛性轴突损伤。病变可分布于大脑半球、胼胝体、小脑或脑干。显微镜下所见为轴突断裂的结构改变。可与脑挫裂伤合并存在或继发脑水肿，使病情加重。主要表现为受伤当时立即出现昏迷的时间较长。昏迷原因主要是广泛的轴突损害，使皮层与皮层下中枢失去联系。若累及脑干，患者可有一侧或双侧瞳孔散大，对光反射消失，或同向凝视等。神志好转后，可因继发脑水肿而再次昏迷。CT 扫描可见大脑皮质与髓质交界处、胼胝体、脑干、内囊区或三脑室周围有多个点状或小片状出血灶；MRI 能提高小出血灶的检出率。

（三）脑挫裂伤

脑挫裂伤是指主要发生于大脑皮质的损伤，可为单发，亦可多发，好发于额极、颞极及其底面。小者如点状出血，大者可呈紫红色片状。显微镜下，伤灶中央为血块，四周是碎烂或坏死的皮层组织以及星芒状出血。脑挫伤是指脑组织遭受破坏较轻，软脑膜尚完整者；脑裂伤是指软脑膜、血管和脑组织同时有破裂，伴有外伤性蛛网膜下腔出血。两者常同时并存，临床上不易区别，故常合称为脑挫裂伤。脑挫裂伤的继发性改变脑水肿和血肿形成具有更为重要的临床意义。前者通常属于血管源性水肿，可于伤后早期发生，一般 3～7 天内发展到高峰，在此期间易发生颅内压增高甚至脑疝。伤情较轻者，脑水肿可逐渐消退，伤灶数日后可形成瘢痕、囊肿或与硬脑膜粘连，成为外伤性癫痫的原因之一。如蛛网膜与软脑膜粘连，影响脑脊液吸收，可形成外伤性脑积水。广泛的脑挫裂伤可在数周以后形成外伤性脑萎缩。

临床表现如下：

（1）意识障碍：受伤当时立即出现。意识障碍的程度和持续时间与脑挫裂伤的程度、范围直接相关，绝大多数在半小时以上，重症者可长期持续昏迷。少数范围局限的脑挫裂伤，如果不存在惯性力所致的弥散性脑损伤，可不出现早期意识障碍。

（2）局灶症状与体征：受伤当时立即出现与伤灶相应的神经功能障碍或体征，如运动区损伤出现锥体束征、肢体抽搐或偏瘫，语言中枢损伤出现失语等。发生于"哑区"的损伤，则无局灶症状或体征出现。

（3）头痛与恶心、呕吐：可能与颅内压增高、自主神经功能紊乱或外伤性蛛网膜下腔出血等有关，后者尚可有脑膜刺激征、脑脊液检查有红细胞等表现。

（4）颅内压增高与脑疝：为继发脑水肿或颅内血肿所致，使早期的意识障碍或瘫痪程度有所加重，或意识好转、清醒后又变为模糊，同时有血压升高、心率减慢、瞳孔不等大以及锥体束征等表现。

CT 检查不仅可了解脑挫裂伤的具体部位、范围（伤灶表现为低密度区内有散在的点、片状高密度出血灶影)及周围脑水肿的程度(低密度影范围),还可了解脑室受压及中线结构移位等情况。

(四)原发性脑干损伤

原发性脑干损伤不同于因脑疝所致的继发性脑干损伤,其症状与体征在受伤当时即已出现,不伴有颅内压增高等表现。单独的原发性脑干损伤较少见,常与弥散性脑损伤并存。病理变化可有脑干神经组织结构紊乱、轴突裂断、挫伤或软化等。主要表现为受伤当时立即昏迷,昏迷程度较深,持续时间较长。其昏迷原因与脑干网状结构受损、上行激活系统功能障碍有关。瞳孔不等、极度缩小或大小多变,对光反射无常;眼球位置不正或同向凝视;出现病理反射、肌张力增高、中枢性瘫痪等锥体束征以及去大脑强直等。累及延髓时,则出现严重的呼吸、循环功能紊乱。MRI检查有助于明确诊断,了解伤灶具体部位和范围。

(五)下丘脑损伤

下丘脑损伤常与弥散性脑损伤并存。主要表现为受伤早期意识或睡眠障碍、高热或低温、尿崩症、水与电解质紊乱、消化道出血或穿孔以及急性肺水肿等。这些表现如出现在伤后晚期,则为继发性脑损伤所致。

(六)颅内血肿

外伤性颅内血肿形成后,其严重性在于可引起颅内压增高而导致脑疝;早期及时处理,可在很大程度上改善预后。按血肿的来源和部位不同可分为硬脑膜外血肿、硬脑膜下血肿及脑内血肿等。血肿常与原发性脑损伤相伴发生,也可在没有明显原发性脑损伤的情况下单独发生。按血肿引起颅内压增高或早期脑疝症状所需时间,将其分为三型:72 h以内者为急性型,3天到3周为亚急性型,超过3周为慢性型。硬脑膜外血肿的形成机制与颅骨损伤密切关系,骨折或颅骨的短暂变形撕破位于骨沟内的硬脑膜动脉或静脉窦引起出血,或骨折的板障出血。血液积聚于颅骨与硬脑膜之间,在硬脑膜与颅骨分离过程中,可又撕破一些小血管,使血肿增大。由于颅盖部的硬脑膜与颅骨附着较松,易于分离,颅底部硬脑膜与颅骨附着较紧,所以硬脑膜外血肿一般多见于颅盖部。引起颅内压增高与脑疝所需的出血量,可因出血速度、代偿机能、原发性脑损伤而异,一般成人幕上达20 mL以上,幕下达10 mL时,即有可能引起,绝大多数属急性型。出血来源以脑膜中动脉最常见,其主干或前支的出血速度快,可在6～12 h或更短时间内出现症状;少数由静脉窦或板出血形成的血肿出现症状可较迟,可表现为亚急性或慢性型。血肿较常发生于颞区,多数为单个血肿,少数可为多个,位于一侧或两侧大脑半球,或位于小脑幕上下。

临床表现与诊断如下:

1.外伤史　颅盖部,特别是颞部的直接暴力伤,局部有伤痕或头皮血肿,颅骨X线摄片发现骨折线跨过脑膜中动脉沟;或后枕部受伤,有软组织肿胀、皮下淤血,颅骨X线摄片发现骨折线跨过横窦,皆应高度重视有硬脑膜外血肿可能。

2.意识障碍　血肿本身引起的意识障碍为脑疝所致,通常在伤后数小时至1～2天内发生。由于还受到原发性脑损伤的影响,因此意识障碍的类型可有三种:①当原发性脑损伤很轻(脑震荡或轻度脑挫裂伤),最初的昏迷时间很短,而血肿的形成又不是太迅速时,则在最初的昏迷与脑疝的昏迷之间有一段意识清楚时间,大多为数小时或稍长,超过24 h者甚少,称为“中间清醒期”;②如果原发性脑损伤较重,或血肿形成较迅速,则见不到中间清醒期,可有“意识好转期”,未及清醒却又加重,也可表现为持续进行性加重的意识障碍;③少数血肿在无原发性脑损伤或脑挫裂伤甚为局限的情况下发生,早期无意识障碍,只在血肿引起脑疝时才出现意识障碍。大多数伤员在进入脑疝昏迷之前,已先有头痛、呕吐、烦躁不安或淡漠、嗜睡、定向不准、遗尿等表现,此时已足以提示脑疝发生。

3.瞳孔改变　小脑幕切迹疝早期患侧动眼神经因牵扯受到刺激,患侧瞳孔可先缩小,对光反射迟钝;随着动眼神经和中脑受压,该侧瞳孔旋即表现进行性扩大、对光反射消失、睑下垂以及对侧瞳孔随之扩大。应区别于单纯颅前窝骨折所致的原发性动眼神经损伤,其瞳孔散大在受伤当时已出现,无进行性恶化表现。视神经受损的瞳孔散大,有间接对光反射存在。

4.锥体束征　早期出现的一侧肢体肌力减退,如无进行性加重表现,可能是脑挫裂伤的局灶体征;如果是稍晚出现或早期出现而呈进行性加重,则应考虑为血肿引起脑疝或血肿压迫运动区所致。去大脑强直为脑疝晚期表现。

5.生命体征　常为进行性的血压升高、心率减慢和体温升高。由于颞区的血肿大多先经历小脑幕切迹疝，然后合并枕骨大孔疝，故严重的呼吸、循环障碍常在经过一段时间的意识障碍和瞳孔改变后才发生；额区或枕区的血肿则可不经历小脑幕切迹疝而直接发生枕骨大孔疝，可表现为一旦有了意识障碍，瞳孔变化和呼吸骤停几乎同时发生。

CT 检查：若发现颅骨内板与脑表面之间有双凸镜形或弓形密度增高影，可有助于确诊。CT 检查还可明确定位、计算出血量、了解脑室受压及中线结构移位，以及脑挫裂伤、脑水肿、多个或多种血肿并存等情况。

【治疗原则和药物治疗要点】

对原发性脑损伤的处理除了观察病情以外，主要是对已产生的昏迷、高热等病症的护理和对症治疗，预防并发症，以避免对脑组织和机体的进一步损害。重点是处理继发性脑损伤，着重于脑疝的预防和早期发现，特别是对颅内血肿的早期发现和处理，以争取良好的疗效。

(一)病情观察

动态的病情观察是鉴别原发性与继发性脑损伤的重要手段，目的是为了早期发现脑疝，同时也是为了判断疗效和及时改变治疗方法。轻度头部外伤不论受伤当时有无昏迷，为了防止迟发性颅内血肿的漏诊，均应进行一段时间的观察与追踪。在众多的观察项目中，以意识观察最为重要。

1. 意识　脑损伤引起意识障碍的原因为脑干受损、皮质或轴索弥散性受损或丘脑、下丘脑受损等。意识障碍的程度可视为脑损伤的轻重；意识障碍出现的迟早和有无继续加重，可作为区别原发性和继发性脑损伤的重要依据。

意识观察既重要又不易掌握，对意识障碍程度的分级，迄今已有多种方法用于临床，现介绍其中两种。

(1)传统的方法：分为意识清楚、意识模糊、浅昏迷(半昏迷)、昏迷和深昏迷五个阶段或级别。浅昏迷是指对语言已完全无反应、对痛觉尚敏感的意识障碍阶段，痛刺激(如压迫眶上神经)时，能用手做简单的防御动作，或有回避动作，或仅能表现皱眉。昏迷是指对痛觉的意识模糊，为最轻或最早出现的意识障碍，因而也是最需要熟悉和关注的。在此阶段对外界反应能力降低，语言与合作能力减低，但尚未完全丧失，可有淡漠、迟钝、嗜睡、语言错乱、定向障碍(不能辨别时间、地点、人物)、躁动、谵妄和遗尿等表现。深昏迷时对痛刺激的反应完全丧失，双瞳散大，对光反射与角膜反射均消失，可有生命体征紊乱。由于病因和个体的差别，意识障碍的变化规律不尽相同，上述分级方法的各阶段之间截然分明，而且每一阶段本身还有程度上的不等。在实际应用时除了要指出意识障碍的阶段以外，还须对语言、痛觉反应等在程度上加以具体描写，以便于比较，例如“意识模糊，嗜睡，轻唤能醒，仅能回答简单问题，无错乱”。

(2)Glasgow 昏迷评分法：以其简单易行已广泛应用于临床。从睁眼、语言和运动三个方面分别制订出具体评分标准，以三者的积分表示意识障碍程度，以资比较。最高为 15 分，表示意识清楚，8 分以下为昏迷，最低为 3 分(表 13-4)。

表 13-4　Glasgow 昏迷评分法

睁眼反应	得分	言语反应	得分	运动反应	得分
自行睁眼	4 分	回答正确	5 分	能从嘱完成动作	6 分
呼之睁眼	3 分	回答有误	4 分	刺痛能定位	5 分
刺痛睁眼	2 分	胡言乱语	3 分	刺痛肢体躲避	4 分
不能睁眼	1 分	仅能发音	2 分	刺痛过度屈曲	3 分
		不能发音	1 分	刺痛过度伸展	2 分
				刺痛无动作	1 分

2. 瞳孔　瞳孔变化可因动眼神经、视神经以及脑干等部位的损伤引起，应用某些药物或剧痛、惊骇时也会影响瞳孔。小脑幕切迹疝的瞳孔进行性扩大变化，是最常引起关注的。根据瞳孔变化出现的迟早、有无继续加剧以及有无意识障碍同时加剧等，可将脑病区别于因颅底骨折产生的原发性动眼神经损伤。根据有无间接对光反射可将视神经损伤区别于动眼神经损伤。

3. 神经系统体征　原发性脑损伤引起的偏瘫等局灶体征，在受伤当时已经出现，且不再继续加重；继发性脑损伤如颅内血肿或脑水肿引起者，则在伤后逐渐出现，若同时还有意识障碍进行性加重表现，则应考虑为小脑幕切迹疝。

4.生命体征　生命体征紊乱为脑干受损征象。受伤早期出现的呼吸、循环改变，常为原发性脑干损伤所致；伤后，与意识障碍和瞳孔变化同时出现的进行性心率减慢和血压升高，为小脑幕切迹疝所致；枕骨大孔疝可未经明显的意识障碍和瞳孔变化阶段而突然发生呼吸停止。开放性脑损伤的早期可因出血性休克而有血压、脉搏改变。脑损伤时可因颅内压增高等原因而引起某些心电图异常改变，如窦性心动过缓、早搏、室性心动过速及T波低平等。

5.其他　观察期间出现剧烈头痛或烦躁不安症状，可能为颅内压增高或脑疝预兆；原为意识清楚的患者发生睡眠中遗尿，应视为已有意识障碍；患者躁动时，脉率未见相应增快，可能已有脑疝存在；意识障碍的患者由能够自行改变卧位或能够在呕吐时自行改变头位到不能变动，视为病情加重表现。

(二)特殊监测

1.CT检查　用于脑损伤患者的监测，可达到以下目的：①伤后6 h以内的CT检查如为阴性结果，不能排除迟发性颅内血肿可能，多次CT复查有利于早期发现迟发性血肿；②早期CT检查已发现脑挫裂伤或颅内较小血肿，患者尚无明显意识障碍加重，多次CT复查可了解脑水肿范围或血肿体积有无扩大，脑室有无受压以及中线结构有无移位等重要情况，有利于及时处理；③有助于非手术治疗过程中或术后确定疗效和是否改变治疗方案，了解血肿的吸收、脑水肿的消散以及后期有无脑积水、脑萎缩等改变发生。

2.颅内压监测　用于一部分重度脑损伤有意识障碍的伤员，可达到以下目的：①了解颅内压变化：颅内压在2.0～2.67 kPa为轻度增高；在2.67～5.33 kPa为中度增高；在5.33 kPa以上为重度增高。平均动脉压与颅内压之差为脑灌注压。一般应保持颅内压低于2.67 kPa，脑灌注压须在6.67 kPa以上。②作为手术指征的参考：颅内压呈进行性升高表现，有颅内血肿可能，提示需手术治疗；颅内压稳定在2.67 kPa以下时，提示无需手术治疗。③判断预后，经各种积极治疗颅内压仍持续在5.33 kPa或更高，提示预后极差。

3.脑诱发电位　可分别反映脑干、皮质下和皮质等不同部位的功能情况，对确定受损部位，判断病情严重程度和预后等有帮助。

(三)脑损伤的分级

分级的目的是为了便于制订诊疗常规、评价疗效和预后，并对伤情进行鉴定。

1.按伤情轻重分级　①轻型：主要指单纯脑震荡，有或无颅骨骨折，昏迷在20 min以内，有轻度头痛、头晕等自觉症状，神经系统和脑脊液检查无明显改变。②中型：主要指轻度脑挫裂伤或颅内小血肿，有或无颅骨骨折及蛛网膜下腔出血，无脑受压征，昏迷在6 h以内，有轻度的神经系统阳性体征，有轻度生命体征改变。③重型：主要指广泛颅骨骨折，广泛脑挫裂伤，脑干损伤或颅内血肿，昏迷在6 h以上，意识障碍逐渐加重或出现再昏迷，有明显的神经系统阳性体征，有明显生命体征改变。

2.按Glasgow昏迷评分法分级　昏迷时间在30 min以内，处于13～15分者定为轻度；昏迷时间为30 min～6 h，处于8～12分者为中度；昏迷超过6 h，处于3～7分者为重度。

无论哪一种分级方法，均必须与脑损伤的病理变化、临床观察和CT检查等相联系，以便动态地、全面地反映伤情。例如：受伤初期表现为单纯脑震荡，属于轻型的伤员，在观察过程中可因颅内血肿而再次昏迷，成为重型；由CT检查发现的颅内小血肿，无中线结构移位，在受伤初期仅短暂昏迷或无昏迷，观察期间也无病情改变，属于中型；早期属于轻、中型的伤员，6 h以内的CT检查无颅内血肿，其后复查时发现血肿，并有中线结构明显移位，此时尽管意识尚清楚，已属重型。

(四)急诊处理要求

1.轻型(Ⅰ级)

(1)留急诊室观察24 h。

(2)观察意识、瞳孔、生命体征及神经系统体征变化。

(3)颅骨X线摄片，或头部CT检查。

(4)对症处理。

(5)向家属说明有迟发性颅内血肿可能。

2. 中型(Ⅱ级)

(1)意识清楚者留急诊室或住院观察48～72 h，有意识障碍者须住院。

(2)观察意识、瞳孔、生命体征及神经系统体征变化。

(3)头部CT检查。

(4)对症处理。

(5)有病情变化时，即刻做头部CT复查，做好随时手术的准备。

3. 重型(Ⅲ级)

(1)须住院或进入重症监护病房。

(2)观察意识、瞳孔、生命体征及神经系统体征变化。

(3)选用头部CT监测、颅内压监测或脑诱发电位监测。

(4)积极处理高热、躁动、癫痫等，有颅内压增高表现者，给予脱水等治疗，维持良好的周围循环和脑灌注压。

(5)注重昏迷的护理与治疗，首先保证呼吸道通畅。

(6)有手术指征者尽早手术；已有脑疝时，先予以20%甘露醇250 mL及呋塞米40 mg静脉推注，然后立即手术。

(五)昏迷患者的护理与治疗

长期昏迷多因较重的原发性脑损伤或继发性脑损伤未能及时处理所致。昏迷期间如能防止各种并发症，保持内外环境的稳定，使机体不再受到脑缺血，缺氧，营养障碍或水、电解质紊乱等不利因素影响，则相当一部分患者可望争取较好的预后。

1. 呼吸道　保证呼吸道通畅、防止气体交换不足是首要的。在现场急救和运送过程中须注意清除呼吸道分泌物，呕吐时将头转向一侧以免误吸，深昏迷者须抬起下颌，或将咽通气管放入口咽腔，以免舌根后坠阻碍呼吸。估计在短时间内不能清醒者，宜尽早行气管插管或气管切开。呼吸减弱、潮气量不足者，应及早用呼吸机辅助呼吸，依靠血气分析和氧饱和度监测，调整和维持正常呼吸生理。及时清除呼吸道分泌物，保持吸入空气的湿度和温度，注意消毒隔离与无菌操作，以及定期作呼吸道分泌物细菌培养和药敏试验等措施，是防治呼吸道感染的关键。

2. 头位与体位　头部升高15°有利于脑部静脉回流，对脑水肿的治疗有帮助。为预防压疮，必须坚持采用定时翻身等方法，不断变更身体与床褥接触的部位，以免骨突出部位的皮肤持续受压缺血。

3. 营养　营养障碍将降低机体的免疫力和修复功能，使易于发生或加剧并发症。早期采用肠道外营养，如静脉输入脂肪乳剂、氨基酸、葡萄糖与胰岛素以及电解质、维生素等，以维持需要；待肠蠕动恢复后，即可采用肠道内营养逐步代替静脉途径，通过鼻胃管或鼻肠管给予每天所需营养；超过1个月以上的肠道内营养，可考虑行胃造瘘术，以避免鼻、咽、食管产生炎症和糜烂。肠道内营养除可应用牛奶、蛋黄、糖等混合膳，配制成4.18 kJ/mL并另加各种维生素和微量元素以外，也可用商品制剂，通常以酪蛋白、植物油、麦芽糖糊精为基质，含各种维生素和微量元素，配制成4.18 kJ/mL。总热量和蛋白质，成人每天约8400 kJ(2000 kcal)和10 g氮的供应即可，有高热、感染、肌张力增高或癫痫时，须酌情增加。定时测量体重和肌丰满度，监测氮平衡、血浆白蛋白、血糖、电解质等生化指标，以及淋巴细胞计数等免疫学测试，以便及时调整热量和各种营养成分的供应。

4. 尿潴留　长期留置导尿管是引起泌尿系统感染的主要原因。尽可能采用非导尿方法，如在膀胱过分膨胀时，用热敷、按摩来促使排尿；必须导尿时，严格执行无菌操作，选择优质硅胶带囊导尿管，并尽早拔除导尿管，留置时间不宜超过3～5天；经常检查尿常规、尿细菌培养及药敏试验。需要长期导尿者，可考虑行耻骨上膀胱造瘘术，以减轻泌尿系统感染。

5. 促苏醒　关键在于早期防治脑水肿和及时解除颅内压增高，并避免缺氧、高热、癫痫、感染等不良因素对脑组织的进一步危害；病情稳定后如仍未清醒，可选用胞磷胆碱、乙酰谷酰胺以及能量合剂等药物或高压氧舱治疗，对一部分伤员的苏醒可有帮助。

(六)脑水肿的治疗

1. 脱水疗法　适用于病情较重的脑挫裂伤，有头痛、呕吐等颅内压增高表现，腰椎穿刺或颅内压监测压力偏高，CT 发现脑挫裂伤合并脑水肿，以及手术治疗前后。常用的药物为甘露醇、呋塞米及白蛋白等。用法有：①20%甘露醇按每次 0.5～1 g/kg(成人每次 250 mL)静脉快速滴注，于 15～30 min 内滴完，依病情轻重每 6 h、8 h 或 12 h 重复一次；20%甘露醇与呋塞米联合应用，可增强疗效，成人量前者用 125～250 mL，每 8～12 h 一次；后者用 20～60 mg，静脉或肌内注射，每 8～12 h 一次，两者可同时或交替使用；②白蛋白与呋塞米联合应用，可保持正常血容量，不引起血液浓缩，成人用量前者 10 g/d，静脉滴入，后者用 20～60 mg，静脉或肌内注射，每 8～12 h 一次；③甘油，很少引起电解质紊乱，成人口服量 1～2 g/(kg·d)，分 3～4 次，静脉滴注量为 10%甘油溶液 500 mL/d，5 h 内输完。遇急性颅内压增高已有脑病征象时，必须立即用 20%甘露醇 250 mL 静脉推注，同时用呋塞米 40 mg 静脉注射。

2. 糖皮质激素　糖皮质激素用于重型脑损伤，其防治脑水肿的作用不甚确定；如若使用，以尽早短期使用为宜。用法有：①地塞米松，成人量 5 mg 肌内注射，6 h 一次，或 20 mg/d 静脉滴注，一般用药 3 天；②ACTH，成人量 25～50 U/d，静脉滴注，一般用药 3 天。用药期间可能发生消化道出血或加重感染，宜同时应用 H_2 受体拮抗剂如雷尼替丁等及大剂量抗生素。

3. 过度换气　给予肌肉松弛剂后，借助呼吸机作控制性过度换气，使血 CO_2 分压降低，促使脑血管适度收缩，从而降低了颅内压。仅适于某些特殊情况下短暂应用，如脑出血导致的颅内压增高、已证实有持续性颅内压增高但其他措施无效。CO_2 分压宜维持在 4.00～4.67 kPa 之间(正常为 4.67～6.00 kPa)，不可低于 3.33 kPa，以免引起脑缺血。

4. 其他　曾用于临床的还有氧气治疗、亚低温治疗、巴比妥治疗等。

(七)手术治疗

1. 开放性脑损伤　原则上须尽早行清创缝合术，使之成为闭合性脑损伤。清创缝合应争取在伤后 6 h 内进行；在应用抗生素的前提下，72 h 内尚可行清创缝合。术前须仔细检查创口，分析颅骨 X 线片与 CT 检查片，充分了解骨折、碎骨片及异物分布情况，骨折与大静脉窦的关系，脑挫裂伤及颅内血肿等；火器伤者还需了解伤道方向、途径、范围及其内的血肿、异物等情况。清创由浅而深，逐层进行，彻底清除碎骨片、头发等异物，吸出脑内或伤道内的凝血块及碎裂的脑组织，彻底止血。碎骨片最易引起感染而形成外伤性脑脓肿，故必须彻底清除；为避免增加脑损伤，对位置较深或分散存在的金属异物可暂不取出。如无明显颅内渗血，也无明显脑水肿或感染征象存在，应争取缝合或修复硬脑膜，以减少颅内感染和癫痫发生率。硬脑膜外可置放引流管。其他的手术治疗原则同闭合性脑损伤。

2. 闭合性脑损伤　手术主要是针对颅内血肿或重度脑挫裂伤合并脑水肿引起的颅内压增高和脑疝，其次为颅内血肿引起的局灶性脑损伤。

由于 CT 检查在临床诊断和观察中广泛应用，已改变了以往的“血肿即是手术指征”的观点。一部分颅内血肿患者，在有严格观察及特检监测的条件下，应用脱水等非手术治疗，可取得良好疗效。颅内血肿可暂不手术的指征如下：无意识障碍或颅内压增高症状，或虽有意识障碍或颅内压增高症状但已见明显减轻好转；无局灶性脑损伤体征；CT 检查所见血肿不大(幕上者<40 mL，幕下者<10 mL)，中线结构无明显移位(移位<0.5 cm)，也无脑室或脑池明显受压情况；颅内压监测压力<2.67 kPa。上述患者在采用脱水等治疗的同时，须严密观察及监测，并做好随时手术的准备，如备血、剃头等，一旦有手术指征，须尽早手术。

颅内血肿的手术指征如下：①意识障碍程度逐渐加深；②颅内压的监测压力在 2.67 kPa 以上，并呈进行性升高表现；③有局灶性脑损伤体征；④虽无明显意识障碍或颅内压增高症状，但 CT 检查显示血肿较大(幕上者>40 mL，幕下者>10 mL)，或血肿虽不大但中线结构移位明显(移位>1 cm)、脑室或脑池受压明显者；⑤在非手术治疗过程中病情恶化者。颞叶血肿因易导致小脑幕切迹疝，手术指征应放宽；硬脑膜外血肿因不易吸收，也应放宽手术指征。

重度脑挫裂伤合并脑水肿的手术指征如下：①意识障碍呈进行性加重或已有一侧瞳孔散大的脑病表现；②光层相干断层扫描(OCT)检查发现中线结构明显移位、脑室明显受压；③在脱水等治疗过程中病情恶化者。

凡有手术指征者皆应及时手术，以便尽早地去除颅内压增高的病因和解除脑受压。已经出现一侧瞳孔散大的小脑幕切迹疝征象时，更应力争在 30 min 或最迟 1 h 以内将血肿清除或去骨瓣减压；超过 3 h

者，将产生严重后果。

常用的手术方式如下：

1. 开颅血肿清除术　术前 CT 检查示血肿部位明确者，可直接开颅清除血肿。对硬脑膜外血肿，骨瓣应大于血肿范围，以便于止血和清除血肿。遇到脑膜中动脉主干出血，止血有困难时，可向颅中凹底寻找棘孔，用小棉球将棘孔堵塞而止血。术前已有明显脑疝征象或 CT 检查中线结构有明显移位者，尽管血肿清除后当时脑未膨起，也应将硬脑膜敞开并去骨瓣减压，以减轻术后脑水肿引起的颅内压增高。对硬脑膜下血肿，在打开硬脑膜后，可在脑压板协助下用生理盐水冲洗的方法将血块冲出，由于硬脑膜下血肿常合并脑挫裂伤和脑水肿，所以清除血肿后，可不缝合硬脑膜并去骨瓣减压。对脑内血肿，因多合并脑挫裂伤与脑水肿，穿刺或切开皮质达血肿腔清除血肿后，以不缝合硬脑膜并去骨瓣减压为宜。

2. 去骨瓣减压术　用于重度脑挫裂伤合并脑水肿有手术指征时，作大骨瓣开颅术，敞开硬脑膜并去骨瓣减压，同时还可清除挫裂糜烂及血液循环不良的脑组织，作为内减压术。对于病情较重的广泛性脑挫裂伤或脑疝晚期已有严重脑水肿存在者，可考虑行两侧去骨瓣减压术。

3. 钻孔探查术　已具备伤后意识障碍进行性加重或出现再昏迷等手术指征，因条件限制术前未能做 CT 检查，或就诊时脑疝已十分明显，已无时间做 CT 检查，钻孔探查术是有效的诊断和抢救措施。钻孔在瞳孔首先扩大的一侧开始，或根据神经系统体征、头皮伤痕、颅骨骨折的部位来选择；多数钻孔探查需在两侧多处进行。通常先在颞前部（翼点）钻孔，如未发现血肿或怀疑其他部位还有血肿，则依次在额顶部、眉弓上方、颞后部以及枕下部分别钻孔。注意钻孔处有无骨折，如钻透颅骨后即见血凝块，为硬脑膜外血肿；如未见血肿则稍扩大骨孔，以便切开硬脑膜寻找硬脑膜下血肿，做脑穿刺或脑室穿刺，寻找脑内或脑室内血肿。发现血肿后即作较大的骨瓣或扩大骨孔以便清除血肿和止血；在大多数情况下，须敞开硬脑膜并去骨瓣减压，以减轻术后脑水肿引起的颅内压增高。

4. 脑室引流术　脑室内出血或血肿如合并脑室扩大，应行脑室引流术。脑室内主要为未凝固的血液时，可行颅骨钻孔穿刺脑室置管引流；如主要为血凝块，则行开颅术切开皮质进入脑室清除血肿后置管引流。

5. 钻孔引流术　对慢性硬脑膜下血肿，主要采取颅骨钻孔，切开硬脑膜到达血肿腔，置管冲洗清除血肿液。血肿较小者行顶部钻孔引流术，血肿较大者可行顶部和额部双孔引流术。术后引流 48～72 h。患者取头低卧位，并给予较大量的生理盐水和等渗溶液静脉滴注，以促使原受压脑组织膨起复位，消除死腔。

（八）对症治疗与并发症处理

1. 高热　常见原因为脑干或下丘脑损伤以及呼吸道、泌尿系统或颅内感染等。高热造成脑组织相对性缺氧，加重脑的损害，故须采取积极降温措施。常用物理降温法有冰帽，或头、颈、腋、腹股沟等处放置冰袋或敷冰毛巾等。如体温过高物理降温无效或引起寒战时，需采用冬眠疗法。常用氯丙嗪及异丙嗪各 25 mg或 50 mg 肌内注射或静脉缓慢注射，用药 20 min 后开始物理降温，保持直肠温度为 36 ℃左右，依照有无寒战及患者对药物的耐受性，可每 4～6 h 重复用药，一般维持 3～5 天。冬眠药物可降低血管张力，并使咳嗽反射减弱，故须注意掌握好剂量以维持血压；为保证呼吸道通畅及吸痰，常需行气管切开。

2. 躁动　观察期间的伤员突然变得躁动不安，常为意识恶化的预兆，提示有颅内血肿或脑水肿可能；意识模糊的患者出现躁动，可能为疼痛、颅内压增高、尿潴留、体位或环境不适等原因引起，须先寻找其原因作相应的处理，然后才考虑给予镇静剂。

3. 蛛网膜下隙出血　为脑裂伤所致。有头痛、发热及颈项强直等表现，可给予解热镇痛药作为对症治疗。伤后 2～3 天当伤情趋于稳定后，为解除头痛，可每天或隔天做腰椎穿刺，放出适量血性脑脊液，直至脑脊液清亮为止。受伤早期当颅内血肿不能排除，或颅内压明显增高而脑疝不能排除时，禁忌做腰椎穿刺，以免促使脑疝形成或加重脑疝。

4. 外伤性癫痫　任何部位脑损伤可发生癫痫，但以大脑皮质运动区、额叶、顶叶皮层区受损发生率最高。早期（伤后 1 个月以内）癫痫发作的原因常是颅骨凹陷性骨折、蛛网膜下腔出血、颅内血肿和脑挫裂伤等；晚期（伤后 1 个月以上）癫痫发作主要由脑瘢痕、脑萎缩、脑内囊肿、蛛网膜炎、感染及异物等引起。苯妥英钠每次 0.1 g 或丙戊酸钠每次 0.2 g。口服每天 3 次用于预防发作，癫痫发作时用地西泮（安定）10～30 mg 静脉缓慢注射，直至制止抽搐为止，然后将安定加入 10% 葡萄糖溶液内静脉滴注，每天用量不超过 100 mg，连续 3 天。癫痫完全控制后，应继续服药 1～2 年，必须逐渐减量后才能停药。突然中断服药，常是癫痫发作的诱因。脑电图尚有棘波、棘-慢波或阵发性慢波存在时，不应减量或停药。

5.消化道出血　为下丘脑或脑干损伤引起应激性溃疡所致，大量使用激素也可诱发。除了输血补充血容量、停用激素外，应用质子泵抑制剂奥美拉唑（洛赛克）40 mg 静脉注射，每 8～12 h 1 次，直至出血停止，然后用 H_2 受体拮抗剂雷尼替丁或西咪替丁静脉滴注，每天 1 次，连续 3～5 天。

6.尿崩　为下丘脑受损所致，每天尿量>4000 mL，尿比重<1.005。给予垂体后叶素首次 2.5～5 U 皮下注射，记录每小时尿量，如超过 200 mL/h，追加 1 次用药。也可采用醋酸去氨加压素静脉注射、口服或鼻滴剂。较长时间不愈者，可肌内注射长效揉酸加压素油剂。尿量增多期间，须注意补钾，定时监测血电解质。意识清楚的伤员因口渴能自行饮水补充，昏迷伤员则须根据每小时尿量来调整静脉或鼻饲的补液量。

7.急性神经源性肺水肿　可见于下丘脑损伤。主要表现为呼吸困难、咳出血性泡沫样痰、肺部满布水泡音；血气分析显示 PaO_2 降低和 $PaCO_2$ 升高。患者应取头胸稍高位，双下肢下垂，以减小回心血量；气管切开，保持呼吸道通畅，吸入经过水封瓶内 95%乙醇的 40%～60%浓度氧，以消除泡沫；最好是用呼吸机辅助呼吸，行呼气终末正压换气；并给予呋塞米、地塞米松、毛花丙苷，以增加心输出量、改善肺循环和减轻肺水肿。

【健康指导】

1.心理指导　轻型脑损伤患者应尽早自理生活，对恢复过程中出现的头疼、耳鸣、记忆力减退的患者应给予适当解释和安慰，使其恢复信心。

2.外伤性癫痫　患者要按时服用抗癫痫药物，症状完全控制后坚持服用 1～2 年，逐步减量后才能停药，不可突然中断服药。不能单独外出、登高、游泳等，以防意外。

3.康复训练　脑损伤后遗症的语言、运动和智力障碍在伤后 1～2 年内有部分恢复可能，应提高患者自信心，协助患者制订康复计划，进行废损功能训练，如语言、运动、记忆力等的训练，提高患者生活自理能力和社会适应能力。

第八节　脊髓损伤

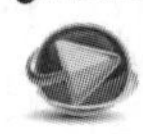

学习目标

识记：

1.能够准确说出脊髓损伤的主要临床表现。

2.能简要描述脊髓损伤的常规辅助检查。

3.能准确说出脊髓损伤的治疗方案。

理解：

1.能够用自己的语言描述脊髓损伤的临床表现。

2.明确典型病例的临床特点，并可判断脊髓损伤的轻重。

3.能够准确识别原发性脊髓损伤、继发性脊髓损伤。

应用：

1.能够自觉将医疗规范与康复健康理念贯穿于疾病治疗的全过程。

2.能用所学知识与技能协助主治医生对患者的疾病康复进行指导。

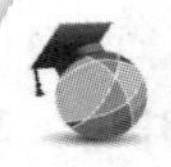

任务引领

患者，男性，41 岁，以车祸致腰背部疼痛伴双下肢运动障碍 3 h 为主诉入院。既往体健，无青霉素过敏史，个人、家族史无特殊。

查体：T 37.6 ℃，P 102 次/分，R 25 次/分，BP 105/60 mmHg，神志清楚，发育正常，营养中等，被动卧位，双侧瞳孔等大等圆、对光反射灵敏，巩膜无黄染，心肺无异常，腹软，肝脾不大，移动性浊音(一)，腰背皮肤挫伤出血，腰部脊柱后凸明显，上肢运动正常，双下肢不能自主运动，肌力左下肢2级，右下肢3级，脐部以下躯体感觉明显减退，双侧膝跳反射(一)，双侧Babinski征阴性。

化验：血Hb 90 g/L，WBC 120×10^9/L，PLT 210×10^9/L。

X线检查：T_{10}椎体粉碎性骨折，移位明显。

请完成以下任务：

(1)通过学习，请归纳与总结脊髓损伤的主要临床表现。

(2)假如你是该患者的主治医生，请设计简单的医嘱。

脊髓损伤多见于交通事故、自然灾害、爆炸、火器伤、坠落、跌倒，以及各种锐器、钝器对脊柱的伤害，常与脊柱损伤同时存在。

【病因及损伤机制】

(一)病因及损伤机制

主要包括以下三种。

1.直接暴力　直接暴力是指直接作用于脊柱脊髓的外力，平时较为少见；战时主要为火器性损伤，脊髓伤伴发率高，且多合并有胸腹内脏伤。

2.间接暴力　间接暴力主要因作用于头颈及足臀部的暴力纵向传导至脊柱的某一节段，由于压应力的作用而引起骨折(或伴有脱位)，并可因暴力的方向不同可分为以下类型。

(1)垂直压缩暴力：椎节遭受与脊柱相平行的纵向暴力所引起的损伤。此时以椎体压缩及断裂为多见。亦可伴有附件骨折。

(2)屈曲压缩暴力：当人体落下时，由于防御性反射作用，机体多取屈曲位，以致引起椎体的横形压缩改变，严重者可合并脱位及小关节交锁，尤以颈椎为多见。

(3)仰伸压缩暴力：由于某些操作或运动锻炼的体位要求(如体操及游泳等)，或自高处坠落时中途遇到物体阻挡，可使脊柱呈仰伸状，以致易引起前纵韧带及后方椎板与小关节损伤。在颈段则易出现颈椎过伸性损伤(或脊髓中央管症候群)。

(4)侧向压缩暴力：坠下时身体侧向左、右一侧者，以屈侧椎体压缩及小关节损伤为多见。

(5)旋转压缩暴力：当落下时身体呈旋转体位，多与前数种损伤伴发。

3.肌肉拉力　以腰椎多见，常发生于腰部突然侧弯或前屈，以致引起横突或棘突撕裂性骨折。

此外尚有病理性骨折，多由于脊柱椎体有转移性肿瘤或骨质疏松症时，稍许外力导致椎体压缩性骨折样病变，此种情况在临床上易与外伤性者相混淆。

临床上脊髓损伤多分为以下两种。

(1)闭合性脊髓损伤：损伤节段的脊柱及脊髓与外界空气不相。

(2)开放性脊髓损伤：根据致伤因素的不同分为以下几种。①枪弹伤：遭受各种子弹弹头直接击中致伤者。②弹片伤：各种炸弹或炮弹片致伤者。③刺伤：因锐性凶器直接引起脊柱脊髓伤者，平时亦可见到。④复合伤：同时伴有核辐射或冲击波损害的开放性脊柱脊髓伤者。

(二)病理特点

1.闭合性脊髓损伤　主要表现为以下各种改变。

(1)震荡：最轻的一种损伤，其与脑震荡相似，组织学上无可见的病理改变，其生理性功能紊乱多可获得恢复，属可逆性。

(2)脊髓出血或血肿：脊髓实质内出血，其程度可从细微的点状出血到血肿形成不等。少量小出血者，其脊髓功能有可能得到部分或大部分恢复，严重的血肿则预后不佳。

(3)挫伤：其程度亦有较大差别，从十分轻微的脊髓挫伤到脊髓广泛挫裂均可发生，并随着时间延长其组织学改变可日益加剧以致引起不可逆性后果。

(4)脊髓受压：主要由于髓外组织（骨折片、脱出的髓核、内陷的韧带、血肿等）或体外异物（弹片、内固定物及植骨片等）对脊髓组织的直接压迫所致。此种压迫可由于引起局部缺血、缺氧、水肿及淤血等改变而又加重脊髓的受损程度。

(5)断裂：如脊柱脱位超过一定限度，脊髓则出现部分或完全断裂，以致引起脊髓传导功能的中断。

2. 开放性脊髓伤　多为火器性损伤。火器性脊髓伤与平时损伤明显不同，视致伤分类不同，脊髓亦出现相应的病理改变。①脊髓断裂：可呈完全性及不全性断裂，包括硬膜多同时破裂。镜下显示两断端受损范围可达 1～2 cm，以灰质的出血及坏死为主，伤后 1 h 左右，灰质中细胞逐渐出现退变，核消失及胞质淡染征。渐而出血范围增大，脊髓呈碎裂坏死状。约 40 h 后白质亦出现坏死。②脊髓受压：因骨折片引起的脊髓断裂，其病理改变与前者相似，唯坏死范围较轻。骨折片致压者，主要表现为灰质内的灶性出血，其程度与范围和致压物的大小及压力成正比。由于出血而引起神经细胞部分或大部分退变，但白质中轴突多无明显改变。③脊髓震荡：主要为灰质内的小灶性出血及水肿。轻者可向正常状态逆转，重者则逐渐出现退变及空泡形成。此种改变亦可见于前两者病变的边缘处。

【临床表现】

视损伤部位、程度、范围、时间、开放性及个体特异性不同，临床症状与体征差别较大。现就其共性症状分述。

1. 一般表现

(1)疼痛：均具有骨折患者所特有的剧烈疼痛，尤其在搬动躯干时为甚，患者多采取被动体位。

(2)压痛、叩击痛及传导痛：骨折局部出现明显压痛及局部叩击痛（后者一般不做检查，以免增加患者痛苦），并与骨折的部位相一致。单纯椎体骨折者，压痛较深，主要通过棘突传导。椎板及棘突骨折者，则较浅表。除单纯棘突、横突骨折外，一般均有间接叩击痛，且其疼痛部位与损伤部位相一致。

(3)活动受限：无论何型骨折，脊柱均出现明显的活动受限，在检查时，切忌让患者坐起或使身体扭曲、活动，以防使椎管变形而引起或加重脊髓及脊神经根损伤。

2. 神经症状

(1)高位颈髓伤：多因 C_1～C_2 或枕颈段骨折脱位所致，因该处系生命中枢所在部位，直接压迫超过其代偿限度则多立即死亡；所幸该处椎管矢径较大，仍有一定数量存活者。由于引起四肢瘫痪，易因并发症出现死亡。

(2)下位颈髓伤：C_3 以下部位的脊髓伤。严重者，不仅四肢瘫痪，且呼吸肌多受累而仅保留腹式呼吸。完全性瘫痪者，损伤平面以下呈痉挛性瘫痪征。

(3)胸腰髓伤：以完全性损伤多见，平面以下感觉、运动及膀胱、直肠功能均出现障碍。

(4)马尾伤：视受损范围不同，其症状差异较大，除下肢运动及感觉有程度不同的障碍外，直肠、膀胱功能亦可波及。

(5)根性损害：多与脊髓症状同时出现。常因根性受压而引起剧烈疼痛，尤以完全性脊髓伤者多见，常常成为患者要求手术的主要原因之一。

3. 其他症状　根据骨折脱位的部位、损伤程度、脊髓受累情况及其他多种因素不同，而出现某些其他症状与体征，具体如下。

(1)肌肉痉挛：受损椎节椎旁肌肉的防御性挛缩。实质上，其对骨折的椎节起固定与制动作用。

(2)腹肌痉挛或假性急腹症：主要见于胸腰段骨折，其主要原因是由于腹膜后血肿（椎体骨折所致）刺激局部神经丛而反射引起腹肌紧张或痉挛；个别病例甚至可出现酷似急腹症样症状，以致被误诊而行手术检查，术中才发现系腹膜后血肿所致。

(3)发热反应：主要见于伴有高位脊髓伤者。系由于全身的散热反应失调所致，当然，亦与中枢反射、代谢产物的刺激与炎症反应等有关。

(4)急性尿潴留：除脊髓伤外，单纯胸腰段骨折亦可发生，后者主要由于腹膜后出血反射性所致。

(5)全身反应：除全身性创伤性反应外，其他如休克及其他并发症等均有可能发生，应全面观察。

4. 火器性脊柱脊髓伤的症状特点　除上述症状外，尚有以下特点。

(1)好发部位：与脊柱各段长度有关。胸椎占 50%～60%，腰椎为 20%～30%，其余为颈椎及骶尾椎节段。

(2)截瘫率高，全瘫多：凡波及椎骨的火器性损伤，一般多伴有脊髓功能障碍所致的症状，全瘫率明显高于非火器件损伤者，且伤情普遍严重。

(3)伴发伤及并发症多：来自前方，穿过胸、腹腔的弹丸在伤及脊柱之前，均已伤及胸腹脏器。

(4)创口：无论弹丸(片)是从前面或从背后伤及脊椎，均伴有开放性创面；其大小深浅不一，创口小者，损伤并不一定轻，检查时应注意。

(5)其他：尚应注意全身反应，尤其是初次上战场的伤员，易伴有精神异常症状。并注意损伤局部以远部位，有无因远达效应所引起的损害，特别是向脊髓供血的大动脉等。

【影像学检查】

1. 普通 X 线平片　应按常规拍摄正、侧位 X 线片。

2. CT 扫描　对涉及椎管的骨折以及颈胸段及胸段的骨折，CT 扫描可以一目了然地显示出骨折的部位及移位方向和范围。另外，利用 CT 影像重建技术，可以获得与磁共振显像(MRI)相似的椎管形态，从而为判定椎管的形态及阻塞部位提供客观依据。

3. 磁共振显像(MRI)　此项检查除可对脊柱完整性的判定获得一清晰的解剖图像外，尤其是还可用于对脊髓受损程度的观察，以及用于和脊髓休克进行鉴别。

4. 脊髓造影　对急性病例，尤其合并脊髓损伤者不宜采用；对晚期病例可酌情选用。

5. 其他检查

(1)诱发电位：此项检测对脊髓、脊神经根或马尾受累的判定有所帮助。

(2)B 型超声：有助于血肿部位及大小的判定。

(3)肌电图检查；属侵入性检查，在无诱发电位的情况下，可酌情选用。

(4)数字减影：除对椎动脉外，主要用于脊髓滋养动脉及前脊髓中央动脉等血管的通畅和走行状态等的判定。

依据上述诸项检查，对脊柱骨折、脱位及有无伴发脊髓损伤的判定并无多大困难。只要认真地检查患者，合理地利用辅助诊断手段，均可在短时间内做出诊断。

【诊断要点】

1. 临床检查　对伤后早期来诊者，应依序快速做出以下判定。

(1)受伤史：应简明扼要地询问患者或送来者有关患者致伤机制、着地部位及伤后情况等。对全身情况不清者应边检查边收集病史。

(2)意识情况：意识不清者表示颅脑多合并损伤，且危及生命，应优先处理。同时应迅速检查双眼瞳孔及对光反射，并注意双耳及鼻孔有无脑脊液样物及鲜血流出。

(3)全身情况：检查有无胸腹部、四肢合并伤以及颅脑伤。

(4)脊柱局部症状：包括局部压痛、叩击痛、传导痛，有无创口，棘突向后方突出的部位及程度。检查时切忌将患者任意翻动，以防加重损伤程度。

(5)感觉与运动障碍：应先后对上肢、躯干及下肢的感觉及主动运动机能做全面检查，以推断有无脊髓受损、受损平面及受损的程度等。对每例患者均不应遗漏，以防误诊。

(6)会阴部和足趾的感觉、运动及反射变化：对脊髓受累者，尤其是严重型病例，均应对肛门周围的感觉及缩肛反射、足趾的感觉与运动等做出判定。即使少许功能残留，而肢体的感觉运动基本消失者，也仍属脊髓不完全性损伤。因此，其对脊髓受损程度的判定及其与完全性损伤的鉴别至关重要。

2. 影像学检查　略。

3. 定位诊断　对患者完成临床检查后，依据椎骨的特点及其体表标志一般不难对受累椎节进行局部定位；个别困难者可依据常规 X 线片或其他影像学检查定位。

椎骨外伤情况下，其与脊髓受累节段二者多相一致。但如波及脊髓的大根动脉，则脊髓受累的实际节段明显高于受伤平面。因此在临床检查与脊髓受累平面判定上切忌仅凭 X 线平片就决定。

1)上颈髓损伤

(1)呼吸障碍:多较明显,常死于现场。依视膈神经受损的程度不同而表现为呃逆、呕吐、呼吸困难或呼吸肌完全麻痹等。

(2)运动障碍:头、颈及肩胛部等运动受限,视脊髓受损程度不同而出现轻重不一的四肢瘫痪,肌张力多增高。

(3)感觉障碍:受损平面可出现根性痛,多表现在枕部、颈后部或肩部。在受损平面以下出现部分或完全性感觉异常,甚至消失。

(4)反射变化:深反射多亢进;浅反射如腹壁反射、提睾反射或肛门反射多受波及,并可有病理反射出现,如霍夫曼征(Hoffmann 征)、Babinski 征等均有代表意义。

2)下颈髓损伤

(1)呼吸障碍:较轻,主要因胸部肋间肌受累而膈神经正常导致。

(2)运动障碍:主要为局部以下的躯干及四肢。受累局部呈下神经元性瘫痪,而其下方则为上神经元性。前臂及手部肌肉多呈萎缩状。

(3)感觉障碍:根性痛多见于上臂以下部位。其远端视脊髓受累程度不同而表现为感觉异常或完全消失。

(4)反射变化:肱二头肌、肱三头肌及桡反射多受波及而出现异常。

3)胸髓损伤　视其节段不同而表现为受累范围不一的运动及感觉障碍。

4)胸腰段或腰膨大部损伤　主要表现为腰髓膨大部或稍上方处的脊髓受累,临床表现如下。

(1)运动障碍:髋部以下多呈周围性瘫痪征。视脊髓损伤程度不同而表现为完全性或不全性瘫痪。轻者肌力减弱影响步态,重者双下肢呈软瘫状。

(2)感觉障碍:主要为臀髋部以下温觉、痛觉等浅感觉障碍,脊髓完全性伤者,则双下肢感觉丧失。

(3)排尿障碍:表现为中枢性排尿障碍,即呈间歇性尿失禁征。膀胱在尿潴留情况下出现不随意反射性排尿,此与周围性排尿障碍在后期治疗有所差异。

5)圆锥部脊髓损伤　运动多无影响,表现为马鞍区感觉迟钝或消失,排尿障碍。

6)马尾受损

(1)运动障碍:下肢周围性软瘫征。其程度视神经受累状况而差异较大,从肌力减弱到该支配肌肉的完全瘫痪均可出现。

(2)感觉障碍:其范围及程度亦与运动障碍一致。除感觉异常外,可伴有难以忍受的根性痛。

(3)排尿障碍:属周围性排尿障碍。

【治疗原则】

脊柱脊髓伤的治疗仍应遵循骨折的基本原则实施,即急救、复位、固定及功能锻炼这一顺序。对开放性伤者首先将其变成闭合性骨折;对有合并伤、并发症者,应视危及生命程度择严重者优先处理。

(一)现场急救

对任何骨折,尤其是脊柱骨折者,现场急救及时否?急救措施得当否?急救顺序正确否?这些都对其后果有着至关重要的影响。因此,必须重视,尤其应注意对现场急救人员的平日素质的养成。

1.现场处理　除合并有窒息情况需紧急采取相应措施外一般主要判定以下情况。

(1)受损部位:可根据患者主诉及对脊柱由上而下的快速检查决定。在检查时,切勿让患者坐起或让脊柱前屈,仅就地翻动即可。

(2)有无瘫痪:主要依据患者伤后双侧上、下肢的感觉、运动及有无大小便失禁等判定。

(3)临时固定:最好选用制式急救器材,如充气式颈围(用于颈椎损伤)、制式固定担架(配备于救护车上的担架,质硬,适用于脊柱骨折等),或其他设计成品。无专门器材时,应选择硬质担架或门板、床板等能保持胸腰部稳定的材料将脊柱予以临时固定。在将伤者搬向担架上时,应采用 3～4 人平托法,切忌采用两人或一人抱起的错误搬法,后者可引起或加重脊髓损伤。

(4)对伴有呼吸困难的颈髓损伤,应同时予以辅助呼吸或采取其他相应措施。

2.后送　视患者伤情及邻近医院情况，迅速将患者送至有进一步治疗能力的综合性或专科性医院。途中应密切观察病情，出现生命体征危象者应及时抢救。对颈椎损伤者应尽可能在牵引下（利用充气式颈围、一般颈围、沙袋或一般牵引带）后送。切忌因过屈、过伸或旋转等异常活动而引起或加重脊髓损伤。在输送过程中，应尽量让患者躯干随救护车的起伏而同步运动。

3.急诊室快速检查　患者抵达急诊室后，在除外其他更严重的颅脑、胸腹伤外，就脊柱而言，尤应注意呼吸、膀胱充盈状态、双下肢感觉、膝跳反射及足踝部肌力。X线摄片应保持患者平卧位进行。

（二）一般治疗原则

1.单纯性脊柱骨折脱位　按骨折脱位的一般原则予以复位、固定及功能活动，并注意避免引起脊髓损伤。

2.伴有脊髓损伤的脊柱骨折脱位　应以有利于脊髓功能的恢复与重建作为着眼点，并置于首要地位。

3.脊髓损伤

（1）脊髓周围有致压物者：手术消除致压物。

（2）对脊髓休克：以非手术疗法为主，密切观察病情变化，切忌随意施术。

（3）脊髓完全横断者：减压术虽无效，但对不稳定骨折脱位可因内固定后获得早期翻身活动的机会，从而减少局部的再损伤。

（4）损伤早期应予脱水疗法：包括地塞米松及高渗葡萄糖静脉注射等。

（5）积极预防各种并发症：其中尤应注意呼吸道和尿道感染、压疮及静脉血栓形成等。

（6）对颈髓伤者：应注意保持呼吸道通畅，必要时可行气管切开。

（7）全身支持疗法：对高位脊髓伤者尤为重要。

（8）对四肢的功能活动与功能重建：应采取积极的态度及有效的措施。

（三）火器性（或一般开放性）脊柱脊髓伤

1.基本原则　将开放性脊柱脊髓伤变成闭合性，然后按闭合性损伤进行处理。

2.具体要求

（1）清创术：视伤员所处现场的不同，按照野战外科的基本要求，及早进行清创术。

（2）彻底清除异物：对创口内及边缘处衣片、碎骨块、凝血块等应尽可能地完全清除，并用无菌盐水冲洗干净。对创口深部难以摘除的异物，可扩大切口（或行椎管探查术），使其充分显露后切除，尤其是侵入椎管内的异物尤其应切除，以求消除对脊髓的压迫。硬膜完整者原则上不应切开探查，以防污染蛛网膜下腔。

（3）恢复椎管形态：对已显露椎管的创口，应在直视下恢复椎管的形态，以减少继发性损伤。术中可酌情对脊髓或硬膜囊进行探查术。

（4）脊髓的处理：对离体的脊髓碎块、凝血块等先将其摘除。界线清楚、已液化的脊髓组织可用神经外科镊子细心移除，切勿伤及正常脊髓。对马尾损伤采取同样方式，已断裂的马尾神经，原则上延期缝合，以防引起后果严重的蛛网膜下腔感染。

（5）闭合创口：根据伤员来诊时间、创口污染程度、致伤机制、客观环境、需否转移、有无条件作密切观察等因素不同，可酌情采用相应方式闭合创口（或延期缝合）。对硬膜破裂者，应于清创后探查脊髓，再缝合之。有硬膜缺损时，可对椎旁筋膜覆盖修复。

（6）骨折端固定：污染严重者卧床制动；对污染轻且及时清创、有密切观察条件者，可选用较为简单的内固定术。

【健康指导】

（1）患者出院后须继续进行康复锻炼，并预防并发症的发生。

（2）指导患者练习床上起坐，使用轮椅、助行器等和行走的方法。

（3）指导患者及家属应用清洁导尿技术进行间歇导尿，预防长期留置导尿管而引起泌尿系统感染。

（4）告知患者需定期返院检查。

第九节　周围神经损伤

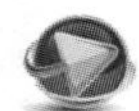

学习目标 >>

识记：

1. 能够准确说出常见周围神经损伤的主要临床表现。
2. 能简要描述周围神经损伤的常规辅助检查。
3. 能准确说出周围神经损伤的治疗方案。

理解：

1. 能够用自己的语言描述常见周围神经损伤的临床表现。
2. 能够准确识别常见周围神经损伤。

应用：

1. 能够自觉将医疗规范与康复健康理念贯穿于疾病治疗的全过程。
2. 能用所学知识与技能协助主治医生对患者的疾病康复进行指导。

【病因及损伤机制】

神经损伤的分类：周围神经可因切割、牵拉、挤压等而损伤，使其功能丧失，按损伤程度，可分为三类。

1. 神经传导功能障碍　神经暂时失去传导功能，神经纤维不发生退行性变。临床表现为运动障碍明显而无肌萎缩，痛觉迟钝而不消失。数日或数周内功能可自行恢复，不留后遗症。

2. 神经轴索中断　神经受钝性损伤或持续性压迫，轴索断裂致远端的轴索和髓鞘发生变性，神经内膜管完整，轴索可沿施万鞘管长入末梢。临床表现为该神经分布区运动、感觉功能丧失，肌萎缩和神经营养性改变，但多能自行恢复。严重的病例，神经内瘢痕形成，需行神经松解术。

3. 神经断裂　损伤神经的变性和再生神经断裂后，其近、远端神经纤维将发生华勒变性。远端轴索及髓鞘伤后数小时即发生结构改变，2～3 天渐分解成小段或碎片，5～6 天后，吞噬细胞增生，吞噬清除碎裂溶解的轴索与髓鞘。与此同时，施万细胞增生，约在伤后 3 天达到高峰，持续 2～3 周，使施万鞘形成中空的管道，近端再生的神经纤维可长入其中。近端亦发生类似变化，但限于 1～2 个郎飞结。神经断伤，其胞体亦发生改变，称为轴索反应，即胞体肿大，胞浆尼氏体溶解或消失。损伤部位距胞体愈近反应愈明显，甚至可致细胞死亡。伤后 1 周，近端轴索长出许多再生的支芽，如神经两断端连接，再生的支芽中如有一根长入远端的施万鞘的空管内，并继续以 2～4 mm/d 的速度向远端生长，直至终末器官，恢复其功能，其余的支芽则萎缩消失。而且施万细胞逐渐围绕轴索形成再生的髓鞘。如神经两端不连接，近端再生的神经元纤维组织迂曲呈球形膨大，称为假性神经瘤。远端施万细胞和成纤维细胞增生，形成神经胶质瘤。

周围神经内含有感觉神经和运动神经纤维，两者在神经内相互交叉，修复神经时需准确对合，各自长入相应的远端才能发挥功能。近年来研究证明，伤后神经远端可分泌释放一些神经活性物质，如神经营养因子(NTF)和神经生长因子(NGF)，可吸引、引导近端再生的神经纤维定向生长并促进其生长。神经断伤后，其终末器官肌纤维和感觉小体发生萎缩，时间久后运动终板亦同时变性消失，而影响功能恢复。近年来研究证明，将运动神经植入失神经的肌肉内，可通过再生的运动终板而重建新的神经肌肉连接，恢复其功能。感觉神经亦可植入皮下而恢复功能。近年来，对神经损伤后脊髓及背根神经节神经元的保护、促进神经轴突再生和防治失神经肌萎缩方面进行了大量的研究，取得了重要进展。神经修复后，要经过变性、再生，穿越吻合瘢痕及终末器官生长成熟等过程，其再生速度为平均每天 1～2 mm。

【临床表现与诊断】

1. 运动功能障碍　神经损伤，其所支配的肌肉呈弛缓性瘫痪，主动运动、肌张力和反射均消失。关节活动可被其他肌肉所替代时，应逐一检查每块肌的肌力，加以判断。由于关节活动的肌力平衡失调，出现一些特殊的畸形，如桡神经肘上损伤的垂腕畸形，尺神经腕上损伤的爪形手等。随时间延长，肌逐渐发生萎缩。且肌萎缩的程度和范围与神经损伤的程度和部位有关。

2.感觉功能障碍　皮肤感觉包括触觉、痛觉、温觉，检查触觉可用棉花，检查痛觉可用针刺，检查温觉可分别用冷或热刺激。神经断伤，其所支配的皮肤感觉均消失。由于感觉神经相互交叉、重叠支配，实际感觉完全消失的范围很小，称之为该神经的绝对支配区，如正中神经的绝对支配区为示、中指远节，尺神经为小指。如神经为部分损伤，则感觉障碍表现为减退、过敏或异常感觉。感觉功能检查对神经功能恢复的判断亦有重要意义，特别是两点辨别觉，即闭目状态下，区别两点同时刺激的能力，其标准是两点间的距离，距离越小越敏感，如手指近节为 4～7 mm，末节为 3～5 mm。可用分规的双脚同时刺激或特制的两点试验器来检查。还有一种实体感觉，即闭目时可分辨物体的质地和形状，如金属、玻璃、棉布、丝绸、纸张等，可以代替视觉。一般神经损伤修复后，实体感觉难以恢复。

3.神经营养性改变　神经营养性改变即自主神经功能障碍的表现，神经损伤后立即出现血管扩张、汗腺停止分泌，表现为皮肤潮红、皮温增高、干燥无汗等。晚期因血管收缩而表现为苍白、皮温降低、自觉寒冷，皮纹变浅、触之光滑，还有指甲增厚、出现纵纹、生长缓慢、弯曲等现象。汗腺功能检查对神经损伤的诊断和神经功能恢复的判断均有重要意义。手指触摸局部皮肤的干湿和显微镜放大观察指端出汗情况虽可帮助做出判断，但化学方法检查则更为客观。①碘淀粉试验，即在患肢检查部位涂抹 2.5%碘酒，待其干燥后再扑以淀粉，若有出汗则局部变为蓝色。②茚三酮试验，即将患手指腹印压在涂有茚三酮的试纸上，出现蓝紫色指纹，则表示有汗。还可用固定液将指纹形态固定并将其保存，以供日后多次检查并进行对比观察。无汗表示神经损伤，从无汗到有汗则表示神经功能恢复，而且恢复早期为多汗。

4.叩击试验(Tinel 征)　Tinel 征既可帮助判断神经损伤的部位，亦可用于检查神经修复后，再生神经纤维的生长情况。按压或叩击神经干，局部出现针刺性疼痛，并有麻痛感向该神经支配区放射为 Tinel 征阳性，表示为神经损伤部位。或从神经修复处向远端沿神经干叩击，Tinel 征阳性则为神经恢复的表现。

5.神经电生理检查　肌电检查和体感诱发电位对于判断神经损伤的部位和程度以及帮助观察损伤神经的再生及恢复情况有重要价值。

肌电图是将肌肉、神经兴奋时生物电流的变化描记成图，来判断神经肌肉所处的功能状态。正常肌松弛状态没有兴奋，不产生电位，描记图形呈一条直线，称为电静息。轻收缩时，呈单个或多个运动单位电位，称为单纯相。中度收缩时，有些电位相互重叠干扰，有些仍可见清晰的单个电位，称为混合相。最大收缩时，运动单位电位密集、杂乱、互相干扰，称为干扰相。神经损伤 3 周后，肌电图呈现失神经支配的纤颤、正相电位。神经修复后随着神经功能逐渐恢复，纤颤和正相电位逐渐减少直至消失，并出现新生电位，新生电位逐渐转为复合电位，直到恢复为混合相和干扰相肌电图。同时，还可利用肌电图测定单位时间内传导神经冲动的距离(又称神经传导速度)。正常四肢周围神经传导速度一般为每秒 40～70 m。神经受损时，神经传导速度减慢，甚至在神经断裂时为零。当然，肌电图检查也会受一些因素的影响，其结果应与临床结合分析判断。

体感诱发电位即刺激周围神经引起的冲动，传播到大脑皮质的感觉区，从头部记录诱发电位，用以观察感觉通路是否处于正常生理状态。特别是吻合神经的初期和靠近中枢部位的损伤，如臂丛神经损伤，肌电图测定感觉神经传导速度比较困难，从头部记录诱发电位，对观察神经吻合恢复情况和提高诊断的准确性是一种有效的方法。

【治疗】

1.治疗原则　神经损伤的治疗原则是尽可能早地恢复神经的连续性。

(1)闭合性损伤：大部分闭合性神经损伤属于神经传导功能障碍和神经轴索断裂，多能自行恢复。因此，需观察一定时间，如仍无神经功能恢复表现，或已恢复部分神经功能，但停留在一定水平后不再有进展，或主要功能无恢复者，则应行手术探查。观察时间一般不超过 3 个月，最好每个月做一次电生理检测，如连续两次无进步则不必再等待。观察期间应进行必要的药物和物理治疗及适当的功能锻炼，防止肌萎缩、关节僵硬和肢体畸形。

(2)开放性损伤：切割伤，创口整齐且较清洁，神经断端良好而无神经缺损，闭合伤口后估计不会发生感染，有一定技术和设备条件，均应一期进行神经缝合。辗压伤和撕脱伤致神经缺损而不能缝合，断端不整齐且难以估计损伤的范围，应将两神经断端与周围组织固定，以防神经回缩，留待二期行神经修复。火器伤，受高速震荡，神经损伤范围和程度不易确定，不宜行一期处理。

未行一期缝合的神经断伤，在创口愈合后3～4周即应手术。创口感染者，在愈合后2～3个月进行。开放性损伤，神经连续性存在，神经大部分功能或重要功能丧失，伤后2～3个月无明显再生征象者，应立即行手术探查。

2.手术方法　神经损伤的修复方法有以下几种。

(1)神经缝合法：将神经两断端缝合，适用于神经切割伤的一期缝合和未经缝合的神经断伤，切除两断端的瘢痕后，在无张力下缝合。神经缝合方法有外膜缝合法和束膜(束组)缝合法。神经外膜缝合法是修整两断端或切除两断端瘢痕，此时应既保证两断端达到正常神经束可见，又要尽可能少地切除正常的神经。根据神经的外形、神经外膜血管的行走方向和神经断面神经束的形态和分布，尽可能将两断端准确对合。按神经的直径采用显微缝合针线将两断端神经外膜予以缝合，切勿伤及神经束。如有一定张力，应采取将神经近、远端适当游离，改变关节的位置，如缝合腕部正中神经时屈腕，神经移位，如肘部尺神经断伤将其从肘后移至肘前于屈肘位缝合，以及缩短骨干等方法来加以克服。神经束膜(束组)缝合，是将神经干分成若干束或几个束组分别加以缝合，只能缝合束膜，不能缝及其内的神经组织。

由于周围神经干均为混合神经，其内的神经纤维在神经束内不断地互相穿插、交换，致使神经束的性质(感觉和运动纤维)、数目、大小和位置不断改变。这种交换越靠近肢体近端越明显，越靠近肢体远端，感觉和运动神经纤维越相对集中成束。基于这种解剖特点，无论是外膜缝合还是束膜缝合均难以完全准确地将神经两断端感觉和运动神经纤维相互对合。目前，虽有一些方法来鉴别神经断端的感觉或运动神经纤维，如乙酰胆碱酯酶组织化学法、碳酸酯酶法、免疫学方法等，但尚难以在临床应用。因此，大多数学者主张，肢体近端的神经断伤采用外膜缝合，肢体远端则可采用束膜缝合。近年来对神经端侧吻合的研究表明，将损伤神经的远端吻合到正常神经干的侧方，正常神经干的神经纤维可发出侧芽，使侧方吻合的远端神经获得再生，但临床应用尚需进一步研究。

(2)神经移植术：神经缺损过大，采用神经缝合时克服张力的各种方法仍不能直接缝合时，应进行神经移植。若需修复的神经干较粗，可采用多股移植神经行电缆式缝合。术中应注意尽量减少移植神经的长度，保证缝合时无张力。近年来采用吻合血管的神经移植，保持移植神经的血供，可修复较长的神经缺损。还可采用静脉蒂动脉化神经移植，多年来人们试图用非神经组织移植物代替神经组织，如血管、硅胶管、假性滑膜管、肌组织、静脉等，动物实验有一定效果，临床虽有个别应用报道，但确切疗效尚无定论。

(3)神经松解术：神经受牵拉、压迫、慢性磨损，使神经与周围组织粘连或神经内瘢痕形成，需行松解减压术，即将神经从瘢痕组织中游离出来，并将增厚的神经外膜切开减压，剥去增厚的神经外膜，显露出质地柔软的正常神经束。如神经束间有瘢痕，亦应将瘢痕切除，并将束膜切开及部分切除。将已游离减压的神经移至血运良好的组织床，改善神经内、外环境，以利于神经功能恢复。

(4)神经移位术：神经近端毁损性损伤，无法进行修复者，采用功能不重要的神经，将其切断，其近端移位到功能重要的损伤神经远端，以恢复肢体的重要功能。

(5)神经植入术：神经远端在其进入肌肉处损伤，无法进行缝接时，可将神经近端分成若干神经束，分别植入肌组织内，可通过再生新的运动终板或重新长入原运动终板，恢复部分肌肉功能。亦可将感觉神经近端植入皮下而恢复皮肤感觉功能。

【健康指导】

(1)患者出院后须继续进行康复锻炼，并预防并发症的发生。

(2)告知患者需定期返院检查。

(季晓琳　张丽锋　范春雄)

第十四章 精神疾病

第一节 精神分裂症

精神分裂症(schizophrenia)是一组病因未明的精神疾病,常有感知、情感、思维和行为等多方面的异常,以精神活动和环境不协调为特征。多起病于青壮年,病程迁延,一般无意识、智能缺损。

【病因和发病机制】

病因未明,与下列因素有关。

1. 遗传因素　遗传因素在本病的发病中起着重要作用。

2. 神经生化方面的异常　研究表明,精神分裂症患者血清高香草酸增高,推测脑内中枢多巴胺(DA)亢进与精神症状有关。

3. 脑形态学改变　CT 和 MRI 发现精神分裂症患者出现脑室扩大和回沟增宽、轻度脑萎缩等现象。

4. 子宫内感染与产伤　研究发现,母孕期曾患病毒感染者及产科并发症高的新生儿,成年后患本病的比例高于对照组。

5. 心理社会因素　尽管有越来越多的证据表明生物学因素在精神分裂症的发病中占有重要地位,但环境因素在病因学中仍具有一定的作用,精神分裂症与社会阶层、经济状况有关。临床研究发现,多数精神分裂症患者的病前性格多表现为内向、孤僻、敏感多疑,很多患者病前 6 个月可追溯到相应的生活事件。

【临床表现】

1. 主要精神症状　具有特征性的情感、思维和知觉障碍,行为不协调和脱离现实环境。

1)思维及思维联想障碍

(1)妄想:较常见。最多见的妄想是关系妄想、被害和影响妄想。

(2)思维联想障碍:如一位女患者画了一大张图,有不相交的曲线、带泪珠的英文"love"等,只为了表示"男友与我分手了"。

(3)思维贫乏:根据患者言语的数量和内容加以判断。语量贫乏,即缺乏主动言语,在回答问题时异常简短,常为"是"或"否",很少加以发挥。

2)感知觉障碍　精神分裂症最突出的感知觉障碍是幻觉,尤其是言语性听幻觉是本病常见症状,也可见幻视、触幻觉。

3)情感障碍　主要表现为情感反应与周围环境、思维内容不协调,如情感倒错、情感淡漠。

4)意志和行为障碍　表现为患者的意志活动减退或完全缺乏。

5)自知力　大多数患者缺失,不愿服药,也不愿住院,为治疗带来极大的困难。

2. 临床类型　根据精神分裂症的临床特征分为以下四型。

(1)青春型:较常见。多于青春期发病,起病较急,病情进展快,多在 2 周之内达到高峰,以情感改变为主要表现。

(2)偏执型：精神分裂症最常见的一个类型。多在青壮年或中年发病，主要表现以妄想为主，妄想结构不严密，以被害妄想较常见。

(3)单纯型：较少见。发病于青少年时期，起病缓慢，持续发展。早期多出现类似"神经衰弱"的症状，治疗效果较差。

(4)紧张型：较少见。发病于青壮年，起病较急。以明显的精神运动紊乱为主要表现。

【诊断与鉴别诊断】

1.诊断

(1)症状标准：至少有下述两项，并非继发于意识障碍、智能障碍、情感高涨或低落(单纯型精神分裂症另有规定)。①反复出现的言语性幻听；②明显的思维松弛、思维破裂、言语不连贯，或思维贫乏；③思想被插入、被撤走、被播散，思维中断或强制性思维；④被动、被控制，或被洞悉体验；⑤原发性妄想(包括妄想知觉、妄想心境)，或其他荒谬的妄想；⑥思维逻辑倒错、病理性象征性思维，或语词新作；⑦情感倒错，或明显的情感淡漠；⑧紧张综合征、怪异行为，或愚蠢行为；⑨明显的意志减退或缺乏。

(2)严重标准：自知力障碍，并有社会功能严重受损或无法进行有效交谈。

(3)病程标准：①符合症状标准和严重标准至少已持续1个月，单纯型另有规定；②若同时符合精神分裂症与心境障碍的症状标准，当情感症状减轻到不能满足心境障碍的症状标准时，分裂症状需继续满足精神分裂症的症状标准至少2周，方可诊断为精神分裂症。

(4)排除标准：排除器质性精神障碍及精神活性物质和非成瘾物质所致精神障碍。尚未缓解的精神分裂症患者，若又罹患本项中前述两类疾病，应并列诊断。

2.鉴别诊断　应和神经衰弱、躁狂症、抑郁症、反应性精神障碍、脑器质性及躯体疾病所致精神障碍等鉴别。

【治疗和康复】

1.药物治疗

(1)氯丙嗪：具有明显的镇静、控制兴奋及抗幻觉妄想作用，适用于有精神运动兴奋及幻觉妄想症状的急性期患者。

(2)奋乃静：作用较氯丙嗪缓和。

(3)氟奋乃静及三氟拉嗪：对抗幻觉妄想、情感淡漠及行为退缩等症状方面有较好的作用。

(4)氟哌啶醇：对控制兴奋躁动和幻觉、妄想有良好效果。

(5)利培酮：有改善患者的阳性症状、阴性症状及情绪障碍等作用。

2.心理与社会康复　精神分裂症在积极进行药物治疗的同时，应早期进行心理与社会的干预。其措施包括治疗和康复过程中的心理教育、家庭干预，以及对复发症状的长期监察，依靠初级保健组织早期发现精神症状，强化与精神科医生的联系等。使患者恢复下降的体力与精力，达到并保持良好的健康状态，恢复原有的学习或工作能力，重建恰当、稳定的人际关系，这样才算达到全面的社会康复。

对临床痊愈的患者，鼓励其参加社会活动和从事力所能及的工作。对患者的亲属进行健康教育，使其了解精神分裂症的基本知识，增加对患者的理解和支持，尽可能减少给患者带来的压力。

3.心理治疗　心理治疗是精神分裂症治疗的一部分，有利于提高和巩固疗效。

4.电抽搐治疗　适用于明显兴奋躁动、冲动伤人、木僵、拒食、严重抑郁状态的患者。

第二节　心境障碍

心境障碍(mood disorder)或情感精神障碍(affective disorder)是指以显著而持久的情感或心境改变为主要特征的一组疾病。

【病因和发病机制】

1.遗传因素　大量的国内外研究资料提示，本病有家族聚集性。

2.神经生化改变　大量研究发现心境障碍患者存在神经递质传递功能异常。5-羟色胺(5-HT)和去甲肾上腺素(NE)被认为与心境障碍的发生密切相关。

3.心理社会因素 心理社会因素在发病中起重要作用。应激性生活事件与心境障碍，尤其是与抑郁症的关系较为密切。

【临床表现】

本病表现为两种完全相反的临床相：躁狂发作和抑郁发作。

1.躁狂发作 躁狂发作的典型临床症状是情感高涨、思维奔逸和动作增多。

(1)情感高涨：躁狂发作的基本症状。患者主观体验特别愉快，这种高涨的心境具有一定的感染力，常博得周围人的共鸣，引起阵阵欢笑。

(2)思维奔逸：患者表现为思维联想过程明显加快，自觉思维非常敏捷，且内容丰富多变，概念不断涌现。

(3)活动增多：精力旺盛，兴趣范围广，整天忙忙碌碌，活动不停，但做任何事情常常是虎头蛇尾，有始无终，一事无成。

(4)躯体症状：自我感觉良好，精力充沛，故极少有躯体不适的叙述。

(5)其他症状：在情绪高涨时，导致自我评价过高。可出现夸大观念甚至夸大妄想，如认为自己是最伟大的，能力是最强的，是世界上最富有的。

2.抑郁发作 以情感低落、思维迟缓、意志活动减退和躯体症状为主。

(1)情感低落：抑郁发作的基本症状。主要表现为显著而持久的情感低沉、抑郁悲观。认为"自己活在世上是多余的"、"结束自己的生命是一种解脱"，并会促进自杀计划，发展为自杀行为。这是抑郁症最危险的症状。

(2)思维迟缓：患者思维联想速度缓慢，反应迟钝，思路闭塞，主动言语减少，语速明显减慢，声音低沉，思考问题困难，工作和学习能力下降。

(3)意志活动减退：患者意志活动呈显著持久的抑制。表现为行为缓慢，生活和工作被动，不愿和周围人接触交往，常一人独处。严重时，可达木僵状态，称为"抑郁性木僵"。

(4)躯体症状：很常见，主要有睡眠障碍、食欲减退、性欲减退、体重下降、便秘、身体任何部位的疼痛、乏力、闭经、阳痿等。

【诊断与鉴别诊断】

1.诊断

(1)临床诊断特点：①躁狂症和抑郁症分别是以显著而持久的心境高涨或低落为主要表现。大多数患者的思维和行为异常与高涨或低落的心境相协调。②可伴有躯体不适症状。

(2)病程特点：多数都有发作性病程，而在发作间歇期精神状态可恢复到病前水平。

(3)阳性家族史：特别是一级亲属中有较高的同类疾病，一般无躯体和神经系统检查的阳性体征，精神生化检查结果和脑影像学检查可作参考。

2.鉴别诊断 应和继发性心境障碍、精神分裂症、心因性精神障碍等鉴别。

【治疗和康复】

1.躁狂发作的治疗

(1)锂盐：如碳酸锂，是治疗躁狂发作的首选药物，既可用于躁狂的急性发作，也可用于缓解期的维持治疗。使用时注意防治锂盐中毒。

(2)抗癫痫药：主要有酰胺咪嗪(卡马西平)和丙戊酸盐(钠盐或镁盐)，广泛用于治疗躁狂发作、双相障碍维持治疗及用锂盐治疗无效的快速循环型及混合性发作。

(3)抗精神病药：在常规治疗效果不好时，可考虑换用或加用托吡酯、拉莫三嗪、加巴喷丁或第二代抗精神病药等。

(4)电抽搐治疗和改良电抽搐治疗：对急性重症躁狂发作极度兴奋躁动、对锂盐治疗无效或不能耐受的患者有一定治疗效果。

2.抑郁发作的治疗

(1)抗抑郁药：当前治疗各种抑郁障碍的主要药物。常用的抗抑郁药有：①选择性5-羟色胺再摄取抑制剂，临床应用的有帕罗西汀、氟西汀、舍曲林等。②三环类及四环类抗抑郁药，如氯米帕明、米帕明、多塞平等。③去甲肾上腺素和5-羟色胺再摄取双重抑制剂，主要有文拉法辛。④单胺氧化酶抑制剂，如吗氯贝胺等。

(2)电抽搐治疗和改良电抽搐治疗：对于有严重消极自杀言行或抑郁性木僵的患者，应首选电抽搐治疗。

(3)心理治疗和康复：对有明显心理社会因素作用的抑郁症患者，在药物治疗的同时常配合心理治疗，可采用支持性心理治疗、认知治疗、人际心理治疗、行为治疗等一系列的治疗手段。

第三节　神经症

神经症(neurosis)旧称神经官能症，是一组主要表现为焦虑、抑郁、恐惧、强迫、疑病症状或神经衰弱症状的精神障碍。

一、神经衰弱

神经衰弱(neurasthenia)是一种以脑和躯体功能衰弱为主的神经症，以精神易兴奋却又易疲劳为特征，常伴有紧张、烦恼、易激惹等情绪症状及肌肉紧张性疼痛、睡眠障碍等生理功能紊乱症状。

【病因和发病机制】

本病的病因和发病机制至今尚无定论。多数学者认为，素质、躯体、心理、社会和环境等诸多因素的综合作用是引起这一疾病的原因。

【临床表现】

1. 脑功能衰弱　脑功能衰弱是神经衰弱的常见症状，包括精神易兴奋与易疲劳。易疲劳是神经衰弱患者的主要特征，以精神疲劳为主，常伴有情绪症状，可伴有或不伴有躯体疲劳。

2. 心理生理症状　神经衰弱患者常有躯体不适症状，但经各种检查找不到病理性改变的证据。

3. 情绪症状　神经衰弱的情绪症状主要为易激惹、烦恼与紧张。

【诊断与鉴别诊断】

1. 诊断　《中国精神疾病分类与诊断标准》(第3版)(CCMD-3)关于本病的诊断标准如下。

(1)症状标准：①符合神经症的诊断标准。②以持续和令人苦恼的脑力和体力易疲劳，经休息和娱乐不能恢复为特征。

(2)严重标准：患者感到痛苦或影响社会功能而主动求医(有自知力)。

(3)病程标准：符合症状标准至少3个月。

(4)排除标准：排除其他类型神经症、抑郁症及精神分裂症。因各种躯体疾病伴发的神经衰弱症状，则只能诊断为神经衰弱综合征。

2. 鉴别诊断　应与恶劣心境障碍、精神分裂症、焦虑症等鉴别。

【治疗和康复】

1. 心理治疗　心理治疗包括认知疗法、森田疗法和放松疗法。

2. 药物治疗　一般根据患者症状的特点选择，以抗焦虑剂为主；疲劳症状明显时，则以促脑代谢剂和振奋剂为主，或白天服振奋剂，晚上用抗焦虑剂以调节其紊乱的生物节律。

3. 康复治疗　康复治疗包括旅游疗养，工娱疗法，调整不合理的学习、工作方式，体育锻炼等方法。

二、癔症

癔症(hysteria)又称为歇斯底里，是由于明显的心理因素如生活事件或内心冲突，情绪体验、暗示或自我暗示等作用于易感个体而引起的一组病症。

【病因和发病机制】

1. 心理社会因素　心理社会因素是本病的主要病因，尤其是能导致患者强烈的精神紧张、尴尬难堪、恐惧(如精神虐待、躯体的摧残、战争期间的急性癔症性反应等)，可直接引起癔症发作。

2. 其他　遗传因素、性格特征、脑器质性因素可能为癔症的发作提供了发病基础。

【临床表现】

1. 癔症性精神障碍　癔症性精神障碍又称分离性障碍，是癔症常见的表现形式。

(1)情感爆发：患者在精神刺激之后突然发作。表现痛苦并伴有捶胸顿足、时哭时笑、呼天喊地、毁物、自伤、伤人等行为。有明显的发泄情绪的特征。

(2)意识障碍：包括周围环境和自我意识障碍。

(3)癔症性精神病：癔症性精神障碍最严重的表现形式。

(4)癔症性遗忘：其遗忘往往能达到回避的目的。

(5)癔症性痴呆：假性痴呆的一种。

2. 癔症性躯体障碍(又称转换性障碍)　癔症性躯体障碍是指精神刺激引起的情绪反应以躯体症状的形式表现出来。特点是多种检查均不能发现内脏器官和神经系统有相应的器质性损害。

(1)感觉障碍：可出现各种感觉障碍，常见的有感觉异常、感觉缺失等。

(2)运动障碍：常见为痉挛发作、局部肌肉抽动或阵挛、行走不能、肢体瘫痪等。

【诊断与鉴别诊断】

1. 诊断　CCMD-3 关于癔症的诊断标准如下：

(1)症状标准：有心理社会因素作为诱因，至少有下列一项综合征：癔症性遗忘；癔症性漫游；癔症性双重或多重人格；癔症性精神病；癔症性运动和感觉障碍；其他癔症形式。没有可以解释上述症状的躯体疾病。

(2)严重标准：社会功能受损。

(3)病程标准：起病与应激事件之间有明确关系，病程多反复迁延。

(4)排除标准：有充分根据排除器质性病变和其他精神病、诈病。

2. 鉴别诊断　应与癫痫大发作、心因性精神障碍相鉴别。

【治疗和康复】

1. 暗示治疗　暗示治疗是治疗癔症的经典方法。

2. 物理康复治疗　用针灸或电兴奋治疗癔症性瘫痪、耳聋、失声、失明或肢体抽动等，可获良好效果。

3. 心理治疗　心理治疗的主要目的在于引导患者或家属正确认识和对待精神刺激因素，认识疾病的性质，帮助其克服个性缺陷，加强自我锻炼，促进心身健康。如行为疗法、家庭方法和分析性心理疗法都可试用。

4. 催眠治疗　催眠治疗适用于治疗癔症性遗忘症、缄默症、木僵状态、多重人格及情绪受到伤害或压抑的患者。

(马宜龙)

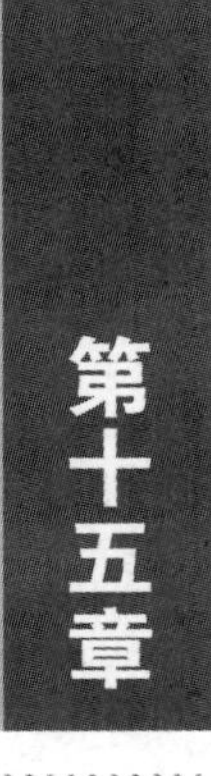

第十五章 骨科疾病

L I N C H U A N G J I B I N G G A I Y A O

第一节 软组织损伤

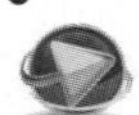

学习目标

识记：

1. 能够准确说出各型软组织损伤的主要临床表现。
2. 能准确说出各型软组织损伤的治疗方案。

理解：

1. 能够用自己的语言描述典型软组织损伤的临床表现。
2. 明确典型病例的临床特点，并可分析其异常改变的原因。

应用：

1. 能够自觉将爱伤意识及康复健康理念贯穿于疾病治疗的全过程。
2. 能用所学知识与技能协助主治医生对患者的疾病康复进行指导。

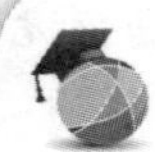

任务引领

患者，男性，42岁，木工。在一次拿重物时，突然觉右肘疼痛，休息几天后症状缓解。一年后，右肘外侧出现疼痛，不能做握拳、旋转前臂动作，握物无力，活动前臂后疼痛加重，在外院诊断为右肱骨外上髁炎，经针灸、中药多方治疗无效，且病情日趋严重，遂来本科诊治。请完成以下任务：

（1）通过学习，请归纳与总结各型软组织损伤的主要临床表现。

（2）假如你是该患者的主治医生，请设计简单的医嘱。

一、概述

软组织损伤是指由于牵拉、挤压或长期超负荷工作等原因造成人体的骨骼肌、筋膜、韧带、关节囊、骨膜、脂肪组织等的病理损害。临床表现主要为疼痛、肿胀、畸形和功能障碍。

【分类】

根据损伤的原因可将软组织损伤大致分为以下三类。

(1)疲劳性损伤:指长时间的超负荷工作造成的损伤。如长时间激烈的体育活动,四肢、躯干超负荷工作所造成的软组织损伤,勉强搬抬重物所造成的损伤等,皆属于疲劳性损伤。

(2)积累性损伤:指人体受到的一种较轻微的持续性的反复牵拉、挤压而造成的软组织损伤,是软组织损伤的常见原因之一。

(3)隐蔽性损伤:指活动中或偶然的较轻微的跌、打、碰、撞所造成的损伤,一般不易引起足够注意,发觉疼痛后患者往往因忽略损伤史,而容易被误诊为其他疾病。

【治疗】

1. 对症治疗　如患者发生休克,则首先治疗休克;如有出血,应立即止血;有筋膜间隙综合征和挤压综合征者,应及时处理。

2. 严重闭合性挫伤的治疗

(1)早期理疗:患处放置冰袋或作冷敷,待出血停止后,改用热敷,以促进局部淤血吸收。

(2)合理应用抗生素防治感染。

(3)严重水肿影响肢体血液循环,或小腿、前臂严重挤压伤,有肌肉功能障碍及动脉搏动减弱者,应早期切开减张。

3. 开放性创伤的治疗　除表浅的擦伤及小的刺伤外,应尽早行清创术并进行预防破伤风的常规处理。

二、肌筋膜炎

肌筋膜炎简称筋膜炎,是对所有筋膜炎病症的统称。

【病因】

慢性劳损是最多见的原因之一,肌肉、筋膜受损后发生纤维化改变,使软组织处于高张力状态,从而出现微小的撕裂性损伤,最后又使纤维样组织增多、收缩,挤压局部的毛细血管和末梢神经,出现疼痛。潮湿、寒冷的气候环境为另一个重要的发病因素,湿冷可使肌肉血管收缩、缺血、水肿,引起局部纤维浆液渗出,最终形成纤维织炎。慢性感染、精神忧郁、睡眠障碍、甲状腺功能低下以及高尿酸血症等疾病也经常并发肌筋膜炎。

【分类】

按照疾病发生的常见部位不同可以将肌筋膜炎分成以下几类。

(1)颈肩肌筋膜炎:亦称颈肩肌筋膜疼痛综合征,是指颈肩背部筋膜、肌肉、肌腱和韧带等软组织的无菌性炎症,可引起颈肩背部疼痛、僵硬、运动受限及软弱无力等症状。主要与轻微外伤、劳累及受寒等有关。

(2)腰肌筋膜炎:急性期患者腰部疼痛剧烈,有烧灼感,腰部活动时症状加重,局部压痛较显著(多在病变肌肉的起止点处),有的患者体温升高,血液检查可见白细胞增高。

(3)足底筋膜炎:由运动引起的慢性损伤,最常见的原因是经常长时间行走,如登山健身、徒步旅行等。

【临床表现】

(1)局部肌肉痛:一般为慢性持续性酸胀痛或钝痛,疼痛呈紧束感或重物压迫感,腰、背、骶、臀、腿、膝、足底、颈、肩、肘或腕等均可发生。

(2)缺血性疼痛:局部受凉或全身疲劳、天气变冷等常诱发疼痛,晨起僵硬疼痛,活动后减轻但常在长时间工作后或傍晚时加重,当长时间不活动或活动过度甚至情绪不佳时也可表现为疼痛加重。

(3)固定压痛点:患者一侧或局部肌肉紧张、痉挛、隆起、挛缩或僵硬。压痛点位置常固定在肌肉的起止点附近或两组不同方向的肌肉交接处,压痛点深部可摸到痛性硬结或痛性肌索。

【治疗】

(1)去除病因:如抗类风湿、抗炎、松解疤痕等。

(2)改善局部血供:锻炼、按摩、热疗等可有效改善局部血供。

(3)消炎镇痛:能减轻症状和改善生活质量。

(4)消灭触痛点:在超声引导下应用射频热凝松解粘连的肌筋膜瘢痕或挛缩点,比以往使用的其他松解方法更有效和安全。射频技术结合超声引导技术,可弥补其不能辨别血管的不足,大大增加了射频镇痛的安全性和应用范围。

【健康指导】

(1)防止潮湿、寒冷而受凉。根据气候的变化,随时增减衣服,出汗及淋雨之后,要及时更换湿衣或擦干身体。

(2)积极治疗急性腰扭伤,防止转变成慢性。

(3)体育运动或剧烈活动时,要做好准备活动,同时避免活动过量。

(4)纠正不良的工作姿势,如弯腰过久或伏案过低等。

(5)使用硬板软垫床。睡眠是人们生活的重要部分之一,床的合适与否直接影响人的健康,过软的床垫不能保持脊柱的正常生理曲度,所以最好在木板上加 1～10 cm 厚的软垫。

(6)注意减肥,控制体重,身体过于肥胖,必然给腰部带来额外负担,特别是中年人和妇女产后,都是易于发胖的时期,节制饮食,加强锻炼是非常有必要的。

三、肱骨外上髁炎

肱骨外上髁炎又称网球肘,是肱骨外上髁及周围软组织的慢性无菌性炎症,如果处理不当可导致腕、伸指功能障碍。

【病因】

本病的发病多与慢性劳损有关。多见于长期从事手工操作的人,如:木工、钳工、油漆工、网球运动员,或近期内从事过某种频繁的上肢活动者。肱骨外上髁是前臂伸肌腱的起点,当伸腕伸指时,肌肉收缩应力集中于肱骨外上髁。当屈腕、屈指时,肌肉被动牵拉应力也集中于该处。这种应力超越机体的适应能力,特别是不协调的动作更易造成局部慢性损伤,出现无菌性炎症变化。除伸肌总腱的牵拉或撕裂伤外,炎症还可波及附近的韧带、骨膜、滑膜,也可造成桡神经关节支或肌皮血管神经束的卡压。

【临床表现】

患者有明显的职业特点或近期上肢劳损史。肘关节外侧酸痛,可向前臂反射,病肢乏力。检查在肱骨外上髁至桡骨小头范围内,有局限性压痛点。肘关节外观及活动范围正常。前臂伸肌牵拉试验:伸肘屈腕握拳,然后前臂旋前,可引起肘外侧疼痛。

【治疗】

急性期病肢应适当休息。糖皮质激素压痛点封闭,可用 2%普鲁卡因 4 mL 加入泼尼松龙 25 mg,每周一次,连续 3～4 次。针灸、按摩及外敷中药也可有效。经上述治疗效果不佳时,也可行手术治疗。术式可选用伸肌腱起点剥离、环状韧带部分切除或肌皮血管神经束切除术等。

四、跟腱炎

【病因】

跟腱炎一般多由于运动过程中小腿腓肠肌和跟腱承受了太大的压力或突然增加锻炼的强度或频率所致。其他如扁平足、外伤或感染等因素也可导致跟腱炎。

【临床表现】

跟腱没有真正意义上的腱鞘,而是由腱周组织包绕。跟腱炎早期疼痛主要是由于腱周组织的损伤所致。主要表现为足跟部上方的、内部的酸痛、压痛和僵硬等,活动后加剧。痛感通常会在清晨或者剧烈运动后的休息期间发作。当病变恶化时,肌腱发生肿大,可在病变区域出现结节。

跟腱炎如果处理不当可以进展为一种退化性疾病,即跟腱的结构出现异常,跟腱变得越来越脆弱和纤维化,称为跟腱退化变性。另外,对跟腱的持续压力可以导致跟腱断裂,这需要通过手术来修复。

【治疗】

本病根据病史及临床表现即可明确诊断,X 线片可排除其他可能引起跟腱处疼痛的疾病,MRI 扫描可显示身体软组织情况,以检查跟腱完整性。

一般情况下,跟腱炎在经过一段时间的自我护理,如休息、冰敷、服用非处方类镇痛药等后可得到改善。若效果不佳,可采取其他治疗措施。

1.使用支撑垫及局部固定　支撑垫可以抬高脚踝，以减少对跟腱的拉伸。医生还可能让患者在夜间睡眠时使用夹板，以保持跟腱固定。如果病情严重，医生可能会建议穿步行靴或使用拐杖，以帮助跟腱愈合。

2.物理治疗　局部冷敷、力量加强训练、超声疗法以及电刺激疗法等可应用于物理治疗中。还可以在膝关节伸直的情况下让腓肠肌伸展，以及在膝关节略弯曲的情况下让比目鱼肌伸展，以促进疾病恢复。

3.手术治疗　非手术治疗不能达到预期效果时，可手术切除跟腱周围的炎症组织。

【健康指导】

要完全防止跟腱炎的发生几乎是不可能的，但是可以采取一些措施来降低它的风险。

(1)锻炼要循序渐进，逐渐增加活动的量和强度。避免会施加太多压力在跟腱上的运动，尤其是运动时间不能太长。

(2)如果在进行某种活动时感觉到疼痛，应该立即停止并休息。

(3)在锻炼时穿的鞋子要合脚，能够对脚踝提供充分的缓冲，并应该有坚固的脚弓支架，以帮助减少跟腱的压力。

(4)每天进行伸展运动，尤其在早晨、锻炼前以及锻炼后，多伸展腓肠肌和跟腱，以保持跟腱的坚韧。

(5)进行一些能增强腓肠肌的运动，例如"踮脚运动"，即踮起后缓慢地下落，这可以增强跟腱肌肉承受更大的负荷的能力。

五、复合性区域疼痛综合征

复合性区域疼痛综合征(CRPS)是指继发于意外损伤、医源性损伤或全身性疾病之后出现的以严重顽固性、多变性疼痛，营养不良和功能障碍为特征的临床综合征。

【病因】

尽管目前有关学说很多，但CRPS的明确病因和发病机制仍未阐明。可能与以下因素有关：交感神经活性增强；外周机械和痛觉感受器的致敏；改变中枢传入；神经源性炎症；中枢处理过程的改变等。

【分型】

根据疾病的发生是否有明确的神经损伤，将CRPS分为两型。

Ⅰ型：也称反射性交感神经营养不良综合征，一般没有明确的神经损伤，通常继发于最初的有害刺激，经常与刺激条件不相符。常伴随着明显的水肿，皮肤血流改变，异常的发汗行为，感觉异常和(或)痛觉过敏。

Ⅱ型：又称灼性神经痛，是一种烧灼痛、感觉异常、痛觉过敏，常发生在手或足部某一主要的外周神经部分损伤后。最常见伴发正中神经和坐骨神经的损伤。

【临床表现】

1.疼痛　大多数患者因机械性、温热性、精神性、情感性刺激而诱发，此类疼痛包括自发痛、痛觉超敏及痛觉过敏等神经源性疼痛。有的病例在损伤后3～6个月甚至更久，仍可表现有顽固性疼痛，并向周围扩散。

2.营养障碍　在损伤部位及其周围组织，往往伴随有血管运动神经功能障碍，出现水肿。有时尽管水肿并不明显，但常常主诉有肿胀感。皮肤开始发汗，多表现为湿润、潮红。皮肤温度高低不定，后期皮肤温度呈下降趋势，表现为缺血性变化。随着疾病的进行性发展，毛发、指甲的生长速度由加快转为减慢，并逐渐出现皮肤菲薄、指甲卷曲并失去光泽。

3.运动功能　早期即可出现握力下降和精巧运动功能降低。由于运动范围的减小，肌肉废用性萎缩而致关节变得僵硬。患者常在病程6个月以后，因皮下组织萎缩，皮肤变得薄且光亮，受影响的皮肤出汗增加或减少。若肌筋膜肥厚，还可导致关节挛缩、骨质疏松。骨扫描或者X线检查可有骨质疏松表现。

【治疗】

一旦被诊断，应尽可能地及早寻求减轻疼痛的方法，同时积极开展康复治疗。

(1)预防性治疗：受伤早期对创面的完善处理和充分的镇痛是很重要的，即把疼痛完善地控制在急性期，阻止其向慢性化方向发展，同时结合精神方面的治疗，一般认为可取得较好的疗效。

(2)经皮神经电刺激(TENS):通过激活内源性阿片肽而镇痛,也可刺激疼痛部位的粗纤维神经,改变传入中枢神经系统的感觉冲动,达到减轻疼痛的目的。

(3)药物治疗。

①抗抑郁药:常用的有阿米替林、丙咪嗪、多虑平等三(四)环类抗抑郁药。

②抗癫痫、抗痉挛药:代表性的药物有卡马西平、苯妥英钠、丙戊酸钠,对神经电击样疼痛有效。国外应用较为广泛的是加巴喷丁,此药可明显缓解糖尿病或带状疱疹引起的神经痛。

③非甾体类消炎镇痛药、神经妥乐平、前列腺素制剂、激素、吗啡类药物等。

(4)神经阻滞治疗:以交感神经阻滞为主。常用的神经阻滞有:星状神经节、胸交感神经阻滞、腰交感神经阻滞、静脉内局部神经阻滞、硬膜外阻滞、蛛网膜下腔阻滞。临床上所行的交感神经阻滞,主要通过阻断其介导的疼痛,扩张其支配区域的血管等来发挥作用。

(5)当局麻药阻滞后,疼痛症状未见改善或只是临时改善时,应考虑使用神经破坏性药物,进行神经毁损术或交感神经切除术。

(6)以上治疗无效时,可考虑镇痛起搏器或蛛网膜下腔镇痛泵植入术。

第二节 关节病变和损伤

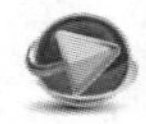

学习目标

识记:

1. 能够准确说出各型关节病变和损伤的主要临床表现。
2. 能准确说出各型关节病变和损伤的治疗方案。

理解:

1. 能够用自己的语言描述典型关节病变和损伤的临床表现。
2. 明确典型病例的临床特点,并可分析其异常改变的原因。

应用:

1. 能够自觉将爱伤意识及康复健康理念贯穿于疾病治疗的全过程。
2. 能用所学知识与技能协助主治医生对患者的疾病康复进行指导。

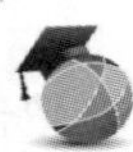

任务引领

患者,女性,52岁,农民。右肩臂酸痛已有3个多月,初起时,仅感到整个肩部似酸似重,活动后反见减轻。近半个月来,肩部及上臂酸痛,上下走串,日益加重,至半夜常因疼痛而醒,次晨活动后又稍感轻快。经检查,肩关节无红肿,肩峰下有压痛点,举动时痛点也在该处,上肢不能平举至90°。前伸时,右手不能摸到对侧腋下。

请完成以下任务:

(1)通过学习,请归纳与总结各型关节病变和损伤的主要临床表现。

(2)假如你是该患者的主治医生,请设计简单的医嘱。

一、肩关节周围炎

肩关节周围炎简称肩周炎,曾称冻结肩,是中老年常见病之一,是指肩关节周围的肌肉、肌腱、韧带、滑囊、关节囊等软组织发生无菌性炎症,有充血、渗出、水肿、粘连等改变,导致肩关节疼痛及功能障碍。

【病因】

可由急性损伤或慢性劳损所致的肱二头肌腱鞘炎、冈上肌炎、肩峰下滑囊炎等发展而来。中老年人上肢因外伤、手术或其他原因所致的疼痛，肩关节较长时间不活动，均可诱发此病，提示此病与年龄因素有关。此外，局部着风受凉与发病也有一定关系。

【临床表现和诊断】

发病缓慢，病程较长，一般达半年以上。肩部隐痛或剧痛，疼痛可放射至颈部或上臂。夜间疼痛加重，甚至夜不能眠。检查见肩部肌肉萎缩，在结节间沟、大结节、肩峰下滑囊、肩胛骨内角、冈下窝处有压痛。肩关节主动与被动活动均受限，尤以外展、外旋受限明显。肩关节 X 线片一般无特殊改变，有时可见局部骨质稀疏、冈上肌钙化、大结节密度增高等。

根据临床表现诊断一般不难。值得注意的是，由于本病病变部位、病理变化因人而异，临床表现可有较大差异。本病需与颈椎病、颈肩部软组织劳损、肱骨外上髁炎相鉴别。

【治疗】

一般均采用非手术治疗。①功能锻炼：应贯穿于治疗全过程，医护人员要鼓励与指导患者进行主动功能锻炼(图 15-1)。②痛点封闭：用于压痛点明显的患者，药物采用 2% 普鲁卡因 4 mL 加入泼尼松龙 25 mg，每 5～7 天一次，注意执行无菌操作技术。③药物治疗：内服外用有舒筋活络、活血化淤、消炎止痛作用的中西药。疼痛严重时口服消炎痛、布洛芬等。④针灸与理疗：用于疼痛部位广泛的患者。⑤推拿：对关节僵硬患者，有学者主张在臂丛麻醉下推拿并增大关节活动范围，以松解粘连。手法必须轻柔，避免韧带及关节囊的撕裂出血及肱骨外科颈骨折。对个别非手术治疗无效，症状严重者，可行软组织松解术。

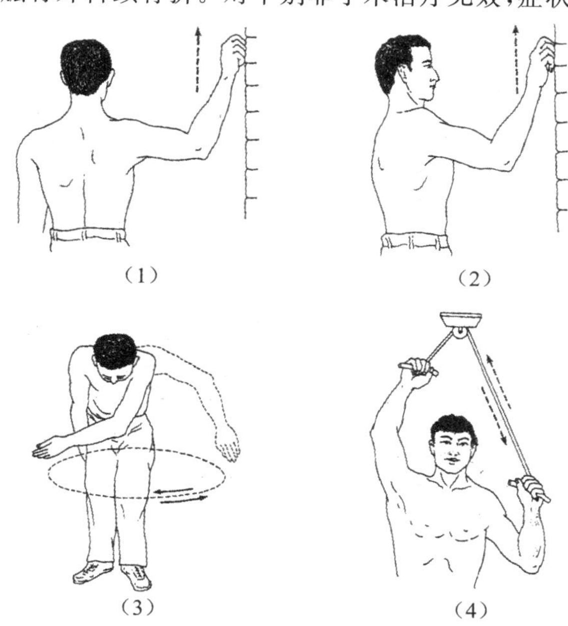

图 15-1　肩关节功能锻炼

本病病程较长，要鼓励患者树立战胜疾病的信心，积极采用综合性非手术治疗，症状基本消失后，也应进行必要的功能锻炼，避免肩部着风受凉，以利于疾病痊愈和避免复发。

二、踝关节扭伤

踝关节扭伤是指踝关节韧带损伤或断裂的一种病症，为运动系统常见多发病，任何年龄均可发生，儿童因活动量较大而发病较多。

【病因】

踝关节扭伤多因踝跖屈位，突然向外或向内翻，外侧或内侧副韧带受到强大的张力作用，致使踝关节的稳定性失去平衡与协调而发生。以外踝损伤最为常见。

【临床表现】

1. 外侧韧带损伤　多由足部强力内翻引起。因外踝较内踝长和外侧韧带薄弱，使足内翻活动度较大，故临床以外侧韧带损伤较为常见。外侧韧带部分撕裂时踝外侧疼痛、肿胀、走路跛行，有时可见皮下淤血，外侧韧带部位有压痛，足内翻动作时外侧韧带部位疼痛加剧。

外侧韧带完全断裂较少见，局部症状更明显。由于失去外侧韧带的控制，可出现异常内翻活动度。内翻位摄片时，伤侧关节间隙增宽，胫距关节面的倾斜度超过5°～10°的正常范围。严重时可发生撕脱骨折，X线检查可见撕脱骨片。

2.内侧韧带损伤　由足部强力外翻引起，发生较少。其临床表现与外侧韧带损伤相似，但位置和方向相反。表现为内侧韧带部位疼痛、肿胀、压痛、足外翻，引起内侧韧带部位疼痛，也可有撕脱骨折。

【治疗】

如外侧韧带损伤较轻、踝关节稳定性正常时，早期可抬高患肢、冰敷，以缓解疼痛和减少出血、肿胀。2～3天后可用理疗、封闭、外敷消肿止痛化淤药物，适当休息，并注意保护踝部。如损伤较重，可用绷带包扎固定，使足保持外翻位置，使韧带松弛，以利愈合。韧带完全断裂或有撕脱骨折患者可用短腿石膏靴固定患足。若踝部骨折块较大，且复位不良，则应切开复位和内固定，以免引起反复扭伤、关节软骨损伤和创伤性关节炎。

陈旧性外侧韧带断裂或反复扭伤致外侧韧带过度松弛造成关节不稳者，可考虑用腓骨短肌腱重建外侧韧带。

【健康指导】

(1)对踝关节扭伤严重者，应及时到医院就诊并进行X线片检查，以排除骨折和脱位，如发现骨折应立即进行处理。

(2)在扭伤早期，病情较重者宜制动，根据病情给予适当固定，1～2周后可解除固定，进行功能锻炼。

三、膝关节韧带损伤

(一)侧副韧带损伤

膝关节两侧有内外侧副韧带，内侧副韧带起自股骨内收肌结节，止于胫骨内髁内侧，外侧副韧带起自股骨外髁外侧，止于腓骨头。膝关节完全伸直时，内外侧副韧带均紧张，维持关节稳定和控制向侧方异常活动；膝关节屈曲时，内外侧副韧带均松弛，关节不稳定，易受损伤。

【损伤原因及类型】

膝伸直位，膝或腿部外侧受强大暴力打击或重压，使膝过度外展，内侧副韧带可发生部分断裂(图15-2)或完全断裂。相反，膝或腿部内侧受暴力打击或重压，使膝过度内收，外侧副韧带可发生部分或完全断裂，在严重创伤时，侧副韧带、十字韧带和半月板可同时损伤。

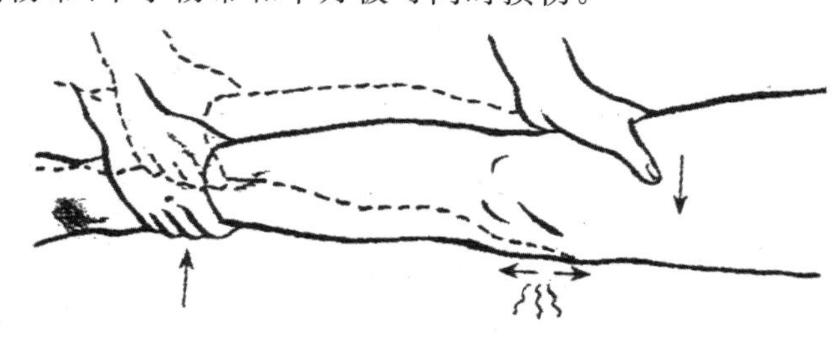

图15-2　内侧副韧带部分断裂

【临床表现及诊断】

一般都有明显外伤史。膝部伤侧局部剧痛、肿胀，有时有淤斑，膝关节不能完全伸直。韧带损伤处压痛明显，内侧副韧带损伤时，压痛点常在股骨内上髁或胫骨内髁的下缘处；外侧韧带损伤时，压痛点在股骨外上髁或腓骨小头处。

侧压试验(分离试验)：膝关节伸直，检查者一手握住伤肢踝部，另一手掌的大鱼际顶住膝上部的内侧或外侧，强力内收或外展小腿，如内侧副韧带部分损伤，外展时因牵扯损伤的韧带引起疼痛；如完全断裂，则有异常的外展活动度。反之，如外侧副韧带部分损伤，内收时因牵扯损伤的韧带引起疼痛；如完全断裂，则有异常的内收活动度。

X线检查：在局麻下，伸直膝关节，按上述检查方法，强力使膝内收或外展，拍正位X线片，如侧副韧带完全断裂，则伤侧关节间隙增宽。

【治疗】

1.新鲜侧副韧带损伤

(1)部分断裂：将膝置于150°～160°屈曲位，用长腿管型石膏固定(不包括足踝部)，一周后可带石膏下地行走，4～6周后去除固定，练习膝关节屈伸活动，注意锻炼股四头肌。

(2)完全断裂：应行急症手术修复断裂的韧带，术后用长腿管型石膏固定6周。如合并有十字韧带损伤，应先修复十字韧带，然后修复侧副韧带。如合并半月板损伤，应先切除损伤的半月板，然后修复损伤的韧带。

2.陈旧性侧副韧带断裂　应加强股四头肌锻炼，以增强膝关节的稳定性。如膝关节很不稳定，可用邻近部位肌腱做韧带重建术。近来有报导用碳素纤维作为重建侧副韧带的材料，取得了较满意效果。

(二)十字韧带损伤

膝关节内有前、后十字韧带(又称交叉韧带)。前十字韧带起自胫骨髁间隆起的前方，向后、上、外止于股骨外髁的内面；后十字韧带起自胫骨髁间隆起的后方，向前、上、内止于股骨内髁的外面。膝关节不论伸直或屈曲，前后十字韧带均呈紧张状态，前十字韧带可防止胫骨向前移动，后十字韧带可防止胫骨向后移动。

【损伤原因及类型】

暴力使膝关节过伸或过度外展可引起膝关节前十字韧带损伤。如屈膝时，外力从前向后加于股骨，或外力从后向前撞击胫骨上端，均可引起前十字韧带断裂。膝关节前脱位常由于过伸引起，必然伤及前十字韧带。如为过度外展引起，可同时发生内侧副韧带断裂，前十字韧带损伤合并内侧半月板损伤也较常见。屈膝时，外力从前向后撞击胫骨上端，使胫骨过度向后移位，可引起后十字韧带损伤，甚至发生膝关节后脱位。

【临床表现及诊断】

膝关节剧烈疼痛，明显肿胀，关节内积血，屈伸活动障碍。

抽屉试验：屈膝90°，固定股骨，检查者双手握住小腿上端，向前拉或向后推胫骨。如前十字韧带断裂，胫骨有向前异常动度。如后十字韧带断裂，胫骨有向后异常动度(图15-3)。

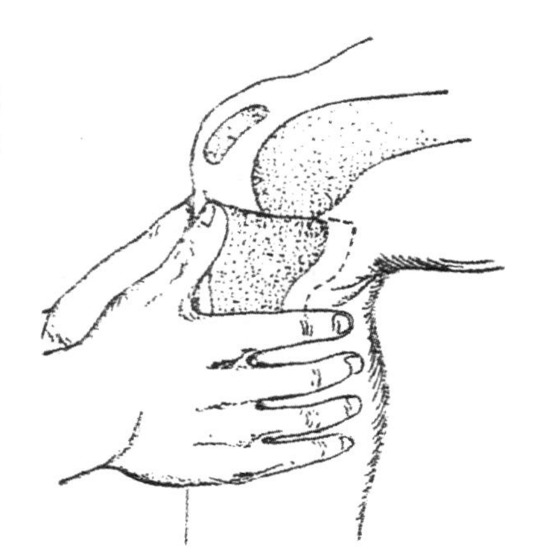

图15-3　抽屉试验

【治疗】

1.新鲜十字韧带断裂　十字韧带断裂，或胫骨棘撕脱骨折有明显移位者，应早期行手术修复断裂的韧带，或将撕脱骨折复位和内固定。术后用长腿石膏固定4～6周，并应加强股四头肌锻炼。

如胫骨棘骨折无移位，可在抽出关节内积血后，用长腿石膏伸膝位固定4～6周，之后加强股四头肌锻炼。

2.陈旧性十字韧带断裂　陈旧性十字韧带断裂手术效果多不满意，宜加强股四头肌锻炼，以加强关节的稳定性。如很不稳定，可考虑用大腿阔筋膜，或用髌韧带的内侧部分，或用附近的肌腱做韧带重建术。近来有报导用碳素纤维作为十字韧带重建材料，疗效有待进一步观察。

四、半月板损伤

在胫骨关节面上有内侧和外侧半月形状骨，称为半月板，其边缘部较厚，与关节囊紧密连接，中心部薄，呈游离状态(图15-4)。内侧半月板呈“C”形，前角附着于前十字韧带附着点之前，后角附着于胫骨髁间隆起和后十字韧带附着点之间，其外缘中部与内侧副韧带紧密相连。外侧半月板呈“O”形，其前角附着于前十字韧带附着点之前，后角附着于内侧半月板后角之前，其外缘与外侧副韧带不相连，其活动度较内侧半月板为大。半月板可随着膝关节运动而有一定的移动，伸膝时半月板向前移动，屈膝时向后移动。

半月板属纤维软骨，其本身无血液供应，其营养主要来自关节滑液，只有与关节囊相连的边缘部分从滑膜得到一些血液供应。因此，除边缘部分损伤后可以自行修复外，半月板破裂后不能自行修复，半月板切除后，可由滑膜再生一个纤维软骨性的又薄又窄的半月板。正常的半月板有增加胫骨髁凹陷及衬垫股骨内外髁的作用，以增加关节的稳定性和起缓冲震荡的作用。

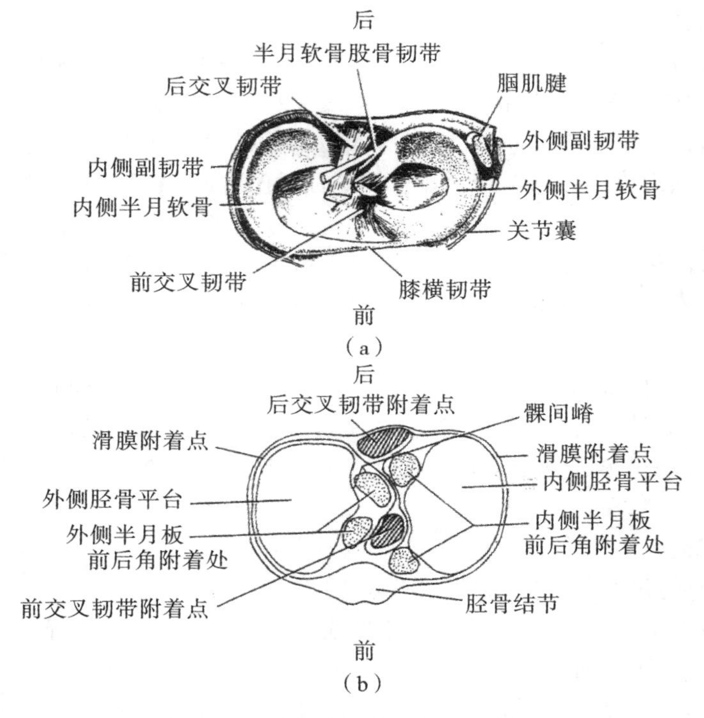

图 15-4　膝关节韧带及半月板结构

【致伤机理及分型】

多由扭转外力引起，当一腿承重，小腿固定在半屈曲、外展位时，身体及股部猛然内旋，内侧半月板在股骨髁与胫骨之间，受到旋转压力，而致半月板撕裂。如扭伤时膝关节屈曲程度越大，则撕裂部位越靠后。外侧半月板损伤的机制相同，但作用力的方向相反，破裂的半月板如部分滑入关节之间，可使关节活动发生机械障碍，妨碍关节伸屈活动，形成“交锁”。

在严重创伤病例，半月板、十字韧带和侧副韧带可同时损伤。

半月板损伤可发生在半月板的前角、后角、中部或边缘部。损伤的形状可为横裂、纵裂、水平裂或不规则形(图 15-5)，甚至破碎成关节内游离体。

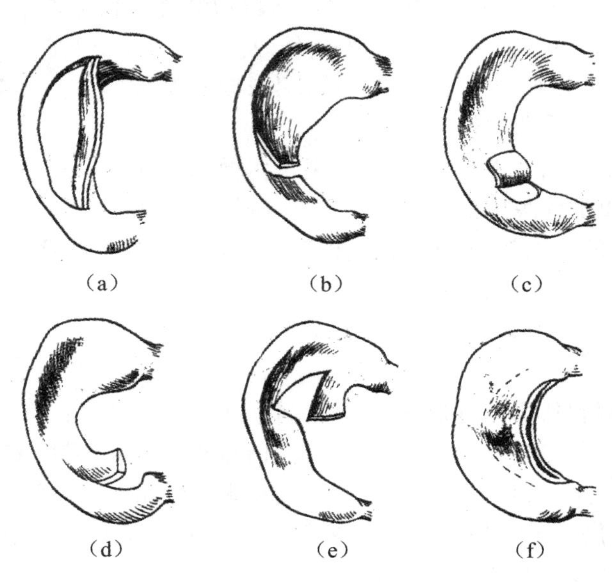

图 15-5　膝关节半月板损伤的各种类型

【临床表现及诊断】

多数有明显外伤史。急性期膝关节有明显疼痛、肿胀和积液，关节屈伸活动障碍，急性期过后，肿胀和积液可自行消退，但活动时关节仍有疼痛，尤以上下楼、上下坡、下蹲起立、跑、跳等动作时疼痛更明显，严重者可跛行或屈伸功能障碍，部分患者有“交锁”现象，或在膝关节屈伸时有弹响。检查方法及临床意义如下。

1.压痛部位　压痛的部位一般即为病变的部位，对半月板损伤的诊断及确定其损伤部位均有重要意义。检查时将膝置于半屈曲位，在膝关节内侧和外侧间隙，沿胫骨髁的上缘（即半月板的边缘部），用拇指由前往后逐点按压，在半月板损伤处有固定压痛。如在按压的同时，将膝被动屈伸或内外旋转小腿，疼痛更为显著，有时还可触及到异常活动的半月板。

2.麦氏试验（回旋挤压试验）　患者仰卧，检查者一手握住小腿踝部，另一手扶住膝部，将髋与膝尽量屈曲，然后使小腿外展、外旋和外展、内旋，或内收、内旋，或内收、外旋，逐渐伸直（图 15-6）。出现疼痛或响声即为阳性，根据疼痛和响声的部位可确定损伤的部位。

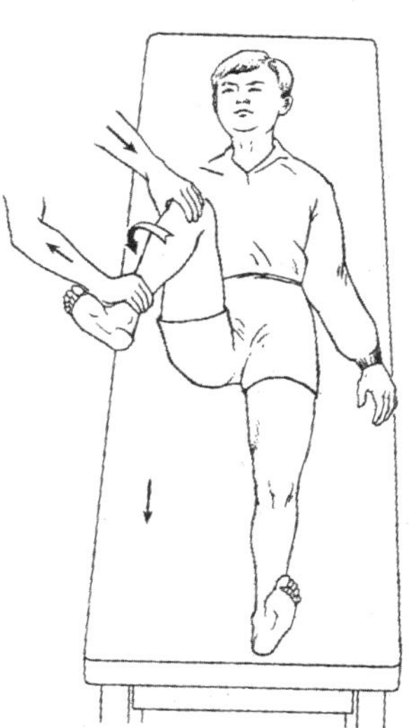

图 15-6　麦氏试验

3.强力过伸或过屈试验　将膝关节强力被动过伸或过屈，如半月板前部损伤，过伸可引起疼痛；如半月板后部损伤，过屈可引起疼痛。

4.侧压试验　膝伸直位，强力被动内收或外展膝部，如有半月板损伤，患侧关节间隙处因受挤压可引起疼痛。

5.单腿下蹲试验　用单腿持重从站立位逐渐下蹲，再从下蹲位站起，健侧正常，患侧下蹲或站起到一定位置时，因损伤的半月板受挤压，可引起关节间隙处疼痛，甚至不能下蹲或站起。

6.重力试验　患者取侧卧位，抬起下肢做膝关节主动屈伸活动，患侧关节间隙向下时，因损伤的半月板受挤压而引起疼痛；反之，患侧关节间隙向上时，则无疼痛。

7.研磨试验　患者取俯卧位，膝关节屈曲，检查者双手握住踝部，将小腿下压的同时作内外旋活动，损伤的半月板因受挤压和研磨而引起疼痛；反之，如将小腿向上提再作内外旋活动，则无疼痛。

X 线检查：拍照 X 线正侧位片，虽不能显示出半月板损伤情况，但可排除其他骨关节疾病。膝关节造影术对诊断意义不大，且会增加患者痛苦，不宜使用。

膝关节镜检查：通过关节镜可以直接观察半月板损伤的部位、类型和关节内其他结构的情况，有助于疑难病例的诊断。

总之，对半月板损伤的诊断，主要依据病史及临床检查，多数患者有外伤史，患侧关节间隙有固定性疼痛，结合各项检查综合分析，多数能做出正确诊断。对严重创伤患者，要注意检查有无合并侧副韧带和十字韧带损伤。对晚期病例，要注意检查是否有继发创伤性关节炎。

盘状半月板呈较厚的盘状，易受损伤，常为两侧性。主要症状为关节活动时常发出明显清脆的弹响声。关节活动时外侧半月板处可摸到包块，并有压痛。半月板损伤后黏液性变可产生半月板囊肿，症状与半月板损伤相似，局部有明显包块，伸膝时包块较明显。

【治疗】

1.急性期　如关节有明显积液（或积血），应在严格无菌操作下抽出积液；如关节有“交锁”，应用手法解除“交锁”，然后用上自大腿上 1/3 下至踝上的管型石膏固定膝关节于伸直位 4 周。石膏要妥为塑型，患者可带石膏下地行走。在固定期间和去除固定后，都要积极锻炼股四头肌，以防肌肉萎缩。

2.慢性期　如经非手术治疗无效，症状和体征明显，诊断明确者，应及早手术切除损伤的半月板，以防发生创伤性关节炎。术后伸膝位加压包扎，次日开始做股四头肌静止性收缩练习，2～3 天后开始做直腿抬高运动，以防股四头肌萎缩，两周后开始下地行走，一般在术后 2～3 个月可恢复正常功能。

3.关节镜的应用　关节镜可用于半月板损伤的治疗，半月板边缘撕裂可行缝合修复，通常行半月板部分切除，保留未损伤的部分。对早期怀疑半月板损伤者可行急诊关节镜检查，早期处理半月板损伤，缩短疗程，提高治疗效果，减少损伤性关节炎的发生。通过关节镜进行手术，创伤小，恢复快。

五、髌骨软化症

【病因】

膝部直接外伤可引起髌骨软骨或骨软骨骨折，或因多次损伤，如运动伤，引起软骨退变性改变，软骨面粗糙，失去光泽，严重者软骨脱落，骨质暴露，其相对的股骨关节面也受到损伤。损伤部位多在髌骨中心。

【临床表现及诊断】

本病多发生于青壮年，且多有明显外伤史，或有慢性积累性小损伤，主要症状是膝关节髌骨后疼痛，疼痛轻重不一，一般平地走路症状不明显，在下蹲起立、上下楼、上下坡，或走远路后疼痛加重。

检查方法如下。

1. 髌骨压磨试验　检查时使髌骨与其相对的股骨髁间关节面互相挤压研磨或上下左右滑动，有粗糙的摩擦感、摩擦声和疼痛不适；或检查者一手用力将髌骨推向一侧，另一手拇指按压髌骨边缘后面，可引起疼痛。

2. 单腿下蹲试验　患者单腿持重，逐渐下蹲到 90°～135°时出现疼痛、发软，蹲下后单腿不能起立。

X 线检查：照膝关节正、侧位及髌骨切线位 X 线片，早期无异常所见，晚期可因软骨大部磨损，髌骨与股骨髁部间隙变窄，髌骨和股骨髁部边缘可有骨质增生。

诊断髌骨软化症的主要依据是髌骨后疼痛、髌骨压磨试验和单腿下蹲试验引起的髌骨后疼痛。应该注意检查有无合并半月板损伤和创伤性关节炎等。

【治疗】

1. 非手术疗法　症状较轻者，注意避免直接撞击髌骨和减少髌骨摩擦活动，如上下山、上下楼、骑自行车等活动，症状可望减轻。

2. 手术疗法　症状较重者应及时手术，根据髌骨的病变情况作适当处理。

1）髌骨软骨切削术　包括软骨表浅切削、软骨切削至骨质及钻孔。

（1）软骨表浅切削：切削退化软骨直至软骨正常部分。切削后虽然软骨修复能力甚弱，但切去糜烂软骨后，经数月的塑形作用，可使表面变为平滑，且覆以数层扁平细胞，可使手术取得较满意效果。

（2）软骨切削至骨质：如软骨损坏已达骨质，可切削全层软骨，修整创面边缘使成斜面，外露骨质不作处理。未达髓腔的全层软骨缺损，可得到缓慢的内源性再生，再生的软骨为透明软骨。

（3）软骨切削至骨质及钻孔：切削去病变的全层软骨，外露骨质用克氏针钻数个孔，造成骨床出血，深达髓腔的关节软骨全层缺损，可得到来自髓腔的间叶组织的外源性修复。

上述手术可通过关节镜完成，用刨刀切削，也可行关节切开，直视下完成手术。

2）髌骨成形术　切削去病变的软骨后，骨质外露较大者（2～3 cm），可用邻近的滑膜或切削一层脂肪垫翻转缝合覆盖外露的骨面。

3）髌骨切除术　如患者年龄较大，症状较重，骨质外露面积较大（超过 3 cm），相对的股骨踝软骨磨损也较大，不能做髌骨成形术者，可考虑做髌骨切除术。

第三节　腱鞘及滑膜疾病

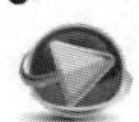

学习目标

识记：

1. 能够准确说出各型腱鞘及滑膜疾病的主要临床表现。
2. 能准确说出各型腱鞘及滑膜疾病的治疗方案。

理解：

1. 能够用自己的语言描述典型腱鞘及滑膜疾病的临床表现。

2. 明确典型病例的临床特点，并可分析其异常改变的原因。

应用：

1. 能够自觉将爱伤意识及康复健康理念贯穿于疾病治疗的全过程。

2. 能用所学知识与技能协助主治医生对患者的疾病康复进行指导。

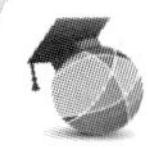

任务引领

患者，男性，26岁。三个月前出现腕部拇指一侧骨突（桡骨茎突）处及拇指周围疼痛，拇指活动受阻，在桡骨茎突处有压痛及摩擦感，有时在桡骨茎突处有轻微隆起的豌豆大小的结节。当把拇指紧握在其他四指内，并向腕的内侧（尺侧）作屈腕活动时，则桡骨茎突处出现剧烈疼痛。检查可见腕桡侧疼痛，可向手及前臂放射。局部可见小的隆起，并能触及小的硬结，有压痛。握拳尺偏试验：拇指握于掌心，然后握拳，轻轻尺偏腕关节，桡骨茎突出现剧痛者为阳性。

请完成以下任务：

(1)通过学习，请归纳与总结腱鞘及滑膜疾病的主要临床表现。

(2)假如你是该患者的主治医生，请设计简单的医嘱。

一、狭窄性腱鞘炎

肌腱在跨越关节的部位，有骨纤维鞘管。鞘管内层为滑膜，可使肌腱在内滑动，外层为纤维鞘，两侧附着于骨面。关节活动时，鞘管有防止肌腱向外弹射及向两侧滑动的作用。在弹射力最大的部位，鞘管壁增厚形成韧带，起着滑车作用。

【病因】

关节频繁活动，肌腱在鞘管内长期反复摩擦。滑膜及纤维鞘可能出现充血、渗出、水肿及增殖等无菌性炎症改变。肌腱与管壁可发生粘连，甚至发生肌腱梭形肿大和腱鞘狭窄，造成其滑动受阻。常见的发病部位有：①桡骨茎突部腱鞘：该腱鞘内有拇短伸肌和拇长展肌腱通过并形成一定角度，当腕关节及拇指活动时，折角增大，摩擦力随之增大。日常生活及工作中，手部活动较多，又以拇伸展及对掌活动频繁，该处腱鞘炎容易发生。②指屈肌腱鞘：该腱鞘在掌指关节处的滑车作用最大，手部握物时，腱鞘在掌骨头与物体之间挤压，该处腱鞘炎也易发生。此外，肱二头肌长头腱鞘，拇长伸肌腱鞘，指总伸肌腱鞘，腓骨长，短肌腱鞘，胫前、后肌腱鞘，均可发生腱鞘炎。

【临床表现】

1. 桡骨茎突狭窄性腱鞘炎　本病多见于手工劳动妇女，临床上还可见到哺乳期妇女发病。症状为桡骨茎突部疼痛，疼痛可向前臂及拇指放射。检查见局部稍有肿胀和压痛，有时可触及小结节。腕及拇指活动稍受限。握拳尺偏试验：屈拇指并以其余四指将其按于掌心，腕关节尺偏，可引起桡骨茎突部疼痛。

2. 手部指屈肌腱狭窄性腱鞘炎　本病多见于中年以上妇女，好发于拇、中、环指。婴幼儿发生本病可能与局部先天畸形有关。症状为掌指关节掌侧酸痛和弹响性疼痛，手指屈伸活动不灵。有时因肌腱膨大部分不能通过腱鞘的狭窄段，手指处于伸直或屈曲位呈交锁状。检查见局部有压痛及小结节。有时屈伸手指时，出现弹响或交锁，交锁发生后，若被动屈伸手指可出现扳机样动作和弹响，故又称扳机指或弹响指。

【治疗】

首选糖皮质激素鞘内注射，用1%普鲁卡因2 mL加入泼尼松龙25 mg，每周一次，连续3～4次。药物应准确注入鞘管内，疗效多满意。少数鞘内注射无效者，可在局麻或臂丛麻下，纵行切开腱鞘狭窄部分及松解粘连，直至肌腱正常滑动为止。手术应避免损伤附近的神经和血管。术后需早期进行功能锻炼，以免肌腱与鞘管粘连。此外，有学者采用小针刀经皮下挑割腱鞘，也获得一定疗效。

二、腱鞘囊肿

腱鞘囊肿是关节部位腱鞘内黏液分泌增多，急性疝出所致。发病与慢性劳损及黏液性变有关。囊肿壁由纤维外膜和灰色内皮层构成，内含无色透明胶状黏液。囊肿多为单房，也可为多房。

【临床表现】

本病以女性居多，好发于腕背、足背及腕掌面桡侧等处。囊肿处一般无疼痛，偶可见压迫邻近神经组织，出现相应症状。检查见囊肿为豌豆至拇指头大小的半球状肿物，表面光滑、有弹性、与皮肤无粘连、基底固定。本病需与表皮样囊肿、皮脂腺瘤或脂肪瘤相鉴别。

【治疗】

(1)压迫疗法：初发者，可用双手拇指挤压囊肿，使其囊壁破裂，溢出黏液并待其吸收。但较易复发。

(2)糖皮质激素囊内注射：先用粗针头吸尽囊内黏液，然后向囊内注入泼尼松龙 25 mg，加压包扎，一周后重复一次。

(3)手术治疗：将囊肿壁与基底部的腱膜组织一并切除，可避免复发。

三、髌前滑囊炎

滑囊又称滑膜囊，外层是致密结缔组织，内层是滑膜，内含少许滑液，能减少运动时的摩擦。在人体的骨突与皮肤、肌肉与肌腱、肌腱与肌腱之间，凡摩擦力较大处，都有滑囊存在。滑囊分两种：一种是正常人皆有的恒定滑囊，另一种是后天为适应局部摩擦与压迫而继发的附加滑囊。

【病因】

滑囊炎可因损伤、化学性刺激、化脓性感染、结核、类风湿、痛风等疾病引起。本部分只讨论损伤性滑囊。急性损伤所致者，囊内为血性和浆液性渗液。慢性损伤如长期摩擦与压迫所致者，滑膜充血、水肿、增生，滑液增多而充盈滑囊使其增大，囊壁增厚、纤维化。慢性损伤性滑囊炎常见有：腘窝滑囊炎（腘窝囊肿），老妇久坐硬凳所致的坐骨结节滑囊炎（坐骨结节囊肿），穿鞋过紧所致的跟后滑囊炎、第一跖骨头内侧滑囊炎，肩峰下滑囊炎和髌前滑囊炎等。

【临床表现】

局部轻微胀痛，挤压时疼痛加重。囊呈圆形或椭圆形肿块，大小不一。表浅者，境界清楚，可有波动感；深部者，境界不清，可误认为实质性肿块。合并感染时，局部红、热，有脓性积液。本病需与结核性、类风湿性滑囊炎相鉴别。

【治疗】

尽可能减少局部摩擦与压迫。非手术治疗多采用糖皮质激素囊内注射。先抽尽囊内积液，注入泼尼松龙 25 mg，然后局部加压包扎。本法只适用于较小的囊肿。对注射无效及囊肿较大者，应行囊肿切除术。

第四节　骨折

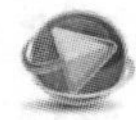

学习目标

识记：

1.股骨颈骨折、股骨干骨折的临床表现及处理。

2.肱骨髁上骨折、桡骨远端骨折的临床特点及治疗标准。

理解：

1.能够明确骨折的特异临床表现及不同部位骨折的个性表现。

2. 明确典型病例的临床特点，并可分析其异常改变的原因。

应用：

1. 能够自觉将爱伤意识及康复健康理念贯穿于疾病治疗的全过程。
2. 能够运用所学知识对常见骨折进行诊断及一般处理。

四肢伤在战伤中占70%，其中骨折约占60%；在平时，工农业生产、交通、体育运动和军事训练中的意外事故中，骨折也很多见。正确地处理骨折，可以最大限度地恢复功能，若处理不当，可以导致残疾和死亡。

【定义、成因、分类与骨折段的移位】

1. 定义　骨质连续性发生完全或部分性中断称为骨折。

任务引领

患者，男性，26岁。自诉于1 h余前摔伤左小腿，当时感左小腿疼痛，患肢不能活动，未发现有活动性出血和骨质外露，被急送至我院急诊科，行X线检查后见左胫骨中下段螺旋形骨折，未行特殊处理，夹板后来骨科就诊。

查体：T 37.1 ℃，R 22次/分，P 88次/分，BP 120/70 mmHg。专科情况：左小腿中下段可见轻度肿胀，未见皮肤破损，无活动性出血；触之有疼痛，骨擦感为阳性，局部有叩击痛，纵叩击痛亦为阳性，足背皮温正常，足背动脉搏动正常；患肢血运、感觉正常；脊柱余肢正常，余无特殊。

请完成以下任务：

(1)通过学习，请归纳与总结骨折诊断的特征性表现及不同部位骨折的特点。

(2)假如你是该患者的主治医生，请对该患者做出正确处理。

2. 成因

1)主因

(1)直接暴力：骨折发生在暴力直接作用的部位，如打击伤、撞伤及火器伤等。多为开放性骨折，软组织损伤常较重。

(2)间接暴力：骨折距暴力接触点较远。大多为闭合骨折，软组织损伤较轻。例如走路不慎滑倒时，以手掌撑地(图15-7)，根据跌倒时上肢与地面所成角度不同，可发生桡骨远端骨折、肱骨髁上骨折或锁骨骨折等。

①挤压作用：身体自高处跌下，与地面接触，如足部着地，暴力集中作用于脊柱或跟骨等，可发生脊柱及跟骨压缩骨折。

②折断作用：跌倒时，如手掌着地，通过传导(或杠杆)作用，依不同角度及各部承受力量的大小，可发生不同的上肢骨折，如桡骨下端及肱骨髁上骨折等。

③扭转作用：如肢体一端被固定，另一端被强力扭转，可发生骨折。如一足突然踏进坑内，身体因行进的惯性继续向前，在踝部形成扭转力量，可引起踝部骨折。

④肌肉收缩：肌肉强力收缩，在肌内附着处发生骨折(图15-8)。如踢足球及骤然跪倒时，股四头肌猛烈收缩，可发生髌骨骨折。

2)诱因

(1)与疾病的关系：全身及局部疾病，可使骨结构变脆弱，较小的外力即可诱发骨折，称之为病理性骨折。

(2)全身性疾病：如软骨病、维生素C缺乏(坏血病)、脆骨症、骨软化症等。

(3)局部骨质病变：如骨髓炎、骨囊肿、骨肿瘤等。

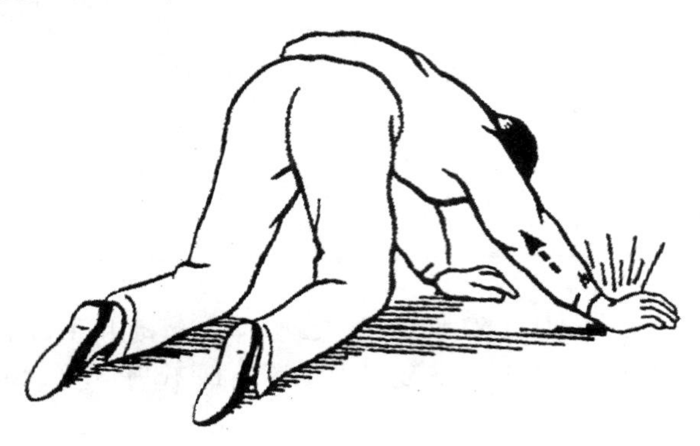

图 15-7 间接暴力

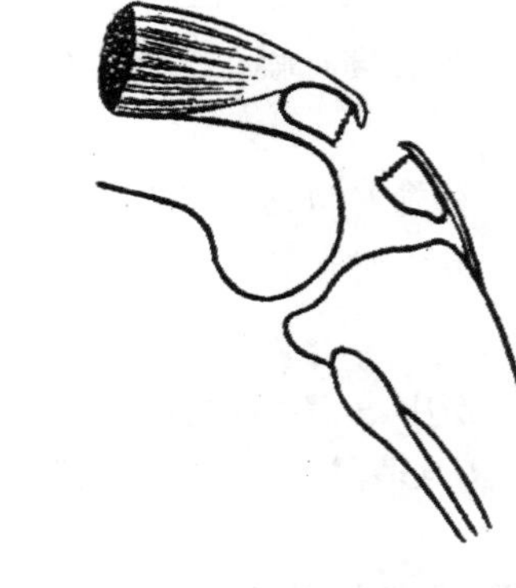

图 15-8 肌肉拉力引起骨折

(4)积劳性劳损：长期、反复的直接或间接暴力(如长途行走)，可集中在骨骼的某一点上发生骨折，如第 2、3 跖骨及胫骨或腓骨干下 1/3 的疲劳骨折，骨折无移位，但愈合慢。

(5)与年龄的关系：骨折与年龄也有一定关系，儿童骨质韧性大而强度不足，易发生青枝骨折。老年骨质疏松，脆性大，加上年龄大，行走协调性差，易发生 Colles 骨折及股骨颈骨折，且骨折后不易愈合。

3.分类　骨折分类的目的，在于明确骨折的部位和性质，利用临床上正确、完善的诊断选择合适的治疗方法。各种骨折的分类和名称见图 15-9。

1)依据骨折是否和外界相通分类

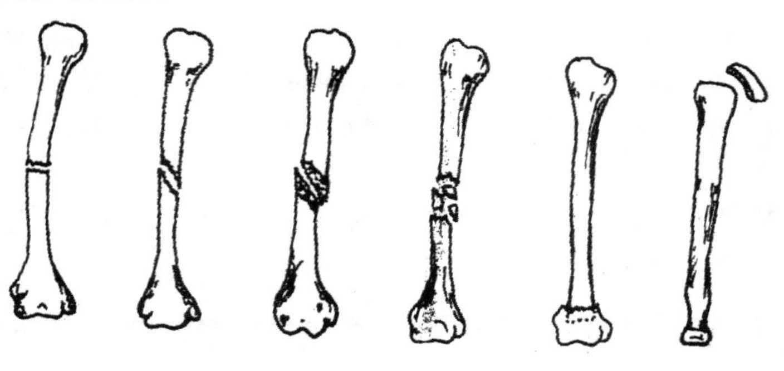

图 15-9 骨折类型

(1)开放性骨折：骨折附近的皮肤和黏膜破裂，骨折处与外界相通。耻骨骨折引起的膀胱或尿道破裂，尾骨骨折引起的直肠破裂，均为开放性骨折(图 15-10)。因与外界相通，此类骨折处易受到污染。

(2)闭合性骨折：骨折处皮肤或黏膜完整，不与外界相通。此类骨折没有污染。

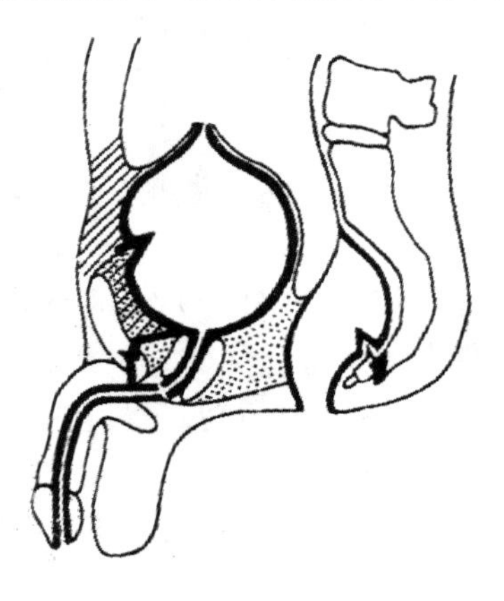

图 15-10 开放性骨折

2)依据骨折的程度分类

(1)完全性骨折：骨的完整性或连续性全部中断，管状骨骨折后形成远近两个或两个以上的骨折段。横形、斜形、螺旋形及粉碎性骨折均属完全性骨折。

(2)不完全性骨折：骨的完整性或连续性仅有部分中断，如颅骨、肩胛骨及长骨的裂缝骨折，儿童的青枝骨折等均属不完全性骨折。

3)依据骨折的形态分类

(1)横形、斜形及螺旋形骨折:多发生在骨干部。

(2)粉碎性骨折:骨碎裂成两块以上,称为粉碎性骨折。骨折线呈“T”形或“Y”形时,又称“T”形骨折或“Y”形骨折。

(3)压缩骨折:松质骨因压缩而变形,如椎体和跟骨。

(4)星状骨折:多因暴力直接着力于骨面所致,如颅骨及髌骨可发生星状骨折。

(5)凹陷骨折:如颅骨因外力使之发生部分凹陷。

(6)嵌入骨折:发生在长管骨干骺端皮质骨和松质骨交界处。骨折后,皮质骨嵌插入松质骨内,可发生在股骨颈和肱骨外科颈等处。

(7)裂纹骨折:如长骨干或颅骨伤后可有骨折线,但未通过全部骨质。

(8)青枝骨折:多发生于小儿,骨质部分断裂,骨膜及部分骨质未断。

(9)骨骺分离:通过骨骺的骨折,骨骺的断面可带有数量不等的骨组织,是骨折的一种。

4)依据解剖部位来分类

依据解剖部位不同可分为脊柱的椎体骨折、附件骨折、长骨的骨干骨折、骨骺分离、干骺端骨折、关节内骨折等。

5)依据骨折前骨组织是否正常分类

(1)外伤性骨折:骨结构正常,因暴力引起的骨折,称之为外伤性骨折。

(2)病理性骨折:不同于一般的外伤性骨折,其特点是在发生骨折以前,骨本身即已存在着影响其结构坚固性的内在因素,这些内在因素使骨结构变得薄弱,在不足以引起正常骨骼发生骨折的轻微外力作用下,即可造成骨折。

6)依据骨折稳定程度分类

(1)稳定性骨折:骨折复位后经适当的外固定不易发生再移位者,如裂缝骨折、青枝骨折、嵌插骨折、长骨横形骨折等。

(2)不稳定性骨折:骨折复位后易于发生再移位者,如斜形骨折、螺旋骨折、粉碎性骨折。股骨干即使是横骨折,因受肌肉强大的牵拉力,不能保持良好对应,也属不稳定骨折。

7)依据骨折后的时间分类

(1)新鲜骨折:2～3 周以内的骨折,系指由于外伤或病理等原因致使骨质部分或完全断裂的一种疾病。

(2)陈旧性骨折:伤后 3 周以上的骨折,3 周的时限并非恒定,例如儿童肘部骨折,超过 10 天就很难整复。

4.骨折段的移位

1)骨折段移位的原因 大多数骨折均有移位,影响其发生的因素如下。

(1)暴力的大小、作用方向和性质。

(2)肢体远侧段的重量。

(3)肌肉牵拉力,此种力量经常存在,可因疼痛肌肉发生痉挛而增强。

(4)搬运或治疗不当。

2)骨折段移位的类型 一般有五种不同的移位(图 15-11),临床上常合并存在。

(1)侧方移位:远侧骨折端移向侧方。一般以近端为基准,以远端的移位方向不同称为向前、向后、向内或向外侧方移位。

(2)缩短移位:骨折段互相重叠或嵌插,骨长度因而缩短。

(3)分离移位:骨折段在同一纵轴上互相分离。

(4)成角移位:两骨折段之轴线交叉成角,以角顶的方向称为向前、向后、向内或向外成角。

(5)旋转移位:骨折段围绕骨的纵轴而旋转。

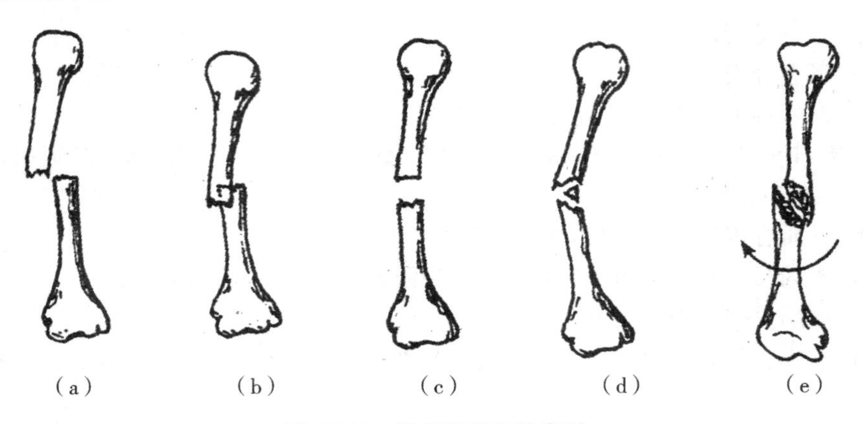

图 15-11 骨折段移位的类型

(a)侧方移位;(b)缩短移位;(c)分离移位;(d)成角移位;(e)旋转移位

【骨折的修复】

1.骨折的愈合　骨折的愈合是一个连续不断的过程,是一边破坏清除、一边新生修复的过程。新生修复的过程是由膜内骨化与软骨化共同完成的。骨折愈合的过程也是暂时性的紧急连接到永久性的坚固连接的过程。为了叙述方便,一般将骨折愈合分为三个阶段。下面以管状骨为例加以说明(图15-12)。

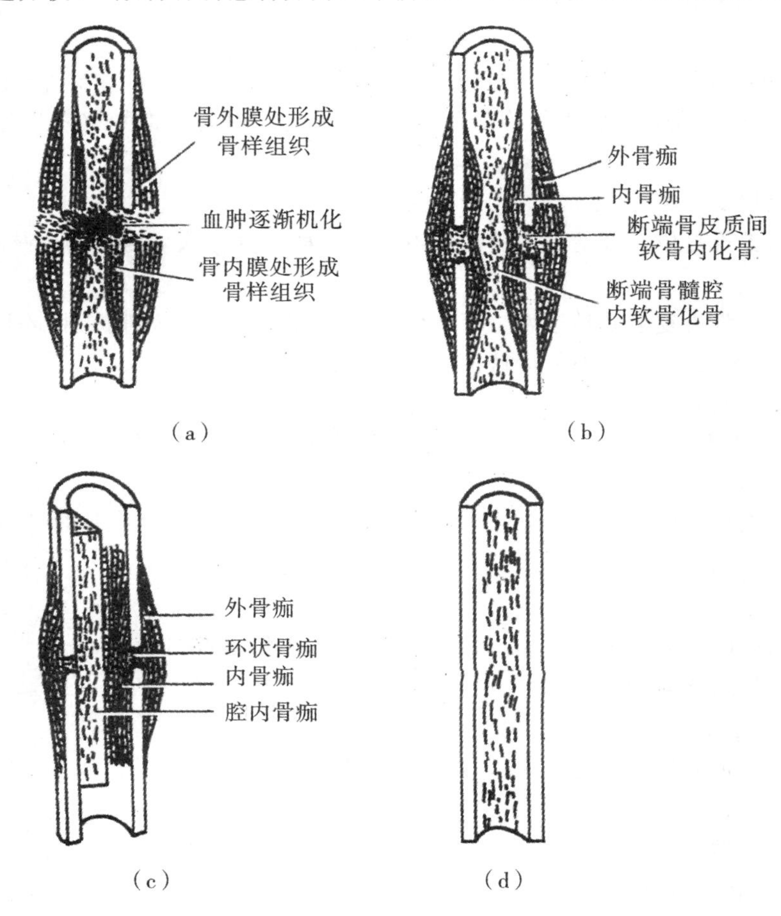

图 15-12 骨折愈合的过程

1)血肿机化期　骨断裂后,髓腔内、骨膜下和周围软组织内出血,形成血肿,血肿于伤后 6～8 h 即开始凝结成含有网状纤维的血凝块。骨折端由于损伤和局部血液供应断绝,有几毫米长的骨质发生坏死。断端间、髓腔内的血肿凝成血块。它和损伤坏死的软组织一起引起局部无菌性炎症反应。新生的毛细血管和吞噬细胞、成纤维细胞等从四周浸入,逐步进行消除机化,形成肉芽组织,进而转化为纤维组织。这一过程需 2～3 周方能初步完成。

骨折断端附近骨外膜深层的成骨细胞在伤后短期内即活跃增生，约一周后即开始形成与骨干平行的骨样组织，由远离骨折处逐渐向骨折处延伸增厚。骨内膜也有同样的组织学变化，但出现较晚。

2)原始骨痂形成期　由骨内、外膜的骨样组织逐渐钙化而成新生骨，即膜内化骨。两者紧贴在断端骨皮质的内、外两面，逐渐向骨折处汇合，形成两个梭形短管，将两断裂的骨皮质及其间由血肿机化而成的纤维组织夹在中间，分别称为内骨痂和外骨痂。

断端间和髓腔内的纤维组织先逐渐转化为软骨组织。然后软骨细胞增生、钙化而骨化，即软骨内化骨，从而分别形成环状骨痂和腔内骨痂。断端坏死骨经爬行替代作用而"复活"。膜内化骨和软骨的相邻部分是互相交叉的，但其主体部分中前者的发展过程显然较后者简易而迅速，故临床上应防止产生较大的血肿，减少软骨内化骨范围，使骨折能较快愈合。

原始骨痂不断加强，并能抗拒由肌肉收缩而引起的各种应力时，骨折已达临床愈合阶段。一般需4～8周。X线片上可见骨干骨折四周包围有梭形骨痂阴影，骨折线仍隐约可见，患者已可拆除外固定，逐渐恢复日常活动。

3)骨痂改造塑形期　原始骨痂为排列不规则的骨小梁所组成，尚欠牢固，应防止外伤，以免发生再次骨折。随着肢体的活动和负重，在应力轴线上的骨痂，不断地得到加强和改造；在应力轴线上以外的骨痂，逐步被清除，使原始骨痂逐渐被改造成为永久骨痂。后者具有正常的骨结构。骨髓腔亦再沟通，恢复骨的原形。小孩为1～2年，成人为2～4年。

2.影响骨折愈合的因素

1)年龄　儿童生长活跃，骨折愈合较成人快。例如同样是股骨干骨折，新生儿一般3～4周即坚固愈合，成人则需3个月左右。

2)全身健康情况　患者的一般情况不好，如患营养不良、糖尿病、钙磷代谢紊乱、恶性肿瘤等疾病时，均可使骨折延迟愈合。

3)局部因素

(1)引起骨折的原因：电击伤和火器伤引起骨折愈合较慢。

(2)骨折的类型：嵌入骨折、斜形骨折、螺旋形骨折因接触面积大，愈合较横形、粉碎形骨折快。闭合性骨折较开放性骨折快。

(3)骨折部的血运情况：此因素对骨折愈合甚为重要。长骨的两端为松质骨，血液循环好，愈合较骨干快。一些由于解剖上的原因，血液供应不佳，骨折愈合较差，如胫骨下1/3骨折，腕舟骨、距骨和股骨颈的囊内骨折愈合均差(图15-13)。

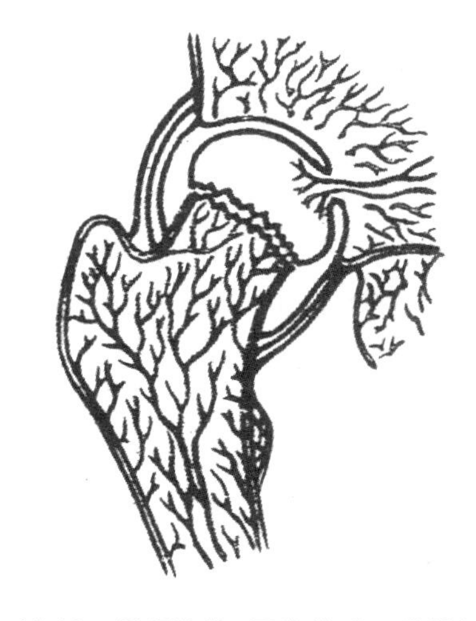

15-13　延迟连接、不连接或无菌性坏死

(4)软组织损伤的程度：火器伤时，枪弹、弹片等穿入体内引起的骨折。软组织广泛损伤、坏死、缺损，骨折处缺乏保护均影响骨折的愈合。

(5)感染：开放性骨折，若发生感染，可形成骨髓炎、死骨及软组织坏死，影响骨折愈合。

(6)神经供应的影响：截瘫、小儿麻痹和神经损伤的患者肢体骨折，愈合较慢。

(7)软组织的嵌入：两骨折间若有肌肉、肌腱、骨膜、韧带等软组织嵌入，骨折可以不愈合。

4)治疗方法不当

(1)复位不及时或复位不当：没有及时将骨折复位，复位时方法不当，特别是手法复位粗暴以及多次复位，均可进一步破坏局部血运，从而影响骨折愈合。

(2)过度牵引：过度的牵引可以使两骨断端间的距离增大，骨痂不能跨越断端，影响骨折愈合，牵引过度也可使机化的毛细血管发生绞窄，影响血运，进而影响骨折的愈合。

(3)不合理的固定：固定范围不够、位置不当、过于松动及时间过短，都会在不同的阶段增加骨折端应力的干扰，或者造成骨折端接触不良，均可影响骨折的正常愈合。

(4)手术操作的影响：切开复位内固定时造成骨膜的广泛剥离，不仅影响了骨膜的血运，也可导致感染。在开放性骨折中，过多地去除碎骨片，可以造成骨缺损，影响骨折愈合。

(5)不正确的功能锻炼：违反功能锻炼指导原则的治疗，可以使骨端间产生剪力、成角或扭转应力，均可影响骨折的顺利愈合。

综上所述，治疗应该是为了保证骨折的正常愈合，但如果不了解骨折的愈合过程和愈合条件，不知道每项治疗步骤和治疗措施可能带来的影响是什么，就不能针对骨折愈合的不同阶段和不同情况采取恰当的治疗措施，反而会变成人为的干扰，带来不应发生的后果。

3.骨折愈合的时间

常见骨折一般愈合时间如下：指骨(掌骨)4～8周；骨盆6～10周；趾骨(跖骨)6～8周；股骨颈12～24周；腕舟骨>10周；股骨粗隆间6～10周；尺、桡骨干8～12周；股骨干8～14周；桡骨远端3～4周；肱骨髁上3～4周；胫骨上端6～8周；肱骨干5～8周；肱骨干8～12周；肱骨外科颈4～6周；跟骨6周；锁骨5～7周；脊柱10～12周。

4.骨折愈合的标准

1)临床愈合标准

(1)骨折部无压痛及沿肢体纵轴无叩击痛。

(2)自行抬高患肢无不适感。

(3)用适当力量扭转患肢，骨折处无反常活动。

(4)X线片显示骨折线模糊，有连续性骨痂通过骨折线。

(5)外固定解除后患肢能满足以下要求：上肢能向前平举1 kg重量达1 min；下肢能不扶拐在平地连续步行3 min，并不少于30步。

(6)连续观察两周骨折处不变形。

(3)(5)两项的测定必须慎重，可先练习数日，然后测定，以不损伤骨痂、发生再骨折为原则。

2)骨折愈合标准

(1)具备临床愈合标准。

(2)X线片显示骨折线消失或近似消失。

【临床表现及诊断】

准确的诊断是正确处理的基础。骨折患者，肢体畸形往往十分明显，如果医生只根据一两处显眼的畸形就下结论，或只凭借X线片就做出诊断，就很可能漏诊、误诊。因此首先要判断有无骨折存在，再进一步明确骨折的部位、类型和移位情况。在诊断骨折的同时，还要及时发现多发伤与合并伤，从而做出全面的诊断与切合实际的处理。

诊断骨折主要是根据病史、症状、体征和X线片检查，进行细致的分析和判断。

1.外伤史

询问病史涉及的方面虽然很多，但为了能及时而较明显地做出诊断，应该主要抓住三个方面的问题：①受伤情况(时间、地点、部位、姿势，以及暴力的性质、方向、大小)。②疼痛(部位)。③功能障碍(运动障碍、感觉障碍、排尿障碍等)。

2.症状和体征

1)全身表现

(1)休克：多见于多发性骨折、股骨骨折、骨盆骨折、脊柱骨折和严重的开放性骨折。患者常因广泛的软组织损伤、大量出血、剧烈疼痛或并发内脏损伤等引起休克。

(2)体温升高：一般骨折后体温正常，只有在严重损伤如股骨骨折、骨盆骨折有大量内出血，血肿吸收时，体温略有升高，通常不超过38 ℃。开放性骨折患者体温升高时，应考虑感染。

2)局部表现

(1)骨折的专有体征。

①畸形：长骨骨折，骨折段移位后，受伤部位的形状改变，并可出现特有畸形，如Colles骨折的餐叉样畸形。

②反常活动：在肢体非关节部位，骨折后出现不正常的活动。

③骨擦音或骨擦感：骨折端接触及互相摩擦时，可听到骨擦音或摸到骨擦感。

以上三种体征发现其中之一，即可确诊。但未见此三种体征时，也可能有骨折，如青枝骨折、嵌插骨折、裂缝骨折。骨折端间有软组织嵌入时，可以没有骨擦音或骨擦感。反常活动及骨擦音或骨擦感两项体征只能在检查时加以注意，不可故意摇动患肢使之发生，以免增加患者的痛苦，或使锐利的骨折端损伤血管、神经及其他软组织，或使嵌插骨折松脱而移位。

(2)骨折的其他体征。

①疼痛与压痛：骨折处均感疼痛，在移动肢体时疼痛加剧，骨折处有直接压痛及间接叩击痛。

②肿胀及淤斑：因骨折发生后局部有出血、创伤性炎症和水肿改变，受伤一、二日后肿胀更为明显，皮肤可发亮，产生张力性水疱。浅表的骨折及骨盆骨折皮下可见淤血。

③功能障碍：由于骨折失去了骨骼的支架和杠杆作用，活动时引起骨折部位的疼痛，使肢体活动受限。

以上三项可见于新鲜骨折，也可见于脱位、软组织损伤和炎症。有些骨折，如嵌插、不完全骨折，可仅有这些临床表现，此时需行 X 线检查才能确诊。

3. 骨折的 X 线检查　骨折主要依据病史和体征、X 线检查进行诊断。用 X 线检查或透视来确定骨折类型和移位情况，为骨折诊断提供依据，还有一些骨折必须拍 X 线片才能确诊。对于骨折一般要求是拍正、侧位片，同时包括一个临近的关节，有些骨折还需加拍特殊的投照位置，如腕舟骨的 45°角位拍片。

【骨折的治疗】

1. 骨折的急救　骨折急救的目的在于用简单而有效的方法抢救生命，保护肢体，预防感染和防止增加损伤，能安全而迅速地后送伤员，以便进行有效的治疗。

1)急救的步骤　一般原则是就地包扎、止血和固定，但战地救护和施工负伤后，应将伤员移到隐蔽和较安全的地方进行，然后迅速后送。在战时，则按阶梯治疗的原则进行。但无论平时和战时，首先应判断伤员有无紧急情况，如心搏骤停、窒息、大出血、休克及开放性气胸等，应有针对性地进行急救，待伤员情况平稳后再进行骨折的处理。

2)出血的处理

(1)加压止血法：宜用较厚的无菌大纱垫或无折纱布展开衬垫，用绷带或三角巾加压包扎，一般即可止血。

(2)止血带止血法：如大出血不能用加压包扎止血时，应在标准部位或伤处的附近上端，加适当衬垫后，用止血带止血。一般止血带止血不应超过 1～1.5 h。止血带止血以能止血为度，不要过紧，以免压迫神经、血管、肌肉和皮肤；过松则不能阻断动脉，静脉又不能回流，反而加重出血，并可造成筋膜间隙综合征。凡上有止血带的伤员，应有明显的标记，优先后送。止血带不应用电线、绳索或铁丝等代替。

(3)钳夹或结扎止血法：如转送时间过长或开放性损伤后，可先清创后将血管结扎或钳夹，然后后送做进一步处理，可以避免长时间使用止血带带来的并发症和伤口的感染，结扎线应留足够的长度及标记。

3)固定　将伤肢固定，有减少疼痛、固定骨折位置及防止骨折端损伤血管及神经的作用。固定肢体时应做到固定牢靠，松紧适当。一般可用预制的夹板，固定伤肢的上下关节，若无预制的器材，应就地取材，如使用木板、树枝，上肢可贴胸固定，下肢可采用健侧下肢固定患侧下肢等。

4)安全、迅速地转运　开放性骨折的处理，应尽快送到医院进行外科处理，特别是上止血带的大动脉损伤患者，要争取时间做清创术及血管修复术。

5)治疗休克　给氧、保暖、迅速输全血、恢复血液循环，必要时先给血浆、代血浆或其他液体。

6)止痛　剧烈疼痛可引起休克。因此，对有剧痛的患者应给予止痛剂，如吗啡 0.01 g 或杜冷丁 50～100 mg 肌内注射，同时需将患肢固定。

7)预防感染　早期应用抗生素，但伤口内不要撒磺胺、龙胆紫、红汞等药物。战时已注射过破伤风类毒素的伤员，再注射一次破伤风类毒素，未做预防注射的伤员，应注射破伤风抗毒血清 1500～6000 U。

2. 闭合性骨折的治疗　治疗原则如下：复位、固定、功能锻炼和药物治疗。复位是将移位的骨折段恢复正常或接近正常的解剖关系，重建骨骼的支架作用。但骨折愈合需要一定的时间，因此还得用固定的方法将骨折维持于复位后的位置，待其坚固愈合。功能锻炼的目的是在不影响固定和愈合的前提下，尽快恢复患肢肌肉、肌腱、韧带、关节囊的舒缩活动，防止发生肌肉萎缩、骨质疏松、肌腱挛缩、关节僵硬等并发症。采用药物治疗以利于消肿，并促进骨折的愈合。

1）骨折的复位

（1）复位的时间：骨折复位越早越好，早期复位比较容易，也易获得正确对位。患者有休克、昏迷、内脏及中枢神经系统损伤时，需等全身情况稳定后，才能对骨折进行复位。如肢体明显肿胀，或已出现水疱，应将水疱在无菌技术下刺破，放空液体，临时用石膏托或夹板固定，抬高患侧，密切观察末梢循环，待肿胀消退后再考虑复位。

（2）复位标准：骨骼是人体的支架，它以关节为枢纽，通过肌肉的收缩活动而进行运动。骨折后骨折段发生移位，肢体就失去骨骼的支架作用而不能正常活动。因此，在治疗骨折时就要复位，把移位的骨折重新对位，以恢复骨骼的支架作用。骨折对位越好，支架越稳固，骨折就能越快愈合，肢体功能就能顺利恢复。因此对每一处骨折都应认真整复。解剖复位是指完全的复位，是最有利于功能恢复的，但在实际工作中往往达不到解剖复位，若强求解剖复位常需多次手法复位或手术才能达到，其结果是造成创伤大，并发症多，功能恢复并不一定满意。功能复位可为不完全复位，是容易达到的。复位治疗骨折的目的是争取功能最大限度恢复，而不是最大限度复位（解剖复位）。

功能复位的标准：手法复位后，骨端有一定接触，例如50%左右对位，没有重叠和分离，没有成角或旋转畸形即可，再靠骨骼重新塑形的机能，可以获得良好的功能，因此，功能复位是手法复位一般选择的标准，若手术复位应要求得到解剖复位。

（3）复位的方法：主要有三种，即手法复位、牵引复位、手术复位。可根据不同的骨折选用合适的治疗方法。

①手法复位：凡能用手法达到功能复位和用外固定保持的，都应采用手法复位。如胫腓骨横形骨折、桡骨下端骨折、肱骨髁上骨折、指骨骨折等，具体方法如下。

a. 麻醉：麻醉可以消除疼痛，解除肌肉的痉挛。可用局部麻醉（血肿内麻醉）或神经阻滞麻醉，儿童也可采用全麻。待麻醉完成后，将患肢各关节置于松弛的位置，以减少肌肉对骨折段的牵拉力，以利于复位。

b. 手法：用牵引和反牵引克服肌肉收缩，对准方向，原则上是将远侧骨折段对准近侧骨折段（图15-14）。必要时采用以下辅助手法。

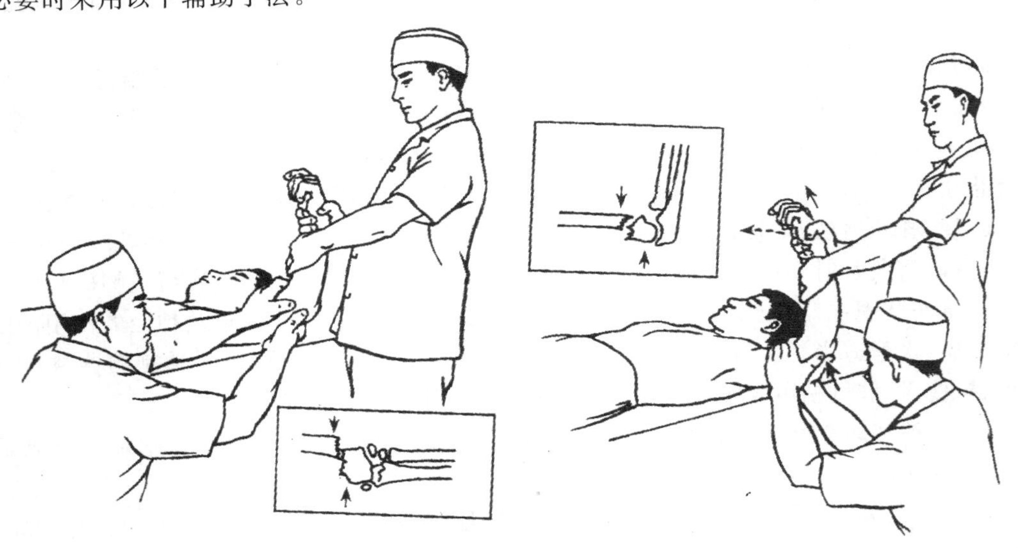

图 15-14　肱骨髁上骨折复位的手法

拔伸牵引：加以适当的牵引力及对抗牵引力。在患肢远侧端，沿其纵轴以各种方法施行牵引，矫正骨折移位、成角移位和旋转移位。

手摸心会：在拔伸牵引后，术者两手触摸骨折部，参考X线片所显示移位，确切掌握局部情况，便于下一步的复位手法。

反折、回旋：横形骨折具有较长的尖齿时，单靠手力牵引不易完全矫正短缩移位，可用反折的手法。术者两拇指板压于突出的骨折端，其余两手四指重叠环抱下陷的另一骨折端，先加大其原有成角，两拇指再用力向下挤压突出的骨折端，待两拇指感到两断端已有同一平面时，即可反折伸直，使端端对正。

回旋手法可用于背侧移位，须先判定发生背侧移位的旋转途径，然后施行回旋手法，循原路回旋回去。施行回施手法时不可用力过猛，以免伤及血管和神经。

端提、捺正：缩短、成角及旋转移位矫正后，还要矫正侧方移位。上、下侧（即前、后侧或背、掌侧）方移位可用端提手法，操作时在持续手力牵引下，术者两手拇指压住突出的远端，其余四指挡住近侧骨端，向上端提。内、外侧（即左、右侧或桡、尺侧）方移位，可用捺正手法。操作时在持续牵引下，用拇指分别挤压移位的两骨端作捺正手法，使陷者复起，突者复平。

分骨、板正：尺桡骨、掌骨、跖骨骨折时，骨折段因成角移位及侧方移位而相互靠拢时，术者可用两手拇指及食、中、无名指，分别挤压骨折处及掌侧骨间隙，矫正成角移位及侧方移位，使靠拢的骨折端分开。青枝骨折仅有成角移位时，可用两手拇指压住角顶，其余四指分别扳折远近的两骨折段，即可矫正。

复位后需检查复位情况，观察肢体外形，抚摸骨折处的轮廓，与健侧对比，并测量患肢的长度，即可了解复位后的大概情况。X线透视或摄片检查，可进一步正确了解复位的情况。

②持续牵引复位：多用于肌肉有较强移位的复位，如股骨骨折，或用于手法复位困难，局部肿胀较重的情况，如小儿肱骨髁上骨折，以及不能用外固定保持对应的骨折，如胫腓骨斜形、螺旋形或粉碎性骨折。持续牵引使肌肉松弛，恢复骨骼的长度及轴线，达到逐渐复位的目的。持续牵引有一定的固定作用，在牵引期间，也可辅以手法整复取得较好的复位。有一定的骨痂形成后，可去除牵引，用小夹板固定或石膏固定，也可继续牵引至骨折愈合。

牵引可分为皮肤牵引和骨牵引（图15-15）。

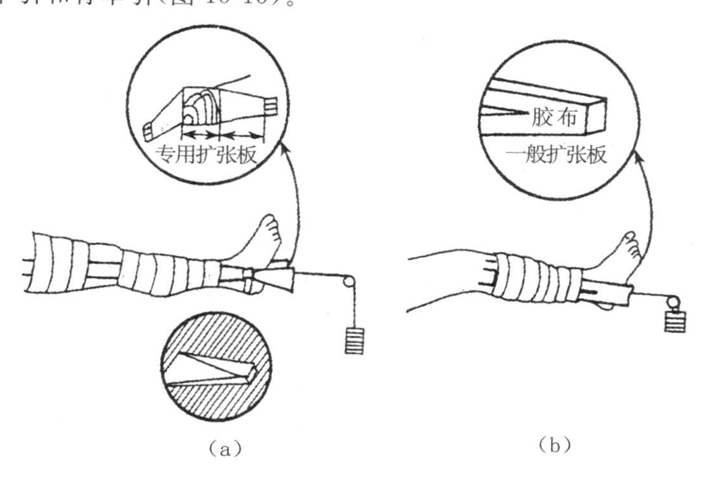

图15-15　皮肤牵引和骨牵引

皮肤牵引：用两条宽胶布贴于骨折远端肢体两侧皮肤，连接扩张板，系以重量，通过滑车进行牵引。牵引重量不能超过2 kg，最好在两三天内逐渐加量，皮肤牵引维持很难超过4周。牵引期间要经常检查，以免滑脱，影响牵引。此法适用于儿童及老年肌肉软弱者、骨折无移位者。

骨牵引：用不锈钢针穿过骨质，通过牵引弓、绳子及滑车进行牵引。根据需要，调整牵引重量及方向，重量一般用体重的1/8～1/7，对位后要减轻重量。

保持对位。牵引时间也可延长到2～3个月，适用于一切有移位的成人骨折。常用的牵引部位有上肢的尺骨鹰嘴、尺桡骨下端、指骨远端；下肢为股骨髁上、胫骨结节、胫骨下端及跟骨。脊柱骨折可行头颅牵引。

③手术切开复位：切开复位及内固定指征如下。

a. 骨折端间有肌肉、骨膜或肌腱等软组织嵌入者。

b. 关节内骨折手法复位后对位不好，影响关节功能者。

c. 手法复位与外固定未能达到功能复位的标准而将严重影响功能者。

d. 骨折并发主要的血管损伤，在处理血管时，宜同时开放复位与内固定手术。

e. 多处骨折时为了便于护理及治疗，防治并发症，可选择适当的部位切开复位和内固定。

f. 局部血运不佳，如股骨颈骨折。

g. 陈旧性骨折，骨折已畸形愈合。

④切开复位也有不少的缺点，应引起重视。

a. 切开复位必须分离一定的软组织和骨外膜，可能会影响骨折的血液供应，导致骨折延迟愈合，甚至不愈合。

b. 骨折周围的软组织受暴力作用后已有严重损伤，切开复位将增加软组织的损伤，致使局部抵抗力降低，若无菌技术操作不严，易发生感染，引起化脓性骨髓炎。

c. 骨固定器材质量不佳者，可因生锈和电解的作用，发生无菌性炎症，使骨折延迟愈合或不愈合。

d. 骨固定器材规格选择要求较严，如选择不当，可在术中发生困难，或影响固定效果。

e. 骨折愈合后，某些内固定需拔除，还要再做一次手术。

切开复位因有上述各种的优缺点，故应严格掌握指征，能不用手术解决的问题就不做手术，能用简单方法解决的则不采用复杂的方法。

2)骨折的固定　固定的目的：整复骨折使骨折对位接触，这是愈合的开始，固定是指维持已整复的位置，是骨折愈合的必要条件。

固定的方法有以下几种。

(1)石膏外固定：优点是有良好的塑形，与肢体接触面积大，造成皮肤压疮的机会少，干涸后比较坚固，不易变形松散。固定应包括骨折处上下关节，固定作用可靠，利于搬运伤员和后送。缺点是石膏管型坚硬，如不切开松解，就会影响肢体的血液循环，肢体肿胀消退后易使骨折再移位；上下关节长期固定，易有肌肉萎缩及关节僵硬，骨折愈合较慢。

治疗骨折的目的是恢复肢体的功能，因此固定骨折时，如果不影响骨折的对位，都应将有关的关节固定在功能位上。所谓功能位就是保持肢体功能最好的位置。尤其是骨关节损伤或感染，估计关节不能恢复正常活动时，更要保持功能位。在选择时，应考虑年龄、性别、职业、该关节的主要功能及其他关节的活动情况。常见的功能位如下。

肩：外展 55 °，前屈 30 °，内旋 15 °，儿童外展 70 °。肘：屈 70°～90°，如两侧关节僵硬，右侧屈 70°，左侧屈 110°(如生活习惯使用左侧者相反)。腕：背屈 30°。手指及拇指：拇指中度外展对掌，掌指、近指间关节均屈 45°，远指间关节屈 25°，半握拳状。髋：外展 10°，外旋 5°，屈 15°。膝：屈 5°～10°。踝：90°。

(2)小夹板的固定：四肢闭合性骨折的治疗，复位后采用不同材料如柳木、杉树皮、塑料、纸板等制成适用于各种部位的夹板作固定物。这种夹板不超过骨折上、下关节，并用三个纸垫衬于夹板与皮肤间，用带子固定夹板，通过纸垫的压力、夹板的弹性和布带约束力，对骨折形成三点挤压的杠杆作用，保持骨折对位(图 15-16)。尺桡骨折加用分骨垫。股骨骨折需同时用持续牵引。保持整复后的位置，这种固定称为小夹板固定。小夹板固定能有效地防止骨折端再发生移位，并能在骨折固定期内及时进行关节功能锻炼。小夹板固定并不妨碍肌肉收缩，从而挤压骨折端，利于骨折愈合。因此小夹板固定具有固定可靠，骨折愈合快，功能恢复好的优点。但必须正确掌握其应用，否则可因绑扎太松或衬垫不当而失去固定作用，或因绑扎太紧而产生压迫性溃疡、缺血性肌肉挛缩，甚至肢体坏疽等不良后果。

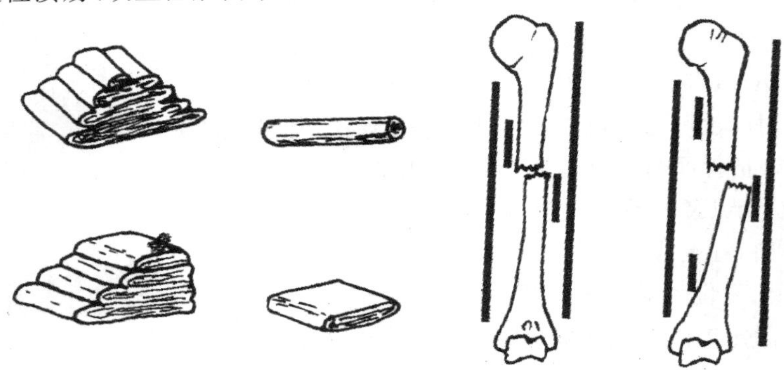

图 15-16　股骨骨折牵引加小夹板三点压垫法保持对位

(3)牵引固定法：持续牵引即可用于复位，也可用来固定，方法及特点前已述及。牵引的指征如下。

①股骨闭合性骨折。

②股骨、胫骨开放性骨折。

③已感染的开放性骨折。

④颈椎骨折或脱位。

应用牵引时，必须注意按患者的年龄、性别、肌肉发达程度及软组织损伤的情况，随时调整牵引的重量，既要达到复位和固定的目的，又要防止过牵和畸形愈合。

(4)手术复位内固定法：手术暴露骨折部位，在直视下复位，同时做内固定(图 15-17)。

(5)其他：如穿针外固定器和外展固定架。

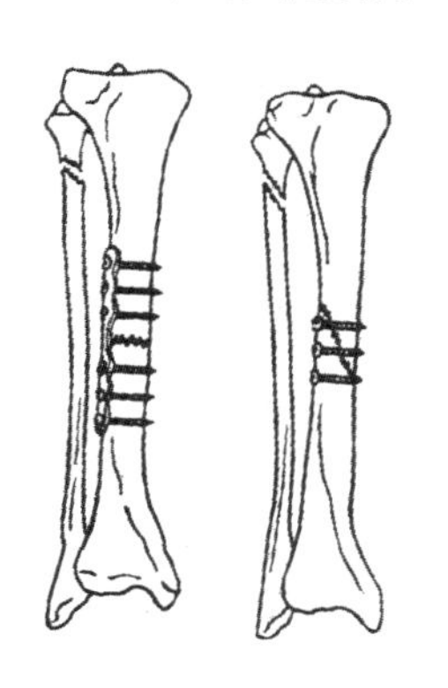

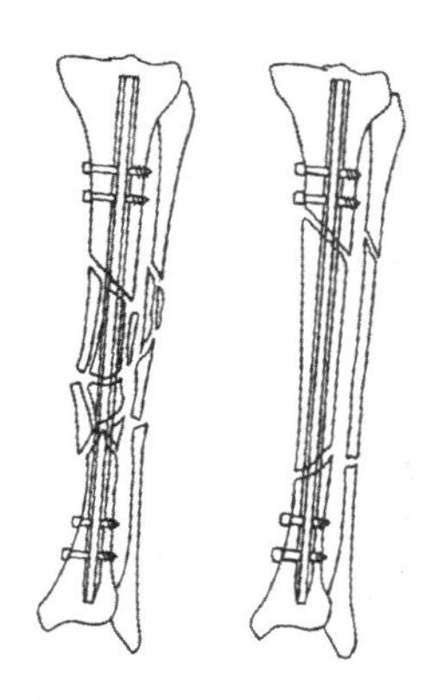

图 15-17　骨折内固定

穿针外固定器：将骨圆针穿过远离损伤区的骨骼，然后利用夹爪与钢管组装成穿针外固定器。

外展固定架：将铁丝夹板、铝板或木板制成的外展架用石膏包于患者胸廓侧后方，可将肩、肘、腕关节固定于功能位。

3)功能锻炼　骨折或关节损伤后，肢体在相当一段时间内暂时丧失了功能。随着损伤的痊愈，肢体的使用功能日渐恢复。但功能的恢复必须通过患者的自主锻炼才能获得，任何治疗都无法代替。此外，通过功能锻炼，也有利于损伤后所出现的一系列病理反应的消退。

(1)骨折早期：伤后 1～2 周内，患肢局部肿胀、疼痛，且容易再次发生移位，此期功能锻炼的主要形式是使患肢肌肉做舒缩活动。例如，前臂骨折时，可做轻微的握拳及手指伸屈活动，上臂仅做肌肉舒缩活动，而腕、肘关节不活动。股骨骨折可做股四头肌舒缩活动等。原则上，骨折部上、下关节暂不活动，而身体其他各部关节均应进行功能锻炼。此期锻炼的目的在于促进患肢血液循环，以利于消肿，防止肌肉萎缩，避免关节僵硬。

(2)骨折中期：两周以后患肢肿胀逐渐消退，局部疼痛逐渐消失，骨折端已纤维连接，并逐渐形成骨痂，骨折部日趋稳定。除继续进行患肢肌肉的舒缩活动外，还应在健肢或医护人员的帮助下逐步活动上、下关节，动作应缓慢，活动范围应由小到大，接近临床愈合时应增加活动次数，加大运动幅度和力量。例如，股骨骨折，在小夹板固定及持续牵引的情况下，可进行撑臂，抬臀，伸屈髋、膝等活动。

(3)骨折后期：骨折临床愈合后，功能锻炼的主要目的是加强患肢关节的主动活动锻炼，使各关节能迅速恢复正常活动范围。

3. 开放性骨折的治疗

开放性骨折和闭合性骨折的根本区别就在于覆盖骨部位的皮肤或黏膜破裂，骨折处与外界相通，从而使病理变化更加复杂，治疗更为困难。由于存在已污染的伤口，给骨折带来了感染的危险。因此，开放性骨折的治疗必须建立在防止感染这一基础上。

防治开放性骨折发生感染最根本的措施是清创术，在此基础上采取可靠的手段固定骨折端，闭合伤口或清除创面。要做到彻底清创，必须对局部皮肤的损伤有确切的判断。

开放性骨折的治疗原则如下：①正确辨认开放性骨折的皮肤损伤；②彻底清创；③采取可靠的手段固定骨折端；④采取有效的方法闭合伤口，消灭创面；⑤合理使用抗生素。

这些原则彼此关系十分密切，尤其是彻底清创与闭合伤口，固定骨折端与闭合伤口之间，更是相互影响。因此，必须辩证地识别其间的主次关系及彼此联系，以指导具体的治疗。

1）正确辨认开放性骨折的皮肤损伤　要全面地认识皮肤损伤的特点和程度；既要看到开放性伤口的大小，又要看到皮肤闭合部分损伤的范围；既要弄清伤口的形状，也要弄清损伤的性质（如擦伤、穿破伤、撕脱伤、碾挫伤等）；既要明确皮肤本身的情况，也要明确骨折和伤口的关系；既要认识到开放性伤口形成后的表现，还要推溯到在形成开放性骨折当时的过程（骨折穿破皮肤的通路，外力造成开放性骨折时对皮肤的影响等）。

2）彻底清创是治疗开放性骨折的关键　对开放性骨折的清创是重要的治疗措施，清创术必须从严要求，绝不可存侥幸心理。

清创时选择适当的麻醉，以纱布盖好伤口，用无水乙醚或汽油清除皮肤的污垢及油泥。戴上手套，以软毛刷子蘸消毒肥皂水及3%的双氧水刷洗伤口周围及手术野的全部皮肤，剃毛，并用生理盐水冲洗，去除伤口敷料，再清洗伤口边缘及伤口，去除伤口异物，最后用生理盐水洗净。用无菌纱布将皮肤擦干，以碘酒、酒精常规消毒，铺盖手术巾，显露出手术野，一般清创争取在伤后6～8 h内进行，消灭污染，清除异物，切除一切无生活力的组织，使一个污染伤口变成一个外科伤口，清创时，由外而内，由浅及深，逐层将原来污染的创面及无活力的组织彻底清除，仔细止血，清创时可用止血带。

(1)骨折的处理：对较大的游离骨块和连有软组织的骨块，都不应去除，以免造成骨不连，可用骨凿或咬骨钳去除骨端被污染的部分，尽量少剥离骨膜，将骨折复位，用少而有效的内固定物固定骨折，术后根据情况采用石膏固定和牵引治疗。

(2)血管损伤：四肢动脉损伤的修复，不论完全或大部分断裂，或挫伤后栓塞，均以切除损伤部分，进行对端吻合效果为好。如缺损过大，不能做对端吻合时，应做自体静脉移植修复。修复的血管必须用健康的组织覆盖。

(3)神经、肌腱的损伤：已污染和受挫压的肌腱和神经，因其不易观察损伤范围，仔细切至出现正常组织时即止，神经应尽量保留。估计清创后感染可能性小的伤口，如锐器伤，可一期修复断裂的肌腱和神经，否则应做二期修复。

(4)伤口内有多数小金属异物的处理：如鸟枪弹片、雷管碎片等，仅在主要伤口内清创，对于异物不必一一去除，以免造成更多的创伤和感染的扩散。

3）骨折的固定　伤口及骨折清创后，对污染轻的伤口可以采用内固定，但内固定以简单有效为原则，污染重和不宜采用内固定的伤口可以用牵引、石膏以及外固定架等来处理。

4）闭合伤口、消灭创面

(1)无张力不直接缝合：在清创时，绝不应为了能够直接缝合而影响清创的彻底性。如果在彻底清创后确可在无张力的条件下直接缝合当然最理想，但需要充分估计到术后肢体肿胀的可能程度，不能勉强行事。

(2)利用植皮术消灭创面：不能直接缝合的伤口，可以按照整形外科的原则，利用游离植皮，皮瓣、肌皮瓣等来覆盖创面。

(3)延期闭合伤口，消灭创面，尽量争取伤口的一期愈合是治疗开放性骨折的一项重要原则，但有一些情况不能达到这一要求，如患者全身情况不允许、火器伤、就诊时间比较晚、清创不彻底的伤口等应延期闭合创面。

5）合理使用抗生素　对开放性骨折的患者，使用抗生素以防感染有一定的作用，但并不能起决定性的作用。预防感染的根本措施仍然是清创，使用抗生素应在早期，最好根据药敏试验选用抗生素。为防止破伤风，开放性损伤应常规注射破伤风抗毒血清（TAT）1500 U。

【骨折并发症及治疗】

1. 早期并发症　对伤员要进行全面的检查，及时发现和处理影响生命的多发伤及并发症，如休克、颅脑损伤、胸腹部脏器伤及出血等。

常见的骨折并发症及处理如下。

1）血管伤　邻近骨折的大血管可被刺破或压迫，引起肢体循环障碍，如：肱骨髁上骨折可损伤肱动脉

(图 15-18);股骨下端骨折及胫骨上端骨折可损伤腘动脉;锁骨骨折可损伤锁骨下动脉。重要的动脉损伤可危及生命,引起肢体坏死或缺血挛缩。重要的静脉伤也可造成严重的后果。

动脉伤的表现:伤口搏动性出血,或局部搏动性血肿迅速扩大,并有严重的肿痛。肢体远侧血管摸不到搏动或很微弱,温度低,颜色苍白。对重要的动脉伤要及时发现和进行探查处理。

2)神经伤　对骨折伤员,都应检查患肢的运动和感觉,判断有无神经损伤。如:肱骨干骨折,可有桡神经损伤;肱骨内髁或内上髁骨折,可合并尺神经伤;桡骨下端骨折可伤及正中神经;腓骨颈骨折可伤及腓总神经。骨折合并神经伤,应根据不同情况,决定是直接探查神经还是观察一段时间无恢复时再做探查手术。

3)重要脏器损伤　如骨盆骨折可刺破膀胱、尿道和直肠;肋骨骨折可刺破胸膜和肺,引起血气胸;颅骨骨折常合并颅脑损伤、颅内出血等。对内脏损伤,要优先紧急处理,待伤员全身情况允许时及早处理骨折。

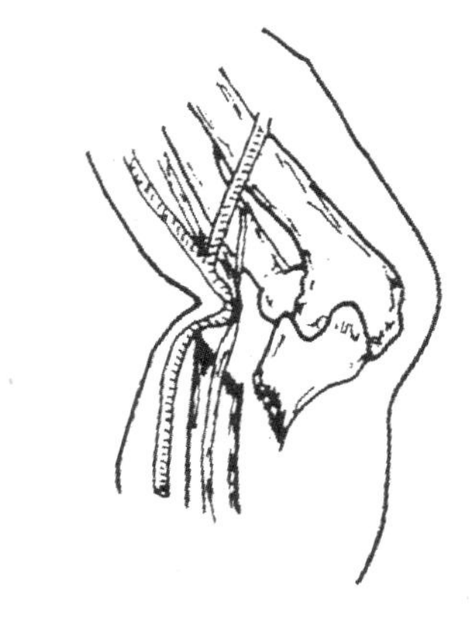

15-18　肱骨髁上骨折合并血管伤

4)关节损伤　骨折穿入关节或关节内骨折,可引起关节内出血,关节面不平,形成关节内粘连和机械障碍,使关节活动减少或形成创伤性关节炎等。如处理及时,复位良好,可避免和减轻上述情况。

5)脂肪栓塞　较少见,一般认为骨折和手法复位后骨髓腔内脂肪进入破裂的血管内,可引起肺或脑血管脂肪栓塞。

对脂肪栓塞尚无特效疗法,应注意预防,急救时要妥善固定骨折,复位时手法要轻柔。已发生者采取对症治疗。

6)静脉栓塞　较少见,因血管挫伤引起,多发生在股骨骨折,有股静脉或髂外静脉栓塞。临床表现为肢体肿胀,侧支循环建立后,肿胀逐渐消退。

7)坠积性肺炎　年老体弱的病员,翻身困难,尤其是用大型石膏固定者,不能翻身,易发生坠积性肺炎。应注意多翻身,鼓励患者咳嗽和做深呼吸运动。如已发生,除采取上述措施外,应给予抗生素、氧气、雾化吸入等。

8)骨筋膜室综合征　多见于前臂和小腿,常因骨折血肿和组织水肿致骨筋膜室内容物体积增加或外包扎过紧致室内容物体积减小,导致骨筋膜室内压力增高所致。

2. 中、晚期并发症

1)一般的并发症

(1)肾结石:长期卧床可引起全身骨骼废用性脱钙,尿中排钙量增加,可引起肾结石及泌尿系统感染。应注意早期活动,多饮水。

(2)压疮:多由于长期卧床,自己不能翻身或石膏压迫引起。脊柱骨折合并截瘫时更易发生。压疮的发生与否是评价医疗作风与医护质量的指标之一。压疮的预防方法在于勤检查,勤翻身,勤按摩和保持局部清洁、干燥。

(3)感染:开放性骨折易产生感染,如化脓性骨髓炎、蜂窝织炎、败血症、破伤风与气性坏疽。要求伤后及时做好清创术及使用抗生素、预防和控制感染,已有感染者要及时引流。

(4)缺血性挛缩:肢体由于严重缺血,造成肌肉坏死或挛缩,因神经缺血和瘢痕压迫,常有神经部分瘫痪,使肢体严重残废。这种情况多发生在上肢肱骨髁上骨折、尺桡骨骨折等。造成肌肉缺血的原因,有的因为小夹板或石膏过紧,影响静脉回流和动脉血供,有的因为肢体动脉受压(图 15-19)、血管破裂、血栓形成和血管痉挛引起。

缺血性挛缩的早期表现:桡动脉搏动变弱或消灭,手指和腕关节呈屈曲,不能自动伸指和伸腕,被动活动也受到限制并引起疼痛。手和前臂麻木、发冷或胀痛,如不即时处理,肌肉将逐渐坏死,形成瘢痕挛缩。

处理上贯彻"预防为主"的方针,如小夹板或石膏过紧,应立即松解,否则后果将非常严重。如肱动脉损伤,有缺血性挛缩表现,桡动脉搏动减弱或消失,手部发冷疼痛,应立即探查肱动脉,根据情况做处理。如有血栓形成,应做切除并修复血管;如为血管痉挛,应用生理盐水扩张血管;如为血管断裂,应做对端吻合或自体静脉移植修复血管。

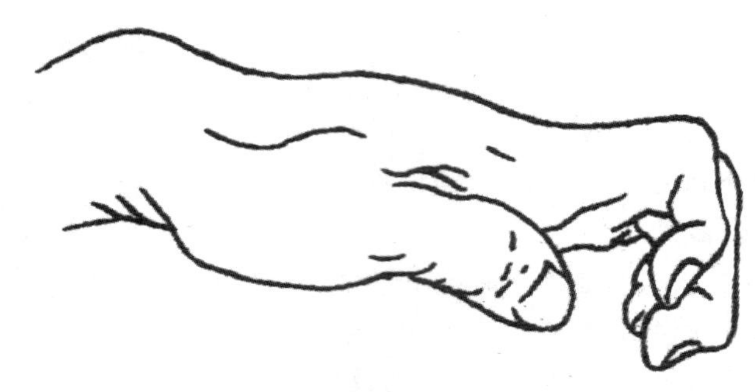

图 15-19　缺血性挛缩畸形

在晚期病案中，拇指及腕关节由于屈曲畸形，拇指内收畸形，严重地影响手的功能。治疗上采取自动和被动伸直活动，使用伸直指间关节、外展拇指和伸腕强簧夹板，必要时探查正中神经和尺神经，延长屈指肌腱，并考虑用桡侧伸腕长肌加强，以及去除近排腕骨等。

2)局部的并发症

(1)关节僵硬与骨质脱钙：长期固定可引起关节僵硬、骨质脱钙和肌肉萎缩，造成肢体功能严重障碍。应注意采取“动”“静”结合的疗法。如用石膏固定，去固定后应加强活动关节，恢复其功能。

(2)骨化性肌炎：骨折后骨膜被撕裂移位，其下有血肿形成，机化成肉芽组织，然后骨化，并非因肌肉创伤形成骨质，因此又称损伤性骨化。X线片上相当于肌肉位置显示骨化阴影。

骨化性肌炎以肘部最为多见，如肱骨髁上骨折或肘关节脱位。肘部损伤后如活动过早，尤其是被动活动，血肿扩散，形成广泛的骨膜下血肿骨化，终致关节僵硬。因此，肘部损伤后，禁忌被动活动。股四头肌髌骨上及髋关节周围均可发生骨化性肌炎。关节脱位后若复位过迟，创伤较大，亦可发生。预防方法是早期复位，避免早期活动。如骨化已成熟，对肢体功能影响严重，在骨化范围已局限致密时，可考虑切除骨化部分，以改进关节的活动度。

(3)骨无菌性坏死：又称骨缺血性坏死，即骨折后因循环不足引起骨质坏死，如腕舟状骨骨折后舟状骨坏死，股骨颈骨折后股骨头坏死及距骨骨折后距骨体坏死等。处理方法是早期复位，固定较长时间，在骨坏死现象消失前不负重。若无菌坏死不能治愈，应考虑手术，如腕舟状骨坏死可考虑关节融合。如股骨头坏死，可考虑做人工股骨头置换术、人工关节置换术或关节融合术，距骨体坏死可考虑做踝关节及距下关节融合术。

(4)创伤性关节炎：关节内骨折未能解剖复位，愈合后关节面不平整，长期磨损而引起。

(5)畸形连接和生长畸形：骨折对位不良，有重叠及成角畸形，如不纠正，将发生畸形连接。预防的方法是争取早期复位。如畸形过大，影响功能，可手术纠正畸形，重新对位固定。

骨骺损伤后，由于骨骺生长的速度不同而出现畸形，如股骨下端骨骺端损伤后，可出现膝内翻或膝外翻畸形。预防的方法，在于正确对位和良好固定。畸形发生后，如影响功能较大，可考虑手术纠正。

(6)骨折延迟连接和骨不连接：在应愈合的时间内尚无愈合称为延迟连接。继续固定并加强功能锻炼，可望愈合。因固定不当，骨折局部经常活动，长时间后骨折修复活动停止，骨折端平滑，骨折间隙变宽，骨折端硬化成假关节，骨髓腔闭塞，称为不连接；活动时虽然不痛，但肢体功能丧失。治疗的方法如下：部分切除硬化骨质，钻通髓腔，植骨及内固定。如骨缺损较多，可采用带血管骨移植修复。

【健康指导】

(1)早期适当复位及固定，经常进行功能锻炼，促进循环，加速骨愈合。循环不佳的骨折，如腕舟状骨骨折，固定的时间要足够长直至愈合。

(2)勿过度牵引，如股骨骨折，应随时检查肢体的长度，及时适当增减牵引的重量。

(3)骨折间嵌入软组织，需要及时行手术治疗。

(4)预防和控制感染。

(5)不做不必要的手术复位，必须手术时，要尽量少剥离骨膜，术中不去除与软组织有联系的骨块和较大的游离骨块，避免发生骨缺损。

(6)注意全身健康情况。

第五节　关节脱位

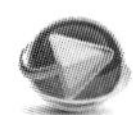

学习目标

识记：

1. 脱位的临床表现及常见的并发症。
2. 脱位的诊断和治疗原则。

理解：

脱位的定义、成因、分类及常见的脱位。

应用：

通过学习能够对临床中常见的脱位进行诊断、治疗。

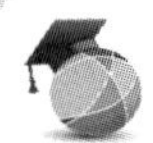

任务引领

患者，男性，15岁。骑自行车时不慎摔伤，右手着地，当即感到疼痛，右前臂远端畸形。查体见，右前臂远端餐叉样畸形，肿胀，似尺桡骨远端双骨折。X线片示右腕关节脱位。未见骨折征。下尺桡关节分离，经我院治疗，现患者肢体可活动。

请完成以下任务：

(1)通过学习，请归纳与总结常见关节脱位的临床表现。

(2)假如你是该患者的主治医生，请对该患者做出正确处理。

关节脱位是由于直接或间接暴力作用于关节，或关节有病理性改变，使骨与骨之间相对关节面正常关系破坏，发生移位。外伤性脱位多发生于青壮年。四肢大关节中以肩、肘脱位为最常见，髋关节次之，膝、腕关节脱位则少见。本节主要论述外伤性关节脱位。

【分类】

(1)按原因不同可分为外伤性脱位、病理性脱位、先天性脱位及麻痹性脱位。

(2)按脱位程度不同可分为全脱位及半脱位。

(3)按远侧骨端的移位方向不同，可分为前脱位、后脱位、侧方脱位和中央脱位等。

(4)按脱位时间和发生次数不同可分为急性、陈旧性(如脱位3周以上而未复位者)和习惯性脱位(一个关节多次脱位)等。

(5)按脱位是否有伤口与外界相通可分为闭合性脱位与开放性脱位。

【临床表现与诊断】

外伤性关节脱位只有当关节囊、韧带和肌腱等软组织撕裂或伴有骨折时方能发生脱位。具有一般损伤的症状和脱位的特殊性表现。

1. 一般症状

(1)疼痛明显，活动患肢时加重。

(2)肿胀，因出血、水肿使关节明显肿胀。

(3)功能障碍：关节脱位后结构失常，关节失去正常活动功能。

2. 特殊表现

1)畸形　关节脱位后肢体出现旋转、内收或外展，以及外观变长或缩短等畸形，与健侧不对称。关节的正常骨性标志发生改变。

2)弹性固定　关节脱位后,未撕裂的肌肉和韧带可将脱位的肢体保持在特殊的位置,被动活动时有一种抵抗和弹性的感觉。

3)关节盂空虚　最初的关节盂空虚较易被触知,但肿胀严重时则难以触知。

3. X线检查　关节正侧位片可确定有无脱位、脱位的类型和有无合并骨折,防止漏诊和误诊。

【并发症】

早期全身可合并多发伤、内脏伤和休克等合并伤,局部可合并骨折和神经、血管损伤,应详细检查、及时发现和处理。晚期可发生骨化肌炎、骨缺血坏死和创伤性关节炎等,应注意预防。

1. 骨折　多发生在骨端关节面或关节边缘部,少数可合并同侧骨干骨折。

2. 神经损伤　较常见,多因压迫或牵拉引起,如肩关节脱位可合并腋神经损伤,肘关节脱位可引起尺神经损伤等。

3. 血管伤　多因压迫或牵拉引起,如肘关节脱位,可有肱动脉受压。膝关节脱位时腘动脉可受牵拉和压迫,其中少数可有断裂。

4. 骨化肌炎　多见于肘关节和髋关节脱位后。

5. 骨缺血性坏死　如髋关节脱位后可引起股骨头缺血性坏死,但多在受伤1～2月后才能从X线片上看出。

6. 创伤性关节炎　如脱位合并关节内骨折、关节软骨损伤、陈旧性脱位、骨缺血性坏死等,晚期都容易发生创伤性关节炎。

【治疗原则】

(1)伤后在麻醉下尽早手法复位,适当固定,以利于软组织修复;及时活动,以恢复关节功能。早期复位容易成功,功能恢复好;复位晚则困难大,效果差。复位中切忌粗暴,要注意防止附加损伤,如骨折、血管和神经损伤等。复位必须达到解剖复位,复位后及时正确的固定是保证软组织损伤修复和防止再脱位的重要措施。一般固定3周后,早期活动,以利于功能恢复。

(2)开放复位的适应证:对手法复位失败或陈旧性脱位,特别是合并大血管伤者,应行开放复位,如合并有神经伤,在手法复位后观察1～3个月,大多数可自行恢复,如神经功能无恢复,即应行手术探查神经。

(3)开放性关节脱位的处理:应争取在6～8 h内进行清创术,在彻底清创后,将脱位整复,缝合关节囊,修复软组织,缝合皮肤,橡皮条引流48 h,外用石膏固定于功能位3～4周,并选用适当抗生素以防感染。

第六节　手外伤

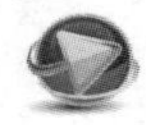

学习目标

识记:

1. 常见手外伤的临床表现及常见的并发症。
2. 手外伤的诊断和治疗原则。

理解:

手外伤的定义、成因、分类及常见的手外伤类型。

应用:

通过学习能够对临床中常见的手外伤进行一般处理。

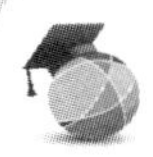

任务引领

患者，男性，25 岁，因机器钢绳绞伤右手示指、中指、无名指、小指，多处诊断为开放性骨折，于某市矿务局总院治疗 1 个月后，左中指远节背侧韧带断裂，关节面外露下垂，多处骨折区多发性骨髓炎，有明显臭味，无名指末节干性坏疽，近掌端有骨质外露，伤情肿胀明显，X 线示左手四指均有多发性粉碎性骨折、骨缺损、骨质疏松，有炎性浸润。

请完成以下任务：

(1)通过学习，掌握手外伤的主要临床表现。

(2)假如你是该患者的主治医生，请设计简单的医嘱。

一、手部皮肤损伤

【检查和伤情评估】

手部皮肤损伤即为手部开放性损伤。首先应对皮肤损伤情况进行全面的检查。

1. 了解创口的部位和性质　根据局部解剖关系，初步推测皮下各种重要组织如肌腱、神经、血管等可能发生的损伤。

2. 皮肤缺损的估计　如创口皮肤是否有缺损，缺损范围大小；能否直接缝合或直接缝合后是否会影响伤口愈合；是否需要植皮，采取何种方法植皮。

3. 皮肤活力的判断　损伤的性质是影响损伤皮肤活力的重要因素，如切割伤，皮肤边缘活力好，创口易于愈合。碾压伤可致皮肤广泛撕脱，特别是皮肤剥脱伤，皮肤表面完整，而皮肤与其下的组织呈潜行分离，皮肤与其基底部的血液循环中断，严重影响皮肤的存活，应予高度重视。下列方法有助于判断皮肤的活力：①皮肤的颜色与温度；②皮肤的毛细血管回流试验；③撕脱皮肤的形状和大小；④撕脱皮肤的长宽比例；⑤撕脱皮肤为顺行或逆行；⑥皮肤边缘出血情况。

【处理】

(1)单纯手指皮肤损伤多可直接缝合创口。若皮肤缺损应根据部位及伤口的形状、大小不同，酌情选用手部皮瓣(邻指、鱼际等皮瓣)、前臂交叉皮瓣、锁骨下交叉皮瓣或腹股沟部交叉皮瓣移位修复。对于指端缺损，多采用 V-Y 皮瓣推进、远位皮瓣及皮管修复，亦可采用指掌侧皮瓣前移术修复。

(2)手背部皮肤损伤缺损若无深部组织外露，且腱周组织完整，可采用带真皮下血管网的皮肤移植修复。若深部组织裸露时可采用带蒂或吻合血管皮瓣移植的方法予以修复。手掌部皮肤缺损修复时，应充分考虑到手掌的解剖结构特点，尽量选择与其结构相似的皮肤进行移植修复(如足底皮肤)。

(3)手部撕脱伤是手部极为严重的软组织损伤，其治疗迄今仍是手外科的一大难题，效果常不甚理想。对于手部不同部位的撕脱伤要采用不同的修复方法：①拇指皮肤撕脱伤可采用吻合血管的踇甲皮瓣移植修复。若拇指甲床存在时，可采用示指背侧岛状皮瓣移位加植皮修复。②对于单个手指脱套伤，因对手功能影响不大且修复后功能亦不理想，故多主张截指。若欲修复，可采用锁骨下带蒂皮瓣形成皮管修复。③全手皮肤撕脱伤处理极为困难，现多采用腹部皮下埋藏，由于长时间埋藏后手指关节僵硬、皮瓣臃肿、无感觉、血运差，分指后创缘常愈合欠佳，故严重影响手的外观与功能。采用显微外科技术如皮瓣联合移植等方法，为全手皮肤撕脱伤的修复提供了新的方法。但由于手的解剖结构复杂、外形与功能的特定要求，因而全手皮肤撕脱伤的治疗效果迄今仍不能令人满意，尚需临床进一步探讨。

二、手部肌腱损伤

肌腱(tendon)是手部关节活动的传动装置，具有良好的滑动功能，肌腱损伤将导致手部功能活动严重障碍。肌腱损伤的治疗强调早期修复、无创操作及早期的功能锻炼。

【肌腱损伤的检查】

肌腱断裂表现出手的休息位发生改变,如屈指肌腱断裂时该手指伸直角度加大。伸指肌腱断裂则表现为该手指屈曲角度加大,而且该手指的主动屈指或伸指功能丧失,还会出现一些典型的畸形,如指深、浅屈肌腱断裂,该手指呈伸直状态。掌指关节伸指肌腱或伸腱扩张部的断裂,该关节主动伸直受限或消失,掌指关节呈屈曲位;近节指骨背侧伸肌腱损伤则近侧指间关节呈屈曲位;中节指骨背侧伸肌腱损伤则手指末节屈曲呈锤状指畸形。应该注意的是同一关节功能有多条肌腱参与作用者,其中一条肌腱损伤可不表现出明显的功能障碍,如屈腕、伸腕等。手背、手掌、腕部及前臂等处的屈、伸指肌腱损伤,根据受伤部位、屈指及伸指功能障碍的情况不难做出诊断。

【屈指肌腱损伤的检查方法】

固定患指中节,让患者主动屈曲远侧指间关节,若不能屈曲则为指深屈肌腱断裂。固定除被检查的患指外的其他三个手指,让患者主动屈曲近侧指间关节,若不能屈曲则为指浅屈肌腱断裂。当指深、浅屈肌腱均断裂时,则该指两指间关节均不能屈曲。检查拇长屈肌腱功能则固定拇指近节,让患者主动屈曲指间关节。由于蚓状肌和骨间肌具有屈曲手指掌指关节的功能,屈指肌腱断裂不影响掌指关节的屈曲,应予注意。

【肌腱损伤的处理】

屈、伸肌腱无论在何区域断裂均应进行一期缝合。伸指肌腱无腱鞘,具有腱周组织,位于手背的疏松皮下组织中,术后粘连较轻,断裂后均主张一期修复。对于屈指肌腱,特别是从指浅屈肌腱中节指骨的止点到掌指关节平面的屈肌腱鞘起点的指腱鞘区,即通常所称的"无人区"(no man's land),在此区内单纯指浅屈肌腱损伤可不予修复。对于指腱鞘区深、浅肌腱同时断裂时,过去多主张切除指浅屈肌腱,仅缝合指深屈肌腱,认为可减少粘连。近年来研究证明:指浅屈肌腱的短腱纽不但为指浅屈肌腱提供血供,而且还是指深屈肌腱长腱纽血供的发源地,在鞘内肌腱的血供方面所起的作用最大。因而主张深、浅肌腱同时修复。临床上必须要切除指浅屈肌腱时,则应保留指浅屈肌腱的短腱纽。随着对肌腱的营养机制、滑车及滑液对细胞营养作用的认识,过去常规切除肌腱断端附近的腱鞘,仅保留中节、近节指骨及掌指关节上的部分腱鞘作滑车用的方法已弃用,而是不切除腱鞘,尽可能予以一期修复,以恢复滑液对肌腱的营养作用。

有关肌腱的缝合方法较多,其中以 Kessler 缝合法、Kleinert 缝合法最常用。近年来多提倡采用肌腱显微外科缝合方法,目的是尽量减少对肌腱血供的影响,有利于肌腱愈合和减少粘连。有关肌腱的缝合材料宜采用专用的肌腱缝合线,具有对肌腱血液循环干扰小、肌腱对合好、表面光滑、抗拉力强、粘连轻等优点。

肌腱损伤修复中遇到的主要困难是肌腱粘连问题,故肌腱修复最关键的环节就是减轻肌腱粘连。减轻肌腱粘连的方法有许多,如采用防粘连生物膜、生物油、生物凝胶等,但迄今尚无一种有效的方法能完全防止粘连发生。最关键的措施还是肌腱损伤后早期而正确的修复与保护下的尽早进行正规、系统的功能康复训练。手部肌腱修复后一般应固定 3～4 周,待肌腱愈合后,解除固定,进行功能锻炼并辅以理疗。若粘连发生,经过 3 个月的左右的系统康复治疗仍未改善功能时,可行肌腱粘连松解术。

三、手部血管、神经损伤

【手部血管损伤】

首先要了解手部主要血管有无损伤、损伤的性质和程度如何。手部血管损伤及血液循环状况可通过手指的颜色、温度、毛细血管回流试验和血管搏动来判断。如皮色苍白、皮温降低、指腹瘪陷、毛细血管回流缓慢或消失、动脉搏动消失,提示为动脉损伤;如皮色青紫、肿胀、毛细血管回流加快、动脉搏动良好,则为静脉回流障碍。

手部血液循环十分丰富,除完全性和不完全性断指、断掌、断手及严重的压砸伤外,一般外伤很少引起手部坏死。常见的手部损伤多为复合组织损伤,很少发生单纯血管损伤。在手外伤早期处理时,如手部血液循环良好,除按手外伤的一般原则处理外,一般不需修复血管。对于腕部单一的尺动脉或桡动脉断裂,虽然不会影响手部血液循环,但亦应在处理伤口的同时予以一期修复,以增加手部血液循环供应。手外伤如有血液循环障碍,应积极予以血管修复。血管缺损时可采用对侧指动脉交叉缝合、邻指指动脉转移或小静脉移植的方法予以修复。若外伤的手指远端肢体或皮肤动脉血液循环良好,而仅有静脉回流不足,一般通过相连软组织的侧支循环足可代偿。

【手部神经损伤】

手部的运动和感觉功能分别由来自臂丛神经根的正中神经、尺神经和桡神经支配。手腕和手指屈伸活动的肌肉及其支配神经的分支均位于前臂近端。手部外伤时所致的神经损伤，主要表现为手部感觉功能和手内在肌功能障碍。①正中神经损伤：拇短展肌麻痹所致拇指对掌功能障碍及拇指、示指捏物功能障碍，手掌桡侧半、拇指、示指、中指和环指桡侧半掌面，拇指指间关节和示指、中指及环指桡侧半近侧指间关节以远的感觉障碍。②尺神经损伤：骨间肌和蚓状肌麻痹所致环指、小指爪形手畸形，骨间肌和拇收肌麻痹所致的 Froment 征，即示指用力与拇指对指时，呈现示指近侧指间关节明显屈曲、远侧指间关节过伸及拇指掌指关节过伸、指间关节屈曲，以及手部尺侧、环指尺侧和小指掌侧感觉障碍。③桡神经损伤：腕部以下无运动支，仅表现为手背桡侧及桡侧 3 个半手指近侧指间关节近端感觉障碍。

手是一个感觉器官，手的神经损伤对手的外形及功能影响颇大。手部神经为单纯感觉神经及运动神经，修复效果十分理想，应力争一期修复。对于手部神经的缺损，可酌情选用废弃指神经、邻指神经及其他部位表浅神经支移植的方法予以修复。对于手部的感觉神经缺失或手指、手掌皮肤缺损修复后无感觉神经支配的皮肤，亦可采用感觉神经植入的方法予以重建感觉功能。近年来对于手部运动神经缺失的功能重建采用显微外科技术亦取得了良好的效果。如采用带蒂骨间前神经转位移植重建鱼际肌支功能，应用吻合血管神经的伸指短肌重建拇内收功能或对掌功能，采用带神经血管蒂的外展小指肌移位重建拇指对掌外展功能等。

四、手部骨与关节损伤

首先应对手部骨与关节损伤进行详细的检查。局部疼痛、肿胀及功能障碍者应疑有骨关节损伤。如手指明显缩短、旋转、成角或侧偏畸形及异常活动者则可确诊为骨折。凡疑有骨折者应拍摄 X 线片，了解骨折的类型和移位情况。注意检查手部各关节的主动活动情况及关节活动范围。在检查腕关节和手指各关节功能时，应以关节完全伸直位为 0°计算。

手部骨与关节损伤类型复杂，易于漏诊，复位固定困难，个别部位效果差，临床处理应予以重视，特别要注重早期的正确处理。对于手部的开放性骨折应及时清创（debridement）、内固定（internal fixation），变开放性骨折（open fracture）为闭合性骨折（closed fracture）。注意早期准确的解剖复位（anatomical reduction）和牢固的固定。固定时应注意手保持在功能位，未受伤的手指不应一并固定。手外伤术后应酌情进行早期的功能锻炼。手部骨折或脱位通常只需固定 3～4 周即可，应及时解除内固定，进行积极的康复治疗，以防止手部关节僵硬的发生。

【腕舟骨骨折】

多因跌倒时手部支撑地面、腕关节强烈背伸和桡偏引起。骨折线正处于桡骨茎突碰击处，若固定不良，易引起骨不连接。腕舟骨血运来自结节部及腰部，骨折后常影响近端血运，导致延迟连接甚至近端骨坏死。骨折后表现出腕关节肿胀、鼻咽窝部明显压痛、活动受限。CT 检查有助于早期诊断。只要临床上鼻咽窝部有明显压痛、疑有腕舟骨骨折（scaphoid fracture）者，均须作短臂石膏固定。即以石膏管型从肘下至远端掌横纹及拇指近节，固定拇指于对掌位、腕关节中立位或伴轻度桡偏位。制动 2 周后复查 X 线片做进一步诊断。骨折制动时间通常为 6～10 周。

【第 1 掌骨基底部骨折】

多因直接外力引起，骨折位于第 1 掌骨基底部 1 cm 处。伤后局部明显压痛。骨折近端受拇长展肌牵拉向桡背侧移位，远端受拇长屈肌及拇收肌牵拉向掌尺侧移位，使骨折向桡背侧成角移位。治疗用手法复位，可在外展位牵引拇指，同时在掌骨基底部向尺侧加压，将拇指外展便可复位。用短臂石膏固定，拇指末节不固定，可作拇指伸屈活动。制动 4～6 周，功能多恢复满意。

若拇指在内收位受纵向暴力打击，骨折不是横形骨折而是通入关节。骨折近端形成一小块骨折片位于尺侧，骨折远端滑向掌侧及桡侧形成骨折脱位，又称为 Bennett 骨折（Bennett fracture）。手法复位不难，将拇指沿纵轴牵引，指压掌骨基部桡侧，同时外展拇指即可复位。但复位后固定困难，且易再移位。复位后需及早行 X 线摄片以便观察复位情况，若复位后移位应及时予以纠正。若反复移位可经皮肤作克氏针内固定，钢针从第1掌骨穿入大多角骨，操作简单，效果良好。

【第2～4掌骨骨折】

多因直接外力或扭转、传导外力引起横形或斜形、螺旋形骨折，常出现向背侧成角移位。由于四周有软组织，起夹板固定作用，可用简单牵引手法及背部加压而复位，短臂石膏固定或加分骨垫后用小夹板固定，6周可愈合。对多发性骨折容易移位者，可酌情选用微型钢板、螺丝钉或克氏针行内固定术。

【掌骨颈骨折】

以第5掌骨多见，第2掌骨次之。多因传导外力或直接外力引起。骨折后因骨间肌牵引，掌骨头向掌侧屈曲，骨折向背成角。手法复位时必须将掌指关节屈曲至90°，使侧副韧带处于紧张状态，再沿近节指骨纵轴向上推，同时在背侧加压方能复位。将掌指关节和近指关节屈曲90°，以石膏做外固定，制动4周即可解除，做功能练习。

【指骨骨折】

多为直接外力引起，多发性居多。骨折后移位明显，3节指骨移位方向不一。近节指骨骨折(phalangeal fracture)多向掌侧成角；中节指骨骨折若位于指浅屈肌附着处近侧，多向背侧成角；若位于其远侧，多向掌侧成角。一般可徒手复位，尽量达到解剖复位。将伤指固定于功能位最为理想。一般将邻近两指一同固定，防止侧偏和旋转变形。对于不稳定性指骨骨折或功能位不能保持良好复位者，可考虑手术复位，用克氏针做内固定。至于末节骨折，多无明显移位，诊断较易，宜摄X线片。可采用小铝板或硬纸板固定，维持3周即可。必要时可行1 mm克氏针或针头固定，以使良好对位。

【月骨脱位】

常见为月骨掌侧脱位。跌倒时上肢支撑地面，腕关节极度背伸，使月骨向掌侧脱出。此时月骨可旋转90°～270°，背侧韧带撕断，掌侧韧带仍保存。月骨藏在腕管内压迫屈指肌腱及正中神经使手指不能完全伸直，正中神经支配的手部感觉区麻木。X线摄片可见月骨向掌侧脱位。若早期复位制动3周，可取得良好效果。陈旧性病例需手术复位，月骨容易缺血坏死，可予以月骨切除。

五、手部功能重建

手外伤后常导致手部组织不同程度缺损，遗留不同程度的外观缺陷和功能障碍。在伤口愈合3个月后，水肿完全消退、组织柔软、手部各关节活动良好时，可以考虑进行手功能重建，以提高手部功能及改善外观。手部功能重建从广义角度讲，可包括皮肤、肌腱、神经、骨骼损伤的二期修复重建及拇指缺损的再造；从狭义角度讲，主要指拇指缺损的再造。前者在相关文章中已予叙述，本节仅将后者予以介绍。

拇指功能占全手功能的40%，缺失后将不同程度地影响手的外观与功能。其他四指功能占全手功能的60%，其中示指、中指各占20%，环指、小指各占10%，其缺失也将不同程度地影响手的功能。从理论上讲，任一手指的任何缺损都有再造的必要，但也不能忽略人的代偿和适应能力，故并非所有手指的缺损均需再造。通常拇指Ⅱ度以上缺损均需再造，而其他四指除非均缺损时可考虑再造1～2个手指，否则一般不予再造。手指缺损的程度是决定是否再造、如何再造的重要参考指标。手指缺损通常分为6度，现予以介绍。Ⅰ度：手指远节部的缺损。Ⅱ度：拇指于指间关节、其他指于远侧指间关节部的缺损。Ⅲ度：拇指于近节指骨、其他指于中节指骨部的缺损。Ⅳ度：拇指于掌指关节、其他指于近节指骨部的缺损。Ⅴ度：拇指于第一掌骨、其他指于近侧指间关节的缺损。Ⅵ度：拇指于腕掌关节、其他指于掌指关节部的缺损。

拇指缺损的再造方法较多，可根据伤情、缺损程度、患者职业、意愿、经济条件、医生技术力量等情况综合考虑确定。现将几种常用的方法予以介绍。

【指残端帽状提升延长拇指】

适于拇指Ⅲ度缺损患者。要求保留近节指骨在1 cm以上，掌指关节伸、屈活动正常，拇指残端皮肤松软正常。方法：在残端近侧3～4 cm处环形切开皮肤；保留供应该皮瓣的神经、血管并向近端游离，全层游离远侧皮瓣形成帽状皮瓣，在指骨残端植骨，提升帽状皮瓣覆盖骨端，近端创面植皮修复。此法可延长拇指1～1.5 cm。

【虎口加深相对延长拇指】

适于拇指Ⅱ～Ⅲ度缺损伴虎口轻度狭窄以及不愿做足趾移植再造或其他掌指骨延长手术者，可选用虎口加深相对延长拇指长度的方法来改善拇指功能。这一手术创伤小，方法简便，仅采用虎口 Z 字成形及邻近皮瓣转移的方法即可加深、扩大虎口。

【示指或残指移位拇指化】

适于拇指Ⅳ～Ⅴ度缺损，鱼际肌功能正常，不愿意接受足趾移植再造者。凡选用正常示指移位者，因其以牺牲正常示指为代价而应慎重考虑。利用功能不大或无用的伤残邻指行拇指再造术，应为首选方法。将残指连同肌腱、神经、动脉、静脉及其周围软组织（内含脂肪、小血管等）一并转移。用克氏针交叉固定指（掌）骨于拇指对掌位，使能与各指指腹接触。如若大部分掌骨存在，则仍保留有大鱼际肌的作用及腕掌关节的活动度，再造后的拇指功能效果则更佳。此法具有一次完成手术、感觉及运动功能良好、外形较满意等优点。

【游离第 2 足趾移植再造拇指】

拇指Ⅲ度以上缺损，如无伤残邻指可供利用或伴有其他手指缺损者，可采用游离第 2 足趾移植的方法再造拇指。采用此方法再造手指与其他传统的再造方法相比具有以下优点：①手术一次完成、疗程短；②再造的手指长度适中，有指甲，外形佳；③再造的手指血液循环良好，可恢复良好的伸、屈、抓、握、对指功能；④切取有限的足趾对供足功能无明显影响。

手术方法系将切取的带有足背血管、伸屈肌腱及趾神经的第 2 足趾移至受区，采用克氏针交叉固定趾骨于拇指近节指骨或第 1 掌骨；将第 2 足趾伸、屈肌腱分别与拇指伸、屈拇长肌腱缝合；将第 2 足趾两侧趾神经分别与拇指指神经缝合；然后将第 2 足趾所携带的足背动静脉分别与手背鼻咽窝处桡动脉分支及头静脉相吻合，缝合切口皮肤。

随着显微外科技术的发展及人们对生活质量与美的追求的提高，目前对于并不影响手部功能的手指部分缺损亦可采用吻合血管的第 2 足趾移植的方法进行再造修复，可取得良好的外观与功能恢复。对于因工作及职业特殊需要及要求手指部分缺损再造修复的患者，可采用上述方法进行再造修复。

总之，对于手外伤后残留有拇指缺损或手指部分缺损的病例，可择期选择传统的方法或吻合血管的足趾移植方法进行再造，均可取得良好的手术效果，能够大大改善伤手的外观与功能，在临床上应予以积极采用。

第七节　骨性关节病

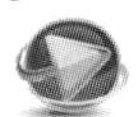

学习目标

识记：

骨性关节病的临床表现、诊断及其治疗。

理解：

骨性关节病的病因、病理改变。

应用：

能够运用所学知识对骨性关节病进行诊断和治疗。

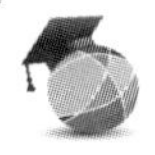

任务引领

患者，男性，73 岁，退休工人，山西人，主因“双膝、双踝关节肿痛 3 个月”。患者入院时见右膝、踝肿胀，右膝关节屈伸不利，局部灼热。查体一般情况可，拄双拐行走，专科检查：右膝Ⅱ度肿胀，局部皮温高，屈 85°，伸 30°，右踝Ⅱ度肿胀，皮温高，活动尚可。余关节无肿胀，活动正常。入院化验 ESR 40 mm/h，ASO<200，RF(－)，CRP<10，AKA、APF、ANA、ENA 阴性。

请完成以下任务：
(1)通过学习，请归纳与总结各型软组织损伤的主要临床表现。
(2)假如你是该患者的主治医生，请设计简单的医嘱。

骨性关节病是常见的一种关节病变，其患病率随着年龄的增长而增加，女性比男性多发。骨性关节病以手的远端和近端指关节、膝关节、肘关节和肩关节以及脊柱关节容易受累，而腕、踝关节较少发病。骨性关节病的主要病理改变为软骨退行性变性和消失，以及关节边缘韧带附着处和软骨下骨质反应性增生，形成骨赘。现代医学认为骨性关节病主要与患病年龄增大、内分泌紊乱有关，也可由外伤、姿势不正造成，遗传因素对本病也有一定影响。

【病因】

(1)原发性骨性关节病的发病原因至今为止尚不清楚。它的发生发展是一种长期、慢性、逐步渐进的病理过程，涉及全身及局部许多因素，可能是综合因素所导致。诸多因素中有软骨营养、代谢异常，生物力学方面的应力平衡失调，生物化学的改变，酶对软骨基质的异常降解作用的累积性微小创伤等。

(2)继发性骨性关节病是指由于先天性畸形，如先天性髋关节脱位，创伤(如关节内骨折)，关节面后天性不平整(如骨的缺血性坏死)，关节不稳定(如韧带关节囊松弛等)，关节畸形引起的关节面对合不良(如膝内翻、膝外翻等)，还有医源性因素，如长期不恰当地使用皮质激素等而引起的骨性关节病。骨性关节病发展到晚期，两种类型的临床表现、病理改变均可相同。

【病理生理】

最早期的病理变化发生在关节软骨。首先，关节软骨局部发生软化、糜烂，最后软骨下骨外露，继发骨膜、关节囊及关节周围肌肉的改变，从而使关节面上生物应力平衡失调，病变不断加重。

1.关节软骨　关节镜检查时，正常的关节软骨呈淡蓝白色、透明、表面光滑、有弹性、边缘规整，在关节炎的早期，软骨表面为淡黄色，失去光泽，继而软骨表面粗糙，局部发生软化，失去弹性，胶原纤维变性。在关节活动时发生磨损，软骨可碎裂，脱落，软骨下骨质外露。显微镜下观，软骨基质失去均质性，胶原纤维显现，软骨细胞肿胀、崩解，软骨细胞的正常排列发生改变，软骨面糜烂、剥脱，软骨变薄。

2.软骨下骨　软骨磨损最大的中央部位骨质密度增加，骨小梁增粗，呈象牙质改变，外围部位承受压力较小，软骨下骨质发生萎缩，出现囊性改变，由于骨小梁的过程吸收，使囊腔扩大，周围成骨反应而形成硬化壁。在软骨的边缘或肌腱附着处，因血管增生，通过软骨内化骨，形成骨赘，即所谓“骨刺”。骨赘若破裂或关节软骨剥脱，可形成关节内游离体。

3.滑膜炎的病理改变有两种类型

(1)增殖型滑膜炎：大量的滑膜增殖、水肿、关节积液增多，肉眼观呈葡萄串珠样改变。

(2)纤维型滑膜炎：关节积液减少，葡萄串珠样改变大部分消失，被纤维组织所形成的条索状物代替。滑膜的改变不是原发病变，剥脱的软骨片及骨质增生刺激滑膜引起炎症，促进滑膜渗出。

4.关节囊与周围的肌肉　关节囊可产生纤维变性和增厚，限制关节的活动，周围肌肉因疼痛产生保护性痉挛，关节活动受到进一步限制，可发生畸形(屈曲型或脱位)。

【临床表现】

骨性关节病的主要症状是疼痛，初期轻微钝痛，并不严重，以后逐步加剧。活动多时，疼痛加剧，休息后好转，有的患者在静止或晨起时感到疼痛，稍微活动后减轻，称之为“休息痛”，为软骨下骨充血所致。如果活动过量，因关节摩擦也可产生疼痛。疼痛有时与天气变化、潮湿受凉等因素有关。

患者常感到关节活动不灵活、僵硬，晨起或休息后不能立即活动，需经一定时间活动后才能解除僵硬状态，关节活动时有各种不同的响声如摩擦声等。有时可出现关节交锁。关节炎发展到一定程度，关节肿胀明显，特别是伴有滑膜炎时，关节内可有积液，主动或被动活动都受限制。

体格检查显示关节肿胀，有中度渗液，膝关节浮髌试验阳性。髋关节增大内旋角度时，疼痛加重，这是由于内旋可使髋关节囊容积减少。关节周围肌萎缩，主动或被动活动时，关节伴有吱嘎声，有不同程度的活动受限和肌痉挛，严重时出现关节畸形，如膝内翻、髋关节 Thomas 征阳性，有时可触及关节内游离体。手指远侧指间关节侧方增粗，形成 Heberden 结节。

【诊断检查】

X 线片：显示关节间隙狭窄，关节边缘有骨赘形成，后期骨端变形，关节表面不平整，边缘骨质增生明显。软骨下骨有硬化和囊腔形成，伴滑膜炎时髌下脂肪垫模糊或消失。实验室检查：一般都在正常范围内，关节积液可见白细胞增高，偶见红细胞。

【治疗】

治疗骨性关节病时，随着年龄的增长，结缔组织退变老化，疾病的病理变化一般不可逆转，通过治疗，阻断恶性循环，可以解除症状，增强关节稳定性，延缓病变发展的进程。

1. 一般疗法　注意休息，保护关节，避免过度活动或损伤，严重时应卧床休息，用器具固定，防止畸形，物理疗法可以缓解疼痛。

2. 药物治疗　非甾体类抗炎镇痛药物可以缓解疼痛。活血化淤中草药内服，以及外部热敷、熏洗、浸泡等可缓解症状，延缓病程。关节内注射透明质酸钠，是利用流变学特性将其作为黏弹性物质的补充，起到润滑关节、保护关节软骨的作用，不应在关节内注射皮质激素类药物，虽然它可在短期内缓解症状，但对软骨的损害反而随注射次数增加而加重，值得注意。

3. 手术疗法　骨性关节病的晚期出现畸形或持续性疼痛，生活不能自理时，可行手术治疗。如膝内翻畸形可行胫骨上端高位截骨术，髋关节炎晚期可行截骨术等。依年龄、职业及生活习惯等可选用膝关节置换术、髋关节置换术等。

第八节　颈椎病

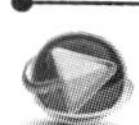

学习目标

识记：

颈椎病的临床表现、诊断及其治疗。

理解：

颈椎病的病因、病理改变。

应用：

能够运用所学知识对颈椎病进行诊断和治疗。

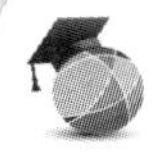

任务引领

患者，女性，52 岁，教师，因颈背部酸困痛伴右肩关节酸痛两年入院。两年前，患者因长期伏案工作(每天 10 h)致枕部、整个颈背部、双侧肩胛骨脊柱缘酸、困、沉，头顶部发沉，记忆力减退，时有恶心、心悸、胸闷、双眼视物模糊、眼皮发紧、右肩关节痛。舌淡苔白，脉滑数。X 线检查：颈椎棘突交错，连线略右偏，C_2 和 C_3 椎间隙后缘略增宽，C_5 和 C_6 椎前缘增生，C_3 和 C_4、C_4 和 C_5、C_5 和 C_6 椎间隙变窄。

请完成以下任务：

(1)请明确该患者的诊断及诊断依据。

(2)假如你是该患者的主治医生，请设计简单的医嘱。

颈椎病又称颈椎综合征。由于颈椎间盘变性导致病变节段不稳定，或外伤等因素造成椎间盘突出、骨质增生，刺激或压迫邻近的神经与其他组织，引起一系列临床症状。

【病因和病理】

颈椎活动度较大且活动较多，易发生慢性劳损，椎间盘及骨关节逐渐发生退行性变。此外，外伤后的继发性改变与年龄、内分泌因素也有关。病理改变主要有：①椎间盘突出与骨质增生，致椎间孔与椎管狭窄，刺激与压迫神经根、脊髓、椎动脉。②椎间盘变性，导致相应节段不稳定、骨质增生或加以其他因素，刺激交感神经，引起血管痉挛，从而影响到脊髓及椎动脉血供。③外伤后软组织无菌性炎症反应，也可对神经及脊髓产生刺激。

【临床表现】

患者年龄多在中年以上，男性居多。好发部位依次为$C_5 \sim C_6$、$C_6 \sim C_7$、$C_4 \sim C_5$，发病部位及病理变化不一，临床表现亦不同。根据临床表现，我国学者将本病分为颈型、神经根型、脊髓型、椎动脉型、交感型和其他型。其中，神经根型常见，脊髓型及椎动脉型次之。还可见到各型间症状掺杂的情况。

1. 神经根型　先有颈痛及颈部发僵，继而有肩痛及上肢放射痛。咳嗽、打喷嚏及颈部活动时，疼痛加剧。上肢有沉重感，握力减退，有时持物坠落。检查颈肩部有压痛，颈部活动受限。相应的神经根支配区出现感觉异常、肌力减退与腱反射改变。臂丛牵拉试验（图 15-20）：检查者一手抵患侧头侧，一手持患侧上肢外展，双手反向牵引，可诱发放射痛与麻木感。椎间孔压缩试验（图 15-20）：患者头后仰及偏向病侧，检查者用手压迫头部，可诱发放射痛。颈椎 X 线正、侧位片，可见颈椎生理前凸减小或消失、骨质增生、椎间隙变窄；斜位片可见椎间孔变形、缩小；过伸、过屈位片可见颈椎不稳。

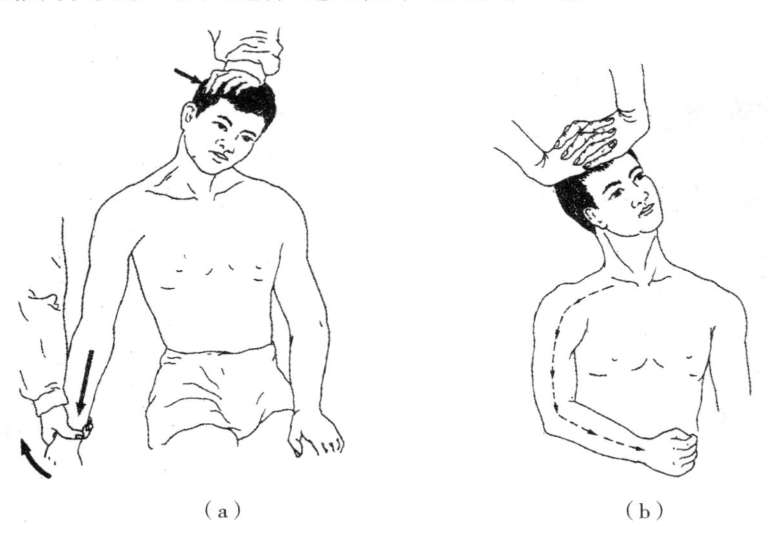

（a）　　（b）

图 15-20　臂丛牵拉试验、椎间孔压缩试验

（a）臂丛牵拉试验；（b）椎间孔压缩试验

2. 脊髓型　急性发病常由外伤性的椎间盘突出所致，可出现截瘫或偏瘫。多数起病缓慢，先有上肢症状，手部发麻及活动不灵；或先有下肢症状如发麻及步态不稳，躯干有紧束感。检查肢体有不同程度的瘫痪，瘫痪呈痉挛性。X 线片改变与神经根型相似。椎管造影与脑脊液动力试验可显示椎管梗阻征象。脑脊液蛋白定量稍高于正常值。

3. 椎动脉型　常主诉头昏、眩晕，甚至猝倒；有时出现恶心、呕吐、视物不清、耳鸣、耳聋。当头颈部处于某一位置时，常可诱发出上述表现。

4. 交感型　临床表现较复杂，常见的有：偏头痛、枕后痛；视物不清、畏光、流泪、眼球发胀、眼睑下垂；耳鸣、听力障碍、面部发麻；皮肤易出汗或干燥；心律失常、心前区疼痛、血压增高等。

【诊断】

主要根据临床表现及 X 线改变进行诊断。仅有 X 线改变而无临床表现者，不能诊断为颈椎病，只可视为颈椎退行性变。少数诊断困难者，可做 CT、CTM 或 MRI 检查。颈椎病应与颈部软组织损伤、胸廓出口综合征、肩周炎、脊髓肿瘤、脊髓空洞症、肌萎缩性侧索硬化、粘连性蛛网膜炎、后纵韧带骨化、神经官能症、心绞痛、胸动脉硬化、耳源性眩晕等疾病相鉴别。

【治疗】

1. 非手术治疗　多数患者经非手术治疗效果良好，常用的方法如下。

(1)颌枕带牵引：取坐位或卧位，头微屈。重量从 3 kg 开始，可增至 12 kg，每次 1/2～1 h，每天 1～2 次。15 日为 1 个疗程。牵引后症状加重，不宜再用。脊髓型应慎用。

(2)颈围制动：对病变节段不稳定患者，可使症状好转。脊髓型也可采用。

(3)痛点及穴位封闭：可减轻症状，药物可选用当归、丹参注射液或 2%普鲁卡因 4 mL 加入泼尼松龙 25 mg，5～7 日 1 次。

(4)推拿：基本程序包括四步骤：①局部用手按压；②手法颈椎牵引；③旋扳手法复位；④按、揉手法以活血化淤。推拿需有一定的临床经验。脊髓型不宜采用。

(5)理疗：可改善颈肩部血液循环，以减轻症状。

(6)药物治疗：内服外用有舒筋活络、活血化淤、消炎止痛作用的中西药。以白芍、川芎、木瓜、甘草为主的方剂，对减轻疼痛有效。

2. 手术治疗适应证　①各型颈椎病经严格非手术治疗无效，症状严重者；②神经根与脊髓压迫症状逐渐加重或反复发作者术式多数采用经前路椎间盘及椎体后骨赘切除加椎体间植骨术。对经前路手术后效果不佳、多个节段病变或椎管狭窄者，采用经后路全椎板切除减压或椎管扩大术。

第九节　腰椎间盘突出症

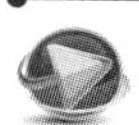

学习目标

识记：

腰椎间盘突出症的临床表现、诊断及其治疗。

理解：

腰椎间盘突出症的病因、病理改变。

应用：

能够运用所学知识对腰椎间盘突出症进行诊断和治疗。

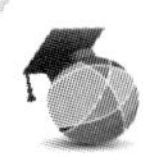

任务引领

患者，男性，22 岁，学生，腰痛并右下肢麻痛 6 个月。查体：跛行，右小腿肌肉萎缩，右小腿外侧、足背感觉减退，右直腿抬高试验(＋)。影像学：腰椎侧弯，L_4～L_5 椎间盘突向右后并钙化，侧隐窝狭窄。

请完成以下任务：

(1)通过学习，明确腰椎间盘突出症的主要临床表现及处理原则。

(2)假如你是该患者的主治医生，请设计简单的医嘱。

【病因及病理】

青春期后人体各种组织即出现退行性变，其中椎间盘的变化发生较早，主要变化是髓核脱水，脱水后椎间盘失去其正常的弹性和张力，在此基础上由于较重的外伤或多次反复的不明显损伤，造成纤维环软弱或破裂，髓核即由该处突出。

髓核多从一侧(少数可同时在两侧)的侧后方突入椎管,压迫神经根而产生神经根受损伤征象;也可由中央向后突出,压迫马尾神经,造成大小便障碍。如纤维环完全破裂,破碎的髓核组织进入椎管,可造成广泛的马尾神经损害。由于下腰部负重大,活动多,故突出多发生于 $L_4 \sim L_5$ 与 $L_5 \sim S_1$ 间隙。

【临床表现及诊断】

1. 腰痛和一侧下肢放射痛　腰痛和一侧下肢放射痛是该病的主要症状。腰痛常发生于下肢痛之前,也可二者同时发生;大多有外伤史,也可无明确的诱因。疼痛具有以下特点。

(1)放射痛沿坐骨神经传导,直达小腿外侧、足背或足趾。如为 $L_3 \sim L_4$ 间隙突出,因 L_4 神经根受压迫,产生向大腿前方的放射痛。

(2)一切使脑脊液压力增高的动作,如咳嗽、打喷嚏和排便等,都可加重腰痛和放射痛。

(3)活动时疼痛加剧,休息后减轻。卧床体位:多数患者采用侧卧位,并屈曲患肢;个别严重病例在各种体位均疼痛,只能屈髋屈膝跪在床上以缓解症状。合并腰椎管狭窄者,常有间歇性跛行。

2. 脊柱侧弯畸形　主弯在下腰部,前屈时更为明显。侧弯的方向取决于突出髓核与神经根的关系:如突出位于神经根的前方,躯干一般向患侧弯曲(图 15-21)。

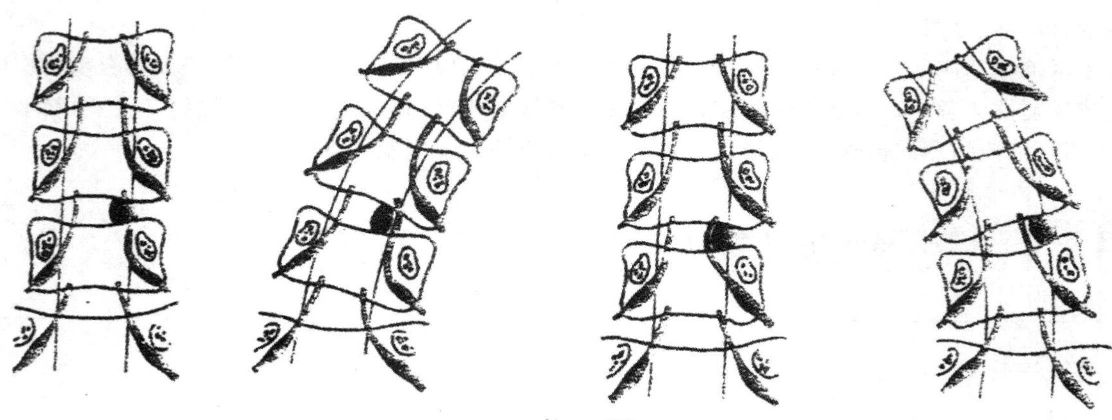

图 15-21　脊柱侧弯的方向,髓核突出部位与神经根的关系

3. 脊柱活动受限　髓核突出,压迫神经根,使腰肌呈保护性紧张,可发生于单侧或双侧。由于腰肌紧张,腰椎生理性前凸消失。脊柱前屈、后伸活动受限制,前屈或后伸时可出现向一侧下肢的放射痛。侧弯受限往往只有一侧,据此可与腰椎结核或肿瘤鉴别。

4. 腰部压痛伴放射痛　椎间盘突出部位的患侧棘突旁有局限的压痛点,并伴有向小腿或足部的放射痛,此点对诊断有重要意义。

5. 直腿抬高试验阳性　由于个人体质的差异,该试验阳性无统一的度数标准,应注意两侧对比。患侧抬腿受限,并感到向小腿或足的放射痛即为阳性。有时抬高健肢而患侧腿发生麻痛,系因患侧神经受牵拉引起,此点对诊断有较大价值。

6. 神经系统检查　$L_3 \sim L_4$ 突出(L_4 神经根受压)时,可有膝跳反射减退或消失,小腿内侧感觉减退。$L_4 \sim L_5$ 突出(L_5 神经根受压)时,小腿前外侧足背感觉减退,伸及第 2 趾肌力常有减退。L_5 与 S_1 间突出(S_1 神经根受压)时,小腿外后及足外侧感觉减退,第 3、4、5 趾肌力减退,跟腱反射减退或消失。神经压迫症状严重者患肢可有肌肉萎缩。

如突出较大,或为中央型突出,或纤维环破裂、髓核碎片突出至椎管者,可出现较广泛的神经根或马尾神经损害症状,患侧麻木区常较广泛,可包括髓核突出平面以下患侧臀部、股外侧、小腿及足部。中央型突出往往双下肢均有神经损伤症状,但一侧较重;应注意检查鞍区感觉,常有一侧减退,有时两侧减退,常有小便失控,大便秘结,性功能障碍,甚至两下肢部分或大部分瘫痪。

7. 影像学检查　需拍腰骶椎的正、侧位片,必要时加照左右斜位片。常有脊柱侧弯,有时可见椎间隙变窄,椎体边缘唇状增生。X 线征象虽不能作为确诊腰椎间盘突出症的依据,但可借此排除一些疾病,如腰椎结核、骨性关节病、骨折、肿瘤和脊椎滑脱等。重症患者或不典型的病例,在诊断有困难时,可考虑做脊髓碘油造影、CT 扫描和 MRI 等特殊检查,以明确诊断及突出部位。上述检查无明显异常的患者并不能完全排除腰椎间盘突出症。

大多数腰椎间盘突出症患者，根据临床症状或体征即可做出正确的诊断。主要的症状和体征：①腰痛合并“坐骨神经痛”，放射至小腿或足部，直腿抬高试验阳性；②在 $L_4 \sim L_5$ 或 $L_5 \sim S_1$ 棘间韧带侧方有明显的压痛点，同时有至小腿或足部的放射性痛；③小腿前外或后外侧皮肤感觉减退，趾肌力减退，患侧跟腱反射减退或消失。X 线片可排除其他骨性病变。

【鉴别诊断】

1. 腰椎后关节紊乱　相邻椎体的上、下关节突构成腰椎后关节，为滑膜关节，有神经分布。当后关节上、下关节突的关系不正常时，急性期可因滑膜嵌顿产生疼痛，慢性病例可产生后关节创伤性关节炎，出现腰痛。此种疼痛多发生于棘突旁 1.5 cm 处，可有向同侧臀部或大腿后的放射痛，易与腰椎间盘突出症相混淆。该病的放射痛一般不超过膝关节，且不伴有感觉、肌力减退及反射消失等神经根受损的体征。对鉴别困难的病例，可在病变的小关节突附近注射 2% 普鲁卡因 5 mL，如症状消失，则可排除腰椎间盘突出症。

2. 腰椎管狭窄症　间歇性跛行是最突出的症状，患者自诉步行一段距离后，下肢酸困、麻木、无力，必须蹲下休息后方能继续行走。骑自行车可无症状。患者主诉多而体征少，也是重要特点。少数患者有根性神经损伤的表现。严重的中央型狭窄可出现大小便失禁，脊髓碘油造影和 CT 扫描等特殊检查可进一步确诊。

3. 腰椎结核　早期局限性腰椎结核可刺激邻近的神经根，造成腰痛及下肢放射痛。腰椎结核有结核病的全身反应，腰痛较剧，X 线片上可见椎体或椎弓根的破坏。CT 扫描对 X 线片不能显示的椎体早期局限性结核病病灶有独特作用。

4. 椎体转移瘤　疼痛加剧，于夜间加重，患者体质衰弱，可查到原发肿瘤。X 线平片可见椎体溶骨性破坏。

5. 脊膜瘤及马尾神经瘤　此为慢性进行性疾病，无间歇好转或自愈现象，常有大小便失禁。脑脊液蛋白增高，奎氏试验显示梗阻。脊髓造影检查可明确诊断。

【治疗】

1. 非手术治疗　卧硬板床休息，辅以理疗和按摩，常可缓解或治愈。牵引治疗方法很多。俯卧位牵引按抖复位，是根据中医整复手法归纳整理的一种复位方法，现已研制出自动牵引按抖机，其治疗原理如下：牵开椎间隙，在椎间盘突出部位以一定节律按抖，使脱出的髓核回纳。此法适用于无骨性病变、无大小便失禁、无全身疾病的腰椎间盘突出症。治疗前不宜饱食，以免腹胀，治疗后须严格卧床一周。一次不能解除症状者，休息数日后可再次牵引按抖。本法简便，治愈率高，易为患者所接受，为常用的非手术疗法。

2. 手术治疗　手术适应证：①非手术治疗无效或复发，症状较重影响工作和生活者。②神经损伤症状明显、广泛，甚至继续恶化，疑有椎间盘纤维环完全破裂，髓核碎片突出至椎管者。③中央型腰椎间盘突出，有大小便功能障碍者。④合并明显的腰椎管狭窄症者。

术前准备包括 X 线片定位，方法是在压痛、放射痛明显处用美蓝画记号，用胶布在该处固定一金属标记，拍腰椎正位 X 线片供术中参考。

手术在局部麻醉下进行。切除患部的黄韧带及上下部分椎板，轻缓地牵开硬脊膜及神经根，显露突出的椎间盘，用长柄刀环切突出部的纤维环后取出，将垂体钳伸入椎间隙，去除残余的退化髓核组织，冲洗伤口，完全止血后缝合。操作必须细致，术中注意止血，防止神经损伤，术后椎管内注入庆大霉素预防椎间隙感染，闭合伤口前，放置橡皮管引流。

手术一般只显露一个椎间隙，但如术前诊断为两处髓核突出或一处显露未见异常，可再显露另一间隙。合并腰椎管狭窄者，除做椎间盘髓核摘除术外，应根据椎管狭窄情况做充分的减压。因系采用椎板开窗法或椎板切除法进行手术，不影响脊柱的稳定性。术后 3 天下床活动，功能恢复较快，2～3 个月后即可恢复轻工作。术后半年内应避免重体力劳动。

（尚占斌）

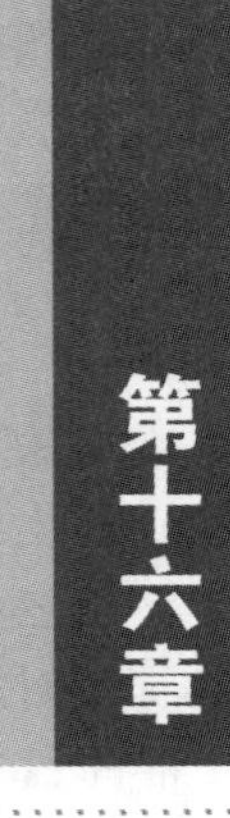

第十六章 肿瘤

LINCHUANGJIBINGGAIYAO

第一节 概论

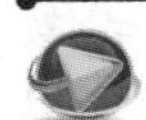

学习目标

识记：

1. 能够准确说出肿瘤的主要临床表现。
2. 能简要描述肿瘤的发病原因及临床分期。
3. 能够准确说出肿瘤的治疗方案。

理解：

1. 能够用自己的语言描述典型肿瘤的临床表现。
2. 明确典型病例的临床特点，并可分析其异常改变的原因。

应用：

1. 能够自觉将医疗规范与康复健康理念贯穿于疾病治疗的全过程。
2. 能运用所学的知识与技能协助主治医生对患者的疾病康复进行指导。
3. 能够自觉地将肿瘤的三级预防应用于现实生活中。

肿瘤(tumor)是机体中正常细胞在不同的始动和促进因素长期作用下，所产生的增生与异常分化所形成的新生物。新生物一旦形成后，不因病因消除而停止增生。它不受生理调节的影响而破坏正常组织和器官。根据肿瘤对人体的影响，可分为良性与恶性，恶性者可转移到其他部位，治疗困难，常危及生命。

随着人类平均寿命的延长，恶性肿瘤对人类的威胁日益显得突出，随着疾病谱的改变，肿瘤已成为目前死亡常见原因之一。恶性肿瘤为男性第二位死因，女性第三位死因。我国最常见的恶性肿瘤，在城市依次为肺癌、胃癌、肝癌、肠癌与乳腺癌，在农村为胃癌、肝癌、肺癌、食管癌、肠癌。

一、病因

恶性肿瘤的病因尚未完全了解。目前认为肿瘤是环境与宿主内外因素交互作用的结果。据估计80%以上的恶性肿瘤与环境因素有关。各种影响不外乎致癌因素与促癌因素，同时集体的内在因素在肿瘤的发生、发展中也起着重要的作用，如遗传、内分泌与免疫机制等。体细胞中多基因改变并积累的结果也会促使肿瘤形成。

(一)环境因素

1. 化学因素

(1)烷化剂：其生物学作用类似于 X 射线，可致癌变、突变和畸形，如有机农药、硫芥、乙酯杀螨醇等，可致肺癌及造血器官肿瘤等。

(2)多环芳香烃类化合物:如煤焦油中的3,4-苯并芘。与煤烟垢、煤焦油、沥青等接触的工人易患皮肤癌与肺癌。

(3)氨基偶氮类:属染料类,易诱发膀胱癌、肝癌。

(4)亚硝胺类:与食管癌、胃癌和肝癌的发生有关。

(5)真菌毒素和植物毒素:如食用黄曲霉素污染的粮食可致肝癌,也可致肾、胃与结肠的腺癌。

(6)其他:金属(镍、铬等)可致肺癌等。氯乙烯能诱发人肝血管肉瘤。DDT、苯均可致肝癌。

2. 物理因素

(1)电离辐射:由于X线防护不当所致的皮肤癌、白血病等。吸入放射性粉尘可致骨肉瘤和甲状腺肿瘤等,也属医源性致癌的原因之一。

(2)紫外线:可引起皮肤癌,尤对易感性个体(着色性干皮病)作用明显。

(3)其他:烧伤深瘢痕的长期存在易致癌变,如幼儿皮肤深瘢痕、皮肤慢性溃疡可致皮肤鳞癌。石棉纤维与肺癌有关,滑石粉与胃癌有关。

3. 生物因素　主要为病毒病因,如EB病毒与鼻咽癌、Burkitt淋巴瘤相关,单纯疱疹病毒、乳头瘤病毒反复感染与宫颈癌有关。致癌病毒可分为DNA肿瘤病毒与RNA肿瘤病毒两大类。C型RNA病毒主要与白血病、霍奇金病有关;乙型肝炎病毒与肝癌有关;幽门螺杆菌与胃癌相关。

此外,寄生虫与肿瘤有关,如埃及血吸虫可致膀胱痛,华支睾吸虫与肝癌有关,日本血吸虫病对大肠癌有促癌作用。

(二)机体因素

1. 遗传因素　癌症具有遗传倾向性,即遗传易感性,如肠息肉病综合征、乳腺癌、胃癌等。相当数量的食管癌、肝癌、鼻咽癌患者有家族史,故遗传易感性不可忽视。

2. 内分泌因素　某些激素与肿瘤发生有关,例如雌激素和催乳素与乳腺癌有关,子宫内膜癌与雌激素有关。生长激素可以刺激癌的发生。

3. 免疫因素　先天或后天免疫缺陷者易发生恶性肿瘤,如获得性自身免疫性疾病(艾滋病)易患恶性肿瘤。

关于肿瘤的发生还有其他方面的因素,如营养、微量元素、精神因素等。内外因交互作用,综合病因的概念,更符合临床和实验的实际情况。

二、病理

1. 恶性肿瘤的发生发展过程　包括癌前期、原位癌及浸润癌三个阶段。一般情况下,致癌因素作用为30~40年,经10年左右的癌前期阶段恶变为原位癌。原位癌可历时3~5年,在促癌因素作用下发展成浸润癌。浸润癌的病程一般为1年左右。从病理形态上看癌前期为上皮增生明显,并伴有不典型增生。

2. 肿瘤细胞的分化　根据细胞分化水平不同,常将一些组织的恶性肿瘤分为高分化、中分化与低分化(或未分化)三类。

3. 转移　恶性肿瘤的转移方式为直接蔓延、淋巴或血行转移以及种植三大类。

4. 肿瘤机体的免疫学特征　肿瘤免疫是指具有直接或间接消融肿瘤细胞的免疫效应功能。该功能分为固有的或获得性的两类,前者为巨噬细胞、自然杀伤细胞及中性粒细胞分泌的肿瘤坏死因子,为特异效应细胞介导,是一组抗体依赖性细胞毒,以杀灭肿瘤。后者为T细胞、B细胞,为非特异效应细胞介导,T细胞通过其表面受体识别肿瘤抗原,消融肿瘤细胞。但尽管如此,机体仍存在有免疫逃逸机制。

三、临床表现

肿瘤的临床表现取决于肿瘤的性质、组织、所在部位以及发展程度。一般早期多无明显症状。但来自有特定功能的器官或组织可有明显的症状,如肾上腺髓质的嗜铬细胞瘤早期可出现高血压,胰岛细胞肿瘤伴有的低血糖。尽管表现不一,但有其共同的特点。

(一)局部表现

肿块:位于体表或浅在的肿瘤,肿块常是第一症状,相应的可见扩张或增大、增粗的静脉,因肿瘤的性质不同而有不同硬度、移动度及有无包膜。位于深在或内脏者,肿块不易触及,但可出现脏器受压或空腔器官梗阻症状。良性者多生长慢,恶性者则快,且可出现相应的转移灶,如肿大淋巴结、骨和内脏的结节与肿块等表现。

疼痛:肿块的膨胀性生长、破溃或感染等使末梢神经或神经干受刺激或压迫,可出现局部刺痛、跳痛、灼热痛、隐痛或放射痛,常难以忍受,尤以夜间更明显。空腔脏器肿瘤可致痉挛,产生绞痛。

溃疡:体表或胃肠道的肿瘤,若生长过快,血供不足而继发坏死,或因继发感染可致溃烂。恶性者常呈菜花状,或肿块表面有溃疡,可有恶臭及血性分泌物。

出血:体表及与体外相交通的肿瘤,发生破溃、血管破裂可致出血。在上消化道者可有呕血或黑便;在下消化道者可有黑便或黏液血便;肺癌可并发咯血或血痰。

梗阻:肿瘤可导致空腔器官阻塞,随部位不同可出现不同症状。例如,胰头痛、胆管癌可合并黄疸,胃癌伴幽门梗阻可致呕吐,肠肿瘤可致肠梗阻。

浸润与转移:良性肿瘤多为外生性或膨胀生长,挤压周围纤维组织,形成纤维包绕,呈假包膜,需彻底切除。恶性肿瘤主要呈浸润性生长。肿瘤沿组织间隙、神经纤维间隙或毛细淋巴管、血管扩展,界限不分明。

(二)全身症状

良性及早期恶性肿瘤,多无明显的全身症状,或仅有非特异性的全身症状,如贫血、低热、消瘦、乏力等。恶病质常是恶性肿瘤晚期全身衰竭的表现;不同部位的肿瘤,恶病质出现迟早不一,消化道肿瘤者较早。

某些部位的肿瘤可呈现相应的功能亢进或低下,继发全身性改变。如:肾上腺嗜铬细胞瘤引起高血压、甲状旁腺瘤引起骨质改变、颅内肿瘤引起颅内压增高和定位症状等。

一部分肿瘤患者是以全身症状为主诉就医的。因此,对原因一时不明的全身症状患者,必须重视和深入检查。

四、诊断

诊断的目的在于确定有无肿瘤及明确其性质,恶性者应进一步了解其范围与程度,以便拟定治疗方案及估计预后。在诊断方法与步骤方面除一般病史与体检、实验室诊断外,对不同肿瘤尚有不同的特殊方法,包括各种影像诊断的方法及肿瘤标记的测定等。结合病史与体检及各种检查的综合诊断是当前早期诊断的有效方法。

(一)病史

1. 年龄　儿童肿瘤多为胚胎性肿瘤或白血病;青少年肿瘤多为肉瘤,如骨、软组织及淋巴造血系统肉瘤。癌多发生于中年以上,但青年癌肿患者往往发展迅速,常以转移灶或继发症状为主诉,应加以注意,以免误诊。

2. 病程　良性者病程较长,恶性者病程较短。但良性者伴出血或感染时可突然增大,如有恶变可表现出增长迅速。低度恶性肿瘤发展较慢,如皮肤基底细胞癌及甲状腺乳头状癌。老年患者的恶性肿瘤发展速度相对较慢。儿童患者发展迅速,如神经、肾或肝母细胞瘤。

3. 个人史及既往史

(1)有的癌有明显的癌前期病变或相关疾病的病史。如:乙型肝炎与肝癌相关;鼻咽癌与 EB 病毒反复感染有关;乳头瘤病毒与子宫颈癌有关;萎缩性胃炎、慢性胃溃疡、胃息肉与胃癌有关;黏膜白斑与乳头状瘤或癌有关;肠道腺瘤性息肉与大肠癌有关等。

(2)在个人史中,行为与环境相关的情况,如吸烟、长期饮酒、饮食习惯或职业因素有关的接触与暴露史,均应引起注意。

(3)有些肿瘤有家族多发史或遗传史。如对胃癌、大肠癌、乳腺癌等,需注意家族史。

(二)体格检查

全身体检:除进行肿瘤局部及全身一般常规体检外,对于肿瘤转移多见部位如颈、腹股沟淋巴结,以及对腹内肿瘤者，肝及直肠指诊等均不可疏漏。

局部检查包括以下方面。

1. 肿块的部位　炎症、增生、畸形或肿瘤等均可致肿块，故应加以鉴别。不同组织好发肿瘤不一，明确肿块所在解剖部位，有助于分析肿块的组织来源与性质，较大的肿块需结合病史判断其始发部位。

2. 肿瘤的性质　有助于分析、诊断的体征包括肿痛大小、外形、软硬度、表面温度、血管分布、有无包膜及活动度。良性者大多有包膜，质地同相应的组织，如骨肿瘤质硬、脂肪瘤软可呈假囊性感。恶性者多无包膜，表面血管丰富或表面温度较相应部位高，生长迅速、扩展快，局部紧张而感质硬，浸润生长者边界不清且肿块固定。

3. 区域淋巴结或转移灶的检查　如：乳腺癌检查腋下与锁骨上淋巴结；咽部肿瘤，需自上而下检查颈部深群淋巴结；肛管或阴道癌需检查腹股沟淋巴结。

（三）实验室检查

1. 常规检查　常规化验包括血、尿及粪便常规。

2. 肿瘤标志物检测　肿瘤标志物是指表达或表达水平与肿瘤相关的分子。理想的肿瘤标志物应灵敏度及特异度高，而假阴性与假阳性低，且标志物的水平能体现疾病的程度。但目前只有少数能接近以上要求，如甲胎蛋白（AFP）对肝癌、前列腺特异抗原（PSA）对前列腺癌的诊断均有较高的特异性及敏感性，但仍存在其相对的意义。

3. 基因诊断　核酸中碱基排列具有极严格的特异序列，基因诊断即利用此特征，根据有无特定序列以确定是否有肿瘤或癌变的特定基因是否存在，从而做出诊断。

（四）影像学检查

应用X线、超声波、各种造影、核素、X线计算机断层扫描（CT）、磁共振显像（MRI）等各种方法所得成像，检查有无肿块，以及其所在部位、阴影的形态与大小，以判断有无肿瘤及其性质。

（五）内镜检查

应用内镜直接观察空腔器官、胸腔、腹腔以及纵隔的肿瘤或其他病变的改变，并可取细胞或组织行病理学检查诊断。常用的有食管镜、胃镜、纤维肠镜、直肠镜、乙状结肠镜、气管镜、腹腔镜、纵隔镜、膀胱镜及阴道镜、子宫镜等。

（六）病理形态学检查

病理形态学检查为目前确定肿瘤直接而可靠的依据，包括细胞学与组织学两部分。

1. 临床细胞学检查　此法取材方便、易被接受，被临床广泛应用。①体液自然脱落细胞：肿瘤细胞易于脱落，取胸水、腹水、尿液沉渣及痰液与阴道涂片。②黏膜细胞：食管拉网、胃黏膜洗脱液、宫颈刮片及内镜下肿瘤表面刷脱细胞。③细针穿刺涂片或超声导向穿刺涂片。细胞学检查自然脱落易退变、分化较高的单个或少数肿瘤细胞，有时诊断较困难、诊断标准不易统一。

2. 病理组织学检查　根据肿瘤所在部位、大小及性质等，应用不同的取材方法。凡经小手术能完全切除者则行切除送检。凡位于深部或体表较大而完整者宜行超声或CT导向下穿刺活检，或于手术中切取组织做快速切片诊断。

五、肿瘤分期

为了合理制订治疗方案，正确地评价治疗效果、判断预后，国际抗癌组织提出了TNM分期法。T是指原发肿瘤、N为淋巴结、M为远处转移。再根据肿块程度在字母后标以0～4的数字，表示肿瘤发展程度。1代表小，4代表大，0为无。以此三项决定其分期，不同的TNM组合，诊断为不同的期别，在临床上无法判断肿瘤体积时则以Tx表达。

六、预防

癌症是由环境、营养和饮食、遗传、病毒感染和生活方式的选择等多种不同的因素相互作用而引起的。癌症的预防分为一级预防、二级预防及三级预防。一级预防的目的是减少癌症的发病率；二级预防的目的则是降低癌症的死亡率；三级预防即诊断与治疗后的康复，提高生存质量及减轻痛苦、延长生命。

一级预防：80%以上的人类癌症由环境因素所引起。从目前已经明确的因素上看，包括生活习惯如戒烟，环境如大气、水源与土壤等的污染，以及职业性、天然性与内源性等因素，其中影响最大的因素为烟草及不良的饮食成分。故应加强宣传教育及改进烟草质量使之无害化。应多食纤维素、新鲜蔬菜和水果，忌食高盐、霉变食物。此外，应减少职业性暴露于致癌物，如石棉、苯及某些重金属等。

二级预防：早期发现、早期诊断与早期治疗。对高发区及高危人群定期检查是较确切可行的方法，从中发现癌前期病变及时治疗，是二级预防中的一级预防效应。

三级预防：改善生存质量，对症性治疗。如对癌症的治疗，世界卫生组织提出癌症三级止痛阶梯治疗方案，其基本原则包括：①最初用非吗啡类药，效果不明显时追用吗啡类药，仍不明显换为强吗啡类药，如仍不明显，考虑药物以外的治疗。②从小剂量开始，视止痛效果逐渐增加剂量。③以口服为主，无效时经直肠给药，最后采取注射给药。④定期给药。

七、治疗

治疗肿瘤有手术、放射线、抗癌药、生物治疗及物理治疗等各种疗法，需根据肿瘤性质、发展程度和自身状态进行选择。

良性肿瘤及临界性肿瘤以手术切除为主。尤其临界性肿瘤必须彻底切除，否则极易复发或发生恶性变。

恶性肿瘤为一全身性疾病，常伴浸润与转移。仅局限性治疗不易治愈，必须从整体考虑，拟定综合治疗方案，在控制原发病灶后进行转移灶的治疗。恶性肿瘤第一次治疗的正确与否对预后有密切关系。

(一)手术治疗

手术切除恶性肿瘤，仍然是最有效的治疗方法。

根治手术：原发癌所在器官的部分或全部，连同周围正常组织和区域淋巴结整块切除，并应用不接触技术阻隔肿瘤细胞沾污或扩散，结扎回流静脉血等措施。

扩大根治术：在原根治范围基础上适当切除附近器官及区域淋巴结。

对症手术或姑息手术：以手术解除或减轻症状。

其他：激光手术切割或激光气化治疗，方法快速简便，出血少，对正常组织损伤少。激光切割多应用于头面部，超声手术切割亦有出血少、损伤少的特点，现已较成功地应用于颅内肿瘤及肝叶切除等手术。冷冻手术为应用液氮汽化后降温原理，应用于脑肿瘤、血管瘤，具有出血少、安全、组织反应较轻等特点。

(二)抗癌药物疗法(简称化疗)

半个世纪以来肿瘤化疗有了迅速发展，目前已能单独应用化疗治愈绒毛膜上皮癌、睾丸精原细胞瘤、Burkitt 淋巴瘤、急性淋巴细胞白血病等。对某些肿瘤可获得长期缓解，如颗粒细胞白血病、霍奇金病、肾母细胞瘤、乳腺癌等。化疗药物只能杀灭一定百分比的肿瘤细胞，如晚期白血病有 10^{12} 或 1 kg 的癌细胞，即使某一种药物能杀灭肿瘤细胞的 99.99%，但仍尚存 10^8 的肿瘤细胞，仍可出现临床复发。多类药物的合理应用是控制复发的可能途径。

(三)放射疗法(简称放疗)

应用的方法有外照射(用各种治疗机)与内照射(如组织内插植镭针)。

各种肿瘤对放射线的敏感性不一，可归纳为三类：①高度敏感：淋巴造血系统肿痛、性腺肿瘤、多发性骨髓瘤、肾母细胞瘤等低分化肿瘤。②中度敏感：鳞状上皮癌及一部分未分化癌。③低度敏感：胃肠道腺癌、软组织及骨肉瘤。

放射治疗的副反应为骨髓抑制(白细胞减少、血小板减少)、皮肤黏膜改变及胃肠反应等。治疗常规必须常规检测白细胞及血小板。发现白细胞降至 3×10^9/L，血小板降至 80×10^9/L 时须暂停治疗。

(四)生物治疗

肿瘤生物治疗是应用生物学方法治疗肿瘤患者，改善宿主个体对肿瘤的应答反应及直接效应的治疗。生物治疗包括免疫治疗与基因治疗两大类。

(五)中医药治疗

中医药治疗恶性肿瘤患者，应用祛邪、扶正、化淤、软坚、散结、清热解毒、化痰、祛湿及通经活络、以毒攻毒等原理。以中药补气益血、调理脏腑，配合化学治疗、放射治疗或手术后治疗，还可减轻毒副反应。

第二节 肺癌

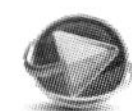

学习目标

识记：

1. 能够准确说出肺癌的主要临床表现。
2. 能简要描述肺癌的常规辅助检查。
3. 能够准确说出肺癌的治疗方案。

理解：

1. 能够用自己的语言描述典型肺癌的临床表现。
2. 明确典型病例的临床特点，并可分析其异常改变的原因。
3. 能够准确识别肺癌与肺结核、肺炎、肺脓肿等的区别。

应用：

1. 能够自觉将医疗规范与康复健康理念贯穿于疾病治疗的全过程。
2. 能用所学的知识与技能协助主治医生对患者的疾病康复进行指导。
3. 能用所学知识对患者及健康者进行健康指导。

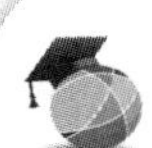

任务引领

患者，男性，60岁。因咳嗽、痰中带血丝于当地医院就诊，无其他不适主诉，既往体健，否认结核病病史，吸烟史40年，每天1～2包，体检无特殊。胸部CT示右肺上叶后段周围型结节，直径1.5 cm，毛刺征，纵隔淋巴结阴性。当地医院考虑"结核病(陈旧性?)"，未做进一步检查，单纯抗感染治疗后患者回家，未嘱其复查。其后咯血症状反复，7个月后复查胸部CT示病变增大至直径4 cm，局部侵犯壁层胸膜。手术探查为右肺上叶鳞状细胞癌，行根治术。

请完成以下任务：

(1)通过学习，请归纳与总结肺癌的主要临床表现。

(2)你知道肺癌的辅助检查项目吗？请简单描述常规检查项目。

(3)假如你是该患者的主治医生，请设计简单的遗嘱。

原发性支气管肺癌简称肺癌。肿瘤细胞源于支气管黏膜或腺体，常有区域性淋巴结和血行转移，早期常有刺激性咳嗽、痰中带血等呼吸道症状，病情进展速度与细胞的生物特性有关。肺癌为当前世界各地最常见的恶性肿瘤之一，是一种严重威胁人民健康和生命的疾病。世界卫生组织(WHO)2000年报告：1997年全世界死于恶性肿瘤的共706.5万人，占死亡人数的12.6%，其中肺癌占恶性肿瘤死亡的19%，居恶性肿瘤死因的第一位。

一、病因和发病机制

病因和发病机制迄今尚未明确。一致认为肺癌的发病与下列因素有关。

1.吸烟　已经公认吸烟是肺癌的重要危险因素，吸烟者的肺癌死亡率比不吸烟者死亡率高。戒烟使患肺癌的危险性随戒烟年份的延长而逐渐降低，戒烟持续15年才与不吸烟者相近。吸纸烟者比吸雪茄、烟斗者患病率高。经病理学证实，吸烟与支气管上皮细胞纤毛脱落、上皮细胞增生、鳞状上皮化生、核异形变密切相关。纸烟中含有各种致癌物质，其中苯并芘为主要的致癌物质。被动吸烟也容易引起肺癌。女性中丈夫吸烟者患肺癌的危险性增加50%，其危险度随丈夫吸烟量的增加而增高，其丈夫停止吸烟者则降低。

2.职业致癌因子　已被确认的导致人类肺癌的职业因素包括石棉、无机砷化合物、二氯甲醚、铬及其化合物、镍、氡、芥子气、氯乙烯、煤烟、焦油和石油中的多环芳烃、烟草的加热产物等。

3.空气污染　空气污染包括室内小环境污染和室外大环境污染。如室内被动吸烟、燃料燃烧和烹调过程中可能产生的致癌物。有资料表明，室内用煤、接触煤烟或其不完全燃烧物为肺癌的危险因素，特别是对女性腺癌的发生影响较大。烹调时加热所释放出的油烟雾也是致癌因素，不可忽视。城市中汽车废气、工业废气、公路沥青都有致癌物质存在，其中主要是苯并芘。有资料统计，城市肺癌发病率明显高于农村，大城市高于中、小城市。

4.电离辐射　大剂量电离辐射可引起肺癌，不同射线产生的效应也不同，如在日本广岛原子弹释放的是中子和α射线，长崎则仅有α射线，前者患肺癌的危险性高于后者。美国1978年报告一般人群中电离辐射约49.6%来自自然界，44.6%来自医疗照射，来自X线诊断的电离辐射可占36.7%。

5.饮食与营养　一些调查报告认为，摄取的食物中维生素A的含量较少或血清维生素A含量较低时，患肺癌的危险性增高。美国纽约和芝加哥开展的前瞻性人群观察的结果表明，食物中天然维生素A的摄入量与十几年后癌症的发生呈负相关，其中最突出的是肺癌。

6.其他　有结核病者患肺癌的危险性是正常人群的10倍。其主要组织学类型是腺癌。近年研究表明，肺癌的发生与某些癌基因的活化及抑癌基因的失活密切相关。此外，病毒感染、真菌毒素（黄曲霉素）、机体免疫功能低下、内分泌失调以及家族遗传等因素，对肺癌的发生可能也起一定的综合作用。

二、病理及分类

（一）按解剖学部位分类

1.中央型肺癌　发生在段支气管至主支气管的癌肿称为中央型肺癌，约占3/4，以鳞状上皮细胞癌和小细胞未分化癌较多见。

2.周围型肺癌　发生在段支气管以下的癌肿称为周围型肺癌，约占1/4，以腺癌较为多见。

（二）按组织病理学分类

1.非小细胞肺癌（NSCLC）

1）鳞状上皮细胞癌（简称鳞癌）　包括梭形细胞癌。由于支气管黏膜柱状上皮细胞受到刺激和创伤，纤毛丧失、基底细胞鳞状化生、不典型增生和发育不全，易突变为癌。典型的鳞癌癌细胞大，呈多形性，胞浆丰富，有角化倾向，核畸形，染色深，细胞间桥多见，常呈鳞状上皮样排列。以中央型肺癌多见，早期常引起支气管狭窄，导致肺不张或阻塞性肺炎。癌组织易变性、坏死，形成空洞或癌性肺脓肿。

2）腺癌　包括腺泡状腺癌、乳头状腺癌、细支气管-肺泡细胞癌、实体癌黏液形成。典型的腺癌呈腺管或乳头状结构，细胞大小比较一致，圆形或椭圆形，胞浆丰富，常含有黏液，核大，染色深，常有核仁，核膜比较清楚。腺癌倾向于管外生长，但也可循泡壁蔓延，常在肺边缘部形成直径2～4 cm的肿块。腺癌富血管，故局部浸润和血行转移较鳞癌早。易转移至肝、脑和骨，更易累及胸膜而引起胸腔积液。

3）大细胞癌　包括巨细胞癌、透明细胞癌。可发生在肺门附近或肺边缘的支气管，细胞较大，但大小不一，常呈多角形或不规则形，呈实性巢状排列，常见大片出血性坏死；癌细胞核大，核仁明显，核分裂象常见，胞浆丰富。大细胞癌的转移较小细胞未分化癌晚，手术切除机会较大。

4）其他　如腺鳞癌、类癌、支气管腺体癌（腺样囊性癌、黏液表皮样癌）等。

2.小细胞肺癌（SCLC）　SCLC包括燕麦细胞型、中间细胞型、复合燕麦细胞型。癌细胞多为类圆形或菱形，胞浆少，类似淋巴细胞。胞浆内含有神经内分泌颗粒，具有内分泌和化学受体功能，可引起类癌综合征。

三、临床表现

（一）由原发肿瘤引起的症状和体征

1. 咳嗽　咳嗽为常见的早期症状，肿瘤在气管内可有刺激性干咳或咳少量黏液痰。细支气管-肺泡细胞癌可有大量黏液痰。肿瘤引起支气管狭窄，咳嗽加重，多为持续性，且呈高调金属音，是一种特征性的阻塞性咳嗽。当有继发感染时痰量增加，且呈黏液脓性。

2. 咯血　由于癌肿组织的血管丰富，局部组织坏死常引起咯血。以中央型肺癌多见，多为痰中带血或间断血痰，常不易引起患者的重视而延误早期诊断。如侵蚀大血管，则可引起大咯血。

3. 喘鸣　由于肿瘤引起支气管部分阻塞，约 2%的患者可引起局限性喘鸣。

4. 胸闷、气短　当有下述情况时可出现胸闷、气短：①肿瘤引起支气管狭窄，特别是中央型肺癌；②肿瘤转移到肺门淋巴结，肿大的淋巴结压迫主支气管或隆突；③转移至胸膜发生大量胸腔积液；④转移至心包，发生心包积液；⑤有膈麻痹、上腔静脉阻塞以及肺部广泛受累时，也可出现胸闷、气急。如果原有慢性阻塞性肺疾病或并发自发性气胸，则胸闷、气急更为严重。

5. 体重下降　消瘦为恶性肿瘤的常见症状之一。肿瘤发展到晚期，由于肿瘤毒素和消耗的原因，并有感染、疼痛所致的食欲减退，可表现为消瘦或恶病质。

6. 发热　肿瘤组织坏死可引起发热，多数发热是由于肿瘤引起的继发性肺炎所致，抗生素治疗效果不佳。

（二）肿瘤局部扩展引起的症状和体征

1. 胸痛　约有 30%的肿瘤直接侵犯胸膜、肋骨和胸壁，可引起不同程度的胸痛。若肿瘤位于胸膜附近，则产生不规则的钝痛或隐痛，疼痛于呼吸、咳嗽时加重。肿瘤压迫肋间神经时胸痛可累及其分布区。

2. 呼吸困难　肿瘤压迫大气道，可出现呼吸困难。

3. 咽下困难　癌肿侵犯或压迫食管，可引起咽下困难，尚可引起气管-食管瘘。

4. 声音嘶哑　癌肿直接压迫或转移致纵隔淋巴结增大，压迫喉返神经（多见于左侧），可发生声音嘶哑。

5. 上腔静脉阻塞综合征　癌肿侵犯纵隔压迫上腔静脉时，上腔静脉回流受阻，产生面部、颈部和上肢水肿以及胸前部淤血和静脉曲张，可引起头痛、头昏或眩晕。

6. Horner 综合征　位于肺尖部的肺癌称为肺上沟癌，可压迫颈部交感神经，引起患侧眼睑下垂、瞳孔缩小、眼球内陷，同侧额部与胸壁无汗或少汗。也常有肿瘤压迫臂丛神经造成以腋下为主、向上肢内侧放射的火灼样疼痛，在夜间尤甚。

（三）肺外转移引起的症状和体征

1. 转移至中枢神经系统　可发生头痛、呕吐、眩晕、复视、共济失调、定向力和语言障碍。此外还可有脑病、小脑皮质变性、外周神经病变、肌无力及精神症状。严重时可出现颅内高压的症状。

2. 转移至骨骼　特别是转移至肋骨、脊椎、骨盆时，可有局部疼痛和压痛。

3. 转移至肝　可有厌食、肝区疼痛、肝大、黄疸和腹腔积液等。

4. 转移至淋巴结　锁骨上淋巴结是肺癌转移的常见部位，可以毫无症状。

（四）癌作用于其他系统引起的肺外表现

癌作用于其他系统引起的肺外表现包括内分泌、神经肌肉、结缔组织、血液系统和血管的异常改变，又称伴癌综合征。有下列几种表现。

1. 肥大性肺性骨关节病　常见于肺癌，也见于局限性胸膜间皮瘤和肺转移癌（胸腺、子宫、前列腺转移）。多侵犯上、下肢长骨远端，发生杵状指（趾）和肥大性骨关节病。前者具有发生快、指端疼痛、甲床周围环绕红晕的特点。两者常同时存在，多见于鳞癌。切除肺癌后症状可减轻或消失，肿瘤复发又可出现。

2.分泌促性腺激素　引起男性乳房发育，常同时伴有肥大性肺性骨关节病。

3.分泌促肾上腺皮质激素样物　可引起Cushing综合征。

4.分泌抗利尿激素，引起稀释性低钠血症　表现为食欲不佳、恶心、呕吐、乏力、嗜睡、定向障碍等水中毒症状，称为抗利尿激素分泌失调综合征(SIADH)。

5.神经肌肉综合征　包括小脑皮质变性、脊髓小脑变性、周围神经病变、重症肌无力和肌病等。发生原因不明确。这些症状与肿瘤的部位和有无转移无关。它可以发生于肿瘤出现前数年，也可与肿瘤同时发生；在手术切除后尚可发生，或原有的症状无改变。可发生于各型肺癌，但多见于小细胞未分化癌。

6.高钙血症　肺癌骨转移致骨骼破坏或分泌异生性甲状旁腺样激素，导致血钙升高，多见于鳞癌。高钙血症可引起恶心、呕吐、嗜睡、烦渴、多尿和精神紊乱等症状。手术切除肺癌后血钙可恢复正常，肿瘤复发又可引起血钙增高。

四、影像学及其他检查

1.胸部普通X线检查　这是发现肿瘤最重要的方法之一。可通过透视或正侧位X线胸片发现肺部阴影。

2.电子计算机X线体层显像(CT)　CT的优点在于能够显示一些普通X线检查所不能发现的病变，包括小病灶和位于心脏后、脊柱旁、肺尖、近膈面及肋骨头部位的病灶。CT还可显示早期肺门和纵隔淋巴结肿大。CT更易识别肿瘤有无侵犯邻近器官。

3.磁共振显像(MRI)　磁共振显像对肺癌的诊断价值基本与CT相似，但又各有特点。如MRI在明确肿瘤与大血管之间的关系上明显优于CT，而在发现小病灶(<5 mm)方面则不如CT敏感。

4.单光子发射计算机断层显像(SPECT)　利用肿瘤细胞摄取放射性核素数量与正常组织之间的差异，进行肿瘤的定位、定性诊断和诊断肺癌骨转移，方法简便、无创。

5.正电子发射计算机体层显像(PET)　PET可探查局部组织细胞代谢有无异常。PET可用于肺癌及淋巴结转移的定性诊断，诊断肺癌骨转移的价值也优于SPECT。

6.痰脱落细胞检查　痰脱落细胞检查的阳性率取决于标本是否符合要求、病理医生的水平、肿瘤的类型以及送检标本的次数(以3～4次为宜)等因素。

7.纤维支气管镜检查(简称纤支镜检)　纤支镜检可获取组织供组织学诊断。对位于近端气道内可视的肿瘤，经纤支镜刷检结合钳夹活检的阳性率为90%～93%。对位于远端气道内不能直接窥视的病变，可在透视指导下经纤支镜肺活检，对于直径小于2 cm的肿瘤，组织学诊断阳性率为25%。纤支镜检查对确定病变范围、明确手术指征与方式有帮助。

8.经胸壁细针穿制活检　经胸壁、胸腔对可疑的周边病灶做细胞和组织活检，比纤支镜更为可靠。通常在X线或超声引导下进行，如果病灶在大血管附近，在CT引导下进行更好，有报道成功率达90%。常见的并发症是气胸。

9.纵隔镜检查　这是一种对纵隔转移淋巴结进行评价和取活检的创伤性检查手段，它有利于肿瘤的诊断及TNM分期。

10.胸腔镜检查　主要用于确定胸腔积液或胸膜肿块的性质。

11.其他细胞或病理检查　如胸腔积液细胞学检查和胸膜、淋巴结、肝、骨髓活检。

12.开胸肺活检　若经痰细胞学检查、支气管镜检查和针刺活检等项检查均未能确立细胞学诊断，则考虑开胸肺活检，但必须仔细权衡利弊后决定。

13.肿瘤标记物检查　肺癌的标记物很多，虽然对肺癌的诊断有一定帮助，但缺乏特异性。对某些肺癌的病情监测有一定参考价值。

五、诊断要点

肺癌的治疗效果与肺癌的早期诊断密切相关。一般依靠详细的病史询问、体格检查和有关辅助检查进行综合判断，80％～90％的患者可以得到确诊。

对40岁以上长期重度吸烟有下列情况之一者，应作为可疑肺癌对象进行相关检查：无明显诱因的刺激性咳嗽持续2～3周，治疗无效；原有慢性呼吸道疾病，咳嗽性质改变；持续或反复在短期内痰中带血，而无其他原因可解释；反复发作的同一部位的肺炎，特别是肺段性肺炎；原因不明的肺脓肿，无中毒症状，无大量脓痰，无异物吸入史，抗感染治疗效果不显著；原因不明的四肢关节疼痛及杵状指(趾)；X线片上有局限性肺气肿或段、叶性肺不张；孤立性圆形病灶和单侧性肺门阴影增大者；原有肺结核病灶已稳定，而形态或性质发生改变者；无中毒症状的胸腔积液，尤其是血性、进行性增加者；尚有一些上述的肺外表现，皆值得怀疑，需进行必要的辅助检查。影像学检查是发现肺癌常用而有价值的方法，细胞学和病理学检查是确诊肺癌的必要手段。

另外，肺癌应与肺结核、肺炎、肺脓肿、癌性胸水等疾病鉴别。

六、治疗原则和药物治疗要点

(一)治疗原则

根据患者的机体状况、肿瘤的病理类型、侵犯的范围和发展趋向，合理地、有计划地应用现有的治疗手段，以期较大幅度地提高治愈率和患者的生活质量。非小细胞肺癌与小细胞肺癌的治疗原则不同。

1. 非小细胞肺癌　早期患者以手术治疗为主，可切除的局部晚期患者可采取新辅助化疗、手术治疗、放疗结合的方法；不可切除的局部晚期患者可采取化疗与放疗联合治疗，远处转移的晚期患者以姑息治疗为主。

2. 小细胞肺癌　以化疗为主，辅以手术和(或)放疗。

(二)治疗方法

1. 手术治疗　局限性肿瘤切除术的疗效相当于广泛切除者，一般推荐肺叶切除术和楔形切除等范围更小的手术，常用于外周性病变患者或肺功能差者。

2. 放射治疗(简称放疗)　放射线对癌细胞有杀伤作用。放疗可分为根治性和姑息性两种。根治性放疗用于病灶局限、因解剖原因不便手术者，若辅以化疗，则可提高疗效。姑息性放疗的作用在于抑制肿瘤的发展，延迟肿瘤扩散和缓解症状。对控制骨转移性疼痛、骨髓压迫、上腔静脉阻塞综合征、支气管阻塞及脑转移引起的症状有肯定疗效。放疗对小细胞肺癌效果较好，其次为鳞癌和腺癌，其放射剂量以腺癌最大，小细胞癌最小。精心制订照射方案，常可减少和防止放射反应如白细胞减少、放射性肺炎、放射性肺纤维化和放射性食管炎。对全身情况太差，有严重心、肺、肝、肾功能不全者应列为禁忌。

3. 其他局部治疗方法　如经支气管动脉灌注加栓塞治疗，经纤维支气管镜用电刀切割瘤体，激光烧灼及生物静脉注射后用Nd:YAG激光局部照射产生光动力反应，使肿瘤组织变性坏死。此外，经纤支镜引导腔内置入放疗作近距离内照射也取得了较好效果。

4. 生物反应调节剂(BRM)　BRM为小细胞肺癌提供了一种新的治疗手段，如小剂量干扰素间歇疗法。转移因子、左旋咪唑、集落刺激因子(CSF)在肺癌的治疗中都能增加机体对化疗、放疗的耐受性，提高疗效。

5. 中医药治疗　有许多单方及配方在肺癌的治疗中可与西药治疗起协同作用，减少患者对放疗、化疗的反应，提高机体的抗病能力，在巩固疗效、促进、恢复机体功能中起辅助作用。

七、健康指导

(1)积极宣传和采取有效措施，减少或避免吸入含有致癌物质污染的空气和粉尘。

(2)戒烟，禁止在公共场所吸烟，加强有害粉尘作业的防护。

(3)对高发病人群进行重点普查，早期发现、及时治疗。

第三节 胃癌

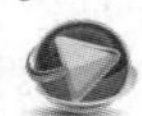

学习目标

识记：

1. 能够准确说出胃癌的主要临床表现。
2. 能简要描述胃癌的常规辅助检查。
3. 能够准确说出胃癌的治疗方案。

理解：

1. 能够用自己的语言描述典型胃癌的临床表现。
2. 明确典型病例的临床特点，并可分析其异常改变的原因。
3. 能够准确识别胃癌与胃溃疡的区别。

应用：

1. 能够自觉将医疗规范与康复健康理念贯穿于疾病治疗的全过程。
2. 能用所学知识与技能协助主治医生对患者的疾病康复进行指导。
3. 能用所学知识对患者及健康者进行健康指导。

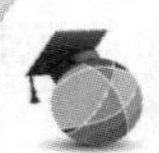

任务引领

患者，男性，52岁。2个月前开始出现上腹部隐痛不适，进食后明显，伴饱胀感，食欲逐渐下降，无明显恶心、呕吐及呕血，当地医院按"胃炎"进行治疗，稍好转。近半月自觉乏力，体重较2个月前下降3 kg。近日大便色黑。来我院就诊，查2次大便潜血试验(+)，查血Hb 96 g/L，为进一步诊治收入院。

既往：吸烟史20年，10支/天，其兄死于"消化道肿瘤"。

查体：一般状况尚可，浅表淋巴结未及肿大，皮肤无黄染，结膜甲床苍白，心肺未见异常，腹平坦，未见胃肠型及蠕动波，腹软，肝脾未及，腹部未及包块，剑突下区域深压痛，无肌紧张，移动性浊音(-)，肠鸣音正常，直肠指检未及异常。

辅助检查：上消化道造影示胃窦小弯侧约2 cm大小龛影，位于胃轮廓内，周围黏膜僵硬、粗糙，腹部B超检查未见肝异常，胃肠部分检查不满意。

请完成以下任务：

(1)通过学习，请归纳与总结胃癌的主要临床表现。

(2)你知道胃癌的辅助检查项目吗？请简单描述常规检查项目。

(3)假如你是该患者的主治医生，请设计简单的医嘱。

胃癌是人类常见的恶性肿瘤，居全球肿瘤发病癌症死亡率的第二位。胃癌的发病在两性间、不同年龄、不同国家或地区，甚至同一地区不同时期都有很大差别。男性胃癌的发病率和死亡率均高于女性，男女之比约为2∶1。发病年龄以中老年居多，55～70岁为高发年龄段。大致上，有色人种比白种人易罹患本病。我国胃癌的发病率在不同地区之间有很大差异。

一、病因和发病机制

胃癌的发生是一个多步骤、多因素进行性发展的过程。在正常情况下，胃黏膜上皮细胞的增殖和凋亡之间保持动态平衡。这种平衡的维持有赖于癌基因、抑癌基因及一些生长因子的共同调控。这种平衡一旦被破坏，即癌基因被激活，抑癌基因被抑制，生长因子参与以及DNA微卫星不稳定，使胃上皮细胞过度增殖而又不能启动凋亡信号，则可能逐渐进展为胃癌。多种因素影响上述调控体系，共同参与胃癌的发生。

(一)病因

1.环境和饮食因素　环境因素在胃癌发生中起重要作用。某些环境因素，如火山岩地带、高泥炭土壤、水土含硝酸盐过多、微量元素比例失调或化学污染可直接或间接经饮食途径参与胃癌的发生。而多吃新鲜水果和蔬菜、使用冰箱及正确储藏食物，可降低胃癌的发生率。经常食用霉变食品、咸菜、腌制及烟熏食品，以及过多摄入食盐，可增加患胃癌的危险性。亚硝酸盐类为致癌物质，长期作用于胃黏膜将导致癌变。

2.幽门螺杆菌感染　胃癌可能是幽门螺杆菌长期感染与其他因素共同作用的结果。幽门螺杆菌诱发胃癌的可能机制如下：①幽门螺杆菌导致的慢性炎症有可能成为一种内源性致突变原；②幽门螺杆菌可以还原亚硝酸盐，N-亚硝基化合物是公认的致癌物。

3.遗传因素　胃癌有明显的家族聚集倾向。一般认为遗传素质使致癌物质对易感者更易致癌。

4.癌前状态　癌前疾病如慢性萎缩性胃炎、胃息肉、胃溃疡、残胃炎癌变和癌前病变肠型化生、异型增生可发展成胃癌。因此，对上述癌前病变应注意密切随访。

(二)病理改变

胃腺癌的好发部位依次为胃窦、贲门、胃体、全胃或大部分胃。根据胃癌的进程可分为早期胃癌和进展期胃癌。早期胃癌是指病灶局限且深度不超过黏膜下层的胃癌，不论有无局部淋巴结转移。进展期胃癌深度超过黏膜下层，已侵入肌层者称为中期，侵及浆膜或浆膜外者称为晚期胃癌。

1.根据腺体的形成及黏液分泌能力分类

1)管状腺癌　癌细胞构成大小不等的腺管或腺腔，分化良好，如向胃腔呈乳突状生长则称为乳突状腺癌。

2)黏液腺癌　癌细胞产生的黏液在间质大量积聚，称为胶质癌，如癌细胞充满大量黏液，将细胞核推向一侧，称为印戒细胞癌。

3)髓样癌　癌细胞大多不形成明显的管腔，呈条索状或团块状，一般分化较差。

4)弥散型癌　癌细胞呈弥散分布，不含黏液也不聚集成团，无腺样结构，分化极差。

2.根据癌细胞分化程度分类　根据癌细胞分化程度分类可分为高度分化、中度分化和低度分化三大类。

3.根据肿瘤起源分类

1)肠型胃癌　源于肠腺化生，肿瘤含管状腺体，多发生于胃的远端并伴有溃疡。

2)弥漫型胃癌　波及范围较广，与肠腺化生无关，无腺体结构，多见于年轻患者。

4.根据肿瘤生长方式分类

1)膨胀型肿瘤　癌细胞间有黏附分子，呈团块形生长，预后较好，相当于上述肠型。

2)浸润型肿瘤　细胞以分散方式向纵深扩散，预后较差，相当于上述弥漫型。

(三)侵袭与转移

胃癌有四种扩散方式。

1.直接蔓延　侵袭至相邻器官，胃底贲门癌可侵及食管、肝及大网膜，胃体癌侵犯大网膜、肝及胰腺。

2.淋巴结转移　一般先转移到局部淋巴结，再到远处淋巴结，胃的淋巴系统与锁骨上淋巴结相连接，转移到该处时称为Virchow淋巴结。

3.血行播散　晚期患者可占60%以上，最常转移到肝，其次是肺、腹膜及肾上腺，也可转移到肾、脑、骨髓等。

4.种植转移　癌细胞从浆膜层脱落入腹腔，种植于肠壁和盆腔，如种植于卵巢，称为Krukenberg瘤；也可在直肠周围形成一明显的结节状板样肿块。

二、临床表现

（一）早期胃癌

多无症状，或者仅有一些非特异性消化道症状，无明显体征。

（二）进展期胃癌

最早出现的症状是上腹痛，常同时伴有食欲减退、厌食、体重减轻。患者可有腹痛，但这种疼痛不能被进食或服用抑酸药缓解。胃癌发生并发症或转移时可出现一些特殊症状。贲门癌累及食管下段时可出现吞咽困难。并发幽门梗阻时可有恶心、呕吐；溃疡型胃癌出血时可引起呕血或黑粪，继之出现贫血。胃癌转移至肝可引起右上腹痛、黄疸和（或）发热；转移至肺可引起咳嗽、呃逆、咯血，累及胸膜可产生胸腔积液而发生呼吸困难；肿瘤侵及胰腺时，可出现背部放射性疼痛。

进展期在上腹部可扪及肿块，有压痛。肿块多位于上腹偏右相当于胃窦处。如转移至肝可使之肿大及出现黄疸，甚至出现腹水。侵犯门静脉或脾静脉时有脾大。有远处淋巴结转移时可扪及 Virchow 淋巴结，质硬，不活动。一些胃癌患者可以出现伴癌综合征，包括：反复发作的表浅性血栓静脉炎及过度色素沉着；黑棘皮病、皮肌炎、膜性肾病、累及感觉和运动通路的神经肌肉病变等。

（三）并发症

1. 出血　约 5%可发生大出血，表现为呕血和（或）黑粪，偶为首发症状。

2. 幽门或贲门梗阻　病变位于贲门或胃窦近幽门部时常发生。

3. 穿孔　较良性溃疡少见，多见于幽门前区的溃疡型癌。

三、实验室检查及其他检查

（一）实验室检查

缺铁性贫血较常见，系长期失血所致。如有恶性贫血，可见巨幼细胞贫血。肝功能异常提示可能有肝转移。大便潜血试验常呈持续阳性，有辅助诊断意义。胃液分析对胃癌的诊断意义不大，一般不列入常规检查。肿瘤血清学检查，如血清癌胚抗原（CEA）可能出现异常，对诊断胃癌的意义不大，也不作为常规检查，但这些指标对于监测胃癌术后情况有一定价值。

（二）内镜检查

内镜检查结合黏膜活检，是目前最可靠的诊断手段。有经验的内镜检查准确率可达到 99%，为此要多取活检，应在病灶边缘与正常交界处至少取 6 块，对早期胃癌，内镜检查更是最佳的诊断方法。

（三）超声内镜（EUS）

这是指将超声探头引入内镜的一种检查。能判断胃内或胃外的肿块，观察肿瘤侵犯胃壁的深度，对肿瘤侵犯深度的判断准确率可达 90%，有助于区分早期和进展期胃癌，还能了解有无局部淋巴结转移，可作为 CT 检查的重要补充。此外，超声内镜还可以引导对淋巴结的针吸活检，进一步明确肿瘤性质。

（四）X 线钡餐检查

对胃癌的诊断仍然有较大的价值。应用气钡双重对比法、压迫法和低张造影技术，采用高密度钡粉，能更清楚地显示黏膜结构，有利于发现微小病变。进展期胃癌 X 线诊断率可达 90%以上。

四、诊断要点

胃癌的诊断主要依据内镜检查加活检以及 X 线钡餐。早期诊断是根治胃癌的前提。出现下列情况应及早和定期做胃镜检查：①40 岁以上，特别是男性，近期出现消化不良、呕血或黑粪者；②慢性萎缩性胃炎伴胃酸缺乏，有肠化生或不典型增生者；③良性溃疡但胃酸缺乏者；④胃溃疡经正规治疗 2 个月无效，X 线钡餐提示溃疡增大者；⑤X 线发现大于 2 cm 的为息肉，应进一步做胃镜检查者；⑥胃切除术后 10 年以上者。

五、治疗原则和药物治疗要点

（一）手术治疗

外科手术切除加区域淋巴结清扫是目前唯一可能治愈胃癌的手段。手术效果取决于胃癌的分期、浸润的深度和扩散的范围。对那些无法通过手术治愈的患者，部分切除仍然是缓解症状最有效的手段，特别是有梗阻的患者，术后有50%的患者症状能缓解。因此，即便是进展期胃癌，如果无手术禁忌证或远处转移，应尽可能行手术切除。

（二）内镜下治疗

早期胃癌可在内镜下行高频电凝切除术。由于早期胃癌可能有淋巴结转移，故需对癌变的息肉进行病理检查，如癌变累积到根部或表浅型癌肿侵袭到黏膜下层，需追加手术治疗。

（三）化学治疗

早期胃癌且不伴有任何转移灶者，手术后一般不需要化疗。胃癌对化疗不敏感，目前应用的多种药物及多种给药方案的总体疗效评价很不理想，尚无标准方案。化疗失败与癌细胞对化疗药物产生耐药性和多药耐药性有关。化疗分为术前、术中、术后化疗，其目的是消灭残存癌灶及防止复发和转移。晚期胃癌化疗的主要作用是缓解症状，改善生存质量。

（四）其他治疗

高能量静脉营养可改善患者体质，以利于耐受手术和化疗。生物治疗成为关注的热点。广义的生物治疗包括某些药物、细胞因子、基因治疗等，但这些用于临床抗肿瘤治疗尚需时日。

六、健康指导

（1）多吃新鲜蔬菜和水果，少吃腌制制品。

（2）对有胃癌发生高危因素如中度至重度萎缩、中度至重度肠型化生、不典型增生、有胃癌家族史者应给予根除幽门螺杆菌治疗。

（3）在胃癌高发地区对高危人群定期普查。

第四节 大肠癌

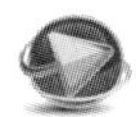

学习目标

识记：

1. 能够准确说出大肠癌的主要临床表现。
2. 能简要描述大肠癌的常规辅助检查。
3. 能够准确说出大肠癌的治疗方案。

理解：

1. 能够用自己的语言描述典型大肠癌的临床表现。
2. 明确典型病例的临床特点，并可分析其异常改变的原因。
3. 能够准确识别大肠癌与克罗恩病、家族性结肠息肉病的区别。

应用：

1. 能够自觉将医疗规范与康复健康理念贯穿于疾病治疗的全过程。
2. 能用所学的知识与技能协助主治医生对患者的疾病康复进行指导。
3. 能用所学知识对患者和健康者做健康指导。

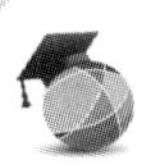

任务引领

患者，女性，49岁，大便次数增加、带血3个月。3个月前无明显诱因出现排便次数增多，3～6次/天，不成形，间断带暗红色血迹。有中、下腹痛，无明显腹胀及恶心、呕吐。无发热，进食尚可。近来出现明显乏力，体重下降约4 kg。为进一步诊治收入院。

既往体健，家族中无类似疾病患者。

查体：T 37.2 ℃，P 78 次/分，R 18 次/分，BP 120/80 mmHg。

一般状况稍差，皮肤无黄染，结膜苍白，浅表淋巴结未及肿大。心肺无明确病变。腹平坦，未见胃肠型及蠕动波，腹软，无压痛，无肌紧张，肝脾未及。右下腹似可及约 4 cm×8 cm 的质韧包块，可推动，边界不清，移动性浊音（－），肠鸣音大致正常，直肠指诊未及异常。

辅助检查：大便潜血试验（＋），血 WBC 4.6×10^9/L，Hb 86 g/L，入院后查血 CEA 42 ng/mL。

请完成以下任务：

（1）通过学习，请归纳与总结大肠癌的主要临床表现。

（2）你知道大肠癌的辅助检查项目吗？请简单描述常规检查项目。

（3）假如你是该患者的主治医生，请设计简单的医嘱。

大肠癌包括结肠癌与直肠癌，是常见的恶性肿瘤。其发病率在世界不同地区差异很大，以北美、大洋洲最高，欧洲居中，亚非地区较低。我国南方，特别是东南沿海地区明显高于北方地区。近 20 多年来，世界上多数国家大肠癌（主要是结肠癌）发病率呈上升趋势。我国大肠癌发病率上升趋势亦十分明显。

一、病因和发病机制

（一）病因

大肠癌的病因尚未完全清楚，目前认为主要是环境因素与遗传因素综合作用的结果。

1. 环境因素　大肠癌的发病与环境因素，特别是饮食因素的关系非常密切。一般认为高脂肪食谱与食物纤维不足是主要相关因素。

2. 遗传因素　从遗传学观点看，可将大肠癌分为遗传性（家族性）和非遗传性（散发性）两种。前者的典型例子如家族性结肠息肉综合征和家族遗传性非息肉病大肠癌。后者主要是由环境因素引起基因突变。

3. 其他高危因素　有报道如大肠息肉（腺瘤性息肉）、炎症性肠病、胆囊切除术后大肠癌发病率增高。

（二）病理

病理形态分早期大肠癌和进展期大肠癌，前者是指癌瘤局限于大肠黏膜及黏膜下层，后者是指肿瘤已侵入固有肌层。进展期大肠癌病理大体分为肿块型、浸润型和溃疡型 3 型。常见的组织学分类有腺癌、黏液癌和未分化癌，以腺癌最多见。大肠癌的不同分期，其预后不同。临床习惯上使用简明实用的 Dukes 临床病理分期法，分为：A 期（癌局限于肠壁）、B 期（癌穿透浆膜）、C 期（有局部淋巴结转移）、D 期（有远处转移）。

（三）转移途径

本病的转移途径包括：①直接蔓延；②淋巴转移；③血行播散。

二、临床表现

本病男女差别不大，但直肠癌以男性较多见，我国发病年龄多在 40～60 岁，发病高峰在 50 岁左右，但 30 岁以下的青年大肠癌发病呈增多趋势。大肠癌的中位发病年龄在我国比欧美提前约 10 年，且青年大肠癌比欧美多见，这是我国的一个特点。大肠癌起病隐匿，早期常仅见大便潜血试验阳性，随后出现下列临床表现。

1. 排便习惯与粪便性状改变　常为本病最早出现的症状，多以血便为突出表现。痢疾样脓血便常伴里急后重。有时表现为顽固性便秘，大便形状变细。也可表现为腹泻，或腹泻与便秘交替，粪质无明显黏液脓血，多见于右侧大肠癌。

2. 腹痛　腹痛也是本病的早期症状，多见于右侧大肠癌，表现为右腹钝痛。因病变可使胃结肠反射加强，则出现餐后腹痛。大肠癌并发肠梗阻时出现阵发性绞痛。

3. 腹部肿块 肿块位置取决于癌的部位，提示已为中晚期。

4. 直肠肿块 因大肠癌位于直肠者占半数以上，故直肠指检是临床上不可忽视的方法。多数直肠癌患者经指检可以发现直肠肿块，质地坚硬，表面呈结节状，指套上有血性黏液。

5. 全身情况 可有贫血、低热，多见于右侧大肠癌。晚期患者有进行性消瘦、癌性腹水等。

左、右侧大肠癌临床表现有一定差异。一般右侧大肠癌以全身症状、贫血和腹痛为主要表现；左侧大肠癌则以便血、腹泻、便秘和肠梗阻等症状为主。并发症见于晚期肠梗阻、肠出血及癌肿腹腔转移引起的相关并发症。左侧大肠癌有时会以急性完全性肠梗阻为其首次就诊原因。

三、实验室和其他检查

1. 大便潜血检查 大便潜血试验对本病的诊断虽无特异性，但方法简便易行，可作为筛检或早期诊断的线索。

2. 结肠镜检查 对大肠癌具有确诊价值。通过结肠镜能直接观察全大肠的肠壁，并确定肿瘤的部位、大小及浸润范围，取活检可获确诊。

3. X 线钡剂灌肠 最好采用气钡双重造影，可发现充盈缺损、肠腔狭窄、黏膜皱襞中断等征象，可显示癌肿部位和范围。对结肠镜检查因肠腔狭窄等原因未能继续进镜者，气钡双重造影对肠镜未及肠段的检查尤为重要。

4. 其他影像学检查 CT 主要用于了解大肠癌肠外转移情况，有助于进行临床病理分期，以便制订治疗方案，对术后随访亦有价值。

5. 其他检查 血清癌胚抗原(CEA)对本病的诊断不具有特异性，但定量动态监测对大肠癌手术效果的判断与术后复发的监视，均有价值。

四、诊断要点

认识大肠癌的有关症状如排便习惯与粪便性状改变、腹痛、贫血等，及早进行 X 线钡剂灌肠或结肠镜检查，是早期诊断的关键。鉴于早期大肠癌并无症状，早期发现这类患者则是目前研究的重要课题。对 40 岁以上具有下列高危因素者：大肠癌有家族史如大肠息肉综合征或家族遗传性非息肉大肠癌或一级血缘亲属中有大肠癌、溃疡性结肠炎等，应进行长期随访，可定期做结肠镜检查。

另外，应与有关疾病进行鉴别。右侧大肠癌注意和肠阿米巴病、肠结核、血吸虫病、阑尾病变、克罗恩病等鉴别。左侧大肠癌则需与功能性便秘、慢性细菌性痢疾、血吸虫病、溃疡性结肠炎、克罗恩病、直肠结肠息肉等鉴别。结肠镜检查可资鉴别。

五、治疗原则和药物治疗要点

大肠癌的治疗关键在于早期发现与早期诊断，从而可有根治的机会。

1. 外科治疗 大肠癌的唯一根治方法是癌肿的早期切除。对有广泛癌转移者，如病变堵塞肠腔，应进行造瘘等姑息手术。结肠腺瘤癌变和黏膜内的早期癌可经结肠镜采用高频电凝切除。切除后，应做病理检查，如癌未累及基底部则可认为治疗完成；如累及根部，需追加手术，切除有癌组织的部分。对晚期结、直肠癌形成肠梗阻，一般情况差不能手术者，可用激光打通肿瘤组织等多种姑息疗法。

2. 化学药物治疗 5-氟尿嘧啶(5-Fu)对化学药物一般不很敏感，是一种辅助疗法。早期癌根治后，一般需要化疗。5-Fu 至今仍是大肠癌化疗的首选药物，常与其他化疗药联合应用。

3. 放射治疗 放射治疗用于直肠癌，术前放疗可提高手术切除率和降低术后复发率；术后放疗仅用于手术未达根治或术后局部复发者。但放疗有发生放射性直肠炎的危险。手术后的结肠镜随访，鉴于术后可发生第二处原发大肠癌(异时癌)，术中可能漏掉同在的第二处癌，故主张在术后 3～6 个月即行首次结肠镜检查。

六、健康指导

(1)积极防治大肠癌的前期病变：对结肠腺瘤性息肉，特别是家族性多发性肠息肉，应尽早切除病灶。

(2)对病程长的溃疡性结肠炎应注意结肠镜随访。

(3)应避免高脂饮食,多进食富含纤维素的食物,注意保持排便通畅。

第五节　乳腺癌

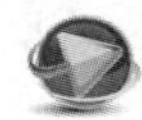

学习目标

识记:

1. 能够准确说出乳腺癌的主要临床表现。
2. 能简要描述乳腺癌的常规辅助检查。
3. 能够准确说出乳腺癌的治疗方案。

理解:

1. 能够用自己的语言描述典型乳腺癌的临床表现。
2. 明确典型病例的临床特点,并可分析其异常改变的原因。
3. 能够准确识别乳腺癌与纤维腺瘤、乳腺囊性增生病等的区别。

应用:

1. 能够自觉将医疗规范与康复健康理念贯穿于疾病治疗的全过程。
2. 能用所学的知识与技能协助主治医生对患者的疾病康复进行指导。
3. 能够用所学知识对患者或健康者做健康指导。

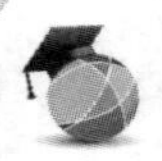

任务引领

患者,女性,48岁。乳房包块1年,生长速度加快1个月余。1年前无意中发现左侧乳腺外上方有一黄豆大小的肿块,无疼痛,局部不红不热,未引起重视。近1个月生长速度较快,现已长至拇指大小,乃就诊入院。

查体:双乳不对称,左侧外上象限明显隆起。皮肤表面呈橘皮样改变,乳头略向下凹陷。扪之发现一个直径2.5 cm的包块,质地较硬,边界欠清楚,较固定。左侧腋窝可触及2个黄豆大小的淋巴结。临床诊断:乳腺癌伴左腋下淋巴结转移。

手术中病理发现:肿瘤直径约2 cm,呈浸润性生长,状如蟹足,质灰白,有浅黄色小点。镜下观,瘤细胞呈巢状排列,与间质分界清楚。瘤细胞呈条索状,无腺腔形成。瘤细胞大小、形态不一,核深染,可见病理性核分裂象。巢状瘤细胞之间为大量的纤维增生,其中可见到新生的小血管。

请完成以下任务:

(1)通过学习,请归纳与总结乳腺癌的主要临床表现。

(2)你知道乳腺癌的辅助检查项目吗? 请简单描述常规检查项目。

(3)假如你是该患者的主治医生,请设计简单的医嘱。

乳腺癌是女性最常见的恶性肿瘤之一。在我国占全身各种恶性肿瘤的7%～10%,呈逐年上升趋势。部分大城市报告乳腺癌占女性恶性肿瘤之首位。

一、病因和发病机制

(一)病因

乳腺癌的病因尚不清楚。

乳腺是多种内分泌激素的靶器官，如雌激素、孕激素与乳腺癌的发病有直接关系。20岁之前本病少见，20岁以后发病率迅速增高，绝经后发病率继续上升，可能与年老者雌酮含量增加相关。月经初潮年龄早、绝经年龄晚、不孕及初次足月产的年龄与乳腺癌发病均有关。一级亲属中有乳腺癌病史者，发病危险性是普通人群的2～3倍。乳腺良性疾病与乳腺癌的关系尚有争论。营养过剩、肥胖、脂肪饮食，可增加或延长雌激素对乳腺上皮细胞的刺激，从而增加发病机会。另外，环境因素及生活方式与乳腺癌的发病也有一定关系。

(二)病例类型

目前国内多采用以下病理分型。

1. 非浸润性癌　包括导管内癌(癌细胞未突破导管壁基底膜)、小叶原位癌(癌细胞未突破末梢乳管或腺泡基底膜)及乳头湿疹样乳腺癌。此型属于早期，预后较好。

2. 早期浸润性癌　包括早期浸润性导管癌、早期浸润性小叶癌。此型仍属于早期，预后较好。

3. 浸润性特殊癌　包括乳头状癌、髓样癌(伴大量淋巴细胞浸润)、小管癌(高分化腺癌)、腺样囊性癌、黏液腺癌、大汗腺样癌、鳞状细胞癌。此型分化一般较高，预后尚好。

4. 浸润性非特殊癌　包括浸润性小叶癌、浸润性导管癌、硬癌、髓样癌(无大量淋巴细胞浸润)、单纯癌、腺癌等。此型一般分化低，预后较上述类型差，且是乳腺癌中最常见的类型，但判断预后尚需要结合疾病分期等因素。

(三)转移途径

1. 局部扩展　癌细胞沿导管或筋膜间隙蔓延，继而侵及Cooper韧带和皮肤。

2. 淋巴转移　①癌细胞经胸大肌外侧缘淋巴管侵入同侧腋窝淋巴结，然后侵入锁骨下淋巴结以至锁骨上淋巴结，进而可经胸导管(左)或右淋巴管侵入静脉血。②癌细胞向同侧淋巴管，沿着乳内血管的肋间穿支引流到胸骨旁淋巴，继而到达锁骨上淋巴结，并可通过同样途径侵入血流。

3. 血行转移　以往认为血行转移多发生在晚期，这一概念已被否定。研究发现有些早期乳腺癌已有血运转移。乳腺癌是一种全身性疾病已得到共识。癌细胞可经淋巴途径进入静脉，也可直接侵入血液循环而致远处转移。最常见的远处转移依次为肺、骨、肝。

二、临床表现

早期为患侧乳房出现无痛、单发的小肿块，常是患者无意中发现而就医的主要症状。肿块质硬、表面不光滑，与周围组织分界不清楚，在乳房内不易被推动。随着肿瘤增大，可引起乳房局部隆起。若累及Cooper韧带，可使其缩短而至肿瘤表面皮肤凹陷，即所谓的“酒窝征”。临近乳头或乳晕的癌肿因侵入乳管使之缩短，可把乳头牵向癌肿一侧，进而使乳头扁平、回缩、凹陷。肿块继续增大，如皮下淋巴管被癌细胞堵塞，引起淋巴回流障碍，出现真皮水肿，皮肤呈“橘皮样”改变。

乳腺癌发展至晚期，可侵入胸筋膜、胸肌，以致癌块固定于胸壁而不易被推动。如癌细胞侵入大片皮肤，可出现多数小结节，甚至彼此融合。有时皮肤可破溃而形成溃疡，这种溃疡常有恶臭，容易出血。

乳腺癌淋巴转移最初多见于腋窝。肿大淋巴结质硬、无痛、可被推动，以后数目增多，并融合成团，甚至与皮肤或深部组织黏着。乳腺癌转移至肺、骨、肝时，可出现相应的症状。

有些类型乳腺癌的临床表现与一般乳腺癌不同。值得提出的是炎性乳腺癌和乳头湿疹样乳腺癌。炎性乳腺癌并不多见，特点是发展迅速、预后差。局部皮肤呈炎症样表现，开始时比较局限，不久即扩展到乳房大部分皮肤，皮肤发红、水肿、增厚、粗糙、表面温度升高。乳头湿疹样乳腺癌少见，恶性程度低，发展慢。乳头有瘙痒、烧灼感，以后出现乳头和乳晕的皮肤变粗糙、糜烂如湿疹样，进而形成溃疡，有时覆盖黄褐色鳞屑样痂皮。部分病例于乳晕区可扪及肿块。较晚发生腋淋巴结转移。

三、诊断要点

详细询问病史及进行临床检查后，大多数乳房肿块可得出诊断。但乳腺组织在不同年龄及月经周期中可出现多种变化，因而应注意体格检查方法及检查时距月经期的时间。诊断时应与下列疾病鉴别。

1. 纤维腺瘤　常见于青年妇女，肿瘤大多为圆形或椭圆形，边界清楚，活动度大，发展缓慢，一般易于诊断。但40岁以后的妇女不要轻易诊断为纤维腺瘤，必须排除恶性肿瘤的可能。

2.乳腺囊性增生病　多见于中年妇女，特点是乳房胀痛，肿块可呈周期性，与月经周期有关。肿块与周围组织分界不明显。可观察1至数个月经周期，若月经来潮后肿块缩小、变软，则可继续观察，如无明显消退，可考虑做手术切除及活检。

3.浆细胞性乳腺炎　这是乳腺组织的无菌性炎症，炎性细胞中以浆细胞为主。临床上60%为急性炎症表现，肿块大时皮肤呈橘皮样改变。40%患者开始即为慢性炎症，表现为乳晕旁肿块，边界不清，可有皮肤粘连和乳头凹陷。急性期应给予抗感染治疗，炎症消退后若肿块仍存在，则需手术切除，做包括周围正常乳腺组织的肿块切除术。

4.乳腺结核　好发于青、中年女性。病程较长，发展较缓慢。局部表现为乳房内肿块。肿块质硬偏韧，部分区域可有囊性感。肿块境界有时不清楚，活动度可受限。可有疼痛，但无周期性。治疗包括全身抗结核治疗及局部治疗，可做包括周围正常乳腺组织在内的乳腺区段切除。

完善的诊断除确定乳腺癌的病理类型外，还需记录疾病发展程度及范围，以便制订术后辅助治疗方案，比较治疗效果以及判断预后，现多数采用国际抗癌协会建议的T(原发癌瘤)、N(区域淋巴结)、M(远处转移)分期法。

四、治疗原则和药物治疗要点

手术治疗是乳腺癌的主要治疗方法之一，还有辅助化学药物治疗、内分泌治疗、放射治疗以及生物治疗。

对病灶仍局限于局部及区域淋巴结的患者，手术治疗是首选。手术适应证为国际临床分期的0、Ⅰ、Ⅱ及部分Ⅲ期的患者。已有远处转移、全身情况差、主要脏器有严重疾病、年老体弱不能耐受手术者属于手术禁忌。

(一)手术治疗

目前认为乳腺癌自发病开始即是一种全身性疾病。现力主缩小手术范围，而加强术后综合辅助治疗。目前应用的五种手术均属治疗性手术，而不是姑息性手术。

1.乳腺癌根治术　手术应包括整个乳房、胸大肌、胸小肌、腋窝及锁骨下淋巴结整块切除。

2.乳腺癌扩大根治术　即在上述清楚腋下、腋中、腋上三组淋巴结的基础上，同时切除胸廓内动、静脉及其周围的淋巴结(即胸骨旁淋巴结)。

3.乳腺癌改良根治术　根据大量病例观察，认为Ⅰ、Ⅱ期乳腺癌应用根治术及改良根治术的生存率无明显差异，且该术式保留了胸肌，术后外观效果较好，目前已成为常用的手术方式。

4.全乳房切除术　手术范围必须切除整个乳腺，包括腋尾部及胸大肌筋膜。该术式适宜于原位癌、微小癌及年迈体弱不宜做根治术者。

5.保留乳房的乳腺癌根治术　手术包括完整切除肿块及腋淋巴结清扫。适用于临床Ⅰ期、Ⅱ期的乳腺癌患者，且乳房有适当体积，术后能保持外观效果者。

(二)化学药物治疗

乳腺癌是实体瘤中应用化疗最有效的肿瘤之一，化疗在整个治疗中占有重要地位。由于手术尽量去除了肿瘤负荷，残存的肿瘤细胞易被化学抗癌药物杀灭。一般认为辅助化疗应在术后早期应用，联合化疗的效果优于单药化疗，辅助化疗应达到一定剂量，治疗期不宜过长，以6个月左右为宜，能达到杀灭亚临床型转移灶的目的。

常用的有CMF方案(环磷酰胺、甲氧蝶呤、氟尿嘧啶)、CAF方案(环磷酰胺、阿霉素、氟尿嘧啶)。其他效果较好的有长春瑞滨、紫杉醇、多西紫杉醇等。

(三)内分泌治疗

近年来内分泌治疗的一个重点就是三苯氧胺的应用。三苯氧胺系非甾体类激素的抗雌激素药物，其结构式与雌激素相似，可在靶器官内与雌二醇争夺ER、三苯氧胺，ER复合物能影响DNA基因转录，从而抑制肿瘤细胞生长。临床应用表明，该药物可降低乳腺癌术后复发及转移，对ER、PgR阳性的绝经后妇女效果尤为明显。

(四)放射治疗

放射治疗是乳腺癌局部治疗的手段之一。在保留乳房的乳腺癌手术后，放射治疗是一重要组成部分，应于肿块局部广泛切除后给予较高剂量放射治疗。单纯乳房切除术后可根据患者年龄、疾病分期分类等情况，决定是否应用放疗。根治术后是否应用放疗，多数认为对Ⅰ期病例无益，对Ⅱ期以后病例可能降低局部复发率。

（五）生物治疗

近年临床上已渐推广使用的曲妥珠单抗注射液，系通过转基因技术制备，对 HFR-2 过度表达的乳腺癌患者有一定效果。资料显示其用于辅助治疗可降低乳腺癌复发率，特别是对其他化疗药无效的乳腺癌患者也能有部分的疗效。

五、健康指导

（1）对高危人群定期进行体检。
（2）控制饮食，避免营养过剩、肥胖，进清淡饮食。
（3）保持劳逸结合的生活方式。

第六节 原发性肝癌

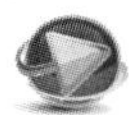

学习目标

识记：
1. 能够准确说出原发性肝癌的主要临床表现。
2. 能简要描述原发性肝癌的常规辅助检查。
3. 能够准确说出原发性肝癌的治疗方案。

理解：
1. 能够用自己的语言描述典型原发性肝癌的临床表现。
2. 明确典型病例的临床特点，并可分析其异常改变的原因。
3. 能够准确识别原发性肝癌与继发性肝癌、肝硬化、肝炎的区别。

应用：
1. 能够自觉将医疗规范与康复健康理念贯穿于疾病治疗的全过程。
2. 能用所学的知识与技能协助主治医生对患者的疾病康复进行指导。
3. 能够用所学知识对患者及健康者做健康指导。

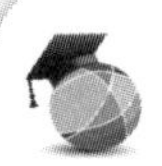

任务引领

患者，男性，44岁，工人，右上腹疼痛半年，加重伴上腹部包块1个月。

半年前无明显诱因出现右上腹钝痛，为持续性，有时向右肩背部放射，无恶心、呕吐，自服“去痛片”后缓解。1个月来，右上腹疼痛加重，服止痛药效果不好，自觉右上腹饱满，有包块，伴腹胀、食欲减退、恶心，在当地医院就诊，B超显示肝脏占位性病变。为进一步明确诊治，转入我院。患者发病来，无呕吐、腹泻，偶有发热(体温最高37.8 ℃)，大小便正常，体重下降约5 kg。既往有乙型肝炎病史多年，否认疫区接触史，无烟酒嗜好，无药物过敏史，家族史中无遗传性疾病及类似疾病史。

查体：T 36.7 ℃、P 78次/分，R 18次/分，BP 110/70 mmHg，发育正常，营养一般，神志清楚，全身皮肤无黄染，巩膜轻度黄染，双锁骨上窝未及肿大淋巴结，心肺(－)。腹平软，右上腹饱满，无腹壁静脉曲张，右上腹压痛，无肌紧张，肝脏肿大肋下 5 cm，边缘钝，质韧，有触痛，脾未及，Murphy 征（一），腹叩诊鼓音，无移动性浊音，肝上界叩诊在第 5 肋间，肝区叩击痛，听诊肠鸣音 8 次/分，肛门指诊未及异常。

辅助检查：Hb 89 g/L，WBC 5.6×10^{9}/L，ALT 84 U/L，AST 78 U/L，TBIL 30 μmol/L，DBIL 10 μmol/L，ALP 188 U/L，GGT 64 U/L，AFP 880 ng/mL，CEA 24 mg/mL。B 超：肝右叶实质性占位性病变，直径为 8 cm，肝内外胆管不扩张。

请完成以下任务：

(1)通过学习，请归纳与总结原发性肝癌的主要临床表现。

(2)你知道原发性肝癌的辅助检查项目吗？请简单描述常规检查项目。

(3)假如你是该患者的主治医生，请设计简单的医嘱。

原发性肝癌是指肝细胞或肝内胆管细胞发生的癌，为我国常见的恶性肿瘤之一，其死亡率在消化系统恶性肿瘤中列第三位，仅次于胃癌和食管癌。其中以江苏启东和广西扶绥的发病率最高。在国外，非洲撒哈拉以南和亚洲太平洋沿岸地区的发病率明显高于其他地区，而欧洲、大洋洲发病率较低。值得注意的是，世界各地原发性肝癌发病率有上升趋势。本病可发生于任何年龄，以 40～49 岁为最多，男女之比为(2～5)∶1。

一、病因和病理

(一)病因

原发性肝癌的病因和发病机制尚未完全肯定，可能与多种因素综合作用有关。

1. 病毒性肝炎　原发性肝癌患者中约 1/3 有慢性肝炎史，流行病学调查发现肝癌高发人群的 HBsAg 阳性率高于低发区，而肝癌患者血清 HBsAg 及其他乙型病毒性 HBV-DNA 水平显著高于健康人群。研究表明，丙型病毒性肝炎亦与肝癌的发病密切相关。

2. 肝硬化　原发性肝癌合并肝硬化者占 50%～90%。肝细胞恶变可能在肝细胞再生过程中发生，在欧美国家，肝癌常发生于酒精性肝硬化的基础上。一般认为血吸虫病性肝硬化、胆汁性和淤血性肝硬化与原发性肝癌的发生无关。

3. 黄曲霉毒素　被黄曲霉菌污染产生的霉玉米和霉花生能致肝癌，这是因其代谢产物黄曲霉毒素 B_1 有强烈的致癌作用。流行病学调查发现在粮油黄霉毒素 B_1 污染严重的地区，原发性肝癌发病率也较高，提示黄曲霉毒素 B_1 可能是某些原发性肝癌的发病因素。

4. 饮用水污染　肝癌高发地区启东，饮池塘水的居民与饮井水的居民原发性肝癌发病率有较大差别，饮地面水的发病率较高。与池塘中生长的蓝绿藻产生的微囊藻毒素可污染水质有关。

5. 其他　一些化学物质如亚硝胺类、偶氮芥类、有机氯农药等均是可疑的致癌物质，小胆管中的华支睾吸虫感染可刺激胆管上皮增生，为导致原发性胆管细胞癌的因素。酒、硒缺乏和遗传易感性也是重要的危险因素。

(二)病理

1. 大体形态分型

1)巨块型　最多见。癌块直径在 5 cm 以上，大于 10 cm 者称为巨块，可为一个，多为圆形、质硬，呈膨胀性生长。肿块边缘可有小的卫星灶。

2)结节型　大小和数目不等的癌结节，一般直径不超过 5 cm。组织的分界不如巨块型清楚。常伴有肝硬化。

3)弥漫型　有米粒至黄豆大小的癌结节散布全肝，肉眼不易与肝硬化区别，肝大小与正常接近，更可缩小。患者往往因肝功能衰竭而死亡。此型最少见。

孤立的直径小于 3 cm 的癌结节或相邻两个癌结节直径之和小于 3 cm 者称为小肝癌。

2.细胞分型

1)肝细胞型 癌细胞由肝细胞发展而来，此型约占肝癌的 90%。癌细胞呈多角形，有癌巢或索间有丰富的血窦而无间质成分。

2)胆管细胞型 由胆管细胞发展而来，此型少见。癌细胞呈立方形或柱状，间质组织较多，血窦较少。

3)混合型 上述两型同时存在，或呈过渡形态，既不完全像肝细胞型，又不完全像胆管细胞癌，此型更少见。

(三)转移途径

1.血行转移 肝内血行转移发生最早，也最常见，很容易侵犯门静脉分支，在肝内引起多发性转移灶，如门静脉的干支有癌栓阻塞，可引起门静脉高压。转移至肺的几率达半数，其次为肾上腺、骨、肾、脑等。

2.淋巴转移 转移至肝门淋巴结的最多，也可至胰、脾、主动脉旁淋巴结、锁骨上淋巴结等。

3.种植转移 少见，从肝脱落的癌细胞可种植在腹膜、膈、胸腔等处，引起血性腹水，如种植在盆腔，可在卵巢形成较大的肿块。

二、临床表现

原发性肝癌起病隐匿，早期缺乏典型症状。常见的临床表现如下。

1.肝区疼痛 就诊患者半数以上以此为首发症状，多呈持续性胀痛或钝痛。肝痛是由于肿瘤增长包膜被牵拉所引起。如病变侵犯膈，痛可牵涉右肩，如肿瘤生长缓慢，则可完全无痛。当肝表面的癌结节破裂，坏死的癌组织及血液流入腹腔时，可突然引起剧烈疼痛，开始迅速蔓延至全腹，产生急腹症的表现。如出血量大，则引起昏厥和休克。

2.全身及消化道症状 早期常不引起注意，主要表现为乏力、消瘦、食欲减退、腹胀等。部分患者可有恶心、呕吐、发热、腹泻等症状。晚期则出现贫血、黄疸、腹水、下肢水肿、皮下出血及恶病质等。少数肝癌患者由于癌本身代谢异常，进而影响宿主机体而致内分泌或代谢异常的全身表现，称为伴癌综合征，以自发性低血糖症、红细胞增多症较常见。对肝肿大且伴有这类表现的患者，应警惕肝癌的存在。

3.肝肿大 此为中晚期肝癌的主要体征。肝肿大呈进行性增大，质地坚硬，表面凹凸不平，有大小不等的结节或巨块，边缘钝，常有不同程度的压痛。肝癌突出于右肋弓下或剑突下时，上腹可呈现局部隆起，或主要表现为膈抬高而肝下缘可不大。肝肿大显著者可充满整个右上腹或上腹，右季肋部明显隆起。

4.转移灶症状 如发生肺、骨、胸腔等处转移，可产生相应症状。胸腔转移，可有胸水征。骨骼或脊柱转移，可有局部压痛或神经受压症状。

5.并发症

1)肝性脑病 通常是肝癌终末期的并发症，约 1/3 的患者因此死亡。

2)上消化道出血 出血约占肝癌死亡原因的 15%，肝癌常因有肝硬化基础、肝静脉癌栓而发生门静脉高压症、食管胃底静脉曲张或小肠静脉淤血等一系列改变，可致呕血和黑粪。晚期患者可因胃肠道黏膜糜烂合并凝血功能障碍而有呕血。

3)肝癌结节破裂出血 约 10%的肝癌患者因肝癌结节破裂致死。肿瘤增大时可自发破裂，或因外力而破裂。破裂可限于肝包膜下，产生局部疼痛；如包膜下出血迅速增多，则形成压痛性包块；也可破入腹腔引起急性腹痛和腹膜刺激征。大量出血导致休克，小破口出血则表现为血性腹水。

4)继发感染 本病患者由于长期消耗或因放射、化学治疗而致白细胞减少、抵抗力减弱，再加长期卧床等因素，容易并发各种感染如肺炎、败血症、肠道感染等。

三、实验室或其他检查

1.肿瘤标记物的检测 肿瘤标记物是癌细胞产生和释放的某种物质，理想的肿瘤标记物应具有高特异性，适于人群普查。就肝癌而言，甲胎蛋白是最强的标记物和诊断肝癌的主要指标。甲胎蛋白现已广泛用于肝癌的普查、诊断、判断治疗效果、预测中。肝癌患者血清中 γ-谷氨酰转肽酶及其同工酶、异常凝血酶原、碱性磷酸酶、乳酸脱氢酶同工酶等可高于正常。但由于缺乏特异性，多用于 AFP/AFP 异质体等联合检测，结合 AFP 分析，有助于提高肝癌的确诊率。

2. 超声检查　B 超显像可显示癌实质性暗区或光团。当癌坏死液化时，病变部位可出现液性暗区。超声检查可显示直径为 2 cm 以上的肿瘤，对早期定位诊断有较大意义，但需重复检查并结合其他指标进行诊断，如结合 AFP 检测。对 AFP 阴性病例的诊断，除结合其他肿瘤标记物检测外，超声检查尤为重要。多普勒血流成像可分析测量进出肿瘤的血液流量，判断病灶的血供情况，有助于辨别病变的良恶性质。

3. 电子计算机 X 线体层显像(CT)　肝癌的 CT 图像通常表现为局灶性周界比较清楚的密度减低区，但也可呈边缘模糊、大小不等的多发阴影，阳性率在 90%以上。CT 可检测直径 1.0 cm 左右的微小病灶。应用动态增强扫描可提高分辨率，有助于鉴别血管瘤。

4. 磁共振显像(MRI)检查　MRI 检查无电离辐射，无需造影剂即可以三维成像，在肝癌诊断方面更优于 CT。

5. 选择性腹腔动脉或肝动脉造影检查　对血管丰富的癌肿，其分辨率低限约为 1 cm，对小于 2.0 cm 的小肝癌其阳性率可达 90%。由于其属于创伤性检查，当上述检查不易确诊，必要时才考虑使用。

6. X 线检查　腹部平片可见肝影扩大。肝右叶的癌肿常可见右侧膈肌升高或呈局限性凸起。位于肝左叶或巨大的肝癌，X 线钡餐检查可见胃及横结肠被推压现象。

7. 肝穿刺活检　在超声或 CT 引导下用特制活检针穿刺癌结节，有确定诊断的意义，目前多采用在 B 超引导下行细针穿刺，有助于提高阳性率。适用于应用各种检查仍然不能确诊，或高度怀疑，或已不适应手术而需定性诊断以指导下一步治疗者。必要时还可行腹腔镜检查或做剖腹检查。

8. 剖腹探查　在疑为肝癌的病例，经上述检查仍不能证实或否定，如患者情况许可可进行剖腹探查以争取早期诊断和手术治疗。

四、诊断要点

具有典型临床表现的病例不难诊断，但往往已到晚期。因此，对凡有肝病史，尤其是男性患者，如有不明原因的肝区疼痛、消瘦、进行性肝大者，应做 AFP 测定及其他检查，争取早期诊断。对高危人群(肝炎史 5 年以上，乙型或丙型肝炎病毒标记物阳性，35 岁以上)进行肝癌普查，检测 AFP，结合超声显像检查，每年 1～2 次，是发现早期肝癌的基本措施。AFP 持续升高但转氨酶正常，往往是亚临床肝癌的主要表现。

(一)对原发性肝癌的临床诊断及对普查发现的亚临床肝癌的诊断标准

1. 非侵入性诊断标准

1)影像学标准　两种影像学检查均显示有大于 2 cm 的肝癌特征性占位性病变。

2)影像学结合 AFP 标准　一种影像学检查有大于 2 cm 的肝癌特征性占位性病变，同时伴有 AFP≥400 μg/L(排除妊娠、生殖系胚胎源性肿瘤、活动性肝炎及转移性肝癌)。

2. 组织学诊断标准　肝组织学检查证实原发性肝癌。对影像学尚不能确定诊断的小于或等于 2 cm 的肝内结节应通过肝穿刺活检以证实原发性肝癌的组织学特征。

(二)鉴别诊断

原发性肝癌常需与继发性肝癌、肝硬化、活动性肝病、肝脓肿等鉴别。

1. 继发性肝癌　原发于胃肠道、呼吸道、泌尿生殖道、乳房等处的癌灶常转移至肝，大多为多发性结节，临床上以原发性肝癌表现为主，血清 AFP 检测一般为阴性。但少数继发性肝癌很难与原发性肝癌鉴别，确诊的关键在于病理组织学检查和找到肝外原发癌的证据。

2. 肝硬化　原发性肝癌多发生在肝硬化的基础上，二者的鉴别常有困难。若肝硬化病例有明显的肝大、质硬的大结节，或肝萎缩变形而影像学检查又发现占位性病变，则肝癌的可能性很大，反复检测血清 AFP 或 AFP 异质体，密切随访病情，最终能做出正确诊断。

3. 活动性肝病(急性肝炎、慢性肝炎)　肝病活动时血清 AFP 往往呈短期升高，应定期多次随访测定血清 AFP 和 ALT 或者联合检查 AFP 异质体及其他肝癌标志物进行分析。

4. 肝脓肿　一般有明显炎症的临床表现，如发热。肿大的肝表面平滑无结节，触痛明显，右上腹肌紧张。白细胞计数升高。超声检查可探得肝内液性暗区。必要时可在超声引导下做诊断性穿刺，亦可用抗感染药物行试验性治疗。

5. 邻近肝区的肝外肿瘤　腹膜后的软组织肿瘤，来自肾、肾上腺、胰腺、结肠等处肿瘤也可在上腹部呈现腹块，造成混淆。超声检查、AFP 有助于区别肿块的部位和性质。

五、治疗

随着诊断技术的进步以及高危人群的普查和重点随访，早期肝癌和小肝癌的检出率和手术根治切除率逐年提高。早期肝癌应尽量早期切除，不能切除者应采取综合治疗的模式。

（一）手术治疗

手术切除仍是目前根治原发性肝癌的最好方法，凡有手术指征者均应积极争取手术切除。手术切除有很高的复发率，因此术后宜加强综合治疗与随访。

（二）局部治疗

1. 肝动脉化疗栓塞治疗　对治疗肝癌有很好疗效，已成为肝癌非手术疗法中的首选方法。TACE 应反复多次治疗。但对播散卫星灶和门静脉癌栓的疗效有限，更难控制病灶的远处转移。

2. 无水酒精注射疗法（PEI）　PEI 对小肝癌可使肿瘤明显变小，甚至可以达到根治肿瘤的程度，对晚期肝癌可以控制肿瘤的增长速度，延长患者的生存期。目前已被推荐为肿瘤直径小于 3 cm，结节数在 3 个以内伴有肝硬化而不能手术治疗的主要治疗方法。

3. 物理疗法　局部高温疗法不仅可以使肿瘤细胞变性、坏死，而且还可以增强肿瘤细胞对放疗的敏感性，常见的方法有微波组织凝固技术、射频消融、高功率聚焦超声治疗、激光等。另外，冷冻疗法和直流电疗法也可以达到杀伤肝癌细胞的目的。

（三）放射治疗

原发性肝癌对放射治疗不甚敏感，而邻近肝的器官却易受损害，过去的治疗效果不很满意。近年由于定位方法和放射能源的改进，疗效有所提高。目前趋向于手术、介入治疗、放射治疗等联合化疗或生物免疫等治疗，效果更好。

（四）全身化疗

对肝癌有效的药物以 CDDP 方案为首选，常用的化疗药物还有阿霉素、丝裂霉素、5-Fu 等，一般认为单一药物疗效较差。

（五）生物和免疫治疗

在手术切除或化疗、放疗杀灭大量癌细胞后，应用生物和免疫治疗可起巩固和增强疗效的作用，如用干扰素、肿瘤坏死因子（TNF）、白细胞介素-2（IL-2）等。肝癌疫苗的研究已开始进入临床研究阶段。

（六）综合治疗

由于肿瘤生物学特性及不同患者个体差异较大，治疗过程要根据患者的具体情况制订可行的治疗计划，合理地选择一种或多种治疗方法联合应用，尽可能去除肿瘤，修复机体的免疫功能，保护患者重要器官的功能。综合治疗目前已经成为中晚期肝癌的主要治疗方法。

六、健康指导

（1）注意食物和饮水卫生，做好粮食保管，防霉变，不食霉变的食物。

（2）积极防治病毒性肝炎、肝硬化。应用病毒性肝炎疫苗（乙型和丙型肝炎疫苗）预防肝炎。

（刘亚莉）

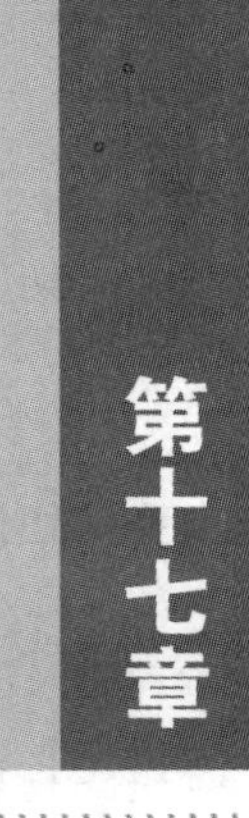

第十七章 儿科疾病

L I N C H U A N G J I B I N G G A I Y A O

第一节 儿童发育、精神与行为障碍

注意缺陷多动障碍

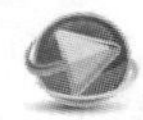

学习目标 >>

识记：

1. 能够准确说出儿童注意缺陷多动障碍的主要临床表现。
2. 能简要描述儿童注意缺陷多动障碍的治疗原则。
3. 能准确说出儿童注意缺陷多动障碍的治疗措施。

理解：

1. 能够用自己的语言描述典型儿童注意缺陷多动障碍的临床表现。
2. 明确儿童注意缺陷多动障碍的常见病因和健康教育。
3. 能够准确识别儿童注意缺陷多动障碍、精神发育迟滞、儿童精神分裂症、躁狂发作和双向障碍的区别。

应用：

1. 能够正确识别儿童注意缺陷多动障碍，并能进行健康教育。
2. 能用所学知识与技能协助康复医生对患者的疾病进行康复治疗。

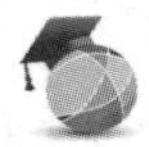

任务引领 >>

小明，7岁男生，上小学一年级，上学后经常与同学发生冲突，表现出攻击性强、任性、冲动等个性特点。集体活动过程中他不能耐心等待，经常时而参与时而破坏，常常因自己的要求未能得到满足而与同学打架。不能遵守课堂秩序和学校各项规章制度，上课时很难安安静静地坐着，常常玩弄手指和文具，时常发出怪声，学习和玩耍时很难长久地集中注意力，总是虎头蛇尾，写作业时经常是写一会儿玩一会儿，字迹歪七倒八，连照着书上抄都会抄错。小明学习成绩落后，班上老师很难在他身上发现什么优点，任课教师大多认为，不管用什么方式教育小明都没什

>>

么用，久而久之，也就不管他了。每次他犯错误之后，总是受到老师的批评，之后会向被打的同学道歉，做自我批评，然而，每次批评过后，他仍然我行我素。

查体：生命体征均正常，心肺听诊无异常发现，腹部触诊亦无异常发现。

辅助检查：血液检测微量元素正常，头颅影像学检查中左侧额叶皮质和楔前叶灰质浓度下降。

请完成以下任务：

(1)通过学习，请用自己的语言归纳和总结注意缺陷多动障碍的主要临床表现。

(2)你知道注意缺陷多动障碍的治疗原则和药物治疗要点吗？请简单描述。

(3)假如你是该患者的主治医生，请设计简单的治疗方案。

注意缺陷多动障碍(attention deficit hyperactivity disorder，ADHD)在我国又被称为多动症，表现为与年龄和发育水平不相称的注意力不集中和注意时间短暂、不分场合的活动过度和冲动，其智力正常或基本正常，并可伴有认知障碍和学习困难的一组症候群。

一、病因和病理

(一)病因

该病病因至今尚未明确，考虑与遗传因素、神经介质、环境因素、心理社会等因素有关。研究显示，40%的 ADHD 患儿其父母、同胞和亲属也患有该症，ADHD 患儿脑内存在儿茶酚胺通路异常，实验证明大脑额叶的多巴胺功能减弱与该病有关。此外，研究发现，严重的家庭不和、经济条件差、父母犯罪、父母有精神障碍等均为 ADHD 的易发因素。早期情感剥夺的儿童常出现活动过度和注意力不集中，但若为家庭所领养，症状会有所改善。儿童的控制行为主要从与双亲的生活中模仿习得，若父母自身有精神或行为问题，将影响儿童的行为控制。

(二)发病机制

ADHD 的发病机制至今仍未明了，近年来国内外学者从分子遗传学、神经生理学、神经心理学、神经生化学、神经解剖学等诸多方面对注意缺陷多动障碍的病因和发病机制进行了研究。研究发现，ADHD 患儿血清中存在多种氨基酸和微量元素含量的改变，此种失调可能导致神经递质的异常，从而引起 ADHD 患儿的行为改变；在神经心理学上，大多数学者认为由前额皮质调控的执行功能的缺陷是 ADHD 患儿的核心缺陷。

(三)病理改变

因该病的病因及发病机制尚未明确，其病理研究也在不断地探索中。研究发现，注意缺陷多动障碍儿童头颅影像学检查中左侧额叶皮质和楔前叶灰质浓度下降，右侧尾状核灰质浓度下降，右侧额下回、枕下回白质纤维分化程度较差或有损伤。

二、临床表现

ADHD 的典型临床表现：与年龄和发育水平不相称的注意力不集中和注意时间短暂、不分场合的活动过度和冲动。

ADHD 的患病率为 3%～6%，男孩比女孩多，男、女之比为(4～9)∶1。多动症的症状大多在学龄前出现，9 岁左右时症状尤为突出。

(一)活动过多

不安静、难以满足要求。随着年龄的增加，活动量增多但无目的性，上课不注意听讲，干事情不能专心，做事有始无终。上学后在课堂上玩铅笔、反复乱写乱画、扮鬼脸等。在家做作业时，很难坐下来按时完成。别人说话时好插嘴，易引起人厌烦。

(二)注意力不集中

患儿主动注意能力明显减弱，对其他无关的刺激却给予过分的注意。因此在上课的时候不能专心听讲，精力分散，做作业时不专心，写字潦草，拖时间，容易出差错，易被周围事物所吸引，做事虎头蛇尾，不能坚持到底。

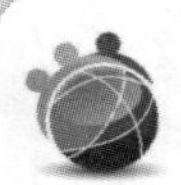

课堂互动

ADHD的注意力不集中是因为有更能吸引患儿的事物后而临时表现出的异常吗?

(三)情绪不稳

患儿缺乏克制能力，容易被激惹，对愉快或不愉快的刺激，常表现为过度兴奋或异常愤怒。想要什么，非得立刻满足不可。情绪不稳，冲动任性，常会无故地大喊大叫。没有耐心，做什么事情都匆匆忙忙。

(四)学习困难

患儿智商多在正常范围或处于边缘水平，但因多动和注意力不集中、不能坚持，学习主动性较差，故而成绩不稳定。

(五)其他

可能出现性格或行为障碍，表现为任性、倔强、易冲动，在集体生活中不合群，好争吵、贪玩、逃学、打架甚至说谎，少数患儿成年后会留有性格和行为上的缺陷。

三、辅助检查

(一)脑电图

ADHD患儿脑电图异常率较正常儿童高，主要表现为慢波的增加等，但它不能反映注意、认知等高级精神活动的变化，不能作为诊断依据，仅供鉴别诊断时参考。

(二)脑诱发电位

研究发现，精神活动对脑诱发电位的影响有一定的规律性。当注意力高度集中时，其波幅会明显增高，反之则降低。ADHD患儿由于注意力不集中，这种波幅的变化差异缩小。该项检查可协助诊断ADHD。

(三)智能测试

ADHD患儿的智能水平大多正常。部分患儿在某些项目上还可能优于正常儿童。但由于其学习困难等，其智能水平多在正常范围的下限，部分患儿可有认知能力的缺陷，主要表现为综合分析和视觉空间定向障碍等。

(四)影像学检查

脑CT和MRI检查发现ADHD患儿可有一些轻微异常的改变。如大脑右前叶较正常儿童略小、右侧较左侧小等。但这些改变缺乏特异性，不能作为诊断依据，对鉴别诊断有一定帮助。

四、诊断要点

(一)诊断

诊断ADHD主要依据病史和对特殊行为症状的观察和描述，同时结合必要的辅助检查。为尽可能防止误诊和漏诊，提高诊断的可靠性和一致性，目前在我国临床使用最广泛的诊断标准是美国精神病学会的《精神疾病诊断和统计手册》(第4版)(DSM-Ⅳ)。根据不同年龄患儿的表现不同，可将ADHD分为三型：多动为主型、注意力分散为主型和混合型。

1.有以下问题可考虑做ADHD的检查与评估

(1)学龄前：①过分喧闹和捣乱，不好管教，惹人厌烦；②有明显的攻击行为，经常惹祸；③在幼儿园经常制造麻烦，无法遵守纪律。

(2)学龄期：①过分好动，难以安静；②注意力难以集中；③好发脾气，冲动和自我控制能力差；④与同学和老师的关系紧张；⑤学习成绩不良；⑥对抗、违拗和有品行问题。

(3)青春期：①自己感到注意力集中困难；②学习成绩不良或明显下降，厌学和情绪不良；③违拗、对抗，容易有过激反应、品行问题等。

2. 一般诊断程序

1)询问病史　由与儿童关系密切的家长和教师提供一个正确、完整的病史。着重掌握母亲孕期有无烟酒嗜好、外伤史，胎动情况如何，围生期有无产伤、产程过长、窒息等病史，家族中有无多动、癫痫等病史；儿童发育史和健康史；现病史，包括出生后有无好哭闹、活动过度表现，言语、动作、智能发育如何等。

2)体格和神经精神检查　注意生长发育，营养状况，听力、视力情况，有无过敏性疾病等。检查包括肌张力、触觉辨别、协调平衡运动、生理反射、病理反射、单脚直立等。

3)心理评定

(1)智力测验：常用中国修订的韦氏学龄前儿童智力量表和韦氏学龄儿童智力量表。ADHD 患儿大多无智力缺陷，但由于注意力不集中，智力测验结果往往处于临界状态，操作智商(PIQ)和言语智商(VIQ)间的差异明显，多超过 10 分。另外，注意/记忆因子分测验(算术、数字广度和译码)的分数有较好的鉴别作用，ADHD 多呈低分。

(2)学能测验或个别能力测验：国外常使用广泛成就测验(WRAT)和伊利诺斯语言发育测验(ITPA)。通过该类测验发现 ADHD 患儿常有学习成绩低下或语言方面的问题。在图片词汇测验(PPVT)中 ADHD 患儿往往成绩偏低，但无特异性。

(3)注意测定：常采用持续性操作测验(CPT)，ADHD、智力低下、情绪和行为障碍患儿均可出现注意持续短暂，易分散，但无特异性。威斯康星卡片分类测验(Wisconsin card sorting test，WCST)多用于 ADHD 的执行功能检测，患儿得分多数为低分。

4)量表　目前常用的有 Conners 父母症状问卷(PSQ)、教师用量表(TRS)和学习障碍筛查量表(PRS)，以及 Achenbach 儿童行为量表(CBCL)。须强调的是，应由受过专门训练的心理测量专业人员进行各种心理测验，并应遵守心理测验的基本原则，慎重解释结果，避免用结果直接给儿童贴上 ADHD 的“标签”。

(二)鉴别诊断

1. 精神发育迟滞(MR)　MR 患儿常伴有注意缺陷和多动，但同时有明显的智力低下(IQ<70)、语言和运动发育落后，可能有相应的遗传病史，中枢兴奋剂疗效不及 ADHD 显著，少有 ADHD 的其他特征。

2. 广泛性发育障碍(PDD)　孤独症谱系障碍患儿常伴有明显的多动和异常兴奋行为。典型特征是语言落后和社交障碍，活动内容刻板狭窄，难以与他人沟通，故不难鉴别。

3. Asperger 综合征(AS)　因具有较好的语言沟通能力和认知水平，易被误诊为 ADHD。鉴别要点是 AS 社交困难更明显，活动单调和重复性多，以自我为中心更显著，具有特殊而顽固的偏好，并可沉迷于此，话多显得喋喋不休，多用学究式语言，社交场景理解困难，无法与他人建立友谊。

4. 儿童精神分裂症　本症多起病于 10 岁以后，病前社会功能正常。表现为情感淡漠，孤僻离群，行为怪异，思维脱离现实，可伴有幻听、幻觉及被害妄想。

5. 妄想躁狂发作和双向障碍　鉴别要点：多起病于 12 岁以后，病前社会功能正常，发病时的多动和注意缺陷更严重。发作时情绪高涨、易激惹、思维奔逸、夸大观念。躁狂为发作性病程，双向障碍为反复发作的情绪高涨与低落，间歇期社会功能正常。常有阳性家族史。

五、治疗原则和药物治疗要点

(一)治疗原则

治疗多采取包括心理治疗、合理教育、认知行为治疗、社会技能训练以及必要的药物治疗等综合治疗措施，需要儿童保健科、心理科、精神科、神经科等多学科交流与合作进行协同治疗。目前认为药物治疗与行为治疗是其基本治疗方法，必须根据患者的具体情况制订出个体化治疗方案。治疗目标为恢复其社会功能，使患儿能够成为比较正常的成人，能够融入到成年人的社会中去。

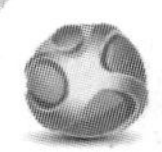

知识拓展

ADHD在男童中多见,如有相应的临床表现应及时就医,早期发现,及时给予药物治疗,同时给予心理治疗、合理教育、认知行为治疗、社会技能训练。在接待该类患儿时,由于疾病本身的特点,不能大声训斥,不能因为他们的调皮、破坏等行为而歧视他们,应正确引导,利用他们的过多活动的特点引导他们进行室外运动,当身体疲劳时再其带回教室做作业、上课等。应注意运动后及时把患儿背上的汗水擦干后再坐着上课,避免受凉、感冒。

(二)药物治疗要点

一般使用中枢神经兴奋剂治疗。治疗ADHD的中枢神经兴奋剂主要有3类:盐酸哌甲酯、安非他酮类和匹莫林。由于匹莫林偶尔会引起致命的肝脏毒性作用,目前不作为临床常规用药。

盐酸哌甲酯是治疗ADHD的首选药物,也是最常用的中枢神经兴奋剂,几乎成为国内治疗ADHD的唯一药物。目前国内最常用的盐酸哌甲酯有短效(速效)盐酸哌甲酯和长效盐酸哌甲酯。短效盐酸哌甲酯的半衰期为3～4 h,故临床上采取3次/天给药,方可全天持续控制症状(早上、中午、下午4～5点),如2次/天给药(早上、中午),可改善患儿在学校的表现,但不能控制患儿放学回家后的症状。长效盐酸哌甲酯的半衰期为12 h,每天早晨给药1次,即可全天控制症状。后者的优点在于依从性较好,可减少漏服现象,同时可保护患者隐私(中午和下午服药可能会被同学发现,易伤害患儿自尊心,与同伴交往困难),但与短效盐酸哌甲酯相比价格昂贵,在临床工作中,可根据患儿家庭经济状况,与家长充分讨论利弊之后再决定。必要时可改用安非他酮兴奋剂,因为某一个体可能对这种兴奋剂无效,而对另一种兴奋剂有效。盐酸哌甲酯通常耐受良好,禁忌证少,不良反应多在治疗早期出现,且往往轻微和短暂。最常见的不良反应是食欲不振、腹痛和头晕,入睡延迟,偶尔会有焦虑和暴躁易怒,可能会有一过性运动性抽动。这种不良反应大多可通过让孩子在吃饭的同时吃药及鼓励孩子多吃饭来克服。随着治疗时间延长,食欲不振逐渐减弱。一般在服药1～6个月消失。

用药注意事项:对6岁以下儿童一般不考虑用兴奋剂,除非ADHD患儿症状特别严重;不是所有ADHD患儿均需服用兴奋剂,仅当存在功能损害时,才考虑服用兴奋剂;可在用药治疗患儿抽动的同时,加服中枢兴奋剂治疗注意缺陷问题;不再提倡双休日和节假日停服中枢兴奋剂;盐酸哌甲酯不仅是单纯ADHD的首选用药,且对伴品行或焦虑障碍的ADHD患儿也具有明显疗效。国外介绍最大日用量为60 mg。目前已经出厂并使用的新药专注达(盐酸哌甲酯控释片),不能用于6岁以下的小孩,服用时不能咀嚼、掰开或压碎,可于早晨餐前或餐后服用,每天一次。

六、健康指导

学校、家长与医务人员密切配合,共同关心患儿,先给予心理支持疗法。要消除各种不良刺激,避免对患儿歧视和责骂,鼓励患儿纠正不良行为,合理安排生活与学习,必要时给予特殊教育和训练。临床通常采用药物治疗,并结合心理指导和行为矫治。需帮助父母认识ADHD是一种疾病,改变将患儿当做“坏孩子”的看法,告知父母和教师一味的惩罚教育不但无效,甚至可能起反作用。重视阳性强化教育,以多理解和鼓励为主,鼓励患儿参加有规则的活动,按时作息,保证充足睡眠和合理营养。学校和家庭训练都要有始终如一的纪律要求。

反复实施奖励和惩罚可逐渐使行为得到塑造。行为治疗有助于减少患儿分心,为患儿树立目标及提供连续、及时和规律的反馈信息,从而达到提高学习成绩、改善课堂纪律和行为,以及改善与同伴关系和攻击行为等患儿自我控制、自我指导、多加思考和提高解决问题能力的目的。训练目的在于使患儿养成“三思而后行”及在活动中养成“停停、看看和听听”的习惯,以加强自我调节。

目标检测

一、单项选择题

1. 关于 ADHD 的描述正确的是(　　)。

A. 只在男性中发病

B. 发病常常在 10 岁以后

C. 5 岁 ADHD 患儿常规治疗可以考虑使用中枢兴奋剂

D. ADHD 患儿主要采取药物治疗

E. ADHD 患儿的治疗一般采取药物、认知行为、心理、技能训练等综合治疗

2. 关于 ADHD 的定义,下列说法正确的是(　　)。

A. 在我国又被称为多动症,表现为与年龄和发育水平不相称的注意力不集中和注意时间短暂、不分场合的活动过度和冲动,其智力正常或基本正常,并可伴有认知障碍和学习困难的一组症候群

B. 在我国又被称为躁狂症,表现为不分场合的活动过度和冲动,伴有认知障碍和学习困难的一组症候群

C. 在我国又被称为歇斯底里症,表现为注意力不集中和注意时间短暂,伴有认知障碍和学习困难的一组症候群

D. 在我国又被称为多动症,表现为与年龄和发育水平不相称的智力低下和注意时间短暂,伴有认知障碍和学习困难的一组症候群

E. 表现为与年龄和发育水平不相称的智力低下,伴有认知障碍

二、简答题

1. 学龄期的儿童出现哪些问题(表现),应该考虑患 ADHD 的可能?

2. 结合所学知识,请说说 ADHD 的治疗措施。

孤 独 症

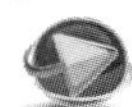

学习目标

识记:

1. 能够准确说出孤独症的主要临床表现。
2. 能简要描述孤独症的综合治疗措施。
3. 能准确说出孤独症的主要治疗措施。

理解:

1. 能够用自己的语言描述典型孤独症的临床表现。
2. 明确孤独症的常见病因和健康教育。
3. 能够准确识别孤独症、精神发育迟滞、注意缺陷多动障碍、选择性缄默症的区别。

应用:

1. 能够正确识别孤独症,并能进行健康教育。
2. 能用所学知识与技能协助康复医生对患者的疾病进行康复治疗。

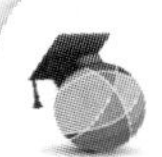

任务引领

果果是一个 5 岁的小男孩,在他很小的时候,妈妈就感觉他跟别人家的孩子不一样。不管怎么逗,他都没什么反应。每天最喜欢做的事情就是把积木摆成长长的一排,推倒后再摆,如此

反复;他还喜欢用嘴巴咬自己的小手指,然后盯着上面的牙印发呆;在学校他不爱说话,也不会主动穿衣吃饭,更不喜欢跟别的小朋友玩。

查体:生命体征均正常,心肺听诊无异常发现,腹部触诊亦无异常发现。

辅助检查:脑 CT、MRI 检查均无异常。

请完成以下任务:

(1)通过学习,请用自己的语言归纳和总结孤独症的主要临床表现。

(2)你知道孤独症的治疗原则吗?请简单描述。

(3)假如你是该患儿的主治医生,请设计简单的治疗方案。

儿童孤独症(childhood autism)又称儿童自闭症,由美国精神科医生 Kanner 于 1943 年首次报道并命名。一般起病于 3 岁前,以男性多见,以社会交往障碍、言语发育障碍、兴趣范围狭窄和刻板怪异行为方式为基本临床特征,称之为 Kanner 三联征,是广泛性发育障碍(PDD)中最有代表性的疾病。孤独症儿童怪异行为方式多表现为多动和注意力不集中、易激惹、刻板以及攻击和自伤等几类。目前,调查研究显示 38%的孤独症患儿不能独立生活,需终生照顾,给家庭和社会造成沉重负担。

一、病因和病理

(一)病因

关于儿童孤独症的病因学研究大多数支持孤独症是一种由外部环境因素作用于具有孤独症遗传易感性的个体所致的神经精神发育综合征。该病病因至今不明,研究显示,与遗传、孕期及围生期不良因素(如病毒感染、精神紧张、二手烟暴露等)、免疫缺陷、脑部功能异常、神经生化等方面有关。

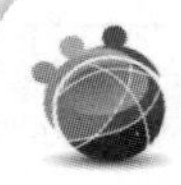

课堂互动

注意缺陷多动障碍与孤独症最明显的不同是什么?

(二)发病机制

有报道称,高达 44%的患儿母亲孕期存在紧张、焦虑、抑郁等不良情绪,推测可能与母体血液激素分泌增加有关,如肾上腺素可引起胎盘血管收缩,影响胎儿脑部血流量或者通过直接影响胎儿激素水平,对胎儿发育造成负面影响。研究发现,免疫功能差的患儿在婴儿期易受病毒感染,造成中枢神经系统永久性损害,增加孤独症发生率。

(三)病理改变

临床研究发现,该疾病的病理改变可能为存在脑部结构或功能异常,脑局部血流量降低,基底节、新纹状体、额叶中间部位或边缘系统功能失调。

二、临床表现

典型表现即为 Kanner 三联征:社会交往障碍、言语发育障碍、兴趣范围狭窄和刻板怪异行为方式。早期表现为没有社交性微笑、没有目光对视、不理会他人的面部表情、无社交模仿、唤其名字没有反应、对别人的讲话不感兴趣、对父母无依恋等;语言发育落后,如 4～5 个月仍然不会咿呀作语,7～8 个月仍然不会喊爸爸、妈妈;兴趣行为异常,如对玩具不感兴趣、刻板动作、兴趣怪异等。孤独症儿童发现异常表现的平均年龄为 22.55 个月,平均确诊年龄为 41.61 个月。学龄期时,患儿对父母、同胞可能变得友好而有感情,但仍然不同程度地缺乏与他人主动交往的兴趣和行为。虽然部分患儿愿意与人交往,但交往方式和技巧依然存在问题。他们常常自娱自乐，独来独往，我行我素，不理解也很难学会和遵循一般的社会规则。成年期后，患者仍然缺乏社会交往的兴趣和技能，虽然部分患者渴望结交朋友，对异性也可能产生兴趣，但是因为对社交情景缺乏应有的理解，对他人的兴趣、情感等缺乏适当的反应，难以理解幽默和隐喻等，较难建立友谊、恋爱和婚姻关系。儿童孤独症患者在言语交流和非言语交流方面均存在障碍，儿童孤独症患者倾向于使用僵化刻板、墨守成规的语言。

三、辅助检查

（一）脑 CT、MRI

部分孤独症患儿 CT、MRI 检查显示有脑室扩大、基底节异常、小脑发育不良、脑干变小等，但与临床及病情严重程度无一致性。

（二）磁共振脑功能成像

磁共振脑功能成像能够无创地显示脑功能活动区代谢的部位、大小和范围，其图像的时间和空间分辨率均较高，而且可重复性好，可行性高，无放射性，为儿童孤独症研究提供了一个重要手段。

（三）脑电图

脑电图异常，脑电波以慢波为主，无一定规律出现，多以阵发性出现散在短程至长程 δ 活动，波幅在 150～280 μV 之间，脑电地形图以 δ 能量增高占优势。

（四）量表测试

常用的测试量表有克氏孤独症行为量表（CBS）、孤独症行为量表（autism behavior checklist，ABC）、儿童孤独症评定量表（childhood autism rating scale，CARS）。

四、诊断要点

（一）诊断

该病的诊断主要通过病史询问、精神检查、体格检查和必要的辅助检查，依据诊断标准做出诊断。

（1）应采集详细而客观的病史，充分了解儿童出生后的精神心理发展情况及各种相关情况，了解儿童是否存在发展的偏差及孤独症的三大类核心症状。

（2）对儿童进行全面的精神检查，包括对儿童的观察和多种方式的交往沟通，通过对儿童父母离开时的反应、进入新环境的反应、对外界刺激的反应、游戏中的表现等的观察，并与儿童进行直接交往沟通，尤其观察交往过程中的互动、沟通、情绪交流等，了解儿童的交往、语言发展和沟通、智力等方面的发展情况和兴趣行为表现，从而确定儿童是否存在社会交往、言语和非言语交流、兴趣行为、认知发展及其他精神活动的异常。

（3）为了更好地了解儿童的发展水平，可选择适合于儿童的量表，对其发展水平进行评定，同时可选择适当的量表对儿童的孤独症症状进行评定，从而协助诊断。

（4）对儿童进行躯体、神经系统检查，以除外视觉、听觉等障碍对儿童交往和交流的影响，必要时可对儿童进行 CT、MRI 或脑电图等检查，但因该障碍的诊断主要基于儿童发展和行为方面的特征性异常，因此 CT、MRI、脑电图等检查对诊断并无帮助，主要用于寻找可能的病因及确定共存的躯体或神经系统疾病。

关于自闭症的诊断，至今仍没有统一的标准，目前广泛使用的是由美国精神病协会编写的《精神疾病诊断和统计手册》（第 4 版），自闭症必须至少符合下列所列项目中的 6 项，同时至少具有 A 中的 2 项，B 中的 1 项，C 中的 1 项。

A. 社会交往有实质性的损伤，其表现如下：使用多种非语言行为有明显的障碍；与同伴间的关系未达到该年龄儿童应具有的水平；不会自发地与同伴分享欢乐和兴趣；缺乏社会交往或情感交流。

B. 语言交流受到严重影响：口语发展迟缓或完全丧失；独处时有一定的言语能力，但严重缺乏与人进行交谈的能力；刻板或重复地使用某些语言或鹦鹉学舌式的语言；缺乏与其发展水平相当的各种角色游戏或模仿性游戏的能力。

C. 行为、兴趣及活动模式呈局限性、刻板性和重复性：专注于一种或几种刻板的有限的兴趣模式，这种专注在强度和注意点上是不正常的；固执地坚持某些古怪的、无关紧要的动作和行为；刻板的或重复性的动作；固执地专注于物体的某些部分。

D. 在3岁以前，以语言交流为主的社会交往或象征游戏及想象性游戏发展迟缓或不正常。

E. 无法用瑞特失调或儿童分离失调解释的障碍。

（二）鉴别诊断

1. 精神分裂症　一般学龄前发育正常，起病年龄多在学龄期以后，主要表现为幻觉妄想及思维破裂等精神分裂症核心症状，语言和智力发育正常，抗精神病药物可以明显改善临床症状。孤独症是从幼年期以前起病，也可能出生以后就显示出发育迟滞，以语言、社会交往、智能等方面发育问题为主要临床表现，药物治疗对这些症状效果不明显。

2. 儿童多动症　有活动过多、注意缺陷、冲动任性的表现，常有学习困难，但少有社会交往缺陷。

3. 选择性缄默症　患儿讲话有明显的选择性，在社交场合拒绝讲话但能理解别人的话，常伴有社交焦虑，退缩敏感或抵抗，而在家与家人可正常交谈，孤独症患儿在所有场合均有语言异常特征，在行为形式上与选择性缄默症明显不同。

4. 感受性语言发育障碍　这是一种特定的发育障碍，患儿对语言的理解力低于其智龄所应有的水平。几乎所有患儿的语言表达都受到损害，这类患儿在5岁以前可有某些孤独症行为表现，如社会交往障碍，但缺乏孤独症儿童特有的感觉过敏或麻木的感知障碍。这类言语障碍患儿能利用手势和表情与人交往，且有想象性游戏活动，而这些能力孤独症儿童是缺乏的，对高功能孤独症儿童，可应用神经生理定量测定与该病鉴别。

5. 其他　Asperger综合征：类似于儿童孤独症的特征，有应答社会交往障碍，兴趣狭窄和刻板重复动作，与儿童孤独症的不同之处在于语言和认知发育并不迟滞，多数患儿智力正常但动作笨拙。Rett综合征：病因不清，是一种至今只见于女孩的渐进性脑病；早期发育正常，起病于7～14个月，随之原来获得的语言、动作及智力发生渐进性衰退；神经系统症状及体征较突出，如共济运动失调、肌张力失常，脊柱侧凸或后凸；上肢肌张力增高的患儿可出现上肢弯曲放在胸前或额前的特殊姿势，有的甚至出现全身强直的严重症状。Heller综合征，又称婴儿痴呆或童年瓦解性精神障碍：起病前有一段确切的正常发育期，一般3～4年，至少2年内是正常的；发病前有一“前驱期”，这时有烦躁、焦虑、易激惹多动；数月之后各种能力迅速倒退，以致过去获得的能力很快丧失；表现为语言少，词语贫乏不能表达，活动过度、刻板重复动作，对周围环境失去兴趣，生活不能自理，甚至不能控制大小便。

五、治疗原则和药物治疗要点

（一）治疗原则

儿童孤独症的治疗原则：以教育干预为主，药物治疗为辅。因儿童孤独症患儿存在多方面的发育障碍及情绪行为异常，应当根据患儿的具体情况，采用教育干预、行为矫正、药物治疗等相结合的综合干预措施。患儿一经诊断，心理治疗师立即给予家长心理支持，并进行有关孤独症知识的宣教，使之明确孤独症虽难治但可治，必须坚持系统性、持续性和针对性的治疗，勉励他们积极主动地参与患儿的治疗工作。同时由家长、心理治疗师、行为治疗师等组成的治疗小组根据患儿实际情况制订“个别化”的治疗计划，采用以教育、训练为主，药物治疗为辅，治疗室训练为指导，家庭训练为中心的方法。长期坚持，不可松懈，以月、季、年来评定疗效，适度调整治疗计划。

（二）药物治疗要点

目前尚缺乏针对儿童孤独症核心症状的药物，药物治疗为辅助性的对症治疗措施。药物治疗基本原则：权衡发育原则（0～6岁患儿以康复训练为主，不推荐使用药物）；平衡药物副反应与疗效的原则；知情同意原则；单一、对症用药原则；逐渐增加剂量原则。临床常用的药物如下。

1. 抗精神病药物　利培酮可以减少孤独症患儿的异常行为，但不能改善孤独症患儿的核心症状如社会交往障碍、交流障碍，且由于明显的不良反应如体重增加、疲劳、嗜睡、颤抖、遗尿等限制了其临床应用。阿立哌唑是首个也是唯一获得美国FDA批准的多巴胺受体部分激动剂，用于治疗6～17岁孤独症患者的易怒症状。奥氮平是一种多受体作用的新型抗精神病药，也有临床医师用于治疗伴有异常行为的孤独症患者，其价格昂贵。上述三种药物的主要副作用为嗜睡和体重增加、震颤、手抖、肌肉强直等锥体外系副反应，以及催乳素升高等神经内分泌副反应，对部分患儿有镇静作用，偶见口干、恶心、呕吐等胃肠道反应。

2. 中枢兴奋剂　盐酸哌甲酯是一种中枢兴奋剂，是现今临床上用于治疗儿童注意缺陷多动障碍(ADHD)的首选药物，用于改善ADHD患儿的注意力不集中和多动冲动行为。有人尝试使用盐酸哌甲酯控制孤独症伴发的多动和注意力问题，但相关的使用经验较少。

3. 抗抑郁剂　常用的有选择性5-HT再摄取抑制剂，但目前尚未见大样本的系统研究，且因其有可能加重孤独症的异常行为而不易被临床医师所接受。

4. 其他药物　既往对孤独症的治疗研究提到一些药物，包括氯氮平、氟哌啶醇等。副作用：锥体外系副反应较重且常见，急性肌张力障碍，出现明显的扭转痉挛、吞咽困难、静坐不能及类帕金森病表现；长期大量使用可出现迟发性运动障碍，因其副作用大而不常用。

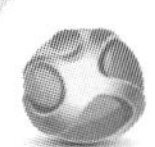

知识拓展 >>

儿童孤独症又称为儿童自闭症，是一类起病于3岁前，以社会交往障碍、沟通障碍和局限性、刻板性、重复性行为为主要特征的心理发育障碍，是广泛性发育障碍中最有代表性的疾病。广泛性发育障碍包括儿童孤独症、Asperger综合征、Rett综合征、童年瓦解性障碍、非典型孤独症以及其他未特定性的广泛性发育障碍。目前，国际上有将儿童孤独症、Asperger综合征和非典型孤独症统称为孤独谱系障碍的趋向，其诊疗和康复原则基本相同。

六、健康指导

孤独症没有特效药物治疗。早期诊断、早期干预可以改善孤独症的预后，因此孤独症治疗一般认为年龄越小、效果越好，但是到目前为止并没有一个年龄的截止点，事实上也存在着部分患者在较大年龄获得改善孤独症的教育训练，这并不完全是一个医学问题，家庭的社会经济状况以及父母心态、环境或社会的支持和资源均会对孩子的预后产生影响。采用综合性教育和训练，辅以药物，孤独症儿童的预后可以得到显著的改善，相当一部分儿童可能获得独立生活、学习和工作的能力，尤其是Asperger综合征和高功能孤独症儿童。在教育或训练过程中应该坚持做到以下几点：对孩子行为的宽容和理解；异常行为的矫正；特别能力的发现、培养和转化。训练应该以家庭为中心，同时注意充分利用社会资源，开办日间训练和教育机构，在对患儿训练的同时，也向家长传播有关知识，是目前孤独症教育和治疗的主要措施。父母需要接受事实，克服心理不平衡状况，妥善处理孩子的教育训练与父母生活工作的关系。化爱心、耐心、恒心为动力，积极投入到孩子的教育、训练和治疗活动中，并和医生建立长期的咨询合作关系。

目标检测

一、单项选择题

1. 下列哪项不符合孤独症的主要临床表现？(　　)

A. 社会交往障碍　　B. 言语发育障碍　　C. 兴趣范围狭窄和刻板怪异行为方式

D. 智力发展与年龄不符　　E. 在家里能正常交流，在外面交流障碍

2. 患儿，女，8岁，讲话有明显的选择性，在社交场合拒绝讲话但能理解别人的话，常伴有社交焦虑、退缩敏感或抵抗，而在家中能与家人正常交谈，应诊断为(　　)。

A. 孤独症　　B. 选择性缄默症　　C. ADHD

D. 感受性语言发育障碍　　E. 智力低下

二、简答题

1. 简述孤独症的治疗原则。

2. 孤独症患儿有智力低下吗？其典型的表现是什么？

智力低下

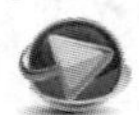

学习目标

识记：

1. 能够准确说出智力低下的主要临床表现。
2. 能简要描述智力低下的综合治疗措施。
3. 能准确说出智力低下的主要治疗措施。

理解：

1. 能够用自己的语言描述典型智力低下的临床表现。
2. 明确智力低下的常见病因和健康教育。
3. 能够准确识别智力低下、儿童精神分裂症、孤独症的区别。

应用：

1. 能够正确识别智力低下，并能进行健康教育。
2. 能用所学知识与技能协助康复医生对患者的疾病进行康复治疗。

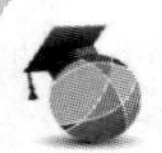

任务引领

强强是一位3岁的小男孩，上幼儿园快1个月了，可是他和其他小朋友不一样，因为他上幼儿园不管是吃饭、上厕所、洗手等等都要保育老师帮忙，而且听不懂老师的指令，上课时总是目光呆滞，坐在凳子上不动，还经常流口水。老师们都发现了这个孩子的异常表现，并积极和家长及时沟通。

查体：生命体征均正常，患儿目光呆滞，流口水，两眼眼距增宽。

辅助检查：脑CT、MRI检查均无异常。

请完成以下任务：

(1)通过学习，请用自己的语言归纳和总结智力低下的主要临床表现。

(2)你知道智力低下的常见原因吗？请简单描述。

(3)假如你是该患儿的主治医生，你应该对家长提些什么建议？

智力低下是指在发育时期内，一般智力功能明显低于同龄水平，同时伴有适应行为的缺陷，它包括智力低下和社会适应困难两个方面。智力低下的分级也要根据这两个方面来划分。参照WHO和美国智力低下协会有关智力低下分级标准，按其智力商数(intelligence quotient，IQ)及适应行为(adaptive behavior，AB)，将智力低下分为4个等级，即轻度、中度、重度、极重度，一般认为轻度智力低下是可教育的，而中度智力低下是可训练的，重度和极重度智力低下则需要终身监护。

一、病因和病理

(一)病因

任何影响儿童大脑发育的因素，均可以导致儿童出现不同程度的智力低下。病因主要为感染、中毒、脑的机械损伤和缺氧、代谢、营养和内分泌疾病、脑部大体疾病、脑的先天畸形或遗传性综合征、染色体畸变、围产期其他因素、特殊感官缺陷等。有的智力低下找不到相应的病因。

（二）发病机制

主要发病机制为因物理或机械因素造成脑损伤，如产伤、颅脑外伤。围产期或生后缺血缺氧也可损害脑组织，如孕妇严重失血、贫血、心力衰竭、肺部疾病和新生儿窒息、颅内出血等，以及溺水、麻醉意外、癫痫持续发作后的脑缺氧。体内氨基酸、碳水化合物、脂肪、黏多糖、嘌呤等物质代谢出现障碍都可影响神经细胞的发育及功能，如苯丙酮尿症、半乳糖血症。生前、生后营养不足，特别是蛋白质、铁等物质缺乏将会使胎儿、婴儿的脑细胞数目形成减少或功能低下。某些疾病如甲状腺激素合成及分泌减少可导致呆小症。有的智力低下虽然经过详细检查却找不到任何病因线索，称为病因不明的智力低下。

（三）病理改变

临床研究发现，该疾病的病理改变可能为存在脑部结构或功能异常、脑局部血流降低、大脑细胞坏死、脑萎缩。

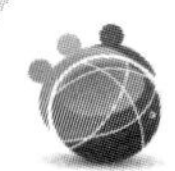

课堂互动

请思考智力低下与孤独症的异同点。

二、临床表现

（一）按照发育过程描述的临床表现

1. 进食困难　智力低下的婴儿最早表现出来的症状往往是吃奶困难，不会吸奶，特别容易吐奶，这些都表示神经系统有损伤，日后智力会受影响。到 6 个月添加辅食以后，咀嚼晚，喂养困难，吃固体食物不易下咽并易导致呕吐。

2. 面容体态异常　长脸、外耳小、眼距增宽，经常流口水。

3. 运动发育缓慢　俯卧抬头、坐、站、走等动作的起始月龄都比正常同龄儿要晚。4 个月时仍不能抬头，10 个月仍不会独坐，12 个月后不会用手指捏东西，开始走路时两脚仍到处乱踢，往往要到 3～4 岁或 4～5岁才会自己走，而且走不稳。

4. 各种能力发育缓慢　语言能力、思维能力、记忆能力等均差于同龄儿。比如语言能力方面，正常婴儿在 7～8 个月时就会模仿声音，12 个月左右会叫爸爸、妈妈，一岁半会说十几个字，能听懂简单的指令，2 岁左右会问简单问题，3 岁左右能基本表达自己的思想。凡是落后 4～5 个月甚至落后 1～2 年才有这些表现，都应看作智力落后的信号。

5. 呆滞、漠不关心　正常婴儿出生后不久，就对环境中的人、事开始感兴趣，并运用眼、手感知外界刺激。智力低下的婴儿生后 1～2 个月时还不会与成人用眼睛对视，逗笑时也不笑，整天非常安静。

6. 其他　如睡眠过多，无法理解的多动，注意力不集中，视力和听力缺陷。

（二）按照分级标准描述的临床表现

1. 轻度智力低下　IQ 为 50～70，适应性行为轻度缺陷。早年发育较正常儿童略迟缓，且不像正常儿童那样活泼，对周围事物缺乏兴趣。做事或循规蹈矩，或动作粗暴。言语发育略迟，抽象性词汇掌握少。分析能力差，认识问题肤浅。学习成绩较一般儿童差，能背诵课文，但不能正确运用，算术应用题完成困难。通过特殊教育可获得实践技巧和实用的阅读能力。长大后可做一般性家务劳动和简单的具体工作。遇事缺乏主见，依赖性强，不善于应付外界的变化，易受他人的影响和支配。能在指导下适应社会。

2. 中度智力低下　IQ 为 35～49，适应性行为中度缺陷。整个发育较正常儿童迟缓。语言功能发育不全，吐词不清，词汇贫乏，只能进行简单的具体思维，抽象概念不易建立。对周围环境辨别能力差，只能认识事物的表面和片段现象。阅读和计算方面不能取得进步。经过长期教育和训练，可以学会简单的人际交往、基本卫生习惯、安全习惯和简单的手工技巧。

3. 重度智力低下　IQ 为 20～34，适应性行为重度缺陷。早年各方面发育迟缓。发音含糊，言语极少，自我表达能力极差。抽象概念缺乏，理解能力低下。情感幼稚；动作十分笨拙。有一定的防卫能力，能躲避明显的危险。经过系统的习惯训练，可养成简单的生活和卫生习惯，但生活需要他人照顾。长大以后，可在监督之下做些固定和简单的体力劳动。

4. 极重度智力低下　IQ 低于 20，适应性行为极重度缺陷。对周围一切不理解。缺乏语言功能，最多会喊"爸"、"妈"等，但并不能真正辨认父母，常为无意识的嚎叫。缺乏自我保护的本能，不知躲避明显的危险。情感反应原始。感觉和知觉明显减退。运动功能显著障碍，手脚不灵活或终身不能行走。常有多种残疾和癫痫反复发作。个人生活不能自理，多数早年夭折。幸存者对手脚的技巧训练可以有反应。

三、辅助检查

（一）实验室检查

实验室检查包括血、尿、脑脊液生化检查，头颅 X 线及 CT 检查，脑血管造影，脑电图检查，诱发电位、听力测定，染色体分析，垂体、甲状腺、性腺、肾上腺功能测定，病毒（如巨细胞病毒、风疹病毒）、原虫（如弓形体）及抗体检查等，应根据诊断需要选择有关项目。

（二）智力测验和行为判定

轻度智力低下多用智力测验，重度以上智力低下采用智力测验方法往往有困难，必须依靠行为评定量表，而行为评定量表对鉴别轻度智力低下时，又不及智力测验可靠，因此两种方法应配合使用，对检查结果必须综合分析，运用筛查法、适应行为评定法，如丹佛智力发育筛查法、绘人测验。诊断法：韦氏儿童智力量表（WISC-CR），适用于 6～16 岁儿童；中国版韦氏幼儿智力量表（C-WYCSI），适用于 4～6 岁半儿童；盖塞尔发展量表（ Gesell development scale），适用于 0～3 岁儿童。

四、诊断要点

（一）诊断

该病的诊断主要通过病史询问、高危筛查、特殊检查及各科会诊完成。具体按照下面的程序完成诊断。

1. 一般情况的采集和筛查　了解既往史，体格及神经系统检查，包括头围和特征性畸形的检查，近 3 代的家族史，回 顾足跟血的检查结果，回顾以前的照片及录像，孤独症的筛查，神经心理检测。

2. 结合实验室检查分析　检查项目包括电解质（如铁、钙、镁、磷和碱性磷酸盐），动脉血气，尿液中氨基酸水平，血清及脑脊液中乳酸水平，血浆同型半胱氨酸及氨基酸水平，内分泌检测（如甲状腺功能检测），如有必要可行 TORCH 检查，检查血铅水平、血清中肌酸激酶水平。

3. 结合器械检查分析　筛查听力及视力，神经系统的影像学检查（CT/MRI），眼科检查，脑电图检查。

4. 结合特殊检查分析　神经遗传学检查，肢体的活检及组织病理学检测，特殊的微小缺失行 FISH 检查，如患儿有小头畸形，可检测其母的血清苯丙氨酸水平和进行染色体核型检查，如有必要可行脆性 X 染色体检查，应用 DNA 探针检测特殊的突变。

（二）鉴别诊断

1. 儿童孤独症　孤独症儿童大部分有不同程度的智力缺陷，但主要有社会交往、语言交流的损害，刻板和重复动作，强迫地坚持同一方式等怪异行为。

2. 儿童精神分裂症　于七八岁后起病，有思维不连贯、妄想、幻觉、感情淡漠等，一般智力缺陷不明显。

3. 器质性精神病　有感染、中毒、外伤等病史或神经系统体征，虽伴有智力缺陷，但不像精神发育迟滞那样存在全面性缺陷，在生活技能等方面的障碍较轻。

五、治疗原则和药物治疗要点

（一）治疗原则

儿童孤独症的治疗原则：明确病因、早期发现、积极进行综合治疗。智能、机能训练，持续的康复训练，教育干预，药物治疗，早期高压氧治疗和加强营养等综合治疗，有助于患儿智力水平的提高。食物中添加二十二碳六烯酸（DHA）和花生四烯酸（AA），有助于髓鞘的发育。

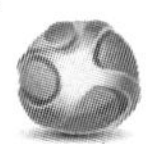

知识拓展

小儿生长发育口诀：一哭四笑六咿呀，七滚八爬周岁走。意思是：小儿一个月会有意识地哭闹（得不到满足时），一般最迟四个月的时候会有意识地高兴地笑（也有的小孩平时经常有人逗其玩耍，在2～3个月时也会有意识地笑）；六个月的时候已经会咿呀学语；七个月时会翻身，滚来滚去；八个月时能趴在地上前进（小儿爬行一般是先会向后倒退爬，再向前爬。因为手部先发育，力量大，推着身子向后退，随着腿部力量的加大，才会使用腿部力量向前蹬，之后向前爬）；一岁的小儿就能直立行走。记住该口诀能早期了解小儿是否遵循一般的发育规律，如果明显延后4～5个月，要警惕智力低下的可能。

(二)药物治疗要点

1. 葡萄糖类　该类药可防止新生儿低血糖所致的智力低下。由于产妇产后不能泌乳或其他原因导致新生儿低血糖，易导致其中枢神经系统受损，故而有明确低血糖的要及时喂其10%的葡萄糖溶液或注射葡萄糖溶液，使血糖稳定在正常值再逐渐停用，但应注意不能骤然停用高张葡萄糖，否则会出现反应性低血糖。

2. 蛋白质及氨基酸类　代表药为脑安泰，其药理作用为激活脑细胞，对脑细胞有修复再生作用，促进受损脑神经细胞功能恢复。谷氨酸及赖氨酸对智力发育有帮助，能改善神经缺陷儿童的智力。

3. 维生素及矿物质　B族维生素及铜离子有助于改善患者的智力水平。

4. 中医中药及其他　多项研究显示中医中药能有效地提升智力水平，另外乙酰胆碱、甲状腺素等针对病因的治疗也能改善患者的智力水平。

六、健康指导

加强优生优育的宣传教育工作，预防各种可能造成智力低下的因素。加强传染病管理，做好预防接种工作，如及时注射流脑、乙脑疫苗。加强孕期管理与指导，做好婚前检查、孕期保健；加强遗传代谢性疾病的筛查工作，加强产前检查与产前诊断；完善新生儿筛查工作及制度，加强婴幼儿期保健工作，尽力避免并及早治疗营养不良、中枢神经系统疾病及其他各种损伤大脑的疾病，以利于大脑在后天的正常发育。加强科教宣传，提高父母文化素质及科学育儿知识，积极开展婴幼儿早期综合训练。注意孕期妇女的精神状态，学会释放不良情绪；加强安全教育与安全训练，提高儿童的自我保护能力，有效地降低意外伤害的发生。

目 标 检 测

一、单项选择题

1. 小儿，5个月大时不能抬头，吸奶困难；10个月后仍不会独坐；1岁后不会用手指捏东西，开始走路时两脚到处乱踢。应考虑为（　　）。

A. 智力低下　　B. 多动症　　C. 躁狂症　　D. 精神分裂症　　E. 脑瘫

2. 下列说法正确的是（　　）。

A. 葡萄糖类能有效预防智力低下

B. 蛋白质及氨基酸类能激活大脑细胞，对脑细胞有修复再生作用

C. 智力低下都是有原因的

D. 智力低下的患儿大多都能通过药物治愈

E. 智力低下的患儿一般不能存活

二、简答题

1. 简述智力低下的常见病因。

2. 简述智力低下的治疗原则及常用治疗药物。

第二节　儿童功能运动障碍

脊　柱　裂

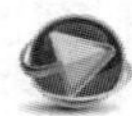

学习目标

识记：

1. 能够准确说出脊柱裂的主要临床表现。
2. 能简要描述脊柱裂的治疗原则。
3. 能准确说出脊柱裂的治疗措施。

理解：

1. 能够用自己的语言描述脊柱裂的临床表现。
2. 明确儿童脊柱裂的常见病因和健康教育。
3. 能够准确识别脊柱裂、畸胎瘤、脂肪瘤和皮样囊肿的区别。

应用：

1. 能够正确识别脊柱裂，并能进行健康教育。
2. 能用所学知识与技能协助康复医生对患者的疾病进行康复治疗。

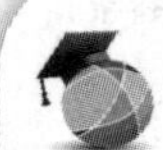

任务引领

某 9 岁女孩被查出 L_5、S_1～S_2 隐性脊柱裂，L_5 椎板间现裂隙影，S_1～S_2 椎板未骨性闭合，宽度分别为 9.0 mm 和 4.5 mm，腰骶椎、骨质未见明显异常，扫描层面椎管内未见明显异常密度影。周围软组织间隙清楚。自幼午睡及晚上都尿床，有时候白天也会尿裤子，一感觉想上厕所就憋不住，去年年底至今服中药治疗近两个月后症状有所减轻，晚上 12 点叫醒一次，就不会再尿。

请完成以下任务：

(1)通过学习，请用自己的语言归纳和总结脊柱裂的主要临床表现。

(2)你知道脊柱裂的治疗原则和手术治疗要点吗？请简单描述。

(3)假如你是该患儿的主治医生，请设计简单的治疗方案。

脊柱裂一种常见的先天畸形，由胚胎发育过程中椎管闭合不全而引起。临床上常分为隐性脊柱裂和囊性脊柱裂。前者是指仅有椎板缺如而无椎管内容物膨出。隐性脊柱裂合并椎管内脊髓畸形则称为脊髓发育不良。囊性脊柱裂是指椎管内容物从骨缺损处膨出，根据膨出内容物的不同又分为脊膜膨出和脊髓脊膜膨出等。

囊性脊柱裂脑脊膜膨出囊内常有神经根及脊髓受压，因此可有运动及感觉功能障碍，预后欠佳；而隐性脊柱裂一般预后较好。

一、病因和病理

(一)病因、发病机制

脊柱裂的致病因素包括遗传和环境两个方面，虽然确切病因还不够清楚，但大多认为与叶酸缺乏、感染、中毒等多因素影响造成胚胎期神经管和中胚层发育障碍有关。

1.遗传因素　本病为多基因遗传，群体发病率为0.3%，一级亲属发病率为0.4%，男女比例为0.8∶1。

2.叶酸缺乏　叶酸缺乏是造成先天性脊柱裂的重要原因。叶酸缺乏能导致DNA合成障碍，DNA合成是细胞分裂、增殖的基本条件，当叶酸缺乏时首先受累的是细胞增殖速度快的组织如神经组织。

3.感染　感染是先天性脊柱裂的重要原因之一，最重要的感染是先天性及围产期的TORCH感染，即弓形虫(T)、风疹病毒(R)、巨细胞病毒(C)、单纯疱疹(H)和其他病原体(O)(如EB病毒、水痘-带状疱疹病毒)。

4.药物　孕妇如服用性激素、糖皮质激素、氮芥、卡马西平、丙戊酸钠等药物有可能导致胎儿发生脊柱裂。

5.辐射　妊娠4个月内，母体下腹部放疗、强γ射线照射可致胎儿畸形。

(二)病理改变

根据病变的程度不同，大体上可将有椎管内容物膨出者称为显性或囊性脊柱裂，反之则称为隐性脊柱裂。

1.囊性脊柱裂　多发生于脊柱背面中线部位，少数病变偏于一侧。根据膨出内容物与神经、脊髓组织的病理关系分为以下三类。

(1)脊膜膨出：单纯脊膜膨出者的囊腔内壁由硬脊膜及蛛网膜构成，囊内充满脑脊液，其特点是脊髓及其神经根的形态和位置均正常，囊腔通过椎板缺损处形成较细的颈，有时此颈被粘连封闭。

(2)脊髓脊膜膨出：此型较多。特点是有的脊髓本身即具有畸形，脊髓和神经根在骨裂处向背侧膨出，并与囊壁及周围组织发生程度不等的粘连，同时还具备脊膜膨出的特点。

(3)脊髓膨出：又称脊髓外露、开放性或完全性脊柱裂，此型最为严重，也较少见。特点是除椎管和脊膜均敞开外，脊髓本身有时也完全裂开成为双重脊髓畸形。病变表面由于血管外暴而呈紫红色，酷似一片肉芽组织。因为有的脊髓中央管也随脊髓裂开，所以病区常有脑脊液从裂隙或脊髓四周漏出。由于脊髓本身发育畸形，所以神经系统症状极重，多为完全性瘫痪、大小便失禁。患儿出生时局部尚平坦，随后则随颅内压增高而隆起，但不成为囊状。

2.隐性脊柱裂　最常见于腰骶部，常累及L_5和S_1。病变区域皮肤大多正常，少数显示色素沉着、毛细血管扩张、皮肤凹陷、局部多毛现象。在婴幼儿多不出现明显症状，在成长过程中，如果发现排尿有异于同龄正常小儿，或到学龄时夜间依然经常遗尿，则应考虑到可能为脊髓受到终丝牵拉紧张所致。成年人的隐性脊柱裂，多数病例无症状，仅在X线平片检查时偶然发现。少数病例有遗尿、腰腿痛病史。但是由于脊柱裂部位椎管内可能存在着各种病理改变，如瘢痕、粘连或合并脂肪瘤等，致使脊髓和神经根受压或牵扯，伴有神经系统症状，多表现为不同程度的腰痛、肌萎缩、马蹄足畸形及大小便功能障碍等。

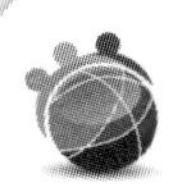

课堂互动

学龄儿童经常夜间遗尿，只考虑是因为生活习惯不好造成的吗？

二、临床表现

一般患儿母亲常有孕期感染、外伤和服用药物史等病史。

囊性脊柱裂的患儿于出生后即见在脊椎后纵轴线上有囊性包块突起，呈圆形或椭圆形，大小不等，有的有细颈或蒂，有的基底部较大、无颈。包块常随年龄增大，表面皮肤或正常，或菲薄易破，有的菲薄呈半透明膜状，如囊内为脑脊液，用手电筒照之透光，如囊内有脊髓、神经组织等，用手电照之则不透光或可见到囊内组织阴影。患儿啼哭时包块张力增高、包块较硬，安静时背部包块软且张力不高，于包块根部能触摸到骨缺损的边缘，说明囊肿与椎管内沟通。如患儿安静状态时，包块张力高，前囟隆起，可能同时伴发脑积水。

脊髓脊膜膨出均有不同程度的神经系统症状和体征，仔细检查可发现患儿下肢无力或足畸形，用针刺患儿下肢或足无反应或反应微弱，患儿稍大些即可发现大小便失禁，重者双下肢呈完全弛缓性瘫痪。脊髓外露生后即可看到，局部无包块，有脑脊液漏出，常并有严重神经功能障碍，不能存活。隐性脊柱裂在背部虽没有包块，但病区皮肤上常有片状多毛区或细软毫毛，或有片状血管痣等。有的病区皮肤颜色甚浓，或棕色，或黑色，或红色，有时在脊椎轴上可见潜毛孔，有的实为一窦道口，压之有黏液或豆渣样分泌物挤出，椎管内多存在着皮样或上皮样肿瘤。隐性脊柱裂可引起腰痛、遗尿、下肢无力或下肢神经痛，但大多数无任何症状。

三、辅助检查

1. 脊柱 X 线平片　可显示出脊柱裂，中线骨性结构，半侧椎体和椎间盘异常。
2. CT　能清晰地显示出脊柱与脊髓的畸形改变。
3. MRI 检查　可见脊髓圆锥下移，终丝变粗。

四、诊断要点

（一）诊断

结合病史及局部表现，诊断并不困难，但还需进一步判断属于哪一种畸形。背部中央皮肤缺损且神经系统症状严重者，为脊髓膨出；若为囊性包块，透光试验阳性，神经系统正常，脊柱 X 线平片仅显示脊柱后裂，提示单纯脊膜膨出，反之，则提示脊髓脊膜膨出；若囊性包块偏离中线，神经系统症状较集中于一侧，脊柱 X 线平片显示中线骨性中隔、半侧椎体、狭窄的椎间盘等时，提示半侧脊髓脊膜膨出。

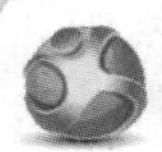

知识拓展

手术适应证如下。

(1) 囊壁很薄，囊腔增大迅速，随时有可能破溃或已有破溃，但尚无感染者应尽早手术。

(2) 如果囊壁较厚，包块不大，双下肢活动好，可待婴儿稍大，能耐受手术时再行手术治疗。

(3) 婴儿时期曾行单纯手术切除囊肿，仍有大小便和下肢功能障碍，局部皮肤尚正常者仍应争取再次手术治疗。

(4) 囊壁破溃已有感染，或早期出现严重神经功能障碍，伴有脑积水及智力严重减退为手术禁忌。

（二）鉴别诊断

本畸形尚须与畸胎瘤、脂肪瘤和皮样囊肿等相鉴别。上述瘤体触诊较坚实，按压不能回纳，透光试验阴性，表面皮肤正常，故鉴别不难。但需注意，上述疾病常与脊柱裂合并存在。

五、治疗原则和药物治疗要点

（一）治疗原则

对于无症状的隐性脊柱裂不需治疗。有临床症状的隐性脊柱裂、囊性脊柱裂及脊柱裂引起的脊髓栓系综合征者，均适合于手术，而且提倡尽早地予以手术治疗。

（二）药物治疗要点

脊柱裂疼痛明显的患者可适当口服消炎止痛药物，术后如果有切口感染可选用静脉或口服抗生素。

六、健康指导

(1) 通过产前筛查和诊断能有效降低出生缺陷及残疾的总体发生率。在 20 世纪 90 年代以前我国新生儿神经管畸形发生率为 2.3‰～2.8‰，占世界新生儿神经管畸形的 1/4～1/3，是发生率最高的国家。20 世纪 90 年代后期，人类发现了先天性神经管畸形产生的原因——怀孕妇女体内缺乏名为“叶酸”的营养素。我国从20世纪90年代以后推广孕期保健，并针对神经管畸形制定在怀孕前3个月开始至怀孕后3个月口服叶酸的方案，并根据孕期B超及孕母血清与羊水中甲胎蛋白的测定，可以在孕早、中期筛查出神经管畸形，从而大大降低了神经管畸形的发生率。

(2)尽管脊柱裂的早期治疗正在逐渐被认可，但仍有相当数量的青少年和成年患者在获得手术治疗前，就形成了脊髓栓系综合征的表现，包括尿频、排尿无力、尿失禁，顽固性便秘，足变形、内外翻畸形形成，甚至足部的溃疡等，严重者完全不能自主行走。上述的神经功能损害在手术解除了脊髓栓系综合征病理状态后，也无法完全恢复，大多只能有所改善。此类患者涉及术后多个项目的康复治疗，如患儿排尿功能的康复、下肢矫形和康复锻炼等。

目标检测

一、单项选择题

1. 脊柱裂最常发生于(　　)。

A. 颈部　B. 胸部　C. 胸腰部　D. 腰部　E. 腰骶部

2. 脊柱裂的常见病因不包括下列哪项？(　　)

A. 叶酸缺乏　B. 感染　C. 中毒　D. 辐射　E. 维生素C缺乏

二、简答题

1. 简述脊柱裂的手术适应证。
2. 简述脊柱裂的临床表现及治疗原则。

臂丛神经麻痹

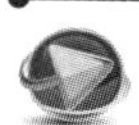

学习目标

识记：

1. 能够准确说出臂丛神经麻痹的主要临床表现。
2. 能简要描述臂丛神经麻痹的综合治疗措施。
3. 能准确说出臂丛神经麻痹的主要治疗措施。

理解：

1. 能够用自己的语言描述臂丛神经麻痹的临床表现。
2. 明确臂丛神经麻痹的常见病因和健康教育。
3. 能够准确识别臂丛神经麻痹临床类型的区别。

应用：

1. 能够正确识别臂丛神经麻痹，并能进行健康教育。
2. 能用所学知识与技能协助康复医生对患者的疾病进行康复治疗。

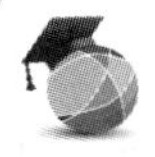

任务引领

小展出生时，被产钳夹伤，使其左臂无法抬起，手指不能灵活使用，出生38天后，在某医院做过修复重建术，3岁、6岁时又做过两次，可疗效并不显著。

查体：生命体征均正常，心肺听诊无异常发现，腹部触诊亦无异常发现。

辅助检查：脑CT无异常；左臂肌力2级。

请完成以下任务：

(1)通过学习，请用自己的语言归纳和总结臂丛神经麻痹的主要临床表现。

(2)你知道臂丛神经麻痹的治疗原则吗？请简单描述。

(3)假如你是该患儿的主治医生，请设计简单的治疗方案。

新生儿臂丛神经麻痹又称新生儿产伤，是因为分娩过程中过度牵拉胎儿肩、颈所致，轻者出生后2～3个月功能可逐渐恢复，若在生后6个月仍无恢复征象，则会产生永久性瘫痪。预后取决于受损程度，若损伤为神经功能性麻痹，数周内可完全恢复。生后第1周开始做按摩及被动运动，大部分病例可于治疗后2～3个月内获得改善和治愈，如为神经撕裂则留有永久麻痹。

一、病因和病理

(一)病因、发病机制

1. 头位分娩

(1)肩难产：多见于巨大儿，由于娩肩困难而采用强力压前肩法，使胎儿头颈部尽力向对侧肩方向牵拉，使臂丛上干处于紧张状态致上干损伤，这是臂丛神经麻痹的主要原因。

(2)胎方位判断错误：胎头外旋时误将胎头转向对侧，致使胎头和胎肩向相反方向分离，拉宽了第一肋与喙突间的距离而致臂丛神经麻痹。

2. 臀位分娩

(1)胎臀娩出时手法不正确使胎臀以外展方式娩出，致臂丛神经下干处于紧张状态，造成下干损伤麻痹。

(2)后出头娩出困难，强力牵拉胎儿肩颈部可致臂丛神经完全性麻痹。

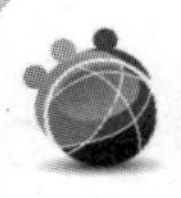

课堂互动

讨论臂丛神经麻痹的临床表现与损伤神经定位的关系。

(二)病理改变

1. 臂丛神经的分支　臂丛神经是支配上肢的主要神经，由第5、6、7、8颈神经和第1胸神经的前支合并组成，可分为根、干、束3段。其中颈5、6合成上干，颈7延伸成中干，颈8、胸1合成下干。其主要分支如下。

(1)肌皮神经：自外侧束发出，支配着臂前群肌和前臂外侧的皮肤。

(2)正中神经：由内侧束和外侧束各发出一根合成，支配前臂前群肌的大部分，手鱼际肌及手掌面桡侧三个半指的皮肤。

(3)尺神经：由内侧束发出、支配前臂前群肌靠尺侧的小部分肌肉、手小鱼际肌和手肌中间群的大部分以及手掌面尺侧一个半指和手背面尺侧两个半指的皮肤。

(4)桡神经：发自后束，支配臂及前臂后群肌、臂及前臂背侧面皮肤和手背面桡侧两个半指的皮肤。

(5)腋神经：由后束发出，支配三角肌、小圆肌及三角肌区和臂外侧面的皮肤。

2. 臂丛神经的走行　组成臂丛神经的诸神经根出颈椎椎间孔后在前中斜角肌间穿出，分出臂丛神经的3个干。当臂丛神经行经锁骨与第1肋之间时与腋动脉一起被胸锁筋膜固定在第1肋骨上，然后自肱骨喙突下经过。当外力使第1肋骨与喙突的距离加宽时，臂丛神经受强力牵拉而损伤。

根据以上这些肌肉的瘫痪情况可间接判定臂丛神经麻痹的部位和程度。

二、临床表现

临床表现根据损伤的部位而异，以上干麻痹最多见。

（一）上干麻痹型

典型表现是上肢松弛悬垂于体侧，肩关节内收内旋，肘关节伸长，前臂旋向前方，患肢不能做外展外旋及屈肘等活动。

（二）下干麻痹型

下干麻痹型又称前臂或干臂型麻痹，较少见。主要影响尺神经和正中神经，表现为患侧屈腕功能部分或完全丧失，小指屈伸功能丧失。

（三）全臂丛麻痹型

组成臂丛的 3 个干均损伤，造成患肢运动与感觉全部麻痹。如损伤接近椎间孔可出现霍纳综合征，即患侧面部不出汗，上睑下垂，眼裂变突，瞳孔变小，尺神经分布区感觉障碍。

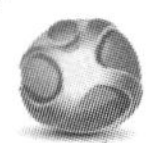

知识拓展 >>

Lovett 6 级肌力分级标准见表 17-1。

表 17-1　Lovett 6 级肌力分级标准

级别	名称	标准	相当正常肌力的百分率/(%)
0	零(zero,0)	无可测知的肌肉收缩	0
1	微缩(trace,T)	有轻微收缩，但不能引起关节活动	10
2	差(poor,P)	在减重状态下能做关节全范围运动	25
3	尚可(fair,F)	能抗重力做关节全范围运动，但不能抗阻力	50
4	良好(good,G)	能抗重力、抗一定阻力运动	75
5	正常(normal,N)	能抗重力、抗充分阻力运动	100

每一级还可以用“+”“-”号进一步细分。如测得的肌力比某级稍强时，可在该级的右上角加“+”号，稍弱时则在右上角加“-”号，以补充分级的不足。

三、辅助检查

MRI 可确定病变部位，肌电图检查及神经传导试验也有助于诊断及预后判断。

四、诊断要点

（一）诊断

高龄产妇、有难产史、巨大胎儿、颈部有血肿、产后出现一侧上肢活动障碍。

（二）鉴别诊断

1. 周期性麻痹　除了四肢肌力下降，呈弛缓性麻痹外，通常还伴低钾，测血钾可以鉴别。
2. 颈髓损伤　颈髓损伤表现为双上肢对称性功能障碍、感觉障碍，做电生理检查可以鉴别。

五、治疗原则和药物治疗要点

（一）治疗原则

目前本病尚无特效疗法，不同类型的分娩性臂丛神经损伤及同一类型中各神经根损伤程度不同，导致患侧上肢自然恢复程度千差万别。对于不能自然恢复者，目前大多主张早期行臂丛神经探查术，但在手术指征及术中对传导性神经瘤的处理等方面仍有不同观点。采用针灸、蜡疗、按摩和神经肌肉电刺激等方法对患儿进行综合康复治疗，已取得了较好疗效。康复治疗通过改善血液循环、促进新陈代谢，可以防止水肿，预防肌肉萎缩，促进神经功能恢复。

(二)药物治疗要点

药物治疗主要采取营养神经药物，如维生素 B_1、维生素 B_{12}、甲钴胺、谷维素、辅酶 A 等。

六、健康指导

新生儿臂丛神经麻痹，对个人、家庭、社会均造成沉重的负担，预防甚为重要。产前要估计胎儿体重，识别臀难产信号，掌握剖宫产指征与头位及臀位的分娩机制；接生时，正确采取臀难产的各种处理方法，确保母婴安全。

经常活动患肢手指，防止关节僵硬。手术后应遵照医嘱长期应用神经营养药物，促进神经再生。石膏绷带一般固定 3～6 周，去除石膏绷带后逐步伸直锻炼。在神经再生过程中，可同时进行物理治疗。

目 标 检 测

一、单项选择题

1. 下列关于新生儿臂丛神经麻痹的描述不正确的是(　　)。

A. 新生儿臂丛神经麻痹是因为分娩过程中过度牵拉胎儿肩、颈所致

B. 轻者生后 2～3 个月功能可逐渐恢复

C. 预后取决于受损程度，若损伤为神经功能性麻痹，数周内可完全恢复

D. 生后第 1 周开始做按摩及被动运动，大部分病例可于治疗后 2～3 个月内获得改善和治愈

E. 产伤导致臂丛神经受压水肿则留有永久麻痹

2. 下列关于新生儿臂丛神经麻痹的常见原因不正确的是(　　)。

A. 肩分娩困难　　B. 臀分娩困难　　C. 头位分娩

D. 胎臀娩出时手法不正确　　E. 产钳夹伤

二、简答题

1. 简述新生儿臂丛神经麻痹的临床表现。

2. 简述新生儿臂丛神经麻痹的预防措施。

进行性肌营养不良

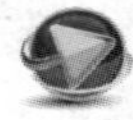

学习目标

识记：

1. 能够准确说出进行性肌营养不良的主要临床表现。
2. 能简要描述进行性肌营养不良的综合治疗措施。
3. 能准确说出进行性肌营养不良的主要治疗措施。

理解：

1. 能够用自己的语言描述进行性肌营养不良的临床表现。
2. 明确进行性肌营养不良的常见病因和健康教育。
3. 能够准确识别进行性肌营养不良、少年型脊肌萎缩症、肌炎的区别。

应用：

1. 能够正确识别进行性肌营养不良，并能进行健康教育。
2. 能用所学知识与技能协助康复医生对患者的疾病进行康复治疗。

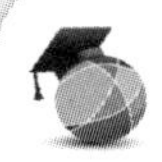

任务引领

祁某，7 岁男孩。患病史：患有进行性肌营养不良 3 年余，上肢肌肉乏力，行走乏力，上楼症状明显，下蹲后需借助外力才能站起。查体：生命体征均正常。辅助检查：脑 CT 检查无异常，肌电图呈肌源性损害。

请完成以下任务：

(1)通过学习，请用自己的语言归纳和总结进行性肌营养不良的主要临床表现。

(2)你知道进行性肌营养不良的治疗原则吗？请简单描述。

(3)假如你是该患儿的主治医生，请设计简单的治疗方案。

进行性肌营养不良是一类由于基因缺陷所导致的肌肉变性病，以进行性加重的肌肉无力和萎缩为主要临床表现。由于基因缺陷不同，临床症状出现的早晚也不同，可以早至胎儿期，也可以在成年后出现。肌营养不良的病程一般是呈进行性加重的，但疾病进展的速度快慢不一。进行性肌营养不良多数预后不良，最终可以导致患儿伤残和死亡。

根据临床表现和基因缺陷不同，可分为以下几种类型：假肥大型肌营养不良，属 X 连锁隐性遗传，是最常见的类型，根据临床表现不同，又可分为 Duchenne 型和 Becker 型。Duchenne 型肌营养不良(DMD)，几乎仅见于男孩，母亲若为基因携带者，50%男性子代发病，常起病于 2～8 岁。肌无力自躯干和四肢近端开始缓慢进展，下肢重于上肢；骨盆带肌肉无力，肌张力降低。初期走路笨拙，易于跌倒，不能奔跑及登楼，站立时脊髓前凸，腹部挺出，两足撇开，步行缓慢摇摆，呈特殊的“鸭步”步态，由仰卧至起立时非常困难，必先翻身俯卧，再双手攀缘两膝，逐渐向上支撑起立(Gower 征)。亦可见于肢近端肌肉、股四头肌及臂肌。Becker 型肌营养不良(BMD)，也称良性假肥大型肌营养不良症，常在 10 岁以后起病，首发症状为骨盆带及股部肌肉力弱，进展缓慢，病程长，出现症状后 25 年或 25 年以上才不能行走，多数在 30～40 岁时仍不发生瘫痪，预后较好。面肩-肱型肌营养不良，男女均有，青年期起病，首先表现为面肌无力，常不对称，不能露齿，突唇，闭眼及皱眉，口轮匝肌可有假性肥大，以致口唇肥厚而致突唇，有的肩、肱部肌群首先受累，以致两臂不能上举而成垂肩，上臂肌肉萎缩，但前臂及手部肌肉不被侵犯；病程进展极慢，常有顿挫或缓解。肢带型肌营养不良，两性均见，起病于儿童或青年，首先影响骨盆带肌群及腰大肌，行走困难，不能登楼，步态摇摆，常跌倒，有的则只累及股四头肌。病程进展极慢。其他类型如股四头肌型、远端型、进行性眼外肌麻痹型、眼肌-咽肌型等极少见。

下面重点介绍 DMD 基因缺陷所导致的肌营养不良。

一、病因和病理

(一)病因和发病机制

Duchenne 型肌营养不良又称严重性假肥大型肌营养不良、杜氏肌营养不良，为 X 连锁隐性遗传的疾病。年发病率约为每 3500 个活产男婴中有 1 个。致病基因 DMD 位于 Xp21，多为男性发病，女性为致病基因携带者。Duchenne 型肌营养不良患儿一般于 3～5 岁出现肌无力症状，病情呈进行性加重，12 岁左右失去独立行走能力，20 岁左右由于肌无力、呼吸衰竭而死亡。Becker 型肌营养不良也是由 DMD 基因缺陷所导致的，临床症状出现较 Duchenne 型肌营养不良晚，进展相对慢，18 岁后都还能独立行走，多可存活至成年 40～50 岁甚至更长寿命。

(二)病理改变

DMD 基因所编码的蛋白称为抗肌萎缩蛋白(dystrophin，Dys)，分布于骨骼肌和心肌的细胞膜上，起支架作用，保护肌细胞膜在肌肉收缩时不受损伤。由于 DMD 基因缺陷，导致肌细胞膜上的抗肌萎缩蛋白功能异常，肌细胞受损伤，出现进行性坏死、萎缩等，临床出现肌无力的症状与体征。某些 DMD 基因缺陷导致 Dys 完全缺失，临床表现为 Duchenne 型肌营养不良，某些 DMD 基因缺陷导致 Dys 功能部分缺陷，临床表现为 Becker 型肌营养不良。

肌营养不良的病理改变为肌纤维大小不一，脂肪结缔组织增生，可见肌纤维坏死和再生。Dys 免疫组织化学染色可见抗肌萎缩蛋白表达缺失，具有诊断意义。

二、临床表现

Duchenne 型肌营养不良患儿多于 3～5 岁逐渐出现症状，婴幼儿期多无症状，也有部分细心的家长可能发现患儿其实从小运动发育就较同龄儿童稍有落后，比如，正常儿童生后 1 岁独立行走，患儿可能 1 岁半至 2 岁开始独立行走，或者一直步态不稳，往往被误认为缺钙或体质弱等原因而被忽视。随着患儿年龄增大，症状逐渐明显，常在入托后发现患儿运动能力较同龄儿差，动作不协调、笨拙，奔跑跟不上同龄儿童。患儿逐渐出现步态异常，行走摇摆，俗称"鸭步"，上楼困难，蹲下起来困难。从平卧位起来时，患儿往往先翻身呈俯卧位，先抬头，以双手扶膝盖、大腿，缓慢直起躯干，站立，也就是所谓的 Gower 征阳性。患儿体检除肌力和肌张力减低外，常可见腓肠肌肥大。肥大的腓肠肌触之质地较硬，缺乏肌肉的弹性，是由于其内充填了大量增生的脂肪结缔组织，故称为假性肥大。随着病情进展，肌无力症状越来越重，12 岁左右患儿失去独立行走能力。之后，由于长期卧床，容易并发压疮、坠积性肺炎等。由于呼吸肌无力或合并心脏受累等，在 20 岁左右可由于呼吸衰竭、心力衰竭而死亡。

Becker 型肌营养不良较 Duchenne 型肌营养不良临床症状轻，肌无力症状出现晚且进展缓慢，多数于 18 岁后仍保持独立行走的能力，寿命不受影响或轻度受影响。

三、辅助检查

（一）肌酸激酶（CK）

CK 含量显著升高，数十倍至数百倍于正常值。在疾病早期甚至无症状期即可出现显著升高。

（二）肌电图

提示为肌源性损害。

（三）肌肉活检

提示肌营养不良样改变，肌纤维大小不一，脂肪结缔组织增生，可见肌纤维坏死和再生，肌活检标本中可见散在嗜酸性肥大肌纤维，缺乏炎性细胞浸润。Dys 免疫组织化学染色呈阴性反应。

（四）DMD 基因检查

DMD 基因是人类比较庞大的基因之一，包括 79 个外显子。基因突变的类型包括缺失、重复和点突变等。大约 65％的 Duchenne 型肌营养不良和大约 85％的 Becker 型肌营养不良是由 DMD 基因一个或多个外显子缺失所导致的；6％～10％的 Duchenne 型和 Becker 型肌营养不良是由 DMD 基因一个或多个外显子重复所导致的。经典的多重 PCR 技术可以检测大约 98％的基因缺失。多重连接依赖探针扩增（multiplex ligation-dependent probe amplification，MLPA）是目前最常用的方法，可以用于全部外显子缺失和重复的检查。

（五）超声心动图和心电图

诊断 DMD 患儿应定期进行心脏方面的检查，包括超声心动图和心电图检查，以评估心脏功能。

四、诊断要点

（一）诊断

（1）一般在 5 岁以前发病。

（2）临床特点为进行性对称性肌无力，以肢体近端受累多见，起病常于下肢开始。

（3）查体无肌颤，无感觉障碍，多伴有腓肠肌假性肥大。

（4）CK 含量增高数十或数百倍。

（5）肌电图呈肌源性损害。

（6）肌活检表现为肌纤维长短不一，出现坏死与降解，纤维透明化，出现结缔组织与脂肪组织代偿增生，免疫组化分析可见 Dys 缺失。

(7)有家族史，呈 X 连锁隐性遗传。

(8)病情呈进行性加重。

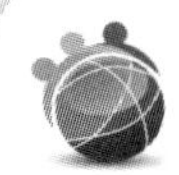

课堂互动

Duchenne 型肌营养不良与少年型脊肌萎缩症最明显的不同是什么？

(二)鉴别诊断

1. 脊肌萎缩症(少年型) 由于具有类似的临床症状和体征，如肌无力、肌肉萎缩、腱反射消失和病理征阴性，因此，Duchenne 型肌营养不良需要与少年型脊肌萎缩症进行鉴别。后者 CK 水平正常，肌电图表现为失神经性改变，一般不难鉴别。

2. 肌炎 在 Duchenne 型肌营养不良时，CK 水平显著升高是重要检查项目之一。在某些肌炎如皮肌炎时 CK 水平也显著升高，故临床需要与之进行鉴别。首先，临床表现不同，肌炎为获得性疾病，起病比较急，在发病之前患儿多数运动发育正常。其次，病理改变不同，肌炎时肌肉活检标本可见肌纤维坏死与再生，炎性细胞浸润，而肌营养不良时多无炎性细胞浸润，突出的病理改变是肌纤维直径变异增大和脂肪结缔组织增生。

五、治疗原则和药物治疗要点

(一)治疗原则

目前尚无根治方法，主要是对症和支持治疗。适当进行康复训练，适时应用康复支具支撑患儿的肢体，尽可能保持和延长患儿独立行走的能力。

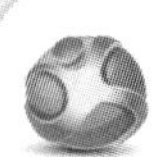

知识拓展

DMD 基因检查阴性就可以排除 Duchenne 型肌营养不良吗？

答案是否定的。DMD 基因庞大，有 79 个外显子，目前国内很多检测中心应用的检测方法不一，检测的外显子部位和数量也不一样，有些单位仅检测某些点突变。即使应用 MLPA 技术检测了 79 个外显子，也只能检测到基因大片段的缺失或重复，不能检测到细微的点突变，所以基因检测的阳性率不是 100%，检查结果阴性也不能排除 Duchenne 型肌营养不良的可能性。

(二)药物治疗要点

小剂量皮质类固醇激素可以降低 CK 水平，但不能阻止疾病的进展。基因替代治疗和小分子治疗方法仍在实验阶段，有望在将来改善疾病的预后。

六、健康指导

(一)预防

由于该病不可根治，产前诊断预防此类患儿的出生是最重要的预防方法。目前在国内某些具有产前诊断资质的医院已开展此项检查。

(二)饮食及注意事项

饮食均衡，营养丰富即可。适当参加体育锻炼，以增强抵抗力。对于呼吸肌受累的患儿，应尽量避免呼吸道感染，发生呼吸道感染时，要加强呼吸道管理。

目标检测

一、单项选择题

1. 关于进行性肌营养不良分型的描述，下述哪项不正确？（　　）

A. 假肥大型肌营养不良男女患病机会均等

B. Duchenne 型肌营养不良大多伴有心肌损害

C. 面肩-肱型肌营养不良多以面肌无力萎缩起病

D. 肢带型肌营养不良多属常染色体隐性遗传

E. 眼咽型肌营养不良多属常染色体显性遗传

2. 关于进行性肌营养不良的描述，下述哪项不正确？（　　）

A. 进行性肌营养不良是一类由于基因缺陷所导致的肌肉变性病

B. 以进行性加重的肌肉无力和萎缩为主要临床表现

C. 该病可以早至胎儿期，也可以在成年后发病

D. 肌营养不良的病程一般呈进行性加重，但疾病进展的速度快慢不一

E. 进行性肌营养不良如得到及时治疗多数预后良好

二、简答题

1. 简述进行性肌营养不良的发病机制。

2. 简述进行性肌营养不良的临床表现。

脑性瘫痪

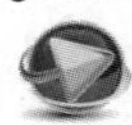

学习目标

识记：

1. 能够准确说出脑性瘫痪的主要临床表现。
2. 能简要描述脑性瘫痪的综合治疗措施。
3. 能准确说出脑性瘫痪的主要治疗措施。

理解：

1. 能够用自己的语言描述脑性瘫痪的临床表现。
2. 明确脑性瘫痪的常见病因和健康教育。
3. 能够准确识别脑性瘫痪、进行性脊髓肌萎缩症、先天性肌弛缓的区别。

应用：

1. 能够正确识别脑性瘫痪，并能进行健康教育。
2. 能用所学知识与技能协助康复医生对患者的疾病进行康复治疗。

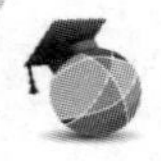

任务引领

早产的旺旺出生不会哭，放于温箱中 14 天，严重哭闹 50 多天，后哭闹好转，家长也不认为有病。7 个月时，天热让孩子站立却发现其左侧脚后跟放不平，智力低下，说话不清。

查体：生命体征均正常。

辅助检查：脑电图，有癫痫性放电波；智力测定，患儿智力低下。

请完成以下任务：

(1)通过学习，请用自己的语言归纳和总结脑性瘫痪的主要临床表现。

(2)脑性瘫痪的治疗原则有哪些？请简单描述。

(3)假如你是该患儿的主治医生，请设计简单的治疗方案。

小儿脑性瘫痪又称小儿大脑性瘫痪，俗称脑瘫，是指从出生后一个月内脑发育尚未成熟阶段，由于非进行性脑损伤所致的以姿势各运动功能障碍为主的综合征，是小儿时期常见的中枢神经障碍综合征，病变部位在脑，累及四肢，常伴有智力缺陷、癫痫、行为异常、精神障碍，以及视觉、听觉、语言障碍等症状。尽管脑瘫儿的期望寿命比一般人群短，但90%以上可以活到成年甚至老年。

一、病因和病理

(一)病因、发病机制

(1)新生儿核黄疸，导致脑缺血缺氧改变。

(2)受孕前男女身体长期处于疾病状态，精子、卵子质量低下导致受孕后的胚胎发育迟缓，遗传因素也会导致胚胎发育不良、多胎引起的营养分配不均。

(3)怀孕后前三个月的胎儿发育出现上呼吸道感染或其他感染，导致体内短期内毒素堆积过多，胚胎组织发育就可能出现停滞或者呈缓慢发育状态。如果此时使用药物将更为可怕。

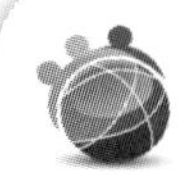

课堂互动

注意脑瘫的不同病理改变与临床表现的相关性。

总之，引发脑瘫的原因有很多，具体归纳为以下几点：父母亲吸烟、酗酒、吸毒，母亲患精神病、孕期患糖尿病、阴道出血、妊娠期高血压疾病、前置胎盘、先兆流产或服用避孕药、保胎药等；高产次、早产、流产史、双胎或多胎等，胎儿发育迟缓，宫内感染、宫内窘迫，胎盘早剥，胎盘功能不良、脐带绕颈、产钳分娩、臀位产产程长、早产儿、低出生体重儿，生后窒息吸入性肺炎，缺氧缺血性脑病、核黄疸、颅内出血、感染、中毒及营养不良等。

(二)病理改变

脑瘫是一个综合征，可以由于多种病因所引起，病理改变与病因有关。各种先天性原因所致的脑发育障碍，常有不同程度的大脑皮质萎缩和脑室扩大，可有神经细胞减少和胶质细胞增生。早产儿缺氧缺血性脑病可引起室管膜下出血，脑室周围白质软化变性，可有多个坏死或变性区及囊腔形成，经内囊支配肢体的神经纤维区域(锥体束)常受累。核黄疸后遗症可有基底节对称的异常髓鞘形成过度，称为大理石状态。近年已发现一些脑瘫伴有癫痫的小儿，其脑组织有脑沟回发育不良，细胞移行异常和灰质异位等早期脑发育障碍。

二、临床表现

按临床表现脑瘫可分为6型：痉挛型、不随意运动型、强直型、共济失调型、肌张力低下型、混合型。按瘫痪部位脑瘫可分为5型：单瘫、双瘫、三肢瘫、偏瘫、四肢瘫。由于脑瘫是脑损伤所致的综合征，原因复杂，损伤复杂，临床表现复杂，因此分类存在一定困难，难以从单一的角度进行分类，也难以严格确定某一类型。

无论哪种类型脑瘫，均具有非进行性脑损伤或发育障碍的特点。临床表现多以运动发育落后、姿势及运动模式异常、原始反射延迟消失、立直反射(矫正反射)及平衡反射延迟出现、肌张力异常为主。

患儿突然僵硬：在某些体位，如在仰卧位时给孩子穿衣，屈曲他的身体或拥抱他时感到困难。松软：婴儿的头颈松软抬不起头来，将他悬空抱时，他的四肢下垂。婴儿很少活动。发育迟缓：学会抬头、坐和运用双手迟于同龄孩子，可能用身体某一部分多于另一部分，如有些患儿常用一只手而不用双手。进食差：吸和吞咽差；舌头常将奶和食物推出；闭嘴困难。异常行为：可能好哭、易激怒、睡眠差，或者非常安静，睡眠过多等。

(一)早期症状

(1)新生儿或3个月婴儿易惊、啼哭不止、厌乳和睡眠困难。

(2)早期喂养、进食咀嚼、饮水、吞咽困难，以及有流涎、呼吸障碍。

(3)感觉阈值低，表现为对噪声或体位改变易惊，拥抱反射增强伴哭闹。

(4)生后不久的正常婴儿，因踏步反射影响，当直立时可见两脚交互迈步动作。3月龄时虽然可一度消退，但到了3个月仍无站立表示或迈步者，即要怀疑脑瘫。

(5)过“百天”的婴儿尚不能抬头，4～5个月挺腰时头仍摇摆不定。

(6)握拳：一般生后3个月内婴儿可握拳不张开，如4个月仍有拇指内收，手不张开应怀疑脑瘫。

(7)正常婴儿应在3～5个月时看见物体会伸手抓，若5个月后还不能者疑为脑瘫。

(8)正常婴儿一般生后4～6周会笑，之后学会认人。痉挛型脑瘫患儿表情淡漠，手足徐动型脑瘫常呈愁眉苦脸的样子。

(9)肌肉松软不能翻身，动作徐缓。触摸小儿大腿内侧，或让小儿脚着床或上下跳动时，出现下肢伸展交叉(图17-1)。

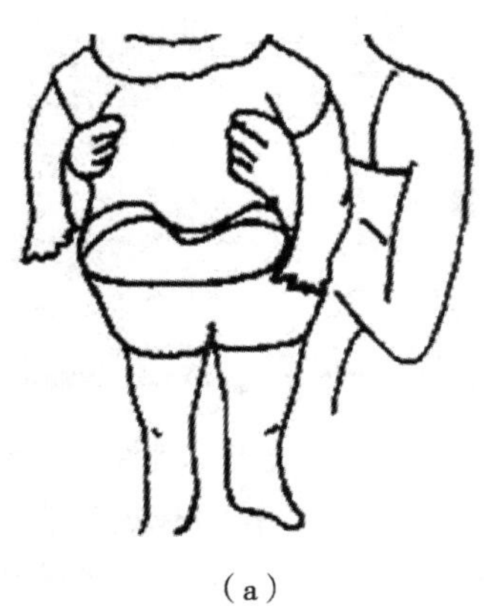

(a)

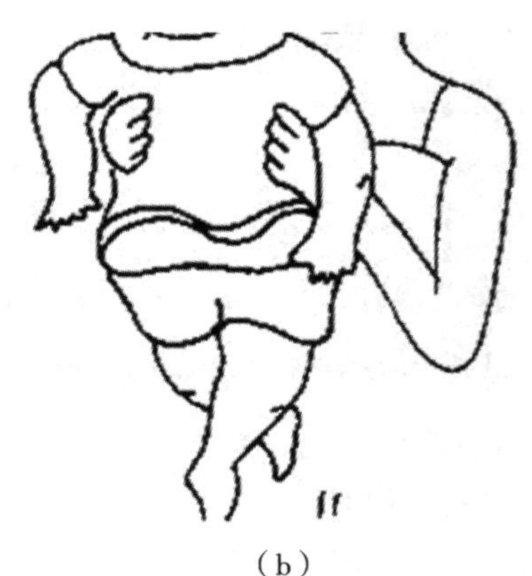

(b)

图17-1 正常儿和脑瘫患儿

(a)正常儿；(b)脑瘫患儿

(10)患儿四肢僵硬，尤其在穿衣时，上肢难穿进袖口；换尿布清洗时，大腿不易外展；擦手掌时，以及洗澡时出现四肢僵硬。

(11)过早发育：脑瘫患儿可出现过早翻身，但是一种突然的反射性翻身，全身翻身如滚木样，而不是有意识的节段性翻身。痉挛性双瘫的婴儿，坐稳前可出现双下肢僵硬，像芭蕾舞演员那样的足尖站立。

(二)主要症状

1.运动障碍　运动自我控制能力差，严重者则双手不会抓东西，双脚不会行走，有的甚至不会翻身，不会坐起，不会站立，不会正常的咀嚼和吞咽。

2.姿势障碍　各种姿势异常，姿势的稳定性差，3个月仍不能头部竖直，习惯于偏向一侧，或者左右前后摇晃。孩子不喜欢洗澡，洗手时不易将拳头掰开。

3.智力障碍　智力正常的孩子约占1/4，智力轻度、中度不足的约占1/2，重度智力不足的约占1/4。

4.语言障碍　语言表达困难，发音不清或口吃。

5.视听觉障碍　以内斜视及对声音的节奏辨别困难最为多见。

6.生长发育障碍　矮小。

7.牙齿发育障碍　质地疏松、易折。口面功能障碍，脸部肌肉和舌部肌肉有时痉挛或不协调收缩，咀嚼和吞咽困难，口腔闭合困难以及流口水。

8.情绪和行为障碍　固执、任性、易怒、孤僻，情绪波动大，有时出现强迫、自伤、侵袭行为。

9.其他　有39%～50%的脑瘫患儿由于大脑内的固定病灶而诱发癫痫，尤其是智力重度低下的患儿。

三、辅助检查

辅助检查对脑瘫的病因诊断、鉴别诊断和判断预后等都有重要意义，必要的辅助检查有以下几个方面。

1.脑电图　约有80%的脑瘫患儿有脑电波异常，也有可能正常；也可表现异常背景活动，伴有癫痫性放电波者应注意合并癫痫的可能性。

2.脑电地形图(BEAM)　脑瘫患儿BEAM改变主要是δ或θ频段功率升高，α频段功率降低。

3.脑MRI　可有侧脑室前脚、后角及周围可见T_2像的高信号影，白质减少，白质发育不良等异常表现。

4.诱发电位　视力减退或听力障碍者可分别给予视觉诱发电位和听觉诱发电位检查。

5.肌电图　了解肌肉和神经的功能状态，脑瘫合并肌萎缩者应尽可能做此检查。

6.脑阻抗血流图　检查脑部血管功能和供血情况。

7.头颅CT、MRI检查　1/2～2/3的患儿可有异常，但CT、MRI检查结果正常者不能否定脑瘫的诊断，大多数脑瘫患儿在脑损伤早期可发现缺氧缺血性脑病、颅内出血、脑水肿等；脑损伤急性期后可发现脑萎缩、外部性脑积水、脑软化或其他脑部损害。

8.头颅超声波　对前囟门未闭合的小儿，利用超声波检查，也可以有效发现缺氧缺血性脑病、颅内出血、脑水肿、脑萎缩、外部性脑积水、脑软化或其他畸形。

9.智力测定　可发现脑瘫患儿是否合并智力低下。

四、诊断要点

(一)诊断

脑瘫的表现由于病因及分型的不同而各种各样，但早期多见脑瘫婴儿(6个月以内)的早期症状。

(1)身体发软及自发运动减少：这是肌张力低下的症状，在1个月时即可见到。如果持续4个月以上，则可诊断为重症脑损伤、智力低下或肌肉系统疾病。

(2)身体发硬：这是肌张力亢进的症状，在1个月时即可见到。如果持续4个月以上，可诊断为脑瘫。

(3)反应迟钝及叫名无反应：这是智力低下的早期表现，一般认为4个月时反应迟钝，6个月时呼其名无反应，可诊断为智力低下。

(4)头围异常：头围是脑的形态发育的客观指标，脑损伤儿往往有头围异常。

(5)体重增加不良、哺乳无力。

(6)固定姿势：往往是由于脑损伤使肌张力异常所致，如角弓反张、蛙位、倒U字形姿势等。在生后1个月就可见到。

(7)不笑：如果2个月不能微笑、4个月不能大声笑，可考虑为智力低下。

(8)手握拳：如果4个月还不能张开，或拇指内收，尤其是一侧上肢存在，有重要诊断意义。

(9)身体扭转：3～4个月的婴儿如有身体扭转，往往提示垂体外系损伤。

(10)头不稳定：如4个月俯卧位不能抬头或坐位时头不能竖直，往往是脑损伤的重要标志。

(11)斜视：3～4个月的婴儿有斜视及眼球运动不良时，提示有脑损伤的存在。

(12)不能伸手抓物：如4～5个月不能伸手抓物，可诊断为智力低下或脑瘫。

(13)注视手：6个月以后仍然存在，可考虑为智力低下。有些脑损伤较轻微，在婴儿早期往往无明显症状，但在婴儿后半期(6～12个月)可出现相关症状。

(二)鉴别诊断

1.进行性脊髓肌萎缩症　本病于婴儿期起病，多于3～6个月后出现症状，少数患者生后即有异常，表现为上下肢呈对称性无力，肌无力呈进行性加重，肌萎缩明显，腱反射减退或消失，常因呼吸肌功能不全而反复患呼吸道感染，患儿哭声低微，咳嗽无力，肌肉活检可帮助确诊，本病不合并智力低下，面部表情机敏，眼球运动灵活。

2. 运动发育迟缓　有些小儿的运动发育稍比正常同龄儿落后，特别是早产儿。但其不伴异常的肌张力和姿势反射，无异常的运动模式，无其他神经系统异常反射。运动发育落后的症状随小儿年龄增长和着重运动训练后，可在短期内消失。

3. 先天性肌弛缓　患儿生后即有明显的肌张力低下、肌无力、腱反射减退或消失。平时常易并发呼吸道感染。本病有时被误诊为张力低下型脑瘫，但后者腱反射一般能引出。

4. 智力低下　本病常有运动发育落后，动作不协调，原始反射、Vojta 姿势反射、调正反应和平衡反应异常，在婴儿早期易被误诊为脑瘫，但其智力落后的症状较为突出，肌张力基本正常，无姿势异常。

五、治疗原则和药物治疗要点

(一)治疗原则

综合康复医疗：运动(体育)疗法，包括粗大运动、精细运动、平衡能力和协调能力训练，如爬行、有目的地指认(鼻、耳等)、抓物、持物、起坐、摇摆、扶行(背靠墙、面朝墙)、原地运动(弯腰拾物、抬脚训练、单脚独立、原地起跳)、行、跑；物理疗法，包括神经电刺激疗法、温热疗法、水疗法；作业疗法即能力训练。现代医学治疗方法包括：手术，矫形器，水、电、光、声疗法，语言、交流的治疗，运动功能的治疗，ADL 训练。

(二)药物治疗要点

口服或注射有关药物，如脑神经营养药、肌肉松弛药、活血药等，包括构筑和修复脑组织(细胞)的药物，如卵磷脂(包含磷脂酰胆碱、脑磷脂、鞘磷脂等)，能修复因外伤、出血、缺氧造成的脑细胞膜损害，保护神经细胞，加快神经兴奋传导，改善学习与记忆功能，还可以选择能促进脑细胞 DNA 合成，促进脑细胞对氧的利用率，改善脑细胞能量代谢，增强脑功能，供给脑组织修复再生所需的各种氨基酸，调节脑神经活动的药物，如古立西、螺旋藻片(胶囊)。积极补充多种维生素，如 21-金维他。有条件的医院的可交替选择注射针剂，如脑活素、脑多肽、乙酰谷酰胺、胞二磷胆碱等。

六、健康指导

脑瘫患儿的预后与以下因素有关。

(一)与脑损伤的程度有关

重症脑瘫患儿由于运动功能障碍严重、进食困难、身体虚弱，加之合并有一种或多种并发症，因此预后较轻症脑瘫差。

(二)与是否早期发现、早期干预有关

脑瘫的早期发现和早期干预，是抑制异常运动发育，促进正常运动发育，防止挛缩和畸形的关键。因此，早期发现和早期干预、早期控制并发症可以取得最佳的康复治疗效果。

(三)与康复治疗有关

脑瘫应该做到早期发现、早期康复治疗，同时应该做到持之以恒，坚持正确的康复治疗和综合性的康复治疗。康复治疗的方法不得当，可能产生适得其反的效果，反而加重病情。

(四)与康复预防有关

做好脑瘫的三级预防和并发、继发损伤的预防，对于脑瘫的预后十分重要。

(五)与社会因素有关

包括脑瘫患儿自身和家庭成员在内的全社会对残疾和康复的认识，对于脑瘫患儿的康复效果以及将来能否真正回归社会，成为主流社会成员十分重要。脑瘫的预后与是否开展社区康复，是否将医疗康复、教育康复、职业康复和社会康复有机结合直接相关。当然，脑瘫的预后还与家庭的文化、经济状况，社会的发展水平有关。

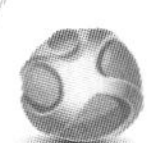

知识拓展

脑瘫饮食指导

(1)食物要容易消化吸收,营养丰富,要选择高蛋白质食物,蛋白质是智力活动的基础,与脑的记忆、思维有密切的关系。牛奶、豆浆、鸡蛋、酸奶、肉类等都是富含蛋白质的食物。还应选择富含维生素的食物,因维生素A能增强身体的抵抗力和促进大脑的发育,B族维生素能提高机体各种代谢功能和增强食欲,维生素D能帮助钙的吸收和利用。

(2)要以碳水化合物如米饭、面食、馒头、粥、粉为主食,过多杂食会影响食欲,造成营养障碍。

(3)要多吃蔬菜和水果,少吃肥肉,保持大便通畅,如小孩不吃蔬菜,可以把菜剁烂,做成菜肉包子、菜肉饺子、菜泥、菜汤,教育孩子养成吃蔬菜的习惯。

(4)饮食要定时,一般早、中、晚各进食一次,有条件者可以在上、下午各增加点心一次,按时进食,可以增加食欲。

(5)每天要适当进行户外活动,让阳光照射皮肤,可增进食欲,帮助维生素D的吸收。

(6)不要吃油炸、辛辣、油腻等有刺激性和难消化的食物,因小儿体质多热,再食油炸、辛辣等食品易引起热病。

(7)不要过多食糖,因口腔内的细菌会使糖发酵,易患龋齿而影响食欲。

目标检测

一、单项选择题

1. 下列关于脑瘫的临床表现说法错误的是(   )。

A. 身体发硬　　B. 身体发软　　C. 固定姿势
D. 手握拳　　E. 微笑

2. 脑瘫的鉴别诊断不包括(   )。

A. 进行性脊髓肌萎缩症　　B. 运动发育迟缓　　C. 先天性肌弛缓
D. 智力低下　　E. 注意缺陷多动障碍

二、简答题

1. 简述脑瘫的临床表现。
2. 简述脑瘫的治疗原则。

第三节　其他儿科疾病

佝　偻　病

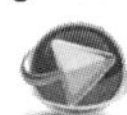

学习目标

识记:

1. 能够准确说出佝偻病的主要临床表现。

2. 能简要描述佝偻病的常规辅助检查。

3. 能准确说出佝偻病的预防措施。

理解：

1. 能够用自己的语言描述典型佝偻病的临床表现。

2. 明确佝偻病的常见原因及预防措施。

3. 能够准确识别佝偻病、维生素D依赖性佝偻病、软骨营养不良、肾性佝偻病的区别。

应用：

1. 能够自觉将医疗规范与康复健康理念贯穿于疾病治疗的全过程。

2. 能用所学知识与技能协助主治医生对患者进行健康指导。

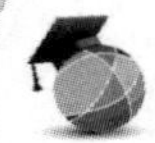

任务引领

患儿，男，8个月，因发现小儿头颅方形1天，就诊。家长自诉：孩子在冬季出生，一直母乳喂养，常发现小儿夜间出汗、睡眠不佳，因症状不严重，父母均不在意。患儿经常活动后气促，体质差，易生病，自认为是由于照顾不好而引起，未就诊。1天前，听见邻居议论孩子头形不好，随后就诊。

查体：生命体征正常，头颅大，呈方形，且胸骨前凸、腹部膨隆、韧带松弛、肝脾稍肿大、肋骨外翻、胸骨柄前凸。

化验：Hb 101 g/L，WBC 10.12×10^9/L，N 26.02%，BALP 450 U/L。

请完成以下任务：

(1)通过学习，请归纳与总结佝偻病的主要临床表现。

(2)佝偻病的治疗方法和预防措施有哪些？请简要描述。

(3)假如你是该患者的主治医生，请设计简单的医嘱。

佝偻病是由于儿童体内维生素D(vitamin D)不足，致使钙、磷代谢失常的一种慢性营养性疾病，以正在生长的骨骺端软骨板不能正常钙化，造成骨骼病变为特征。佝偻病会严重影响儿童的生长发育，危害到儿童的身心健康，是我国重点防治的疾病之一。

一、病因和病理

(一)病因

病因包括：日照不足，导致合成内源性维生素D不足；天然食物中含维生素D较少，不能满足机体需要；母乳中维生素D少，应同时在辅食中增加富含维生素D的食物；生长过速，使体内对维生素D的需求增加，患有胃肠道疾病导致维生素D吸收障碍；某些药物影响维生素D吸收。

(二)发病机制

维生素D造成钙、磷代谢失常，导致体内血磷、血钙降低，从而使甲状旁腺功能代偿性亢进，促使甲状旁腺分泌增加以动员骨钙释放，使血清钙浓度维持正常或接近正常，但是由于甲状旁腺分泌增加的同时抑制了肾小管重吸收磷，使尿磷排出增加，血磷进一步降低，骨样组织在钙化过程中发生障碍而局部堆积，成骨细胞代偿增生、碱性磷酸酶分泌增加，临床上出现一系列佝偻病症状和血生化指标异常。

(三)病理改变

细胞外液中钙、磷浓度不足，使骨样组织出现增生、骨骺端软骨板钙化不良等骨骼变化。由于骨基质不能正常矿化，成骨细胞代偿增生，碱性磷酸酶分泌增加，骨样组织堆积于干骺端，骺端增厚，向两侧膨出，形成“串珠”“手足镯”。骨膜下骨矿化不全，成骨异常，骨皮质被骨样组织替代，骨膜增厚，骨皮质变薄，骨质疏松，负重出现弯曲；颅骨骨化障碍而颅骨软化，颅骨骨样组织堆积出现"方颅"。

二、临床表现

多见于3个月到2岁的小儿，主要表现为正在生长发育中的骨骼病变、肌肉松弛和神经兴奋性改变。一般在缺乏维生素D数月后出现骨骼病变，重症佝偻病可有消化和肺功能的异常，并可影响智力和免疫功能。临床表现分为4期。

（一）初期

多见于6个月以内，特别是3个月以下的婴儿，主要表现为神经兴奋性增高，如烦闹、汗多、易惊、易激惹等。此期常无骨骼病变，X线片可无异常，血生化指标改变轻微。

（二）激期

症状持续加重，可出现佝偻病典型的骨骼改变，如方颅、手足镯、鸡胸、漏斗胸、佝偻病串珠、O形腿、X形腿，严重者甚至出现病理性骨折，生长滞后，出牙延迟等。6月龄以后，尽管病情仍在进展，但颅骨软化逐渐消失。额骨和顶骨双侧骨样组织增生呈对称性隆起，至7～8个月时变成"方盒样"头型（即方头），严重时呈鞍状或十字状颅形，头围也较正常增大。"方盒样"头型应与前额宽大的头型区别。1岁左右患儿可出现胸廓骨骼改变，肋骨骨骺端因骨样组织堆积而膨大，在肋骨与肋软骨交界处可扪及圆形隆起，以第7～10肋骨最明显，从上至下如串珠样突起，称为佝偻病串珠；肋骨骺部内陷，胸骨向前突起，形成鸡胸样畸形；如果胸骨剑突部向内凹陷，即成漏斗胸；膈肌附着处的肋骨受牵拉而内陷，形成一道横沟，称为郝氏沟。这些胸廓病变都会影响呼吸功能。由于骨质软化与肌肉关节松弛，双下肢在开始站立与行走后可因负重出现股骨、胫骨、腓骨弯曲，形成严重膝内翻（O形）或膝外翻（X形）畸形。X线片可见钙化带模糊消失，干骺端增宽，边缘不整，呈云絮状、毛刷状或杯口状，骨骺软骨盘增宽，血钙、血磷降低，碱性磷酸酶升高，25-(OH)-D_3减少等。

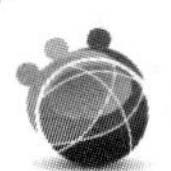

课堂互动

维生素D缺乏性佝偻病与维生素D缺乏性手足搐搦症两者都是由于维生素D缺乏而引起，请思考两者的不同。

（三）恢复期

患儿经治疗和日光照射后，症状、体征逐渐减轻并消失。X线片可见临时钙化带重现、增宽、密度加大，血中钙、磷和碱性磷酸酶等生化指标逐渐恢复正常。

（四）后遗症期

多见于2岁以上的儿童，可残留不同程度的骨骼畸形。无任何临床症状，血生化正常，骨骼干骺端活动性病变不复存在。X线检查骨骼干骺端活动性病变消失，不需治疗。

三、辅助检查

（一）钙磷的检测

血清碱性磷酸酶检测用于佝偻病早期的诊断，其特异性较差。

（二）血清25-(OH)-D_3和1,25-$(OH)_2$-D_3的检测

血清25-(OH)-D_3是维生素D在人体血液循环中的主要形式，是其代谢的中间产物，在血液中浓度最高、最稳定，半衰期最长，又是合成1,25-$(OH)_2$-D_3的前体，因此可以反映体内内源性和外源性维生素D的营养状况，但它不能反映骨钙的修复与否，且25-(OH)-D_3极易受外源性维生素D的影响，其测定只对未接受过维生素D制剂者有意义。血清1,25-$(OH)_2$-D_3是维持体内钙、磷代谢平衡的主要激素之一，主要通过作用于靶器官（肠、肾、骨）而发挥其抗佝偻病的生理功能。可促进小肠细胞合成钙结合蛋白，以增加肠道对钙的吸收，促进骨钙素的合成，使之与羟磷灰石牢固结合构成骨实质；同时增加肾小管对钙、磷的

重吸收，减少尿磷的排出，提高血磷的浓度，有利于骨的钙化作用。它可以反映体内活性 D_3 的绝对含量，但其在体内代谢快、储存少，不易测量，且测定 25-(OH)-D_3 和 1,25-$(OH)_2$-D_3 需要精密昂贵的仪器设备和复杂的技术操作，在国内尚不能广泛开展，故目前临床应用较少。

(三)尿脱氧吡啶啉/肌酐的检测

尿脱氧吡啶啉是骨胶原的分解产物，仅存在于骨的Ⅰ型胶原中，在骨吸收过程中，尿脱氧吡啶啉释放到血液中，直接以原形排泄到尿中，尿脱氧吡啶啉 90%以上来自骨骼，不受食物中胶原成分的影响。尿脱氧吡啶啉/肌酐检测方法简便，无创伤，患儿易于接受，可以应用于佝偻病的普查。

(四)尿羟脯氨酸/肌酐的检测

羟脯氨酸是一种非必需氨基酸，是人体胶原蛋白的主要成分，是反映胶原代谢的骨生化指标。佝偻病患儿体内维生素 D 缺乏时，甲状旁腺功能活跃，使旧骨溶解加强，胶原降解，可释放羟脯氨酸，从而使血、尿中的羟脯氨酸排出增多。尿中羟脯氨酸有 50%来自骨，亦有皮肤、补体等来源，故尿羟脯氨酸基本上能反映骨吸收和骨转换的程度，但不特异。该检测安全方便，患儿及家属易接受，故尿羟脯氨酸/肌酐可作为筛查佝偻病的一项简易生化指标。

(五)骨矿含量及骨密度测定

人体大部分骨矿含量的累积发生在儿童及青少年时期，至 30 岁左右达峰值骨量。骨密度为单位面积的骨矿物含量，主要反映人体长期的钙营养状况。佝偻病早期，由于体内钙、磷代谢紊乱，骨矿盐含量开始下降，当骨矿含量下降超过 5%时，采用单光子吸收法对婴儿左侧桡骨中远 1/3 端骨矿含量、骨密度进行检测，即可检测出。该检测方法简便，无损伤，易被患儿及家属接受，便于推广应用，可作为早期诊断佝偻病的一种较好方法。

(六)骨碱性磷酸酶(BALP)测定

当小儿体内维生素 D 缺乏时，肠道吸收钙、磷减少，以致甲状旁腺功能代偿性亢进，甲状旁腺素分泌增加，以动员骨钙释出，使血清钙浓度维持在正常或接近正常的水平，但甲状旁腺素同时也抑制肾小管重吸收磷，使尿磷排出增加，血磷降低，骨盐沉积量减少，骨形成障碍，成骨细胞代偿性活跃。BALP 是由成骨细胞合成的，因此佝偻病时血清中 BALP 分泌增多，且随病情进展不断上升。BALP 直接反映了成骨细胞的活性，是反映骨生长障碍最特异、最敏感的指标。该检测方法简捷、方便、安全，是目前公认的早期诊断佝偻病的最好方法。

(七)X 线诊断

佝偻病时形成的“串珠”“手足镯”；发生骨膜下骨矿化不全、骨膜增厚、骨质疏松等时，在 X 线片下可见尺骨远端干骺端边角突出、杯口变形、先期钙化带下骨小梁结构模糊、轻微而肯定的毛刷征、骨皮质疏松，皮质表面模糊。其中以尺骨远端干骺端边角突出最重要。X 线检查是诊断佝偻病的重要手段，但佝偻病早期常常无 X 线改变，只有当骨矿含量下降达 30%～50%时，才出现 X 线的改变，此时患儿多属于佝偻病的激期或后遗症期，因此对佝偻病的早期诊断意义也不大。并且 X 线检测对身体有一定的辐射作用，使许多患儿家长有所顾忌。

(八)超声检查

能分辨出宽度小于 0.5 mm 的钙化不全，且表现出来的断层图像更有利于发现微小病灶，与 X 线片相比有极大的优越性，故应用高频超声诊断佝偻病是一种新的尝试，其应用前景尚待观察。

四、诊断要点

(一)诊断

依据维生素 D 缺乏的病史、病因、患儿临床表现、血生化及骨骼 X 线检查即可诊断。血清 25-(OH)-D_3 正常浓度为 25～125 nmol/L(10～50 μg/mL)，低于 8 μg/mL 即可诊断为维生素 D 缺乏症。

(二)鉴别诊断

1. 软骨营养不良　软骨营养不良是一种遗传性软骨发育障碍，出生时即可见四肢短、头大、前额突出、腰椎前凸、臀部向后凸。根据特殊的体态(短肢型矮小)及骨骼 X 线检查可做出诊断。

2. 低血磷性抗维生素 D 佝偻病　本病多为性连锁遗传，亦可为常染色体显性或隐性遗传，也有散发病例，为肾小管重吸收磷及肠道吸收磷的原发性缺陷所致。佝偻病的症状多发生于1岁以后，因而2～3岁后仍有活动性佝偻病表现；血钙多正常，血磷明显降低，尿磷增加。对用一般治疗剂量维生素D治疗佝偻病无效时应与本病鉴别。

3.远端肾小管性酸中毒　远曲小管泌氢不足，从尿中丢失大量钠、钾、钙，继发甲状旁腺功能亢进，骨质脱钙，出现佝偻病体征。患儿骨骼畸形显著，身材矮小，有代谢性酸中毒，多尿，呈碱性尿；除低血钙、低血磷之外，血氨增高，并常有低血钾症状。

4.维生素D依赖性佝偻病　本病为常染色体隐性遗传，可分为两型：Ⅰ型为肾脏1-羟化酶缺陷，使25-(OH)-D_3转变为1,25-$(OH)_2$-D_3发生障碍，血中25-(OH)-D_3浓度正常；Ⅱ型为靶器官受体缺陷，血中1,25-$(OH)_2$-D_3浓度增高。两型临床均有严重的佝偻病体征、低钙血症、低磷血症、碱性磷酸酶明显升高及继发性甲状旁腺功能亢进，Ⅰ型患儿可有高氨基酸尿症，Ⅱ型患儿重要特征为脱发。

5.肾性佝偻病　由于先天或后天原因所致的慢性肾功能障碍，导致钙、磷代谢紊乱，血钙低，血磷高，继发性甲状旁腺功能亢进，骨质普遍脱钙，骨骼呈佝偻病改变。多于幼儿后期症状逐渐明显，形成侏儒状态。

五、治疗原则和药物治疗要点

（一）治疗原则

早期诊断、及时治疗，控制活动期骨骼病变，防止骨骼畸形。

（二）药物治疗要点

维生素D制剂选择、剂量大小、疗程长短、单次或多次、途径（口服或肌内注射）应根据患儿具体情况而定，强调个体化给药。治疗一般以口服药物为主。口服吸收良好，既有效也安全。维生素D剂量为每天50～100 μg(2000～4000 U)，或1,25-$(OH)_2$-D_3 0.5～2.0 μg。依据临床表现和X线片骨质改善情况，2～4周后改为预防剂量400 U/d。对于有并发症，无法口服的，进行肌内注射，一次注射维生素$D_3$20万～30万U，2～3个月后给予口服预防量。治疗1个月后复查，了解疗效，如常用指标无改变的，要警惕维生素D依赖性佝偻病。严重骨骼畸形可做手术矫治。

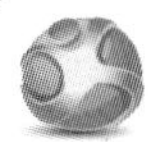

知识拓展

预防维生素D缺乏性佝偻病应早期开始进行，宫内维生素D缺乏会影响胎儿长骨生长，是出生后骨质疏松和骨折发生的高危因素；儿童期维生素D缺乏可能与成人期某些慢性疾病有关，如糖尿病、哮喘、多发性硬化发生率增加，应引起足够重视。

出生以后，人体维生素D的最低日需量为400 U。经过国内外多年的临床实践和研究证实，保证婴幼儿获得最低日需量的维生素D和阳光照射是防治佝偻病的关键措施，而不应盲目给予大剂量维生素D治疗，更不可将大剂量维生素D用于预防。

六、健康指导

佝偻病与生活方式密切相关，开展早期综合防治是控制佝偻病的关键，应强调佝偻病三级预防的重要性。一级预防（全人群策略），是以减少佝偻病发病为目的，控制佝偻病发病的危险因素，改变不合理的生活方式及行为；二级预防（高危人群策略），是针对佝偻病高危人群，为阻止或减缓佝偻病的发展而采取的措施；三级预防（患者策略），加强对佝偻病患儿的规范化治疗和康复指导，防止并发症，提高患儿的生活质量。鼓励孕妇多进行户外活动，食用富含钙、磷、维生素D以及其他营养素的食物。早产、低出生体重儿、双胎儿生后2周开始补充维生素D。夏季阳光充足，户外活动多，可暂停或减量服用维生素D。做好婴幼儿合理喂养，坚持母乳喂养至8个月，按时添加辅食。加强婴幼儿户外活动，生后2～3周，即可让婴儿坚持户外活动，冬季也要注意保证每天1～2 h的户外活动时间。

目标检测

一、单项选择题

1. 下列哪个是佝偻病的治疗原则？（　　）

A. 早期诊断、及时治疗，控制活动期骨骼病变，防止骨骼畸形

B. 早发现、早诊断、早治疗，防止骨骼畸形

C. 佝偻病是由缺乏维生素 D 引起的，其治疗原则为积极补充维生素 D

D. 为防止佝偻病发生，应该在孕前、孕中、产后积极服用维生素 D

E. 以上都不对

2. 下列关于佝偻病的病因说法错误的是（　　）。

A. 日照不足，导致合成内源性维生素 D 不足

B. 天然食物中含维生素 D 较少，不能满足机体需要

C. 生长过速，使体内对维生素 D 需求增加

D. 某些药物影响维生素 D 吸收

E. 某些肠道疾病影响维生素 D 吸收

二、简答题

1. 简述佝偻病的预防措施。

2. 简述佝偻病的定义及发病机制。

新生儿高胆红素血症

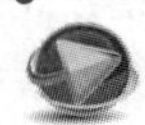

学习目标

识记：

1. 能够准确说出新生儿高胆红素血症的主要临床表现。
2. 能简要描述新生儿高胆红素血症的常规辅助检查。
3. 能准确说出新生儿高胆红素血症的治疗方案。

理解：

1. 能够用自己的语言描述典型新生儿高胆红素血症的临床表现。
2. 明确典型病例的临床特点，并分析其异常改变的原因。
3. 能够准确识别新生儿高胆红素血症、新生儿溶血病、婴儿肝炎综合征、母乳性黄疸、先天性胆道闭锁的区别。

应用：

1. 能够自觉将医疗规范与康复健康理念贯穿于疾病治疗的全过程。
2. 能用所学知识与技能协助主治医生对患者进行治疗。

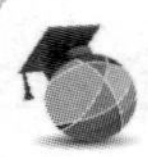

任务引领

患儿出生后 20 天，因“全身皮肤黏膜黄染 1 天”入院。

查体：T 36.8 ℃，P 138 次/分，R 30 次/分，体重 4.3 kg，血氧饱和度 92%。神志清，精神、反应稍差。全身皮肤黏膜重度黄染。前囟平软，巩膜黄染，颈软，听诊双肺呼吸音清，未闻及痰鸣音。HR 140 次/分，律齐，脐部干燥。腹稍胀，肝、脾不大，听诊肠鸣音正常。神经系统检查：四肢肌力、肌张力正常，吸吮反射、觅食反射正常引出。

初步诊断：新生儿高胆红素血症。
请完成以下任务：
(1)通过学习，请归纳与总结新生儿高胆红素血症的主要临床表现。
(2)你知道新生儿高胆红素血症的辅助检查项目吗？请简单描述常规辅助检查项目。
(3)假如你是该患儿的主治医生，请设计简单的医嘱。

新生儿高胆红素血症(主要是非结合胆红素)是新生儿期常见的疾病之一，居我国新生儿常见疾病之首，发病率高达50%，且有逐年增高的趋势。由于该病可能导致胆红素脑病而使新生儿死亡或导致残疾，所以如何预防并减少新生儿高胆红素血症的发病率也越来越受到重视。

一、病因和病理

(一)病因

1.生理性　新生儿红细胞的寿命比较短，只有70～90天，红细胞破坏多，胆红素产生多，另外新生儿代谢胆红素机能发育不全。这些因素的综合结果使新生儿血中胆红素增多而发生黄疸。由于这只是一种暂时的现象，所以称为生理性黄疸，无需治疗。临床上新生儿高胆红素血症多为病理性。

2.病理性　包括：围产期因素(剖宫产、缺氧、早产、高龄初产、药物影响等，而其中又以剖宫产最为重要)；血型不合；G-6-PD缺乏症；胆道闭锁；头部血肿；药物如维生素K_3、维生素K_4、新生霉素等。

(二)发病机制

出生后最初几天胆红素的转运功能还不足，肝脏酶系统发育还不完善，因而产生的胆红素不能及时转化；此外，新生儿肠道无菌也会影响胆红素的代谢。还包括一些其他原因导致胆红素过度增加，超过肝脏的负荷量，或是肝脏本身发生问题，无法代谢掉每天产生的胆红素。血液中的胆红素明显超过正常，甚至引起皮肤、黏膜发黄。

(三)病理改变

高胆红素血症会引起神经毒性，导致胆红素脑病(核黄疸)，重症者甚至危及生命；核黄疸幸存者75%～98%患有严重的神经系统后遗症，如听力障碍、视觉障碍、智力落后等。

二、临床表现

新生儿高胆红素血症的主要表现为皮肤、黏膜及巩膜黄疸。生理性黄疸在生后2～3天出现，4～6天达到高峰，7～10天消退，早产儿持续时间较长，除有轻微食欲不振外，无其他临床症状。若生后24 h即出现黄疸，2～3周仍不退，甚至继续加深加重或消退后重复出现或生后一周至数周内才开始出现黄疸，均为病理性黄疸。除了黄疸外，尚有嗜睡、吮吸无力等表现。

三、辅助检查

(一)血液一般检测

红细胞减少，血红蛋白含量降低，网织红细胞显著增加，涂片中见有核红细胞。血液中胆红素升高，尤其是非结合胆红素升高明显。

(二)血型检查

在母婴Rh血型不合时用马血清来鉴定ABO血型会出现错定ABO血型的可能。因马在人红细胞表面抗原刺激下，产生抗A(B)抗体的同时，也产生抗IgG类抗体，故发现有不可解释的疑问时应联想到本病的可能而改用人血清来鉴定ABO血型。

(三)特异性抗体检查

有免疫抗体。血中黄疸指数增加，胆红素增高，由于操作方法不同，结果可相差3倍以上。尿、粪中尿胆原排出增加。在胆道被胆栓阻塞时大便可呈灰白色，尿内查见胆红素。ABO溶血病时红细胞乙酰胆碱酯酶活性明显降低。血浆白蛋白凝血酶原和纤维蛋白原可能降低，这些都能促成出血症状。重症者可有血小板减少，出血时间延长，血块收缩不良。少数发生DIC。

（四）羊水检查胆红素含量

羊水中的胆红素系由胎儿红细胞破坏产生的，由于含量过少，用一般化学方法不易检出，需用吸光度差测定。

（五）影像学检查

影像学检查可发现有无胆道闭锁等。

四、诊断要点

（一）诊断

血中胆红素为5～7 mg/dL及以上可出现肉眼可见的黄疸；50%～60%的足月儿和80%的早产儿出现生理性黄疸；部分高未结合胆红素血症可引起胆红素脑病。病理性黄疸：出生后24 h内出现黄疸；足月儿血清胆红素大于221 μmol/L、早产儿大于257 μmol/L，或每天上升大于85 μmol/L；足月儿黄疸持续时间大于2周，早产儿大于4周；黄疸退而复现；血清结合胆红素大于34 μmol/L。具备上述任何一项者均可诊断。

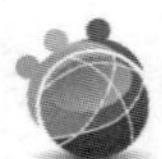

课堂互动

当血清总胆红素在17.1～34.2 μmol/L，而肉眼看不出黄疸时，称为隐性黄疸或亚临床黄疸；当血清胆红素浓度超过34.2 μmol/L时，临床上即可发现黄疸，也称为显性黄疸。请思考：显性黄疸的小儿都是病理性黄疸吗？

（二）鉴别诊断

1.新生儿溶血病　母血型为O型或Rh阴性，患儿为A型或B型Rh阳性。Rh溶血者出生当天即可发生黄疸；ABO溶血者出生后2～3天可出现黄疸。之后出现贫血、肝脾肿大，可发生胆红素脑病。查血型即可区分。

2.婴儿肝炎综合征　除皮肤黏膜黄染外，查肝炎标志物阳性即可诊断。

3.母乳性黄疸　进食母乳后出现黄疸，停母乳3～5天后黄疸消退。

4.先天性胆道闭锁　患儿皮肤黏膜出现黄染，伴有肝功能增高，表现为阻塞性黄疸，大便常规提示为白陶土色大便，腹部彩超、MRI检查可确诊。

五、治疗原则和药物治疗要点

（一）治疗原则

积极寻找新生儿高胆红素血症发生的高危因素，预防和减少新生儿高胆红素血症的发生，及时进行相关治疗。

（二）药物治疗要点

1.苯巴比妥　该药能够诱导葡萄糖醛酸转换酶的生成，从而加快胆红素的排泄，研究显示，配合茵陈汤治疗，效果更好。

2.白蛋白　1 g白蛋白能结合约8.3 mg胆红素，理论上，通过增加白蛋白储备，可能提供更多的结合位点来结合胆红素，从而减少未结合胆红素的毒性作用。一般用于生后1周内的重症高胆红素血症的治疗，用量为1 g/kg加入葡萄糖溶液10～20 mL静脉滴注。也可用血浆25 mL，静脉滴注，每天1～2次。换血前1～2 h应输注一次白蛋白。

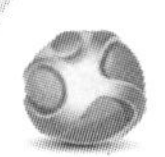

知识拓展

蓝光治疗可使(4Z,15Z)-胆红素转变成(4Z,15E)-胆红素异构体，该异构体容易水解，而不易进入中枢神经系统，能快速地通过肝脏并经胆汁和尿液排泄。波长为425～475 nm的蓝光照射效果最好。在光疗过程中，患儿暴露的体表面积越多，则光疗效果越好，但是必须利用眼罩和尿布防止视网膜及生殖系统受损，每隔2～3 h改变婴儿的姿势，最大限度地增加暴露在光线下的区域，帮助降低血清胆红素。如果光疗4～6 h后，血清胆红素仍上升大于8.6 μmol/(L·h)，则认为光疗失败，应准备换血。光疗的副作用常见的有哭闹、腹泻、血钙降低、发热、贫血等，血红蛋白降低主要表现在G-6-PD缺陷的患儿。

3. 益生菌　益生菌能促进肠道菌群生长，后者能使肠道内的结合胆红素还原成尿胆原及其氧化产物而随粪便排出体外，从而减少了胆红素的肠肝循环。

4. 5%碳酸氢钠　可纠正酸中毒，有利于胆红素与白蛋白结合。

5. 中草药　最常用的治疗高胆红素血症的草药是茵栀黄及其混合物。

六、健康指导

新生儿高胆红素血症的高危因素中围生因素、感染因素、纯母乳喂养因素和新生儿溶血等是最常见的因素，其他的还有遗传性疾病和先天性胆道梗阻等因素。对存在高危因素的新生儿，早期预防和治疗是控制高胆红素血症进展、防止胆红素血症及核黄疸的发生、减少其并发症和改善其预后的关键。此外，还应大力推广婚前检查，普及遗传学知识，降低遗传性疾病的发病率。认识到胎龄小，母亲妊娠期合并症，出生体重低，低血糖，开奶时间晚，第一次排胎粪时间晚，母乳少，胎膜早破，羊水污染，新生儿宫内感染、出生时感染、出生后感染，新生儿窒息，早产，宫内窘迫，高龄初产，剖宫产，出生后体重明显下降等均与新生儿高胆红素血症有关。对新生儿进行抚摸能有效促进胆红素的排泄，预防新生儿黄疸的发生。研究显示，加强婴儿抚触能使婴儿体重增加，神经肌肉功能增强，更好地联系母婴感情，减少院内感染发生率，同时抚摸能降低经皮测胆红素和血清胆红素值，使排便次数增多，以利于胆红素排出。

目标检测

一、单项选择题

1. 新生儿高胆红素血症的最严重的并发症是(　　)。

A. 胆红素脑病　　B. 黄疸　　C. 贫血
D. 免疫力低下　　E. 肺炎

2. 新生儿高胆红素血症不应与以下哪个疾病鉴别？(　　)

A. 新生儿溶血病　　B. 婴儿肝炎综合征　　C. 先天性胆道闭锁
D. 缺铁性贫血　　E. 甲肝

二、简答题

1. 简述新生儿高胆红素血症的常见病因。
2. 简述新生儿高胆红素血症的治疗措施。

支气管肺炎

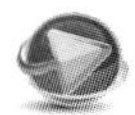

学习目标

识记：

1. 能够准确说出支气管肺炎的主要临床表现。

2. 能简要描述支气管肺炎的常规辅助检查。

3. 能准确说出支气管肺炎的治疗方案。

理解：

1. 能够用自己的语言描述典型支气管肺炎的临床表现。

2. 明确典型病例的临床特点，并可分析其异常改变的原因。

3. 能够准确识别支气管肺炎、肺结核、肺炎的区别。

应用：

1. 能够自觉将医疗规范与康复健康理念贯穿于疾病治疗的全过程。

2. 能用所学知识与技能协助主治医生对患者的治疗进行指导。

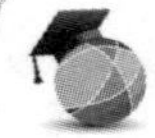

任务引领

患儿，男，4岁，体重15 kg。因反复发热、咳嗽3天，到附近诊所就诊。按上呼吸道感染给予治疗，输液2天(具体用药不详)，不见好转，反复发热、咳嗽加重，有痰，小儿不会咳出，遂到医院检查。医院确诊为支气管肺炎，收治入院。既往患儿体健，时有感冒，用药即好，无肺炎病史，未到过疫区及传染病区，最近未注射过疫苗。出生于本地，其他家族史不详，父母健康，无遗传性疾病。

查体：T 38.6 ℃，R 29次/分，血压未测，P 106次/分，自动体位，精神一般，神志清楚，眼结膜无充血，扁桃体无肿大，咽部无红肿，全身淋巴结无肿大，胸廓对称，无鸡胸，双肺呼吸音粗，未闻及干、湿啰音和哮鸣音，无三凹征，心律齐，未闻及心脏杂音，腹软无抵抗，全腹无压痛，脊柱四肢发育正常。

辅助检查：血常规示嗜酸性粒细胞高，其他正常，X线片显示双肺纹理增加。医院诊断为支气管肺炎。

请完成以下任务：

(1)通过学习，请归纳与总结支气管肺炎的主要临床表现。

(2)你知道支气管肺炎的辅助检查项目吗？请简单描述常规检查项目。

(3)假如你是该患儿的主治医生，请设计简单的医嘱。

小儿肺炎居我国住院小儿死亡原因的第一位，是由于感染各种病原体或其他因素(如吸入羊水、油类或过敏反应)等所引起的肺部炎症。其分类方法繁多，可按病理分类、病因分类、病程分类、病情分类、临床表现典型与否分类、发生肺炎的地区分类。根据其病理分为支气管肺炎、大叶性肺炎、间质性肺炎。该病冬春季及季节变化时多发，婴幼儿期易发，营养不良、维生素D缺乏性佝偻病、先天性心脏病及低出生体重儿等更易发生。

一、病因和病理

(一)病因

1. 易感因素　包括解剖生理特点、免疫功能特点。

2. 病原体　病原体最常为细菌、病毒、支原体、衣原体，也可由病毒、细菌“混合感染”。发达国家小儿肺炎病原体以病毒为主，发展中国家则以细菌为主。细菌以肺炎链球菌多见，其次为流感嗜血杆菌、葡萄球菌等；病毒主要为呼吸道合胞病毒、腺病毒、流感病毒以及某些柯萨奇病毒等；其他如肺炎支原体及衣原体。

3.诱因　如气候突变、护理不当、通风不良、早产儿或某些疾病因素，如先天性心脏病、佝偻病、营养不良等。

(二)发病机制

主要变化是由于支气管、肺泡炎症引起通气和换气障碍，导致缺氧和二氧化碳潴留，从而造成一系列病理生理改变。

(三)病理改变

以肺组织充血、水肿、炎性细胞浸润为主。肺泡内充满渗出物，若病变融合成片，可累及多个肺小叶或更为广泛。管腔部分或完全阻塞，引起肺气肿或肺不张。不同病原体引起的肺炎的病理改变亦不同，细菌性肺炎以肺实质受累为主，病毒性肺炎则以间质受累为主。

二、临床表现

(一)一般肺炎的临床表现

典型支气管肺炎的表现为发热、咳嗽、气促、呼吸困难、肺部固定中细湿啰音，可伴有全身症状。发热：体温多在38～39℃，有时高达40℃左右，大多为弛张型或不规则发热，新生儿可不发热或体温不升；弱小婴儿大多起病迟缓，发热不高，咳嗽与肺部体征均不明显，常见呛奶、呕吐或呼吸困难。咳嗽：早期为干咳，极期咳嗽可减少，恢复期咳嗽增多，有痰，新生儿、早产儿可无咳嗽，仅表现为口吐白沫等。气促：呼吸表浅，呼吸频率加快(2个月龄内大于60次/分，2～12个月大于50次/分，1～4岁大于40次/分)，重症者呼吸时呻吟，可出现发绀，呼吸和脉搏的比例自1∶4上升为1∶2。常见呼吸困难，口周或指甲青紫及鼻翼扇动，重者呈点头状呼吸、三凹征、呼气时间延长等，有些患儿头向后仰，以便较顺利地呼吸，若使患儿被动地向前屈颈，则抵抗很明显，这种现象应和颈肌强直区别。

(二)重症肺炎的临床表现

重症肺炎除呼吸系统严重受累外，还可累及循环、神经和消化等系统，出现相应的临床表现。

1.呼吸系统　呼吸衰竭：Ⅰ型呼吸衰竭、Ⅱ型呼吸衰竭。

2.循环系统　中毒性心肌炎，心力衰竭。呼吸加快，频率＞60次/分；心率增快，＞180次/分；突然极度烦躁不安，明显发绀，面色苍白或发灰，指(趾)甲微血管再充盈时间延长；心音低钝、奔马律，颈静脉怒张；肝脏进行性肿大；尿少或无尿，眼睑或双下肢水肿；心电图改变(ST段压低，T波低平，倒置)；微循环障碍或DIC。

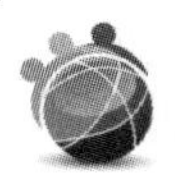

课堂互动

小儿患支气管肺炎中的重症肺炎时为什么会引起颈静脉怒张、肝脏进行性肿大、尿少或无尿、眼睑或双下肢水肿？

3.消化系统　中毒性肠麻痹，消化道出血，食欲减退，呕吐咖啡样物和腹泻，大便潜血试验阳性或柏油样便。

4.神经系统　中毒性脑病，脑水肿。表现为：烦躁、嗜睡，眼球上窜、凝视；球结膜水肿，前囟隆起；昏睡、昏迷、惊厥；瞳孔改变，对光反射迟钝或消失；呼吸节律不整；有脑膜刺激征。

(三)并发症

1.脓胸　病变累及一侧胸膜，表现为呼吸困难、加重，患侧呼吸运动受限，语颤减弱，叩浊，呼吸音减弱。

2.脓气胸　肺脏边缘的脓肿破裂，与肺泡或小支气管相通即造成脓气胸。

3.肺大泡　细支气管管腔形成活瓣导致肺泡扩大、破裂而形成肺大泡。

4.其他　如肺脓肿、化脓性心包炎、败血症等。

三、辅助检查

(一)外周血检查

血常规：WBC 增高、N 增高提示细菌感染，WBC 正常或降低、L 增高提示病毒感染；此外，还有 C 反应蛋白(CRP)增高。

(二)病原学检查

细菌学检查：细菌培养、涂片。病毒学检查：病毒分离与血清学试验。其他病原学检测：肺炎支原体、冷凝集试验、特异性诊断衣原体。

(三)血气分析

pH 值上升，PaO_2 下降，SaO_2 降低，$PaCO_2$ 升高。Ⅰ型呼吸衰竭：$PaO_2 < 6.67$ kPa。Ⅱ型呼吸衰竭：$PaO_2 < 6.67$ kPa、$PaCO_2 > 6.67$ kPa。

(四)X 线检查

早期肺纹理增强，透光度减低，可见大小不等的点状或小斑片状影或大片状阴影(图 17-2、图 17-3)。

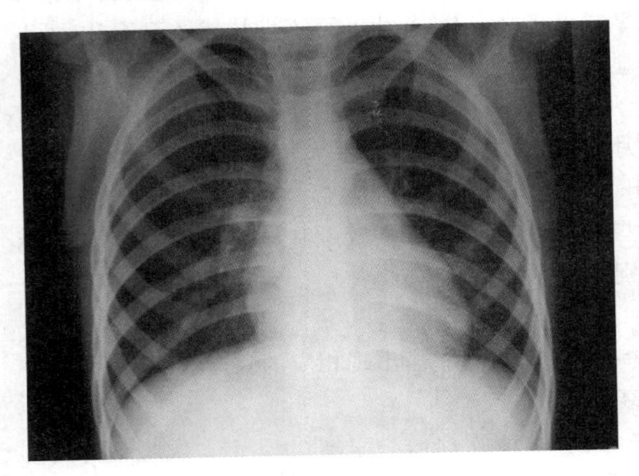

图 17-2　正常胸片

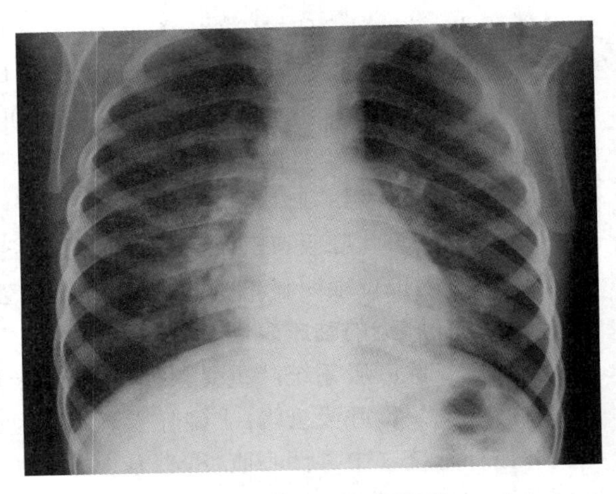

图 17-3　支气管肺炎胸片

四、诊断要点

(一)诊断

根据发热、咳嗽、呼吸急促的症状、相应体征和实验室检查结果即可诊断。必要时可做 X 线透视、胸片，或咽拭子、气管分泌物培养或病毒分离，白细胞明显升高时能协助细菌性肺炎的诊断，如白细胞减低或正常，则多属病毒性肺炎。

(二)鉴别诊断

1. 支气管炎　疾病初期多有上呼吸道感染症状，如发热、咽痛、咳嗽、声音嘶哑等，尤其是以刺激性干咳为其特征，以后因支气管内炎性分泌物增加而逐渐出现黏液状痰，并很快转为脓性痰。病情较重者，可出现阵发性剧烈咳嗽，常伴有恶心、呕吐以及胸骨疼痛。如发生支气管痉挛，还可出现哮喘和气急。体征主要为呼吸音粗，胸片一般无异常发现。

2. 支气管异物　异物可存留在喉咽腔、喉腔、气管和支气管内，引起咳嗽、多痰、声嘶、呼吸困难等，右支气管较粗短，故异物易落入右支气管。呼吸困难程度与异物部位及阻塞程度有关。大支气管完全阻塞时，听诊患侧呼吸音消失；不完全阻塞时，可出现呼吸音降低。X 线检查可有纵隔摆动、肺不张、肺气肿，异物如为金属即可确诊；支气管镜检查可确诊。

3. 支气管哮喘　哮喘是一种具有多基因遗传倾向的疾病，表现为发作性咳嗽、胸闷及呼吸困难，发作时听诊具有广泛哮鸣音。发病具有诱因或季节性。胸片可发现两肺透亮度增加，呈过度充气状态；在缓解期多无明显异常。如并发呼吸道感染，可见肺纹理增加及炎性浸润阴影。同时要注意肺不张、气胸或纵隔气肿等并发症的存在。

4. 肺结核 肺结核是肺部感染结核分枝杆菌引起的慢性传染病。起病可急可缓，多表现为低热、盗汗、乏力、食欲减退、消瘦；呼吸道症状有咳嗽、咳痰、咯血、胸痛、不同程度的胸闷或呼吸困难。痰中查找结核杆菌：采用涂片、集菌法，抗酸染色检出阳性有诊断意义。旧结核菌素(OT)或纯化蛋白衍生物(PPD)皮试，强阳性者有助于诊断，胸部X线检查有助于诊断肺结核。

五、治疗原则和药物治疗要点

(一)治疗原则

应采用控制炎症、改善肺通气功能、防治并发症、对症支持等综合治疗措施。

(二)药物治疗要点

1. 控制感染 病毒感染：无特效抗病毒药，常用的有利巴韦林、干扰素。细菌感染：采用抗生素治疗，其原则为根据病原菌选用敏感药物，早期、足量、足疗程给药，必要时联合用药。常用抗生素包括青霉素、阿奇霉素、头孢呋辛、头孢哌酮及头孢哌酮舒巴坦等。疗程：普通细菌，1～2周或体温正常后5～7天，或临床症状、体征消失后3天；金黄色葡萄球菌，体温正常后2～3周，总疗程≥6周；肺炎支原体，2～3周。

2. 对症治疗 退热、止咳化痰。常用药物为α受体阻滞剂(如酚妥拉明)、黏液排除促进剂和分泌物溶解剂(如盐酸氨溴索)。

3. 氧疗 采用鼻导管、面罩、头罩给氧，以缓解呼吸困难，改善脏器缺氧。

4. 中医药治疗 主要发挥中药的辅助抑菌、抗病毒、消炎、祛热、镇咳、止痰、增强机体免疫力等作用。临床主要使用的中药、成药有炎琥宁注射液、痰热清注射液、安儿宁颗粒等。

5. 其他 并发症的治疗包括：肺炎合并心衰的治疗，给予吸氧、镇静、利尿、强心、血管活性药物；肺炎合并中毒性脑病的治疗，采用脱水疗法，改善通气，扩血管、解痉、激素治疗。

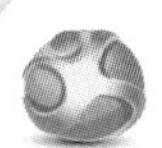

知识拓展

我国小儿四大防治疾病为营养性缺铁性贫血、维生素D缺乏性佝偻病、婴幼儿腹泻、小儿肺炎。而小儿肺炎居我国住院小儿死亡原因的第一位，应积极防治。当小儿出现嗜睡、高烧时，应积极采取降温处理，采取脱水疗法、改善通气、扩血管、解痉、促进脑细胞恢复治疗，注意观察小儿的神志表现和对外界的反应。积极早期给予抗生素治疗。

六、健康指导

1. 营养充足，加强体格锻炼 婴儿时期应注意营养，及时增添辅食，培养良好的饮食及卫生习惯，多晒太阳。防止佝偻病及营养不良是预防重症肺炎的关键。从小锻炼体格，室内要开窗通风，经常在户外活动或在户外睡眠，使机体耐寒及对环境温度变化的适应能力增强，就不易发生呼吸道感染及肺炎。

2. 加强护理，避免受凉 小儿自我保护能力差，应该加强照护，讲究卫生，注意保暖，防止感冒。

3. 防止交叉感染 已患肺炎的婴幼儿抵抗力弱，应积极预防可能引起严重预后的并发症，如脓胸、脓气胸等。在病房中应将不同病原的患儿尽量隔离。恢复期及新入院患儿也应尽量分开。医务人员接触不同患儿时，应注意执行消毒隔离操作。

目标检测

一、单项选择题

1. 小儿，8岁，因受凉后出现发热、咳嗽、胸闷，继而呼吸困难2天就诊。查体：T 39.5 ℃，P 104次/分，R 28次/分，BP 122/84 mmHg，肺部听诊发现双肺底固定细湿啰音。应考虑为下列哪种疾病？(　　)

A. 肺结核　　B. 支气管哮喘　　C. 支气管肺炎
D. 支气管炎　　E. 过敏性肺炎

2. 诊断小儿支气管肺炎常用的检查不包括(　　)。

A. 血常规　　B. 血气分析　　C. 胸部 CT

D. 细菌培养　　E. 病毒分离

二、简答题

1. 简述小儿支气管肺炎的临床表现。

2. 请结合所学知识,给支气管肺炎的小儿进行健康指导。

(吴秋桃　王　娟)

第十八章

妇产科疾病及计划生育

L I N C H U A N G J I B I N G G A I Y A O

第一节 妇科炎症

宫 颈 炎

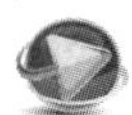

学习目标 >>

识记：

宫颈炎的病理变化、临床表现及治疗原则。

理解：

急性宫颈炎的诊断。

应用：

1. 能够对患者进行正确的诊断及处理。
2. 能够对问诊得来的资料进行分析整理。

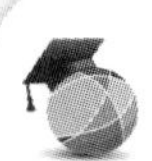

任务引领 >>

患者，35 岁，已婚女性，因性交后少量出血就诊。妇科检查发现宫颈部分呈鲜红色，表面为颗粒状，占宫颈表面的 1/2。

患者，28 岁，已婚女性，脓性白带 2 周。检查：外阴及阴道未见异常，宫颈充血，宫颈口有脓性分泌物，宫体未见异常。

请完成以下任务：

(1)通过学习，请归纳与总结宫颈炎的主要临床表现。

(2)你知道宫颈炎的辅助检查项目有哪些吗？请简单描述常规检查项目。

(3)假如你是该患者的主治医生，请设计简单的医嘱。

>>

一、急性宫颈炎

(一)病因及病原体

急性宫颈炎主要见于感染性流产、产褥期感染、宫颈损伤和阴道异物并发感染，病原体为葡萄球菌、链球菌、肠球菌等一般化脓性细菌。近年来随着性传播疾病的增加，急性宫颈炎已成为常见疾病。

（二）病理

肉眼见宫颈红肿，宫颈管黏膜充血、水肿，脓性分泌物可经宫颈外口流出；镜下见血管充血，宫颈黏膜及黏膜下组织、腺体周围大量中性粒细胞浸润，腺腔内可见脓性分泌物。

（三）临床表现

1. 症状　急性宫颈炎的大部分患者无症状。有症状者主要表现为阴道分泌物增多，呈黏液脓性，阴道分泌物的刺激可引起外阴瘙痒及灼热感，也可出现经间期出血、性交后出血等症状。此外，若合并尿路感染，则有下泌尿道症状，如尿频、尿急、尿痛。

2. 妇科检查　宫颈充血、水肿、黏膜外翻，有脓性分泌物从宫颈管流出，宫颈触痛，宫颈管黏膜质脆，触之易出血。若为淋病奈瑟菌感染，因尿道旁腺、前庭大腺受累，可见尿道口、阴道口黏膜充血、水肿以及多量脓性分泌物。

（四）诊断

擦去宫颈外口表面分泌物后，用小棉拭子插入宫颈管内取出，肉眼看到白色棉拭子上有黄色或黄绿色黏液脓性分泌物，将分泌物涂片做革兰染色，若光镜下平均每个高倍视野有 30 个以上或每个油镜视野有 10 个以上中性粒细胞，可诊断为黏液脓性宫颈炎。对黏液脓性宫颈炎者应做淋病奈瑟菌及沙眼衣原体的检测，以及有无细菌性阴道病及滴虫性阴道炎的检测。

1. 检测淋病奈瑟菌常用的方法

（1）宫颈分泌物涂片做革兰染色：在多个多形核白细胞内找到典型肾形革兰阴性双球菌，则诊断成立。此法阳性率为 40%～60%，由于宫颈分泌物的敏感性、特异性差，不推荐作为女性淋病的诊断方法。

（2）淋病奈瑟菌培养：确诊淋病奈瑟菌性宫颈炎的重要手段，采用特殊培养基，阳性率达 80%～90%。该法为诊断淋病的金标准。

（3）聚合酶链反应（PCR）技术：建立在扩增淋病奈瑟菌特异性 DNA 基础上的一种基因诊断新方法，检测淋病奈瑟菌的 DNA 片段，敏感性高、特异性强。只要有淋病奈瑟菌 DNA 存在，就能做出诊断。

（4）酶联免疫吸附试验（ELISA）：用于分泌物的直接检测或淋病奈瑟菌培养物的鉴定，具有快速、敏感、特异、稳定、不需特殊设备等特点。

2. 检测沙眼衣原体常用的方法

（1）衣原体直接培养法。

（2）酶联免疫吸附试验检测沙眼衣原体抗原。

（3）单克隆抗体免疫荧光直接涂片法。

（4）试剂盒法。

（五）治疗

急性宫颈炎的治疗主要针对病原体，应用抗生素治疗。

1. 单纯急性淋病奈瑟菌性宫颈炎　主张大剂量、单次给药，常用的药物有第三代头孢菌素，如头孢曲松钠 250 mg，单次肌内注射，或头孢克肟 400 mg，单次口服；氨基糖苷类的大观霉素 4 g，单次肌内注射；喹诺酮类如环丙沙星 500 mg，单次口服，或氧氟沙星 400 mg，单次口服。

2. 沙眼衣原体感染所致宫颈炎　治疗药物有：四环素类如多西环素 100 mg，每天 2 次，连服 7 天；红霉素类如阿奇霉素 1 g 单次顿服，或红霉素 500 mg，每天 4 次，连服 7 天；喹诺酮类如氧氟沙星 300 mg，每天 2 次，连服 7 天；左氧氟沙星 500 mg，每天 1 次，连服 7 天。

淋病奈瑟菌感染伴有衣原体感染，因此，若为淋菌性宫颈炎，治疗时除选用抗淋病奈瑟菌的药物外，还应同时应用抗衣原体感染药物。

二、慢性宫颈炎

(一)病因及病原体

慢性宫颈炎多由急性宫颈炎未治疗或治疗不彻底转变而来，主要病原体为葡萄球菌、链球菌、大肠埃希菌及厌氧菌，常因分娩、流产或手术损伤宫颈后，病原体侵入而引起。其次为性传播疾病的病原体，如淋病奈瑟菌、沙眼衣原体。部分患者无急性宫颈炎病史，直接表现为慢性宫颈炎。卫生不良或雌激素缺乏，局部抗感染能力差，也易引起慢性宫颈炎。

(二)病理

1.宫颈糜烂　宫颈糜烂是慢性宫颈炎最常见的一种病理改变。宫颈外口处的宫颈阴道部外观呈细颗粒状的红色区，称为宫颈糜烂。糜烂面为完整的宫颈管单层柱状上皮所覆盖，因柱状上皮菲薄，其下间质透出呈红色，并非真性糜烂，故又称假糜烂。真性糜烂在病理学中是指上皮脱落、溃疡。国外已废弃宫颈糜烂这一名词，改称宫颈柱状上皮异位(columnar ectopy)，因我国应用宫颈糜烂多年，本书仍沿用这一名词。由于宫颈管柱状上皮抵抗力低，病原体易侵入发生炎症。宫颈糜烂发生的机制仍不明确。值得注意的是在一些生理情况如青春期、妊娠期或口服避孕药妇女，由于雌激素水平增高，宫颈管柱状上皮增生，原始鳞柱交界外移，可见宫颈外口呈红色细颗粒状，形似糜烂，为生理性宫颈糜烂。当雌激素水平下降时，柱状上皮又可退回宫颈管。

宫颈糜烂根据糜烂深浅程度不同分为三型：①单纯性糜烂，在炎症初期，糜烂面仅为单层柱状上皮所覆盖，表面平坦；②颗粒型糜烂，随后由于腺上皮过度增生并伴有间质增生，糜烂面凹凸不平，呈颗粒状；③乳突型糜烂，当间质增生显著时，表面不平现象更加明显，呈乳突状。根据糜烂面积大小可将宫颈糜烂分为三度：轻度，指糜烂面积小于宫颈总面积的1/3；中度，指糜烂面积占宫颈总面积的1/3～2/3；重度，指糜烂面积占宫颈总面积的2/3以上。诊断宫颈糜烂应同时表示糜烂的面积和深浅，如诊断为中度糜烂、乳突型。

2.宫颈息肉　慢性炎症长期刺激使宫颈管局部黏膜增生并向宫颈外口突出而形成息肉。息肉为一个或多个不等，色红，呈舌形，直径一般约1 cm，质软而脆，易出血，蒂细长。根部多附着于宫颈外口，少数在宫颈管壁。光镜下见息肉中心为结缔组织，伴有充血、水肿及炎性细胞浸润，表面覆盖单层高柱状上皮，与宫颈管上皮相同。由于炎症存在，除去息肉后仍可复发。宫颈息肉极少恶变，恶变率低于1%，但易复发。

3.宫颈黏膜炎　亦称宫颈管炎，病变局限于宫颈管黏膜及黏膜下组织，宫颈阴道部外观光滑，宫颈外口可见脓性分泌物，有时宫颈管黏膜增生向外突出，可见宫颈口充血、发红。由于宫颈管黏膜及黏膜下组织充血、水肿、炎性细胞浸润和结缔组织增生，可使宫颈肥大。

4.宫颈腺囊肿　在宫颈糜烂愈合过程中，新生的鳞状上皮覆盖宫颈腺管口或伸入腺管，将腺管口阻塞；腺管周围的结缔组织增生或瘢痕形成，压迫腺管，使腺管变窄甚至阻塞，腺体分泌物引流受阻、潴留形成囊肿。部分宫颈腺囊肿可发生于生理性宫颈糜烂愈合时，而并非炎症表现。检查时见宫颈表面突出多个青白色小囊泡，内含无色黏液。若为囊肿感染，则外观呈白色或淡黄色小囊泡。

5.宫颈肥大　由于慢性炎症的长期刺激，宫颈组织充血、水肿，腺体和间质增生，有时可能在腺体深部有黏液潴留形成囊肿，使宫颈呈不同程度肥大、硬度增加，但表面多光滑，有时可见到宫颈腺囊肿突起。

(三)临床表现

1.阴道分泌物增多　阴道分泌物增多为本病的主要症状，分泌物呈乳白色黏液状，有时呈淡黄色脓性，可有血性白带或性交后出血。

2.外阴痒痛　外阴、阴道由于分泌物增多可继发外阴炎或阴道炎而引起外阴、阴道瘙痒、疼痛。

3.下腹及腰骶部疼痛　炎症较重时可沿子宫骶韧带、主韧带扩散而导致盆腔结缔组织炎，引起下腹部或腰骶部疼痛，下腹坠痛。

4.尿频或排尿困难　当炎症波及膀胱三角区或膀胱周围时，可出现尿急、尿频或排尿困难。

5.不孕　宫颈黏稠脓性分泌物不利于精子穿透，故严重的宫颈炎可引起不孕。

妇科检查时可见宫颈有不同程度糜烂、肥大、充血、水肿，有时质较硬，有时可见息肉及宫颈腺囊肿。

（四）诊断

根据临床表现做出慢性宫颈炎的诊断并不困难，同时可判断出糜烂的面积及类型，但明确病原体却比较困难。对有性传播疾病的高危妇女，应做淋病奈瑟菌及衣原体的相关检查。由于宫颈糜烂与宫颈上皮内瘤样病变或早期宫颈癌从外观上难以鉴别，需常规做宫颈刮片细胞学检查、碘试验，必要时做阴道镜检查及宫颈活组织检查以明确诊断。

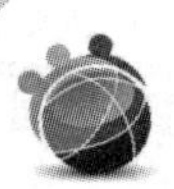

课堂互动

宫颈糜烂与早期宫颈癌辅助诊断：

(1)宫颈刮片细胞学检查：简便易行，经济有效，是防癌普查首选的初筛方法。

(2)阴道镜检查能迅速发现肉眼看不见的病变，在阴道镜检查中取可疑部位活检，能显著提高活检的准确率。

(3)碘试验可检出2/3的病变，应作为宫颈癌的初筛方法。

(4)宫颈活体组织的病理检查是确诊宫颈癌的依据。

（五）治疗

慢性宫颈炎以局部治疗为主，根据病理类型可采用物理治疗、药物治疗及手术治疗，而以物理治疗最常用。

1.宫颈糜烂

(1)物理治疗：临床最常用的有效治疗方法。其原理是以各种物理方法将宫颈糜烂面单层柱状上皮破坏，使其坏死脱落后，为新生的复层鳞状上皮覆盖。创面愈合需3～4周，病变较深者需6～8周。临床常用的方法有微波、激光、冷冻、射频消融等。

物理治疗注意事项：①治疗前，应常规做宫颈刮片行细胞学检查；②有急性生殖器炎症和肿瘤时列为禁忌；③治疗时间应选在月经干净后3～7日内进行；④物理疗法术后均有阴道分泌物增多，甚至有大量水样排液，在术后1～2周脱痂时可有少量出血；⑤术后4～8周禁盆浴、性交、阴道冲洗及灌洗；⑥物理治疗后有引起术后出血、宫颈管狭窄、不孕、感染的可能。治疗后需定期复查，观察创面愈合情况直到痊愈，同时应注意有无宫颈管狭窄。

(2)药物治疗：局部药物治疗适用于糜烂面积小和炎性浸润较浅的病例。将10%～30%硝酸银溶液用棉签蘸药后小心地涂抹于患处，再以生理盐水涂抹，使多余硝酸银成为无腐蚀性氯化银。每周2次，4～6次为一个疗程，必要时可重复。该法现已少用。干扰素是细胞受病毒感染后释放出的免疫物质。重组人α_{2a}干扰素具有抗病毒、抗肿瘤及免疫调节活性，睡前1粒塞入阴道深部，贴近宫颈部位，隔日1次，7次为一个疗程，可以重复应用。该方法简单，无明显副作用，是近年药物治疗宫颈糜烂较满意的药物。

2.宫颈息肉　行息肉摘除术，术后将切除息肉送病理组织学检查。

3.宫颈管黏膜炎　宫颈外观光滑，宫颈管内有脓性排液，此处炎症局部用药疗效差，须行全身治疗。取宫颈管分泌物做培养及药敏试验，同时查找淋病奈瑟菌及沙眼衣原体，根据检测结果采用相应的抗感染药物。

4.宫颈腺囊肿　对小的宫颈腺囊肿，无任何临床症状可不予处理；若囊肿大，或合并感染，可用电灼、微波、激光照射治疗。

5.宫颈肥大或糜烂面深而广，且累及宫颈管　可考虑行宫颈锥切术或全子宫切除术。

（六）预防

加强卫生宣传，积极治疗急性宫颈炎；定期做妇科检查，发现宫颈炎症予以积极治疗；避免分娩时或器械损伤宫颈；产后发现宫颈裂伤应及时缝合。

阴 道 炎

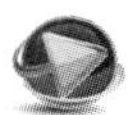

学习目标

识记：

1. 女性生殖系统自然防御机能。
2. 阴道炎的临床表现、诊断和治疗。

理解：

引起女性生殖器炎症的致病菌传染途径。

应用：

1. 学会医患沟通的技巧，能够和患者进行良好的沟通。
2. 能够面对患者进行正确的诊断及处理。

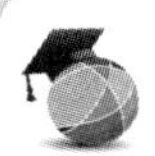

任务引领

患者，女性，36岁，外阴瘙痒伴多量阴道分泌物5天。

妇科检查：阴道黏膜有散在红色斑点，阴道内有多量稀薄泡沫状分泌物。此患者可能的诊断是什么？

患者，女性，25岁，因慢性阑尾炎静脉滴注青霉素8天，近6天自觉阴道分泌物明显增多，出现白色豆渣样伴外阴瘙痒。

妇科检查：阴道黏膜红肿，附有白色膜状物，分泌物量多，呈凝乳样。

请完成以下任务：

(1)通过学习，请归纳与总结各种阴道炎的临床表现特点。

(2)你知道各种阴道炎的辅助检查吗？请简单描述常规检查项目。

(3)假如你是该患者的主治医生，请设计简单的医嘱。

阴道炎是阴道黏膜及黏膜下结缔组织的炎症，是妇科门诊常见的疾病。阴道与尿道、肛门相邻，局部潮湿，易受污染；生育年龄女性性活动较频繁，且阴道是分娩、宫腔操作的必经之道，容易受到损伤及外界病原体的感染，但并不一定引起炎症，当阴道的自然防御功能遭到破坏，则病原体易于侵入，导致阴道炎症，绝经后妇女及婴幼儿由于雌激素缺乏，阴道上皮菲薄，细胞内糖原含量减少，阴道pH值高达7左右，故阴道抵抗力低下，比青春期及育龄妇女易受感染。

一、滴虫性阴道炎

滴虫性阴道炎是常见的阴道炎，由阴道毛滴虫引起。阴道毛滴虫适宜在温度25～40 ℃生长，但以32～35 ℃最为适宜。在pH 5.2～6.6的潮湿环境中生长，在pH小于5或大于7.5的环境中则不生长。

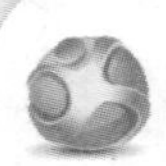

知识拓展

阴道生态系统及影响阴道生态平衡的因素

虽然正常阴道内有多种细菌存在，但由于阴道与这些菌群之间达到生态平衡，因而并不致病。在维持阴道生态平衡中，雌激素、乳杆菌及阴道 pH 值起重要作用。生理情况下，雌激素使阴道上皮增生变厚并富含糖原，阴道上皮细胞分解糖原为单糖，增加对病原体的抵抗力，糖原在阴道乳杆菌作用下分解为乳酸，以维持阴道正常的酸性环境（pH≤4.5，多在 3.8～4.4），抑制其他病原体生长，称为阴道自净作用。正常阴道菌群中，以产生过氧化氢（H_2O_2）的乳杆菌为优势菌，乳杆菌除维持阴道的酸性环境外，其产生的 H_2O_2 及其他抗微生物因子可抑制或杀灭其他细菌。阴道生态平衡一旦被打破或外源病原体侵入，即可导致炎症发生。若体内雌激素下降或阴道 pH 值升高，如频繁性交、阴道灌洗等均可使阴道 pH 值升高，不利于乳杆菌生长。此外，长期应用抗生素抑制乳杆菌生长，或机体免疫力下降，均可使其他致病菌成为优势菌，引起炎症。

滴虫的生活史简单，只有滋养体而无包囊期，滋养体生命力较强，能在 3～5 ℃生存 21 天，在普通肥皂水中也能生存 45～120 min。月经前、后阴道 pH 值发生变化，经后接近中性，故于月经前、后常得以繁殖，引起炎症发作。滴虫能消耗或吞噬阴道上皮细胞内的糖原，阻碍乳酸生成，使阴道 pH 值升高。滴虫性阴道炎患者的阴道 pH 值为 5～6.5。滴虫不仅寄生于阴道，还常侵入尿道或尿道旁腺，甚至膀胱、肾盂。在男性泌尿生殖系统则以前列腺最为常见，亦可寄生在附睾或包皮囊内。

（一）传播方式

1. 经性交直接传播　由于男性感染滴虫后常无症状，易成为感染源。

2. 间接传播　经公共浴池、游泳池、坐式便器、浴盆、浴巾、衣物、污染的器械及敷料等传播。

（二）临床表现

滴虫性阴道炎的潜伏期为 4～28 天。25%～50%的患者感染初期无症状，主要症状是白带增多及外阴瘙痒，间或有灼热、疼痛、性交痛等。少数患者可有腰骶部酸痛和月经不调。典型白带特点为稀薄脓性、黄绿色、泡沫状、有臭味。白带呈脓性是因分泌物中含有白细胞，若合并其他感染则呈黄绿色；呈泡沫状、有臭味是因滴虫无氧酵解碳水化合物，产生腐臭气体。瘙痒部位主要为阴道口及外阴，系炎症及白带刺激所致。若合并尿道感染，可有尿频、尿急、尿痛，甚至血尿。阴道毛滴虫能吞噬精子，并能阻碍乳酸生成，影响精子在阴道内存活，可致不孕。阴道检查可见阴道黏膜及宫颈充血红肿，严重者有散在出血点，宫颈甚至有出血斑点，形成“草莓样”宫颈，后穹窿有多量灰黄色或黄绿色泡沫状脓性分泌物。带虫者阴道黏膜无异常改变。

（三）诊断

滴虫性阴道炎典型病例容易诊断，若在阴道分泌物中找到滴虫即可确诊。

1. 生理盐水悬滴法　本法是最简便的诊断方法。具体方法是：于玻片上滴一滴温生理盐水，在阴道侧壁取典型分泌物混于生理盐水中，立即在低倍光镜下寻找滴虫。显微镜下可见到呈波状运动的滴虫及增多的白细胞被推移。此方法的敏感性为 60%～70%。

2. 培养法　常用的培养基有肝浸汤培养基和蛋黄浸液培养基。取分泌物前 24～48 h 避免性交、阴道灌洗或局部用药，不做双合诊，取分泌物时窥阴器不涂润滑剂，分泌物取出后应及时送检并注意保暖，否则滴虫活动力减弱，造成辨认困难。把标本接种于培养基内，置于 37 ℃孵育 48 h 后镜检。此法敏感，检出率可达 93%～98%，适用于轻症者、无症状携带者或慢性感染者。

3. 聚合酶链反应（PCR）　敏感性及特异性均与培养法相似。

（四）治疗

治疗原则：对滴虫检查阳性的患者不论有无症状均应进行治疗。治疗分局部用药和全身用药。不论何种治疗均应同时治疗患病的配偶和家庭成员。

1. 全身用药　因滴虫性阴道炎可同时有尿道、尿道旁腺、前庭大腺滴虫感染，治愈此病，全身用药疗效好，治疗药物首选甲硝唑。

初次治疗可选择甲硝唑大剂量疗法，即甲硝唑 2 g，单次口服；或甲硝唑 400 mg，每天 2～3 次，连服 7 天。口服药物的治愈率为 90%～95%。服药后个别患者有胃肠道反应，如食欲减退、恶心、呕吐。此外，偶见头痛、皮疹、白细胞减少等，一旦发现应停药。甲硝唑能通过乳汁排泄，若在哺乳期用药，用药期间及用药后 24 h 内不宜哺乳，哺乳期妇女也可选择局部用药。部分滴虫性阴道炎可于月经后复发，治疗后需随访至症状消失，三次月经后复查白带均为阴性方认为治愈。对治疗失败患者增加甲硝唑疗程及剂量仍有效。若为初次治疗失败，可重复应用甲硝唑 400 mg，每天 2～3 次，连服 7 天。若治疗仍失败，给予甲硝唑 2 g，每天 1 次，连服 3～5 天。

2. 局部用药　不能耐受口服药物或不适宜全身用药者，可选择阴道局部用药。1%乳酸或 0.5%醋酸或 1∶5000 高锰酸钾溶液，亦可于 500 mL 水中加食醋 1～2 汤匙灌洗阴道或坐浴，每天一次，后用甲硝唑阴道泡腾片 200 mg 置入阴道，每晚 1 次，连用 7 天。反复发作者，在一次治愈后，待每次月经干净后，阴道局部用药 1～2 次，连续 3 个月，以巩固疗效。局部治疗可有效控制局部症状，但不能彻底杀灭虫体，停药后易复发。

3. 性伴侣的治疗　滴虫性阴道炎主要由性行为传播，性伴侣应同时进行治疗，治疗期间禁止性生活。

4. 妊娠期滴虫性阴道炎治疗　妊娠期滴虫性阴道炎是否用甲硝唑治疗，目前尚存在争议。国内药物学仍将甲硝唑作为妊娠期禁用药物。美国 FDA 已将甲硝唑归为妊娠期用药的 B 类药物。美国 CDC 2002 年推荐甲硝唑 2 g，单次口服。美国 FDA 推荐甲硝唑 250 mg，每天 3 次，连服 7 天。

5. 注意事项　复发症状的病例多数为重复感染，为避免重复感染，内裤及洗涤用的毛巾应煮沸 5～10 min，以消灭病原体，并应对其性伴侣进行治疗，治疗期间禁止性生活。

二、外阴阴道假丝酵母菌病

外阴阴道假丝酵母菌病也称外阴阴道白色念珠菌病，是由假丝酵母菌病引起的常见外阴阴道炎症。国外显示约 75%的女性一生中患过一次外阴阴道假丝酵母菌病，45%的妇女经历过 2 次或者以上的发作。

（一）病原体及诱发因素

外阴阴道假丝酵母菌病 80%～90%的病原体为白假丝酵母菌，10%～20%为光滑假丝酵母菌、近平滑假丝酵母菌、热带假丝酵母菌等。假丝酵母菌适宜在酸性环境中生长，假丝酵母菌的阴道最适 pH 值多在 4.0～4.7，通常小于 4.5。白假丝酵母菌为双相菌，有酵母相及菌丝相，酵母相为芽生孢子，在无症状寄居及传播中起作用；菌丝相为芽生孢子伸长成假菌丝，侵袭组织能力加强。假丝酵母菌对热的抵抗力较弱，加热至 60 ℃ 1 h 即死亡，但对干燥、日光、紫外线及化学制剂等抵抗力较强。

白假丝酵母菌为条件致病菌，10%～20%的非孕妇女及 30%的孕妇阴道中有此菌寄生，但菌量极少，并不引起症状。只有在全身及阴道局部细胞免疫功能降低时，假丝酵母菌大量繁殖，才出现症状。常见发病诱因有妊娠、糖尿病、大量应用免疫抑制剂及广谱抗生素。妊娠及糖尿病时机体免疫力下降，阴道组织内糖原增加，酸度增高，有利于假丝酵母菌生长。大量应用免疫抑制剂如糖皮质激素或免疫缺陷综合征，使机体抵抗力降低。长期应用抗生素，抑制乳杆菌生长，从而利于假丝酵母菌繁殖，导致菌群失调。其他诱因如有胃肠道假丝酵母菌、应用避孕药、缺乏维生素、慢性消耗性疾病、穿紧身化纤内裤及肥胖等均可诱发疾病。

（二）传染途径

内源性传染为主要方式，假丝酵母菌除作为条件致病菌寄生于阴道外，也可寄生于人的口腔、肠道，一旦条件适宜可引起感染且可互相传染。少部分患者可通过性交直接传染或通过接触感染的衣物间接传染。

（三）临床表现

1. 症状　外阴阴道假丝酵母菌病的主要表现为外阴瘙痒、灼痛，严重时坐卧不安，异常痛苦，还可伴有尿频、尿痛及性交痛。部分患者阴道分泌物增多。分泌物特征因其由脱落上皮细胞和菌丝体、酵母菌和假菌丝组成而呈白色稠厚的豆腐渣样或凝乳状。

2. 妇科检查　若为外阴炎，外阴可见红斑、水肿，常伴有抓痕。若为阴道炎，阴道黏膜可见水肿、红斑，小阴唇内侧及阴道黏膜上附有白色膜状物，擦除后露出红肿黏膜面，急性期还可能见到糜烂及浅表溃疡。

目前根据其临床状况可分为单纯性外阴阴道假丝酵母菌病和复杂性外阴阴道假丝酵母菌病。

（四）诊断

外阴阴道假丝酵母菌病典型病例不难诊断。若在分泌物中找到白假丝酵母菌即可确诊。取少许凝乳状分泌物，放于盛有10%～20%氢氧化钾溶液的玻片上，混匀后在显微镜下找到芽孢和假菌丝，但此法可靠性较低(60%)。阴道分泌物涂片经革兰染色，镜下可找到成群革兰阳性浓染的卵圆形孢子或可见到假菌丝与出芽细胞相连成链状或分枝状，容易辨认，可靠性可提高至80%。若有症状而多次涂片检查为阴性，或为顽固病例，为确诊是否为非白假丝酵母菌感染，可详细询问病史，并采用培养法。pH值测定具有重要鉴别意义，若 pH<4.5，可能为单纯假丝酵母菌感染，若 pH>4.5，并且涂片中有大量白细胞，可能存在混合感染。

此外，亦要注意相关的诱因，如有应用大剂量甾体激素或广谱抗生素史，以及糖尿病患者需做尿糖及血糖检查等。

（五）治疗

消除诱因，根据患者情况选择局部或全身应用抗真菌药物。

1. 消除诱因　应注意个人卫生，勤换内裤，用过的内裤、盆、毛巾等应用开水烫洗，并在阳光下晒干。若有糖尿病应给予积极治疗；合理应用抗生素及糖皮质激素或及时停用，有糖尿病者应积极治疗原发病。

2. 局部用药　以局部用药为主。用2%～4%碳酸氢钠溶液冲洗外阴及阴道，以改变阴道酸碱度，不利于白色念珠菌的生长，然后选用下列药物放于阴道内。

(1)咪康唑栓剂：每晚200 mg，连用7天，或每晚400 mg，连用3天。

(2)克霉唑栓剂：每晚150 mg，连用7天，或每天早、晚各150 mg，连用3天；或500 mg，单次用药。

(3)制霉菌素栓剂：每晚1次，每次10万U，连用10～14天。

3. 全身用药　对不能耐受局部用药者、未婚女性及不愿采用局部用药者可选用口服药物。常用药物有氟康唑150 mg，顿服；也可选用伊曲康唑每次200 mg，每天1次，连服3～5天，或采用1天疗法，口服200 mg，每天2次。

(1)单纯性外阴阴道假丝酵母菌病全身用药与局部用药的疗效相似，治愈率为80%～90%。

(2)复发性外阴阴道假丝酵母菌病的治疗：由于外阴阴道假丝酵母菌病容易在月经前复发，故治疗后应在月经前复查阴道分泌物。若患者经治疗临床症状及体征消失，真菌学检查阴性后又出现真菌学证实的症状则称为复发，临床上约有5%的患者有复发现象，若1年内发作4次或以上即为复发性外阴阴道假丝酵母菌病。抗真菌治疗分为初始治疗及维持治疗，初始治疗若为局部治疗，需延长治疗时间至7～14天；若口服氟康唑150 mg，则72 h后加服1次。常用的维持治疗采用氟康唑150 mg，每周1次，共6个月；或克霉唑栓剂500 mg，每周1次，连用6个月；伊曲康唑400 mg，每月1次，连用6个月。在治疗前应做真菌培养确诊，治疗期间定期复查阴道分泌物，监测疗效及药物副作用，一旦发现副作用，立即停药。

4. 性伴侣治疗　约15%的男性与女性患者接触后患有龟头炎，对有症状男性应进行假丝酵母菌检查及治疗，预防女性重复感染。无症状者无需治疗。

5. 妊娠合并外阴阴道假丝酵母菌病的治疗　以局部治疗为主，禁止口服唑类药物。可选用克霉唑栓剂、咪康唑栓剂、制霉菌素栓剂，以7日疗法效果较好。

三、细菌性阴道病

细菌性阴道病是因加特纳菌、厌氧菌等增多，而乳杆菌减少，阴道内生态平衡系统改变而引起的疾病。其中，健康妇女阴道中也有加特纳菌寄生。

（一）病因及病理

细菌性阴道病为阴道内正常菌群失调所致的一种混合感染，但临床及病理特征无炎症改变。正常阴道内以产生过氧化氢(H_2O_2)的乳杆菌占优势。细菌性阴道病时，阴道内产生过氧化氢的乳杆菌减少而其他细菌大量繁殖，主要有加特纳菌、动弯杆菌、消化链球菌等厌氧菌以及人型支原体，其中以厌氧菌居多，由于厌氧菌产生的脱羧酶可激发加特纳菌产生挥发性胺类物质，释放出难闻的鱼腥臭味，胺类物质使 pH 值升高，又抑制乳杆菌繁殖，使阴道分泌物增多并有臭味。促使阴道菌群发生变化的原因仍不清楚，可能与频繁性交、多个性伴侣或阴道灌洗使阴道碱化有关。

（二）临床表现

1. 症状　细菌性阴道病的典型临床症状为阴道异常分泌物明显增多，呈稀薄匀质状或稀糊状，为灰白色、灰黄色或乳黄色，带有特殊的鱼腥臭味，尤其以性交后加重，可伴有轻度外阴瘙痒或烧灼感。分泌物呈鱼腥臭味是由于厌氧菌繁殖的同时可产生胺类物质（尸胺、腐胺、三甲胺）所致。

2. 妇科检查　阴道黏膜无充血的炎症表现，分泌物特点为灰白色，均匀一致，稀薄，常黏附于阴道壁，但黏度很低，容易将分泌物从阴道壁拭去。

细菌性阴道病除导致阴道炎症外，还可引起其他不良结局，若处于妊娠期，可导致胎膜早破、早产及绒毛膜羊膜炎，若为非妊娠妇女，则可引起子宫内膜炎、盆腔炎及子宫切除术后阴道断端感染。

（三）诊断

下列 4 项中有 3 项阳性即可临床诊断为细菌性阴道病。

（1）匀质、稀薄、白色阴道分泌物常黏附于阴道壁。

（2）阴道 pH＞4.5。

（3）胺臭味试验阳性：取阴道分泌物少许放在玻片上，加入 10%氢氧化钾溶液 1～2 滴，若产生一种烂鱼肉样腥臭气味，则是由于胺遇碱释放氨所致。

（4）线索细胞阳性：取少许分泌物放在玻片上，加 1 滴 0.9%生理盐水混合，高倍显微镜下寻找线索细胞，在严重病例中线索细胞达 20%以上则为阳性，但几乎无白细胞。线索细胞即阴道脱落的表层细胞，于细胞边缘贴附颗粒状物即各种厌氧菌，尤其是加特纳菌，细胞边缘不清。

细菌性阴道病为正常菌群失调，细菌定性培养在诊断中意义不大。目前，已有细菌性阴道病试剂盒供临床应用。

（四）治疗

保持外阴清洁，治疗期间禁止性生活。饮食宜清淡，忌辛辣油腻饮食。

治疗原则为选用抗厌氧菌药物，主要有甲硝唑、克林霉素。甲硝唑抑制厌氧菌生长，而不影响乳杆菌生长，是较理想的治疗药物，但对支原体效果差。

1. 全身用药　首选甲硝唑 400 mg，每天 2～3 次，口服，共 7 天，或克林霉素 300 mg，每天 2 次，连服 7 天。

2. 局部用药　2%克林霉素软膏阴道涂布，每次 5 g，每晚 1 次，连用 7 天；或甲硝唑阴道泡腾片 200 mg，每晚 1 次，连用 7 天。口服药物与局部用药疗效相似，治愈率为 80%左右。

3. 性伴侣的治疗　本病虽与多个性伴侣有关，但对性伴侣给予治疗并未改善治疗效果及降低其复发率，因此，性伴侣不需常规治疗。

4. 妊娠期细菌性阴道病的治疗　由于本病与不良妊娠结局如羊膜绒毛膜炎、胎膜早破、早产有关，任何有症状的细菌性阴道病孕妇及无症状的高危孕妇均需治疗，由于本病在妊娠期有合并上生殖道感染的可能，多选择口服用药，如甲硝唑 200 mg，每天 3 次，连服 7 天，或克林霉素 300 mg，每天 2 次，连服 7 天。

四、萎缩性阴道炎

萎缩性阴道炎又名老年性阴道炎，是一种非特异性阴道炎。主要表现为绝经前后多种原因所致的阴道局部抵抗力低下、致病菌感染所致的阴道炎症，严重时可引起阴道狭窄甚至闭锁。

（一）病因

萎缩性阴道炎见于自然绝经及卵巢去势后妇女，也可见于产后闭经或药物假绝经治疗的妇女。因卵巢功能衰退，雌激素水平降低，阴道壁萎缩，黏膜变薄，上皮细胞内糖原减少，阴道内 pH 值增高，常接近中性，局部抵抗力降低，致病菌容易入侵繁殖而引起炎症。

(二)临床表现

萎缩性阴道炎的主要症状为外阴瘙痒、灼热感及阴道分泌物增多。阴道分泌物稀薄，呈淡黄色，感染严重者呈脓血性白带。由于阴道黏膜萎缩，可伴有性交痛。检查见阴道呈萎缩性改变，上皮皱襞消失、萎缩、菲薄，可伴有性交痛。阴道黏膜充血，有散在小出血点或点状出血斑，有时见浅表溃疡。溃疡面可与对侧粘连，严重时造成狭窄甚至闭锁，炎症分泌物引流不畅可形成阴道积脓或宫腔积脓。

(三)诊断

根据绝经、卵巢手术史、盆腔放射治疗史或药物性闭经史及临床表现，诊断一般不难，但应排除其他疾病才能诊断。应取阴道分泌物检查，显微镜下见大量基底层细胞及白细胞而无滴虫及假丝酵母菌。对有血性白带者，应与子宫恶性肿瘤相鉴别，需常规做宫颈刮片，必要时行分段诊刮术。阴道壁肉芽组织及溃疡需与阴道癌相鉴别，可行局部活组织检查。

(四)治疗

萎缩性阴道炎的治疗原则为抑制细菌生长，补充雌激素，增强阴道抵抗力。

1.抑制细菌生长　用1%乳酸或0.5%醋酸液冲洗阴道，每天1次，增加阴道酸度，抑制细菌生长繁殖。阴道冲洗后，应用抗生素如甲硝唑200 mg或诺氟沙星100 mg，放于阴道深部，每天1次，7～10天为一个疗程。对阴道局部干涩者，可适当应用润滑剂。

2.增加阴道抵抗力　针对病因给予雌激素制剂，选用雌激素制剂局部或全身给药。己烯雌酚0.125～0.25 mg，每晚放入阴道深部，7天为一个疗程；或用0.5%己烯雌酚软膏；或妊马雌酮软膏局部涂抹，每天2次，连用14天。全身用药可口服尼尔雌醇，首次4 mg，以后每2～4周1次，每次2 mg，维持2～3个月。对同时需要性激素替代治疗的患者，可给予妊马雌酮0.625 mg和甲羟孕酮2 mg，也可选用其他雌激素制剂。乳腺癌或子宫内膜癌患者慎用雌激素制剂。

盆　腔　炎

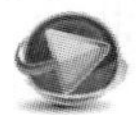

学习目标

识记：

急性盆腔炎的病因、临床表现、预防和治疗原则。

理解：

慢性盆腔炎的病理变化、临床表现及治疗原则。

应用：

1.认识积极预防急性盆腔炎及彻底治疗的重要性。

2.能够对问诊得来的资料进行分析整理。

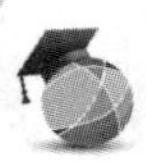

任务引领

患者，女性，37岁，因一次子宫出血刮宫后，开始右侧小腹隐痛，继而整个下腹部疼痛伴白带量多、质稠、色微黄，曾用抗生素治疗，症状未减轻。近5天腹痛加重，伴有低热而就诊。

妇科检查：小腹轻微压痛紧张，后穹窿触痛，宫颈及宫体触痛明显，可于子宫后方扪及一直径3 cm×4 cm大小包块，压痛明显，活动度欠佳。

化验：血Hb 150 g/L，WBC 13×10^9/L，PLT 160×10^9/L，肝肾功能正常，乙肝两对半(－)。

请完成以下任务：

(1)通过学习，请归纳与总结急性和慢性盆腔炎的主要临床表现。

(2)你知道急性和慢性盆腔炎的辅助检查项目吗？请简单描述常规检查项目。

(3)假如你是该患者的主治医生，请设计急性和慢性盆腔炎的简单医嘱。

盆腔炎的病原体有两个来源，两种病原体可单独存在，但通常为混合感染。内源性病原体来自原寄居于阴道内的菌群，包括需氧菌及厌氧菌，可以仅为需氧菌，也可仅为厌氧菌感染，但以需氧菌及厌氧菌混合感染常见。主要的需氧菌及兼性厌氧菌有金黄色葡萄球菌、溶血性链球菌、大肠埃希菌；厌氧菌有脆弱类杆菌、消化球菌、消化链球菌。厌氧菌感染的特点是容易形成盆腔脓肿、感染性血栓静脉炎，脓液有粪臭并有气泡；外源性病原体主要为性传播疾病的病原体，如沙眼衣原体、淋病奈瑟菌及支原体等。目前，我国淋病奈瑟菌、衣原体引起的盆腔炎明显增加。性传播疾病常同时伴有需氧菌及厌氧菌感染，可能是由于衣原体或淋病奈瑟菌感染造成输卵管损伤后，容易继发需氧菌及厌氧菌感染。

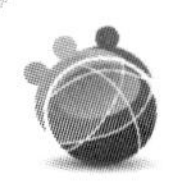

课堂互动

感染途径：①沿生殖道黏膜上行蔓延：病原体侵入外阴、阴道后，或阴道内的菌群沿宫颈黏膜、子宫内膜、输卵管黏膜蔓延至卵巢及腹腔，是非妊娠期、非产褥期盆腔炎的主要感染途径。淋病奈瑟菌、衣原体及葡萄球菌等常沿此途径扩散。②经淋巴系统蔓延：病原体经外阴、阴道、宫颈及宫体创伤处的淋巴管侵入盆腔结缔组织及内生殖器其他部分，是产褥感染、流产后感染及放置宫内节育器后感染的主要感染途径。链球菌、大肠埃希菌、厌氧菌多沿此途径蔓延。③经血液循环传播：病原体先侵入人体的其他系统，再经血液循环感染生殖器，为结核杆菌感染的主要途径。④直接蔓延：腹腔其他脏器感染后，直接蔓延到内生殖器，如阑尾炎可引起右侧输卵管炎。

一、急性盆腔炎

（一）高危因素

1. 产后或流产后感染　分娩后产妇体质虚弱，宫口未完全关闭，例如分娩造成产道损伤或有胎盘、胎膜残留等，病原体侵入宫腔，容易引起感染，发生急性盆腔炎。

2. 宫腔内手术操作后感染　如刮宫术、输卵管通液术、子宫输卵管造影术、宫腔镜检查、放置宫内节育器等，由于手术消毒不严格或术前适应证选择不当，使生殖道黏膜损伤、出血、坏死，导致下生殖道内源性菌群的病原体上行感染。生殖器原有慢性炎症经手术干扰也可引起急性发作并扩散。

3. 下生殖道感染　主要是下生殖道的性传播疾病，如淋病奈瑟菌性宫颈炎、衣原体性宫颈炎以及细菌性阴道病与盆腔炎性疾病（PID）密切相关。

4. 性活动与性卫生不良　盆腔炎多发生在性活跃期妇女，尤其是初次性交年龄较小、有多个性伴侣、性交过频以及性伴侣有性传播疾病者。年轻者容易发生盆腔炎可能与频繁的性活动、宫颈柱状上皮生理性移位（高雌激素影响）、宫颈黏液的机械防御功能较差有关；使用不洁的月经垫、经期性交等，均可使病原体侵入而引起炎症。此外，低收入群体不注意性卫生保健、阴道冲洗或灌洗者，盆腔炎的发生率较高。感染的病原体以下生殖道内源性菌群的病原体为主，如葡萄球菌、链球菌、大肠埃希菌、厌氧菌等。

5. 邻近器官炎症直接蔓延　如阑尾炎、腹膜炎等蔓延至盆腔，病原体以大肠埃希菌为主。

6. 慢性盆腔炎急性发作　盆腔炎症导致的盆腔广泛粘连、输卵管损伤、输卵管的防御功能下降，易造成再次感染，导致急性发作。

（二）病理及发病机制

1. 急性子宫内膜炎及急性子宫肌炎　多见于流产、分娩后，子宫内膜充血、水肿，有炎性渗出物，严重者可形成溃疡。镜下见大量白细胞，炎症向深部侵入形成子宫肌炎。

2. 急性输卵管炎、输卵管积脓、输卵管卵巢脓肿　急性输卵管炎主要由化脓菌引起，轻者输卵管仅有轻度充血、肿胀，略增粗；重者输卵管明显增粗、弯曲，纤维素性脓性渗出物增多，造成与周围组织粘连。急性输卵管炎症因病原体传播途径不同而有不同的病变特点。

3. 急性盆腔腹膜炎　盆腔内器官发生严重感染时，往往蔓延到盆腔腹膜，发炎的腹膜充血、水肿，并有少量含纤维素的渗出液，形成盆腔脏器粘连。当有大量脓性渗出液积聚于粘连的间隙内时，可形成散在小脓肿；积聚于直肠子宫陷凹处则形成盆腔脓肿，较多见。脓肿的前面为子宫，后方为直肠，顶部为粘连的肠管及大网膜，脓肿可破入直肠而使症状突然减轻，也可破入腹腔引起弥漫性腹膜炎。

4. 急性盆腔结缔组织炎　内生殖器急性炎症时，病原体经淋巴管进入盆腔结缔组织而引起结缔组织充血、水肿及中性粒细胞浸润。以宫旁结缔组织炎最常见，开始局部增厚，质地较软，边界不清，以后向两侧盆壁呈扇形浸润，若组织化脓则形成盆腔腹膜外脓肿，可自发破入直肠或阴道。

5. 败血症及脓毒血症　当病原体毒性强、数量多、患者抵抗力下降时，常发生败血症。多见于严重的产褥感染、感染性流产及播散性淋病。近年有报道放置宫内节育器、人工流产及输卵管绝育术损伤脏器引起败血症，若不及时控制，往往很快出现感染性休克，甚至死亡。发生感染后，若身体其他部位发现多处炎症病灶或脓肿者，应考虑有脓毒血症存在，但需经血培养证实。

（三）临床表现

1. 症状　急性盆腔炎的临床表现因炎症轻重及范围大小而有不同的临床表现。

(1) 轻者无症状或症状轻微。常见症状为下腹痛、发热、阴道分泌物增多。腹痛为持续性，活动或性交后加重。

(2) 病情严重者可有寒战、高热、头痛、食欲缺乏。若有腹膜炎，则出现消化系统症状，如恶心、呕吐、腹胀、腹泻等。月经期发病可出现经量增多、经期延长。若有脓肿形成，可有下腹包块及局部压迫刺激症状；包块位于子宫前方可出现膀胱刺激症状，如排尿困难、尿频，若引起膀胱肌炎还可有尿痛等；包块位于子宫后方可有直肠刺激症状；若在腹膜外可致腹泻、里急后重感和排便困难。若有输卵管炎的症状及体征并同时有右上腹疼痛者，应怀疑有肝周围炎。

(3) 由于感染的病原体不同，临床表现也有差异。淋病奈瑟菌感染以年轻妇女多见，多于月经期或经后 7 天内发病，起病急，可有高热，体温在 38 ℃以上，常引起输卵管积脓，出现腹膜刺激征及阴道脓性分泌物。非淋病奈瑟菌性盆腔炎起病较缓慢，高热及腹膜刺激征不如淋病奈瑟菌感染明显。若为厌氧菌感染，患者的年龄较大，易复发，常伴有脓肿形成。衣原体感染病程较长，高热不明显，长期持续低热，主要表现为轻微下腹痛，往往久治不愈。

2. 妇科检查

(1) 患者体征差异较大，轻者无明显异常发现，或妇科检查仅发现宫颈举痛或宫体压痛或附件区压痛。

(2) 典型体征呈急性病容，体温升高，心率加快，下腹部有压痛、反跳痛及肌紧张，若病情严重可出现腹胀，肠鸣音减弱或消失。阴道可有充血，并有大量脓性臭味分泌物；宫颈充血、水肿，将宫颈表面分泌物拭净，若见脓性分泌物从宫颈口流出，说明宫颈管黏膜或宫腔有急性炎症。穹窿触痛明显，须注意是否饱满；宫颈举痛；宫体稍大，有压痛，活动受限；子宫两侧压痛明显，若为单纯性输卵管炎，可触及增粗的输卵管，压痛明显；若为输卵管积脓或输卵管卵巢脓肿，则可触及包块且压痛明显，不活动；宫旁结缔组织炎时，可扪及宫旁一侧或两侧片状增厚，或两侧宫骶韧带高度水肿、增粗，压痛明显；若有盆腔脓肿形成且位置较低，可扪及后穹窿或侧穹窿有肿块且有波动感，三合诊常能协助进一步了解盆腔情况。

（四）诊断与鉴别诊断

1. 诊断　根据急性盆腔炎的病史、症状和体征以及实验室检查可做出初步诊断（表 18-1）。

表 18-1　盆腔炎性疾病的诊断标准

最低标准	宫颈举痛或子宫压痛或附件区压痛
附加标准	体温超过 38.3 ℃（口表） 宫颈或阴道有异常黏液脓性分泌物 阴道分泌物用 0.9%氯化钠溶液涂片见到大量白细胞 红细胞沉降率升高 血 C 反应蛋白升高 实验室证实的宫颈淋病奈瑟菌或衣原体呈阳性

续表

最低标准	宫颈举痛或子宫压痛或附件区压痛
特异标准	子宫内膜活检组织学证实子宫内膜炎 阴道超声或磁共振检查显示输卵管增粗、输卵管积液、输卵管卵巢肿块，以及腹腔镜检查发现盆腔炎性疾病征象

在做出急性盆腔炎的诊断后，需进一步明确病原体。宫颈管分泌物及后穹窿穿刺液的涂片、培养及免疫荧光检测虽不如通过剖腹探查或腹腔镜直接采取感染部位的分泌物做培养及药敏试验准确，但临床较实用，对明确病原体有帮助。

2. 鉴别诊断　急性盆腔炎应与急性阑尾炎，输卵管妊娠、流产或破裂，卵巢囊肿蒂扭转或破裂等急腹症相鉴别。

（五）治疗

急性盆腔炎主要采用抗生素药物治疗。抗生素治疗可清除病原体，改善症状及体征，减少后遗病变。经恰当的抗生素积极治疗，绝大多数急性盆腔炎能彻底治愈，即使输卵管卵巢脓肿形成，若治疗及时，用药得当，75%的脓肿能得到控制。

根据药敏试验选用抗生素较为合理，但通常需在获得实验室检查结果前即给予抗生素治疗，因此，抗生素的治疗原则是高效、广谱、及时及个体化。由于急性盆腔炎的病原体多为需氧菌、厌氧菌及衣原体的混合感染，需氧菌及厌氧菌又有革兰阴性及革兰阳性之分，故抗生素多采用联合用药。

1. 门诊治疗　若患者一般状况好，症状轻，能耐受口服抗生素，并有随访条件，可在门诊给予口服抗生素治疗。常用方案如下。

(1)左氧氟沙星 500 mg，每天 1 次口服，同时加服甲硝唑 400 mg，每天 2～3 次，连用 14 天。

(2)头孢西丁钠 2 g，单次肌内注射，同时口服丙磺舒 1 g，然后改为多西环素 100 mg，每天 2 次口服，连用 14 天；或选用其他第三代头孢菌素，如头孢曲松钠与多西环素、甲硝唑合用。

2. 住院治疗　若患者一般情况差，病情严重，伴有发热、恶心、呕吐，或有盆腔腹膜炎、输卵管卵巢脓肿，或门诊治疗无效，不能耐受口服抗生素，均应住院综合治疗。

1)支持疗法　卧床休息，半卧位有利于脓液积聚于直肠子宫陷凹而使炎症局限。给予高热量、高蛋白、高维生素流食或半流食，补充水分和营养，注意纠正电解质紊乱及酸碱失衡。高热时采用物理降温，尽量避免不必要的妇科检查以免引起炎症扩散。

2)抗生素药物治疗　因盆腔炎常为混合感染，在检查结果出来之前可采用足量、联合用药。给药途径以静脉滴注收效快。急性盆腔炎常用的抗生素配伍方案如下。

(1)青霉素或红霉素与氨基糖苷类药物及甲硝唑联合：青霉素 320 万～1000 万 U/d，分 3～4 次静脉滴注；红霉素 1～2 g/d，分 3～4 次静脉滴注；庆大霉素 16 万～32 万 U/d，分 2～3 次静脉滴注或肌内注射；阿米卡星 200～400 mg/d，分 2 次肌内注射，疗程一般不超过 10 天；甲硝唑葡萄糖注射液 100 mL(内含甲硝唑 500 mg)，静脉滴注，每 8 h 1 次，病情好转后改为口服 400 mg，每 8 h 1 次。本药通过乳汁排泄，哺乳期妇女慎用。

(2)第一代头孢菌素与甲硝唑联合：尽管第一代头孢菌素对革兰阳性菌的作用较强，但是有些药物对革兰阴性菌较优，如头孢拉定 2～4 g/d，分 4 次静脉滴注；头孢唑林钠 2～4 次/天，每次 0.5～1 g，静脉滴注。

(3)克林霉素或林可霉素与氨基糖苷类药物(庆大霉素或阿米卡星)联合：克林霉素 600 mg，静脉滴注，每 8～12 h 1 次，体温降至正常后改为口服，每次 250～500 mg，3～4 次/天。

3. 手术治疗　主要用于治疗抗生素控制不满意的输卵管卵巢脓肿或盆腔脓肿。手术指征如下。

(1)药物治疗无效：输卵管卵巢脓肿或盆腔脓肿经药物治疗 48～72 h，体温持续不降，患者中毒症状加重或包块增大者，应及时手术，以免发生脓肿破裂。

(2)脓肿持续存在：经药物治疗病情有好转，继续控制炎症数日(2～3 周)，包块仍未消失但已局限化，应手术切除，以免日后再次急性发作，或形成慢性盆腔炎。

(3)脓肿破裂：突然腹痛加剧，寒战、高热、恶心、呕吐、腹胀，检查腹部拒按或有中毒性休克表现，应怀疑脓肿破裂。若脓肿破裂未及时诊治，则死亡率较高。因此，一旦怀疑脓肿破裂，需立即在抗生素治疗的同时行剖腹探查。

4. 中药治疗　主要为活血化淤、清热解毒药物，例如银翘解毒汤、安宫牛黄丸或紫血丹等。

(六)预防

(1)做好经期、妊娠期、分娩期及产褥期的卫生宣传。

(2)严格掌握产科、妇科手术指征，做好术前准备；术时注意无菌操作，预防感染。

(3)治疗急性盆腔炎时，应做到及时治疗、彻底治愈，防止转为慢性盆腔炎。

(4)注意性生活卫生，减少性传播疾病，经期禁止性交。

二、慢性盆腔炎

慢性盆腔炎常为急性盆腔炎治疗不彻底，或患者体质较差病程迁延所致，但亦可无急性盆腔炎病史，如沙眼衣原体感染所致输卵管炎。慢性盆腔炎病情较顽固，当机体抵抗力较差时，可有急性发作。部分慢性盆腔炎为急性盆腔炎遗留的病理改变，并无病原体。

(一)病理

1. 慢性子宫内膜炎　慢性子宫内膜炎可发生于产后、流产后或剖宫产后，因胎盘、胎膜残留或子宫复旧不良，极易感染；也见于绝经后雌激素低下的老年妇女，由于内膜菲薄，易受细菌感染，严重者宫颈管粘连形成宫腔积脓。子宫内膜充血、水肿，间质炎性细胞浸润。

2. 慢性输卵管炎、输卵管积水、输卵管卵巢炎及输卵管卵巢囊肿　慢性输卵管炎以双侧居多，输卵管呈轻度或中度肿大，伞端可部分或完全闭锁，并与周围组织粘连形成输卵管卵巢肿块。若输卵管伞端及峡部因炎症粘连闭锁，浆液性渗出物积聚形成输卵管积水；有时输卵管积脓中的脓液渐被吸收，被浆液性渗出物代替形成输卵管积水或输卵管卵巢囊肿。积水输卵管表面光滑，管壁甚薄，由于输卵管系膜不能随积水输卵管囊壁的增长扩大而相应延长，故积水输卵管向系膜侧弯曲，形似腊肠或呈曲颈的蒸馏瓶状，卷曲向后，可游离或与周围组织有膜样粘连。

输卵管发炎时波及卵巢，输卵管与卵巢相互粘连形成炎性肿块，或输卵管伞端与卵巢粘连并贯通，液体渗出，形成输卵管卵巢囊肿，也可由输卵管卵巢脓肿的脓液被吸收后由渗出物替代而形成。

3. 慢性盆腔结缔组织炎　多由慢性宫颈炎症发展而来，由于宫颈的淋巴管与宫旁结缔组织相通，宫颈炎症可蔓延至宫骶韧带、主韧带处，使纤维组织增生、变硬。若蔓延范围广泛，可使子宫固定，宫颈旁组织增厚。

(二)临床表现

1. 慢性盆腔痛　慢性炎症形成的瘢痕粘连以及盆腔充血，常引起下腹部坠胀、疼痛及腰骶部酸痛，常在劳累、性交后及月经前后加剧。有文献报道，约20%的急性盆腔炎发作后遗留慢性盆腔痛，慢性盆腔痛的时间往往在发作后4～8周。

2. 不孕及异位妊娠　输卵管粘连阻塞可致不孕或异位妊娠。急性盆腔炎后不孕发生率为20%～30%。异位妊娠发生率是正常妇女的8～10倍。

3. 月经异常　盆腔淤血可致经量增多；卵巢功能损害时可致月经失调；子宫内膜炎常有月经不规则，老年性子宫内膜炎可有脓血性分泌物。

4. 全身症状　多不明显，有时仅有低热，易感疲倦。因病程时间较长，部分患者可出现神经衰弱症状，如精神不振、失眠、周身不适等。由于输卵管组织结构的破坏，局部防御功能减退，若患者仍有同样的高危因素，可造成盆腔炎的急性或亚急性反复发作。

(三)妇科检查

1. 慢性子宫内膜炎　子宫增大、压痛。

2. 慢性输卵管炎　在子宫一侧或两侧触到呈条索状增粗的输卵管，并有轻度压痛。

3. 输卵管积水或输卵管卵巢囊肿　盆腔一侧或两侧触及囊性肿物，活动多受限。

4. 盆腔结缔组织炎　子宫常呈后倾后屈，活动受限或粘连固定，子宫一侧或两侧有片状增厚、压痛，宫骶韧带常增粗、变硬，有触痛。

(四)诊断与鉴别诊断

有急性盆腔炎史以及症状和体征明显者，不难诊断。但不少患者自觉症状较多，而无明显盆腔炎病史及阳性体征者，此时对慢性盆腔炎的诊断须慎重，以免给患者造成思想负担。有时盆腔充血或阔韧带内静脉曲张也可产生类似慢性盆腔炎的症状。慢性盆腔炎还应与子宫内膜异位症、卵巢囊肿、卵巢癌等鉴别。诊断困难时应行腹腔镜检查。

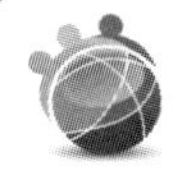

课堂互动

子宫内膜异位症呈继发性、进行性加重的痛经，若能触及典型触痛结节，有助于诊断。鉴别困难时应行腹腔镜检查。输卵管积水或输卵管卵巢囊肿应与卵巢囊肿相鉴别，输卵管卵巢囊肿除有盆腔炎病史外，肿块呈腊肠形，囊壁较薄，周围有粘连；而卵巢囊肿一般以圆形或椭圆形较多，周围无粘连，活动自如；附件炎性包块与周围粘连，不活动，与卵巢癌鉴别时，炎性包块为囊性而卵巢癌为实性。

(五)治疗

慢性盆腔炎单一疗法治疗效果较差，应根据病变部位以及患者主诉采取综合治疗方法。慢性盆腔炎由于病程长，患者思想压力大，治疗时需解除患者的思想顾虑，增强治疗信心，增加营养，加强身体锻炼，注意劳逸结合，提高机体抵抗力。

1.物理疗法　温热能促进盆腔局部血液循环，改善组织营养状态，加快新陈代谢，以利于炎症吸收和消退。常用的有激光、短波、超短波、微波、离子透入(可加入药物如青霉素、链霉素)等。但高热，过敏性体质，月经期及孕期，有心、肝、肾功能不全等禁用。

2.中药治疗　慢性盆腔炎以湿热型居多，治疗以清热利湿、活血化淤为主。有些患者为寒凝气滞型，治疗则为温经散寒、行气活血。中药可口服或灌肠。

3.抗生素治疗　长期或反复多种抗生素联合治疗有时并无显著疗效，但对于年轻需保留生育功能者，或有急性发作时，最好同时采用抗衣原体的药物。

4.其他药物治疗　采用α-糜蛋白酶 5 mg 或透明质酸酶 1500 U，肌内注射，隔日 1 次，7～10 次为一个疗程，以松解粘连和减少炎症吸收。

5.手术治疗　存在感染灶，反复引起炎症急性发作或伴有严重盆腔疼痛，经综合治疗无效者应行手术治疗。手术以彻底治愈为原则，避免遗留病灶，再次复发。根据患者年龄、病变轻重及有无生育要求决定手术范围，行单侧附件切除术或全子宫切除术加双侧附件切除术。对年轻妇女应尽量保留卵巢功能。

(六)预防

预防应注意性生活卫生，减少性传播疾病。锻炼身体，增强体质，严格掌握妇科手术指征，做好术前准备，术时注意无菌操作，预防感染，及时彻底治疗急性盆腔炎。

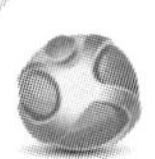

知识拓展

生殖器结核

由结核分枝杆菌引起的女性生殖器炎症称为生殖器结核，又称为结核性盆腔炎。多见于20～40岁妇女，也可见于绝经后的老年妇女。近年因耐多药结核、艾滋病的增加以及对结核病控制的松懈，生殖器结核发病率有升高趋势。

多数患者缺乏明显症状和阳性体征，故诊断时易被漏诊或误诊。为提高确诊率，应详细询问病史，尤其是当患者有原发不孕、月经稀少或闭经时，未婚女性有低热、盗汗、盆腔炎或腹腔积液，慢性盆腔炎久治不愈，既往有结核病史或接触结核病患者史时，均应考虑有生殖器结核的可能。

目标检测

一、单项选择题

1. 滴虫性阴道炎的典型症状是(　　)。

A. 豆渣样白带　　B. 泡沫样白带　　C. 灰白样白带
D. 血性白带　　E. 黄水样白带

2. 急性宫颈炎最常见的病原体是(　　)。

A. 链球菌　　B. 葡萄球菌　　C. 肠球菌
D. 淋球菌　　E. 大肠杆菌

3. 重度宫颈糜烂是指糜烂面占整个宫颈面积的多少以上？(　　)

A. 1/2　　B. 1/3　　C. 2/3
D. 1/4　　E. 2/4

4. 急性宫颈炎应首选的治疗是(　　)。

A. 局部用药　　B. 局部电烫治疗　　C. 抗生素全身治疗
D. 宫颈锥切术　　E. 子宫切除

5. 关于阴道炎哪项是错误的？(　　)

A. 滴虫性阴道炎的白带特点是泡沫样白带
B. 老年性阴道炎与体内雌激素水平低有关系，可外用小剂量雌激素
C. 念珠菌性阴道炎是由加德纳尔菌感染所致
D. 各类阴道炎均以局部治疗为主，可辅助全身治疗
E. 念珠菌性阴道炎的白带特点是呈豆渣样

6. 下列哪项不是慢性宫颈炎的临床表现？(　　)

A. 宫颈糜烂　　B. 子宫颈呈紫蓝色　　C. 宫颈肥大
D. 宫颈纳氏囊肿　　E. 宫颈息肉

7. 患者，女性，38 岁，阴道分泌物多，伴腰酸。妇科检查：宫颈肥大，呈颗粒状突起，波及面积不到整个宫颈面的 2/3。对该患者的可能诊断是(　　)。

A. 颗粒型轻度糜烂　　B. 乳突型轻度糜烂　　C. 颗粒型中度糜烂
D. 颗粒型重度糜烂　　E. 乳突型中度糜烂

8. 李女士说在单位妇科普查时确诊“子宫颈中度糜烂”，对于她疗效较好、疗程最短的治疗方法是(　　)。

A. 宫颈上药　　B. 阴道冲洗　　C. 物理疗法
D. 手术治疗　　E. 局部用硝酸银

9. 患者，女性，31 岁，有接触性出血。经检查，宫颈口有黄豆大小的赘生物，诊断为(　　)。

A. 宫颈糜烂　　B. 宫颈息肉　　C. 子宫肌瘤
D. 子宫腺体囊肿　　E. 子宫肥大

10. 某学校滴虫性阴道炎的发生率很高，为预防继续传播，不必要的预防措施是(　　)。

A. 改池浴为淋浴　　B. 改坐厕为蹲厕　　C. 不借用浴具
D. 积极治疗带虫者　　E. 预防性口服甲硝唑

11. 患者，40 岁，卵巢癌手术一年，近期自觉外阴瘙痒，白带增多，为黄色水样。妇科检查：外阴及阴道充血、水肿，阴道黏膜皱襞减少，上皮变薄，余无异常发现。最大可能的诊断是(　　)。

A. 复发性卵巢癌　　B. 宫颈癌　　C. 滴虫性阴道炎
D. 外阴阴道假丝酵母菌病　　E. 萎缩性阴道炎

12. 王女士，36 岁，近几天感到外阴瘙痒，白带增多，呈稀薄泡沫状且有腥臭味。应建议她到医院做(　　)。

A. 阴道分泌物悬滴检查　　B. 子宫颈刮片　　C. 子宫颈管涂片
D. 阴道侧壁涂片　　E. 窥阴器检查

二、简答题

1. 试述滴虫性阴道炎、念珠菌性阴道炎及细菌性阴道病的临床表现、治疗原则。
2. 试述慢性宫颈炎的治疗原则。
3. 急性盆腔炎的诱发因素有哪些？
4. 急性盆腔炎的临床诊断标准有哪些？
5. 为什么在健康妇女阴道内虽有某些病原体存在，但并不引起炎症？

第二节　妊娠期高血压疾病

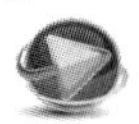

学习目标

识记：

1. 妊娠期高血压疾病的分类。
2. 妊娠期高血压疾病的临床表现。
3. 妊娠期高血压疾病的诊断方法。

理解：

1. 妊娠期高血压疾病的病因及基本病理生理变化。
2. 对母婴的主要并发症，妊娠期高血压疾病的治疗原则，解痉药硫酸镁的应用，重度子痫前期及并发症的处理方法和产科处理原则等。

应用：

1. 能够自觉将医疗规范与康复健康理念贯穿于疾病治疗的全过程。
2. 能用所学知识与技能协助主治医生对患者的疾病康复进行指导。

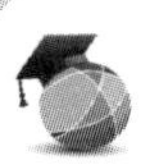

任务引领

患者，女性，30岁，已婚，孕2产1，因停经8十月，血压升高15天，腹痛伴阴道流血3 h于2014年4月12日12时30分急诊入院。患者LMP：2013年7月23日，停经42天，出现早孕反应，3个月后消失，孕4十月感胎动，孕5月首次产前检查，测BP 90/60 mmHg。15天前在当地产前检查发现BP 130/90 mmHg，胎心、胎位正常，水肿(＋＋＋)，无头晕、头痛，给予休息、降压处理，11日晚12时30分突感持续性腹痛，呈进行性加剧，伴有恶心、呕吐、出汗及阴道流血，救护车急送我院。

查体：T 37℃，R 23次/分，P 118次/分，BP 80/50 mmHg，急性重病容，面色苍白，神志清楚，心率118次/分，律齐，有Ⅱ级收缩期吹风样杂音，双下肢、会阴部及腹壁凹陷性水肿，患者情绪不稳定，注意力不集中、恐慌、哭泣，特别关心胎儿是否存活，自己是否有生命危险。

产科情况：腹部膨隆如孕足月大小，宫底剑下1横指，张力高，板状，子宫左侧壁有明显压痛，胎心音、胎方位不清。

肛查：宫颈管未消，宫口指尖，先露高浮。

门诊资料：Hb 80 g/L，WBC 12.5×10^9/L，N 80%，L 20%，PLT 87×10^9/L，尿蛋白(＋＋＋)。

请完成以下任务：

(1)请提出其入院诊断，给出诊断依据。

(2)你知道妊娠期高血压的辅助检查项目吗？请简单描述常规检查项目。

(3)假如你是该患者的主治医生，请设计简单的医嘱。

妊娠期高血压疾病是孕产妇特有的一种全身性疾病，多发生在妊娠20周以后至产后2周，临床上主要表现为水肿、高血压、蛋白尿三大症状，重度患者伴有头痛、眼花甚至抽搐、昏迷。本病严重威胁母婴健康，迄今为止，仍为孕产妇及围生儿死亡的重要原因。

一、病因

妊娠期高血压疾病的病因至今尚未阐明。妊娠期高血压疾病的好发因素及主要的病因学说简介如下。

(一)与妊娠期高血压疾病有关的因素

根据流行病学调查发现，妊娠期高血压疾病可能与以下因素有关。

(1)年轻初孕妇<18岁或高龄初孕妇>40岁。

(2)家族中有高血压史，尤其是孕妇之母有重度妊娠高血压疾病史者。有慢性高血压、慢性肾炎、糖尿病等病史的孕妇。

(3)体形矮胖者，即体重指数[体重(kg)/身高$(cm)^2 \times 100$]>0.24者。

(4)子宫张力过高：如羊水过多、双胎妊娠、糖尿病巨大儿及葡萄胎等。

(5)经济条件差，营养不良如贫血、低蛋白血症者。

(6)对妊娠恐惧，精神过分紧张或受刺激致使中枢神经系统功能紊乱者。

(7)寒冷季节或气温变化过大，特别是气压升高时。

(二)主要病因学说

1.子宫胎盘缺血学说　本学说认为临床上妊娠高血压疾病易发生于初孕妇、多胎妊娠、羊水过多等，由于子宫张力增高，影响子宫胎盘间血液供应，或者全身血液循环不适应妊娠子宫胎盘的需要，如严重贫血、慢性高血压、肾炎等，导致子宫胎盘缺血缺氧而发病。

2.免疫学说　妊娠被认为是成功的自然同种异体移植。妊娠期高血压疾病实质上是胎儿胎盘对母体诱导出的较强的免疫应答反应。正常妊娠的维持，有赖于胎儿母体间免疫平衡的建立与稳定。这种免疫平衡一旦失调，即可导致一系列血管内皮细胞病变，从而发生妊娠期高血压疾病。目前，从免疫学观点虽然尚不能确切阐明妊娠期高血压疾病发病的具体机制，但普遍认为免疫可能是该病发生的主要因素，值得进一步探讨。

3.凝血系统与纤溶系统失调学说　正常妊娠期凝血与纤溶之间处于一种动态平衡。患妊娠期高血压疾病时，凝血系统活性包括血小板及各种凝血因子的功能增强，而抗凝因子及抗凝血酶与组织型纤溶酶原激活物(t-PA)、纤溶酶原、纤溶酶等活性降低，纤溶酶原活性抑制因子(pAIs)及纤维结合蛋白升高。上述变化导致凝血系统与纤溶系统失去动态平衡，这种失调可能为妊娠期高血压疾病的发病因素之一。

4.缺钙与妊娠期高血压疾病　近年认为妊娠期高血压疾病的发生可能与缺钙有关。有资料表明，人类及动物缺钙均可引起血压升高。妊娠易引起母体缺钙，导致妊娠期高血压疾病发生，而孕期补钙可使妊娠期高血压疾病的发生率下降。因此，认为缺钙可能是发生妊娠期高血压疾病的一个重要因素，其发生机制尚不清楚。此外，尿钙排泄量的检测可作为妊娠期高血压疾病的预测试验。

二、病理生理

全身小动脉痉挛为妊娠期高血压疾病的基本病变。由于小动脉痉挛，造成管腔狭窄，周围阻力增大，血管内皮细胞损伤及通透性增加，体液和蛋白质渗漏，表现为血压升高、蛋白尿、水肿和血液浓缩等。全身各器官组织因缺血和缺氧而受到损害，严重时脑、心、肝、肾及胎盘等的病理组织学变化可导致抽搐、昏迷、脑水肿、脑出血，心、肾衰竭，肺水肿，肝细胞坏死及被膜下出血，胎盘绒毛逆行性变、出血和梗死，胎盘早期剥离以及凝血功能障碍而导致DIC等。

三、分类与临床表现

妊娠期高血压疾病分类与临床表现见表18-2。

表 18-2　妊娠期高血压疾病分类与临床表现

分　类	临床表现
妊娠期高血压	BP≥140/90 mmHg，妊娠期首次出现，并于产后12周恢复正常；尿蛋白（－）；患者可伴有上腹部不适或血小板减少，产后方可确诊
子痫前期轻度	BP≥140/90 mmHg，孕20周后出现；蛋白尿≥300 mg/24 h或（＋）；可伴有上腹部不适、头痛等症状
子痫前期重度	BP≥160/110 mmHg；尿蛋白≥2.0 g/24 h或（＋＋）；血肌酐＞106 μmol；血小板＜100×10^9/L；微血管病性溶血（血LDH升高）；血清ALT或AST升高；持续性头痛或其他脑神经或视觉障碍；持续性上腹部不适
子痫	子痫前期孕妇抽搐，不能用其他原因解释
慢性高血压并发子痫前期	高血压孕妇妊娠20周以前无蛋白尿，高血压孕妇孕20周前突然尿蛋白增加，血压进一步升高或血小板＜100×10^9/L
妊娠合并慢性高血压	BP≥140/90 mmHg，孕前或孕20周以前；或孕20周后首次诊断高血压并持续到产后12周后

（一）妊娠期高血压

妊娠期首次出现孕妇血压≥140/90 mmHg，但尿蛋白阴性，在整个孕期未发展为子痫前期，并且在产后12周内血压恢复正常，才能确诊。因此，妊娠期高血压是暂时的，可能发展为子痫前期，也可能在产后12周血压仍未恢复而诊断为慢性高血压。妊娠期高血压也可以出现与子痫前期相关的症状，如头痛、上腹部疼痛或血小板减少。在妊娠20周后，如果血压持续升高，虽然未出现蛋白尿，但母婴的危险性增加，约有10%妊娠期高血压患者在出现蛋白尿之前就发生子痫。

（二）子痫前期

蛋白尿是子痫前期的重要依据，是妊娠期高血压疾病患者全身的小血管收缩导致肾脏血流量减少的结果，标志着孕妇的肾脏功能受到损害。临床上蛋白尿往往出现在血压升高以后，但许多研究表明肾脏病理生理变化可能在血压升高等临床症状出现以前3～4个月就已开始。因此，血压升高和尿蛋白轻度升高是子痫前期诊断的基本条件。根据美国妇产科医师协会（ACOG）2002年的公告和2004年出版的《妇产科学指南》，重度子痫前期的诊断标准如下。

下列标准至少一条符合者可诊断为重度子痫前期。

（1）中枢神经系统异常表现：头痛、头晕、视力模糊，严重者神志不清、昏迷等，使子痫前期的诊断更加明确。

（2）肝包膜下血肿或肝破裂的症状：包括上腹部不适或右上腹持续性疼痛等。右上腹疼痛往往是肝细胞缺血、坏死、水肿的结果，这种特征性改变常常伴随着肝血清转氨酶的升高，预示着肝脏梗死或出血，或者肝包膜下血肿破裂。肝包膜下血肿破裂在临床上十分罕见，一旦出现则危及母婴生命。

（3）血压改变：收缩压≥160 mmHg或舒张压≥110 mmHg。

（4）血小板减少和溶血症：血小板＜100×10^9/L。严重的血管收缩可导致微血管性溶血、血小板活化、凝聚。因此，血小板减少和溶血症（如血红蛋白血症、血红蛋白尿、高胆红素血症等）亦是病情加重的标记。

（5）少尿：24 h尿量＜500 mL。

（6）蛋白尿：≥5 g/24 h，或间隔4 h两次尿蛋白（＋＋＋）。

（7）肺水肿。

（8）脑血管意外。

（9）凝血功能障碍。

（10）胎儿生长受限或羊水过少。

(三)子痫

在子痫前期的基础上进而有抽搐发作,或伴有昏迷,称为子痫。少数患者病情进展迅速,子痫前期的征象不明显而骤然发作。子痫的典型发作过程首先表现为眼球固定,瞳孔散大,牙关紧闭,头偏向一侧,继而口角及面肌颤动,数秒后发展为全身及四肢肌强直,双手紧握,双臂屈曲,迅速发生强烈抽动。抽搐时呼吸暂停,面色青紫,持续 1 min 左右,抽搐强度减弱,全身肌肉松弛,随即深长吸气,发出鼾声而恢复呼吸。抽搐发作前及抽搐期间,神志丧失。抽搐次数少,间隔时间长,抽搐过后短期即可苏醒;抽搐频繁且持续时间长,往往陷入深昏迷。在抽搐过程中易发生种种创伤,如唇舌咬伤、摔伤甚至骨折,昏迷中呕吐可造成窒息或吸入性肺炎。

子痫发生在妊娠晚期或临产前,称为产前子痫,多见;发生于分娩过程,称为产时子痫,较少见;发生于产后,称为产后子痫,大部分在产后 48 h 以内。

(四)慢性高血压并发子痫前期

慢性高血压定义为在妊娠前或妊娠 20 周前就出现的高血压孕妇。在妊娠前出现高血压,并已予以降压治疗者的诊断并不困难。慢性高血压患者往往在妊娠 24 周后病情加重,一旦出现蛋白尿,可诊断为慢性高血压并发子痫前期,且多合并胎儿生长受限;血压进一步升高常发生在妊娠 26～28 周。对于在妊娠前和妊娠早期均未进行检查,在妊娠晚期首次发现高血压的患者,与子痫前期的鉴别比较困难,需要随访到产后 12 周才能确诊。当出现下列情况之一时,应考虑可能存在潜在的慢性高血压。

(1)妊娠前曾有高血压(≥140/90 mmHg)。

(2)妊娠 20 周前发现高血压(≥140/90 mmHg),排除妊娠滋养细胞疾病。

(3)产后 12 周高血压仍持续存在。许多情况下,病史有助于诊断,如经产妇上一胎妊娠时就合并高血压,或者有高血压的家族史等。

四、诊断

根据病史、临床表现、体征及辅助检查即可做出诊断,同时应注意有无并发症及凝血功能障碍。

(一)病史

患者有本病的高危因素及上述临床表现,特别应询问有无头痛、视力改变、上腹不适等。

(二)高血压

高血压的定义是持续血压升高至收缩压≥140 mmHg 或舒张压≥90 mmHg,血压升高至少应出现两次以上,间隔≥6 h。慢性高血压并发子痫前期可在妊娠 20 周后血压持续上升。

(三)尿蛋白

尿蛋白的定义是在 24 h 内尿液中的蛋白含量≥300 mg 或在至少相隔 6 h 的两次随机尿液检查中尿蛋白浓度为 0.1 g/L(定性为(＋)),其准确率达 92%。应留取 24 h 尿作定量检查,也可取中段尿测定,避免阴道分泌物污染尿液,造成误诊。

(四)水肿

体重异常增加是许多患者的首发症状,孕妇体重突然增加≥0.9 kg/周(或 2.7 kg/月)是子痫前期的信号。本病患者水肿的特点是自踝部逐渐向上延伸的凹陷性水肿,经休息后不缓解。

(五)辅助检查

1.血液检查　包括全血细胞计数、血细胞比容、血红蛋白含量、血黏度、凝血功能,根据病情轻重可反复检查。

2.肝肾功能测定　肝细胞功能受损可致 ALT、AST 升高。患者可出现以白蛋白缺乏为主的低蛋白血症,白蛋白与球蛋白的比值倒置。肾功能受损时,血清肌酐、尿素氮、尿酸升高,肌酐升高与病情严重程度相平行。尿酸在慢性高血压患者中升高不明显,因此可用于本病与慢性高血压的鉴别诊断。重度子痫前期与子痫应测定电解质与二氧化碳结合力,以早期发现酸中毒并纠正。

3.尿液检查　应测尿常规、尿比重,当尿比重≥1.020 时说明尿液浓缩,尿蛋白(＋)时尿蛋白含量为 300 mg/24 h;当尿蛋白(＋＋＋＋)时尿蛋白含量为 5 g/24 h。对于重度妊娠期高血压疾病患者,尿蛋白检查应每 2 天一次。

4.眼底检查　视网膜小动脉的痉挛程度反映全身小血管的痉挛程度，可反映本病的严重程度。眼底主要改变为视网膜小动脉痉挛，动静脉管径之比可由正常的2∶3变为1∶2，甚至1∶4。可出现视网膜水肿或出血，严重时可发生视网膜脱离。患者可出现视力模糊或失明。这些情况产后多可逐渐恢复。

5.其他　包括心电图、超声心动图、胎盘功能、胎儿成熟度检查、脑血流图检查等，视病情而定。

五、鉴别诊断

妊娠期高血压疾病应与妊娠合并原发性高血压、慢性肾炎、癫痫、癔症、尿毒症、糖尿病酮症酸中毒等疾病相鉴别。

六、预防

由于妊娠期高血压疾病的病因不明，尚不能做到完全预防其发病，但若能做好以下预防措施，对预防妊娠期高血压疾病有重要作用。

（一）建立健全三级妇幼保健网

各级妇幼保健组织应积极推行孕期健康教育。通过孕期宣传，使孕妇掌握孕期卫生的基础知识，了解妊娠高血压疾病的知识，促使孕妇自觉从妊娠早期开始作产前检查。定期检查，及时发现异常，给予治疗及纠正，从而减少本病的发生和阻止其发展。

（二）指导孕妇合理饮食与休息

孕妇应进食富含蛋白质、维生素、铁、钙、镁、硒、锌等微量元素的食物及新鲜蔬果，减少动物脂肪及过量盐的摄入，从妊娠20周开始，每天补充钙剂2 g，可降低妊娠期高血压疾病的发生。保持足够的休息和愉快的心情，坚持左侧卧位，增加胎盘绒毛的血供。

（三）开展妊娠期高血压疾病的预测

预测方法较多，均在妊娠中期进行，常用以下几种。对预测为阳性者应密切随访。

1.平均动脉压（MAP）　一般在妊娠20～28周进行MAP测定。计算公式为：（收缩压＋舒张压×2）/3，当MAP＞85 mmHg为预测妊娠高血压疾病的分界线，表明孕妇有发生妊娠期高血压的危险。但假阳性率也高，故有人提出以MAP－2≥90 mmHg为分界线，可提高敏感性。

2.翻身试验（ROT）　一般在妊娠26～30周进行测定。孕妇取左侧卧位测血压。待舒张压稳定后，翻身仰卧5 min再测血压。仰卧位舒张压较左侧卧位高20 mmHg或以上为阳性，提示孕妇有发生妊娠高血压疾病的倾向。

七、治疗

妊娠期高血压疾病的发病机制复杂，其病因尚未完全阐明，因此给治疗带来了很多困难，直到今天各种治疗方案的目的都是如何保证母亲安全与延长孕龄，尽可能降低胎儿和新生儿的发病率和死亡率，总的治疗原则是解痉、镇静、降压，合理扩容或适时利尿，必要时抗凝，适时终止妊娠，防治子痫及其严重并发症。

（一）一般治疗

妊娠期高血压疾病的病理改变发生在临床体征出现之前，所以早期预防、治疗、阻止病情进展是处理关键，应酌情增加产前检查次数，密切注意病情变化，对孕妇进行早期的教育指导。

1.左侧卧位休息　休息对妊娠期高血压疾病极为重要，左侧卧位具有重要的治疗意义。左侧卧位可以纠正妊娠子宫右旋，减轻妊娠子宫对腹主动脉及髂动脉的压力，增加子宫胎盘供血量；减轻妊娠子宫对下腔静脉的压力，增加回心血量，从而使肾血流增加，尿量增多；改善子宫胎盘供血，纠正胎儿宫内缺氧；临床观察自觉症状减轻，体重减少，水肿消退，有明显的治疗效果。

2.饮食　给予高蛋白、高维生素、低脂肪、低碳水化合物、低钠盐饮食。

3.精神和心理治疗　解除思想顾虑，避免一切不良刺激。

（二）药物治疗

1.解痉药物

1）硫酸镁　硫酸镁为中、重度妊娠期高血压疾病首选的解痉药物。镁离子作用于神经、肌肉连接点，抑制运动神经纤维的冲动，减少乙酰胆碱释放，从而使肌肉松弛，痉挛解除，有效地预防和控制子痫发作。镁离子还具有中枢抑制、降低颅内压、改善氧代谢、调节细胞内离子代谢及钠泵运转、直接抑制子宫及血管平滑肌、解除血管痉挛、改善子宫胎盘血流等作用。

(1)用法：25%硫酸镁 20 mL 加 1%普鲁卡因 5 mL，臀肌深部肌内注射，每 6 h 1 次。缺点是血中浓度不稳定，并有局部明显疼痛，常不易被患者接受。同时用 25%硫酸镁 20 mL 加于 10%葡萄糖 500 mL 静脉滴注，按每小时 1 g 滴入；临睡前再肌内注射 5 g，24 h 总量 25～30 g。紧急情况下，用 25%硫酸镁 10～20 mL加 25%葡萄糖 40 mL 缓慢静脉推注。夜间停止静脉滴注，次日重复治疗，可连续给药 3～5 天。

(2)毒性反应：正常孕妇血清镁离子浓度为 0.75～1 mmol/L，治疗有效血镁浓度为 1.7～3 mmol/L，若高于 3 mmol/L 即可发生中毒症状。硫酸镁过量会使呼吸及心肌收缩功能受到抑制，危及生命。中毒现象首先为膝跳反射消失，随着血镁浓度增加可出现全身肌张力减退及呼吸抑制，严重者心跳可突然停止。

(3)注意事项：硫酸镁的治疗浓度与中毒剂量比较接近，故治疗过程应严密观察，以防过量中毒。①膝跳反射必须存在；②呼吸不得少于 16 次/分；③24 h 尿量不少于 600 mL，以避免蓄积中毒；④出现呼吸抑制、心律失常等中毒症状时，立即静脉推注 10%葡萄糖酸钙 10 mL 解毒；⑤胎儿娩出后肌内注射缩宫素，预防产后出血。

2)抗胆碱药物　如 654-2，10～20 mg，肌内注射，6 h 一次，20～50 mg 加于 10%葡萄糖 500 mL 中静脉滴注，对呼吸困难、频繁抽搐者尤其适用。

2. 镇静药物

(1)地西泮：具有镇静、抗惊厥、催眠和肌松弛等作用。一般口服剂量为 5 mg，每天 3 次，或 10 mg 肌内注射。对重症患者采用 10 mg 静脉注射。

(2)冬眠药物：常用冬眠 1 号合剂(哌替啶 100 mg，氯丙嗪 50 mg，异丙嗪 50 mg)加于 10%葡萄糖 500 mL 内静脉滴注。紧急情况下，1/3 量加于 25%葡萄糖 20 mL 缓慢静脉推注(不少于 5 min)，余 2/3 量加于 10%葡萄糖 250 mL 静脉滴注。具有镇静、降压、降低新陈代谢、提高对缺氧的耐受性等优点，缺点是血压可急速下降，影响肾脏及胎盘血流，损害肝脏，产生体位性低血压等，对硫酸镁禁忌或疗效不佳者仍可使用。

3. 降压药物　降压药物虽可使血压下降，但同时减少重要脏器血流量，特别是子宫胎盘的血流量，对胎儿有一定危害，故轻度高血压较少采用。经硫酸镁治疗血压仍高于 160/110 mmHg 者，为防止脑血管意外、胎盘早剥等并发症，酌情选择不影响心排出量、肾脏及子宫胎盘血流量的降压药物。血压不宜降得过快、过低，避免影响胎儿。

课堂互动

(1)肼屈嗪：首选降压药，具有扩张周围小血管，降低外周阻力，从而降低血压，同时有增加心排出量、肾血流量及子宫胎盘血流量的作用。降压作用快，舒张压下降较显著。用法：20～40 mg加于 5%葡萄糖 250～500 mL 中静脉滴注，注意调节速度，用药至维持舒张压在 90～100 mmHg为宜。有妊娠期高血压疾病合并心力衰竭者，不宜应用此药。

(2)卡托普利：该药为血管紧张素转换酶抑制剂，可阻止血管紧张素Ⅰ转换为血管紧张素Ⅱ，舒张小动脉，达到降压作用。剂量为 12.5～25 mg，口服，每天 3 次。降压效果良好，不影响肾血流量，但可降低胎盘灌注量，应慎用。

(3)硝苯地平：为钙离子拮抗剂，可抑制钙离子内流，松弛血管平滑肌，扩张冠状动脉及全身周围小动脉，降低外周血管阻力，使血压下降。剂量为 10 mg，口服，每日 4 次，24 h 量不超过 60 mg。急用时可咬碎含于舌下，见效快。

4. 扩容治疗　原则是在解痉的基础上扩容，在扩容的基础上利尿。对血容量减少、血液浓缩、黏稠度高，或有慢性 DIC 改变者，扩容治疗可以改善微循环灌注，防治 DIC，降低围产儿死亡。指征：①尿比重≥

1.020；②红细胞比容＞0.35(35%)；③全血黏度＞3.6，血浆黏度＞1.6。禁忌证：心力衰竭、肺水肿。扩容剂一般用低分子右旋糖酐(500 mL)。扩容量应严密观察，防止心脏负荷过重而发生心力衰竭、肺水肿。

5.利尿药物　过去常规用利尿剂，现在认为利尿剂会加重血容量减少和电解质紊乱，使病情恶化。一般不主张利尿。以下几种情况可以酌情利尿：妊娠期高血压疾病并发心力衰竭、肺水肿；全身水肿或伴有腹腔积液；严重贫血，血容量过多者。

(三)终止妊娠

妊娠期高血压疾病是妊娠特有的疾病，一旦终止妊娠，病情迅速好转，妊娠期高血压疾病患者经治疗后，适时终止妊娠是极为重要的措施之一。终止妊娠的方式有如下几种。

1.引产　适用于宫颈条件较成熟，即宫颈柔软且宫颈管已消失时，行人工破膜后加用缩宫素静脉滴注；或单用缩宫素静脉滴注引产。静脉滴注缩宫素时或临产后，应对产妇及胎儿进行严密监护。分娩时，第一产程严密观察产程进展，保持产妇安静；适当缩短第二产程，会阴侧切和(或)胎头吸引、低位产钳助娩；第三产程注意胎盘和胎膜及时、完整娩出，防止产后出血。

2.剖宫产　适用于有产科指征者：宫颈条件不成熟，不能在短期经阴道分娩者；引产失败者；胎盘功能明显减退，或已有胎儿窘迫征象者。

产后24 h直至5天以内仍有发生子痫的可能。尽管随时间推移，发生子痫的可能性减少，但仍不应放松观察及防治。

(四)子痫的紧急处理

子痫系产科急症，一旦发生，母婴并发症及死亡率明显增加，故应特别重视，给予紧急处理。

1.迅速控制抽搐　25%硫酸镁10～20 mL加于25%葡萄糖40 mL中缓慢静脉推注。地西泮10～20 mg，静脉注射。一般即可控制抽搐。亦可用冬眠合剂或吗啡，但吗啡对胎儿有抑制作用，短期内可能分娩者，最好不用。

2.专人特护　子痫患者的护理和治疗同样重要，应派有经验的护士专人护理。抽搐发作时，加床栏以防坠伤。加开口器或用缠有纱布的压舌板置于上、下臼齿间以防唇舌咬伤。如有呕吐，应及时清除，避免窒息或吸入性肺炎。置于单人房间，保持安静，避免声、光等一切刺激。操作应轻柔，相对集中，避免时常干扰。严密观察，定时监测血压、脉搏、呼吸、体温，留置导尿管、记录出入量，勤听胎心音，要注意有无产兆。

3.终止妊娠　控制抽搐2 h后，视病情决定引产或剖宫产终止妊娠。

(五)并发症及其预防

妊娠期高血压疾病患者一旦发生严重并发症，对母婴危害更大，早期发现、正确治疗并发症是处理重度妊娠期高血压疾病的重要方面。常见并发症如下。

(1)胎盘早期剥离。

(2)妊娠期高血压疾病并发心力衰竭。

(3)脑血管意外：子痫发作、血压过高或突然血压升高，可使病损的脑血管破裂而致脑出血。出现反复抽搐、长期昏迷不醒，或出现局部神经体征时，应考虑到脑血管意外，有条件者做CT或MRI明确诊断。尽快使用脱水剂、止血剂，如发现出血较多或发现脑血管畸形者，应考虑手术治疗。

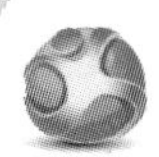

知识拓展

胎 盘 早 剥

妊娠20周后或分娩期，正常位置的胎盘在胎儿娩出前，部分或全部从子宫壁剥离，称为胎盘早剥。胎盘早剥为妊娠晚期的一种严重并发症，往往起病急，进展快，如果处理不及时，可危及母婴生命，从临床观察胎盘早期剥离的患者中并发重度妊娠期高血压疾病、慢性高血压及慢性肾脏疾病，尤其已发生全身血管病变者居多。当底蜕膜螺旋小动脉发生痉挛或硬化时，会引起远端毛细血管缺血坏死以致破裂出血，血液流到底蜕膜层形成血肿，则引起胎盘与子宫壁剥离。

(4)急性肾功能衰竭:重症妊娠期高血压疾病患者,肾脏损害较重,可出现尿少或尿闭,血中非蛋白氮(NPN)增高等肾功能衰竭表现。可按肾内科治疗原则处理。

目标检测

一、单项选择题

1. 妊娠期高血压疾病最基本的病理变化是(　　)。
A. 水、钠潴留　B. 胎盘绒毛退行变性　C. 全身小血管痉挛
D. DIC　E. 肾功能衰竭

2. 哪项不是妊娠期高血压疾病的好发因素?(　　)
A. 多胎妊娠　B. 羊水过多　C. 高龄初产
D. 母儿血型不合　E. 慢性血管性疾病

3. 妊娠水肿(++)是指(　　)。
A. 小腿以下有轻度水肿　B. 小腿以下水肿休息后不消退　C. 大腿以下水肿
D. 外阴及腹部水肿　E. 全身水肿伴腹腔积液

4. 妊娠期高血压是指(　　)。
A. 血压≥140/90 mmHg　B. 血压≥150/100 mmHg　C. 血压≥150/90 mmHg
D. 血压≥160/110 mmHg　E. 血压≥140/100 mmHg

5. 下列哪项与妊娠期高血压疾病关系不大?(　　)
A. 胎盘早剥　B. 胎儿宫内发育迟缓　C. DIC
D. 前置胎盘　E. 心力衰竭

6. 子痫患者最常见的死亡原因是(　　)。
A. 脑出血　B. 胎盘早剥　C. 肾功能衰竭
D. DIC　E. 心力衰竭

7. 下列哪项不属于妊娠期高血压疾病的并发症?(　　)
A. 胎盘早剥　B. 脑出血　C. DIC
D. 肾功能衰竭　E. 子宫破裂

8. 下列对于轻度妊娠期高血压疾病的治疗方式中哪项不妥?(　　)
A. 严格限制食盐摄入　B. 增加营养,注意休息　C. 必要时给予镇静剂
D. 左侧卧位　E. 加强产前检查,注意病情变化

9. 应用硫酸镁治疗中毒时应(　　)。
A. 取半卧位　B. 静脉滴注催产素　C. 激素治疗
D. 静脉推注10%葡萄糖酸钙10 mL解毒　E. 注射肾上腺素

10. 重度妊娠期高血压疾病治疗的首选药物是(　　)。
A. 卡托普利　B. 氯丙嗪　C. 地塞米松
D. 甘露醇　E. 硫酸镁

11. 子痫患者控制多少小时后可终止妊娠?(　　)
A. 2 h　B. 6 h　C. 8 h
D. 3 h　E. 24～48 h

12. 硫酸镁中毒的首先表现为(　　)。
A. 心率减慢　B. 膝跳反射消失　C. 血压下降
D. 呼吸减慢　E. 尿量减少

13. 关于硫酸镁使用过程中的注意事项,下列哪项是错误的?(　　)
A. 膝跳反射必须存在　B. 呼吸不少于16次/分　C. 尿量不少于25 mL/h
D. 剂量随病情加减　E. 须预备钙剂作为解毒剂

14. 初产妇,孕32周,有自觉症状,近来发现下肢水肿,基础血压为110/70 mmHg,现在血压140/100 mmHg,尿蛋白(+),应诊断为(　　)。

A. 肾性高血压　　B. 妊娠期高血压　　C. 子痫前期重度
D. 子痫前期轻度　　E. 原发性高血压

15. 26岁初产妇，妊娠38周。既往血压正常。未做产前检查。3天前突觉头痛，逐渐加重。来院时血压160/118 mmHg，尿蛋白(+++)，水肿(++)，红细胞压积0.40。此时正确的处置应是(　　)。

A. 立即行剖宫产术　　B. 做头部CT检查
C. 静脉注射呋塞米40 mg　　D. 肼苯达嗪40 mg加于5%葡萄糖中静脉滴注
E. 25%硫酸镁16 mL缓慢静脉推注后改为静脉滴注硫酸镁

二、简答题

1. 妊娠期高血压疾病怎样分类？
2. 妊娠期高血压疾病的治疗原则、常用药物、具体用法及注意事项有哪些？
3. 妊娠期高血压疾病患者适时终止妊娠的指征有哪些？
4. 子痫的处理方式有哪些？

第三节　计划生育

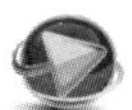

学习目标

识记：

1. 能够面对患者进行正确的计划生育的指导。
2. 利用各种避孕工具实物进行讲解，通过录像观看放置与取出宫内节育器，使学生基本能操作计划生育的手术。

理解：

1. 能够用自己的语言描述宫内节育器放置与取出术的适应证和禁忌证、操作方法与术前、术后注意事项。
2. 明确人工流产的操作方法。
3. 明确药物流产的原理与给药方法。

应用：

1. 能够自觉将医疗规范与康复健康理念贯穿于疾病治疗的全过程。
2. 能用所学知识与技能协助主治医生对患者的疾病康复进行指导。

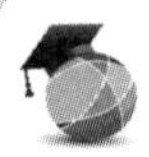

任务引领

患者，女性，28岁，因宫内孕48天行人工流产术，术前内诊子宫前位，探宫腔深10 cm，吸宫过程中术者突然感觉有“落空感”，同时孕妇突发右下腹剧烈疼痛，伴恶心、呕吐，立即停止操作，孕妇腹疼仍剧烈，无缓解。

查体：T 37.2 ℃，P 115次/分，R 23次/分，BP 110/70 mmHg。痛苦面容，无贫血貌，心肺腹部检查未见异常。腹软，右下腹压痛(+)，反跳痛(+)，移动性浊音(−)。

妇科检查：宫颈口有大网膜组织脱出，子宫如孕6周大小，质略软，压痛(+)，双附件区未及包块，压痛(−)。检查吸出物，内见完整胎囊，直径3 cm，未见胎芽。

辅助检查：WBC 7.0×10^9/L，N 0.78，L 0.22，Hb 122 g/L。

盆腔B超：子宫大小为8.0 cm×4.6 cm×3.5 cm，右侧宫角处回声不均，并有条索物与之关系密切，宫腔内未见胎囊，但有中等回声，宫腔线不清，子宫后有液平面1.5 cm。

请完成以下任务：
(1)通过学习，请归纳与总结其主要临床表现。
(2)你知道诊断吗？
(3)假如你是该患者的主治医生，请设计简单的医嘱。

计划生育是通过采用科学的方法实施生育调节，控制人口数量，提高人口素质，使人口增长与经济、资源和社会发展计划相适应。计划生育内容包括以下内容。①晚婚：按国家法定年龄推迟3年以上结婚。②晚育：按国家法定年龄推迟3年以上生育。③节育：育龄夫妇应及时采取安全、有效、合适的避孕措施，提倡一对夫妻生育一个子女。④优生优育：避免先天性缺陷代代相传，防止后天因素影响后天发育，提高人口质量。

一、工具避孕法

利用工具防止精子进入阴道，或阻止进入阴道内的精子进入宫腔，或通过改变宫腔内环境，达到避孕目的的方法，称为工具避孕法。

(一)避孕套(阴茎套)

阴茎套系由优质乳胶制成，有大、中、小(直径35 mm、33 mm、31 mm)三号，作用是使射精时精液排在套内，阻止其进入阴道，达到避孕目的。使用前、后应充气或灌水检查其有无破损。用时先将阴茎套前端小囊捏扁，以备贮放精液，然后套在阴茎上。射精后，在阴茎未全软缩前，捏住套口，连同阴茎一起抽出，以防精液外流或阴茎套滑脱在阴道内。避孕可靠性在95%以上，如条件许可，每次使用新套更为可靠。

(二)宫内节育器放置术

宫内节育器(IUD)一次放入宫腔，可避孕多年，是一种相对安全有效、简便、经济的可逆节育方法，是深受女性欢迎的避孕工具。大致可分为两大类：惰性宫内节育器(第1代宫内节育器)，为不含活性物质的第一代宫内节育器，由惰性材料如金属、硅胶、塑料或尼龙等制成，国内主要为不锈钢圆环及其改良品。因其带器妊娠率和脱落率高，目前临床已较少使用。活性宫内节育器(第2代宫内节育器)，内含活性物质，如金属、激素、药物、磁性物质等，借以提高节育器的避孕效果，减少副作用，现已广泛运用。

1.避孕原理　宫内节育器避孕的作用机理尚未完全明确，它在子宫腔内并不干扰卵泡的发育、成熟和排卵，也不完全妨碍精卵结合，因而其避孕作用是局部作用。

(1)干扰着床：长期异物刺激引起无菌性炎症反应，阻止受精卵着床；异物反应改变输卵管蠕动而影响着床。

(2)影响受精卵的发育：子宫内膜局部受压缺血，激活纤溶酶原，致使囊胚溶解吸收而不孕。

(3)异物反应：带铜宫内节育器异物反应重，且长期缓慢释放的铜被子宫内膜吸收，局部浓度增高，改变内膜酶系统活性，并影响糖原代谢、DNA合成及雌激素摄入，使内膜细胞代谢受到干扰，不利于受精卵着床及胚囊发育。

(4)释放孕酮：含孕激素宫内节育器能释放孕酮，使子宫内膜腺体萎缩和间质蜕膜化，干扰受精卵着床；使宫颈黏液变稠，妨碍精子运行。

2.宫内节育器放置术适应证、禁忌证

(1)适应证：已婚育龄妇女无禁忌证，愿选用此法避孕者。

(2)禁忌证：①生殖器官炎症，如阴道炎，重度宫颈糜烂，急、慢性盆腔炎。②生殖器肿瘤，如子宫肌瘤、卵巢肿瘤。③严重的全身性疾病，如重度贫血、心力衰竭。④月经紊乱，如月经过多、过频或不规则出血。⑤其他，如子宫畸形、宫颈口过松、重度陈旧性宫颈裂伤或子宫脱垂。

3.放置条件与时间

(1)条件：体温<37 ℃，无置器禁忌证者。

(2)时间:①月经干净后3～7天(含孕激素宫内节育器在月经第3天放置)。②人工流产手术结束后宫腔深度小于10 cm者可立即放置。③正常分娩产后3个月或剖宫产后6个月。④哺乳期放置应先排除早孕的可能。

4.节育器的选择 T形宫内节育器依其横臂宽度(mm)分为26号、28号、30号3种。宫腔深度>7 cm者用28号,宫腔深度≤7 cm者用26号。

5.用物准备 备好无菌器械包:消毒钳2把、窥阴器1个、宫颈钳1把、探针1根、宫颈扩张器4～6号各1根、放置器1把、取环器1把、弯盘1个、剪刀1把、小药杯1个、双层大包布1块、洞巾1块、脚套2只、干纱布、棉球若干、无菌手套1双、消毒用物和急救药品等。选择好节育器消毒备用。

6.放置方法

(1)排空膀胱,取膀胱截石位。

(2)检查器械包消毒有效期并打开,取消毒溶液棉球,放入弯盘或小药杯内。

(3)常规外阴、阴道消毒,铺巾,双合诊检查子宫位置、大小及附件情况。

(4)窥阴器暴露宫颈,消毒宫颈,宫颈钳钳夹宫颈前唇或后唇(依据子宫位置而定),牵拉使子宫处于水平位。

(5)探针探测子宫腔深度及宽度。根据探测结果,配合手术者选用相应大小的宫内节育器。宫颈口较紧者可适当扩张宫颈。

(6)用放置器将宫内节育器推送入宫腔,达宫底后缓缓退出,带有尾丝的在宫口外2 cm处剪断尾丝。

(7)再次消毒宫颈,观察无出血后,取下宫颈钳及窥阴器。

7.术后指导

(1)术后保持外阴清洁、干燥,使用消毒会阴垫。如出现严重腹痛、发热、大量阴道出血或分泌物有异味时应随时就诊。

(2)放置术后休息3天,取出术后休息1天。

(3)1周内避免重体力劳动,2周内禁止性生活及盆浴。

(4)术后3个月内排便时、月经期应注意有无节育器脱落。

(5)放置术后1个月、3个月、半年及1年各复查1次,以后每年复查1次,以了解节育器放置后有何不适及是否脱落等,复查一般安排在月经干净后。

(6)为防止影响避孕效果,按不同类型宫内节育器的规定时间,到期即取出或更换。

8.副作用及并发症处理

(1)出血:常发生于放置节育器后1年内,尤其是最初3个月。表现为月经过多,经期延长或周期中不规则出血等。注意观察出血的量、持续时间。用前列腺素合成酶抑制剂、抗纤溶蛋白制剂、铁剂、抗生素等。治疗3个周期仍未见效者,应考虑取出或更换,也可改用其他避孕措施。

(2)腰酸腹胀:若节育器与宫腔大小或形态不符,可引起子宫频繁收缩而出现腰酸腹胀。轻者不需处理,重者可休息或更换节育器。

(3)感染:未严格执行无菌操作规程、T形环尾丝上行感染或生殖道本身存在感染灶等均可致宫腔感染,一旦发生感染,应取出节育器,用抗生素积极治疗。

(4)节育器异位:选用的节育器过大、有尖端部分或粗暴操作等,引起子宫壁损伤,致使节育器移位于宫壁间或盆腔内。一经确诊,经腹(包括腹腔镜)或经阴道将节育器取出。

(5)节育器脱落:由于手术时未将宫内节育器放置于宫底部,节育器与宫腔形态、大小不符,或宫颈内口松弛、月经量过多、劳动强度过大等所致。多发生于放置后1年内,尤其是最初3个月内,常与经血一起排出而未能察觉,故应于放器后1年内定期复查。脱落者在查明原因后于下次月经后重新放置,并选择合适的节育器。

(6)带器妊娠:节育器发生移位后,余下的宫腔可供囊胚着床而妊娠。节育器异位于肌壁或盆腔、腹腔等,也可导致带器妊娠。一旦确诊,应行人工流产术终止妊娠,同时取出节育器。

(三)宫内节育器取出术

1.适应证

(1)生理情况:①计划再生育者;②放置期限已满需更换者;③绝经1年以上者;④改用其他避孕措施

或绝育者。

(2)病理情况:①有并发症及副反应,经治疗无效者;②带器妊娠者。

2.取器时间　月经干净后3～7天为宜,因子宫出血而需取器者,随时可取,带器早期妊娠者在行人工流产时取器,带器异位妊娠者,于术前诊断刮宫时,或在术后出院前取器。

3.取器方法　术前准备同放环。有尾丝者,用血管钳夹住后轻轻牵引取出。多年前放置的金属单环,以取环钩钩住环下缘牵引取出。无尾丝者,先用探针查清节育器位置,再用取环钩或长钳牵引取出,取器困难者可在B型超声、X线监视下操作或借助宫腔镜取出。取环后两周内禁性交与盆浴。

二、药物避孕

药物避孕是育龄妇女采取的主要避孕措施之一。国内常用避孕药为人工合成的甾体激素类药物,其制剂大致可分为三类:雌激素类衍生物(如炔雌醇、炔雌醇环戊醚等)、睾丸酮类衍生物(如炔诺酮、双醋炔诺醇等)、黄体酮类衍生物(如甲地孕酮、甲孕酮、氯地孕酮等)等。

(一)避孕原理

1.抑制排卵　药物抑制下丘脑释放黄体生成素释放激素(LH-RH),减少垂体分泌卵泡刺激素(FSH),妨碍卵泡的生长和成熟的同时直接影响垂体对LH-RH的反应,不出现排卵前的LH峰,因而不发生排卵。

2.阻碍着床　避孕药中的孕激素干扰了雌激素效应,使子宫内膜增殖期变化受抑制;孕激素作用使腺体及间质提前发生类分泌期变化,子宫内膜分泌不良,不利于孕卵着床。

3.阻碍受精　宫颈黏液受孕激素的影响,分泌量减少,拉丝度降低、黏稠度增加,不利于精子穿过,影响受孕。

(二)适应证及禁忌证

(1)生育期健康妇女,要求避孕者均可服用。

(2)因避孕药通过肝及肾代谢排泄,故患有肝、肾疾病及糖尿病需用胰岛素治疗者禁用。

(3)心脏病、高血压以及有血栓性疾病史者慎用或不用。

(4)哺乳期服药会影响乳量,最好在婴儿满周岁后再用。

(5)乳房肿块、癌前病变或恶性肿瘤。

(6)月经异常如月经稀少、频发、闭经等,或年龄>45岁者。

(7)精神病生活不能自理者。

(三)常用避孕药物

1.短效口服避孕药　我国自1964年起曾较普遍应用,有效率>90%。制剂有糖衣片、纸型片及滴丸三种。

1)种类及成分

(1)复方炔诺酮(口服避孕片1号):含炔诺酮0.625 mg、炔雌醇(乙炔雌二醇)0.035 mg。

(2)复方甲地孕酮(口服避孕片2号):含甲地孕酮1 mg、炔雌醇0.035 mg。

(3)口服避孕片0号:含炔诺酮0.3 mg、甲地孕酮0.5 mg和炔雌醇0.035 mg。

(4)复方18-甲基炔诺酮:含18-甲基炔诺酮0.3 mg、炔雌醇0.03 mg。

2)使用方法　从月经来潮的第5天开始服药,每晚1片,连服22天,不得间断。如漏服,应在12 h内补服1片,以免可能发生的不规则阴道流血或避孕失败,一般在停药后3天左右来月经,于行经第5天起,重复以上。

3)副作用及处理

(1)类早孕反应:服药初期有可能出现类似早孕反应(头昏、疲倦、恶心、呕吐等)或少量阴道出血。哺乳期服药,乳汁可能减少。类早孕反应约在服药的第一周出现,一般较轻微,多自行消失。如反应较重,可服用维生素B_6 10～30 mg,每天3次,必要时睡前服利眠宁10 mg。

(2)服药期阴道出血(又称突破性出血):多发生在漏服药之后,或因体内雌激素不足所致。如出血量少,可每晚加服炔雌酮0.0125 mg,1片,或加倍服用避孕药,直至服完22天为止,出血大多立即停止。如出血多,似月经,应停药作为月经处理,第5天再开始服药。若屡次发生出血,可在下一周期服加倍量。

(3)服药期闭经:如停药后 7 天不来月经,应开始服药。如连续闭经 2～3 个月,应检查是否受孕,必要时停药,改用其他避孕方法,亦可每天注射黄体酮 10 mg,共 5 天,停药后 2～3 天月经多即来潮。

2. 长效口服避孕药

1)种类及成分　由人工合成雌、孕激素配伍制成。

(1)复方左旋 18-甲基炔诺酮:含左旋 18-甲基炔诺酮 6 mg、炔雌醚 3 mg。

(2)三合一炔雌醚片:含炔雌醚 2 mg、氯地孕酮 6 mg、炔诺孕酮 6 mg。

2)使用方法　月经周期第 5 天首次服药,第二次服药在第 25 天(即相距 20 天),加强疗效以后每月按第2 次服药日期服 1 片。

3)副作用及处理　服药后可出现类早孕反应,白带增多,经量增多,经期延长或服药期停经等,少数感头痛、乳房胀痛及腰腹痛等。哺乳期服药,乳儿可发生可逆性乳房增大,女婴可同时出现白带增多。此期应忌服。如欲停药,应在下一经期第 5 天开始服短效避孕药,连续三个周期作为过渡,避免月经不调。

3. 探亲避孕药

1)种类及成分

(1)炔诺酮探亲片:含炔诺酮 5 mg。

(2)甲地孕酮探亲避孕片(探亲片 1 号):含甲地孕酮 2 mg。

(3)炔诺孕酮探亲避孕片:含炔诺酮 3 mg。

(4)53 号探亲片:含双炔失碳酯 7.5 mg。

2)使用方法　前三种探亲片不论月经周期时间,于探亲前一天或者当日中午起服用一片,此后每晚服用一片,连服 10～14 天,如需要可接着改服短效口服避孕药;53 号探亲片,在每次性生活后即服一片,第一次于次日加服一片,以后每次性生活后服一片,避孕有效率达 99.25%。

3)副作用及处理　主要为孕激素过量所致的症状,可以有突破性出血、周期紊乱及经期延长。由于不是长期使用,故对机体影响较小,常有恶心、呕吐、眩晕、乏力等。一般症状不严重,无需治疗。

4. 注射用长效避孕药

1)种类及成分

(1)单纯孕激素类

①醋酸甲羟孕酮避孕针:属 17α-羟孕酮的类似物,每支 1 mL,含微晶甲羟孕酮 150 mg,每 3 个月肌内注射一次。由于甲羟孕酮微晶混悬液在体液中溶解度极低,药物从注射部位缓慢释放与吸收,因而产生长效避孕作用。

②庚炔诺酮避孕针:属 19-去甲睾酮类衍生物,具有长效孕激素和抗雌激素作用,雌激素活性和蛋白同化作用很微弱。通过抑制排卵、抑制子宫内膜的增生分泌,使宫颈黏液黏稠,阻止精子穿透而发挥作用。每支 1 mL,含庚炔诺酮 200 mg,每隔 2 个月肌内注射一次。

(2)复方雌、孕激素类:适用于口服单纯孕激素引起的月经不规则者,加入雌激素后可以明显调整月经周期,提高可接受性。

①复方己酸羟孕酮避孕针(避孕针 1 号):每支 1 mL,含己酸羟孕酮 250 mg 和戊酸雌二醇 5 mg。

②复方甲地孕酮注射液:每支 1 mL,含甲地孕酮 25 mg 和 17β-雌二醇 5 mg。

③复方炔诺酮庚酸酯避孕针 1 号:含炔诺酮庚酸酯 50 mg、戊酸雌二醇 5 mg。

2)使用方法　在经期的第 5 天肌内注射 2 支,一般约 14 天后来月经,以后均于经期的第 10～13 天肌内注射 1 支。每次肌内注射时,均应将安瓿内药液抽净,因系油剂,应作深部肌内注射。

3)副作用及处理　基本上同口服避孕药。肌内注射后 28 天不来月经,应肌内注射第 2 针。如经期延长、经量多,则多因孕激素不足所致,可每天服炔诺酮 10 mg,连服 5 天,如月经周期明显缩短,可于肌内注射药物后第 10 天起,每晚加服避孕药 1 片,共 4 次。初次用药数月内,可出现月经周期紊乱,但多逐渐恢复,否则需停药。

5. 缓释避孕药

1)皮下埋植剂(简称皮埋)　要求采取皮埋避孕的健康育龄妇女、无禁忌证者。皮下埋植剂为左旋炔诺孕酮放置于薄软硅胶管内,药物经膜孔缓慢恒量释出孕激素,每天释放 20 μg 入体内产生避孕作用,可维持五年有效。

(1)种类及成分:

①左旋炔诺孕酮埋植剂1型:6根硅胶棒,每根含左旋炔诺孕酮36 mg。

②左旋炔诺孕酮埋植剂2型:2根硅胶棒,每根含左旋炔诺孕酮70 mg。

(2)适应证:月经周期的头7天内,最好在第4～6天;人工流产时,确认子宫内容物已完全清除;产后哺乳闭经者排除早孕后;放置宫内节育器者可先放置埋植剂,在7天后取出节育器;服避孕药者可在服最后一片药时至7天内放置;注射避孕针者,在下次注射前的任何一天放置。在上臂内侧作皮下扇形插入。

(3)副作用及处理:切口感染或埋植剂脱出,下腹部突然剧烈疼痛,阴道出血量较多,较严重的头痛,黄疸,血压升高或出现视力障碍等副作用。副作用严重,方法失败致妊娠者埋植剂应取出。

2)阴道避孕环　甲地孕酮硅胶避孕环(甲硅环):硅胶圆形环外径为40 mm,环管断面直径为4 mm,每环管内含甲地孕酮200 mg或250 mg;左旋炔诺孕酮阴道避孕环含左旋炔诺孕酮5 mg。将阴道避孕环放入阴道内。阴道环可放置较长时间,不需每月取出,一般能维持3～6个月甚至1年以上。主要能增加宫颈黏液稠度,不利于精子穿透,同时抑制子宫内膜发育,使内膜萎缩,不利于孕卵着床。避孕效果好。使用阴道避孕环的缺点有发生不规则阴道流血、月经周期延长等,但随着使用时间延长,发生率会逐渐减少;少数妇女有白带增多现象,有时环还会脱落。

三、其他避孕方法

(一)安全期避孕法

安全期避孕法是指不用其他药具,通过避开易孕期而达到避孕目的的方法,又称为自然避孕法。成熟卵子自卵巢排出后可存活1～2天,精子进入女性生殖道后可存活2～3天,而受精能力最强的时间是在排卵后24 h内。因此,排卵期前后4～5天内为易孕期,其余时间不易受孕,被视为安全期。

采用此法避孕的妇女,必须事先确定排卵的日期,方能使用安全期避孕法。排卵期可根据基础体温测定、宫颈黏液检查来判定。排卵多发生在下次月经来潮前14天左右,故月经规律者也可通过月经周期推算排卵期。但是女性排卵可受健康状况、情绪、性活动及外界环境等因素影响而出现提前或推后,还可能发生额外排卵。因此,安全期避孕并不是十分可靠、安全的,失败率高达20%。

(二)紧急避孕

紧急避孕是指那些在无防护性性生活后或者避孕失败后几小时或几日内,妇女为防止非意愿性妊娠的发生而采用的避孕方法。其避孕机制是阻止或延迟排卵、干扰受精或阻止受精卵着床。

1.紧急避孕药

1)适应证

(1)避孕失败,包括避孕套破裂、滑脱,未能做到体外排精,错误计算安全期,漏服避孕药,宫内节育器脱落。

(2)在性生活中未使用任何避孕方法。

(3)遭到性暴力。

2)禁忌证　已确定怀孕的妇女。妇女要求紧急避孕但不能绝对排除妊娠时,经解释后可以给药,但应说明可能无效。

3)紧急避孕药的种类及方法

(1)复方雌、孕激素类:复方左旋炔诺孕酮片含左旋炔诺孕酮0.15 mg、炔雌醇0.03 mg。一般在无保护性性生活3天(72 h)之内口服4片,12 h口服4片。有效率达95%以上。

(2)单纯孕激素类:抗孕激素制剂,如米非司酮片,每片25 mg,无保护性性生活5天(120 h)之内口服1片。有效率达85%以上。

4)副反应　可能出现恶心、呕吐、不规则阴道流血,一般不需特殊处理。但非激素类药米非司酮的副反应少而轻。

2.放置宫内节育器　一般在无保护性性生活5天(120 h)之内放入带铜宫内节育器。

紧急避孕为一临时性措施,只能对一次性无防护性生活起保护作用,不应作为常规避孕方法。对于已确定怀孕的妇女禁忌使用紧急避孕。

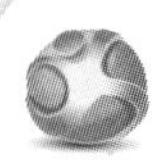

知识拓展

避孕失败后的补救措施——人工流产

人工流产是指妊娠14周以内，以手术终止妊娠的方法。负压吸引术在妊娠10周以内，将胚胎组织吸出而终止妊娠。钳刮术适用于妊娠10～14周。人工流产应作为避孕失败的补救措施，因其对身体可造成一定的损害，故不应作为避孕措施。

适应证：

(1)避孕失败，要求终止妊娠而无禁忌证者。

(2)因各种疾病不宜继续妊娠者。

禁忌证：

(1)各种急、慢性全身性疾病，或严重的心、肝、肾功能损害，如心力衰竭、高血压等。

(2)急、慢性生殖系统炎症，如真菌性阴道炎、宫颈重度糜烂等。

(3)妊娠剧吐酸中毒尚未纠正者。

(4)术前体温>38 ℃者。

(5)3天内有性交史者。

目标检测

一、单项选择题

1. 哺乳期不应采取的避孕措施为(　　)。

A. 药物避孕　　B. 节育器　　C. 避孕套
D. 安全期避孕　　E. 均不宜

2. 新婚夫妇欲半年后要孩子，现应选用下列哪一种避孕方法最适宜？(　　)

A. 采取安全期避孕　　B. 口服避孕药　　C. 使用避孕套
D. 放置宫内节育器　　E. 皮下埋植避孕

3. 宫内节育器的避孕机制最主要的是(　　)。

A. 阻止精子和卵子相遇　　B. 阻止精子进入输卵管　　C. 影响卵巢排卵
D. 阻止受精卵着床　　E. 阻止卵子由卵巢进入子宫

4. 下列哪项不是取出宫内节育器的指征？(　　)

A. 节育环移位　　B. 真菌性阴道炎　　C. 绝经后半年至一年
D. 放置节育器后，出现月经紊乱，经量增多已数月，无改善趋势　　E. 男方或女方已做绝育手术

5. 下列哪项不是口服避孕药的禁忌证？(　　)

A. 急、慢性肝炎　　B. 血栓性疾病　　C. 哺乳期
D. 宫颈炎　　E. 乳腺癌患者

6. 放置宫内节育器时间正确的是(　　)。

A. 月经干净后3～7天　　B. 人工流产后宫腔深度<12 cm
C. 经阴道分娩后42天，剖宫产后3个月　　D. 哺乳期月经未来潮前
E. 月经第1天

7. 关于避孕药的禁忌证正确的是(　　)。

A. 无血液及内分泌疾病可选用
B. 恶性肿瘤、癌前病变、子宫及乳房肿瘤时不影响用药
C. 精神病、生活不能自理者也可服药

D. 月经稀少，年龄超过45岁者不可用
E. 哺乳期，产后未满半年月经已来潮者可用
8. 关于短效口服避孕药的副反应正确的是(　　)。
A. 类早孕反应是由孕激素引起的
B. 使经量增多，经期延长，痛经加重
C. 可能使妇女体重增加
D. 多数妇女面部出现蝴蝶斑
E. 停药后3个月即可考虑妊娠
9. 李女士有习惯性痛经，要求避孕，医师建议她采用的最佳方法(　　)。
A. 安全期避孕　　B. 口服避孕药　　C. 使用避孕套
D. 阴道隔膜　　E. 放置宫内节育器
10. 关于放置宫内节育器术后的注意事项正确的是(　　)。
A. 休息2周　　B. 禁止性交及盆浴1个月
C. 3个月内每次经期或大便时注意有无脱落　　D. 3个月后不需再随访
E. 如无不良反应可放置终生
11. 下列哪种避孕方法最有效？(　　)
A. 口服短效避孕药　　B. 放置宫内节育器　　C. 使用避孕套
D. 输卵管结扎术　　E. 安全期避孕
12. 下述何种情况不宜用口服避孕药？(　　)
A. 慢性肝炎　　B. 慢性肾炎　　C. 糖尿病
D. 月经量过少　　E. 以上都不能用
13. 放置宫内节育器的适应证是(　　)。
A. 严重的急、慢性全身性疾病
B. 月经周期正常，经血量不多
C. 生殖器官炎症
D. 宫颈口过松或有重度陈旧性撕裂伤
E. 重度子宫脱垂

二、简答题

1. 宫内节育器是如何起到避孕作用的？
2. 口服避孕药的禁忌证有哪些？

(胡曼丽　马　梅　李军利)

第十九章 其他常见疾病

L I N C H U A N G J I B I N G G A I Y A O

第一节 皮肤科疾病

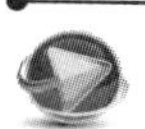

学习目标

识记：

1. 能够准确说出银屑病、带状疱疹、单纯疱疹、玫瑰糠疹、变应性皮肤血管炎的主要临床表现。
2. 能简要描述银屑病、带状疱疹、单纯疱疹、玫瑰糠疹、变应性皮肤血管炎的常规辅助检查。
3. 能准确说出银屑病、带状疱疹、单纯疱疹、玫瑰糠疹、变应性皮肤血管炎的治疗方案。

理解：

1. 能够用自己的语言描述典型银屑病、带状疱疹、单纯疱疹、玫瑰糠疹、变应性皮肤血管炎的临床表现。
2. 明确典型病例的临床特点，并可分析其异常改变的原因。
3. 能够准确识别银屑病、带状疱疹、单纯疱疹、玫瑰糠疹、变应性皮肤血管炎的区别。

应用：

1. 能够自觉将医疗规范与康复健康理念贯穿于疾病治疗的全过程。
2. 能用所学知识与技能协助主治医生对患者的疾病康复进行指导。

银 屑 病

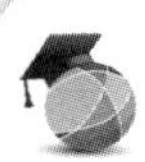

任务引领

患者，女性，32 岁。因头皮、肘后皮疹 5 年入院。该患者 5 年前偶然发现右肘部出现脱屑、瘙痒，未重视。随后，双侧肘部、腰背部、头皮部相继出现病变。患者曾于家中自行外涂激素类擦剂治疗，有一定疗效，但反复发作，近年来症状明显加重。

皮肤科检查：头部可见大片红斑，直径约 5.5 cm，上有叠层状银白色鳞屑，头发呈束状。肘后部、腰背部可见皮肤泛发潮红，伴大量白色片状脱屑，皮质硬厚，干枯皱裂伴有出血，较干燥，边界清楚，刮去鳞屑可见小出血点。

请完成以下任务：

(1)通过学习，请归纳与总结银屑病的主要临床表现。

(2)你知道银屑病的辅助检查项目吗？请简单描述常规检查项目。

(3)假如你是该患者的主治医生，请设计简单的医嘱。

银屑病俗称牛皮癣，是一种常见的慢性复发性炎症性皮肤病。在自然人群中的发病率为0.1%～3%。病程较长，有易复发倾向，有的病例几乎终身不愈。该病发病以青壮年为主，对患者的身体健康和精神状况影响较大。临床表现以红斑、鳞屑为主，全身均可发病，以头皮、四肢伸侧较为常见，多在冬季加重。

一、病因

有关银屑病的病因虽然进行过许多研究，但至今尚不十分清楚。目前认为，本病的发生不是单一的原因，可能涉及多方面因素。

1. 遗传因素　人群、家系、双胞胎调查及HLA(human leukocyte antigen，人类白细胞抗原)研究均支持银屑病的多基因遗传倾向。一般认为有家族史者约占30%。

2. 感染　感染一直被认为是促发或加重银屑病的主要因素。急性点滴状银屑病患者发病前常有上呼吸道链球菌感染或急性扁桃体炎，抗"O"抗体亦增高，给予抗生素治疗及扁桃体切除术后能使病情好转及皮损消退。

3. 免疫因素　许多研究表明，银屑病是一种免疫介导性炎症性疾病。银屑病患者血清中IgA、IgE、C_{3a}、C_{4a}含量均高于正常人，并且存在抗角质层抗体。

4. 内分泌因素　部分女性患者妊娠后皮损减轻甚至消失，分娩后加重。

5. 神经精神因素　国内外许多研究表明，银屑病是典型的心身性疾病。银屑病的发生、发展与患者的性格、情感、烦恼、忧虑、精神过度紧张、精神创伤等心理因素和社会环境有密切关系。

二、病理

寻常型银屑病有表皮角化不全，伴角化过度。其间可见中性粒细胞聚积成Munro微脓肿，颗粒层变薄或消失，棘层增厚，表皮突延长。真皮乳头上升呈杵状，乳头内毛细血管扩张。乳头上方表皮变薄，真皮上部血管周围有淋巴细胞浸润。脓疱型银屑病组织病理表皮可见Kogoj海绵状脓疱。红皮病型银屑病除以上寻常型改变外，主要有毛细血管扩张、真皮水肿变化。

三、临床表现

根据银屑病的临床特征一般分为四型：寻常型、脓疱型、关节病型及红皮病型四型。

1. 寻常型银屑病　寻常型银屑病是最常见的一型，多急性发病。皮损初起为粟粒至绿豆大的红色丘疹或斑丘疹，以后逐渐扩大融合成棕红色斑块，境界清楚，周围有炎性红晕，基底浸润明显，表面有复层银白色鳞屑，鳞屑在急性期较薄，慢性期较厚，轻轻刮除鳞屑可见淡红色半透明发亮的薄膜，称为薄膜现象，再刮去薄膜即出现散在的小出血点，呈露珠状，称为点状出血现象(Auspitz征)，这两种现象是银屑病的特征性损害，具有诊断价值。皮损可不断扩大和增多，出现多种形态。

(1)点滴状银屑病：急性期损害为粟粒至豆粒大的红色丘疹，呈点滴状散布全身皮肤，发病前常有上呼吸道链球菌感染，发病者多为儿童和青年。

(2)钱币状银屑病：损害较大，呈圆形，似硬币。

(3)地图状银屑病：损害不断扩大，相互融合成大片不规则形，占据躯干或肢体的大部分。

(4)蛎壳状银屑病：少数患者皮损因搔抓及治疗不当有糜烂及渗液，呈湿疹状，干燥后形成污褐色鳞屑及厚痂，并重叠堆积，状如蛎壳。

(5)毛囊性银屑病：损害发生于毛囊部位，成人型主要见于妇女，毛囊性损害是泛发性银屑病的一部分，对称分布于腹部；儿童型的毛囊性损害聚合成非对称性斑块，好发于躯干及腋窝。

(6)光敏性银屑病：在日晒后发病或皮损加重。皮损好发于面部、手背、前臂及小腿等暴露部位，非曝光部位亦可有少数损害。

(7)头皮银屑病：很常见，表现为厚积的鳞屑性损害和斑块，皮损边界清楚，分布广泛或簇集，通常无断发及脱发现象，少数患者可出现脱发和秃发。

(8)黏膜银屑病：常见于龟头、口唇及颊黏膜等处，为边缘清楚的红色斑片，表面干燥，可有银白色鳞屑。

(9)尿布银屑病：系尿中尿素分解时产生的氨引起的变态反应所致。12%～55%的病例有银屑病家族史。多见于婴儿，臀部及腹部首先发疹，为暗红色或褐红色斑块，上覆银白色鳞屑，周围有银屑病样丘疹，损害可蔓延至躯干和四肢近端。

寻常型银屑病临床上一般可分为三期。

(1)进行期:为急性发作阶段,新皮疹不断出现,原皮疹不断扩大,损害呈鲜红色,皮损周围有红晕,瘙痒明显,容易出现同形反应,即在外伤处发生新的皮疹(Koebner 现象),是指正常外观皮肤在创伤、抓伤、注射或针刺等刺激后发生与原发性疾病性质相同的皮损,一般在受伤 3～18 天出现皮损,因此抓痕或手术切口出现条状鳞屑性损害应考虑到银屑病的可能。

(2)静止期:皮损稳定,基本无新皮疹出现,原皮疹也没消退。

(3)退行期:此期皮疹颜色变淡,鳞屑变薄,皮疹逐渐缩小变平,部分留有暂时性色素减退斑或色素沉着斑。

2.脓疱型银屑病 此型较少见。分为泛发性脓疱型银屑病和掌跖脓疱型银屑病。

(1)泛发性脓疱型银屑病:是银屑病中最重的一型,多见于中年。可由寻常型银屑病进行期外用刺激性药物、应用糖皮质激素治疗而突然停药或减量过快、感染等因素激发,也有少数发病即为泛发性脓疱型银屑病。大多急性起病,发病前 1～2 天可出现高热、寒战、关节痛、皮肤灼痛及白细胞增多等。一般初发为急性炎性红斑,迅速在红斑上或在寻常型银屑病的基本损害上出现密集的针头至粟粒大小黄白色无菌性小脓疱,脓疱可迅速增多,融合成脓湖。皮损可累及全身,但以四肢屈侧及皱褶部为多见。经 2～3 周脓疱干涸结成脓痂。皮损成批出现,脓疱破裂而出现糜烂、渗液及结痂。病程可持续数月或更久,周期性反复发作。常并发肝、肾等系统损害,也可因继发感染、电解质紊乱或衰竭而危及生命。

(2)掌跖脓疱型银屑病:又称局限性脓疱型银屑病。皮损只限于手足部,主要侵及掌跖,常对称分布。手部皮损多初发于大小鱼际处,渐扩展到掌心及手指部。足部损害好发于跖中部及跖内侧。皮损为对称性红斑,其上有成群的针头至粟粒大小的无菌性脓疱,疱壁较厚,不易破裂,经 1～2 周后脓疱干涸结痂、脱屑。脓疱反复成群发生,以致在同一部位可见脓疱、结痂及脱屑等不同期损害。自觉疼痛或瘙痒。指(趾)甲板可受累,出现点状凹陷、变形、混浊、肥厚、纵嵴、横沟、甲剥离,重者甲下积脓。也可在身体其他部位见到典型银屑病皮损。

3.关节病型银屑病 关节病型银屑病又称银屑病性关节炎,主要累及韧带、肌腱、筋膜。发病率占银屑病患者的 1%～2.5%。发病年龄一般为 35～45 岁,遗传因素在本病发病中有重要意义,患者以男性多见,往往在寻常型银屑病久病之后发作,也可经反复多次复发、症状恶化后发生关节病变,或与脓疱型银屑病或红皮病型银屑病并发。除典型的银屑病皮损外,还伴有轻重不同的关节病变,表现为非对称性外周小关节炎,受累关节红肿、疼痛,重者关节腔积液,活动受限,以至关节僵硬、变形。大小关节均可受累,特别是手足等小关节为多见,也可见于脊柱。关节症状与皮肤症状同时加重或减轻。临床上根据患者骨关节受累情况,将银屑病性关节炎分为 5 种临床类型,即主要累及远端指趾关节型、残毁性关节炎型、对称性多关节炎型、非对称性少关节炎型和脊椎炎(伴有或不伴有周围性关节炎)。

4.红皮病型银屑病 红皮病型银屑病是银屑病的一种少见的特殊炎症类型。常累及体表 75%以上,可累及所有的部位,包括面、手足、甲、躯干和四肢。此型多是寻常型银屑病进行期外用刺激性较强的药物或长期大量内用糖皮质激素突然停药或减量过快所致。临床特征为全身皮肤弥漫大片红斑、水肿、脱屑,以红斑最为明显,常有边界清楚的小片正常皮肤存在。发生于面部时可有眼睑外翻。往往伴有发热、寒战、疲乏、情绪低下等症状。患者可有白细胞增加及核左移、电解质紊乱、低蛋白血症、脱水,偶有肝功能异常。

四、诊断与鉴别诊断

寻常型银屑病根据鳞屑性红斑、薄膜现象及点状出血现象、好发部位、反复发作和慢性病程可做出诊断。其他类型银屑病可根据各型特征及特点进行诊断。

寻常型银屑病应与玫瑰糠疹、二期梅毒疹、类银屑病、毛发红糠疹、头癣等疾病鉴别;红皮病型银屑病应与其他原因如毛发红糠疹、湿疹、恶性肿瘤等引起的红皮病鉴别;泛发性脓疱型银屑病应与急性泛发性发疹性脓疱病相鉴别;关节病型银屑病应与类风湿性关节炎、痛风及 Reiter 病等疾病鉴别。

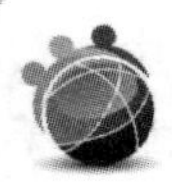

课堂互动

1. 脂溢性皮炎　头部银屑病应与头部脂溢性皮炎鉴别。脂溢性皮炎表现为油腻细小鳞屑，刮除鳞屑后无点状出血，皮损境界不清，毛发常稀疏脱落，无束状发。

2. 毛发红糠疹　在红斑的周围常能见到毛囊角化性丘疹，鳞屑少，中心有毳毛贯穿，第一、二指节背面多发。

3. 二期梅毒疹　皮疹广泛对称，常累及掌跖及黏膜，伴浅表淋巴结肿大，梅毒血清反应阳性。

五、治疗

银屑病治疗的目的是防止每次发作，尽可能地延长其缓解时间。治疗必须根据具体情况进行选择，最重要的是要根据不同的临床类型、分期、皮损的严重程度及部位而进行相应治疗。首先向患者说明银屑病是慢性良性皮肤病，解除其思想负担，重视心理治疗，包括科普教育、心理疏导及行为治疗等。

1. 全身治疗

(1)甲氨蝶呤：一种叶酸还原酶抑制剂，可阻止表皮细胞增殖时 DNA 合成，抑制细胞核的有丝分裂。用于红皮病型、关节病型、脓疱型及泛发性寻常型银屑病。2.5 mg 口服，每 12 h 1 次，每周连服 3 次；或 10～15 mg，每周 1 次肌内注射。副作用有骨髓抑制、肝功能损伤等，治疗中应定期检查血常规、肝功能等。

(2)维 A 酸类：维 A 酸类药物可以调节表皮增殖和分化以及免疫功能等。用于脓疱型、红皮病型、关节病型及慢性斑块型银屑病。常用阿维 A 20～50 mg/d，口服，连用 2～4 周，以后以小剂量维持。副作用有皮肤黏膜干燥，长期应用可致高血脂及肝功能异常，停药后可恢复正常。最大的副作用是致畸作用，育龄期妇女服药期间和停药 2 年内应采取避孕措施。儿童不宜应用。

(3)免疫疗法和生物制剂疗法：环孢素 A、他克莫司、霉芬酸酯等免疫抑制剂应用于严重型银屑病有较好疗效。

(4)雷公藤多苷：一般用于严重寻常型银屑病和关节病型银屑病。剂量 40～60 mg/d，分次口服，病情控制后缓慢减量至停药。

(5)抗生素：主要用于伴有上呼吸道链球菌感染者，急性点滴状银屑病可用青霉素类、大环内酯类、四环素类及头孢菌素类等抗生素。泛发性脓疱型银屑病可用甲砜霉素。

(6)糖皮质激素：一般不主张系统使用糖皮质激素，仅用于泛发性脓疱型、关节病型及红皮病型银屑病，且在其他疗法无效时，与免疫抑制剂、维 A 酸类联合应用可减少剂量。

(7)其他药物：普鲁卡因 250～500 mg，维生素 C 3 g，加入 5%葡萄糖注射液 500 mL 中，每天 1 次静脉滴注，10 次为一个疗程。复方丹参注射液 6～10 mL 加入 5%葡萄糖注射液 500 mL，每天 1 次静脉滴注，10 次为一个疗程。

2. 外用药治疗　在急性期不宜外用刺激性强的药物。外用药物种类繁多，可根据皮损情况选择药物。可选用角质促成剂、角质剥脱剂及细胞分裂抑制剂，如糖皮质激素制剂、0.025%～0.1%维 A 酸制剂、0.05%～0.1%他扎罗汀凝胶、0.005%卡泊三醇软膏、焦油类制剂、5%水杨酸软膏、5%氟尿嘧啶(5-Fu)软膏等。

3. 物理疗法

(1)水疗：常用水浴、糠浴、矿泉浴、焦油浴、药浴等。

(2)光疗法：可应用紫外线、光化学疗法(PUVA)、宽谱中波紫外线(BB-UVB)疗法、窄谱中波紫外线(NB-UVB)疗法。

4. 中医中药疗法　根据中医辨证理论，以清热解毒、凉血活血、滋阴养血、活血润肤等的中药为主。

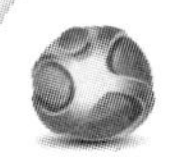

知识拓展

焦油类制剂

常用的焦油包括煤焦油、松馏油、糠馏油和黑豆馏油等，可配成5%浓度的软膏外用。

煤焦油对于慢性稳定性银屑病、头皮银屑病和掌跖银屑病疗效较好。禁用于孕妇，脓疱型和红皮病型银屑病。现已有一些无色、无臭的煤焦油制剂，其效力接近粗制品。可溶性煤焦油可用于沐浴，煤焦油香波用于洗头。煤焦油清洗剂用于涂擦，对头部银屑病治疗有效。

六、预防

(1)去除可能的诱发因素，提高机体免疫力，防治扁桃体炎或上呼吸道感染。急性期不宜饮酒及食用刺激性食物；应禁止外用刺激性强的药物及避免各种物理、化学刺激。

(2)早期诊断，早期治疗。不要过度追求疗效，正确对待疾病，保持好心态。

带状疱疹

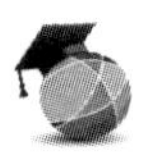

任务引领

患者，49岁，因“左腰腹部疼痛6天”就诊，6天前无明显诱因下感左腰腹部疼痛，为阵发性刀割样疼痛，疼痛剧烈，无法忍受，即到当地医院急诊就诊，考虑诊断为“肋间神经痛”，予以止痛治疗，无明显缓解。患者觉疼痛逐渐加剧，近3天局部发生红斑，其上有水疱，为簇集性，越发越多，有的形成血疱，轻触及衣服摩擦即引起疼痛，严重影响睡眠，到皮肤科就诊。

查体：左腰腹部有呈带状排列的皮损。

请完成以下任务：

(1)通过学习，请归纳与总结带状疱疹的主要临床表现。

(2)你知道带状疱疹的辅助检查项目吗？请简单描述常规检查项目。

(3)假如你是该患者的主治医生，请设计简单的医嘱。

带状疱疹(herpes zoster)是由水痘-带状疱疹病毒(varicella-zoster virus，VZV)所致的急性皮肤黏膜感染性疾病。民间称为蛇胆疮、缠腰龙、飞蛇等。临床上以突然发生的、沿神经带状分布、单侧分布、密集成群的疱疹为特点，疼痛明显，愈后极少复发。本病传染性很小，带状疱疹患者不能直接传播水痘-带状疱疹病毒，但能在易感人群中造成水痘流行。其传播途径仍为“皮肤—空气—呼吸道”。水痘-带状疱疹病毒侵犯儿童可引起水痘，在成年人及老年人则引起带状疱疹。

一、病因与发病机制

带状疱疹系由水痘-带状疱疹病毒所致，现已命名为人疱疹病毒3型(HHV-3)。人是唯一宿主。由于病毒具有亲神经性，感染后可长期潜伏于脊髓神经后根神经节的神经元内，当抵抗力低下或劳累、感染、感冒发烧、生气上火等，病毒可再次生长繁殖，在相应神经节段分布部位皮肤上形成丘疱疹、水疱，引起神经痛。带状疱疹患者通常可获得终身免疫。

二、临床表现

典型损害为单侧、沿皮肤节段呈带状分布、数簇群集的水疱，水疱一般如绿豆大小、清亮。有的水疱中央有凹陷，呈脐窝状，疱周有红晕，严重时水疱彼此融合成片，疱内容物可呈血性，有坏死溃疡。自觉疼痛，程度因人而异。一般年龄大者疼痛较显著，疼痛常在皮疹前数日出现，先表现为皮肤过敏，有刺痛，继之疼痛，有的患者特别是年迈者可疼痛(剧烈难忍)，有的疼痛在皮肤病治愈后仍持续数周或数月，称为带状疱疹后遗神经痛。病毒若侵及三叉神经，在头面部相应皮肤部位出现皮疹，且常在眼结膜、角膜有疱疹，若不及时处理，可造成角膜溃疡甚至穿孔。病毒如果侵及听神经，可出现耳鸣、听力障碍。病程有自限性，一般从水疱出现到干涸、结痂、消退为2～3周。

三、诊断与鉴别诊断

根据群集性水疱，呈单侧带状分布，伴疼痛，可做出诊断。对一些临床诊断有困难的病例，可用细胞学或组织学辅助诊断。临床上应与单纯疱疹鉴别。后者皮损好发于皮肤黏膜交界处，如口角、外生殖器等处，疼痛轻，面积小，易复发。本病前驱期或无皮疹时，还需与肋间神经痛、心绞痛、肩周炎等鉴别。

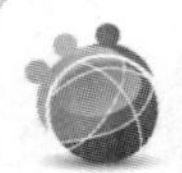

课堂互动

带状疱疹的主要特点如下。

(1)年幼、年长者都会发病，以成年人多见且症状较重。

(2)四季皆能发病，以春、秋季和潮湿天居多。

(3)人体任何部位都可能出现疱疹，以躯干及面部最常见。

(4)发病就伴有疼痛，疱疹结痂后部分患者还会延续疼痛。

(5)水疱和皮损多沿某一周围神经分布，排列成带状，发生于身体一侧，不超过躯体中线。

四、治疗

1. 抗病毒药物

(1)阿昔洛韦，800 mg，口服，每天5次，连续7天；或静脉滴注10～15 mg/kg，每8 h一次；万乃洛韦1000 mg，口服，一天3次，连续7天；泛昔洛韦500 mg，口服，一日3次，连续7天。泛昔洛韦用量小于阿昔洛韦，在减少带状疱疹疼痛持续时间和减少带状疱疹后遗神经痛发生率及其疼痛程度的疗效显著优于阿昔洛韦。

(2)阿糖腺苷(Vira-A)和阿糖胞苷(Ara-C)，能阻止病毒DNA合成而干扰其复制。在发病1周内给药。能阻止新发水疱，缩短疼痛持续时间和严重程度，主要用于年老体弱患者，但应注意本药对肝及骨髓的损害作用。阿糖腺苷用量为10 mg/(kg·d)，阿糖胞苷用量为1.5 mg/(kg·d)，均加入5%葡萄糖1000 mL中静脉滴注，连用5天。

(3)干扰素(interferon)，每天100万～300万U，肌内注射，能干预病毒基本粒子的复制过程，阻止其增殖。对老年患者及重症患者有较好疗效。

2. 镇静止痛　镇痛治疗首先应用口服药，可选用强效镇痛药，如曲马多、镇痛安等，对应用上述药物不能缓解疼痛，可短期内应用阿片类药物，目的是迅速控制疼痛，改善患者的情绪，增加治疗信心。睡前服安眠镇静药如地西泮5.0 mg。肌内注射或口服维生素B_{12}及维生素B_1，有助于神经损害的康复。

3. 糖皮质激素　对重症、老年患者且无禁忌证者，在病变3～5天内应用糖皮质激素对减轻炎症和疼痛、预防后遗神经痛的发生有一定的效果。最初口服泼尼松每天30～40 mg，隔日递减，10～12天内撤尽。但泼尼松不能用于有严重并发症者，如广泛的病毒感染播散，严重的结核病或细菌感染扩散；也不能用于有禁忌证者，如高血压、糖尿病、胃十二指肠溃疡等。使用泼尼松时应与抗病毒药物(如干扰素)并用。

4. 理疗　早期病变部位照射紫外线，有助于水疱的干涸结痂，可缩短病程。后期神经痛可照射红外线或超短波等。

5. 局部治疗　早期水疱可外用收敛性的炉甘石洗剂，或1%喷昔洛韦软膏，如有坏死、溃疡可外用含抗生素的软膏，有眼部损害者应滴1%阿昔洛韦滴眼液和3%阿昔洛韦眼膏等，请眼科会诊协同处理。

6. 中医中药 内服龙胆泻肝丸，外用青黛散或金黄散等。

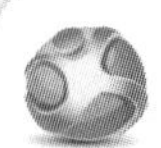

知识拓展

带状疱疹的特殊表现

(1)眼带状疱疹：系病毒侵犯三叉神经眼支，多见于老年人，疼痛剧烈，可累及角膜，形成溃疡性角膜炎。

(2)耳带状疱疹：系病毒侵犯面神经及听神经所致，表现为外耳道或鼓膜疱疹。膝状神经节受累同时侵犯面神经的运动和感觉神经纤维时，可出现面瘫、耳痛及外耳道疱疹三联征，称为Ramsay-Hunt综合征。

(3)带状疱疹后遗神经痛：带状疱疹常伴有神经痛，在发疹前、发疹时以及皮损痊愈后均可伴有，但多在皮损完全消退后或者1个月内消失，少数患者神经痛可持续1个月以上。

五、预防

(1)老年人应坚持适当的户外活动或参加体育运动，以增强体质，提高机体抵御疾病的能力。外伤易降低机体的抗病能力，容易导致本病的发生。因此老年患者应注意避免发生外伤。

(2)预防各种疾病的感染，尤其是在春、秋季节，寒暖交替，要适时增减衣服，避免受寒引起上呼吸道感染。此外，口腔、鼻腔的炎症应积极治疗。

(3)尽量避免接触化学品及毒性药物，以防伤害皮肤，影响身体健康，降低机体抵抗力。注意饮食的营养，多食豆制品，鱼、蛋、瘦肉等富含蛋白质的食物及新鲜的瓜果蔬菜，使体格健壮，预防发生与本病有直接或间接关系的各种疾病。

单纯疱疹

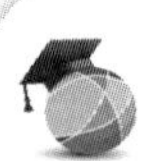

任务引领

患者，女，23岁。主诉5个月前发现嘴唇周围水疱，伴痒感、疼痛，口腔内溃疡，水疱破裂后流黄色液体。曾按上火、口腔内溃疡处理，无好转而就诊。

皮肤科检查：患者唇周围部可见群集性丘疱疹及小水疱，疱液清，可见点状糜烂面及结痂。

请完成以下任务：

(1)通过学习，请归纳与总结单纯疱疹的主要临床表现。

(2)你知道单纯疱疹的辅助检查项目吗？请简单描述常规检查项目。

(3)假如你是该患者的主治医生，请设计简单的医嘱。

单纯疱疹(herpes simplex)是由单纯疱疹病毒(herpes simplex virus，HSV)感染所引起的，临床特征为皮肤黏膜成簇出现单房性小水疱，主要发生于面部或生殖器等局部，单纯疱疹有自限性，但易复发。

一、病因与发病机制

病原体是单纯疱疹病毒(HSV)，HSV为DNA病毒，根据其抗原性质不同，单纯疱疹病毒可分为HSV-1型和HSV-2型，HSV-1型主要侵犯口、鼻及眼部皮肤黏膜，HSV-2型主要侵犯生殖器部位的皮肤黏膜。病毒经呼吸道、口腔、生殖器黏膜以及破损皮肤进入体内，潜居于人体正常黏膜、血液、唾液及感觉神经节细胞内，当机体抵抗力下降时，如发热、胃肠功能紊乱、月经、妊娠、病灶感染和情绪改变时，体内潜伏的HSV被激活而发病。

人是单纯疱疹病毒唯一的自然宿主，此病毒存在于患者、恢复者，或健康带菌者的水疱液、唾液及粪便中，传播方式主要是直接接触传染，亦可通过被唾液污染的餐具而间接传染。病毒侵入皮肤黏膜后，可先在局部增殖，以后可沿神经末梢上行至支配病损区域，潜伏在感觉神经细胞中，HSV-1 型都在三叉神经节，而 HSV-2 型多在腰骶后根神经节。原发感染仅少数人发病，90%以上为无症状的隐性感染。

二、临床表现

1. 原发型单纯疱疹　指 HSV 的首次感染者，极少见，以疱疹性龈口炎、口腔炎常见。疱疹性龈口炎多见于 1～5 岁儿童，好发于口腔、牙龈、舌、硬腭、软腭、咽等部位，皮损表现为迅速发生的群集性小水疱，很快破溃形成浅表溃疡，也可开始即表现为红斑、浅表溃疡，口腔疼痛较明显，可伴有发热、咽痛及局部淋巴结肿痛，病程约 2 周。

2. 复发型单纯疱疹　多见于成年人，好发于皮肤黏膜交界处，如口角、唇缘、鼻孔附近。初期局部先有灼热、痛痒感，继而出现红斑，其上出现密集成群针头至粟粒大小水疱，内容物清亮，后转为混浊，破溃后糜烂，最后干燥结痂而愈，局部淋巴结可肿大。病变反复出现于同一部位，呈自限性，1～2 周消退，愈后可遗留暂时性红斑。发生在眼部的疱疹常表现为树枝状角膜炎，愈后可造成角膜云翳，影响视力。

三、诊断与鉴别诊断

常见的单纯疱疹为复发型。根据成群的小水疱、好发皮肤黏膜交界处、自觉灼热或刺痒感，可做出诊断。对一些临床上诊断有困难的病例，可用细胞学或组织学辅助诊断。如皮肤处刮片做细胞学检查，见到多核巨细胞和核内嗜酸性包涵体，PCR 检测疱液中 HSV-DNA 有助于本病的诊断；病毒培养鉴定是确诊 HSV 感染的金标准；血清 HSV-IgM 型抗体检测有辅助诊断价值，尤其是新生儿 HSV 感染，而 IgM 型抗体对诊断价值不大，可用于流行病学调查。

单纯疱疹临床上应与带状疱疹鉴别，后者表现为群集性水疱、单侧发疹、皮损带状排列，自觉疼痛。

四、治疗

治疗原则：抗病毒，缩短病程；防止继发感染，减少复发。

1. 全身治疗　一般不需要全身治疗。若症状严重者，可应用抗病毒药物如阿昔洛韦、泛昔洛韦、伐昔洛韦等，剂量同带状疱疹。对生殖道单纯疱疹病毒感染，美国疾病控制中心制订的方案是：①首次发作者一般用伐昔洛韦口服，每天 5 次，每次 200 mg，疗程 5～7 天。症状严重者静脉滴注，每 8 h 一次，每次 5 mg/kg，疗程 5～7 天。②反复发作时，每天 5 次，口服，每次 200 mg，共 5 天。

2. 预防和减少复发　对反复发作者，应去除诱发因素，可给予左旋咪唑，每次 50 mg，每天 3 次，每周连服 3 天，连续 4～6 周。

3. 局部治疗　外涂 3%～5%阿昔洛韦乳膏、1%喷昔洛韦乳膏、3%酞丁胺软膏等。并发细菌感染，可外用抗生素软膏，如 1%红霉素软膏、2%莫匹罗星软膏等。如皮损有较多渗出时，宜选用 3%硼酸溶液或 1‰利凡诺溶液湿敷。

五、预防

原发型单纯疱疹感染均因接触了单纯疱疹患者引起，故本病患者应避免接触其他儿童与幼婴，复发型单纯疱疹感染的发生是由于体内潜伏的单纯疱疹病毒被激活以后引起的，目前尚无理想的预防复发的方法，主要应消除诱使复发的刺激因素。

玫瑰糠疹

玫瑰糠疹是一种常见的急性炎症性自限性皮肤病，好发于躯干和四肢近端，出现大小不等、数目不定玫瑰色斑片，其上有糠状鳞屑，自觉瘙痒。一般持续 6～8 周而自愈。本病与祖国医学文献中记载的“风癣”相类似。

一、病因与发病机制

病因不清，多数认为与病毒（如柯萨奇 B 组病毒）感染有关。

二、临床表现

本病多见于中青年，好发于春、秋季。

1. 前驱症状　约5%的患者在发疹前出现全身不适。恶心、呕吐、食欲不振、发热、关节痛和淋巴结肿大。

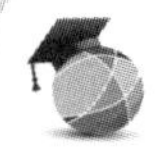

任务引领

患者，女性，27岁，因颈部、躯干出现皮疹9天就医。查体：颈部可见约2.5 cm大小椭圆形黄红斑，上有细小糠状鳞屑。背部、躯干、四肢近心端可见纺锤形、大小不一的玫瑰色斑，从针尖至黄豆大，附糠状鳞屑，长轴与皮纹平行，对称分布。

请完成以下任务：

(1)通过学习，请归纳与总结玫瑰糠疹的主要临床表现。

(2)你知道玫瑰糠疹的辅助检查项目吗？请简单描述常规检查项目。

(3)假如你是该患者的主治医生，请设计简单的医嘱。

2. 母斑与继发斑　发生于50%～90%的病例。初起的损害是在躯干或四肢某处出现直径1～3 cm大小的玫瑰色淡红斑，境界清楚，表面覆细薄糠状鳞屑，称为母斑，数目为1～3个。持续1～2周，成批出现与母斑相同而形状较小的皮损，称为子斑或继发斑，中心略呈黄褐色，边缘有领圈样薄屑，皮损长轴与皮纹走行一致。常对称分布于躯干和四肢近心端。一般头面部及掌跖部不受侵犯。无自觉症状或不同程度瘙痒。病程有自限性，经6～8周可自行消退，消退时一般先自中内部开始，由黄红色渐变为黄褐色、淡褐色而消失，边缘炎症消退稍迟，围绕中心部鳞屑形成环状，甚似体癣。遗有暂时性色素减退或色素沉着斑。愈后一般不复发。少数病例，皮疹反复成批出现，病程可迁延至半年以上才能痊愈。

三、诊断与鉴别

根据皮损为圆形或椭圆形玫瑰色红斑，表面覆有细薄鳞屑，长轴与皮纹走行一致，好发于躯干及四肢近心端，病程有自限性易诊断。但应与脂溢性皮炎、银屑病、二期梅毒疹、体癣相鉴别。

1. 脂溢性皮炎　无母斑，好发于皮脂腺旺盛处，鳞屑较油腻，若不治疗，皮损将持续存在，而不会自行消退。

2. 点滴状银屑病　发病部位不定，为淡红色炎性浸润，上覆银白色鳞屑，除去后有点状出血，病程较长，易复发。

3. 二期梅毒疹　皮疹呈铜红色或暗红色，全身分布，手掌及足跖有铜红色的圆形脱屑性红斑。梅毒血清反应阳性可确诊。

4. 体癣　好发于面部或躯干，皮损呈环状损害，边缘有小丘疹或水疱，鳞屑中可查见真菌。

四、治疗

因本病有自限性，故治疗的目的是以减轻症状和缩短病程为原则，解除不必要的顾虑，消除紧张心理。发疹期应忌辛辣等刺激性食物。

1. 全身治疗

(1)抗组胺药：瘙痒症状明显者可口服抗组胺药物。

(2)炎症明显时可用0.25%盐酸普鲁卡因10 mL静脉封闭，10%硫代硫酸钠10 mL静脉注射或维生素B_{12} 100 μg肌内注射，每天1次。亦可试用聚肌胞每次2 mg，肌内注射，隔天或3天注射1次。

(3)糖皮质激素：对皮损广泛、炎症显著者可采用小剂量短程糖皮质激素治疗，如泼尼松30 mg，每早口服，递减剂量至停药。

2. 局部对症治　急性期勿用热水浴及肥皂。避免使用刺激性药物。可选用炉甘石洗剂、5%硫黄洗剂或硫黄乳剂樟脑霜等，亦可与糖皮质激素乳剂合用。

3. 物理疗法　红斑量紫外线照射，用Ⅰ～Ⅱ度红斑量，2～3天1次，10次为1个疗程，可缩短病程，改善症状，用于急性炎症消退或顽固性者，炎症明显和有渗液者禁用。

4. 中医中药　治法为清热凉血，散风止痒。可服用板蓝根冲剂或复方青黛丸等。

变应性皮肤血管炎

变应性皮肤血管炎是一种病因不明的主要引起皮肤小血管，特别是毛细血管后微静脉的坏死性血管炎的疾病，女性多见。

一、病因与发病机制

变应性皮肤血管炎病因不明确，可能与细菌、病毒感染，异性蛋白及某些药物有关。致敏物质作为抗原进入机体，与抗体结合形成免疫复合物，沉积于血管壁而引起血管损伤。

二、临床表现

多发于青年女性，本病发病前1～2周常有急性细菌或病毒感染史。多数患者仅皮肤受累，少数可累及内脏。

1.症状　皮损初发为粟粒到绿豆大小红色斑丘疹和紫癜，渐增大，可变成水疱或血疱，也可为暗红色结节，结节坏死后可形成溃疡，上覆干燥性血痂。溃疡愈合后常留下萎缩性瘢痕。多种损害常同时存在，但以紫癜、结节、坏死和溃疡为特征。皮疹好发于小腿、踝部及上肢等处，呈对称分布，也可累及躯干。患者自觉疼痛、灼热或瘙痒感。部分患者可伴内脏受累，如肾脏、胃肠、神经系统等，称为变应性皮肤血管炎。变应性皮肤血管炎可伴有发热、体重下降、关节痛、肌肉疼痛等症状。

2.实验室检查

(1)血小板计数可减少，血沉加快，白细胞数可增高及嗜酸性粒细胞增高。

(2)组织病理：可见真皮乳头下和网状层的毛细血管炎和小血管炎。血管扩张、内皮细胞肿胀、管腔变窄甚至闭塞，血管壁纤维蛋白样变性或坏死。血管及其周围有中性粒细胞浸润。

三、诊断与鉴别

根据病史、临床表现及实验室检查可明确诊断。变应性皮肤血管炎需与丘疹坏死性结核疹相鉴别。丘疹坏死性结核有结核病史或有结核病灶，结核菌素试验阳性，皮损以毛囊性硬丘疹、结节及溃疡为主，不出现紫癜、血疱、风团等皮疹。

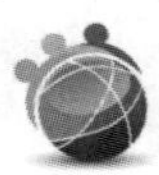

课堂互动

变应性皮肤血管炎

(1)慢性经过，反复发作，以双下肢分布为主。

(2)皮疹呈红斑、丘疹、紫癜、小水疱、结节、风团、溃疡等多形损害。

(3)白细胞计数增多，血沉增快。

(4)抗“O”抗体增高。

(5)组织病理显示皮下组织上部非特异性脂肪组织炎及真皮炎症反应。

四、治疗

(1)一般治疗，注意休息、适当饮食，避免受凉，寻找并去除可能病因。

(2)症状较轻者，可口服抗组胺药及非甾体类抗炎药。

(3)症状严重伴有皮肤溃疡或有系统症状者可口服糖皮质激素，常服用泼尼松40～60 mg/天，待病情得到控制后，可逐渐减量至维持量；或口服免疫抑制剂，如环磷酰胺1～3 mg/(kg·d)，常与糖皮质激素并用。

(4)抗生素：可选用红霉素、氨苄西林等抗生素治疗。

五、预后

变应性皮肤血管炎为慢性病程，常反复发作。一般未累及内脏者预后良好，内脏受累者预后差。

目标检测

一、单项选择题

1. 关于带状疱疹的叙述，下列哪项正确？（　　）

A. 由水痘病毒引起　　B. 多见于儿童　　C. 水疱常融合成带状

D. 愈后可反复发作　　E. 老年患者神经痛随皮疹消退而消失

2. 带状疱疹患者皮疹表现为红斑或小丘疹而无水疱者称为（　　）。

A. 出血型带状疱疹　　B. 大疱型带状疱疹　　C. 顿挫型带状疱疹

D. 坏疽型带状疱疹　　E. 以上均不是

3. 关于单纯疱疹的描述不正确的是（　　）。

A. 好发于头、面部皮肤黏膜交界处　　B. 产生永久免疫

C. 病程一周左右　　D. 本病易复发

E. 皮疹以集簇性水疱为主

4. 关于带状疱疹的描述不正确的是（　　）。

A. 皮疹好发于四肢　　B. 剧烈神经痛　　C. 病程有自限性

D. 老年人易遗留神经痛　　E. 皮疹单侧分布

5. 关于单纯疱疹描述正确的是（　　）。

A. 散在的水疱　　B. 自觉剧痛　　C. 沿神经分布

D. 好发于皮肤与黏膜交界处　　E. 多有终生免疫

6. 带状疱疹好发的部位是（　　）。

A. 股神经　　B. 肋间神经及三叉神经　　C. 桡神经

D. 腓总神经　　E. 尺神经

7. 原发型单纯疱疹的特征性临床表现是（　　）。

A. 水疱　　B. 神经痛　　C. 大疱

D. 群集性小水疱　　E. 局部淋巴结肿大

8. 下列哪一项不符合寻常型银屑病的临床表现？（　　）

A. 银白色鳞屑　　B. 束状发　　C. 甲板顶针状凹陷

D. 消退期常见 Koebner 现象　　E. 多数患者病情冬重夏轻

9. 寻常型银屑病皮损好发部位不包括（　　）。

A. 头皮　　B. 四肢伸侧　　C. 腰骶部

D. 面部　　E. 龟头

10. 关于泛发性脓疱型银屑病，下列哪一项不正确？（　　）

A. 多伴高热等全身症状

B. 脓疱液细菌培养主要为金黄色葡萄球菌

C. 常有沟纹舌

D. 脓疱消退后常转变成红皮病型

E. 脓疱常周期性复发

11. 关于玫瑰糠疹，下列哪一项不正确？（　　）

A. 中青年好发

B. 春秋季多见

C. 皮疹一般呈向心性分布

D. 发病后 1～3 个月不等，皮疹可自行消退

E. 皮疹消退后常复发

12. 患者，45岁，男性，在口角处起皮疹伴微痒6天。皮肤科检查：在右侧口角可见一簇群集性水疱，其临床上首先考虑为(　　)。

A. 带状疱疹　　B. 单纯疱疹　　C. 接触性皮炎

D. 丹毒　　E. 水痘

13. 一位青年女性患者，面部一侧多发群集性水疱伴疼痛一周，临床最可能的诊断是(　　)。

A. 带状疱疹　　B. 单纯疱疹　　C. 接触性皮炎

D. 脓疱疮　　E. 水痘

二、简答题

1. 单纯疱疹与带状疱疹的鉴别诊断是什么？

2. 带状疱疹的发病机制、诊断与治疗是什么？

3. 银屑病的临床分型及其临床表现是什么？

4. 如何治疗寻常型银屑病？

5. 玫瑰糠疹的临床特点是什么？

第二节　耳鼻咽喉科疾病

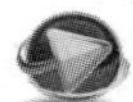

学习目标

识记：

1. 能够准确说出所学耳鼻咽喉科疾病的主要临床表现。
2. 能简要描述所学耳鼻咽喉科疾病的常规辅助检查。
3. 能准确说出所学耳鼻咽喉科疾病的治疗方案。

理解：

1. 明确所学典型病例的临床特点，并可分析其异常改变的原因。
2. 能够准确识别所学耳鼻咽喉科疾病的区别。

应用：

1. 能够自觉将医疗规范与康复健康理念贯穿于疾病治疗的全过程。
2. 能用所学知识与技能协助主治医生对患者的疾病康复进行指导。

耳廓软骨膜炎

耳廓软骨膜炎可分为浆液性和化脓性两种。病变是在软骨和软骨膜间有血清渗出(浆液性)或脓液形成(化脓性)。

一、病因、病理

耳廓浆液性软骨膜炎，又称为耳廓假囊肿，是软骨膜的无菌性炎症反应，病因不明，可能与反复轻微外伤如压迫、触摸等机械刺激有关。

化脓性软骨膜炎为耳廓软骨膜和软骨的急性化脓性炎症，常因外伤、手术、冻伤、烧伤、耳廓血肿继发感染所致。可引起软骨坏死导致耳廓畸形。

二、临床表现

1. 浆液性耳廓软骨膜炎　常仅有耳廓局限肿起，有弹性感，不红，无明显疼痛，有的局部有发胀、灼热和发痒感，穿刺可抽出淡黄色浆液性液体，培养无细菌生长。

2. 化脓性耳廓软骨膜炎　耳廓剧痛，检查可见耳廓红肿、皮温升高、明显压痛，有波动感，有的破溃出脓，形成耳廓畸形甚至缺损。

3. 穿刺检查　化脓者可行穿刺抽脓检查。

三、治疗

1. 浆液性软骨膜炎　在无菌操作下穿刺抽液，抽液后注入硬化剂等，为防积液复发，局部应加压包扎；亦可在抽液后用液氮作冷冻治疗，大多冷冻1～2次即可痊愈。可配合磁疗，超短波透热理疗。

2. 化脓性软骨膜炎　全身应用足量有效抗生素控制感染。早期可理疗。脓肿形成后应切开引流，彻底清除脓液、肉芽组织和坏死软骨。后遗严重畸形有碍外貌时，可做整形修复术。

急性化脓性中耳炎

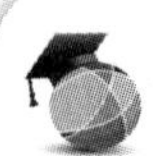

任务引领

患者，女，5岁。开水烫伤面颈、左耳及胸背部，总面积为12%，其中浅Ⅱ度10%，深Ⅱ度2%。伤后1 h急诊入院，创面用苯扎溴铵1∶1000液擦洗后暴露，采用右侧卧位及仰卧位灯烤。伤后10天内创面结痂干燥，体温在37.5 ℃以下。但自11天起，体温升至39 ℃以上，自诉左耳胀疼，耳道内有脓性分泌物溢出。

化验：血Hb 140 g/L，WBC 11.7×10^9/L，PLT 210×10^9/L，中性86%。

检查：左耳道水肿，内有大量黏性分泌物，鼓膜中心有小穿孔，鼓室内有积液。

请完成以下任务：

(1)通过学习，请归纳与总结急性化脓性中耳炎的主要临床表现。

(2)你知道急性化脓性中耳炎的辅助检查项目吗？请简述常规检查项目。

(3)假如你是该患者的主治医生，请设计简单的医嘱。

急性化脓性中耳炎是细菌感染引起的中耳黏膜的急性化脓性炎症。病变主要位于鼓室，但中耳其他各部常亦受累。主要致病菌为肺炎链球菌、流感嗜血杆菌、溶血性链球菌、葡萄球菌、变形杆菌等。本病较常见，好发于儿童。

一、感染途径

1. 咽鼓管途径　最常见。

(1)急性上呼吸道感染时，如急性鼻炎、急性鼻咽炎等，炎症向咽鼓管蔓延。咽鼓管咽口及管腔黏膜充血、肿胀、纤毛运动障碍，致病菌乘虚侵入中耳。

(2)急性传染病如猩红热、麻疹、百日咳等，可通过咽鼓管途径并发本病。急性化脓性中耳炎亦可为上述传染病的局部表现。此型病变常深达骨质，引起严重的坏死性病变。

(3)在污水中游泳或跳水、不适当的咽鼓吹张、擤鼻或鼻腔治疗等，均可导致细菌循咽鼓管侵入中耳。

(4)婴幼儿的咽鼓管短、宽而平直，基于其解剖生理特点，比成人更易经此途径引起中耳感染。如哺乳位置不当，平卧吮奶，乳汁或呕吐物可经咽鼓管流入中耳。

2. 外耳道鼓膜途径　鼓膜外伤、鼓膜穿刺、鼓膜置管时，致病菌可由外耳道直接侵入中耳。

3. 血行感染　极少见。

二、病理

感染初期，鼓室黏膜充血、增厚，纤毛脱落，分泌细胞增多，血浆、纤维蛋白、红细胞及多形核白细胞等渗出，汇集于鼓室内，并逐渐变为脓性。随着脓液的增多，鼓膜受压而缺血，加之小静脉发生血栓性静脉炎，终致局部坏死破溃、穿孔，导致耳流脓。若治疗得当，分泌物引流通畅，炎症可逐渐吸收，黏膜恢复正常，小的鼓膜穿孔可自行修复。若治疗不当病变可迁延为慢性。

三、临床表现

主要症状为耳痛、耳漏和听力减退，全身症状轻重不一，婴幼儿不能陈述病情，常表现为发热、哭闹不安、抓耳摇头，甚至出现呕吐、腹泻等胃肠道症状。临床症状及检查所见随病理改变而不同，一般分为以下四期。

1. 早期(卡他期)　鼓室黏膜充血水肿、血管扩张，腺体分泌增加，鼓室内有浆液性炎性渗出物。自觉耳堵塞感、轻度听力减退和轻微耳痛，一般无明显全身症状，或有低热。此期为时不久，常被忽视，特别是小儿更不易觉察。

2. 中期（化脓期） 炎症继续发展，鼓室黏膜充血肿胀加重，浆液性炎性渗出物转为黏脓性及脓性。症状随之加重，耳痛剧烈，呈搏动性跳痛或刺痛，可向同侧头部或牙齿放射。吞咽及咳嗽时耳痛加重，烦躁不安，甚至夜不成眠。听力减退显著。全身症状亦明显，可有畏寒、发热、怠倦、食欲减退。小儿哭闹不安，体温可高达40℃。惊厥，伴呕吐、腹泻等消化道症状。

3. 晚期（穿孔期） 鼓室积脓增加，鼓膜毛细血管受压，出现小静脉血栓性静脉炎，局部坏死破溃。致鼓膜穿孔，脓液由此外泄。一旦鼓膜穿孔脓液得以引流，耳痛减轻，体温即逐渐下降很快可恢复正常，全身症状明显减轻。听力检查呈传导性耳聋。急性传染病并发的急性化脓性中耳炎，病变可深达骨质，称为急性坏死性中耳炎，表现为脓臭、鼓膜大穿孔。

4. 恢复期 鼓膜穿孔引流通畅后，炎症逐渐消退，鼓室黏膜恢复正常，耳流脓逐渐消失，小的穿孔可自行修复。

四、检查

1. 耳镜检查

（1）早期（卡他期）：鼓膜松弛部充血、紧张部周边及锤骨柄可见放射状扩张的血管。

（2）中期（化脓期）：鼓膜弥漫性充血，伴肿胀，向外膨出，初见于后上部。后渐全部外凸。正常标志难以辨认。

（3）晚期（穿孔期）：鼓膜穿孔前，局部先出现小黄点。鼓膜穿孔大多位于鼓膜紧张部，初见穿孔较小，不易看清，待彻底清洁外耳道后，才可见穿孔处有一闪烁搏动亮点，脓性分泌物从此处流出，待穿孔稍扩大后，方可见穿孔边界。

（4）恢复期：可见鼓膜紧张部小穿孔，外耳道内有脓性分泌物或干燥。

2. 耳部触诊 乳突部有轻微压痛，鼓窦区较明显。小儿乳突区皮肤可出现轻度红肿。

3. 听力检查 多为传导性耳聋。

4. 血象 白细胞总数增多，中性白细胞比例增加，鼓膜穿孔后渐趋正常。

五、诊断

诊断主要依靠病史、临床表现以及检查。

（1）上呼吸道感染史。

（2）患者发热、耳痛、耳堵、听力下降、穿孔后有脓液从患耳流出。

（3）检查化脓前期鼓膜急性充血，化脓期鼓膜前下方有搏动亮点。

（4）听力检查传导性耳聋。

（5）X线片可见中耳密度增高。

（6）白细胞数增多。

六、预防

普及正确擤鼻及哺乳的卫生知识。积极防治上呼吸道感染和呼吸道传染病。有鼓膜穿孔或鼓室置管者避免参加游泳等可能导致耳内进水的活动。

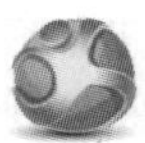

知识拓展

慢性化脓性中耳炎——骨疡型

骨疡型又称肉芽型或坏死型，多由急性坏死型中耳炎迁延而来。组织破坏较广泛，病变深达骨质，听小骨、鼓窦周围组织可发生坏死；黏膜、上皮破坏后，局部有肉芽组织或息肉形成。此型特点：耳流脓多为持续性，脓性间有血丝，常有臭味。鼓膜紧张部大穿孔可累及鼓环或边缘性穿孔。鼓室内有肉芽或息肉，并可经穿孔突于外耳道。传导性耳聋较重。乳突X线摄片为硬化型或板障型，伴有骨质缺损破坏。

七、治疗

治疗原则为控制感染、通畅引流及病因治疗。

1. 全身治疗

(1)及早应用足量有效抗生素或其他抗菌药物控制感染，直至症状消退后5～7天停药，务求彻底治愈。一般可用青霉素类、头孢菌素类等药物，最少应用1周以上。鼓膜穿孔后取脓液做细菌培养及药敏试验，可参照其结果改用适宜的抗生素。

(2)可用1%麻黄碱和含有激素的抗生素滴鼻液交替滴鼻，减轻咽鼓管咽口肿胀，以利于引流，使其恢复咽鼓管功能。

(3)理疗，如红外线、超短波等，有助于消炎止痛。

(4)注意休息，调节饮食，疏通大便。全身症状重者应给予支持疗法。

2. 局部治疗

1)鼓膜穿孔前　用2%苯酚甘油滴耳，可消炎止痛。鼓膜穿孔后应立即停药，因该药遇脓液后释放苯酚，可腐蚀鼓室黏膜及鼓膜。经一般治疗后无明显减轻或穿孔太小，引流不畅或有并发症可能，但无需立即行乳突手术时，应在无菌操作下行鼓膜切开术，以利于通畅引流。

2)鼓膜穿孔后

(1)先以3%过氧化氢溶液尽量彻底清洗并拭净外耳道脓液。

(2)局部用药以抗生素水溶液为主，如0.25%～1%氯霉素液、0.3%氧氟沙星滴耳液、复方利福平液等。

(3)脓液减少、炎症逐渐消退时，可用甘油或乙醇制剂滴耳，如3%硼酸甘油、3%硼酸乙醇等。

(4)感染完全控制、炎症完全消退后，穿孔多可自行愈合。流脓确已停止而鼓膜穿孔长期不愈合者，可做鼓膜修补术。

3. 病因治疗　积极治疗鼻部及咽部慢性疾病，如腺样体肥大、慢性鼻窦炎、慢性扁桃体炎等，防止中耳炎的复发。

鼻炎和鼻窦炎

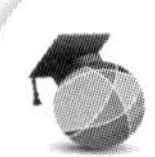

任务引领

患者，男性，26岁，因"伤风感冒"来医院就诊。患者7天前受凉后出现鼻内干燥、灼热感，渐出现鼻塞、喷嚏、水样鼻涕、嗅觉减退，说话有闭塞性鼻音。既往无鼻部疾病病史。

鼻腔检查：鼻黏膜充血、肿胀，下鼻甲充血，总鼻道内有较多黏液性分泌物。

请完成以下任务：

(1)通过学习，请归纳与总结鼻炎和鼻窦炎的主要临床表现。

(2)你知道鼻炎和鼻窦炎的辅助检查项目吗？请简单描述常规检查项目。

(3)假如你是该患者的主治医生，请设计简单的医嘱。

一、急性鼻炎

急性鼻炎是鼻黏膜的急性炎症，多由病毒感染引起，俗称"伤风""感冒"，有一定的传染性，冬季多发。

(一)病因、病理

致病微生物主要为病毒，各种呼吸道病毒均可引起本病，以鼻病毒和冠状病毒最为常见。当机体抵抗力下降或鼻黏膜的防御功能遭到破坏时即可引起病毒侵犯鼻腔黏膜、生长繁殖而发病。

(1)全身因素：如受凉、过劳、营养不良、饮酒过度或全身性慢性疾病(心、肝、肾疾病)等均可影响新陈代谢的正常过程，造成血管痉挛、组织缺氧、鼻黏膜温度降低、免疫功能下降等，使呼吸道黏膜特别是鼻腔黏膜的抵抗力下降。

(2)局部因素：如鼻中隔偏曲、慢性鼻炎、鼻息肉等致鼻腔通气受限影响鼻腔生理功能。邻近的病灶性疾病，对急性鼻炎的发生有诱发作用。

(二)临床表现

(1)初期:潜伏期1～2天。多表现为全身酸困,鼻内干燥、灼热感,鼻黏膜充血干燥。

(2)急性期(湿期):2～7天。渐有鼻塞、喷嚏、水样鼻涕、嗅觉减退和闭塞性鼻音。鼻黏膜明显充血肿胀,鼻腔内充满黏液性分泌物,继发细菌感染后鼻涕变为黏脓性或脓性。全身症状因个体而异,多表现为全身不适,倦怠、头痛和发热。鼻腔检查可见鼻黏膜充血、肿胀,下鼻甲充血、肿大,总鼻道或鼻底有较多分泌物。

(3)末期(恢复期):若无并发症,鼻塞逐渐减轻,脓涕减少。病程7～10天。

(4)并发症:急性鼻炎若未能得到及时和较好的治疗,感染将继续蔓延、扩散。炎症经鼻窦开口向鼻窦内蔓延引起急性鼻窦炎;经咽鼓管向中耳扩散导致急性中耳炎;经鼻咽部向下扩散引起急性咽炎、喉炎、气管炎及支气管炎,严重者可并发肺炎;向前直接蔓延可致鼻前庭炎;经鼻泪管扩散,尚可引起眼部并发症,如结膜炎、泪囊炎等。

(三)诊断

诊断主要依靠病史、临床表现以及鼻腔检查。本病主要需与流感、变应性鼻炎、血管运动性鼻炎、急性传染病、鼻白喉等疾病相鉴别。

(四)治疗

以支持和对症治疗为主,同时注意预防并发症。

1)全身治疗　卧床休息,多饮水,疏通大便。早期进行解热发汗可减轻症状,缩短病程,常用生姜、红糖、葱白煎水热服,也可口服解热镇痛药(如阿司匹林0.3～0.6 g,每天3次),抗病毒口服液、维C银翘片等中成药效果佳。合并细菌感染或可疑并发症时可全身应用抗生素。

2)局部治疗

(1)鼻内用减充血剂:减充血剂用于缓解鼻塞症状,为鼻内局部应用。作用原理是结合鼻黏膜血管壁的肾上腺能受体,减轻鼻黏膜肿胀。常用药物为盐酸羟甲唑啉喷雾剂,亦可用1%麻黄碱滴鼻液滴鼻。

(2)穴位针刺:如迎香、鼻通穴,或做穴位按摩,可减轻鼻塞。

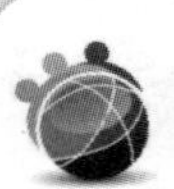

课堂互动

滴　鼻　法

(1)仰卧法:仰卧,头悬垂于床缘外,或肩下垫枕,头后仰卧,鼻前孔向上,每侧鼻腔内滴药3～5滴。

(2)坐位法:坐位,头靠椅背并尽量后仰,然后滴药。

(3)侧卧法:向患侧侧卧,头向下垂,滴药。

二、慢性鼻炎

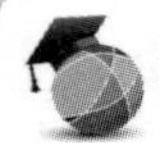

任务引领

患者,男性,36岁,煤矿工人。近5年出现反复流涕、持续性鼻塞,鼻涕为黏液性,不易擤出,说话鼻音、头痛、咽痛、耳部闷胀感、耳鸣。

鼻腔检查:双侧下鼻甲黏膜肥厚,鼻甲骨肥大。鼻黏膜无弹性,探针触压不易凹陷。鼻黏膜对1%麻黄碱不敏感。

请完成以下任务:

(1)通过学习,请归纳与总结慢性鼻炎的主要临床表现。

(2)你知道慢性鼻炎的辅助检查项目吗?请简单描述常规检查项目。

(3)假如你是该患者的主治医生,请设计简单的医嘱。

慢性鼻炎指鼻腔黏膜及黏膜下层的慢性炎症性疾病，病程多持续数月以上或反复发作，表现为鼻腔黏膜肿胀，分泌物增多，常无明确的致病微生物感染。依其病理和功能紊乱程度，可分为慢性单纯性鼻炎和慢性肥厚性鼻炎。

(一)病因、病理

1.局部因素

(1)急性鼻炎反复发作或未彻底治愈，迁延成慢性炎症。

(2)鼻腔、鼻窦的慢性疾病：如慢性化脓性鼻窦炎导致分泌物长期刺激鼻腔黏膜；严重的鼻中隔偏曲阻碍鼻腔引流。

(3)鼻腔用药不当或过久：如长期应用萘甲唑啉(滴鼻净)导致药物性鼻炎。

(4)邻近感染灶：如慢性扁桃体炎、腺样体肥大等。

2.职业及环境因素　长期或反复吸入粉尘或有害气体，生活或生产环境中温度和湿度的急剧变化等均可导致本病。

3.全身因素　长期的全身慢性疾病可使鼻黏膜血管长期淤血或反应性充血，鼻黏膜水肿。

(二)临床表现、诊断

1.慢性单纯性鼻炎　主要症状为鼻塞和流涕。

(1)鼻塞特点：间歇性：白天、夏季、活动时减轻，夜间、休息或寒冷时加重。交替性：交换侧卧位时，两侧鼻腔阻塞随之转换。

(2)多涕：一般为黏液涕，继发感染时有脓涕。有时可有头痛、头昏、咽痛、咽干等。检查可见：鼻腔黏膜充血，双下鼻甲肿胀，表面光滑、柔软、富于弹性，探针触压凹陷，探针移开后立即复原，对血管收缩药敏感。鼻腔底、下鼻道或总鼻道内有较黏稠的分泌物。

2.慢性肥厚性鼻炎　单侧或双侧持续性鼻塞，无交替性。鼻涕不多，为黏液性或黏脓性，不易擤出。常有闭塞性鼻音、耳鸣及耳闭塞感，头痛、头昏、咽痛、咽干常见。少数患者有嗅觉减退。检查：下鼻甲黏膜肥厚，鼻甲骨肥大。黏膜呈暗红色或苍白色，增生肥厚，表面高低不平，呈桑葚状或结节状。鼻黏膜无弹性，探针触压不易凹陷，即使有凹陷，移去探针后凹陷不立即复原。鼻黏膜对血管收缩药不敏感。

(三)治疗

1.慢性单纯性鼻炎　治疗原则为根除病因，恢复鼻腔通气功能。

(1)病因治疗：找出全身性或局部病因，及时治疗全身性慢性疾病、鼻窦炎、邻近感染灶和鼻中隔偏曲等。改善生活和工作环境。

(2)局部治疗：鼻内应用糖皮质激素，慢性鼻炎首选用药，具有良好的抗炎作用；鼻内应用减充血剂，可选用0.05%盐酸羟甲唑啉喷雾剂，1～2次/天，连续应用不宜超过7天。0.5%～1.0%麻黄碱滴鼻剂，3次/天，应尽量避免长期应用。禁用滴鼻净，因其证实可引起药物性鼻炎。

(3)鼻腔清洗：鼻内分泌物较多或较黏稠者，可用生理盐水清洗鼻腔，以清除鼻内分泌物，改善鼻腔通气。

(4)封闭疗法：0.25%～0.5%普鲁卡因溶液做下鼻甲或鼻丘封闭，或做穴位(鼻通、迎香)封闭。

2.慢性肥厚性鼻炎

(1)保守治疗：适用于早期肥厚性鼻炎、黏膜尚有弹性者。原则同单纯性鼻炎。也可用下鼻甲硬化剂注射、激光、微波等治疗。

(2)手术治疗：若保守治疗无效，可采用手术治疗。手术多在鼻内镜下实施，以提高手术的安全性和准确性。手术方式有下鼻甲黏膜下部分切除术，下鼻甲黏骨膜下切除术、下鼻甲骨折外移术，下鼻甲部分切除术等。

三、急性鼻窦炎

鼻窦炎性疾病即鼻窦炎，是鼻窦黏膜的化脓性炎症。急性鼻窦炎是指鼻窦黏膜的急性炎症，多继发于急性鼻炎。重症者可累及骨壁，甚至可引起邻近器官和组织的严重并发症。

(一)病因、病理

常见致病菌多为化脓性球菌，如肺炎链球菌、溶血性链球菌、葡萄球菌。其次为杆菌，如流感杆菌、大肠埃希菌等。厌氧菌感染也较常见。临床上常可表现为球菌与杆菌、需氧菌与厌氧菌的混合感染。

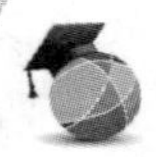

任务引领

患者，男性，11岁，因鼻塞、流脓涕5天，加重伴头痛3天入院。头痛以额部为著，为周期性疼痛，晨起开始，中午达到高峰，午后渐减轻，晚间完全消失，头痛症状次日可重复出现。

鼻腔检查：前额部红肿、压痛，鼻腔内大量黏脓性鼻涕，中鼻道有脓性物。

请完成以下任务：

(1)通过学习，请归纳与总结急性鼻窦炎的主要临床表现。

(2)你知道急性鼻窦炎的辅助检查项目吗？请简单描述常规检查项目。

(3)假如你是该患者的主治医生，请设计简单的医嘱。

1. 局部原因

(1)鼻腔、鼻窦疾病如急性鼻炎、慢性鼻炎、鼻中隔偏曲、中鼻甲肥大、变应性鼻炎、鼻息肉、鼻腔异物及肿瘤等，可阻碍鼻窦的引流和通气而致鼻窦炎发生。

(2)邻近器官的感染病灶：如扁桃体炎、上颌第一、第二磨牙和第二双尖牙的根尖感染、拔牙损伤上颌窦等均可引起上颌窦炎症。

(3)创伤性：鼻窦外伤骨折或异物进入鼻窦，游泳跳水不当或游泳后用力擤鼻致污水挤入鼻窦等，可将致病菌直接带入鼻窦。

(4)气压损伤：高空飞行迅速下降致窦腔负压，使鼻腔炎性物被吸入鼻窦，由此造成的鼻窦炎症称为非阻塞性航空性鼻窦炎。

(5)医源性：鼻腔内填塞物留置时间过久，引起局部刺激、继发感染和妨碍窦口引流和通气。

2. 全身因素　营养不良、过度疲劳、受凉等可引起全身免疫力下降可为本病的病因。生活与工作环境不洁等是诱发本病的常见原因。此外，特异性体质、全身性疾病等均可诱发本病。

(二)临床表现

1. 全身症状　此病症状成人较轻，可有低热、畏寒、食欲不振及周身不适等症状。儿童症状较重，可出现高热、咳嗽、呕吐、腹泻等消化道和呼吸道症状。

2. 局部症状

(1)脓涕：鼻腔内大量黏脓性或脓性鼻涕，难以擤出。牙源性上颌窦炎，分泌物常有腐臭味。前组鼻窦炎分泌物易从前鼻孔擤出，后组鼻窦炎分泌物多经鼻后孔流向咽部和喉部，刺激局部黏膜引起发痒、恶心、咳嗽和咳痰。

(2)鼻塞：为持续性，多因鼻黏膜充血、炎性肿胀和鼻腔内分泌物滞留所致。

(3)头痛及局部疼痛：为本病最常见症状。急性鼻窦炎患者头痛多较重，常在咳嗽、头部摇动或受到震动时加重。各鼻窦引起的头痛和疼痛各有特点。①急性上颌窦炎：常为额部痛，患者常感上列磨牙痛。头痛常上午轻、下午重。②急性额窦炎：患者常有前额部周期性疼痛，常于晨起后开始，逐渐加重，至中午达到高潮，午后渐减轻，晚间头痛完全消失。如炎症未得到控制，头痛症状次日可重复出现。③急性筛窦炎：一般头痛较轻，局限于内眦部及鼻背部，可向头顶部放射。眼球运动时疼痛加重，压迫眼球时觉眼球后部疼痛。前组筛窦炎的头痛有时与额窦炎类似；后组筛窦炎则与蝶窦炎症状类似。④急性蝶窦炎：颅底或眼球深处钝痛，可向头顶、耳后放射，亦可引起枕部痛。虽觉眼球后疼痛，但压迫眼球时无眼球后疼感加重现象。疼痛早上轻，午后重。

(4)嗅觉障碍：因鼻塞而出现嗅觉暂时减退或丧失。

3. 检查　前组鼻窦炎常在其浅表部位出现红肿及压痛。前鼻黏膜充血、肿胀，尤以中鼻甲和中鼻道黏膜为甚。鼻腔内有大量黏脓性或脓性鼻涕，前组鼻窦炎可见中鼻道有黏脓性或脓性物，后组鼻窦炎者则见于嗅裂。鼻窦CT扫描可清楚显示鼻窦黏膜增厚、脓性物蓄积、累及鼻窦范围等。

(三)诊断

依据病史、临床症状、体征、影像学检查，急性鼻窦炎可诊断。

（四）治疗

根除病因，解除鼻腔鼻窦引流和通气障碍，控制感染和预防并发症为治疗原则。

(1)全身治疗：一般治疗同上呼吸道感染和急性鼻炎。给予足量抗生素，及时控制感染。对特异性体质者可给予抗变态反应药物。对邻近感染病变或全身慢性疾病等应针对性治疗。

(2)鼻腔用药：用减充血剂(1%麻黄碱溶液)和糖皮质激素(糠酸莫米松、氟替卡松等)，改善鼻腔通气和引流。

(3)体位引流：促进鼻窦内分泌物的引流。

(4)物理治疗：局部热敷、短波透热或红外线照射等，可促进炎症消退和改善症状。

(5)鼻腔冲洗：用生理盐水冲洗，每天1～2次，清除鼻腔分泌物。

(6)上颌窦穿刺和引流：用于治疗上颌窦炎。观察有无脓性分泌物冲出，若有则应进行细菌培养和药敏试验以利于选择治疗药物，具有诊断、治疗作用。每周1次，直至再无脓液冲洗出为止。每次冲洗后可向窦内注入抗生素。

(7)额窦环钻引流：急性额窦炎保守治疗无效且病情加重时，为避免额骨骨髓炎和颅内并发症，必须行此术。

四、慢性鼻窦炎

慢性鼻窦炎指鼻窦炎症状和体征持续8周以上或复发性急性鼻窦炎每年发作4次以上，每次至少持续10天。多因急性鼻窦炎反复发作未彻底治愈而迁延所致。可单侧发病或单窦发病，但双侧发病或多窦发病极常见。

（一）病因、病理

致病菌与急性鼻窦炎类似。局部原因多为急性鼻窦炎反复发作迁延未愈所致；邻近器官的感染病灶如扁桃体炎、上颌第一、第二磨牙和第二双磨牙的根尖感染等均可导致上颌窦炎；外伤导致鼻窦骨折、异物进入鼻窦直接感染。此外，特应性体质与本病关系甚为密切。

（二）临床表现及辅助检查

1. 全身症状　轻重不一，有时则无。较常见的为头昏、精神不振、记忆力减退、失眠、注意力不集中等。

2. 局部症状

(1)脓涕：为主要症状之一。涕多，且多为黏脓性或脓性，前组鼻窦炎分泌物易从前鼻孔擤出，后组鼻窦炎分泌物多经鼻后孔流向咽部。

(2)鼻塞：因鼻黏膜肿胀、鼻甲黏膜息肉样变、息肉形成或鼻内分泌物较多或稠厚所致。

(3)头痛：慢性鼻窦炎引起头痛常有以下特点：伴随鼻塞、脓涕和嗅觉减退等症状；多有时间规律性和固定部位，多为白天重，夜间轻，且常为一侧。前组鼻窦炎者，多有前额和鼻根闷胀痛；后组鼻窦炎者则多为枕部痛；咳嗽、低头位、用力等使头部静脉压增高时，或吸烟、饮酒及情绪激动时头痛加重；经鼻内用减充血剂、蒸汽吸入等药物应用使头痛减轻。

(4)嗅觉障碍：多属暂时性，少数为永久性。嗅区黏膜炎性病变、鼻腔黏膜炎性肿胀及息肉样变、脓液积存于嗅裂、慢性筛窦炎累及嗅区黏膜广泛时发生嗅觉障碍。

(5)视功能障碍：主要表现为视力减退或失明，多为球后视神经炎所致。也可表现为眼球移位、复视和眶尖综合征等其他视功能障碍。多于后组筛窦炎和蝶窦炎有关，是炎症累及管段视神经和眶内所致。

3. 检查

(1)鼻腔检查：前鼻镜及后鼻镜可见鼻腔黏膜慢性充血、肿胀或肥厚，中鼻甲肥大或黏膜息肉样变，可伴发鼻息肉。应用鼻窦内镜检查可清楚准确地判断窦口鼻道复合体区域各种病理变化。

(2)口腔部和咽部检查：牙源性上颌窦炎者同侧上颌第二双尖牙或第一、第二磨牙可能存在病变，后组鼻窦炎者咽后壁可见到脓液或干痂附着。

(3)影像学检查：鼻窦CT扫描(水平位、冠状位)已成为鼻窦疾病检查的首选方法。鼻窦CT扫描可以清楚显示各组鼻窦窦腔大小、形态以及窦内病变范围和程度。尤其是冠状位扫描可清晰分辨窦口鼻道复合体区的结构，鉴别鼻窦占位性或破坏性病变，并为慢性鼻窦炎分期提供依据。鼻窦X线平片和断层片对本病诊断也有参考价值。

（三）诊断

依据病史、临床症状、体征、影像学检查，可诊断慢性鼻窦炎。慢性鼻窦炎临床分型分期如下。

1 型　单纯型慢性鼻窦炎:1 期,单发鼻窦炎;2 期,多发鼻窦炎;3 期,全组鼻窦炎。

2 型　慢性鼻窦炎伴鼻息肉:1 期,单发鼻窦炎伴单发性鼻息肉;2 期,多发鼻窦炎伴多发性鼻息肉;3 期,全组鼻窦炎伴多发性鼻息肉。

3 型　多发性鼻窦炎或全组鼻窦炎伴多发性鼻息肉和(或)筛窦骨质增生。

(四)治疗

治疗原则:慢性鼻窦炎的治疗为综合治疗。首先选择药物治疗,仅在规范的药物治疗无效或发生并发症的情况下才考虑手术治疗。

(1)鼻腔用药:用减充血剂和糖皮质激素,改善鼻腔通气和引流。

(2)鼻腔冲洗:用生理盐水冲洗,每天 1～2 次,清除鼻腔分泌物,以利于鼻腔的通气和引流。

(3)上颌窦穿刺和引流:用于慢性上颌窦炎。通过穿刺可了解上颌窦内脓液的性质、量、有无恶臭等,并便于进行脓液细菌培养和药敏试验,以利于选择治疗药物,具有诊断、治疗作用。每周 1 次。必要者可经穿刺针导入硅胶管置于窦内,以便每天冲洗和灌入抗生素。

(4)负压置换法:用负压吸引法使药物进入鼻窦。适用于额窦炎、筛窦炎、蝶窦炎,最宜用于慢性化脓性全鼻窦炎患者。

(5)鼻腔手术:鼻中隔偏曲、息肉或息肉样变、肥厚性鼻炎、鼻腔异物和肿瘤等,是窦口鼻道复合体区域的阻塞原因,必须进行手术矫正或切除。

(6)鼻内镜鼻窦手术(endoscopic sinus surgery,ESS):在鼻内镜直视下,清除病灶,改善和重建鼻腔、鼻窦通气引流功能,并尽可能保留鼻腔、鼻窦正常结构和功能,从而达到治愈鼻窦炎的目的。

咽炎和扁桃体炎

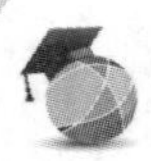

任务引领

患者,女性,22 岁,因双侧听力下降 6 个月来院就诊。自诉双侧耳闷、耳胀,无耳漏、耳痒、耳痛。

检查:双侧鼓膜内陷,双侧外耳道通畅,双侧鼓膜色泽混浊。声阻抗示双侧 B 形曲线,镫骨肌反射消失。故拟诊为"双侧分泌性中耳炎",规范治疗两周,效果欠佳。纤维鼻咽镜进一步检查示:鼻后柱隆起,充血、肿胀,双侧咽鼓管咽口充血、肿胀。

请完成以下任务:

(1)通过学习,请归纳与总结慢性鼻咽炎的主要临床表现。

(2)你知道慢性鼻咽炎的辅助检查项目吗?请简述常规检查项目。

(3)假如你是该患者的主治医生,请设计简单的医嘱。

咽部疾病以炎症性疾病最为常见,如急性咽炎、慢性咽炎、扁桃体炎、腺样体炎、咽周围间隙脓肿等。近年来,随着肥胖人群的增加,阻塞性睡眠呼吸暂停综合征越来越受到人们的关注。

一、急性咽炎

急性咽炎是咽黏膜、黏膜下组织和咽部淋巴组织的急性炎症。可单发,常继发于急性鼻炎或急性扁桃体炎,亦常为全身疾病的局部表现或为急性传染病的前驱症状。

(一)病因

(1)病毒感染:以柯萨奇病毒、腺病毒、副流感病毒为主,鼻病毒、流感病毒次之。

(2)细菌感染:以链球菌、葡萄球菌及肺炎双球菌多见,以 A 组乙型链球菌感染最为严重。

(3)物理、化学因素:如高温、粉尘、烟雾、寒冷、烟酒过度等致全身及局部抵抗力下降,病原微生物乘虚而入而引发本病。

(二)临床表现

一般起病较急,早期有咽部干燥感、灼热感,继而咽痛、吞咽时加重。全身症状较轻,可有发热、头痛、食欲不振、四肢酸痛等症状。炎症波及喉部时可有声嘶、咳嗽等症状。可引起并发症如急性中耳炎、鼻窦炎、鼻炎及其他呼吸道急性炎症，也可有急性肾炎、风湿热及败血症等。

（三）检查

口咽部黏膜急性弥漫性充血、水肿，咽后壁淋巴滤泡隆起，表面可见黄色点状渗出物，软腭及悬雍垂水肿，鼻咽部及喉咽部黏膜也可充血，严重者可见会厌部水肿。下颌下淋巴结肿大，有压痛。

（四）诊断

根据病史、症状、体征即可诊断。应与扁桃体炎、白喉等相鉴别。急性扁桃体炎的咽痛及全身症状均比急性咽炎严重，检查可见扁桃体红肿化脓，咽部黏膜虽受影响，但淋巴滤泡无化脓表现；咽白喉全身中毒症状明显，精神萎靡，咽部可见灰白色假膜，取分泌物检查可找到白喉杆菌。若咽部发生假膜性坏死，应首先排除血液病等严重的全身性疾病。

（五）治疗

(1)对症治疗：卧床休息、清淡饮食、多饮水。

(2)抗感染治疗：发热者应用抗生素、磺胺类药和抗病毒药等。

(3)局部治疗：可用 1∶5000 呋喃西林液或复方硼砂液含漱、华素片含服或抗生素加激素雾化吸入。

二、慢性咽炎

慢性咽炎是指咽部黏膜、黏膜下及淋巴组织的弥漫性慢性炎症，常与邻近器官或全身性疾病并存，如鼻窦炎、腺样体残留或潴留脓肿、咽囊炎等。成年人发病率高、病程长、症状顽固、不易治愈。

（一）病因

(1)急性咽炎反复发作转为慢性。

(2)鼻部疾病及呼吸道慢性炎症如慢性鼻窦炎、扁桃体炎等。

(3)烟酒过度、粉尘、长期接触化学气体的刺激、长期张口呼吸等。

(4)全身各种慢性疾病，如贫血、便秘、下呼吸道慢性炎症、内分泌功能紊乱，心血管、肝脏及肾脏疾病等。

（二）临床表现

(1)鼻咽干燥不适、干痒、烧灼感、晨起刺激性咳嗽，有黏稠样分泌物不易咳出，故患者咳嗽频繁常伴有恶心，严重者有声嘶、咽痛、头痛、头晕、乏力、消化不良、低热等全身或局部症状。

(2)检查：

①慢性单纯性咽炎：咽黏膜层弥漫性充血，血管扩张，黏膜下结缔组织及淋巴组织增生，黏液腺肥大，分泌物增加并附着在黏膜表面。

②慢性肥厚性咽炎：咽黏膜充血、肥厚，呈暗红色，黏膜下有广泛的结缔组织及淋巴组织增生，形成咽后壁多个散在颗粒状的隆起，有时甚至融合化脓。咽侧索淋巴组织充血肥厚，呈条索状。

③萎缩性咽炎与干燥性咽炎：咽黏膜干燥、萎缩、变薄，色苍白，多附有黏稠分泌物或黄褐色痂皮，有臭味。

（三）诊断

慢性咽炎诊断不难，但许多全身性疾病早期症状与其相似，须全面检查排除邻近组织占位性病变或全身性疾病后，方可诊断为慢性咽炎。

（四）治疗

1.病因治疗　慢性咽炎为难治之症，而且病程漫长，所以护理更为重要。应积极参加户外运动，戒烟、戒酒、提高机体免疫力，保持室内空气清新，积极治疗鼻炎、气管炎等呼吸道慢性炎症及其他全身性疾病。

2.局部治疗

(1)慢性单纯性咽炎：可局部应用复方硼砂溶液、呋喃西林溶液等含漱，含服含片等缓解症状。

(2)慢性肥厚性咽炎：除应用以上方法外，还可用激光、冷冻等治疗淋巴滤泡增生，但应分次进行。

(3)萎缩性咽炎与干燥性咽炎：咽部涂布2%碘甘油，用于改善局部血液循环，促进腺体分泌。

3.中医中药治疗　中医认为慢性咽炎为肝腑阴虚、虚火上扰，可应用中药口含片治疗。

三、急性扁桃体炎

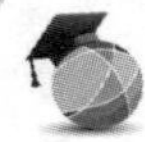

任务引领

患者，女性，22岁，以咽痛伴发热、恶寒3天，加重1天为主诉入院。入院前3天，因受凉后，出现咽痛、发热、恶寒等症状，曾在家自服阿莫西林治疗无效，今就诊于我院。

查体：T 38.7 ℃，P 82 次/分，R 24 次/分，BP 120/80 mmHg，发育正常，神志清楚，自动体位，查体合作。双侧扁桃体Ⅱ度肿大、充血，表面可见有脓苔覆盖。

实验室检查：白细胞、中性粒细胞均明显增高。

请完成以下任务：

(1)通过学习，请归纳与总结急性扁桃体炎的主要临床表现。

(2)你知道急性扁桃体炎的辅助检查项目吗？请简单描述常规检查项目。

(3)假如你是该患者的主治医生，请设计简单的医嘱。

急性扁桃体炎为腭扁桃体的急性非特异性炎症，往往伴有程度不等的咽黏膜及淋巴组织炎症，是很常见的咽部疾病，多发生于儿童与青少年，中医称急性扁桃体炎为“烂乳蛾”。临床上以咽痛、发热为主要症状。

(一)病因

(1)致病微生物：乙型溶血性链球菌是主要致病菌，其次为非溶血性链球菌、葡萄球菌、肺炎链球菌、流感杆菌、厌氧菌；腺病毒、鼻病毒及单纯疱疹病毒可引起本病；细菌和病毒混合感染亦可引起本病。急性扁桃体炎具有一定的传染性，病原体主要通过飞沫及密切接触传染，常呈散发性流行。

(2)在健康人的咽部及扁桃体隐窝内常寄生某些病原体，机体防御能力正常时不致病。在受凉、劳累、烟酒过度等机体抵抗力的下降情况下，病原体大量繁殖，产生毒素破坏隐窝上皮，外来病菌也侵入实质，造成感染。

(二)病理

按其病理改变分为卡他性、滤泡性、隐窝性3型，但就诊断和治疗而言，临床常将急性扁桃体炎分为两类，即急性卡他性扁桃体炎和急性化脓性扁桃体炎，后者包括急性滤泡性扁桃体炎和急性隐窝性扁桃体炎两种类型。

(1)急性卡他性扁桃体炎：病变较轻，炎症仅局限于黏膜表面，隐窝内及扁桃体实质无明显炎症改变。

(2)急性滤泡性扁桃体炎：炎症侵及扁桃体实质内的淋巴滤泡，引起充血、肿胀甚至化脓。隐窝口可呈现黄白色斑点。

(3)急性隐窝性扁桃体炎：扁桃体充血、肿胀。脱落上皮、纤维蛋白、脓细胞、细菌等组成的渗出物充塞于隐窝内，并从窝口排出，有时连成一片形似假膜，易于拭去。

(三)临床表现

各类型的扁桃体炎症状相似，主要表现为咽痛、发热，只是急性卡他性扁桃体炎的全身及局部症状均较轻。

(1)全身症状：多见于急性化脓性扁桃体炎，以发热为主，起病急，畏寒、高热、头痛、便秘、乏力、食欲减退、全身酸痛。小儿可因高热出现抽搐、昏睡及呕吐等。

(2)局部症状：以咽部剧痛为主，可放射至耳部，常伴吞咽困难，幼儿可因之拒食，流口水，哭闹不安。

(3)体征：患者呈急性病容，面色潮红，呼吸快，脉搏洪大有力。化脓性者的扁桃体充血肿大，隐窝口处可见黄白色脓点或连成一片形似假膜，但不超出扁桃体范围，腭舌弓、腭咽弓亦可有明显充血。颌下淋巴结可有肿大压痛。

(4)实验室检查：病毒感染者血象多无变化，由细菌引起者，白细胞总数在 10×10^9 以上，有核左移。

(四)并发症

(1)局部并发症：炎症直接蔓延引起，以扁桃体周围脓肿最常见，多为单侧发生，亦可并发急性中耳炎、急性鼻炎、鼻窦炎、急性喉炎、急性颈淋巴结炎、急咽旁脓肿、支气管炎、肺炎等。

(2)全身并发症：一般认为多与由机体对链球菌所产生的变态反应有关，可引起急性风湿热、急性骨髓炎、急性关节炎、心内膜炎、心包炎、心肌炎、急性肾炎等。

(五)诊断及鉴别诊断

根据病史、症状诊断不难，化脓性者表面有假膜形成，应与流感、消化系统疾病、过敏性鼻炎等相鉴别。

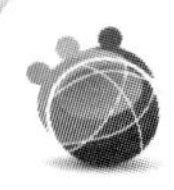

课堂互动

血象鉴别

发热较高，白细胞数较低时，应考虑常见的急性病毒性上呼吸道感染，并根据当地流行情况及接触史，排除流感、麻疹、疟疾、伤寒、结核病等。

(六)治疗

(1)一般治疗：因其具有传染性应适当隔离，卧床休息，增加营养，多饮水，进流质或半流质饮食，通便，高热咽痛者用解热镇痛药。

(2)应用抗生素为主要治疗方法：以青霉素类药为首选。症状消除后应继续用药3～5天，以免转为慢性。如为病毒感染，给予抗病毒药或清热解毒中药。重者酌情使用糖皮质激素。

(3)局部治疗：复方硼砂溶液漱口，应用西瓜霜润喉片等缓解咽痛。

(4)中医中药：常应用银翘柑橘汤等疏风清热、消肿解毒。

(5)手术治疗：本病易反复发作。对已有并发症者，待急性炎症消退2周后，施行扁桃体切除术。

(七)预防

防止上呼吸道感染，注意体育锻炼，增强体质，提高机体抵抗力。

四、慢性扁桃体炎

慢性扁桃体炎多由急性扁桃体炎反复发作或因扁桃体隐窝引流不畅，窝内细菌、病毒滋生繁殖引起感染转变而来，是临床上最常见的疾病之一。

(一)病因

急性扁桃体炎反复发作使扁桃体隐窝上皮坏死，窝内细菌及其毒素或炎性产物聚集，隐窝引流不畅，对扁桃体组织造成损害，易导致慢性感染。常见致病菌为乙型溶血性链球菌、葡萄球菌、肺炎链球菌。目前认为本病与自身变态反应有关。

(二)病理

(1)增生型：炎症反复发生致淋巴组织与结缔组织增生，腺体肥大，突出于腭弓之外。

(2)纤维型：淋巴组织和滤泡变性萎缩，纤维组织增生，因瘢痕收缩，腺体小而硬，与周围组织多有粘连。

(3)隐窝型：腺体隐窝内有大量脱落上皮细胞、淋巴细胞等及细菌聚集而形成脓栓，或隐窝口因炎症瘢痕粘连，引流不畅形成脓栓或囊肿，成为感染灶。

(三)临床表现

慢性扁桃体炎常有反复急性发作病史。平时多无明显自觉症状，发作时症状基本同急性扁桃体炎。扁桃体具有丰富的末梢神经感受器，故在炎症时期容易产生各种反射失调现象，如咽干、发痒、干咳无痰、异物感、刺痛感等各种感觉异常。若扁桃体隐窝内有大量豆渣样脓栓积留，或有大量厌氧菌生长时即产生口臭。如儿童扁桃体过大则有言语、吞咽障碍，睡眠时有鼾声甚至憋醒，导致不能入眠，常影响身体发育。由于隐窝的脓栓毒素被吸收，患者常感觉头痛、四肢无力、易疲劳或低热等。隐窝脓栓被咽下，对胃肠敏感患者可引起消化障碍。

(四)检查

可见扁桃体和腭舌弓呈慢性充血，黏膜呈暗红色，用压舌板挤压腭舌弓时可见扁桃体隐窝口处有黄、白色干酪样点状物溢出。扁桃体大小不定，成人扁桃体多已缩小，儿童、青年多属增生性扁桃体肥大，但都表现为扁桃体表面有瘢痕且凹凸不平，质地较坚韧，与周围组织有粘连。患者常有下颌下淋巴结肿大。

（五）诊断、鉴别诊断

1. 诊断　有反复急性发作病史。扁桃体和腭舌弓呈充血状，扁桃体不同程度肿大，与周围组织有不同程度的粘连，下颌下淋巴结肿大。

2. 鉴别诊断

（1）扁桃体角化症：为扁桃体隐窝口上皮过度角化所致，在扁桃体表面可见白色尖形砂粒样角化物，触之坚韧，不能擦去，不融合成片。

（2）扁桃体肿瘤：一侧扁桃体短期内迅速增大，质地较硬，可有溃疡及坏死，伴有同侧颈淋巴结转移时，应考虑恶性肿瘤的可能，必要时可行活检确诊。

（3）扁桃体生理性肥大：多见于儿童、青少年。无反复发作的病史，无自觉症状，扁桃体表面光滑、色淡，隐窝口处无渗出物，质地柔软，与周围组织无粘连。

（六）并发症

（1）局部并发症：慢性咽炎、慢性喉炎、咽鼓管炎和中耳炎等。

（2）全身并发症：慢性扁桃体炎在全身衰弱、内分泌紊乱等情况下，常被视为“病灶”，引发变态反应，发生如风湿性关节炎、风湿热、风湿性心脏病、肾炎等并发症，对患者健康危害很大。

（七）治疗

1. 手术治疗　扁桃体切除术是慢性扁桃体炎的主要治疗手段。

（1）扁桃体切除术的适应证：慢性扁桃体炎反复急性发作或多次并发扁桃体周脓肿者；扁桃体过度肥大，影响呼吸、吞咽、发声等功能时；慢性扁桃体炎已成为引起体内其他脏器病变的病灶，与邻近器官的病变有明显关联者；白喉带菌，经保守治疗无效者；各种扁桃体良性肿瘤，可连同扁桃体一并切除，但对恶性肿瘤应慎重选择。

（2）扁桃体切除术的禁忌证：急性期，但限合并扁周炎、扁周脓肿形成者可急性期进行手术；造血系统疾病及有凝血功能障碍者，如再生障碍性贫血、紫癜等；全身性疾病，如结核病、风湿等活动期，高血压未控制者；脊髓灰、白质炎（少见）或流感等呼吸道传染病的流行期；妇女月经期间和月经前期，妊娠期；家族中有免疫球蛋白缺乏或自身免疫病的发病率高，白细胞计数特别低者。

（3）扁桃体切除术的手术方法：扁桃体剥离术、扁桃体挤切术。

2. 保守治疗　参加体育锻炼，增强身体免疫功能，控制慢性扁桃体炎的发作。对手术有禁忌者，可先行保守治疗，必要时可先使用抗生素或待全身情况好转后再行手术。

小儿急性喉炎

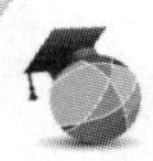

任务引领

患儿，男，2岁，感冒后发热、咳嗽1天，夜里突然憋醒并出现犬吠样咳嗽。

查体：T 38.2 ℃，有吸气性喉鸣及轻微的吸气性软组织凹陷，听诊双肺呼吸音粗，无湿啰音。

请完成以下任务：

（1）通过学习，请归纳与总结小儿急性喉炎的主要临床表现。

（2）假如你是该患者的主治医生，请设计简单的医嘱。

小儿急性喉炎是小儿喉部黏膜的急性炎症，好发于声门及声门下区，春冬两季多发，好发于6个月～3岁的幼儿。

一、病因

继发于上呼吸道感染，如普通感冒、急性咽炎等，也可继发于如流行性感冒、麻疹等急性传染性疾病。

二、临床表现

1.症状　幼儿多见，起病急，进展快。主要症状有声嘶、犬吠样咳嗽、喉喘鸣以及吸气性呼吸困难。白天症状较轻，入睡后因喉部肌肉松弛，分泌物阻塞，致夜间症状加重。

2.体征　间接喉镜检查可见咽喉部充血，假声带肿胀，声带可由白色变为粉红色或红色，有时可见脓性分泌物附着。声门下黏膜明显红肿，向中间隆起，使声门裂隙变窄。根据病变的程度不同，有时可出现喉鸣及吸气性呼吸困难，肺部听诊可闻及喉传导音或管状呼吸音。

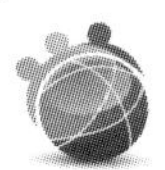

课堂互动

小儿喉的解剖具有以下特点：喉腔狭小，喉软骨支架薄弱，黏膜组织松弛，黏膜下血管及淋巴管丰富，故炎症时极易引起黏膜肿胀，使喉腔变窄而发生喉阻塞，引起呼吸困难。同时又因小儿咳嗽反射差，分泌物不易排出，炎症反应较成人重，如不及时诊治，可危及患儿生命。

三、诊断

临床多根据起病特点及临床表现做出诊断。诊断时应注意与喉或气管异物、白喉、急性喉气管支气管炎、喉痉挛、急性会厌炎等鉴别。

四、治疗

(1)急性喉炎病情进展迅速，多合并有细菌感染，应尽早使用足量抗生素控制感染，用糖皮质激素减轻和消除黏膜肿胀。泼尼松 1～2 mg/(kg·d)，口服，如病情加重则静脉滴注地塞米松 0.2 mg/(kg·d)；氢化可的松 4～8 mg/(kg·d)，同时给予氧气吸入和适量镇静剂。禁用吗啡及阿托品类药物，以免抑制呼吸和使呼吸道黏膜干燥。

(2)对症支持疗法：给予补液，维持水、电解质平衡。体温高者予以物理及药物降温。减少哭闹，降低耗氧量。

(3)气管切开术：严重呼吸困难者应给予气管切开。

五、预防

小儿急性喉炎发病急，病情重，易危及生命，必须做好预防工作。急性喉炎多继发于上呼吸道感染，在感冒流行期间，尽量减少外出，以防传染。平时加强户外活动，多晒太阳，增强体质，提高抗病能力，及时治疗小儿贫血、营养不良、佝偻病等。注意气候变化，及时增减衣服，避免感寒受热，保持适宜的室温和室内定时开窗通风。保持口腔卫生，养成晨起、饭后和睡前刷牙漱口的习惯。

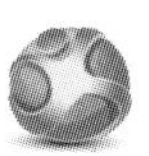

知识拓展

急性喉梗阻

急性喉梗阻是指喉部或邻近组织的病变致喉腔急性变窄或阻梗导致呼吸困难。多见于儿童，常由喉部炎症、过敏、外伤、异物、肿瘤、痉挛、双侧声带外展性麻痹引起。

诊断依据如下：

(1)吸气期呼吸困难，吸气期喉鸣，可伴有声嘶；吸气期锁骨上下窝、胸骨上窝、剑突下及肋间软组织凹陷；重症缺氧者表现为呼吸快而浅、心率快、脉无力、面苍白、出汗、发绀，甚至因窒息、心力衰竭而死亡。

(2)病情允许时应做咽、喉、颈、胸部检查及透视或摄片,寻找病因。

(3)治疗原则:及时查明病因,解除呼吸困难。给予吸氧、抗感染治疗,应用糖皮质激素,行气管插管、气管切开等。

目标检测

一、单项选择题

1. 急性化脓性中耳炎最常见的感染途径为(　　)。

A. 淋巴道感染　　B. 血行感染　　C. 外耳道鼓膜途径
D. 咽鼓管途径　　E. 颅骨途径

2. 不是急性化脓性中耳炎常见症状的是(　　)。

A. 耳痛　　B. 面瘫　　C. 听力减退及耳鸣
D. 流脓　　E. 全身症状,如发热、畏寒、倦怠、食欲减退等

3. 急性中耳炎病程延续几周,可称为慢性化脓性中耳炎?(　　)

A. 1～3 周　　B. 3～4 周　　C. 4～5 周
D. 6～8 周　　E. 8 周以上

4. 治疗慢性化脓性中耳炎的原则是(　　)。

A. 消除病因　　B. 控制感染　　C. 清除病灶,通畅引流
D. 恢复听功能　　E. 以上均正确

5. 慢性化脓性中耳炎的常见分型是(　　)。

A. 单纯型、黏膜型、胆脂瘤型　　B. 骨疡型、坏死型、肉芽型
C. 骨疡型、坏死型、胆脂瘤型　　D. 单纯型、坏死型、肉芽型
E. 单纯型、骨疡型、胆脂瘤型

6. 下列哪项不符合慢性化脓性中耳炎单纯型的临床特点?(　　)

A. 耳聋为传导性,程度较轻
B. 脓液呈黏液性或黏脓性,一般不臭
C. 多为紧张部边缘性穿孔,大小不一
D. 鼓室黏膜微红或苍白,可轻度增厚
E. 较少发生并发症

7. 急性鼻炎的潜伏期是(　　)。

A. 5～6 天　　B. 6～7 天　　C. 7～10 天
D. 1～3 天　　E. 以上都不正确

8. 急性鼻炎的首要病因是(　　)。

A. 细菌感染　　B. 病毒感染　　C. 过敏反应
D. 鼻腔息肉　　E. 以上都不是

9. 关于慢性鼻炎,下列说法错误的是(　　)。

A. 是鼻腔黏膜和黏膜下层的慢性炎症疾病,常有明确的致病微生物感染
B. 临近感染病灶的影响,鼻腔用药不当等均可引起慢性鼻炎
C. 慢性单纯性鼻炎鼻腔内滴用盐酸羟甲唑啉,连续应用不应超过 7 天,若要连续应用,则需间断 3～5 天
D. 慢性肥厚性鼻炎行下鼻甲黏膜部分切除术时,切除部分不应超过下鼻甲的 1/3
E. 慢性肥厚性鼻炎可行下鼻甲微波或射频治疗

10. 下列哪项不是慢性单纯性鼻炎的临床特点?(　　)

A. 间歇性鼻塞　　B. 交替性鼻塞
C. 多黏液涕　　D. 对血管收缩药不敏感

E. 鼻腔黏膜充血，双下鼻甲肿胀，探针触压凹陷，探针移开后立即复原

11. 慢性鼻窦炎的局部症状常不包括下列哪项？(　　)

A. 流脓涕　　B. 鼻塞　　C. 头痛或局部疼痛

D. 嗅觉减退或消失　　E. 突聋

12. 急性扁桃体炎的主要致病菌是(　　)。

A. 乙型溶血性链球菌　　B. 铜绿假单胞菌　　C. 肺炎双球菌

D. 葡萄球菌　　E. 腺病毒

13. 急性扁桃体炎常见的并发症有(　　)。

A. 食管周围脓肿　　B. 扁桃体周围脓肿　　C. 咽旁脓肿

D. 急性中耳炎　　E. 咽后脓肿

14. 急性扁桃体炎的主要局部症状为(　　)。

A. 下颌淋巴结肿大　　B. 吞咽困难　　C. 咽痛

D. 放射性耳痛　　E. 呼吸困难

15. 慢性扁桃体炎作为病灶的主要依据是(　　)。

A. 慢性扁桃体炎反复发作

B. 扁桃体炎反复发作，并与全身疾病关系密切

C. 扁桃体肥大

D. 扁桃体隐窝内能挤出干酪样分泌物

E. 扁桃体表面不光滑、有瘢痕

16. 小儿吸气性呼吸困难可见于(　　)。

A. 哮喘　　B. 急性咽炎　　C. 肺炎

D. 急性喉炎　　E. 气管炎

17. 患者，男性，26 岁，近一周出现低热、持续性鼻塞、鼻腔内大量黏脓涕，伴有眼球深部疼痛，疼痛晨起轻，午后重。患者最可能患有下列哪种疾病？(　　)

A. 额窦炎　　B. 蝶窦炎　　C. 上颌窦炎

D. 筛窦炎　　E. 上述均不是

18. 患者，男性，27 岁，1 年前拔左侧上列第二磨牙后出现不规则低热、脓涕、左侧鼻塞、嗅觉减退、左侧头痛，头痛白天重、夜间轻。血常规示 WBC 12.97×10^9/L。诊断考虑慢性牙源性化脓性上颌窦炎。其最主要的确诊依据是(　　)。

A. 中鼻道内有脓涕　　B. 尖牙窝处压痛，下睑红肿

C. 上颌窦穿刺有脓性分泌物　　D. X 线摄片示窦腔模糊，窦壁骨质无破坏

E. 眶上额部痛，晨起轻，午后重

19. 患者，女性，42 岁，因脓涕、鼻塞、鼻根部胀痛 5 个月入院，近期出现头昏沉感，精神不振，记忆力减退，失眠等症状。下列哪项检查不列为常规？(　　)

A. 鼻腔检查　　B. 口腔部及咽部检查　　C. 鼻窦 CT 扫描

D. 上颌窦穿刺冲洗　　E. 前庭功能检查

20. 患者，女性，45 岁，受凉后出现咽痛、低热 3 天，无咳嗽及呼吸困难。查体：咽黏膜急性充血，悬雍垂充血、水肿，咽后壁淋巴滤泡肿大，扁桃体不大。间接喉镜检查见喉及下咽正常。该患者应首先考虑为(　　)。

A. 急性会厌炎　　B. 急性扁桃体炎　　C. 急性咽炎

D. 猩红热　　E. 咽部囊肿

二、简答题

1. 急性化脓性中耳炎的感染途径有哪些？

2. 各型慢性化脓性中耳炎的临床特点有哪些？

3. 急性鼻窦炎的概念及各鼻窦炎症的临床表现有哪些？

4. 慢性鼻窦炎的临床表现及治疗原则有哪些？

5. 急性咽炎的病因及治疗方法有哪些？
6. 慢性咽炎的临床分型有哪些？
7. 慢性扁桃体炎的诊断及治疗方法有哪些？
8. 小儿急性喉炎的症状有哪些？如何预防？

第三节　眼科疾病

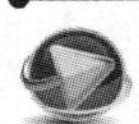

学习目标

识记：

1. 能够准确说出睑缘炎、睑腺炎、睑板腺囊肿、泪囊炎、视神经炎的主要临床表现。
2. 能简要描述所学眼科疾病的常规辅助检查。
3. 能准确说出所学眼科疾病的治疗方案。

理解：

1. 能够用自己的语言描述典型睑缘炎、睑腺炎、睑板腺囊肿、泪囊炎、视神经炎的临床表现。
2. 明确典型病例的临床特点，并可分析其异常改变的原因。
3. 能够准确识别睑缘炎、睑腺炎、睑板腺囊肿、泪囊炎、视神经炎。

应用：

1. 能够自觉将医疗规范与康复健康理念贯穿于疾病治疗的全过程。
2. 能用所学知识与技能协助主治医生对患者的疾病康复进行指导。

睑　缘　炎

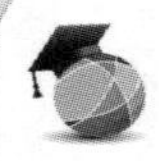

任务引领

(1)患者，男性，18岁，于2012年12月16日初诊。患者自诉1天前感左眼发痒，胀痛。检查见左眼睑腺有一麦粒大小的硬结，稍红，压之疼痛。

(2)患者，女性，16岁，因右眼上睑小囊肿3个月而就诊。查体未见异常，实验室检查均正常。

眼部检查：双眼视力均为5.2，眼底窥视正常。于右眼上睑可触及一硬结，质硬、活动，似黄豆大小，翻转眼睑，可见该部睑结膜呈紫红色。

(3)患者近1年无任何诱因出现左眼流泪1年，左眼角流脓1月余，未系统诊治而就诊。

(4)患者，男性，21岁。因双眼视物逐渐模糊6个月，于2014年2月就诊。患者有屈光不正，半年来因准备考研，自认由用眼过度所致，购买消疲灵点眼，但视力继续模糊，同时伴头疼、头晕、眼胀等不适症状，遂到医院要求验光重新配眼镜。

眼部检查：经检影验光，视力不能矫正。视力右0.15/J2，左0.2/J3，双眼前节未见异常。眼底检查见双眼视盘界清，色略红，视网膜静脉充盈，黄斑中心凹光反射弥散，双眼视野呈中心性哑铃型暗点。

头颅及眼眶MRI检查未见异常。

请完成以下任务：

(1)通过学习，请归纳与总结所学眼科疾病的主要临床表现。

(2)你知道所学眼科疾病的辅助检查项目吗？请简单描述常规检查项目。

(3)假如你是主治医生，请设计简单的医嘱。

睑缘炎是睑缘部皮肤、睫毛毛囊及其腺体的慢性或亚急性炎症。临床上分为鳞屑性、溃疡性及眦角性三种类型。

一、病因

由于睑皮脂腺及睑板腺分泌旺盛，皮脂溢出多，合并轻度感染所致。

1. 鳞屑性睑缘炎　以酵母样霉菌或糠疹癣菌为主。

2. 溃疡性睑缘炎　以葡萄球菌为主。

3. 眦角性睑缘炎　摩-阿氏双杆菌感染引起。

4. 共同诱因　如风沙、烟尘、热和化学因素等刺激，屈光不正、眼疲劳、睡眠不足、全身抵抗力降低、营养不良（如维生素 B_2 的缺乏）等。

二、临床表现

1. 鳞屑性睑缘炎　又称皮脂溢出性睑缘炎，患者自觉眼痒、刺痛及烧灼感。睑缘充血、潮红，睑缘表面睫毛根部有灰白色鳞屑附着，并有点状黄色蜡样皮脂分泌物，干燥后结痂。去除鳞屑和痂皮后，可见睑缘红肿，但不形成溃疡，因睫毛毛囊未受破坏，睫毛脱落后可再生。久病不愈者可因睑缘肥厚，泪小点肿胀、外翻而出现溢泪。

2. 溃疡性睑缘炎　患者自觉眼痒、刺痛和烧灼感等，症状较鳞屑性睑缘炎重，为三型中最严重者。睫毛根部的睑缘红肿，可见散在小脓疱及黄色痂皮，与睫毛粘连成束，除去痂皮后睫毛根部有脓液渗出和小溃疡显露，睫毛常随着痂皮的剥脱而脱落。因毛囊被破坏，睫毛脱落后不能再生而造成秃睫。溃疡愈合后瘢痕组织收缩导致睫毛乱生。久病不愈且反复发作者，可引起睑缘增厚变形，下睑瘢痕收缩、外翻，泪点肿胀、阻塞，溢泪，下睑皮肤呈湿疹样改变。

3. 眦角性睑缘炎　常为双眼发病，主要见于外眦部。患者自觉眼痒、异物感和烧灼感。外眦部睑缘和皮肤充血，浸渍糜烂。炎症累及邻近结膜时，常伴有充血、肥厚、有黏性分泌物排出等慢性炎症。重者出现皲裂，常合并眦部结膜炎。偶可伴有点状角膜上皮炎。

三、治疗

1. 鳞屑性睑缘炎　用生理盐水或3%硼酸溶液彻底清洁睑缘，拭去鳞屑和痂皮，涂抗生素眼膏及糖皮质激素眼膏于睑缘睫毛根部，按摩 1～2 min，每天 2～3 次，愈后继续用药 2 周，以防复发。

2. 溃疡性睑缘炎　用生理盐水或3%硼酸溶液彻底清洁睑缘，除去脓痂和已松脱的睫毛，然后涂以抗生素或磺胺眼膏。屡犯和长期不愈的病例应做细菌培养及药敏试验，选用有效的抗生素眼膏至炎症完全消退后再继续用药 2～3 周，以巩固疗效、防止复发。

3. 眦角性睑缘炎　注意个人卫生，清洁睑缘，然后热敷。用0.25%～0.5%硫酸锌滴眼液滴眼，每天3～4 次，硫酸锌滴眼液能阻止摩-阿氏双杆菌产生的蛋白酶对组织的破坏作用。眦部涂抗生素或黄降汞眼膏。适当服用维生素 B_2 或复合维生素 B。

睑　腺　炎

睑腺炎又称麦粒肿，是常见的眼睑腺体的急性化脓性炎症，多数是由金黄色葡萄球菌侵入睫毛根部皮脂（Zeis 腺）或睑板腺而致的急性化脓性炎症，前者为外睑腺炎，后者为内睑腺炎。当身体抵抗力降低、营养不良、屈光不正时容易发生。

一、临床表现

局部有红、肿、热、痛等典型的急性炎症表现。

1. 外睑腺炎　亦称外麦粒肿又名睑缘疖。外睑腺炎开始时睑局部水肿，轻度充血，自觉胀痛，近睑缘处可触及硬结，触痛明显，以后逐渐加重，形成脓肿，且在睫毛根部附近出现黄色脓头，破溃排脓后疼痛迅速消退。重者引起眼睑高度红肿，耳前淋巴结肿大压痛，如感染邻近外眦部，可引起反应性球结膜水肿。甚至全身畏寒、发热等症状。

2.内睑腺炎　亦称内麦粒肿。因睑板腺位于致密的睑板纤维组织内，故疼痛较剧。早期发炎的睑板腺开口处充血隆起，可扪及有明显压痛的硬结，2～3天后睑结膜面隐约可见黄色脓点，脓点可自行破溃穿破睑结膜，排脓于结膜囊内。症状明显减轻。如果炎症发生于老年体弱、抵抗力差的患者或致病菌毒力强，炎症发展可形成眼睑蜂窝织炎。若治疗不及时或处理不当，可引起败血症或海绵窦血栓等。

二、治疗

（1）早期局部热敷或超短波理疗，促进炎症消散，缓解症状。抗生素滴眼液4～6次/天，控制感染，促使炎症消退，重症者全身应用抗生素和磺胺类药，防止扩散。切忌过早切开或挤压。

（2）脓肿形成后，触之有波动感者应切开排脓。外睑腺炎切口在睑皮肤面与睑缘平行，以免损伤过多的眼轮匝肌。内睑腺炎切口在睑结膜面与睑缘垂直，以免睑板腺受损。脓肿尚未形成时，不可挤压排脓，以免炎症向眶内或颅内扩散，引起眶蜂窝织炎、海绵窦血栓性静脉炎。

（3）对多次复发的顽固病例，首先去除病因，并取脓液做细菌培养及药敏试验，亦可作自家疫苗注射。

睑板腺囊肿

睑板腺囊肿（chalazion）又称霰粒肿，是睑板腺特发性、无菌性、慢性肉芽肿性炎症，是睑板腺开口阻塞、腺体分泌物潴留、刺激周围组织而形成的睑板慢性肉芽肿。多见于青少年或中壮年。可能与该年龄段睑板腺分泌功能旺盛有关。多发生在上睑。

一、病因

尚无明确的病因，可能与眼部异常的屈光状态有关。

二、临床表现

病程进展缓慢，上眼睑多见，也可上、下眼睑或双眼同时发生。一般患者无自觉症状，仅有异物感或沉重感，可出现轻度假性上睑下垂。在同一侧眼睑上可触及2～3个，或两侧眼睑上各有1～2个与皮肤不粘连、无红肿、无痛性的肿块。肿块大小不等，大如樱桃，小如绿豆。小型者可自行吸收，完全消失，但一般情况下肿块常是长期不变，或逐渐长大，质地变软，可自行破溃，排除胶样内容物，可在睑结膜表面呈现肉芽组织状生长，亦可在皮下形成暗红色肉芽肿，经久不愈，有时甚至瘢痕收缩致下睑外翻。

三、鉴别诊断

本病诊断容易，但对老年患者或反复出现硬结的患者，要考虑到是否有皮脂腺癌。

四、治疗

小的睑板腺囊肿无须治疗，有时可自行消散，亦可按摩和热敷，促进其吸收消散。大的睑板腺囊肿，应仔细将肥厚的囊壁摘净，以防复发。复发性或老年患者的睑板腺囊肿需警惕，应将切除物送病理检查，以排除睑板腺癌。

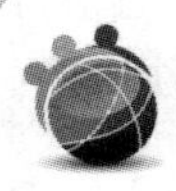

课堂互动

睑板腺囊肿摘除术

在结膜面垂直切开睑结膜，并向两侧分离，暴露囊肿壁，用尖刀小心剥离，将整个囊肿摘除，若术中囊肿壁已破，则将囊肿内容物及囊壁彻底剪除，术毕用拇指与示指压迫3～5 min，结膜囊涂抗生素眼膏，无菌敷料包扎翌日除去。

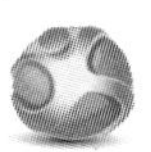

知识拓展

眼睑皮脂腺癌

眼睑皮脂腺癌最常发生于睑板腺，曾被称为睑板腺癌。

临床表现呈多样化，大多数为单个病变，少数为多中心性。疾病初期为眼睑内坚韧的小结节，与睑板腺囊肿相似。病变早期为小的、无痛性硬结，位于睑板内或近睑缘处，缓慢长大，皮肤无溃烂。来自 Zeis 腺者位于睑缘部灰线前小黄色结节，类似睑板腺囊肿，部分病例结膜可见黄色肿瘤组织或呈菜花状，随后结节肿大，呈分叶状肿块；少数病例睑缘增厚、溃烂，临床酷似睑缘炎或结膜炎或乳头状瘤及其他癌等。如起自皮脂腺，则在睑缘呈黄色小结节，表面皮肤正常。患者一般无明显自觉症状，或仅有眼睑沉重感，但当睑结膜受累时，可出现明显的刺激症状。

由于病变早期常被误诊为睑板腺囊肿或睑结膜炎，治疗不及时，容易复发。病程平均为 1 年。因此对长期眼睑皮脂腺炎症，尤其是中老年患者应及时进行局部活检，做到早发现、早治疗。

泪　囊　炎

一、慢性泪囊炎

慢性泪囊炎是鼻泪管狭窄或阻塞，致使泪液滞留于泪囊之内，伴发细菌感染引起的。以中老年女性多见。与沙眼、泪道外伤、鼻炎、鼻中隔偏曲、鼻息肉、下鼻甲肥大等阻塞鼻泪道，泪液不能排出，长期滞留在泪囊内等因素有关。常见的致病菌为肺炎链球菌、链球菌、葡萄球菌等。

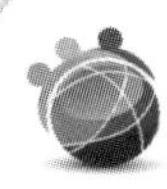

课堂互动

流泪和溢泪

流泪是泪腺分泌增多所致，溢泪则是泪道阻塞的结果。

(一)临床表现

(1)主要症状是溢泪。

(2)检查可见内眦部结膜充血，下睑皮肤出现潮红、糜烂等湿疹样反应或皮肤增厚。用手指挤压泪囊区，有黏液或黏液脓性分泌物自泪小点溢出；泪道冲洗，冲洗液自上、下泪小点反流，同时有黏脓性分泌物；由于黏脓性分泌物长期反流结膜囊内，角膜上皮有损伤时，分泌物内的细菌即可引起感染，造成角膜溃疡。如有眼球穿孔伤或做内眼手术时，也会引起眼球内感染。

(二)治疗

1. 药物治疗　对患病不久、鼻泪管未完全堵塞的病例可用抗生素滴眼液点眼，每天 4～6 次。滴眼前先用手指挤压泪囊区，排空泪囊腔内的分泌物做泪道冲洗，冲洗后注入少量 0.25%氯霉素液，也可加 0.5%可的松及 1∶5000 糜蛋白酶，同时应治疗鼻腔疾病。

2. 手术治疗　泪囊炎晚期采用手术治疗。开通阻塞的鼻泪管是治疗慢性泪囊炎的关键。

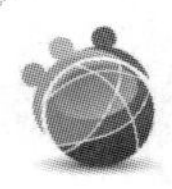

课堂互动

泪　道

泪道包括泪点、泪小管、泪囊和鼻泪管。

(1)如鼻泪管仅部分狭窄,可试做泪道探通术或泪道激光成形术。

(2)泪点和泪小管正常者,可做泪囊鼻腔吻合术。

(3)如泪囊过分狭小,或患者年老体弱,或伤后合并有严重瘢痕者,可行泪囊摘除术。

二、急性泪囊炎

急性泪囊炎多为慢性泪囊炎的急性发作,与侵入细菌毒力较强或机体抵抗力降低有关,新生儿急性泪囊炎很少见。

(一)病因

急性泪囊炎可以在无泪道阻塞的基础上突然发生,也可在鼻泪管阻塞伴有泪小管阻塞时发生,使脓性分泌物不能排出,或在慢性泪囊炎继发性感染的基础上发生。致病微生物有肺炎双球菌、金黄色葡萄球菌、β-溶血性链球菌、流感病毒等。

(二)临床症状

(1)局部症状:患眼泪囊部高度充血、流泪、有脓性分泌物;泪囊区局部皮肤红、肿、热、痛和压痛;炎症可扩展到眼睑、鼻根和面额部,耳前及颌下淋巴结肿大,严重时可出现畏寒、发热等全身不适。甚至可引起眶蜂窝织炎。数日后红肿局限,出现脓点,脓肿破溃,炎症减轻,但有时可形成泪囊瘘,经久不愈。

(2)全身症状:头痛、发热、下颌淋巴结及耳前淋巴结肿大,压痛。

(三)治疗

(1)早期局部热敷,每天3～4次;抗生素滴眼液点眼,每天4～6次。炎症期切忌泪道探通或泪道冲洗,以免导致感染扩散。全身应用抗生素或磺胺类药。炎症消退3个月后,可行泪囊鼻腔吻合术。

(2)脓肿形成后,应切开排脓,充分引流,炎症反复发作或瘘管久不愈合者,应在炎症控制后行泪囊摘除术,同时摘除瘘管。

视神经炎

视神经炎(optic neuritis,ON)是指穿出巩膜后的眶内段视神经、管内段视神经以及颅内段视神经发生的炎症。

一、病因

视神经炎的发病原因较为复杂,绝大多数病例临床上查不出明显的病因。但视神经炎可能与以下因素有关。

1. 多发性硬化　多发性硬化患者大约有1/3在其病程中发生视神经炎。大约15%的多发性硬化患者其首发症状为视神经炎,随后才逐渐显现出其他症状。因此,对反复发作的视神经炎应考虑有多发性硬化的可能。

2. B族维生素缺乏　维生素B_1缺乏是视神经炎的重要诱因。经常大量进甜食时,糖分在体内代谢时消耗过多的维生素B_1,此外还容易引起眼睛疲劳,视神经会因为营养短缺而出现“故障”。更重要的是,当维生素B_1缺乏时,会影响体内碳水化合物的氧化,使不完全氧化物滞留在血液内,从而诱发或加重视神经炎。

3. 中毒　中毒可以损害视神经,尤其患者兼有营养不良则更易发生。长期吸用旱烟或烟斗,特别是同时有长期饮酒过量或营养不良者,由于烟草中含有氰化物,破坏血中的维生素B_{12},导致维生素B_{12}缺乏,引起视神经损害而产生视神经炎,临床上称为烟毒性弱视;甲醇中毒是引起视神经损害的另一常见原因,多系患者误饮工业用酒精而引起。工业用酒精中的甲醇在体内代谢时产生甲醛或蚁酸，从而引起严重的视神经及视网膜神经节细胞的损害，导致患者失明或严重视力障碍；重金属如砷、铅、铊等中毒也可引起视神经损害。

4.药物可引起视神经损害　乙胺丁醇、异烟肼、链霉素、氯霉素、氯喹、洋地黄、氯磺丙脲、口服避孕药以及有机杀虫剂等均有引起视神经损害的报道。

5.感染性疾病　腮腺炎、水痘、流感等可引起病毒感染后视神经炎，伤寒、传染性单核细胞增多症、急性播散性脑脊髓炎、脑膜炎、带状疱疹、Guillain-Barre 综合征等也可引起视神经炎。

6.眼内感染　脉络膜视网膜炎、虹膜睫状体炎以及眶蜂窝织炎等均可引起视神经损害。

7.全身性疾病　常见于病毒感染，如流行性感冒、带状疱疹、麻疹和腮腺炎等，亦可见于细菌感染，如肺炎、脑炎、脑膜炎和结核病等。

二、临床表现

1.急性视神经炎

1)症状

(1)视力减退：为本病特有症状之一，双眼或单眼视力迅速减退，常在数小时或1～2天发生严重的视力障碍，重者可以完全失去光觉成为全盲。

(2)疼痛：由于视神经的炎性肿胀，致使视神经外周的硬脑膜鞘也发生肿胀，进而影响到眶尖部肌肉圆锥处的总腱环，尤其是上直肌及内直肌的肌鞘，因此80%的患者常感有眼球后部的轻微胀痛，特别是在向上及内侧看时更为明显。有时用手压迫眼球时也可引起轻微疼痛。

2)体征

(1)外眼检查正常。

(2)瞳孔改变：瞳孔可有明显的改变。单眼全盲者，患眼瞳孔直接对光反射及对侧健眼间接对光反射消失，但患眼瞳孔的间接对光反射及对侧健眼直接对光反射存在；眼全盲者，双侧瞳孔散大，无对光反射；单侧视力障碍者以及双眼视神经炎但双眼损害程度不等者，即交替遮盖一眼，遮盖患眼时，健眼瞳孔无变化；遮盖健眼时，患眼瞳孔散大。

(3)视野改变：中心暗点多见。①单眼全盲的横断性视神经炎的特征是患侧视野完全丧失而对侧视野完好无缺，它是由于视觉纤维在视神经中尚未交叉；②轴性视神经炎由于炎症只损及乳头黄斑束则表现为一巨大的中心暗点；③视神经束膜炎，由于炎症主要侵犯视神经鞘及其周围的神经纤维，多表现为周围视野的向心性缩小；④炎症位于视神经的后段，邻近视交叉前角处，由于对侧鼻下象限纤维向视交叉前角视神经弯进一小段距离，因此视野表现为患眼全盲和对侧健眼视野颞上象限缺损。

(4)视神经炎患者多有色觉障碍，视觉电生理检查可显示异常。

2.慢性视神经炎

(1)症状：双眼视力逐渐减退，患者自觉视力逐渐朦胧或视物不清，一般没有眼球胀痛及眼球转动时的疼痛感觉。

(2)体征：外眼检查正常，通常表现为中度视力障碍，极少完全失明，绝大多数患者瞳孔无明显异常。

(3)视野检查：周围视野一般无改变，中央视野则可查出相对或绝对性的中心暗点，有时也可表现为中心旁暗点或中心暗点与生理盲点相连的哑铃状暗点，通常色觉障碍不明显。患者视力障碍并伴有眼球运动时疼痛，视野检查发现中心暗点，瞳孔对光反射改变但眼底正常，临床即可诊断为视神经炎。

三、诊断与鉴别诊断

根据病史、临床症状表现和实验室检查资料可以诊断。

符合以下3点即可诊断为视神经炎：①远、近视力均有减退，且不能用镜片矫正；②内、外眼检查均正常；③周围视野正常而中央视野有一中心暗点。

鉴别诊断如下：

(1)眼动脉严重粥样硬化，炎症性疾病或栓塞可引起急性单眼视力丧失，但无眼痛。

(2)颅内肿瘤：特别是蝶鞍区占位性病变，早期可呈球后视神经炎改变，视野及头颅X线有助于诊断，头颅CT及MRI有助于早期发现。

(3)眼底改变不明显的中心性浆液性脉络膜视网膜病变以及黄斑囊样水肿。

临床也表现为视力障碍及中心暗点，常被误诊为视神经炎，但其无眼球后胀痛，患者多有视物变形或变暗，用光照射患眼约 10 s 后再测视力，视神经炎患者视力轻度下降，而黄斑病变者的视力明显下降，仔细检查眼底，黄斑病变者多可发现黄斑区视网膜的改变，眼底荧光素血管造影可明确显示中心性浆液性脉络膜视网膜病变的渗漏及黄斑囊样水肿的病变，而视神经炎患者血管造影检查正常。

四、治疗

1. 病因治疗　应尽力找出病因，除去病灶。

2. 糖皮质激素治疗　急性患者，由于视神经纤维发炎肿胀，若时间过长或炎症反应过于剧烈，都可使视神经纤维发生变性和坏死。因此，早期控制炎症反应，避免视神经纤维受累极为重要。可口服泼尼松、泼尼松龙和地塞米松；严重者可静脉滴注糖皮质激素。

3. 支持疗法　维生素 B_1 100 mg 和维生素 B_{12} 100 μg 肌内注射，每天一次，还可用三磷酸腺苷(ATP) 20 mg 肌内注射，每天一次。

4. 抗感染治疗　如有感染情况，可使用抗生素。

五、预后

视神经炎患者大多数视力均可恢复。但晚期患者可导致视神经萎缩，甚至失明。

目标检测

一、单项选择题

1. 以下哪项不为视神经炎的常见病因？(　　)

A. 甲醇、重金属等中毒

B. 感染性疾病如腮腺炎、水痘、流行性感冒等

C. 多发性硬化

D. 代谢性疾病：糖尿病、甲状腺功能障碍等

E. 外伤

2. 以下哪项为前部缺血性视神经病变的特点？(　　)

A. 视野缺损常为与生理盲点相连的弓形或扇形暗点　　B. 多为年轻人

C. 晚期视盘多色红　　D. 眼球运动疼痛

E. 早期视盘表现多正常

3. 关于预防结膜炎传播的主要措施中哪项不对？(　　)

A. 医务人员对于超急性细菌性结膜炎，检查时不用戴防护镜　　B. 一眼患病应防另一眼感染

C. 严格消毒医疗器皿　　D. 勤洗手、洗脸

E. 新生儿出生后常规应用抗生素眼药水

4. 有关溃疡性睑缘炎的表述不正确的是(　　)。

A. 睫毛毛囊及其附属腺体的慢性或亚急性化脓性炎症

B. 睑缘充血，睫毛根部去除痂皮后有溃疡出现，但不会破坏毛囊形成秃睫

C. 眼部有痒、痛和烧灼感

D. 屈光不正、营养不良或有全身慢性病等可诱发

E. 经久不愈可致慢性结膜炎、睑缘肥厚变形、溢泪等

5. 有关睑腺炎的表述错误的是(　　)。

A. 是常见的眼睑腺体的急性化脓性细菌感染

B. 既往又称麦粒肿

C. 最常见的致病菌为淋球菌

D. 睫毛毛囊或其附属的皮脂腺或变态汗腺感染称为外睑腺炎

E. 睑板腺感染为内睑腺炎

6. 病毒性结膜炎易流行的季节是(　　)。

A. 夏秋季　B. 春夏季　C. 春秋季
D. 冬春季　E. 秋冬季

7. 常引起眦角性睑缘炎的致病菌为(　　)。

A. Koch-Weeks 杆菌　B. 链球菌　C. 摩-阿氏双杆菌
D. 金黄色葡萄球菌　E. 肺炎双球菌

8. 结膜炎最基本的体征是(　　)。

A. 滤泡形成　B. 结膜充血　C. 球结膜水肿
D. 分泌物增多　E. 乳头增生

9. 下列有关睑腺炎的临床表现,不正确的是(　　)。

A. 外睑腺炎的炎症反应主要位于睫毛根部的睑缘处,初起红肿弥散,有硬结、剧烈疼痛和压痛
B. 患处红肿热痛
C. 内睑腺炎可见睑结膜面弥散性充血肿胀,有硬结、疼痛和压痛
D. 若致病菌毒性强烈或患者抵抗力低下可发展成为眼睑脓肿甚至败血症或有海绵窦血栓形成
E. 如感染靠近外眦部,还会引起反应性球结膜水肿

10. 与睑板腺囊肿继发感染时的临床表现一致的疾病为(　　)。

A. 溃疡性睑缘炎　B. 急性外睑腺炎　C. 急性内睑腺炎
D. 眦角性睑缘炎　E. 鳞屑性睑缘炎

11. 泪腺炎的治疗原则为(　　)。

A. 局部治疗　B. 怀疑肿瘤,宜行病理检查　C. 针对病因治疗
D. 全身应用抗生素或抗病毒药　E. 以上全是

12. 关于睑腺炎的早期治疗正确的是(　　)。

A. 局部冷敷　B. 局部热敷　C. 将脓液挤出
D. 早期切开排脓　E. 用无菌针头挑开

13. 关于外睑腺炎切开排脓时切口下列说法正确的是(　　)。

A. 在睑结膜面与睑缘平行　B. 在睑结膜面与睑缘垂直　C. 在睑皮肤面与睑缘垂直
D. 在睑皮肤面与睑缘平行　E. 在破溃处切开

14. 睑板腺囊肿是(　　)。

A. 无菌性慢性肉芽肿性炎症　B. 主要致病菌是金黄色葡萄球菌　C. 能够引起视力迅速下降
D. 可伴发热等全身症状　E. 无须特殊治疗

15. 慢性泪囊炎患者潜在的危害为(　　)。

A. 舒适改变　B. 恐惧手术　C. 潜在并发症如角膜溃疡
D. 知识缺乏　E. 以上都是

二、简答题

1. 睑腺炎的俗称是什么?其症状和体征有哪些?
2. 睑板腺囊肿的俗称是什么?其症状和体征有哪些?
3. 睑腺炎与睑板腺囊肿的区别是什么?如何治疗?
4. 慢性泪囊炎的危害是什么?
5. 慢性泪囊炎的病因有哪些?
6. 慢性泪囊炎的基本治疗方法有哪些?
7. 视神经炎的症状有哪些?
8. 视神经炎的诊断依据是什么?
9. 眼底改变不明显的中心性浆液性脉络膜视网膜病变以及黄斑囊样水肿的临床特点是什么?

第四节　口腔科疾病

复发性口疮

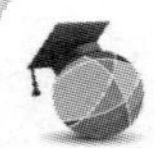

任务引领

患者，女性，26岁。因口内溃疡剧痛2天就诊。患者以往类似发作每年均有多次，但溃疡数目较本次少，且不治自愈。

检查：下唇及舌前部可见小米粒大小的浅表溃疡十余个，溃疡中心微凹，散在分布，周围红晕。双侧颌下淋巴结肿痛。

请完成以下任务：

(1)通过学习，请归纳与总结复发性口疮的主要临床表现。

(2)假如你是该患者的主治医生，请设计简单的医嘱。

复发性口疮，又称复发性阿弗他溃疡、复发性口腔溃疡，是口腔黏膜病中最常见的溃疡类疾病，患病率高达20%左右，居口腔黏膜病的首位。因具有明显的灼痛感，故冠之以希腊文"阿弗他"——灼痛。

一、病因

1. 免疫因素　现代医学认为，复发性口疮首先与免疫有着很密切的关系。有的患者表现为免疫缺陷，有的患者则表现为自身免疫反应。

2. 遗传因素　复发性口疮的发病，有明显的家族遗传倾向，父母一方或多方若患有复发性口疮，他们的子女就比一般人更容易患病。

3. 全身因素　复发性口疮与一些疾病或症状有关，如胃溃疡、十二指肠溃疡、慢性或迁延性肝炎、结肠炎、偏食、消化不良、发热、睡眠不足、过度疲劳、工作压力大、月经周期的改变等。

二、临床表现

1. 轻型(小型)口疮　此型最多见，好发于唇、颊、舌、口底等非角化黏膜区，牙龈及硬腭少见。病损开始为小充血点，局部有烧灼感，随后病变扩大，形成表浅溃疡。典型溃疡为圆形或椭圆形，直径2～5 mm，稍凹下，表面覆盖一层淡黄色假膜，周围黏膜充血呈红晕状，其底扪之不硬，溃疡数目一般为2～3个。溃疡形成后有较剧烈的烧灼痛，影响说话、进食。溃疡一般持续7～10天可不治自愈，称为自限性，愈合后不留瘢痕。

2. 疱疹型复发性口疮亦称为口炎型口疮　好发于成年女性，轻型口疮间隔一段时间又复发，称为复发性，两次发作期间称为间歇期，在不断复发过程中，间歇期逐渐缩短，甚至无间歇期，溃疡此起彼伏，连续不断，患者甚为痛苦。此型口疮溃疡小、数可达20～30个，溃疡散在分布似"满天星"。邻近溃疡可融合成片，黏膜充血明显。有剧烈疼痛及伴有头痛、发热、局部淋巴结肿大等。

3. 重型复发性口疮　该型又称为复发性坏死性黏膜腺周围炎(PMNR)或腺周口疮，为各型中最严重的一型。溃疡常单个发生，2个或2个以上者少见。溃疡面大而深，直径可达10～30 mm，深及黏膜下层的黏液腺或腺周组织，溃疡为紫红色或暗红色，边缘不规则，呈瓣状隆起，中央凹陷，似"弹坑"。底不平、微硬、呈小结节状，溃疡周围红晕，局部有剧烈疼痛及可伴局部淋巴结肿大。愈合后遗留瘢痕，严重者可形成组织缺损或畸形。

三、诊断与鉴别诊断

复发性口疮的诊断主要依据病史特点(复发性、周期性、自限性)及临床特征(黄、红、凹、痛)。没有特异性的实验室诊断依据及病理检查依据，因此不必做实验室检查及活检。但对大而深、病程长的溃疡，应警惕癌性溃疡的可能，必要时做活检明确诊断。

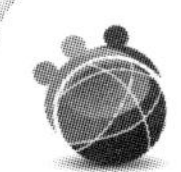

课堂互动

癌性溃疡

老年人多见，溃疡多不规则，可呈菜花状，边缘外翻，基底出现浸润性硬结，无明显疼痛，病程长，经久不愈或逐渐扩大，病理学检查可见癌变细胞及组织。

四、预防

寻找复发诱因，避免和减少诱发因素的刺激。

(1)少食辛辣或刺激性食物，多食新鲜蔬菜、水果和富含维生素的食物，保持大便通畅；戒除烟酒；保持口腔卫生，及时去除牙石，去除不良修复体、残根残冠等刺激因素。

(2)生活起居有规律，保证充足的睡眠，保持心情愉快。避免过度疲劳和紧张。

五、治疗

1. 全身治疗　尽可能找出某些全身因素并予以消除，并针对有关因素进行治疗。

1)免疫抑制剂　经检查确定为自身免疫性疾病者，采用免疫抑制剂则有明显疗效。常用药物为泼尼松 5～10 mg，一天 3 次，或地塞米松 0.75 mg，一天 3 次，口服 3～5 天，控制病情后即可逐渐减量。为防止感染扩散，应加用抗生素。

2)免疫调节剂和增强剂

(1)细胞免疫增强剂：左旋咪唑 50 mg，一天 3 次，连服 3 天，停药 11 天，反复 6 次为一个疗程。

(2)免疫调节剂：转移因子 2 mL 上臂内侧皮下注射，一周 2 次，20 次为一个疗程，适用于细胞免疫功能降低或缺陷者；丙种球蛋白适用于体液免疫功能减退者。不宜长期使用。

3)其他　维生素类药物可维持正常的代谢功能，促进病损愈合。在溃疡发作时给予维生素 C 0.1～0.2 g，一天 3 次，复合维生素 B 每次 1 片，一天 3 次；女性发病与月经周期有关者可慎用雌激素；微量元素血清锌含量降低者补锌后病情有好转，可用 1%硫酸锌糖浆或硫酸锌片。

2. 局部治疗　目前认为局部治疗是最好的治疗方法，即抑制局部免疫反应，解除不适症状，预防继发感染，促进溃疡愈合。

1)含漱涂擦剂

(1)含漱剂：0.25%金霉素溶液、1∶5000 氯己定(洗必泰)溶液、1∶5000 高锰酸钾溶液和 1∶5000 呋喃西林溶液等含漱。

(2)涂擦剂：2.5%金霉素甘油、复方倍他米松、冰硼散、锡类散、青黛散撒布或涂擦。

2)药膜与含片　如局部贴敷金霉素、螺旋霉素、氟哌酸、利福平、洗必泰等药膜；度米芬、溶菌酶、氯己定含片等。有减轻疼痛、保护溃疡面、促进愈合的作用。

3)止痛剂　有 0.5%～1%普鲁卡因溶液，0.5%～1%盐酸罗克达宁液，0.5%～1%丁卡因溶液。用棉签蘸取涂抹溃疡面，连续 2 次，用于进食前暂时止痛。

4)局部封闭　适用于重型复发性口疮。以 2.5%醋酸泼尼龙混悬液 0.5～1 mL 加入 1%普鲁卡因液 1 mL 注射于溃疡下部组织内，每周 1～2 次，共用 2～4 次。有加速溃疡愈合的作用。

5)局部物理治疗

(1)烧灼法：适用于溃疡数目少、面积小且间歇期长者。方法是先用 2%丁卡因表面麻醉后，隔湿，擦干溃疡面，用小于溃疡面的棉球蘸上 10%硝酸银液或 50%三氮醋酸酊，放于溃疡面上至表面发白为度。这些药物可使溃疡面上蛋白质沉淀而形成薄膜，保护溃疡面，促进愈合。

(2)用氦氖激光照射、低频超声：可使黏膜再生过程活跃，炎症反应减少，促进愈合。

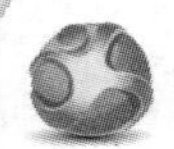

知识拓展

白塞氏病

白塞氏病(Behcet disease)又称白塞氏综合征(Behcet syndrome),或眼-口-生殖器综合征。白塞氏病与复发性口腔溃疡关系密切,90%～100%的患者均可发生复发性口疮,不仅侵犯眼、口及生殖器,还可受累全身多个系统的血管炎性疾病,只不过各系统及器官病损发生的时间先后不同。

白塞氏病基本症状

1. 口腔溃疡　口腔的病损多数表现为反复发作的小溃疡,与复发性口疮基本相同,仅少数为深溃疡。溃疡可发生于唇、舌、颊、腭及龈等部位,一般10天左右可以愈合。

2. 眼部病损　可表现为结膜炎、角膜炎、脉络膜炎及视网膜炎,较严重的有虹膜睫状体炎和前房积脓。视神经炎和视神经萎缩等可导致视力减退,甚至失明。

3. 生殖器病损　男性多见于阴囊和阴茎,亦可引起附睾炎。女性多在阴唇发生溃疡。溃疡大小与口腔溃疡相似或较深,疼痛明显。一般发作间隔期远较口腔溃疡长,为数月或一至数年。

4. 皮肤病损　皮肤出现结节性红斑、毛囊炎、疖肿、溃烂等,还可有多形性红斑的表现。

智齿冠周炎

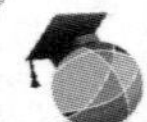

任务引领

患者,男性,21岁,自觉左侧后牙区胀痛不适,进食、咀嚼、吞咽、开口活动时疼痛加重10天,近2天自觉左侧后牙区跳痛并耳后疼痛,引起张口受限。今日感畏寒、发热、头痛、全身不适而就诊。

口腔检查:患者口腔不洁,有明显异味,智齿萌出不全,智齿周围的软组织及牙龈发红,伴有不同程度的肿胀,龈瓣边缘糜烂,有明显触痛,可从龈袋内压出脓液,伴患侧颌下淋巴结肿胀、压痛。

请完成以下任务:

(1)通过学习,请归纳与总结该病的主要临床表现。

(2)你知道该病的辅助检查项目吗?请简单描述常规检查项目。

(3)假如你是该患者的主治医生,请设计简单的医嘱。

智齿冠周炎是指第三磨牙(又称智齿)牙冠周围的软组织炎症。常发生于18～25岁的青年,是常见口腔疾病之一。

一、病因

智齿冠周炎发病的主要原因为局部因素,如盲袋、牙的位置、对颌牙咬伤等。亦与全身因素有关。

1. 下颌第三磨牙阻生　下颌第三磨牙阻生是智齿冠周炎的根本原因。第三磨牙萌出过程中或萌出困难时,牙冠的一部分被游离的牙龈部所覆盖,在牙冠与龈瓣之间形成盲袋(龈袋),盲袋内经常有食物残渣和细菌存留,这种局部条件使细菌易于生长、繁殖,导致下颌第三磨牙阻生。

2. 全身因素　全身因素是引起智齿冠周炎发作的重要原因。凡能引起全身抵抗力下降的因素,皆有可能导致冠周炎发生。最常见的为继发于上呼吸道感染之后的智齿冠周炎。

3. 其他因素　如精神紧张、疲劳、月经期、妊娠期、局部创伤(如对颌牙咬伤)等。

二、临床表现

1. 慢性智齿冠周炎　慢性智齿冠周炎因症状轻微,患者就诊数不多。盲袋虽有食物残渣积存及细菌滋生,但引流通畅,若无全身因素、咬伤等影响,常不出现急性发作。

2. 急性智齿冠周炎

(1)急性局限型智齿冠周炎：阻生牙牙冠上覆盖的龈瓣红肿、压痛。挤压龈瓣时，常有食物残渣或脓性物溢出。龈瓣表面常可见到咬痕。反复发作者，龈瓣可有增生。

(2)急性扩散型智齿冠周炎：局部症状同上，但更严重、明显。有颊部肿胀、如炎症影响咀嚼肌，可引起不同程度的张口受限，如波及咽侧则出现吞咽疼痛，导致患者咀嚼、进食及吞咽困难。病情重者尚有周身不适、头痛、体温上升、食欲减退等全身症状。

三、并发症

急性智齿冠周炎如未能彻底治疗，则可转为慢性，以后反复发作，甚至遗留瘘管。若炎症继续扩展，可发生下述各种并发症。

(1)蔓延至骨膜下形成骨膜下脓肿。

(2)脓液沿下颌骨外侧骨面向前流注，可在相当于下颌第一或第二磨牙颊侧形成脓肿或龈瘘。

(3)向外扩展，形成颊部皮下脓肿，或穿破皮肤形成皮瘘。

(4)冠周炎严重者，尚可并发颌周蜂窝织炎、下颌骨骨髓炎甚至全身性的感染。

四、诊断与鉴别

1. 诊断　急性智齿冠周炎的主要症状为牙冠周围软组织肿胀疼痛。

1)检查

(1)下颌第三磨牙萌出不全，有龈瓣覆盖、盲袋形成。牙冠周围软组织红肿、龈瓣边缘糜烂、盲袋内有脓性分泌物。

(2)X线：X线牙片检查能发现阻生智齿的存在及其阻生智齿的形态、位置。

(3)化验检查：急性化脓性智齿冠周炎期常有程度不同的白细胞总数增高、中性白细胞比例上升。

2. 鉴别　应与下颌第一磨牙根尖周病变所引起的颊侧瘘管、第三磨牙区恶性肿瘤相鉴别。

五、治疗

慢性智齿冠周炎，因反复多次发作，多形成急性扩散型而带来更多痛苦。所以应及时拔除阻生牙，不可姑息迁延。急性智齿冠周炎的治疗方法如下。

1. 全身治疗

(1)支持疗法：因常有上呼吸道感染、疲劳、精神抑郁、失眠等诱因，故应重视全身支持疗法，如适当休息、注意饮食及口腔卫生、增加营养等。视情况给予镇痛剂、镇静剂等。

(2)抗生素：甲型溶血性链球菌感染时用青霉素治疗；厌氧菌感染时使用克林霉素。亦可考虑青霉素类药物与硝基咪唑类药物(甲硝唑或替硝唑)同时应用。

2. 局部治疗

(1)盲袋冲洗、涂药：用2%过氧化氢或温热生理盐水，最好用一弯针头深入至盲袋底部，彻底冲洗盲袋。冲洗后用3%碘甘油涂入。涂药时用探针或弯镊导入盲袋底部。

(2)温热液含漱：能改善局部血液循环，缓解肌肉痉挛，促使炎症消散。用盐水或普通水均可，温度应稍高，每1～2 h含漱1次，每次含4～5 min。但急性炎症扩散期，不宜用温热液含漱。

3. 手术治疗

(1)盲袋切开：如阻生牙牙冠已大部分露出，则不需切开盲袋，只做彻底冲洗上药即可。如盲袋引流不畅，则必须切开盲袋再彻底冲洗上药，因其能迅速消炎止痛并有利于防止炎症扩散。

(2)拔牙：临床及X线检查，发现为下颌第三磨牙阻生，不能正常萌出，应及早拔除阻生牙，可预防冠周炎发生。如下颌阻生牙龈瓣有对颌牙创伤(多可见到牙咬痕)，同时上颌第三磨牙有错位或已下垂等无保留价值者，应在治疗冠周炎的同时拔除。

(3)龈瓣切除术：牙位正、能正常萌出，并有对颌牙行使咀嚼功能者，可做冠周龈瓣楔形切除术。

4. 中药、针刺治疗　可根据辨证施治原则用药。亦可用中成药如牛黄解毒丸等。面颊部有炎性浸润但未形成脓肿时，可外敷如意金黄散或针刺合谷、下关、颊车等穴位消炎、止痛。

颞下颌关节紊乱综合征

颞下颌关节紊乱综合征是一种常见病、多发病，多发于青壮年。其主要特点是颞下颌关节区酸胀、疼痛、运动时弹响、张口运动障碍。但关节本身并无明显炎症或仅有轻微的器质性改变。

一、病因

颞下颌关节与咀嚼肌群、韧带、颌骨及牙齿咬合关系较为密切，互相协调方能行使正常的生理功能。当有关组织或器官功能失常或发生病变时，颞下颌关节不能调整适应这种急骤的变化，便会出现关节功能紊乱。此症常见的发病因素如下。

1. 创伤因素　如突然张口过度或关节撞伤、突咬硬物等急性创伤或夜间磨牙、单侧咀嚼习惯等，造成关节盘破裂或关节囊松弛。

2. 咬合因素　明显咬合关系的紊乱能促使本症的发生。如牙尖过高，牙齿过度磨损，磨牙缺失过多，不良的义齿，颌间距离过低，下颌骨、咀嚼肌或关节本身的畸形或发育缺陷等。

3. 全身及其他神经精神因素　如风湿病、神经衰弱、肌肉无力、情绪急躁、精神紧张、容易激动等。

二、临床表现

颞下颌关节紊乱综合征主要的临床表现有局部酸胀或疼痛、弹响和运动障碍三大症状，三大症状可出现其中一个、两个或三个。

1. 症状

(1)疼痛：疼痛部位可在关节区、关节周围或关节周围肌群。关节酸胀或疼痛尤以咀嚼及张口时明显，可以是隐痛、钝痛或刺痛，从而使患者惧怕张口，影响进食、语言。此时常可在关节头部、后部或前部、咀嚼肌某部有压痛点。此外，可伴有颞部疼痛、头晕、耳鸣等全身症状。

(2)杂音：当翼外肌功能异常、关节盘与髁状突运动不协调或结构有改变时，可互相发生撞击、摩擦，而导致在运动时发出不同性质的声音，如弹响声、摩擦声和破碎声等。

(3)下颌运动障碍：可表现为张口受限、张口小于 3 cm；关节绞锁，即张闭口运动过程的中有阻挡不能顺利进行；在开颌运动时容易张口过大，出现半脱位；张口时下颌偏斜等。

2. 辅助检查

(1)X 线检查可观察关节间隙大小、关节结节高低、髁头位置、活动度及有无骨质改变。

(2)关节腔造影可了解关节盘与关节头的相互关系，关节盘有无穿孔等。关节内镜检查和 MRI 对本病的诊断很有帮助。

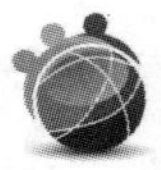

课堂互动

1. 急性化脓性颞下颌关节炎　关节区可见红肿，压痛明显，尤其不能上下对，稍用力即可引起关节区剧痛。

2. 类风湿性颞下颌关节炎　常常伴有全身游走性、多发性关节炎，尤以四肢小关节最常受累，晚期可发生关节强直。

三、鉴别诊断

由于其他很多疾病也常常出现局部酸胀或疼痛、弹响和运动障碍三个主要症状，因此必须与颌面深部肿瘤、颞下颌关节炎、类风湿性颞下颌关节炎、耳源性疾病、颈椎病、茎突过长症、癔症性牙关紧闭鉴别。对积极治疗无效者，则应高度警惕口腔及耳部的恶性肿瘤。

四、预防

颞下颌关节紊乱综合征的预防关键是调节生活节奏和秩序，合理饮食，保持口腔清洁，锻炼身体。定期口腔检查，及早治疗异常的咬合关系尤为重要。

五、治疗

1. 一般治疗

(1)镇静和心理治疗：可口服地西泮 2.5 mg，每天 3 次。

(2)镇痛：疼痛明显者可适当给予消炎镇痛剂，如布洛芬、双氯芬酸等。

(3)解痉：可采用超短波、离子导入、电兴奋及磁疗等局部理疗。

(4)关节后区或关节囊内封闭疗法：采用激素与 0.5%～1%普鲁卡因混合液作封闭咀嚼肌或咀嚼肌的压痛点，每天 1 次，5～7 次为一个疗程。

2. 病因治疗　矫正咬合关系，调整、拔除伸长的及阻生的第三磨牙。根据适应证选择合适的正畸治疗。

3. 手术治疗　关节盘明显破碎、严重变形改变或严重穿孔，可考虑做关节盘摘除；下颌髁状突有增生或破坏时，可行髁状突高位切除。

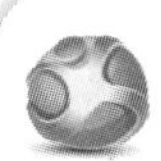

知识拓展

颞下颌关节强直

颞下颌关节强直是指由于疾病、损伤或外科手术而导致的关节固定、运动丧失。在临床上可分为两类：关节内强直是指关节内发生病变，造成关节内纤维性或骨性粘连；关节外强直是指关节外上、下颌间皮肤、黏膜或深层组织发生病变，也被称为假性关节强直。

目标检测

一、单项选择题

1. 患者，男，32 岁，近几个月来感左上后牙轻度松动，咬合不适，无明显疼痛。检查：面不均匀磨耗，左上 6 松动Ⅰ度，牙周探诊深度为 3 mm，探及少许龈下结石，X 线片示近远中牙周韧带增宽，未见牙槽骨吸收。造成患牙松动的最可能原因为(　　)。

A. 牙周炎　　B. 外伤　　C. 急性龈炎
D. 创伤　　E. 牙周韧带的急性炎症

2. 患者，15 岁，前牙拥挤，牙周情况良好，准备采用拔牙减数矫治，应拔除哪个？(　　)

A. 尖牙　　B. 切牙　　C. 第一前磨牙
D. 第二前磨牙　　E. 第一磨牙

3. 引起复发性口疮的原因是(　　)。

A. 细菌感染　　B. 病毒感染　　C. 营养不良
D. 多种因素　　E. 局部刺激

4. 复发性口疮为反复发作的圆形或椭圆形溃疡，它具有的特征是(　　)。

A. "黄、凹、痛"　　B. "黄、红、痛"　　C. "红、凹、痛"
D. "红、凹"　　E. "黄、红、凹、痛"

二、简答题

1. 复发性口腔溃疡的定义是什么？
2. 复发性口腔溃疡的临床表现有哪些？
3. 重型复发性口疮的特点有哪些？
4. 复发性口腔溃疡的治疗方案有哪些？
5. 智齿冠周炎的用药原则是什么？
6. 智齿冠周炎急性期是冲洗上药还是行切开引流？为什么？
7. 颞下颌关节紊乱综合征的致病因素有哪些？
8. 颞下颌关节紊乱综合征的临床表现有哪些？
9. 颞下颌关节紊乱的治疗方法有哪些？

（刘铁英）

参 考 文 献

[1] 谢幸，苟文丽. 妇产科学[M]. 8 版. 北京：人民卫生出版社，2013.

[2] 王宏丽，李丽琼. 妇产科学[M]. 武汉：华中科技大学出版社，2011.

[3] 廖秦平. 妇产科学[M]. 4 版. 北京：北京大学医学出版社，2008.

[4] 任新贞. 妇产科学[M]. 北京：高等教育出版社，2006.

[5] 杨敬改. 妇产科学[M]. 西安：第四军医大学出版社，2006.

[6] 蔡有龄. 皮肤病理学培训教程[M]. 北京：人民军医出版社，2012.

[7] 赵辨. 中国临床皮肤病学[M]. 南京：凤凰出版传媒集团，江苏科学技术出版社，2010.

[8] 张信江. 皮肤性病学[M]. 北京：人民卫生出版社，2009.

[9] 邓辉，邱四可，康鹏. 眼耳鼻咽喉口腔科护理技术[M]. 武汉：华中科技大学出版社，2013.

[10] 叶文忠. 眼耳鼻喉口腔科学[M]. 南京：江苏科学技术出版社，2012.

[11] 高永平. 五官科学[M]. 北京：人民军医出版社，2010.

[12] 王斌全. 眼耳鼻喉口腔科学[M]. 北京：人民卫生出版社，2009.